执业医师资格考试通关全攻略丛书

中西医结合执业助理医师资格考试通关全攻略

（下册）

徐　雅　杜庆红◎主编

中国中医药出版社

·北　京·

图书在版编目（CIP）数据

中西医结合执业助理医师资格考试通关全攻略：全2册 / 徐雅，杜庆红
主编 . —北京：中国中医药出版社，2020.4
ISBN 978 – 7 – 5132 – 5967 – 5

Ⅰ . ①中… Ⅱ . ①徐… ②杜… Ⅲ . ①中西医结合—资格考试—自
学参考资料 Ⅳ . ① R2–031

中国版本图书馆 CIP 数据核字（2019）第 289361 号

中国中医药出版社出版

北京经济技术开发区科创十三街 31 号院二区 8 号楼
邮政编码 100176
传真 010-64405750
山东临沂新华印刷物流集团有限责任公司印刷
各地新华书店经销

开本 889×1194 1/16 印张 86.75 字数 2796 千字
2020 年 4 月第 1 版 2020 年 4 月第 1 次印刷
书号 ISBN 978 – 7 – 5132 – 5967 – 5

定价 468.00 元
网址 www.cptcm.com

社 长 热 线 010-64405720
购 书 热 线 010-89535836
维 权 打 假 010-64405753

微信服务号 zgzyycbs
微商城网址 https：//kdt.im/LIdUGr
官 方 微 博 http：//e.weibo.com/cptcm
天猫旗舰店网址 https：//zgzyycbs.tmall.com

如有印装质量问题请与本社出版部联系（010-64405510）

目 录

（下册）

中西医结合妇产科学

中西医结合儿科学

针 灸 学

西医综合

诊断学基础

药理学

传染病学

医学人文

医学伦理学

卫生法规

中西医结合妇产科学

【本章通关攻略】

中西医结合妇产科学是中西医结合医学最重要的一门临床课程，在中西医结合执业助理医师资格考试中，实践技能部分可能涉及一道病案分析题，占 20 分（实践技能总分 100 分），综合笔试部分平均每年出题约 25 道，约占 25 分（综合笔试总分 300 分）。

本科目重点考查妇产科的常见病和多发病，主要涉及月经病、带下病、妊娠病、产后病和妇科杂病五方面的内容。

学习本科目，应将重点放在各系统常见病和多发病的西医诊断、西医治疗和中医辨证论治方面，并要善于归纳总结，纵横比较。

第一单元　女性生殖系统解剖

细目一　骨盆

【考点突破攻略】

要点一　骨盆的组成

1. 骨盆的骨骼　包括骶骨、尾骨及左右两块髋骨。骶骨由 5～6 块骶椎合成；尾骨由 4～5 块尾椎合成；每块髋骨又包括髂骨、坐骨及耻骨。

2. 骨盆的关节　包括耻骨联合、骶髂关节和骶尾关节。

3. 骨盆的韧带　有骶结节韧带、骶棘韧带。骶棘韧带宽度即坐骨切迹宽度，是判断中骨盆是否狭窄的重要标志。

［常考考点］骨盆的骨骼、关节和韧带。

要点二　骨盆的分界

以耻骨联合上缘、髂耻缘和骶岬上缘的连线为界，将骨盆分为假骨盆和真骨盆。

1. 假骨盆　位于骨盆分界线之上，又称大骨盆。与产道无直接关系，但其某些径线的长短可作为了解真骨盆大小的参考。

2. 真骨盆　真骨盆又称小骨盆，包括骨盆入口、骨盆腔和骨盆出口。骨盆腔前壁为耻骨联合、耻骨支，后壁为骶骨与尾骨，两侧壁为坐骨、坐骨棘、骶棘韧带。

［常考考点］真假骨盆的分界线是耻骨联合上缘、髂耻缘和骶岬上缘的连线。

要点三　骨盆的类型

1. 女型　骨盆入口呈横椭圆形，最多见。

2. 男型　亦称为漏斗型骨盆。最少见。

3. 类人猿型 骨盆前部较窄而后部较宽。

4. 扁平型 骨盆浅。

【例题实战模拟】

A1 型题

1. 女性骨盆临床上多见的是

    A. 女型   B. 男型   C. 扁平型   D. 混合型   E. 类人猿型

2. 骨盆的分界以哪条线为主分为真假骨盆

    A. 髂耻线   B. 骶髂线   C. 髂前上棘连线   D. 髂后上棘连线   E. 耻骨联合水平

3. 以下不属于骨盆构成的是

    A. 骶骨   B. 尾骨   C. 耻骨   D. 坐骨   E. 股骨

【参考答案】

1. D   2. A   3. E

细目二 内、外生殖器

【考点突破攻略】

要点一 外阴的范围和组成

外阴是指生殖器官的外露部分，为两股内侧从耻骨联合至会阴之间的区域。包括以下部分：

（一）阴阜

为耻骨联合前面隆起的脂肪垫。青春期该部皮肤开始生长阴毛，分布呈倒置的三角形。

（二）大阴唇

为两股内侧隆起的一对皮肤皱襞，前接阴阜，后连会阴。大阴唇外侧面为皮肤，有阴毛及色素沉着，内含皮脂腺和汗腺；内侧面湿润似黏膜。皮下为疏松结缔组织和脂肪组织，含丰富的血管、淋巴管和神经，外伤后易形成血肿。未产妇女两侧大阴唇自然合拢，经产妇向两侧分开，绝经后大阴唇萎缩，阴毛稀少。

（三）小阴唇

位于大阴唇内侧的一对薄皮肤皱襞。表面湿润，色褐，无毛，富含神经末梢。两侧小阴唇前端融合，并分为前后两叶包绕阴蒂，前叶形成阴蒂包皮，后叶形成阴唇系带。

（四）阴蒂

位于两侧小阴唇顶端下方，可勃起。阴蒂的前端为阴蒂头，富含神经末梢，是性反应器官；中为阴蒂体；后为附着于耻骨支上的两个阴蒂脚。

（五）阴道前庭

指两侧小阴唇之间的菱形区，前为阴蒂，后为阴唇系带。此区前方有尿道外口，后方有阴道口，阴道口与阴唇系带之间有一浅窝，称舟状窝，又称阴道前庭窝。菱形区内尚有以下结构：

1. 前庭球 又称球海绵体，位于前庭两侧，前部与阴蒂相连，后部与前庭大腺相邻，表面被球海绵体肌覆盖。

2. 前庭大腺 又称巴多林腺，位于阴道口的两侧，大阴唇后部，被球海绵体肌覆盖。如黄豆大，左右各一。腺管细长，1 ~ 2cm，开口于前庭后方小阴唇与处女膜之间的沟内，性兴奋时分泌黏液，起润滑作用。正常情况下不能触及此腺，若腺管口闭塞，易形成脓肿或囊肿。

3. 尿道外口 位于阴蒂头后下方，其后壁有一对并列的腺体，称尿道旁腺。尿道旁腺开口小，容易有细菌潜伏。

4. 阴道口和处女膜 阴道口位于尿道口后方的前庭后部，其周缘覆有一层较薄的黏膜皱襞称处女膜。膜中央有孔，孔的形状和大小因人而异，处女膜可因性交或剧烈运动而破裂，并受分娩影响，产后仅残留处女膜痕。

要点二　内生殖器及其功能

女性内生殖器位于真骨盆内，包括阴道、子宫、输卵管及卵巢，后两者常被称为子宫附件。

（一）阴道

为性交器官，也是月经血排出及胎儿娩出的通道。位于真骨盆下部中央，呈上宽下窄的管道。上端包绕宫颈，下端开口于阴道前庭后部。前壁长 7～9cm，与膀胱和尿道邻接，后壁长 10～12cm，与直肠贴近。环绕宫颈周围的部分称阴道穹隆，分为前、后、左、右四部分，其中后穹隆最深，与盆腔最低部分的直肠子宫陷凹紧密相邻，临床上可经此处穿刺或引流。

阴道壁由黏膜、肌层和纤维组织膜构成。阴道壁有很多横纹皱襞及弹力纤维，有较大的伸展性；又富有静脉丛，局部受伤易出血或形成血肿。阴道黏膜由复层鳞状上皮覆盖，无腺体，受性激素的影响有周期性变化。肌层由内环、外纵两层平滑肌构成。

（二）子宫

1. 位置形态　子宫位于骨盆腔中央，前方为膀胱，后方为直肠，呈倒置的梨形，为空腔器官，约重 50g，长 7～8cm，宽 4～5cm，厚 2～3cm，容量约有 5mL。子宫上部较宽，称宫体，其顶部称宫底，宫底两侧为宫角，与输卵管相通。子宫下部较窄呈圆柱状，称宫颈。宫体与宫颈的比例，儿童期为 1：2，成人期为 2：1，老年期为 1：1。

宫腔为上宽下窄的三角形。在宫体与宫颈之间形成最狭窄的部分称为子宫峡部，在非孕时约长 1cm，其上端为解剖学内口，下端为组织学内口。妊娠期子宫峡部逐渐伸展变长，于妊娠末期可达 7～10cm，形成子宫下段，成为软产道的一部分。宫颈内腔呈梭形，称宫颈管，成年妇女约长 3cm，其下端为宫颈外口，连接阴道。宫颈以阴道为界，分为宫颈阴道上部和宫颈阴道部。未产妇的宫颈外口呈圆形；已产妇因分娩影响形成横裂而分为上下两唇。

2. 组织结构　宫体和宫颈的组织结构不同。

（1）宫体：宫体壁由外向内分为浆膜层（即脏层腹膜）、肌层和子宫内膜层。

1）子宫内膜层：从青春期开始，子宫内膜受卵巢激素的影响，其表面 2/3 发生周期性变化，称为功能层，余下 1/3 即靠近肌层的内膜无变化称为基底层。

2）子宫肌层：由平滑肌及弹力纤维组成，非孕时约厚 0.8cm。可分为三层：外层纵形，内层环形，中层交叉排列。子宫收缩时压迫血管可止血。

3）子宫浆膜层：为覆盖于宫体底部及前后面的脏层腹膜。在子宫前面近峡部处，形成膀胱子宫陷凹。在子宫后方形成直肠子宫陷凹，又称道格拉斯陷凹。

（2）宫颈：主要由结缔组织构成，亦含有平滑肌纤维、血管及弹力纤维。宫颈管黏膜上皮细胞为高柱状，内有腺体分泌碱性黏液，形成黏液栓，将其与外界隔开，黏液栓成分及性状受性激素的影响有周期性变化。宫颈阴道部为鳞状上皮覆盖，表面光滑。宫颈外口柱状上皮与鳞状上皮交界处是宫颈癌的好发部位。

3. 子宫韧带　有圆韧带、阔韧带、主韧带和宫骶韧带 4 对韧带，其作用是与骨盆底肌及筋膜共同维持子宫的正常位置。

（三）输卵管

输卵管为一对细长而弯曲的管状器官，内侧与宫角相连，外端游离，长 8～14cm。可分为间质部、峡部、壶腹部、伞部 4 部分。为卵子与精子相遇的场所，受精卵由输卵管向宫腔运行。输卵管伞部有"拾卵"作用。

输卵管壁由浆膜层、平滑肌层和黏膜层组成。平滑肌收缩时，能引起输卵管由远端向近端的蠕动，以协助受精卵向宫腔运行。黏膜层上皮细胞分为纤毛细胞、无纤毛细胞、楔状细胞及未分化细胞四种。纤毛细胞的纤毛自外端向子宫方向摆动，有利于卵子的运送；无纤毛细胞有分泌作用；楔状细胞可能为无纤毛细胞的前身，二者随月经周期变化；未分化细胞为上皮的储备细胞。

（四）卵巢

1. 位置和形态　卵巢为一对性腺，呈扁椭圆形，外侧以骨盆漏斗韧带与盆壁相连，内侧以卵巢固有韧带与子宫相连。卵巢前缘中部有卵巢门，卵巢血管与神经由此出入。成年妇女卵巢大小约为4cm×3cm×1cm，重5～6g，呈灰白色，绝经后萎缩变硬。

2. 组织结构　卵巢表面无腹膜，由单层立方上皮覆盖称生发上皮。其内有一层纤维组织，称卵巢白膜。再向内为卵巢实质，可分为皮质和髓质两部分。外层为皮质，是卵巢的主体，由各级发育卵泡、黄体和它们退化形成的残余结构及间质组织组成。髓质由疏松结缔组织、丰富的血管、神经、淋巴管及少量与卵巢悬韧带相连续的平滑肌纤维组成。

要点三　中医对女性生殖器的认识

中医古籍中将外阴称之为阴户，又名四边、产户；将阴毛称为毛际；将阴道口和处女膜称为玉门（未嫁）、龙门（未产）、胞门（已产）。中医认为，阴户、玉门是生育胎儿，排出月经、带下、恶露的关口，也是合阴阳的出入口。

阴道又称子肠、产道，宫颈外口被称为子门、子户。中医认为，阴道是娩出胎儿，排出月经、带下、恶露的通道，是合阴阳禁闭子精、防御外邪的处所。子门是排出月经和娩出胎儿的关口。

子宫又称为女子胞、胞宫、胞脏、子脏、子处、血室。中医认为，子宫具有主行月经、孕育胎儿的功能。子宫形态中空及在月经期、分娩期"泻而不藏"似腑，在两次月经之间及妊娠期"藏而不泻"似脏，即子宫亦藏亦泻，藏泻有时，行经、蓄经、育胎、分娩，藏泻分明，又无表里相配，故称为"奇恒之府"。

［常考考点］女性内生殖器官的结构及功能。

【例题实战模拟】

A1 型题

1. 下列各项，不属于女性生殖器内脏部分的是
　　A. 子宫　　B. 卵巢　　C. 前庭大腺　　D. 输卵管　　E. 附件
2. 下列关于子宫的叙述，错误的是
　　A. 位于骨盆腔中央　　B. 宫腔呈上窄下宽的三角形　　C. 主月经
　　D. 主孕育胎儿　　E. 形态似腑，功能似脏

B1 型题
　　A. 大阴唇　　B. 小阴唇　　C. 前庭大腺　　D. 阴道前庭　　E. 处女膜
3. 发生感染时，最易形成炎症及脓肿的部位是
4. 局部受伤时，最易出血，形成血肿的部位是

　　A. 子宫部　　B. 输卵管峡部　　C. 输卵管壶腹部　　D. 输卵管漏斗部　　E. 输卵管伞部
5. 女性结扎手术部位应首选
6. 用以识别输卵管的标志是

【参考答案】
1. C　2. B　3. C　4. A　5. B　6. E

细目三　邻近器官

【考点突破攻略】

要点　女性生殖器的邻近器官

女性生殖器的邻近器官主要有尿道、膀胱、输尿管、直肠、阑尾。

第二单元　女性生殖系统生理

细目一　月经及月经期的临床表现

【考点突破攻略】

要点一　月经的概念

月经是伴随卵巢周期性变化而出现的子宫内膜周期性脱落及出血。规律月经的出现是生殖功能成熟的标志之一。月经第一次来潮称月经初潮。初潮年龄多在 13 ～ 14 岁，可早在 11 岁或迟至 15 岁。

要点二　正常月经的临床表现

正常月经具有周期性和自限性。出血的第 1 日为月经周期的开始，两次月经第 1 日的间隔时间为一个月经周期，一般是 21 ～ 35 日，平均 28 日。每次月经持续天数称经期，一般为 2 ～ 8 日，多为 4 ～ 6日。经量是指一次月经的总失血量，正常为 20 ～ 60mL，若超过 80mL 为月经过多。月经血一般呈暗红色，不凝，出血量多时可有血凝块。一般月经期无特殊症状，有些妇女出现下腹及腰骶部下坠不适或子宫收缩痛等症状，少数有头痛及轻度神经系统不稳定症状。

［常考考点］月经的生理现象。

【例题实战模拟】

A1 型题

1. 月经血呈不凝状态的原因是
    A. 月经量多　　　　　　B. 有宫颈黏液　　　　　　C. 含有前列腺素
    D. 含有大量纤溶酶　　　E. 含有脱落的阴道上皮细胞
2. 下列有关月经血的特征，错误的是
    A. 经血为暗红色　　　　B. 有宫颈黏液　　　　　　C. 呈凝固状态
    D. 有子宫内膜碎片　　　E. 含有脱落的阴道上皮细胞
3. 下列关于正常女子月经的描述，错误的是
    A. 初潮年龄为 11 ～ 18 岁　　B. 月经周期一般为 21 ～ 35 日　　C. 每次行经时间为 3 ～ 5 天
    D. 每次月经量约为 100mL　　E. 月经血一般为暗红色，不凝固

【参考答案】

1. D　2. C　3. D

细目二　卵巢功能及其周期性变化

【考点突破攻略】

要点一　卵巢的功能

卵巢具有产生卵子并排卵的生殖功能和产生女性激素的内分泌功能。

要点二　卵巢的周期性变化

从青春期开始至绝经前，卵巢在形态和功能上发生周期性变化，称为卵巢周期。主要有以下变化：

1. 卵泡的发育及成熟　卵巢的基本生殖单位是始基卵泡。性成熟期每月发育一批卵泡，一般只有一个优势卵泡可达完全成熟并排出卵子，其余的卵泡在发育不同阶段闭锁。妇女一生中一般只有 400～500 个卵泡发育成熟并排卵。根据卵泡的形态、大小、生长速度和组织学特征，其生长主要经历始基卵泡、窦前卵泡、窦状卵泡、排卵前卵泡（即成熟卵泡）四个阶段。成熟卵泡直径可达 18～23mm，其结构自外向内依次是卵泡外膜、卵泡内膜、颗粒细胞、卵泡腔、卵丘、放射冠、透明带。

2. 排卵　卵细胞被排出的过程称排卵。排卵时随卵细胞同时排出的有透明带、放射冠及少量卵丘内的颗粒细胞。排卵多发生在下次月经来潮前 14 日左右。

3. 黄体形成及退化　排卵后形成黄体。卵泡颗粒细胞和卵泡内膜细胞在黄体生成素（LH）排卵峰作用下进一步黄素化，分别形成颗粒黄体细胞及卵泡膜黄体细胞。排卵后 7～8 日黄体体积和功能达到高峰，直径 1～2cm，外观呈黄色。若卵子未受精，黄体在排卵后 9～10 日开始退化，黄体功能限于 14 日。黄体退化后形成白体。黄体衰退后月经来潮，卵巢中又有新的卵泡发育，开始新的周期。

要点三　卵巢激素及其生理作用

（一）卵巢激素

卵巢合成及分泌的性激素主要有雌激素、孕激素和少量雄激素，均为甾体激素。

1. 雌激素　卵泡开始发育时，雌激素分泌量很少，月经第 7 日卵泡分泌雌激素量迅速增加，排卵前达高峰。排卵后 1～2 日，黄体开始分泌雌激素使循环中的雌激素又逐渐上升，在排卵后 7～8 日黄体成熟时循环中雌激素形成第二个高峰，峰值低于排卵前高峰。其后黄体萎缩，雌激素水平急剧下降，月经期达最低水平。

2. 孕激素　卵泡早期不合成孕酮，排卵前成熟卵泡的颗粒细胞在 LH 排卵峰的作用下黄素化，开始分泌少量孕酮。排卵后黄体分泌孕酮逐渐增加，至排卵后 7～8 日黄体成熟时分泌量达最高峰，以后逐渐下降，到月经来潮时降到卵泡期水平。

3. 雄激素　主要来自肾上腺，卵巢也能分泌部分雄激素，卵巢内泡膜主要合成雄烯二酮，间质细胞和门细胞主要合成睾酮。排卵前循环中雄激素升高，可促进非优势卵泡闭锁并提高性欲。

（二）卵巢性激素的生理作用

1. 雌激素的生理作用

（1）促进子宫肌细胞增生和肥大；增进血运，促使和维持子宫发育；增加子宫平滑肌对缩宫素的敏感性。

（2）使子宫内膜腺体及间质增生、修复。

（3）使宫颈口松弛、扩张，宫颈黏液分泌增加，性状变稀薄，富有弹性易拉成丝状。

（4）促进输卵管肌层发育及上皮分泌活动，并可加强输卵管平滑肌节律性收缩振幅。

（5）使阴道上皮细胞增生和角化，黏膜变厚，增加细胞内糖原含量，使阴道维持酸性环境。

（6）使阴唇发育丰满，色素加深。

（7）促使乳腺管增生，乳头、乳晕着色，促进其他第二性征的发育。

（8）协同 FSH 促进卵泡发育。

（9）通过对下丘脑和垂体的正负反馈调节，控制 Gn 的分泌。

（10）促进水钠潴留；促进肝脏高密度脂蛋白合成，抑制低密度脂蛋白合成，降低循环中胆固醇水平；维持和促进骨基质代谢。

2. 孕激素的生理作用　孕激素通常在雌激素作用的基础上发挥效应。

（1）降低子宫平滑肌兴奋性及其对缩宫素的敏感性，抑制子宫收缩，有利于胚胎及胎儿宫内生长发育。

（2）使增生期子宫内膜转化为分泌期内膜，为受精卵着床做准备。

（3）使宫颈口闭合，黏液分泌减少，性状变黏稠。

（4）抑制输卵管平滑肌节律性收缩的振幅。

（5）加快阴道上皮细胞脱落。

（6）促进乳腺腺泡发育。

（7）孕激素在月经中期具有增强雌激素对垂体 LH 排卵峰释放的正反馈作用；在黄体期对下丘脑、垂体有负反馈作用，抑制促性腺激素分泌。

（8）兴奋下丘脑体温调节中枢，使基础体温在排卵后升高 0.3～0.5℃。临床上据此作为判定排卵日期的标志之一。

（9）促进水钠排泄。

3. 孕激素与雌激素的协同和拮抗作用　孕激素在雌激素作用的基础上，进一步促使女性生殖器和乳房的发育，为妊娠准备条件，二者有协同作用；雌激素和孕激素又有拮抗作用，雌激素促进子宫内膜增生及修复，孕激素则限制子宫内膜增生，并使增生期内膜转化为分泌期。其他拮抗作用表现在子宫收缩、输卵管蠕动、宫颈黏液变化、阴道上皮细胞角化和脱落以及水钠代谢等方面。

4. 雄激素的生理作用

（1）对女性生殖系统的影响：从青春期开始，雄激素分泌增加，促使阴蒂、阴唇和阴阜发育，促进阴毛、腋毛生长。但雄激素过多容易对雌激素产生拮抗，可减缓子宫及其内膜的生长、增殖，抑制阴道上皮的增生和角化，还与性欲有关。

（2）对机体代谢功能的影响：雄激素能促进蛋白合成，促进肌肉生长，刺激骨髓中红细胞的增生。在性成熟期前，促使长骨骨基质生长和钙的保留；性成熟后可导致骨骺关闭，使生长停止。可促进肾远曲小管对水、钠的重吸收并保留钙。

［常考考点］卵巢分泌的雌激素和孕激素的作用（协同作用和拮抗作用）。

【例题实战模拟】

A1 型题

1. 下列关于卵巢功能的叙述，正确的是
　　A. 提供成熟卵子，提供支持生殖的内分泌　　　B. 产生月经　　　C. 孕育胎儿
　　D. 为卵子提供通道　　　　　　　　　　　　　E. 性交器官

2. 关于卵巢周期性变化的叙述，错误的是
　　A. 成熟黄体能分泌大量雌激素　　　B. 排卵时卵母细胞和卵丘同时被挤出
　　C. 排卵后血体变成黄体　　　　　　D. 卵泡发育成熟且排卵一般一个月只有一个
　　E. 卵巢内有数个始基卵泡同时发育

3. 合成孕激素的是
　　A. 肾上腺　　　B. 合体滤泡　　　C. 卵泡　　　D. 黄体　　　E. 下丘脑

4. 下列各项不属于雌激素生理作用的是
　　A. 促进卵泡发育　　　　　B. 使阴道上皮细胞脱落加快　　　C. 促使乳腺管增生
　　D. 促进第二性征发育　　　E. 促进骨中钙的沉积

5. 下列属于孕激素的生理功能的是
　　A. 促进子宫发育　　　　　　　　　B. 促进女性第二性征发育
　　C. 使阴道上皮细胞增生、角化　　　D. 通过中枢神经系统使体温升高 0.3～0.5℃
　　E. 对防止高血压及冠状动脉硬化有一定的作用

【参考答案】

1. A　2. A　3. D　4. B　5. D

细目三　子宫内膜的周期性变化

【考点突破攻略】

要点　子宫内膜周期性变化

子宫内膜分为基底层和功能层。功能层是胚胎植入的部位。功能层由基底层再生而来，受卵巢性激素的影响呈现周期性变化，若未受孕功能层则坏死脱落形成月经。正常一个月经周期以 28 日为例，其组织形态的周期性变化分为增生期、分泌期和月经期 3 期。

【例题实战模拟】

A1 型题

1. 下列关于子宫内膜周期性变化的描述，错误的是
　　A. 增生早期　　　B. 增生晚期　　　C. 排卵期　　　D. 分泌期　　　E. 月经期
2. 阴道上皮增厚，表层细胞出现角化最明显的时期是
　　A. 月经期　　　B. 增生期　　　C. 排卵期　　　D. 分泌期　　　E. 排卵后

B1 型题
　　A. 子宫收缩　　　　　　　B. 子宫颈黏液有羊齿状结晶　　　　　　C. 乳房发育
　　D. 基础体温上升　　　　　E. 输卵管蠕动
3. 孕激素的作用是
4. 雌激素和孕激素协同的作用是

【参考答案】

1. C　2. C　3. D　4. C

细目四　月经周期的调节

【考点突破攻略】

要点一　下丘脑促性腺激素释放激素

下丘脑弓状核神经细胞分泌的促性腺激素释放激素（GnRH），直接通过垂体门脉系统输送到腺垂体，调节垂体促性腺激素（Gn）的合成和分泌。GnRH 分泌呈脉冲式，脉冲间隔为 60 ～ 120 分钟。

下丘脑是 HPOA 的启动中心，GnRH 的分泌受垂体 Gn 和卵巢性激素的反馈调节，包括起促进作用的正反馈调节和起抑制作用的负反馈调节。反馈调节包括长反馈、短反馈和超短反馈。长反馈是指卵巢分泌到循环中的性激素对下丘脑垂体的反馈作用；短反馈是指垂体激素对下丘脑 GnRH 分泌的负反馈；超短反馈是指 GnRH 对其本身合成、分泌的抑制。

要点二　腺垂体对卵巢功能的调节

腺垂体的促性腺激素细胞分泌 Gn，包括卵泡刺激素（FSH）和黄体生成素（LH），对 GnRH 的脉冲式刺激起反应，亦呈脉冲式分泌。FSH 是卵泡发育必需的激素，其主要生理作用是：①直接促进窦前卵泡及窦状卵泡的生长发育。②激活颗粒细胞芳香化酶，促进雌二醇的合成与分泌。③在前一周期的黄体晚期及卵泡早期，促使卵巢内窦卵泡群的募集。④调节优势卵泡的选择和非优势卵泡的闭锁。⑤在卵泡期晚期与雌激素协同，诱导颗粒细胞生成 LH 受体，为排卵及黄素化作准备。LH 的主要生理作用是在卵泡期刺激卵泡膜细胞合成雄激素，为雌二醇的合成提供底物；排卵前促使卵母细胞进一步成熟及排卵；在黄体期维持黄体功能，促进孕激素、E_2 和抑制素 A 的合成与分泌。

要点三　卵巢性激素的反馈作用

卵巢性激素对下丘脑和垂体具有反馈调节作用。

1. 雌激素　卵泡早期，低雌激素负反馈作用于下丘脑，抑制 GnRH 释放，降低垂体对 GnRH 的反应性，抑制垂体 Gn 分泌。卵泡晚期，雌激素达到阈值并 ≥ 48 小时，刺激 LH 分泌高峰。黄体期协同孕激素对下丘脑有负反馈作用。

2. 孕激素　排卵前，低水平孕激素可增强雌激素对促性腺激素的正反馈作用；在黄体期，高水平的孕激素对促性腺激素的脉冲分泌产生负反馈抑制作用。

【例题实战模拟】

A1 型题

1. 调节垂体促性腺激素的合成和分泌的是
　　A. 下丘脑促性腺激素释放激素（GnRH）　　B. 卵泡刺激素（FSH）　　C. 黄体生成素（LH）
　　D. 卵巢性激素　　　　　　　　　　　　　E. 垂体后叶素

2. 下列有关卵巢激素的反馈作用，错误的是
　　A. 可以产生正反馈
　　B. 可以产生负反馈
　　C. 大量雌激素抑制下丘脑分泌卵泡刺激素释放激素
　　D. 大量雌激素兴奋下丘脑分泌黄体生成素释放激素
　　E. 卵巢性激素释放减少，增强对下丘脑的抑制，新的周期开始

【参考答案】

1. A　　2. E

细目五　中医对月经、带下及其产生机理的认识

【考点突破攻略】

要点一　中医有关月经的概念和认识

月经是指女性在一定年龄阶段内有规律、周期性的子宫出血，又称为"月事""月信""月汛""月水""经水"。

1. 月经的生理现象　健康女子一般到 14 岁左右月经第一次来潮，称为初潮。月经的规律性和周期性表现为月经有正常周期、经期、经量、经色和经质。妇女一般到 49 岁左右绝经。在绝经前后的一段时间称为"经断前后"或"绝经前后"。部分妇女可出现面红潮热、烘热汗出、心悸、失眠和情绪不稳等症状，轻者通过心理调适可自愈，重者称为绝经前后诸证，需治疗。生育年龄的妇女妊娠期间月经停闭，多数哺乳期妇女亦无月经来潮，属生理性停经。

2. 特殊的月经现象　个别妇女身体无特殊不适而定期两个月来潮一次者，称为"<u>并月</u>"；三个月一潮者称为"<u>居经</u>"，亦名"季经"；一年一行者称为"<u>避年</u>"；终生不潮而能受孕者称为"<u>暗经</u>"。妊娠早期仍按月有少量阴道流血，但无损于胎儿者，称为"<u>激经</u>"，亦称"盛胎"或"垢胎"。这些特殊月经生理现象，临床应以生育能力是否正常判断其属于生理或病理。

［常考考点］月经的特殊生理现象：并月、居经、避年、暗经、激经。

要点二　月经产生的机理

月经是肾气、天癸、冲任、气血协调作用于胞宫，并在其他脏腑、经络的协同作用下，使胞宫定期藏泻而产生的生理现象，是女性生殖功能正常的反映。

要点三　中医对月经周期调节的认识

在月经周期中，肾阴阳消长、气血盈亏具有周期性的消长变化，形成胞宫定期藏泻的节律，并以每月一次的月经来潮为标志。通常将一个月经周期划分为 4 个阶段，即<u>月经期、经后期、经间期和经前期</u>。如此循环往复，目的是种子育胎。

要点四　带下的生理现象及其产生机理

（一）带下的生理现象

<u>生理性带下是润泽于阴户和阴道的无色透明、黏而不稠、无特殊气味的液体</u>。有时略呈白色，也称白带。健康女子在月经初潮后开始有较明显的带下分泌，其量不多，不致外渗，每逢月经前、经间期和妊娠期其量稍有增加，绝经后明显减少。生理性带下对阴道和阴户<u>起濡润和充养的作用，并能抵御病邪的入侵</u>。

［常考考点］带下的生理现象。

（二）带下产生及调节的机理

肾气旺盛，并化生天癸，在天癸作用下，任脉广聚脏腑所化水谷之精津，使任脉所司的阴精、津液旺盛充沛，下注于胞中，流于阴股，生成生理性带下，此过程又得到督脉的温化和带脉的约束。

【例题实战模拟】

A1 型题

1. 身无病，每三月一行经者，称
　　A. 居经　　B. 暗经　　C. 闭经　　D. 激经　　E. 并月
2. 与月经产生没有直接关系的脏腑是
　　A. 肾　　B. 肺　　C. 胆　　D. 脾　　E. 胃
3. 下列对天癸认识的叙述，错误的是
　　A. 天癸之源在肾　　　　B. 随肾气的盛衰而变化　　　C. 决定月经的来潮和绝止
　　D. 受冲任二脉调节　　　E. 促进人体生长发育，产生生殖功能

【参考答案】

1. A　　2. C　　3. D

第三单元　妊娠生理

细目一　妊娠

【考点突破攻略】

要点　妊娠的概念

妊娠是胚胎和胎儿在母体内发育成长的过程。成熟卵子受精是妊娠的开始，胎儿及其附属物自母体排出是妊娠的终止。

细目二 受精与受精卵发育、输送及着床

【考点突破攻略】

要点一 受精卵发育、输送及着床的相关概念

精子和次级卵母细胞结合形成受精卵的过程称为受精。受精后的卵子称为受精卵或孕卵。

精液进入阴道后，精子离开精液，经宫颈管进入宫腔及输卵管腔，精子表面的糖蛋白被生殖道分泌物中的 α 与 β 淀粉酶降解，同时顶体膜结构中胆固醇与磷脂比率和膜电位发生变化，降低顶体膜稳定性，此过程称为<u>精子获能</u>。

当精子与卵子相遇，精子头部顶体外膜与精细胞膜顶端破裂，形成小孔释放出顶体酶，可溶解卵子外围的放射冠和透明带，这一过程称为<u>顶体反应</u>。

<u>在受精后 72 小时受精卵分裂</u>成由 16 个细胞组成的实心细胞团，称为<u>桑椹胚</u>。

<u>在受精后第 6～7 日</u>，晚期胚泡透明带消失，逐渐侵入子宫内膜，称为<u>受精卵着床，也称受精卵植入</u>。

要点二 受精与受精卵发育、输送及着床的机理

卵子从卵巢排出后进入腹腔，经输卵管伞端的"拾卵"作用，进入输卵管壶腹部与峡部联接处等待受精。受精发生在排卵后 12 小时内，整个受精过程约需 24 小时。当获能的精子与卵子相遇，发生顶体反应，借助顶体酶的作用，精子穿过放射冠及透明带与卵子融合。当精子头部与卵子表面接触，便开始了受精过程，其他精子不再能进入。获能的精子穿过次级卵母细胞透明带为受精的开始，卵原核与精原核融合为受精的完成，形成二倍体的受精卵。

受精后 30 小时，受精卵借助输卵管蠕动和输卵管上皮纤毛推动向宫腔方向移动，并开始进行有丝分裂，称为卵裂。约在受精后 72 小时形成桑椹胚，随后早期胚泡形成，约在受精后第 4 日，早期胚泡进入宫腔，在子宫腔内继续分裂发育成晚期胚泡。在受精后第 6～7 日受精卵着床。

<u>着床需经过定位、黏附和穿透 3 个阶段</u>。着床必须具备：①透明带消失。②囊胚细胞滋养细胞分化出合体滋养细胞。③胚泡和子宫内膜同步发育且功能协调。④孕妇体内有足够数量的孕酮，子宫有一极短的窗口期允许受精卵着床。

受精卵着床后，子宫内膜迅速发生蜕膜变，此时的子宫内膜称蜕膜。按蜕膜与囊胚的部位关系，将蜕膜分为底蜕膜、包蜕膜和真蜕膜。

［常考考点］受精、顶体反应、卵裂、桑葚胚、受精卵着床等概念。

【例题实战模拟】

A1 型题

受精卵开始着床的时间是受精后

　　A. 第 3～4 日　　　B. 第 4～5 日　　　C. 第 5～6 日　　　D. 第 6～7 日　　　E. 第 9～10 日

【参考答案】

D

细目三 胎儿附属物的形成及其功能

【考点突破攻略】

要点一 胎儿附属物的形成

胎儿附属物是指胎儿以外的组织，<u>包括胎盘、胎膜、脐带和羊水</u>。

1. 胎盘 胎盘是维持胎儿生长发育的重要器官，由羊膜、叶状绒毛膜和底蜕膜组成。妊娠足月胎盘呈圆形或椭圆形，重 450～650g，直径 16～20cm，厚 1～3cm，中央厚，边缘薄，分为胎儿面和母体面。胎儿面表面覆盖着一层灰蓝色、光滑半透明的羊膜。母体面表面呈暗红色，蜕膜间隔形成若干浅沟分成母体叶。

2. 胎膜 胎膜由绒毛膜和羊膜组成。胎膜外层是平滑绒毛膜，内层为羊膜。

3. 脐带 脐带是连接胎儿与胎盘的条索状组织，一端连于胎儿腹壁脐轮，另一端附着于胎盘胎儿面。妊娠足月的脐带长 30～100cm，平均 55cm，表面覆盖羊膜，呈灰白色。脐带断面中央有一条管壁较薄、管腔较大的脐静脉，两侧有两条管壁较厚、管腔较小的脐动脉。血管周围为胚胎结缔组织，可保护脐血管。

4. 羊水 羊膜腔内的液体称为羊水，胚胎在羊水中生长发育。

（1）羊水的来源：妊娠早期的羊水主要是母体血清经胎膜进入羊膜腔的透析液。妊娠中期的羊水主要来自胎儿尿液。妊娠晚期胎肺参与羊水的生成。

（2）羊水的吸收：①50% 靠胎膜完成。②胎儿吞咽羊水。③脐带每小时可吸收羊水 40～50mL。④胎儿角化前皮肤也有吸收羊水的功能，但量很少。

（3）羊水量、性状及成分：羊水量逐渐增加，妊娠 38 周约为 1000mL，以后逐渐减少，足月妊娠时羊水量约为 800mL。过期妊娠羊水量明显减少，可减少至 300mL 以下。

羊水的成分随妊娠时间不同而有所差别。妊娠早期羊水为无色透明液体。妊娠足月时羊水略混浊、不透明，可见悬浮的小片状物，包括胎脂、胎儿脱落的上皮细胞、毳毛、毛发、少量白细胞、白蛋白、尿酸盐及多种激素和酶。

［常考考点］胎儿的附属物：胎盘、胎膜、脐带和羊水。

要点二 胎儿附属物的功能

（一）胎盘的功能

胎盘具有气体交换、营养物质供应、排除胎儿代谢产物、防御和合成功能。

合成功能主要是合成激素和酶，激素包括蛋白激素和甾体激素两类。蛋白激素有人绒毛膜促性腺激素（HCG）、人胎盘生乳素（HPL）等；甾体激素有雌激素、孕激素等。酶包括缩宫素酶、耐热性碱性磷酸酶等。

人绒毛膜促性腺激素（HCG）是由合体滋养细胞产生的糖蛋白激素，受精后第 6 日开始分泌，妊娠 8～10 周血清中 HCG 浓度达高峰，以后迅速下降，产后 2 周内消失。在受精后 7 日可用放免法（RIA）自母体血清中测出，为诊断早孕的最敏感方法。HCG 的功能：①维持月经黄体寿命，使黄体增大成为妊娠黄体，增加甾体激素的分泌，以维持妊娠。②刺激孕酮形成，促进雄激素转化为雌激素。③抑制植物血凝素对淋巴细胞的刺激作用，以免胚胎滋养层被母体淋巴细胞攻击。④刺激胎儿睾丸分泌睾酮，促进男性性分化。⑤与母体甲状腺细胞 TSH 受体结合，刺激甲状腺活性。

（二）胎膜的功能

胎膜的重要作用是维持羊膜腔的完整性，并保护胎儿。胎膜在分娩发动上有一定作用。

（三）脐带的功能

脐带是胎儿和母体之间进行物质交换的重要通道，脐带受压使血流受阻造成缺氧，可导致胎儿窘迫，甚至危及胎儿生命。

（四）羊水的功能

1. 保护胎儿 恒温适量的羊水防止胎儿及胎体与羊膜粘连而发生畸形；缓冲外界打击和震动对胎儿造成的损伤；避免子宫肌壁或胎儿对脐带的直接压迫所致的胎儿窘迫；在子宫收缩时，尤其第一产程初期，羊水可使压力均匀分布，避免直接作用于胎儿。

2. 保护母体 羊水可减轻胎动所致的不适感；临产后羊水囊扩张子宫颈口及阴道；破膜后羊水冲洗阴道减少感染机会。

［常考考点］胎儿附属物的功能。

【例题实战模拟】

A1 型题

1. 胎儿附属物不包括

    A. 胎盘   B. 胎膜   C. 胎脂   D. 脐带   E. 羊水

2. 胎盘的功能不包括

    A. 免疫功能   B. 气体交换   C. 营养作用   D. 保护胎儿   E. 排泄作用

3. 有关羊水功能的描述，错误的是

    A. 隔离羊膜与胎体，以免发生粘连，导致畸形   B. 保持胎儿恒温

    C. 保护胎儿免受外来撞击   D. 产程中使压力均匀分布

    E. 排出胎儿代谢产物

4. 下列不属于胎盘功能的是

    A. 气体交换   B. 营养物质供应   C. 排出胎儿代谢产物   D. 生血   E. 防御功能

5. 下列各项，不是胎盘合成的是

    A. 雌激素   B. 甲胎蛋白   C. 人绒毛膜促性腺激素   D. 人胎盘生乳素   E. 缩宫素酶

B1 型题

    A. 4～6 周   B. 8～10 周   C. 12 周   D. 16 周   E. 20 周

6. 正常妊娠时，绒毛膜促性腺激素出现高蜂，是在末次月经后的

7. 正常妊娠时，绒毛膜促性腺激素开始下降，是在末次月经后的

【参考答案】

1. C 2. D 3. E 4. D 5. B 6. B 7. C

细目四　中医对妊娠生理的认识

【考点突破攻略】

要点　中医对妊娠生理的认识

中医称妊娠为"重身""怀子"或"怀孕"。

（一）妊娠机制

中医学认为，受孕机理在于肾气充盛，天癸成熟，冲任二脉以及胞宫功能正常，男女两精相合，即可构成胎孕。另外，受孕须有一定的时机，即"氤氲之时""的候"，相当于排卵期。

（二）妊娠生理现象

1. 生理特点　妊娠期间胞宫行使藏而不泻功能，月经停闭。脏腑、经络之血下注冲任胞宫以养胎元，因此，孕妇机体出现"<u>血感不足，气易偏盛</u>"的生理特点。

2. 临床表现　<u>妊娠初期</u>，由于血聚于下，冲脉气盛，易夹胃气及肝气上逆，出现<u>饮食偏嗜，恶心作呕、晨起头晕等现象</u>。孕妇可自觉乳房胀大，<u>乳头、乳晕颜色加深</u>。妊娠中期白带稍增多。4～5 个月后，孕妇可<u>自觉胎动，小腹逐渐膨隆</u>。妊娠 6 个月后，胎儿增大，易阻滞气机，水道不利，出现<u>轻度肿胀</u>。妊娠末期，由于胎儿先露部压迫膀胱与直肠，可见<u>小便频数、大便秘结</u>等现象。

3. 脉象　妊娠 2～3 个月后，六脉<u>平和滑利，按之不绝，尺脉尤甚</u>。

细目五　妊娠诊断

【考点突破攻略】

要点一　早期妊娠的诊断

（一）临床表现

1.停经　生育年龄妇女，平素月经周期规律，一旦月经过期10天或以上，应考虑早期妊娠。哺乳期妇女的月经虽未恢复，但仍有再次妊娠的可能。

2.早孕反应　约半数左右的妇女，在停经6周左右出现晨起恶心、呕吐、食欲减退、喜食酸物或偏食，称早孕反应。一般于妊娠12周左右消失。

3.尿频　妊娠早期因增大的子宫压迫膀胱所致。

（二）检查与体征

1.乳房　自妊娠8周起，乳房逐渐增大。孕妇自觉乳房轻度胀痛、乳头刺痛，乳头及周围乳晕着色，可见深褐色蒙氏结节。

2.生殖器官　妊娠6～8周时，阴道黏膜及子宫颈充血，呈紫蓝色。子宫增大变软，子宫峡部极软，子宫体与子宫颈似不相连，称黑加征。孕后最初是子宫前后径变宽略饱满，妊娠5～6周宫体呈球形，至妊娠8周宫体约为非妊娠子宫的2倍，妊娠12周时子宫约为非妊娠子宫的3倍。当宫底超出骨盆腔时在耻骨联合上方可触及。

（三）辅助检查

1.妊娠试验　用免疫学方法（多用试纸法）检测，若为阳性，表明受检者尿中含HCG，也可抽血查HCG协助诊断早期妊娠。

2.超声检查　妊娠早期超声检查的主要目的是确定宫内妊娠，排除异位妊娠、滋养细胞疾病、盆腔肿块等，并确定胎数。估计孕龄。停经35日时，宫内可见妊娠囊；妊娠6周时，可见胚芽及原始心管搏动。妊娠11～13^{+6}周测胎儿头臀长度，准确估计孕周，校正预产期，同时检测胎儿颈项透明带厚度和胎儿鼻骨等，可作为早孕期染色体疾病筛查的指标。妊娠9～13^{+6}周超声检查可排除严重的胎儿畸形。

［常考考点］早期妊娠的诊断。

要点二　中、晚期妊娠的诊断

（一）临床表现

1.子宫增大　随着妊娠进展，子宫逐渐增大。手测子宫底高度或尺测耻上子宫长度，可以估计胎儿大小及孕周。增长过速或过缓均可能为异常。一般来讲，妊娠满12周，手测子宫底高度在耻骨联合上2～3横指，满16周脐耻之间，满20周脐下1横指，满24周脐上1横指，满28周脐上3横指，满32周脐与剑突之间，满36周剑突下2横指，满40周脐与剑突之间或略高。

2.胎动　胎儿的躯体活动称胎动。一般妊娠20周左右开始自觉有胎动。妊娠周数越多，胎动越活跃，但至妊娠末期胎动逐渐减少。

3.胎心音　妊娠18～20周，用听诊器即可在孕妇腹壁上听到胎心音，呈双音，如钟表的"滴答"声，110～160次/分，超声多普勒听诊效果更好。妊娠24周以前，胎心音多在脐下正中或稍偏左或右听到；妊娠24周以后，胎心音多在胎儿背侧听得最清楚。

4.胎体　妊娠20周以后，经腹壁可以触及子宫内的胎体。妊娠24周以后，运用四步触诊法可以区分胎头、胎臀、胎背及胎儿四肢，查清胎儿在子宫内的位置。

（二）辅助检查

1.超声检查　B型超声显像法不仅能显示胎儿数目、胎方位、胎心搏动和胎盘位置，以及其与子宫颈内口的关系，测羊水量、评估胎儿体重，且能测胎头双顶径、股骨长等多条径线，了解胎儿生长发育情况。

2. 彩色多普勒超声 可检测子宫动脉、脐动脉和胎儿动脉的血流速度和波形。子宫动脉（妊娠中期）血流舒张期早期切迹可评估子痫前期风险，妊娠晚期脐动脉搏动指数和阻力指数可评估胎盘血流。

［常考考点］妊娠中晚期的诊断。

要点三　胎产式、胎先露、胎方位

胎儿在子宫内的姿势，称为胎姿势。

（一）胎产式

胎体纵轴与母体纵轴的关系称胎产式。两纵轴平行者称纵产式，占妊娠足月分娩总数的 99.75%。两纵轴垂直者称横产式，仅占妊娠足月分娩总数的 0.25%。两纵轴交叉成角度者称斜产式，在分娩过程中多转为纵产式，偶尔转为横产式。

（二）胎先露

最先进入骨盆入口的胎儿部分称为胎先露。纵产式有头先露、臀先露，横产式有肩先露。头先露又可因胎头屈伸程度不同分为枕先露、前囟先露、额先露、面先露。臀先露又可因入盆先露不同分为混合臀先露、单臀先露和足先露。偶见头先露或臀先露与胎手或胎足同时入盆，称之为复合先露。

（三）胎方位

胎儿先露部的指示点与母体骨盆的关系称胎方位，简称胎位。枕先露以枕骨，面先露以颏骨，臀先露以骶骨，肩先露以肩胛骨为指示点。根据指示点与母体骨盆前、后、左、右、横的关系而有不同的胎位。如：枕先露时，胎头枕骨位于母体骨盆的左前方，应为枕左前位，余类推。

［常考考点］胎产式、胎先露、胎方位的概念。

【例题实战模拟】

A1 型题

1. 下列哪项方法不宜用于闭经与早孕的鉴别
   A. 妇科检查　　　　　　B. 基础体温测定　　　　　　C. 尿妊娠试验
   D. 腹部 X 线检查　　　　E. B 型超声波检查

B1 型题
   A. 妇科内诊，基础体温测定　　　B. 阴道后穹隆穿刺，基础体温测定
   C. 基础体温测定，HCG 测定　　　D. 尿妊娠试验，基础体温测定
   E. B 型超声检查，尿妊娠试验

2. 确诊早孕最可靠的辅助方法是
3. 确诊宫外孕（未破裂型），最可靠的辅助方法是

【参考答案】

1. D　2. E　3. E

第四单元　产前保健

细目一　孕妇监护

【考点突破攻略】

要点一　产前检查时间

首次产前检查的时间从确诊为早孕时开始。根据我国《孕前和孕期保健指南》，目前推荐的检查孕周分别是：妊娠 6～13^{+6} 周，14～19^{+6} 周，20～24 周，25～28 周，29～32 周，33～36 周，

37～41周（每周1次）。有高危因素者，可酌情增加次数。

要点二　预产期推算

从末次月经第一日算起，月份减3或加9，日数加7（农历日数加14）。若孕妇记不清末次月经时间，应采用超声检查来协助推算预产期。若根据末次月经推算的孕周与妊娠早期超声检查推算的孕周时间间隔≥5天，应根据超声结果校正预产期。妊娠早期超声检测胎儿头臀长是估计孕周最准确的指标。

要点三　产前检查的步骤及方法

1. 腹部检查

（1）望诊：注意腹形及大小，有无妊娠纹、手术瘢痕及水肿等。

（2）触诊：首先，用软尺测耻上子宫长度及腹围值。然后用四步触诊法检查子宫大小、胎产式、胎先露、胎方位及先露部是否衔接。在做前三步手法时，检查者面向孕妇；做第四步手法时，检查者面向孕妇足端。

第一步手法：检查者两手置于子宫底部，触摸宫底高度，估计胎儿大小与妊娠周数是否相符，以两手指腹相对交替轻推，判断宫底部的胎儿部分，若为胎头则硬而圆且有浮球感，若为胎臀则软而宽且形状略不规则。

第二步手法：检查者两手分别置于腹部两侧，一手固定，另手轻轻深按，两手交替，仔细分辨胎背及胎儿四肢的位置，以间接判断胎方位。触到宽阔平坦饱满部分为胎背，可变形的高低不平部分是胎儿肢体。

第三步手法：检查者右手拇指与其余四指分开，置于耻骨联合上方握住胎先露部，进一步查清是胎头或胎臀，左右推动确定是否衔接。

第四步手法：检查者左右手分别置于胎先露部的两侧，向骨盆入口方向深按，进一步确诊胎先露及其入盆程度。

（3）听诊：在靠近胎背上方的腹壁听胎心音最清楚。枕先露时，胎心音在脐右（左）下方；臀先露时，胎心音在脐右（左）上方；肩先露时，胎心音在靠近脐部下方听得最清楚。

2. 产道检查　包括骨产道和软产道检查。

（1）骨产道检查：包括骨盆外测量及内测量，首次产检应做骨盆外测量。

1）骨盆外测量：①髂棘间径：孕妇取伸腿仰卧位，测量两髂前上棘外缘的距离。正常值为23～26cm。②髂嵴间径：孕妇取伸腿仰卧位，测量两髂嵴外缘最宽的距离。正常值为25～28cm。③骶耻外径：孕妇取左侧卧位，右腿伸直，左腿屈曲，测量第5腰椎棘突下至耻骨联合上缘中点的距离。正常值为18～20cm。④坐骨结节间径或称出口横径：孕妇取仰卧位，两腿弯曲，双手抱膝，测量两坐骨结节内侧缘的距离。正常值为8.5～9.5cm。若此径<8cm，应加测出口后矢状径。⑤出口后矢状径：坐骨结节间径中点至骶骨尖端的长度。正常值为8～9cm。出口后矢状径与坐骨结节间径之和大于15cm时，表示骨盆出口无明显狭窄。⑥耻骨弓角度：用左右手拇指指尖斜着对拢，放置在耻骨联合下缘，左右两拇指平放在耻骨降支的上面，测量两拇指间的角度，为耻骨弓角度。正常值为90°，若<80°为异常。此角度可反映骨盆出口横径的宽度。

2）骨盆内测量：妊娠24～36周时测量。①对角径：为耻骨联合下缘至骶岬上缘中点的距离，正常值为12.5～13cm。此值减去1.5～2cm为骨盆入口前后径长度，称真结合径，正常值约为11cm。②坐骨棘间径：即两坐骨棘间的距离，正常值为10cm。③坐骨切迹宽度：指坐骨棘与骶骨下部间的距离，即骶棘韧带宽度。将阴道内的食指置于韧带上移动。正常情况能容纳三横指（5.5～6cm），否则为中骨盆狭窄。

（2）软产道检查（即阴道检查）：软产道包括子宫下段、宫颈、阴道、盆底软组织。妊娠早期初诊时检查，以了解软产道有无阴道隔膜、囊肿、赘生物等异常。

3. 肛门指诊检查　可了解胎先露部、骶骨前面弯曲度、坐骨棘间径、坐骨切迹宽度及骶尾关节活动度，并测量出口后矢状径。

[常考考点]产前检查的时间和预产期的计算。

【例题实战模拟】

A1 型题

1. 产前检查的时间，正确的是
    A. 从妊娠 6 ～ 13^{+6} 周开始　　　　　　B. 妊娠 20 周起进行产前系列检查
    C. 从妊娠 20 ～ 30 周期每 4 周检查一次　　D. 从妊娠 30 周开始每周检查一次
    E. 高危妊娠应每周检查一次

2. 月经规律的妇女，推算预产期常用的时间是
    A. 末次月经干净之日　　B. 末次月经开始之日　　　　C. 初觉胎动之日
    D. 房事之日　　　　　　E. 早孕反应开始之日

3. 孕 20 周末胎儿发育特征，下列叙述正确的是
    A. 皮下脂肪开始沉着　　B. 用听诊器可在孕妇腹部听到胎心音　　C. 身长 40cm
    D. 指甲已达指端　　　　E. 内脏器官已发育齐全

4. 末次月经是 2000 年 2 月 26 日，其预产期应是
    A. 2000 年 12 月 1 日　　B. 2000 年 12 月 2 日　　　　C. 2000 年 12 月 3 日
    D. 2000 年 12 月 4 日　　E. 2000 年 12 月 5 日

A2 型题

5. 患者，女，25 岁，已婚初孕。月经规律，末次月经从 1999 年 11 月 30 日开始，干净之日为 12 月 7 日。预产期应是 2000 年
    A. 8 月 14 日　　B. 8 月 30 日　　C. 9 月 7 日　　D. 9 月 14 日　　E. 9 月 30 日

【参考答案】

1. B　2. B　3. B　4. D　5. C

细目二　孕期用药

【考点突破攻略】

要点一　西医孕期用药原则

①用药必须有明确指征，避免不必要的用药。②根据病情选用有效且对胎儿相对安全的药物。③选择单一用药，避免联合用药。④应选用结论比较肯定的药物，避免使用较新且未肯定对胎儿是否有不良影响的药物。⑤严格掌握剂量和用药持续时间，注意及时停药。⑥妊娠早期若病情允许，尽量推迟到中晚期再用药。

要点二　中医孕期用药原则

妊娠期间，凡峻下、滑利、祛瘀、破血、耗气、散气以及一切有毒药品，都应慎用或禁用。但在病情需要的情况下，也可适当选用，所谓"有故无殒，亦无殒也"。但须严格掌握剂量，并"衰其大半而止"，以免动胎、伤胎。

[常考考点] 中西药的用药原则。

【例题实战模拟】

A1 型题

1. 下列有关西药的应用原则，错误的是
    A. 用药必须有明确指征　　B. 对胎儿相对安全的药物　　C. 一般联合用药
    D. 选用结论比较肯定的药物　　E. 严格掌握剂量和用药持续时间

2. 妊娠禁用或慎用的中药不包括

　　A.峻下、滑利药　　　B.祛瘀、破血药　　　C.耗气、散气药　　　D.有毒药品　　　E.清热、解毒药

【参考答案】

1.C　2.E

第五单元　正常分娩

细目一　决定分娩的四因素

【考点突破攻略】

要点一　产力

产力是指将胎儿及其附属物从子宫内逼出的力量，包括子宫收缩力（简称宫缩）、腹肌和膈肌收缩力（统称腹压）以及肛提肌收缩力。

（一）子宫收缩力

是临产后的主要产力，贯穿于分娩全过程。临产后的子宫收缩力能使子宫颈管缩短消失、宫口扩张、先露下降、胎儿和胎盘娩出。其特点有节律性、对称性和极性及缩复作用。

（二）腹肌及膈肌收缩力

是第二产程娩出胎儿的重要辅助力量。腹压在第三产程还可促使胎盘娩出。

（三）肛提肌收缩力

肛提肌收缩力有协助胎先露部在盆腔进行内旋转的作用。当胎头枕部露于耻骨弓下时，能协助胎头仰伸及娩出；当胎盘降至阴道时有助于胎盘娩出。

［常考考点］产力包括子宫收缩力、腹肌和膈肌收缩力及肛提肌收缩力。

要点二　产道

产道是指胎儿娩出的通道，分为骨产道和软产道两部分。

（一）骨产道

指真骨盆，是产道的重要部分，其大小、形状与分娩关系密切。

1. 骨盆平面及径线

（1）骨盆入口平面：呈横椭圆形，前方为耻骨联合上缘，两侧为髂耻缘，后方为骶岬前缘，有4条径线。

1）入口前后径：又称真结合径，指耻骨联合上缘中点至骶岬前缘正中间的距离，平均值为11cm。

2）入口横径：左右髂耻缘之间的最大距离，平均值为13cm。

3）入口斜径：左右各一。左骶髂关节至右髂耻隆突间的距离为左斜径，右骶髂关节至左髂耻隆突间的距离为右斜径，平均值为12.75cm。

（2）中骨盆平面：呈前后径长的椭圆形，是骨盆最小平面，最狭窄。前方为耻骨联合下缘，两侧为坐骨棘，后方为骶骨下端，有两条径线。

1）中骨盆前后径：耻骨联合下缘中点通过两侧坐骨棘连线中点至骶骨下端间的距离，平均值为11.5cm。

2）中骨盆横径：即坐骨棘间径，平均值为10cm。

（3）骨盆出口平面：由两个不同平面的三角形组成，其共同的底边是坐骨结节间径。前三角的顶端为耻骨联合下缘，两侧为耻骨降支；后三角的顶端为骶尾关节，两侧为骶结节韧带。有四条径线。

1）出口前后径：耻骨联合下缘至骶尾关节的距离，平均值为11.5cm。

2）出口横径：又称坐骨结节间径，平均值为 9cm。

3）出口前矢状径：耻骨联合下缘中点至坐骨结节间径中点间的距离，平均值为 6cm。

4）出口后矢状径：骶尾关节至坐骨结节间经中间点的距离，平均值为 8.5cm。若出口横径稍短，而出口后矢状径略长，两径之和 ≥ 15cm 时，正常大小的胎头可通过后三角区经阴道娩出。

2. 骨盆轴与骨盆倾斜度

（1）骨盆轴：连接骨盆各平面中点的假想曲线称为骨盆轴。此轴上段向下向后，中段向下，下段向下向前。分娩时胎儿沿此轴完成分娩机制。

（2）骨盆倾斜度：指妇女站立时骨盆入口平面与地平面所形成的角度，一般为 60°。如骨盆倾斜度过大，影响胎头衔接和娩出。

（二）软产道

是由子宫下段、子宫颈、阴道及骨盆底软组织构成的弯曲通道。

1. 子宫下段的形成　由非孕时约 1cm 的子宫峡部伸展形成。妊娠 12 周后峡部已扩展成宫腔的一部分，妊娠末期被渐拉长形成子宫下段。临产后拉长达 7 ～ 10cm。由于子宫肌纤维的缩复作用，子宫上下段的肌壁厚薄不同，在两者之间子宫内面形成一环状隆起，称生理性缩复环。

2. 宫颈的变化及宫颈管的消失　临产前的子宫颈管长 2 ～ 3cm。临产后的规律宫缩及胎先露部支撑前羊水囊呈楔状，致使宫颈内口向上向外扩张，形成漏斗状宫颈管，随后宫颈管逐渐变短消失。初产妇多是宫颈管先消失，宫口后扩张。经产妇多是宫颈管短缩消失与宫口扩张同时进行。

3. 骨盆底、阴道及会阴的变化　软产道下端形成一个向前弯的长筒，阴道黏膜皱襞展开，阴道扩张，使腔道加宽。会阴体由 5cm 变薄为 2 ～ 4mm。

要点三　胎儿

（一）胎儿大小

胎儿大小是决定分娩难易的重要因素之一。胎头是胎体的最大部分，胎儿过大致胎头径线过大，尽管骨盆大小正常，也可引起相对性头盆不称造成难产。

1. 胎头　颅骨由两块顶骨、额骨、颞骨及一块枕骨组成。颅骨间的缝隙称颅缝。两颅缝交汇处空隙较大者称为囟门，位于胎头前方的菱形称大囟门（前囟），位于胎头后方的三角形称小囟门（后囟）。在分娩过程中，颅骨轻度移位重叠使头颅变形缩小，有利于胎儿娩出。

2. 胎头径线　①双顶径（BPD）：两顶骨隆突间的距离，为胎头最大横径，足月胎儿的平均值为 9.3cm。②枕额径：由鼻根上方至枕骨隆突间的距离，足月胎儿平均值约 11.3cm，胎头以此径线衔接。③枕下前囟径：又称小斜径，前囟门中央至枕骨隆突下方的距离，是胎头的最小径线，足月胎儿平均值约 9.5cm，胎头俯屈后以此径线通过产道。④枕颏径：又称大斜径，颏骨下方中央至后囟顶部之间的距离，是胎头最大径线，足月胎儿平均值约 13.3cm。

（二）胎位

产道为一纵行管道，如为纵产式（头位或臀位），胎体纵轴与骨盆轴相一致，胎儿容易通过产道。头先露时，胎头先通过产道，较臀位易娩出。臀先露时，因胎臀较胎头周径小且软，阴道不能充分扩张，胎头无变形机会，使胎头娩出困难。肩先露时，胎体纵轴与骨盆轴垂直，足月活胎不能通过产道，对母儿威胁较大。

（三）胎儿畸形

如脑积水、连体胎儿等，由于胎头或胎体过大，难以通过产道。

［常考考点］影响分娩的胎儿因素是胎位、胎儿大小和胎儿畸形。

要点四　精神心理因素

分娩对产妇是一种持久而强烈的应激源。相当数量的初产妇恐惧分娩、怕疼痛、怕出血、怕难产、担心胎儿畸形、怕有生命危险等，致使情绪紧张，处于焦虑、不安和恐惧的精神心理状态，可影响机体内部的平衡适应力和健康，进而影响产力，影响产程进展。

［常考考点］决定分娩的四因素：产力、产道、胎儿和精神心理因素。

【例题实战模拟】

A1 型题

1.决定分娩的主要因素是

  A.产力、产道   B.产道、胎儿   C.产力、产道、会阴盆底

  D.产力、产道、胎儿   E.产力、胎儿、胎位

2.胎儿经阴道娩出最主要的力是

  A.子宫收缩力 B.肛提肌收缩力 C.腹肌收缩力 D.膈肌收缩力 E.腹部压力

3.关于软产道的组成，错误的是

  A.子宫下段 B.输卵管 C.子宫颈 D.阴道 E.盆底软组织

4.决定胎儿能否顺利通过产道的胎儿因素不包括

  A.胎位 B.胎儿大小 C.胎儿有无畸形 D.胎儿性别 E.胎儿颅骨过硬

5.孕妇因恐惧分娩可产生下列变化，错误的是

  A.心率加快 B.呼吸急促 C.肺内气体交换不足 D.产程缩短 E.体力消耗过多

【参考答案】

1.D 2.A 3.B 4.D 5.D

细目二　枕先露的分娩机制

【考点突破攻略】

要点　枕先露的分娩机制

分娩机制是指胎儿先露部随骨盆各平面的不同形态，被动进行一系列适应性转动，以其最小径线通过产道的全过程。以枕左前位为例说明。

1.衔接　胎头双顶径进入骨盆入口平面，胎头颅骨最低点接近或达到坐骨棘水平，称为衔接。部分初产妇在预产期前 1～2 周内胎头衔接，经产妇多在分娩开始后胎头衔接。

2.下降　胎头沿骨盆轴前进的动作称下降。下降动作贯穿于分娩全过程。临床上以胎头下降的程度作为判断产程进展的重要标志。

3.俯屈　当胎头下降至骨盆底时，处于半俯屈状态的胎头枕部遇肛提肌阻力进一步俯屈，使胎头衔接时的枕额径变为最小的枕下前囟径，有利于胎头进一步下降。

4.内旋转　胎头围绕骨盆纵轴旋转，使其矢状缝与中骨盆及出口前后径相一致的动作称为内旋转。胎头在第一产程末完成内旋转动作。

5.仰伸　胎头下降达阴道外口时，宫缩和腹压继续迫使胎头下降，肛提肌收缩力又将胎头向前推进，两者共同作用使胎头向下向前，枕骨下部达耻骨联合下缘时，以耻骨弓为支点使胎头逐渐仰伸，胎头娩出。

6.复位及外旋转　胎头娩出后，为使胎头与胎肩恢复正常关系，胎头枕部向左旋转45°称复位。胎肩在盆腔内继续下降，前（右）肩向前向中线旋转45°时，胎儿双肩径转成与骨盆出口前后径相一致的方向，胎头枕部需在外继续向左旋转45°以保持胎头与胎肩的垂直关系，称为外旋转。

7.胎肩及胎儿娩出　胎头完成外旋转后，前（右）肩在耻骨弓下先娩出，继之后（左）肩在会阴前缘娩出，随后胎体及其下肢娩出。

［常考考点］胎儿娩出的机制是衔接→下降→俯屈→内旋转→仰伸→复位和外旋转→胎肩及胎儿娩出。

【例题实战模拟】

A1 型题

1. 下列关于枕前位分娩机制，判定产程进展的重要标志是

　　A. 衔接　　B. 下降　　C. 内旋转　　D. 俯屈　　E. 仰伸

2. 下列关于正常枕先露分娩机制的叙述，正确的是

　　A. 下降，衔接，内旋转，俯屈，仰伸复位，外旋转

　　B. 衔接，俯屈，内旋转，下降，仰伸复位，外旋转

　　C. 衔接，下降，俯屈，内旋转，仰伸复位，外旋转

　　D. 下降，俯屈，衔接，内旋转，仰伸复位，外旋转

　　E. 衔接，下降，内旋转，俯屈，仰伸复位，外旋转

【参考答案】

1. B　2. C

细目三　先兆临产及临产的诊断

【考点突破攻略】

要点一　先兆临产

出现预示不久将临产的症状，称为先兆临产。

1. 假临产　分娩发动之前，孕妇常出现不规则子宫收缩，称为"假临产"。其特点是宫缩持续时间短而不恒定，宫缩强度并不逐渐增强，间歇时间长而不规律；宫颈管不缩短，宫口不扩张；常在夜间出现清晨消失；镇静剂能抑制假临产。

2. 胎儿下降感　胎先露下降进入骨盆入口后，子宫底下降，产妇多有轻松感，呼吸较前轻快，进食量增多。

3. 见红　在临产前 24 ～ 48 小时，因宫颈内口附近的胎膜与该处的子宫壁分离，毛细血管破裂经阴道排出少许血液，与宫颈黏液相混排出，称见红，是分娩即将开始比较可靠的征象。

[常考考点] 先兆临产的表现：假临产、胎儿下降感和见红。

要点二　临产的诊断

临产开始的主要标志是有规律而逐渐增强的子宫收缩，持续 30 秒及以上，间歇 5 ～ 6 分钟，并伴有进行性宫颈管消失、宫口扩张和胎先露部下降。

[常考考点] 临产的表现。

【例题实战模拟】

A1 型题

临产的重要标志是

　　A. 见红，破膜，规律宫缩　　　　B. 见红，规律宫缩，宫口开张不明显

　　C. 见红，胎先露下降，伴尿频　　D. 规律宫缩，见红

　　E. 规律宫缩，进行性宫口扩张和胎先露下降

【参考答案】

E

细目四　分娩的临床经过及处理

【考点突破攻略】

要点一　总产程及产程分期

总产程即分娩全过程，是从开始出现规律宫缩至胎儿胎盘娩出，分为 3 个产程。

1. 第一产程（宫颈扩张期）　从规律宫缩到宫口开全。初产妇潜伏期不超过 20 小时，经产妇不超过 14 小时。

2. 第二产程（胎儿娩出期）　从宫口开全到胎儿娩出。初产妇不超过 3 小时，经产妇不应超过 2 小时。

3. 第三产程（胎盘娩出期）　从胎儿娩出后到胎盘胎膜娩出。需 5～15 分钟，不超过 30 分钟。

［常考考点］产程分期：第一产程、第二产程和第三产程。

要点二　各产程的临床经过及处理

一、第一产程的临床表现及处理

（一）临床表现

1. 规律宫缩　产程开始时，宫缩持续时间短（约 30 秒）且弱，间歇时间长（5～6 分钟），随着产程进展，持续时间渐长且增强，间歇期缩短。当宫口近开全时，宫缩持续时间可达 1 分钟及以上，间歇期仅 1～2 分钟。

2. 宫口扩张　随宫缩渐频且增强时，子宫颈管逐渐缩短，直至消失，宫口逐渐扩张至开全（10cm）。

3. 胎先露下降程度　<u>是决定能否经阴道分娩的重要观察指标</u>。

4. 胎膜破裂　简称破膜，多发生在宫口近开全时。

（二）观察产程及处理

1. 子宫收缩　包括宫缩频率、强度、持续时间、间歇时间、子宫放松情况。常用观察子宫收缩的方法包括腹部触诊及仪器监测。腹部触诊：助产人员将手掌放于产妇的腹壁上，宫缩时可感到宫体部隆起变硬、间歇期松弛变软。仪器监护最常用的是外监护。

2. 宫口扩张及胎先露下降　经阴道指诊检查宫口扩张和胎先露下降情况。消毒外阴，通过食指和中指直接触摸了解骨盆、产道情况，了解宫颈管消退和宫口扩张情况、胎先露高低、确定胎方位及胎先露下方有无脐带，并进行 Bishop 宫颈成熟度评分。

胎头下降情况有两种评估方法：①腹部触诊：在骨盆入口平面上方可触及的剩余胎头部分，以国际五分法表示，用于初步判断。②胎儿颅骨最低点与坐骨棘平面的关系：阴道检查可触及坐骨棘，胎头颅骨最低点平坐骨棘时，以"0"表示；在坐骨棘平面上 1cm 时，以"–1"表示；在坐骨棘平面下 1cm 时，以"+1"表示。以此类推。

3. 胎膜破裂　一旦胎膜破裂，应立即监测胎心，并观察羊水性状，破膜后应每 2 小时测量产妇体温，注意排查绒毛膜羊膜炎。

（三）胎心和母体观察及处理

1. 胎心监测　胎心应在宫缩间歇期听诊，随产程进展适当增加听诊次数。高危妊娠或怀疑胎儿受累、羊水异常时建议连续电子胎心监护评估，密切监测胎儿宫内情况。

2. 母体观察及处理

（1）生命体征：测量产妇生命体征并记录。

（2）阴道流血：观察有无异常阴道流血，警惕前置胎盘胎盘早剥、前置血管破裂出血等情况。

（3）饮食：产妇宜少量多次摄入无渣饮食，既保证充沛的体力，又利于在需要急诊剖宫产时的麻醉安全。

（4）活动与休息：宫缩不强且未破膜，产妇可在室内适当活动。

（5）排尿：鼓励产妇每2～4小时排尿一次，避免膀胱充盈影响宫缩及胎头下降，必要时导尿。

（6）精神支持。

二、第二产程的临床表现及处理

（一）临床表现

宫口开全或近开全后，胎膜多会自然破裂，若未破膜者给予人工破膜。当胎头降至骨盆出口压迫骨盆底组织时，产妇有排便感，不自主向下屏气，会阴渐膨隆并变薄，肛门括约肌松弛。宫缩时胎头露出于阴道口，露出部分不断增大，在宫缩间歇期胎头又缩回阴道内，称胎头拨露。胎头双顶径越过骨盆出口，宫缩间歇时胎头不再回缩，称胎头着冠。此时会阴极度扩展，胎头娩出、复位和外旋转，随之胎肩、胎体很快娩出。

（二）观察产程及处理

1. 密切监测胎心　每次宫缩过后或每5分钟监测一次，听诊胎心应在宫缩间歇期且至少听诊30～60秒，必要时用胎心监护仪监测。发现胎心异常应立即阴道检查，迅速结束分娩。

2. 指导产妇屏气　宫口开全后应指导产妇运用腹压。让产妇宫缩时屏气增加腹压，宫缩间歇期呼气并使全身肌肉放松，安静休息。

3. 接生准备　初产妇宫口开全、经产妇宫口扩张6cm且宫缩规律有力时，应将产妇送至产房做好接生准备工作。消毒后铺巾准备接生。

4. 接产　当胎头拨露使会阴后联合紧张时开始保护会阴。当胎头枕部在耻骨弓下露出时，左手应按分娩机制协助胎头仰伸。此时如宫缩强应嘱产妇张口哈气，让产妇在宫缩间歇时稍向下屏气，使胎头缓慢娩出。胎头娩出后，右手仍保护会阴，左手自鼻根向下颏挤压，挤出口鼻内的黏液和羊水，然后协助胎头复位和外旋转。左手将胎儿颈部向下轻压，使前肩自耻骨弓下先娩出，继之再托胎颈向上，使后肩娩出。双肩娩出后，右手方可放松，双手握住胎儿的腋部向外牵引，胎体及下肢即可顺利娩出。在距脐轮10～15cm处，用两把止血钳钳夹，在两钳间剪断脐带。

三、第三产程的临床表现及处理

（一）临床表现

胎儿娩出后子宫迅速收缩，宫底降至脐平，宫缩暂停几分钟后又重新出现，胎盘与子宫壁发生错位而剥离，形成胎盘后血肿，剥离面不断增加，最终胎盘完全从子宫壁剥离而娩出。胎盘剥离征象有：①子宫体变硬呈球形，宫底上升达脐上。②阴道口外露的一段脐带自行延长。③阴道少量流血。④经耻骨联合上方轻压子宫下段时，宫体上升而外露的脐带不再回缩。胎盘娩出方式包括胎儿面娩出式（多见）和母体面娩出式（少见，胎盘娩出前先有较多量阴道流血）。

（二）处理

1. 新生儿处理　①清理呼吸道。②脐带处理。③新生儿阿普加（Apgar）评分及脐动脉血气pH测定的意义。Apgar评分是用于快速评估新生儿一般状况的方法，包括心率、呼吸、肌张力、喉反射及皮肤颜色。1分钟Apgar评分评估出生时状况，反映宫内的情况；5分钟Apgar评分反映复苏效果，与近期和远期预后关系密切。脐动脉血气代表新生儿在产程中血气变化的结局，提示有无缺氧、酸中毒及其严重程度，反映窒息的病理生理本质，较Apgar评分客观、特异性强。

我国新生儿窒息标准：①5分钟Apgar评分≤7分，仍未建立有效呼吸。②脐动脉血气$pH < 7.15$。③排除其他引起Apgar评分低的病因。④产前具有可能导致窒息的高危因素。以上①～③为必要条件，④为参考条件。

2. 协助胎盘娩出。

3. 检查胎盘胎膜。

4. 检查软产道　若有裂伤应立即缝合。

5. 预防产后出血　为减少产后出血量，应用缩宫素等缩宫剂结合按摩子宫加强子宫收缩，注意观察并精准测量出血量。

6. 产后观察　产后应在产房观察 2 小时，严密观察血压、脉搏、子宫收缩、宫底高度、膀胱充盈、阴道流血量、会阴阴道有无血肿等情况。

［常考考点］三个产程的临床表现及处理。

要点三　中医关于分娩的认识

1. 预产期的计算方法　中医学有明确的记载。《妇婴新说》指出："分娩之期，或早或迟……大约自受胎之日计算，应以二百八十日为准，每与第十次经期暗合也。"与西医学计算为 280 天基本一致。

2. 分娩先兆　孕妇分娩，又称临产，分娩前多有征兆，如胎位下移，小腹坠胀，有便意感，或阴道有少量血水排出，又称"见红"等。古人还观察到有些孕妇在妊娠末期出现一些无规律的腹痛等假临产现象，如试胎（试月）、弄胎。《医宗金鉴·妇科心法要诀》说："妊娠八九个月时，或腹中痛，痛定仍然如常者，此名试胎……若月数已足，腹痛或作或止，腰不痛者，此名弄胎。"二者均不是真正临产，应予区别。

3. 正产现象　在临产时出现腹部阵阵作痛，小腹重坠，逐渐加重至产门开全，阴户窘迫，胎儿、胞衣依次娩出，分娩结束。

4. 临产调护　《达生编》提出了"睡、忍痛、慢临盆"的临产调护六字要诀，对分娩的调护具有重要的指导意义。

［常考考点］试胎（试月）、弄胎和临产调护六字要诀。

【例题实战模拟】

A1 型题

1. 临产调护六字真言"睡、忍痛、慢临盆"出自

　　A.《经效产宝》　　B.《十产论》　　C.《女科百问》　　D.《达生编》　　E.《妇人大全良方》

A2 型题

2. 患者，女，24 岁，已婚。孕 39 周，阵发性下腹痛约 13 小时，伴阴道少许出血，肛门坠胀，有排便感。检查：宫缩 45 秒 /3 分钟，宫口已开大达 9cm。其诊断是

　　A. 分娩先兆　　　　　　　B. 先兆早产　　　　　　　C. 已临产，第一产程

　　D. 已临产，第二产程　　　E. 已临产，第三产程

B1 型题

　　A. 从规律宫缩到宫口开全　　B. 宫口开全到胎儿娩出　　C. 胎儿娩出至胎盘娩出

　　D. 从规律宫缩到宫口开大 3cm　　E. 胎盘娩出到产后 2 小时

3. 产程中第二产程是指

4. 产程中第三产程是指

【参考答案】

1. D　2. C　3. B　4. C

第六单元　正常产褥

细目一　产褥期

【考点突破攻略】

要点　产褥期的概念

产妇全身器官除乳腺外，从胎盘娩出至恢复或接近正常未孕状态所需的一段时期称为产褥期，一般

<u>为 6 周。</u>

细目二　产褥期母体的变化

【考点突破攻略】

要点一　生殖系统

（一）子宫复旧

妊娠子宫从胎盘娩出逐渐恢复至未孕状态的过程称为子宫复旧。子宫体的复旧主要是宫体肌纤维缩复和子宫内膜再生。<u>子宫复旧不是肌细胞数目的减少，而是肌细胞的缩小。</u>产后 1 周子宫体缩小至妊娠 12 周大小，产后 10 天在腹部扪不到子宫底，<u>产后 6 周恢复到孕前大小。</u>子宫重量分娩后约为 1000g，产后 1 周约为 500g，直至产后 6 周时为 50 ～ 70g。胎盘排出后子宫胎盘附着面立即缩小一半，开放的螺旋小动脉和静脉窦压缩变窄和血栓形成，出血逐渐减少和停止。子宫内膜基底层逐渐再生新的功能层，约需 3 周。胎盘附着部位内膜完成修复需至产后 6 周。

（二）子宫颈

产后 1 周，子宫颈管及子宫颈内口恢复至未孕状态。产后 4 周，子宫颈完全恢复至未孕状态。由于分娩时子宫颈外口 3 点、9 点处易形成轻度裂伤，使<u>初产妇的子宫颈外口由产前的圆形（未产型）变为产后的"一"字形横裂（已产型）。</u>

（三）阴道与外阴

产褥期阴道腔逐渐缩小，阴道壁肌张力逐渐恢复，黏膜皱襞约于产后 3 周重新出现，但阴道于产褥期结束时尚不能完全恢复至未孕时的紧张度。

外阴水肿 2 ～ 3 日自行消退，轻度撕裂或会阴伤口缝合术后的伤口均在 3 ～ 4 日内愈合。处女膜因在分娩时撕裂形成痕迹，称处女膜痕。

（四）盆底组织

盆底肌及其筋膜在分娩时过度扩张致弹性减弱，且常伴有肌纤维部分断裂而致盆底松弛。如产妇能坚持康复运动，盆底肌有可能恢复至接近未孕状态。如盆底肌及其筋膜发生严重撕裂，产褥期过早参加体力劳动可导致阴道壁膨出，甚至子宫脱垂。

要点二　乳房

<u>产褥期乳房的变化主要是泌乳。</u>随着胎盘的排出，体内呈低雌激素、高胎盘生乳素水平，乳汁开始分泌。以后的乳汁分泌则依赖于哺乳时的吸吮刺激。吸吮动作还反射性引起神经垂体释放缩宫素，<u>发生射乳。不断的排空乳房也是维持乳汁分泌的重要条件。</u>乳汁分泌还与产妇营养、睡眠、情绪和健康状况密切相关。

要点三　循环系统与血液系统

（一）心血管系统

循环血容量于产后 2 ～ 3 周恢复至未孕状态。<u>在产后 72 小时内，体循环血容量增加 15% ～ 25%，应注意预防心衰的发生。</u>

（二）血液系统

产褥早期，产妇血液仍处于高凝状态。纤维蛋白原、凝血酶、凝血酶原于产后 2 ～ 4 周内降至正常。产后红细胞计数和血红蛋白值增高。白细胞计数于产褥早期仍较高，可达（15 ～ 30）×10^9/L，其中中性粒细胞增多。血小板数也增多。血沉于产后 3 ～ 4 周降至正常。

［常考考点］产褥期母体的各种变化。

细目三　产褥期临床表现

【考点突破攻略】

要点一　生命体征

产后体温多在正常范围内，若产程延长致过度疲劳时，体温可在产后24小时内略升高，一般不超过38℃。产后3～4天可有泌乳热，持续4～16小时下降，不属病态。产后脉搏略缓慢，每分钟60～70次，产后1周恢复正常。产后由妊娠期的胸式呼吸变为深慢的胸腹式呼吸，每分钟14～16次。血压于产褥期平稳，妊娠期高血压产妇的血压于产后明显降低。

要点二　子宫复旧

胎盘娩出后，子宫底在脐下一指。产后第1日宫底稍上升至脐平，以后每日下降1～2cm，在产后10日子宫下降入骨盆腔内。

要点三　产后宫缩痛

产褥期由于子宫阵发性收缩引起下腹部剧烈痛称产后宫缩痛。产后1～2日出现，持续2～3日疼痛自然消失。

要点四　恶露

产后随子宫蜕膜的脱落，含有血液、坏死蜕膜等组织经阴道排出，称恶露。分为：①血性恶露：持续3～4日。②浆液恶露：持续10日左右。③白色恶露：持续3周干净。正常恶露有血腥味，但无臭味，持续4～6周。总量250～500mL。

要点五　褥汗

产后1周内皮肤排泄功能旺盛，排出大量汗液，以夜间睡眠和初醒时更明显，不属病态。
［常考考点］产褥期的临床表现。

【例题实战模拟】

A1型题

1. 下列产褥期的临床表现，正确的是
　　A. 产后第1日，子宫底稍下降　　　　B. 产后初期，产妇脉搏增快
　　C. 产后1～2日可发生"泌乳热"　　　D. 产后1～2日出现宫缩痛
　　E. 恶露通常持续1～2周
2. 下列关于正常产褥的叙述，正确的是
　　A. 产后1周宫底稍上升至脐平　　　　B. 体温在产后24小时升高，不超过38℃
　　C. 血性恶露持续10天　　　　　　　D. 产后1个月排出大量汗液
　　E. 产后1周出现宫缩痛
3. 正常情况下，产后恶露持续的时间是
　　A. 4～6周　　B. 6～8周　　C. 3～4天　　D. 7～10天　　E. 2～3周

【参考答案】

1. D　2. B　3. A

第七单元　妇产科疾病的病因与发病机制

细目一　病因

【考点突破攻略】

要点一　西医病因

1. 生物因素　各种病原体感染人体后可引起妇产科内、外生殖器炎症性疾病。

2. 精神因素　长期的精神紧张、焦虑，过度的忧郁、悲伤、恐惧，强烈的精神刺激，均可导致神经 – 内分泌功能失调、紊乱而发生妇产科疾病。

3. 营养因素　严重的营养不良可引发闭经；脂肪缺乏影响脂溶性维生素 E、K 的吸收和利用，维生素 K 缺乏引起月经量增加；维生素 E 缺乏，可引起子宫发育不良、不孕、流产等；营养过剩常引起内分泌功能紊乱导致月经失调、闭经。

4. 理化因素　妇产科手术创伤、化学药物、放射线对子宫、卵巢等器官的破坏及生殖内分泌调节系统影响可引起月经量减少、继发性闭经。

5. 免疫因素　免疫功能主要表现在生理防御、自身稳定和免疫监视三个方面，具有抵御外邪入侵，促进疾病自愈和促使机体恢复健康的作用，免疫功能异常可引起妇产科疾病。

6. 先天及遗传因素　各种先天或遗传因素常导致生殖器官发育异常、原发性闭经；染色体异常或基因异常可直接引起遗传性疾病；基因突变及其相关的遗传因素是多种妇科恶性肿瘤发生的相关因素。

要点二　中医常见病因

（一）淫邪致病

淫邪因素主要指风、寒、暑、湿、燥、火六种致病邪气，六淫皆能导致妇产科疾病，但妇女"以血为本"，寒、热、湿邪更易与血相搏结而引发妇产科疾病。

1. 寒邪　寒为阴邪，易伤阳气；寒主收引、凝滞，易使气血运行不畅。寒邪从来源上有内寒、外寒之分；从性质上有虚寒、实寒之别。外寒者，如外感寒邪、冒雨涉水；内寒者，如素体阳气不足，寒自内生，或过食生冷、过服寒凉泻火之品，损伤阳气，阴寒内生，阳气受损，失其温煦、推动与气化的功能，可致脏腑、经络、气血的功能减退；血为寒凝，血行不畅，可致冲任、胞宫、胞脉阻滞而发生多种妇产科疾病。

2. 热邪　热为阳邪，其性亢奋炎上，易耗气伤津，迫血妄行。热邪有外热、内热之分，实热、虚热之别。实热者，如素体阳盛、感受热邪、过食辛辣、过服辛热药品、六淫郁遏而化火或五志过极化火；虚热者，如素体阴虚，或失血伤阴，或吐泻伤阴，或温燥伤阴，或利湿伤阴，阴虚生内热。热邪可扰动冲任，使血海不宁，迫血妄行；可煎熬津血，使血行不畅；热盛蕴毒，热极生风均可引起多种妇产科疾病。

3. 湿邪　湿为阴邪，其性黏滞重着，易困阻气机，滞碍阳气，滞涩血行。湿有外湿、内湿之分。外湿者，多因久居湿地，或经期冒雨涉水，外感湿邪。内湿者，多因脾失健运，水湿不化，湿浊内盛；或肾阳不足，蒸腾气化功能失常，水湿内停。湿聚成痰，则为痰湿，湿邪可从阳化而为湿热，也可从寒化而为寒湿。水湿、湿热、痰湿壅塞胞宫，阻滞冲任，或浸淫任带，或湿溢肌肤，均可引起多种妇产科疾病。湿邪常与热邪、毒邪、寒邪合并致病。

（二）情志因素

情志因素是指喜、怒、忧、思、悲、恐、惊七种情志变化，正常情况下是人的心理对外界环境和情感刺激的不同反应。情志过激则成为致病因素，主要引起气分病变，继而累及血分，导致妇女气血、脏腑、冲任功能失调而发生妇产科病证。妇科常见情志致病因素为怒、思、恐。怒使气郁、气逆，进而引起血分病变，可致月经后期、闭经、痛经、经行吐衄、不孕、癥瘕等；忧思气结、伤脾，可致月经失调、闭经、胎动不安等；惊恐伤肾，每使气下、气乱，可致月经过多、崩漏、胎动不安、堕胎、小产等，甚或闭经。

（三）生活失调

1. 房劳多产　房劳指房事不节，即淫欲过度、早婚及经期产后阴阳交合；多产指产育过众。淫欲过度、早婚易耗精伤肾；经期产后阴阳交合则易致瘀血停滞，或外邪乘虚而入，与胞宫之血相结；产育过众则耗气伤血，均可成为经、带、胎、产诸疾病因。

2. 饮食不节　包括饥饱失常、饮食偏嗜、寒温失宜等。饮食不足，气血生化乏源，易致月经过少、闭经、胎动不安、胎萎不长等；暴饮暴食，过食肥甘厚味，痰湿内生，阻滞冲任，可引起月经后期、月经过少、闭经、不孕症、癥瘕等；过食辛热、饮酒无度，常致冲任蕴热，出现月经先期、月经过多、崩漏等；过食寒凉，内伤阳气，气血凝滞，可引起痛经、闭经、带下过多、不孕。

3. 劳逸失度　妇女在月经期、妊娠期、产褥期应特别注意劳逸结合。劳则气耗，易致月经过多、经期延长、崩漏、胎漏、胎动不安、堕胎、小产、早产、恶露不绝、阴挺等；逸则气滞，常可引起痛经、胎位不正、难产等。

4. 跌仆损伤　经期、孕期跌仆闪挫，可致气血不和，冲任不固，发生月经不调、崩漏、堕胎、小产、早产等；妇产科手术不当，损伤胞宫胞脉，可引起月经过少、闭经、子宫穿孔等。

5. 药误虫蚀　日常生活中摄生不慎，局部感染病虫，虫蚀外阴、阴中，可引起阴痒、带下过多。孕期用药不当，药物毒性可直接损伤冲任、胎元，使胎元不固，导致堕胎、小产、胎死腹中或胎儿畸形。

（四）体质因素

体质因素直接决定着机体的抗病能力，是疾病产生的内在因素，而且决定着导致疾病的种类、程度、转归和预后。在妇产科疾病的发生中，往往素体阴虚者易出现月经先期、经期延长、漏下、胎漏等病；素体阳虚者易出现月经后期、痛经、不孕症诸疾；偏脾虚者易见月经过多、经行泄泻、妊娠恶阻、子肿；偏肝郁者常见月经先后无定期、经行情志异常、缺乳、癥瘕。同样感受湿邪，由于体质的不同，有从热化，形成湿热，从寒化，形成寒湿之别。体质强健者，往往病轻、易愈，体质虚弱者常常病重、难愈。

细目二　发病机制

【考点突破攻略】

要点一　妇产科疾病的病理生理特点

包括自稳调节功能紊乱、损伤与抗损伤反应、疾病过程中的因果转化、疾病过程中局部与全身的关系。

要点二　中医对妇产科疾病发病机理的认识

（一）脏腑功能失常

脏腑生理功能的紊乱和脏腑气血阴阳的失调，均可导致妇产科疾病，其中关系最密切的是肾、肝、脾。

1. 肾的功能失常

（1）肾气虚：肾气的盛衰直接影响天癸的至与竭，从而影响月经与胎孕，故肾气虚常致闭经、不孕。肾气不足，封藏失职，冲任不固，可致月经先期、月经过多、崩漏；胎失所系，胎元不固，可致胎漏、胎动不安、滑胎、子宫脱垂。

（2）肾阴虚：肾阴亏虚，精亏血少，冲任不足，血海不能按时满盈，出现月经后期、月经过少、闭经；冲任亏虚，不能摄精成孕，出现不孕；虚热内生，热扰冲任，血海不宁，迫血妄行，可致月经先期、经间期出血、崩漏等。

（3）肾阳虚：肾阳虚弱，不能温煦胞宫，可致妊娠腹痛、胎萎不长、不孕等；肾阳不足，封藏失职，冲任不固，可致崩漏；肾阳亏虚，蒸腾气化失职，不能温化水湿，可致带下过多、经行浮肿、子肿、经行泄泻。

（4）肾阴阳俱虚：肾为水火之宅，肾阴肾阳相互依存，相互制约，阴损可以及阳，阳损可以及阴，病久可致肾阴阳俱虚，常见于绝经前后诸证。

2. 肝的功能失常

（1）肝气郁结：若情志内伤，肝气郁结，冲任不畅，可致痛经、月经后期、闭经、经行乳房胀痛、妊娠腹痛、不孕；冲任血海蓄溢失常，可致月经先后无定期。

（2）肝郁化火：肝气郁结，郁而化热，热伤冲任，血海不宁，迫血妄行，可致月经先期、月经过多、崩漏、经行吐衄、胎漏、产后恶露不绝等。

（3）肝血不足：肝血损耗，肝阴不足，血海不盈，可致月经过少、闭经、不孕；肝阴不足，经期、孕期阴血下注血海，肝阴益虚，血虚生风化燥，发生经行风疹块、妊娠身痒。

（4）肝阳上亢：肝阴不足，肝阳偏亢，经前或孕后阴血下聚冲任，肝阳上亢，引起经行眩晕、经行头痛、子晕；阴虚阳亢，肝风内动，发为子痫。

（5）肝经湿热：肝气犯脾，肝郁化热，脾虚生湿，肝经湿热蕴结，下注冲任，浸淫任带，可致带下过多、阴痒等；湿热蕴结胞中，阻滞冲任，发生不孕、带下病、癥瘕。

3. 脾的功能失常

（1）脾气虚弱：脾为中土主运化，司中气而统血，与胃同为后天之本，气血生化之源。脾气虚弱，血失统摄，冲任不固，可致月经先期、月经过多、崩漏；胎失气载，可致胎漏、胎动不安、堕胎、小产；脾虚气陷，升举无力，可致子宫脱垂。

（2）脾虚血少：脾失健运，化源不足，冲任血虚，血海不能按时满溢，可致月经后期、月经过少、闭经；胎失血养，可致胎动不安、胎漏、堕胎、小产、胎萎不长等。

（3）脾阳虚损：脾阳不足，运化失职，水湿内停，水湿泛溢肌肤，可致妊娠水肿；湿浊下注，浸淫任带，使任脉不固、带脉失约，可致带下病；湿浊内停，夹痰饮上逆，可致妊娠呕吐。

（二）气血失调

气血失调是妇产科疾病的重要机理。妇女经、孕、产、乳均以血为本，又常耗血，故使机体处于血常不足，气相对有余的生理状态。气为血帅，血为气母，气以行血，血以载气。气血之间相互依存、相互资生。气病可以及血，血病可以及气。

1. 气分病机

（1）气虚：素体虚弱，或劳倦过度，或大病久病，均可引起气虚为患。气虚冲任不固，可致月经先期、月经过多、崩漏、产后恶露不绝等；气虚摄纳无权，乳汁自出；气虚卫外不固，可出现经行感冒、产后自汗。

（2）气陷：气虚升举无力而下陷，无力载胎系胞，可致胎漏、胎动不安、子宫脱垂、妊娠及产后小便不通。

（3）气滞：肝气郁结，气机阻滞，冲任胞脉不畅，可致月经后期、痛经、闭经、经行乳房胀痛；气行不畅，津液停滞，水湿不布，可见经行浮肿、子肿；气滞引起血瘀，冲任胞脉不通，可致癥瘕、不孕。

（4）气逆：怒则气上，经行冲气旺盛，夹肝气上逆，损伤阳络可致经行吐衄；孕后冲气偏盛，冲气夹胃气肺气上逆，胃失和降，引起恶阻，肺失肃降，可致子嗽。

2. 血分病机

（1）血虚：大病、久病之后，或经、产耗血失血过多；劳神思虑太过伤脾，或素体脾胃虚弱，化源不足。血虚血海不盈，冲任亏虚，可致月经后期、月经过少、痛经、闭经、妊娠腹痛、胎萎不长、产后身痛、缺乳、不孕等。

（2）血瘀：气滞、寒凝、热灼、气虚、外伤等均可引起瘀血。瘀血阻滞胞脉、胞络、冲任，使经隧不通，可致月经后期、月经过少、痛经、闭经、产后腹痛、不孕等；瘀血阻滞，旧血不去，新血难安，血不归经，可致月经过多、崩漏、恶露不绝等；瘀血与痰饮、湿浊相互胶结于下腹部胞中，可形成癥瘕包块。

（3）血热：外感热邪，或过服辛辣温燥之品导致阳盛血热；或素体阴虚内热，热邪与血相互搏结，热扰冲任，血海不宁，迫血妄行，可致月经先期、月经过多、崩漏、胎漏、胎动不安、产后恶露不绝等。

（4）血寒：外感寒邪，或过服寒凉药物、食物，损伤人体阳气；或素体阳虚阴盛，寒邪与血相互搏结，血为寒凝，冲任、胞脉阻滞，可致月经后期、月经过少、痛经、闭经、妊娠腹痛、产后腹痛、产后身痛、不孕等。

（三）冲、任、督、带损伤

各种病因及脏腑功能失常、气血失调，均可引起机体发生病变，但只有引起冲、任、督、带损伤，进而导致胞宫、胞脉、胞络受损，才会导致妇产科病证的发生。冲、任、督、带损伤和胞宫、胞脉、胞络受损，是妇产科疾病的基本病机和最终病位，是妇产科疾病与其他科疾病相区别的重要病机。

1. 冲任损伤　冲任二脉皆起于胞中，"冲为血海""为十二经脉之海"，能调节十二经的气血；"任主胞胎"，为阴脉之海，与足三阴经均有交汇，对人体的阴经有调节作用；任通冲盛才能使天癸发挥对人体生长发育和生殖的影响，维持正常的生殖功能。因此，冲任损伤，必然会导致妇产科各种疾病的发生。冲任损伤的主要病机有冲任不足、冲任不固、冲任失调、冲任阻滞、寒凝冲任、热蕴冲任等。

2. 督脉虚损　督脉亦起于胞中，"贯脊属肾"，与足太阳相通，为"阳脉之海"，总督诸阳。任督二脉，同起于胞中，交会于龈交穴，其经气循环往复，调节人体阴阳平衡，维持胞宫的生理功能，督脉虚损，可致阴阳失调，出现闭经、崩漏、绝经前后诸证、不孕等。

3. 带脉失约　带脉束腰一周，与冲、任、督脉间接相通，起着约束诸经、提摄子宫的作用。带脉失约可致带下过多、胎动不安、滑胎、子宫脱垂等。

（四）胞宫、胞脉、胞络受损

胞宫借经络与脏腑相连，与胞脉、胞络协调完成其主月经、主胎孕的生理功能。除脏腑功能失常、气血失调、冲任督带损伤可间接影响胞宫的功能外，也可由跌仆闪挫、外伤、经期不节房事等直接损伤胞宫，使冲任失调，引起胎漏、胎动不安、堕胎、小产、带下病等，或由于子宫发育异常影响其生理功能，引发妇产科疾病。

【例题实战模拟】

A1 型题

1. 妇产科疾病中医常见淫邪因素是
　　A. 寒、热、湿　　B. 寒、热、燥　　C. 寒、湿、燥　　D. 湿、热、燥　　E. 寒、湿、火
2. 下列不是妇科常用治法的是
　　A. 滋肾补肾　　B. 疏肝养肝　　C. 健脾和胃　　D. 滋肺养心　　E. 清热解毒
3. 下列不用利湿除痰法治疗的疾病是
　　A. 癥瘕　　B. 不孕症　　C. 带下病　　D. 崩漏　　E. 闭经

【参考答案】

1. A　2. D　3. D

第八单元　妇产科疾病的中医诊断与辨证要点

细目　妇产科疾病的中医诊断与辨证要点

【考点突破攻略】

要点一　月经病的诊断与辨证要点

（一）月经病的诊断

主要是以月经周期、经期和经量的情况，以及伴随行经或绝经前后出现的症状为依据。但应注意月经后期、闭经等与妊娠停经相鉴别；痛经、经期延长、月经过少、月经过多、崩漏等与胎、产病症及妇科肿瘤等相鉴别。

（二）月经病的辨证要点

主要以月经的期、量、色、质、气味及伴随月经周期性出现的突出症状的特点，结合全身证候与舌脉征象进行辨证。

1. 以期而论　一般周期提前，多为血热或气虚；周期推后，多为血虚、肾虚或血寒、气滞、痰湿；周期先后无定期，多为肝郁或肾虚；经期延长，多为气虚、血热和血瘀。

2. 以量而论　量多者，以血热、气虚和血瘀为常见；量少者，以血虚、肾虚血寒、血瘀为常见；量或多或少者，以肝郁、肾虚为多见。

3. 以色而论　色鲜红或紫红者属热，暗红者属寒，淡红者为虚，暗淡者为虚寒。

4. 以质地和气味而论　黏稠者多属热属实，清稀者多属寒属虚，有血块者多属血瘀。若兼气味臭秽者多属热（毒），气味血腥者多属寒，恶臭难闻者多属瘀血败浊成毒为患。

5. 以经期伴随症状而论　在经前或行经之初出现者，多属实证；在经后或行经末期出现者，多属虚证；平时持续存在，经期加重者，多属湿热蕴结或气滞血瘀。

［常考考点］月经病的辨证重点是月经的期、量、色、质、气味的特点。

要点二　带下病的诊断与辨证要点

（一）带下病的诊断

主要以带下的量、色、质、气味异常，或伴全身或局部症状为依据，临床应借助妇科检查和实验室及辅助检查进一步明确引起带下异常的原发疾病的病因和病位。

（二）带下病的辨证要点

根据带下的量、色、质、气味异常的特点，结合全身与局部症状的临床特点来分析。一般正常带下无色、无臭，其量不多。若带下量多，色白者多属虚属寒，病变涉及脾、肾；色白质稠，如唾如涕，绵绵不断，多属脾虚；量多质薄，清稀如水，兼腰膝酸软，多属肾虚；量多质稠，色黄或黄白相兼有臭味，多属湿热；兼阴中瘙痒，属湿热蕴结，酿虫生风；若带下黄绿如脓，为湿热成毒；带下量多，色黄如脓，臭秽难闻，多属湿毒重证，为热毒内炽之象。带下色赤为肝火炽盛；赤白相兼者，多属湿热或虚热为患。湿热者，多有少腹坠胀、阴户瘙痒；虚热者，多伴五心烦热，或兼潮热盗汗等。若带下腥味多属寒证；若酸秽腐臭，则为热证。

［常考考点］带下病辨证重点辨带下的量、色、质、气味异常的特点。

要点三　妊娠病的诊断与辨证要点

（一）妊娠病的诊断

诊断妊娠病首先要确定妊娠，古称"候胎"。诊断时要注意分清是母病动胎还是胎元本身有缺陷，是病理性妊娠本身的疾病还是妊娠期合并发生的内、外科病证。除根据孕妇出现的与妊娠有关的临床主症诊断妊娠病外，还需借助实验室及辅助检查；同时还要分辨妊娠疾病与孕期的关系。

（二）妊娠病的辨证要点

主要根据妊娠病不同临床主症的特点，结合全身兼症和舌脉征象，运用脏腑、气血、八纲辨证的方法进行综合分析和证候归纳。辨明是胎病或为母病。辨清胎可安或不可安。如妊娠恶阻应根据主症呕吐的特点，即呕吐物的颜色、气味、性状进行分析。一般呕吐清涎、色浅、味淡，多属脾虚；呕吐物夹有痰涎，伴中脘痞满、舌苔厚腻，为脾虚夹痰；呕吐物酸苦，伴口干、舌苔黄腻，多属肝胃郁热。又如妊娠肿胀应根据肿胀发生的部位、范围、程度等特点辨其性质与证型，首先分清属于水肿还是气肿。一般肿胀延及大腿、外阴和胸腹部，程度较重，皮薄而光亮，按之凹陷，即时难起，为水肿，属脾虚、肾虚或脾肾阳虚；肿胀部位不定，程度不重，皮厚而色不变，按之无明显凹陷，随按随起，为气肿，属气滞湿阻。

要点四　产后病的诊断与辨证要点

（一）产后病的诊断

产后病是分娩结束后至产褥期发生的与分娩和产褥有关的疾病。产后病的诊断主要依据近期有分娩史，全面了解患者产前有无妊娠合并症及其治疗效果，产时有无异常，是否顺产、滞产、手法或器械助产、剖宫产，出血多少、有无创伤等，并把握好时限以及与分娩和产褥有关等要点。东汉《伤寒杂病论·妇人产后病脉证并治》中根据产后阴血亏虚、元气虚弱的特点提出了 <u>"新产三病"，即 "痉" "郁冒" "大便难"</u>。《张氏医通》又提出产后败血上冲有 "冲心" "冲肺" "冲胃" 三种危重症；产后发生<u>呕吐、盗汗、泄泻</u>三种伤津耗液的病证称为 <u>"产后三急"</u>，告诫人们应引起高度重视。而现代产科所强调的产科急重病症，则主要指产后出血、羊水栓塞、子宫破裂、产后感染等危及孕产妇生命的并发症。

〔常考考点〕产后三病、三冲、三急。

（二）产后病的辨证要点

产后病的辨证应注重 "产后三审"，即<u>一审小腹痛与不痛，以辨恶露有无停滞；二审大便通与不通，以验津液之盛衰；三审乳汁与饮食多少，以察胃气的强弱</u>。除此之外，亦应抓住产后病不同临床主症的特点，结合全身兼症和舌脉征象，运用脏腑、气血、八纲辨证的方法进行综合分析和证候归纳。即主要以恶露的量、色、质和气味，乳汁多少，饮食、二便、腹痛状况等为辨证的依据。如恶露量多或少，色紫暗，有血块，腹痛拒按，多属血瘀；恶露量多，色红，有臭气，多属血热；恶露量多，色淡质稀，神疲乏力，多属气虚。大便干涩难下，多属津血不足。产后小便不通，多为气虚或肾虚。乳汁甚少、稀薄，乳房柔软，多属气血虚弱；乳汁少、质稠，乳房胀硬，多属肝郁气滞。

〔常考考点〕产后三审。

要点五　杂病的诊断与辨证要点

（一）妇科杂病的诊断

凡不属经、带、胎、产疾病范畴，而又与女性生殖器官解剖和生理病理特点有密切关系的一类疾病，称为妇科杂病。如癥瘕（包括女性生殖器肿瘤、子宫内膜异位症、盆腔炎性肿块等）、不孕症、脏躁、子宫脱垂、阴痒、阴疮、外阴色素减退疾病、盆腔淤血综合征等，诊断主要依据各具体疾病特有的临床表现结合辅助检查进行，但应注意与内、外科疾病相鉴别。

（二）妇科杂病的辨证要点

主要是根据各病症不同临床主症的证候特点，结合全身兼症和舌脉征象，运用脏腑、气血、八纲辨证的方法进行综合分析和证候归纳。

【例题实战模拟】

A1 型题

1. 下列哪项不是月经后期虚寒证的主症

　　A. 经期延后，量少色淡，质清稀　　　B. 小腹空痛，心悸失眠　　　C. 腰酸无力

　　D. 小便清长，大便稀溏　　　E. 脉沉迟或细弱无力

2. 下列各项中，不是闭经气血虚弱证主要症状的是

　　A. 月经闭止，腰膝酸软　　　B. 月经量少，经色淡，质稀，继而停经　　　C. 头晕眼花

　　D. 神疲乏力　　　E. 食欲不振

3. 问带下史要注意

　　A. 期、量、色、质　　　B. 量、色、质、味　　　C. 期、色、质

　　D. 色、质、味　　　E. 量、色、期

4. 带下量多，兼腰膝酸软，属于

　　A. 脾虚湿盛　　　B. 肾气虚损　　　C. 阴虚血燥　　　D. 湿热下注　　　E. 气血虚弱

5. 产后"三急"是指

　　A. 呕吐、泄泻、盗汗　　　B. 尿失禁、缺乳、大便难　　　C. 血晕、发热、痉证

　　D. 病痉、病郁冒、大便难　　　E. 腹痛、恶露不下、发热

【参考答案】

1. B　2. A　3. B　4. B　5. A

第九单元　治法概要

细目一　内治法

【考点突破攻略】

要点一　内分泌治疗

目的是为了调整、恢复女性的生殖内分泌节律及功能，改善女性的精神、心理、内分泌、代谢和机体功能状态。包括：促性腺激素释放激素类药物、促性腺激素类药物、性激素类药物（雌激素类药物、孕激素类药物、雄激素类药物）、抗催乳素类药物、抗雌激素类药物、抗孕激素类药物、抗雄激素类药物、前列腺素。

要点二　中医内治法

（一）滋肾补肾

1. 补肾益气　适用于肾气不足引起的月经失调、崩漏、闭经、胎动不安、滑胎、子宫脱垂等；代表方如寿胎丸、补肾固冲丸、大补元煎。

2. 滋肾益阴　适用于肾阴不足或肾精亏损所致的月经失调、绝经综合征、先兆流产、不孕症；代表方如六味地黄丸、左归丸、养精种玉汤等。

若阴不敛阳，阳失潜藏，阴虚阳亢，可致妊娠期高血压疾病等；治宜滋阴潜阳。若肾水不能上济，心肾不交，心火偏亢可致经行口糜、经行失眠、妊娠心烦、绝经前后诸证等；治宜滋阴降火，交通心肾；代表方如黄连阿胶汤。若肾水不足，虚火上炎，肺失宣润可致经行吐衄、妊娠咳嗽、妊娠失音等；治宜滋肾润肺；代表方如顺经汤、百合固金汤等。

若肾水不能涵养肝木，使肝肾不足，冲任损伤，可致崩漏、闭经、痛经、月经不调、滑胎、胎萎不长、不孕、阴痒等；治宜滋肾养肝；可于滋肾药中加养肝之品，代表方有调肝汤、一贯煎等。

3. 温肾助阳　若肾阳不足，命门火衰可致月经后期、月经过少、痛经、闭经、崩漏、经行浮肿、经行泄泻、绝经前后诸证、带下病、妊娠腹痛、胎漏、胎动不安、堕胎、小产、妊娠肿胀、妊娠小便不

通、不孕症等；治宜温肾扶阳；代表方如肾气丸、右归丸、内补丸等。

若肾阳不足，脾阳失煦，可致月经后期、闭经、胎萎不长、带下病、妊娠肿胀、不孕症等；治宜温肾培脾；可于温肾药中加温脾之药，代表方如健固汤、真武汤。

4. 阴阳双补 若肾阴阳俱虚可致崩漏、闭经、绝经前后诸证、滑胎、不孕症等；治宜阴阳双补；代表方如归肾丸、二仙汤等。

（二）疏肝养肝

1. 疏肝解郁 适用于肝郁气滞，疏泄失常导致的月经不调、痛经、闭经、经行乳房胀痛、妊娠腹痛、妊娠期高血压疾病、缺乳、不孕症等；代表方如逍遥散、柴胡疏肝散、下乳涌泉散。

若肝郁脾虚可致月经不调、崩漏、经行泄泻、妊娠肿胀等；治宜舒肝实脾；代表方如逍遥散、痛泻要方。

2. 清肝降火 若肝郁化火，热扰冲任可致月经不调、崩漏、胎漏等；治宜疏肝清热；代表方如丹栀逍遥散。若肝经湿热，肝胆火盛，还可致经期延长、经间期出血、痛经、带下病、产后发热、产后恶露不绝、阴痒、阴疮等；治宜清肝泄热；代表方如龙胆泻肝汤、清肝止淋汤。

3. 养血柔肝 适用于肝阴不足，肝血衰少引起的月经不调、闭经、绝经前后诸证等；代表方如杞菊地黄丸、一贯煎、二至丸、调肝汤、四物汤。

凡肝血不足，肝阳上亢，甚至肝风内动而致妊娠眩晕、妊娠痫证、经行头痛、绝经前后诸证等；治宜平肝潜阳，或镇肝息风；代表方如天麻钩藤饮、镇肝熄风汤。

（三）健脾和胃

1. 健脾益气 适用于脾胃虚弱，化源不足，血海不盈所致的月经后期、月经过少、闭经、胎漏、胎动不安、胎萎不长、缺乳等；代表方如四君子汤等。

若脾虚中气下陷，甚或统摄无权，可致月经过多、崩漏、经期延长、胎动不安、产后乳汁自出、子宫脱垂等；治宜补中益气，升阳举陷；代表方如补中益气汤、举元煎、固冲汤。若中阳不振，脾失健运，水湿泛溢，可致经行浮肿、经行泄泻、带下病、妊娠水肿、胎水肿满等；治宜温补脾胃，升阳除湿；代表方如理中丸、白术散、完带汤。

2. 健脾和胃 适用于脾胃素弱，胃失和降，或肝旺伐胃，冲气上逆引起的妊娠恶阻；代表方如香砂六君子汤、苏叶黄连汤。因热而上逆者；治宜清热降逆；代表方如加味温胆汤。因寒而上逆者；治宜温中降逆；代表方如小半夏加茯苓汤、干姜人参半夏汤。

（四）调理气血

1. 理气 因气虚、气陷导致的月经先期、月经过多、经期延长、崩漏、胎漏、胎动不安、滑胎、胎死不下、难产、胞衣不下、产后排尿异常、恶露不绝、子宫脱垂等；治宜健脾益气，或补脾升陷；代表方如四君子汤、补中益气汤、举元煎。因气郁、气逆可致月经后期、月经先后无定期、月经过少、闭经、痛经、月经前后诸证、妊娠腹痛、胎气上逆、妊娠恶阻、妊娠肿胀、缺乳、癥瘕、不孕症等；治宜理气行滞或顺气降逆；代表方如加味乌药汤、天仙藤散、柴胡疏肝散；常用顺气降逆之品同前治胃失和降药。

2. 调血 因血虚引起的月经过少、闭经、妊娠腹痛、胎漏、胎动不安、胎萎不长、产后腹痛、产后痉证、产后发热、产后身痛等；治宜补血养血；代表方如当归补血汤、四物汤、人参养荣汤、人参滋血汤、胶艾汤。因血瘀冲任，可致月经不调、闭经、崩漏、痛经、异位妊娠、妊娠腹痛、胎死不下、产后血晕、产后腹痛、产后恶露不绝、癥瘕等；治宜活血化瘀；代表方如桃红四物汤、生化汤、少腹逐瘀汤、血府逐瘀汤，以及宫外孕Ⅰ、Ⅱ号方。

实寒或虚寒使经脉凝滞，冲任受阻可致月经后期、月经过少、闭经、痛经、妊娠腹痛、产后腹痛、恶露不下等；治宜温经活血；代表方如温经汤、艾附暖宫丸。

实热或虚热伏于冲任，血海不宁可致月经先期、月经过多、经期延长、崩漏、经间期出血、胎漏、妊娠心烦、妊娠小便淋痛、产后发热、产后恶露不绝等；治宜清热凉血或养阴清热；代表方如清经散以清实热为主，两地汤、知柏地黄汤、加减一阴煎以滋阴清热为主，清热固经汤、保阴煎以清实热为主，亦可清虚热。

气血两虚所致的闭经、痛经、胎漏、胎动不安、堕胎、小产、胎萎不长、胎死不下、难产、产后血晕、缺乳、乳汁自出；治宜气血双补；代表方如八珍汤、十全大补丸、人参养荣汤、当归补血汤、通乳丹。若气阴两虚所致的崩漏、妊娠恶阻等；治宜益气养阴；代表方如生脉散。若气滞血瘀所致的痛经、闭经、崩漏、癥瘕等；治宜行气活血，或破瘀散结；代表方如血府逐瘀汤、少腹逐瘀汤、膈下逐瘀汤、失笑散等。

（五）清热解毒

适用于热毒内盛所致的崩漏、经期延长、带下病、阴痒、阴疮、盆腔炎性疾病、阴道炎、不孕症等；代表方如五味消毒饮、银翘红酱解毒汤、银甲丸等。

（六）利湿除痰

若脾虚失运，水湿停滞，阻遏阳气，可致经行泄泻、经行浮肿、妊娠肿胀、带下病、胎水肿满等；治宜健脾益气，升阳除湿；代表方如完带汤、参苓白术散、健固汤、茯苓导水汤、全生白术散等。若肾阳衰微，不能温化水湿，上述症状进一步加重；治宜温肾化湿，或温阳行水；代表方如四神丸、真武汤。若湿蕴化热者；治宜清热利湿；代表方如龙胆泻肝汤、萆薢渗湿汤、止带方。若脾失健运，痰湿停聚，可致经闭、癥瘕、不孕症、带下病等；治宜祛痰化湿；代表方如苍附导痰丸、涤痰汤、启宫丸。若脾肾同病而致痰湿停聚，或痰浊阻碍气血，形成痰瘀互结之重证；治宜温肾健脾、温阳行水，或理气化痰、破瘀消癥中兼顾扶理脾肾。

（七）调理奇经

目前多以入肝、脾、肾经药物或调理气血药物来调治奇经。若冲任不足，胞脉失养可致月经后期、月经过少、闭经、胎漏、胎动不安、缺乳、不孕等；治宜调补冲任；代表方如寿胎丸、内补丸、毓麟珠。若气虚冲任不固，不能制约，可致月经量多、经期延长、崩漏、带下过多、胎漏、胎动不安、滑胎、堕胎、小产、子宫脱垂等；治宜固冲任；代表方如补肾固冲丸、安冲汤、固冲汤。凡冲任气血失调所致的月经失调，或冲气上逆所致的妊娠恶阻、经行吐衄、经行头痛等；治宜调理冲任；代表方如加味乌药汤、苏叶黄连汤。若寒侵冲任，血行不畅，胞脉受阻，可致月经后期、月经过少、闭经、痛经、妊娠腹痛、产后腹痛、恶露不下、不孕症、癥瘕等；治宜温冲任；代表方如温经汤、艾附暖宫丸。若热伏冲任，血海不宁，迫血妄行所致的月经先期、月经过多、崩漏、经间期出血、胎漏、胎动不安、妊娠心烦、妊娠小便淋痛、产后发热、产后恶露不绝等，或湿热扰于冲任所致的带下病；治宜清冲任；代表方如清经散、两地汤、保阴煎、止带方。

细目二　外治法

【考点突破攻略】

要点一　药物治疗

1.熏洗、坐浴法　将药物煮沸 20～30 分钟，煎汤至 1000～2000mL，趁热熏蒸或熏洗患部，先熏后洗，待药水温度适中后改为坐浴，将阴部直接坐泡在温度适中的药液中 20 分钟左右，达到患部清热、消肿、止痛、止痒，改善局部循环等目的。外阴破损者不宜应用，经期停用，孕期禁用。

2.冲洗法　用药液直按冲洗外阴、阴道，起到迅速清除菌虫的作用。适用于阴道炎、宫颈炎和阴式手术前的准备。经期停用，孕期禁用。

3.纳药法　将药物置于阴道穹隆内或子宫颈表面，达到止痒、清热、除湿、杀虫、拔毒、化腐生肌等目的。常用于各种阴道炎、子宫颈炎等。禁忌证同冲洗法。

4.敷贴法　将药物制成膏剂、散剂、糊剂等，直接敷贴于患处，起到解毒、消肿、止痛或拔脓生肌等作用。常用于外阴肿痛、盆腔炎性疾病及回乳等。经期停用，孕期禁用。

5.保留灌肠　将药物浓煎至 100～150mL，通过肛管注入直肠内（深 10～15cm），药物经过直肠黏膜吸收达到治疗目的。常用于盆腔炎性疾病、盆腔淤血综合征、陈旧性宫外孕等。药温 37℃左右，每日 1 次，在排空大便后进行，灌肠后药液须保留 30 分钟以上。经期停用，孕期禁用。

6. 宫腔注药法 将药液经导管注入宫腔及输卵管腔内。<u>适用于子宫内膜炎、输卵管炎、输卵管阻塞等</u>。可根据病情选用抗生素类、透明质酸酶、地塞米松或中药注射剂等，达到消炎、促使组织粘连松解和改善局部血液循环等目的。在月经干净 3～7 天内进行。有阴道流血或急性炎症者禁用。

要点二　物理疗法

物理疗法是一种利用自然界以及人工的物理能作用于机体以防治疾病的方法。常用的物理疗法有<u>电疗法、光线疗法、热疗法、冷冻疗法、激光疗法</u>。

［常考考点］妇科常用外治法的适应证。

【例题实战模拟】

B1 型题

　　A. 熏洗法　　B. 坐浴法　　C. 冲洗法　　D. 纳药法　　E. 敷贴法

1. 常用于乳痈、外阴肿胀、慢性盆腔炎的是

2. 常用于各种阴道炎、宫颈炎、宫颈癌的是

3. 常用于阴道炎、宫颈炎、阴道手术前准备的是

4. 适用于各种外阴炎、阴道炎、白带增多症的是

5. 常用于外阴病变，如外阴阴道炎、外阴湿疹的是

【参考答案】

1. E　2. D　3. C　4. B　5. A

第十单元　妊娠病

细目一　中医对妊娠病的认识

【考点突破攻略】

要点一　妊娠病的概念

妊娠期间，发生与妊娠有关的疾病，称妊娠病，亦称胎前病。妊娠病不但影响孕妇的健康，妨碍妊娠的继续和胎儿的正常发育，甚则威胁生命，因此必须重视妊娠病的预防和治疗。

要点二　妊娠病的发病机理

常见的发病机理包括：①<u>阴血亏虚</u>：阴血素虚，孕后血聚胞宫以养胎元，阴血益虚，可致阴虚阳亢而发病。②<u>气机阻滞</u>：素多忧郁，气机不畅，胎体渐长，易致气机升降失常，气滞则血瘀、水停而致病。③<u>脾肾虚损</u>：肾虚则精亏血少，胎失所养；或肾气虚弱，胎失所系，胎元不固。脾虚则气血乏源，胎失所养；或脾虚湿聚，泛溢肌肤或水停胞中为患。④<u>冲气上逆</u>：孕后经血不泻，下聚冲任、胞宫以养胎元，冲脉气盛，冲气易夹胃气或肝气上逆而发病。

要点三　妊娠病的治疗原则

妊娠病的治疗原则，以胎元正常与否为前提。①<u>胎元正常者，治病与安胎并举</u>。②<u>胎元不正，胎堕难留，或胎死不下</u>，或孕妇有病不宜继续妊娠者，宜从速下胎以益母。诊治过程中需注意：①首先确定妊娠，并根据症状及检查所见，确定为何种妊娠病。②辨明母病胎病：如因母病而致胎不安者，当重在

治疗母病，母病去则胎自安；若因胎不安而致母病者，应重在安胎，胎安则母病自愈。③选方用药须时刻顾护胎元。

［常考考点］妊娠病的病机和治则。

细目二　妊娠剧吐

【考点突破攻略】

要点一　概念

妊娠早期，少数孕妇早孕反应严重，恶心呕吐频繁，不能进食，以致出现体液失衡及新陈代谢障碍，甚至危及生命者，称妊娠剧吐。本病属中医"妊娠恶阻"范畴，亦称"恶阻""阻病""子病""病儿"等。

要点二　中医发病机理

本病主要发病机理是冲气上逆，胃失和降。孕后血聚养胎，冲气偏盛而上逆，循经犯胃引起恶心呕吐。常见病因病机有脾虚痰滞，肝胃不和。若频繁呕吐，饮食难进，可致气阴两虚。

要点三　临床表现

1. 症状　多见于年轻初孕妇，于停经 6 周左右出现恶心呕吐频繁，食入即吐，呕吐物中可有胆汁或咖啡渣样物，晨起较重，或伴头晕、倦怠乏力等症状。严重时可出现嗜睡、意识模糊、谵妄，甚至昏迷、死亡，或因维生素 B_1 缺乏引发 Wernicke 脑病。

2. 体征　明显消瘦，精神萎靡，面色苍白，皮肤干燥，眼球凹陷，脉搏加快，体温可轻度升高，严重者可见黄疸、昏迷等。妇科检查可见妊娠子宫大小与停经月份相符。

［常考考点］妊娠剧吐的症状和体征。

要点四　诊断与鉴别诊断

1. 诊断　根据停经 6 周左右出现频繁呕吐不能进食的临床表现，结合以下实验室检查明确诊断：①妊娠试验阳性。②尿液检查：测定尿量、尿比重、尿酮体、尿蛋白及管型。尿酮体是诊断妊娠剧吐引起代谢性酸中毒的重要指标。③血液检查：测定血常规及红细胞压积、血钾、钠、氯及二氧化碳结合力，检查血胆红素、转氨酶、尿素氮、肌酐等，以判断有无血液浓缩、水电解质紊乱及酸碱失衡，肝肾功能是否受损及受损程度。④必要时进行心电图检查、眼底检查及神经系统检查。

2. 鉴别诊断　需与葡萄胎、妊娠合并病毒性肝炎、妊娠合并急性胆囊炎、妊娠合并急性胰腺炎、胃肠道疾患等相鉴别。

要点五　西医治疗

1. 止呕　口服维生素 B_6 或维生素 B_6– 多西拉敏复合制剂、甲氧氯普胺等。

2. 纠正脱水、电解质紊乱及酸碱失衡　重症患者需住院治疗，禁食，每日补液量不少于 3000mL，尿量维持在 1000mL 以上。输液中加入氯化钾、维生素 C、维生素 B_6，同时肌注维生素 B_1。合并酸中毒者，应根据二氧化碳结合力水平，静脉补充碳酸氢钠溶液。一般经上述治疗 2 ～ 3 日后，病情多迅速好转。

若经上述治疗无好转，体温持续高于 38℃，心率每分钟超过 120 次，出现持续黄疸或持续蛋白尿，或伴发 Wernicke 综合征时，则应终止妊娠。

［常考考点］终止妊娠的指征。

要点六　中医辨证论治

以调气和中，<u>降逆止呕</u>为大法。用药时需照顾胎元，如有胎元不固，酌加安胎之品。

证型	辨证要点	治法	方剂
脾虚痰滞证	妊娠早期，<u>恶心呕吐，甚则食入即吐，口淡，吐出物为清水或食物</u>，头晕，神疲倦怠，嗜睡；舌淡，苔白，脉缓滑无力	健脾化痰，降逆止呕	香砂六君子汤加生姜
肝胃不和证	妊娠早期，恶心呕吐，甚则食入即吐，<u>呕吐酸水或苦水，口苦咽干</u>，头晕而胀，胸胁胀痛；舌质红，苔薄黄或黄，<u>脉弦滑数</u>	清肝和胃，降逆止呕	橘皮竹茹汤加黄连或黄连温胆汤合左金丸
气阴两亏证	呕吐不止，不能进食，导致阴液亏损，精气耗散，出现精神萎靡，形体消瘦，眼眶下陷，双目无神，四肢无力，呕吐带血样物，发热口渴，尿少便秘，唇舌干燥，舌红少津，苔薄黄或光剥，脉细滑数无力	益气养阴，和胃止呕	生脉散合益胃汤

［常考考点］妊娠剧吐的辨证论治。

【例题实战模拟】

A1 型题

1. 中医认为妊娠剧吐的主要发病机理是

　　A. 脾胃虚弱，肝气偏旺　　　B. 冲气上逆，胃失和降　　　C. 肝失条达，气机郁滞

　　D. 痰湿内停，阻郁脾阳　　　E. 肝气郁结，胃气上逆

2. 下列除哪项外，均属于妊娠剧吐终止妊娠的临床表现

　　A. 呕吐物中有胆汁或咖啡渣样物　　　B. 持续黄疸　　　C. 持续蛋白尿

　　D. 体温升高（持续在38℃以上）　　　E. 心动过速（≥120次/分）

A2 型题

3. 患者，女，24岁，已婚。停经45天，已确诊为早孕。10天来呕吐频频，食入即吐，吐出物带血丝，精神萎靡，便结尿少，眼眶下陷，脉细滑无力。检查示尿酮体阳性。治疗应首选

　　A. 黄连温胆汤合左金丸　　　　　　B. 口服维生素 B_6 加生脉散合益胃汤汤

　　C. 输液加生脉散合增液汤　　　　　D. 输液加橘皮竹茹汤加黄连、生姜

　　E. 输液加香砂六君子汤加生姜

4. 患者，女，28岁。妊娠50天，恶心，呕吐清水，神疲嗜睡，脘腹胀闷，舌淡苔白，脉缓滑无力。治疗应首选的方剂是

　　A. 小半夏加茯苓汤　　　B. 白术散　　　C. 橘皮竹茹汤　　　D. 苏叶黄连汤　　　E. 香砂六君子汤

5. 患者，女，26岁，已婚。停经48天，尿妊娠试验（+），1周来纳呆恶心，呕吐食物残渣，恶闻食气，口淡，神疲思睡，舌淡苔白润，脉缓滑无力。其证型是

　　A. 脾虚痰滞　　　B. 脾胃虚弱　　　C. 痰湿中阻　　　D. 肝胃不和　　　E. 气阴两亏证

【参考答案】

1. B　2. A　3. B　4. E　5. A

细目三　流产

【考点突破攻略】

要点一　概念

<u>妊娠不足28周，胎儿体重少于1000g而终止者称流产</u>。其中发生在妊娠12周前者称早期流产；发生于妊娠12～28周者称晚期流产。流产分为自然流产和人工流产。

要点二　中医有关流产的概念（胎漏、胎动不安、堕胎、小产、滑胎）

妊娠期阴道少量流血，时下时止，或淋沥不断，而无腰酸腹痛者，称为"胎漏"，或"胞漏""漏胎"等。妊娠期出现腰酸腹痛，小腹下坠，或阴道少量流血者，称为"胎动不安"，或"胎气不安"。若腹痛加剧，阴道流血增多或有流液，腰酸下坠，势有难留者，称"胎动欲堕"。妊娠12周内胚胎自然殒堕者，称"堕胎"。妊娠12～28周内胎儿已成形而自然殒堕者，称为"小产"，或"半产"。凡堕胎或小产连续发生3次或3次以上者，称为"滑胎"，亦称"屡孕屡堕"或"数堕胎"。

［常考考点］胎漏、胎动不安、堕胎、小产、滑胎的概念。

要点三　西医病因

1. 胚胎因素　早期流产染色体异常者占50%～60%，包括数目异常或结构异常。除遗传因素外，感染、药物等因素也可引起染色体异常。染色体异常的胚胎多数会发生流产，即使极少数妊娠至足月，出生后会发生某些功能缺陷或畸形。

2. 母体因素　包括全身性疾病、内分泌失调、生殖器官疾病、创伤刺激及免疫功能异常等。

3. 父亲因素　精子染色体异常可导致流产。

4. 环境因素　砷、铅、甲醛、苯、氯丁二烯、氧化乙烯等化学和放射性物质过多接触。

要点四　临床类型与临床表现

1. 先兆流产　指妊娠28周前出现少量阴道流血，下腹痛或腰背痛。妇科检查：子宫颈口未开，胎膜未破，子宫大小与停经周数相符。经治疗及休息后症状消失，可继续妊娠。中医称"胎漏""胎动不安"。若阴道流血量增多或下腹痛加剧，可发展为难免流产。

2. 难免流产　一般由先兆流产发展而来，阴道流血增多，阵发性腹痛加重，或胎膜破裂出现阴道流水。妇科检查：子宫颈口已扩张，有时宫颈口可见胚胎组织或羊膜囊堵塞，子宫与妊娠周数相符或略小。中医称"胎动欲堕"。

3. 不全流产　由难免流产发展而来，部分妊娠物已排出体外，尚有部分残留在宫腔内或嵌顿于宫颈口处，影响子宫收缩，出血量多，甚至发生失血性休克。妇科检查：宫颈口已扩张，子宫颈口妊娠组织堵塞及持续性血液流出，一般子宫小于停经周数。中医称"堕胎""小产"。

4. 完全流产　妊娠物已全部排出宫腔，阴道流血逐渐停止，腹痛逐渐消失。妇科检查：子宫颈口关闭，子宫接近正常大小。属中医"堕胎""小产"或"暗产"范畴。

5. 稽留流产　指胚胎或胎儿已死亡，滞留在宫腔内未及时自然排出，又称过期流产。胚胎或胎儿死亡后子宫不再增大反而缩小，早孕反应消失，如至妊娠中期，孕妇腹部不见增大，胎动消失。妇科检查：子宫颈口闭，子宫明显小于停经周数，质地不软，未闻及胎心音。中医称"胎死不下"。

6. 复发性流产　与同一性伴侣连续3次或3次以上自然流产者称为复发性流产。每次流产往往发生于同一妊娠月份，其流产过程与一般流产相同，中医称"滑胎"。

7. 流产合并感染　流产过程中，若阴道流血时间长，有组织残留于宫腔内或非法堕胎等，有可能引起宫腔感染，严重时感染可扩展到盆腔、腹腔甚至全身，并发盆腔炎、腹膜炎、败血症及感染性休克等。

［常考考点］各型流产的临床表现。

【知识纵横比较】

各型流产的临床比较

流产类型	临床表现	妇科检查
先兆流产 （胎漏、胎动不安）	妊娠28周前出现少量阴道流血，下腹痛或腰背痛	子宫颈口未开，胎膜未破，子宫大小与停经周数相符（不做）

流产类型	临床表现	妇科检查
难免流产 （胎动欲堕）	阴道流血增多，阵发性腹痛加重，或胎膜破裂出现阴道流水	子宫颈口已扩张，有时宫颈口可见胚胎组织或羊膜囊堵塞，子宫与妊娠周数相符或略小
不全流产 （堕胎、小产）	部分妊娠物已排出体外，尚有部分残留在宫腔内或嵌顿于宫颈口处，影响子宫收缩，出血量多，甚至发生失血性休克	宫颈口已扩张，子宫颈口妊娠组织堵塞及持续性血液流出，一般子宫小于停经周数
完全流产 （堕胎、小产、暗产）	妊娠物已全部排出宫腔，阴道流血逐渐停止，腹痛逐渐消失	子宫颈口关闭，子宫接近正常大小
稽留流产 （胎死不下）	胚胎或胎儿已死亡，滞留在宫腔内未及时自然排出，又称过期流产。胚胎或胎儿死亡后子宫不增大反缩小，早孕反应消失，如至妊中期，孕妇腹部不见增大，胎动消失	子宫颈口闭，子宫明显小于停经周数，质地不软，未闻及胎心音
复发性流产 （滑胎）	连续3次或3次以上自然流产，往往发生于同一妊娠月份，其流产过程与一般流产相同	
流产合并感染	宫腔感染，严重时感染可扩展到盆腔、腹腔甚至全身，并发盆腔炎、腹膜炎、败血症及感染性休克等	炎症表现

要点五　诊断与鉴别诊断

（一）诊断

1. 病史　应询问患者有无停经史和反复流产史，有无早孕反应、阴道流血，以及阴道流血的量及持续时间，有无腹痛及腹痛部位、性质、程度，有无阴道排液及妊娠物排出。

2. 体格检查　观察患者全身状况，有无贫血及感染征象，测量体温、血压、脉搏等。消毒后进行妇科检查，注意是否有宫颈口扩张、羊膜囊膨出、妊娠物堵塞于宫颈口及子宫大小是否与停经周数符合。

3. 辅助检查

（1）B型超声检查：了解宫内有无妊娠囊，观察有无胎动和胎心搏动等。

（2）妊娠试验。

（3）激素测定：早孕时测定血孕酮、β-HCG水平，协助判断先兆流产的预后。

（4）其他检查：对于复发性流产者可行染色体、免疫因素、宫颈功能、甲状腺功能检查。

（二）鉴别诊断

注意各种类型流产的鉴别诊断。早期流产应与异位妊娠、葡萄胎、异常子宫出血及子宫肌瘤等鉴别。

要点六　西医治疗

（一）先兆流产

卧床休息，禁性生活。黄体功能不足者可给予黄体酮和维生素E。甲状腺功能减退者给予甲状腺素片。经治疗2周，若阴道流血停止，B超提示胚胎存活，可继续妊娠。若临床症状加重，B超发现胚胎发育不良，血β-HCG持续不升或下降，表明流产不可避免，应终止妊娠。

（二）难免流产

一旦确诊，应尽早使胚胎、胎盘组织完全排出。早期流产应行刮宫术，妊娠物送病理检查。晚期流产时因子宫较大，可用缩宫素促使子宫收缩，当胎儿和胎盘组织排出后需检查是否完全，必要时清宫。

（三）不全流产

及时行刮宫术或钳刮术，以清除宫腔内残留组织，必要时补液、输血，给予抗生素预防感染。

（四）完全流产

症状消失，B型超声检查宫腔内无残留物，如无感染征象不需处理。

（五）稽留流产

确诊后应尽早清宫。术前应检查血常规、凝血功能，并做好输血准备。若凝血功能正常，则先给

3～5 天雌激素以提高子宫肌对缩宫素的敏感性。若子宫小于 12 孕周，应采用刮宫术，术前备血，术时注射缩宫素加强子宫收缩，减少出血。一次不能刮净，可于 5～7 天后再次刮宫。如子宫大于 12 孕周者，可静滴缩宫素或使用米非司酮加米索前列醇，促使胎儿、胎盘自然排出。若凝血功能异常，尽早使用肝素、纤维蛋白原，输新鲜血或新鲜冰冻血浆，待凝血功能改善后再行引产或刮宫。

（六）复发性流产

孕前需进行卵巢功能、夫妇双方染色体、血型鉴定及丈夫的精液检查，女方生殖道检查，包括子宫输卵管造影及宫腔镜检查等必要的检查以查出引起复发性流产的原因。宫颈功能不全应在孕 12～14 周行宫颈环扎术，术后定期随诊，提前住院，待分娩发动前拆除缝线，以免造成宫颈撕裂。子宫畸形应在孕前行矫治术。黄体功能不全者，应给予黄体酮制剂，用药到孕 12 周时即可停药。甲状腺功能低下者应在孕前及整个孕期补充甲状腺素。抗磷脂抗体阳性患者可在确定妊娠以后使用小剂量阿司匹林和（或）低分子肝素。补充维生素 E 及给予心理治疗。怀疑同种免疫性流产者，可行淋巴细胞主动免疫治疗或静脉免疫球蛋白治疗，但仍有争议。

（七）流产合并感染

治疗原则是控制感染的同时尽快清除宫内残留物。

［常考考点］各型流产的西医处理原则和方法。

要点七　胎漏、胎动不安、滑胎的中医病因病机与辨证论治

（一）中医病因病机

主要发病机制是冲任损伤，胎元不固。引起胎漏、胎动不安的常见病因病机有肾虚、气血虚弱、血热和血瘀，若病势进一步发展，可引起堕胎、小产。导致滑胎的病因病机主要有肾虚和气血虚弱。

（二）胎漏、胎动不安、滑胎的辨证论治

1. 胎漏、胎动不安的辨证论治　辨证应根据阴道流血的量、色、质，腰腹疼痛的性质、程度，以及兼症、舌脉，进行综合分析，辨其虚、热、瘀及转归。治疗以补肾安胎为大法，根据不同证型辅以益气养血、清热等。

证型	辨证要点	治法	方剂
肾虚证	妊娠期阴道少量流血，色淡黯，腰酸，腹坠痛，头晕耳鸣，两膝酸软，小便频数，夜尿多，或曾屡次堕胎；舌淡，苔白，脉沉细滑尺弱	补肾益气，固冲安胎	寿胎丸加党参、白术
气血虚弱证	妊娠期阴道少量流血，色淡红，质稀薄，或腰腹胀痛，小腹下坠，神疲肢倦，面色㿠白，头晕眼花，心悸气短；舌质淡，苔薄白，脉细滑	补气养血，固冲安胎	胎元饮
血热证	妊娠期阴道下血，色深红或鲜红，质稠，或腰腹坠胀作痛，心烦少寐，口干口渴，溲赤便结；舌质红，苔黄，脉滑数	清热凉血，固冲安胎	保阴煎
血瘀证	宿有癥疾，或孕后阴道下血，色黯红或红，甚则腰酸腹痛下坠；舌黯或边有瘀点，脉弦滑或沉弦	活血消癥，补肾安胎	桂枝茯苓丸加菟丝子、桑寄生、续断

2. 滑胎的辨证论治　滑胎多为虚证，"虚则补之"为治疗原则。治疗时以预防为主，防治结合，即孕前培补其损，孕后保胎治疗。

证型	辨证要点	治法	方剂
肾气亏损证	屡孕屡堕，甚或如期而堕，月经初潮迟，月经周期推后或时前时后，经量较少，色淡黯，头晕耳鸣，腰膝酸软，夜尿频多，眼眶黯黑，或面有黯斑；舌质淡或淡黯，脉沉弱	补肾益气，调固冲任	补肾固冲丸
气血虚弱证	屡孕屡堕，月经量少，或月经周期延后，或闭经，面色白或萎黄，头晕心悸，神疲乏力；舌质淡，苔薄，脉细弱	益气养血，调固冲任	泰山磐石散

［常考考点］胎漏、胎动不安和滑胎的证治。

【知识纵横比较】

胎漏、胎动不安与滑胎的证治比较

胎漏、胎动不安		滑胎	
证型	方剂	证型	方剂
肾虚证	寿胎丸加党参、白术	肾气亏损证	补肾固冲丸
气血虚弱证	胎元饮	气血虚弱证	泰山磐石散

【例题实战模拟】

A1 型题

1. 治疗复发性流产肾气亏虚证，应首选的方剂是
　　A. 寿胎丸　　B. 胎元饮　　C. 加减一阴煎　　D. 补肾固冲丸　　E. 泰山磐石散

A2 型题

2. 患者，女，25 岁，已婚。停经 54 天，3 天来阴道少量出血，色淡红，腰酸腹坠隐痛，头晕耳鸣，小便频数，舌淡苔白，脉沉滑尺弱。检查：尿妊娠试验（＋），子宫大小与孕月相符。治疗应首选
　　A. 维生素 E＋ 寿胎丸　　B. 维生素 E＋ 胎元饮　　C. 维生素 E＋ 固阴煎
　　D. 黄体酮＋圣愈汤　　　E. 黄体酮＋保阴煎

3. 患者，女，26 岁，已婚。孕 8 周，阴道出血量多，伴阵发性腹痛，诊断为难免流产。应首先考虑的治疗措施是
　　A. 尽快清宫　　B. 卧床休息　　C. 肌注抗生素　　D. 给予止血药物　　E. 给予大剂量雌激素

B1 型题

　　A. 先兆流产　　B. 难免流产　　C. 不全流产　　D. 完全流产　　E. 复发性流产

4. 中医称之为胎动欲堕者，是指
5. 中医称之为屡孕屡堕者，是指

【参考答案】

1. D　2. A　3. A　4. B　5. E

细目四　异位妊娠

【考点突破攻略】

要点一　概念

凡受精卵在子宫体腔以外着床发育称为异位妊娠，习称宫外孕。

要点二　西医病因病理

（一）病因

主要有输卵管炎症、输卵管手术史、输卵管发育不良或功能异常、辅助生殖技术、宫内节育器及盆腔内肿瘤压迫、子宫内膜异位症形成的粘连、受精卵游走等。其中输卵管炎症是输卵管妊娠最主要的病因。

（二）病理

1. 输卵管妊娠流产　多见于输卵管壶腹部妊娠，一般发生在 8～12 周。输卵管妊娠完全流产，一般出血量较少；输卵管妊娠不全流产，因残存绒毛仍保持活力，继续侵蚀输卵管组织引起反复出血，又因管壁肌层薄弱收缩力差，血管开放，出血较多。

2. 输卵管妊娠破裂　多见于峡部妊娠，一般发生在 6～8 周。由于管腔狭窄，孕卵绒毛侵蚀并穿透

管壁而破裂，发生大量出血，严重时可引起休克。

3. 继发腹腔妊娠 当输卵管妊娠流产或破裂后，胚胎排入腹腔，如果绒毛组织仍然附着于管壁或从破损处向外生长，胚胎继续生存，可形成继发性腹腔妊娠。

4. 陈旧性宫外孕 输卵管妊娠破裂或流产后，如反复少量出血形成血肿，被大网膜及肠管所包裹，日久血肿机化变硬并与周围组织粘连而形成盆腔包块，称为陈旧性宫外孕。

5. 子宫的变化 输卵管妊娠时，受妊娠期内分泌影响，<u>子宫增大变软，但小于停经月份。子宫内膜呈蜕膜变化</u>，但无绒毛，异位孕卵死亡后脱落蜕膜常呈整块片状或三角形，称蜕膜管型，有时呈细小碎片脱落。

要点三　中医病因病机

<u>本病的基本病机是少腹血瘀实证。</u>常见病因病机有胎阻胞络、气虚血瘀、气滞血瘀、气陷血脱、瘀结成癥。

要点四　临床表现

1. 症状

（1）停经：多有 6 ～ 8 周的停经史。

（2）腹痛：输卵管妊娠未破裂时，<u>患者下腹一侧隐痛或胀痛。输卵管妊娠破裂时，患者突感下腹一侧有撕裂样剧痛</u>，常伴恶心呕吐。疼痛范围与内出血量有关，可波及下腹或全腹，甚至可引起肩胛部放射性疼痛。当血液积聚在子宫直肠窝时，可引起肛门坠胀和排便感。

（3）阴道流血：常为<u>少量不规则流血，色暗红或深褐</u>，一般不超过月经量。少数可见流血较多，可伴有子宫蜕膜管型或碎片排出。

（4）晕厥与休克：腹腔内大量出血及剧烈腹痛可导致晕厥与休克，其程度与内出血的速度及量有关，但与阴道流血量不成正比。

2. 体征

（1）一般情况：腹腔内出血较多时，患者呈贫血貌，可有面色苍白、脉快而细弱、血压下降等休克表现。

（2）腹部检查：<u>下腹部明显压痛和反跳痛</u>，尤以病侧为甚，但腹肌紧张常较轻。内出血多时，叩诊有移动性浊音。陈旧性宫外孕包块较大或位置较高者腹部可扪及。

（3）妇科检查：<u>阴道内可见来自宫腔的少量血液，后穹隆常饱满，有触痛。子宫颈摇举痛。子宫稍大变软，但小于停经月份。内出血多时，子宫可有漂浮感。</u>子宫一侧可触及肿块，有触痛。陈旧性宫外孕时，可在子宫直肠窝处触及半实质性压痛包块，边界清楚，不易与子宫分开，日久血肿包块机化变硬。

［常考考点］异位妊娠的症状和体征。

要点五　诊断与鉴别诊断

（一）诊断

1. 病史 包括停经史及盆腔炎性疾病史、长期痛经史、盆腔或宫腔手术和人工流产史等。

2. 临床表现 下腹一侧疼痛、阴道不规则流血、晕厥和休克。患侧下腹压痛及反跳痛，叩诊有移动性浊音。后穹隆饱满，宫颈举痛或摇摆痛，子宫有漂浮感等。

3. 实验室及其他检查

（1）血 β–HCG 测定：<u>是早期诊断异位妊娠的重要方法。</u>血 β–HCG 的动态变化也是宫外孕保守治疗的重要评价指标。

（2）B 型超声检查：主要了解宫腔内有无孕囊，附件部位有无包块及盆腹腔内有无积液。若能在宫旁低回声区内探及胚芽及原始心管搏动，即可确诊。

（3）阴道后穹隆穿刺：适用于疑有腹腔内出血或 B 型超声检查显示有盆腔积液的患者。如经<u>后穹隆</u>

穿刺抽出暗红色不凝血，说明有血腹症存在，可协助诊断异位妊娠。

（4）诊断性刮宫：仅适用于阴道流血较多者，刮出物送病理检查，目的在于排除宫内妊娠流产。

（5）腹腔镜检查：不再是诊断异位妊娠的"金标准"，目前很少将其作为检查手段，更多作为手术治疗。

（二）鉴别诊断

输卵管妊娠应与宫内妊娠流产、急性输卵管炎、急性阑尾炎、黄体破裂及卵巢囊肿蒂扭转等鉴别。

［常考考点］异位妊娠的诊断要点。

要点六　西医治疗

1. 药物治疗　主要适用于早期输卵管妊娠、要求保留生育能力的年轻患者。可采用化学药物治疗、中医中药治疗。必须符合下列条件：①输卵管妊娠未发生破裂或流产。②输卵管妊娠包块直径＜4cm。③血β-HCG＜2000U/L。④无明显内出血。⑤肝肾功能及血常规检查正常。

药物治疗期间应动态监测血β-HCG、B型超声、肝肾功能和血常规，并注意患者病情变化及药物的毒副作用。若用药后14日血β-HCG下降并连续3次阴性，腹痛缓解或消失，阴道流血减少或停止为显效。若药物治疗后病情无改善甚至加重，应改用手术治疗。

2. 手术治疗　适用于已破裂期（腹腔内大量出血、出现休克），或不稳定型，或药物治疗失败者。

［常考考点］异位妊娠药物治疗和手术治疗的适应证。

要点七　中医辨证论治

中医治疗以活血化瘀、杀胚消癥为主，根据疾病发展阶段和临床类型不同辨证论治，已破损期配合西医方法。遣方用药应注意峻猛药不可过用，中病即止；或配以补气摄血药物，以免造成再次大出血。

1. 内治法

	证型	辨证要点	治法	方剂
未破损期	胎阻胞络证	短暂停经后下腹一侧隐痛，或伴呕恶，妊娠试验阳性或弱阳性，血β-HCG升高；B型超声证实输卵管妊娠但未破损；舌暗红或正常，苔薄白，脉弦滑	活血祛瘀，杀胚消癥	宫外孕Ⅱ号方加紫草、蜈蚣、水蛭、天花粉
已破损期	不稳定型——胎元阻络、气虚血瘀证（多见于输卵管妊娠流产）	停经后下腹一侧腹痛拒按，阴道不规则少量流血，头晕神疲，血β-HCG动态监测呈升高趋势；舌淡暗，苔薄白，脉细滑	益气化瘀，消癥杀胚	宫外孕Ⅰ号方加党参、黄芪、紫草、蜈蚣、天花粉
	休克型——气陷血脱证（多见于输卵管妊娠破裂）	停经后突发下腹一侧撕裂样剧痛，阴道不规则少量流血，面色苍白，四肢厥冷，冷汗淋漓，烦躁不安，甚或昏厥；妊娠试验阳性或弱阳性；B型超声或后穹隆穿刺提示腹腔内出血；舌淡，苔薄白，脉细数无力或芤	回阳救逆，益气固脱	参附汤合生脉散加黄芪、柴胡、炒白术
	包块型——瘀结成癥证（指陈旧性宫外孕）	输卵管妊娠破损日久，腹痛减轻或消失，盆腔有局限性包块；血β-HCG持续下降或阴性；舌质暗，苔薄白，脉弦细或涩	活血化瘀，消癥散结	理冲丸加土鳖虫、水蛭、炙鳖甲

2. 外治法　在内治法基础上可配合外敷中药及中药保留灌肠以内外同治。适用于未破损型或陈旧性宫外孕。

［常考考点］异位妊娠的证型及其辨证要点、治法、使用方剂的名称。

【例题实战模拟】

A1型题

1. 下列哪项是异位妊娠破裂时最主要的症状
　　A. 停经史和早孕反应　　B. 不规则阴道出血　　C. 突感一侧下腹撕裂样剧痛

　　D.晕厥与休克　　　　　E.急性贫血

2.疑为宫外孕破裂，最常用的辅助检查方法是

　　A.妊娠试验　　B.B超　　C.阴道后穹隆穿刺　　D.腹腔镜检查　　E.诊断性刮宫

A2型题

3.患者，女，26岁，已婚。停经45天，伴下腹部剧烈疼痛1天，偶有阴道少量出血；查尿HCG（＋），B超示宫内未见胎囊。首先考虑的诊断是

　　A.妊娠腹痛　　B.不全流产　　C.胎动不安　　D.异位妊娠　　E.痛经

4.患者，女，24岁，已婚。异位妊娠已破损，腹腔血肿包块形成，腹痛逐渐减轻，下腹坠胀，有便意感。治疗常选

　　A.宫外孕Ⅰ号方　　B.理冲丸加土鳖虫、水蛭、炙鳖甲　　C.宫外孕Ⅰ号方加党参、黄芪

　　D.宫外孕Ⅱ号方加紫草、蜈蚣　　E.桂枝茯苓丸

【参考答案】

1.C　2.C　3.D　4.B

细目五　妊娠期高血压疾病

【考点突破攻略】

要点一　病理生理变化

全身小血管痉挛、内皮损伤及局部缺血是妊娠期高血压疾病的基本病理生理变化。由于小动脉广泛性痉挛，造成管腔狭窄，周围循环阻力增大，血管壁及内皮细胞损伤，通透性增加，体液和蛋白质渗漏，出现血压升高、蛋白尿、水肿、全身各脏器灌注减少，造成脑、肾、肝、心血管等重要器官功能受到损害，出现相应的临床症状，甚至导致母儿死亡。子宫胎盘灌注不足，出现胎儿生长受限、胎儿窘迫、胎盘早剥，对母儿造成危害。

要点二　中医病因病机

本病可由脾肾两虚，水湿内停，或气机阻滞，津液不布发为子肿；阴虚阳亢，上扰清窍，或痰浊上扰，引起子晕；若子肿、子晕进一步发展，肝阳上亢，肝风内动，或痰火上扰，蒙蔽清窍，出现抽搐昏迷者，即发为子痫。常见病因病机有<u>脾肾两虚、气滞湿阻、阴虚肝旺、脾虚肝旺、肝风内动和痰火上扰</u>。

要点三　分类与临床表现

1.妊娠期高血压　妊娠20周后出现BP ≥ 140/90mmHg，于产后12周内恢复正常；尿蛋白（－），少数患者可伴有上腹部不适或血小板减少，产后方可确诊。

2.子痫前期　①轻度：妊娠20周后出现BP ≥ 140/90mmHg；尿蛋白 ≥ 0.3g/24h或随机尿蛋白（＋）；可伴上腹不适、头痛等症状。②重度：BP ≥ 160/110mmHg；尿蛋白 ≥ 5.0g/24h或随机尿蛋白（＋＋＋）；血肌酐＞106μmol/L；血小板＜100×10⁹/L；微血管病性溶血（血LDH升高）；血清ALT或AST升高；持续性头痛或其他脑神经症状或视觉障碍；持续性上腹部疼痛。

3.子痫　子痫前期孕妇抽搐而不能用其他原因解释。

4.慢性高血压并发子痫前期　高血压孕妇妊娠前无尿蛋白，妊娠20周后出现尿蛋白 ≥ 0.3g/24h；或孕后突然尿蛋白增加，或血压进一步升高或血小板＜100×10⁹/L。

5.妊娠合并慢性高血压　孕20周前收缩压 ≥ 140mmHg和（或）舒张压 ≥ 90mmHg（除外滋养细胞疾病），但妊娠期无明显加重；或孕20周后首次诊断高血压并持续到产后12周后。

[常考考点]妊高征的分类及各型特点。

要点四　诊断与鉴别诊断

（一）诊断

1. 病史　患者有本病的高危因素、临床表现，特别应注意有无头痛、视力改变、上腹不适等。

2. 高血压　收缩压≥140mmHg或舒张压≥90mmHg，血压升高至少出现两次以上，间隔≥4小时。慢性高血压并发子痫前期常在妊娠20周后血压持续上升。其中特别注意舒张压的变化。注意血压较基础血压升高30/15mmHg，但低于140/90mmHg时，不作为诊断依据，须严密观察。

3. 尿蛋白　应取中段尿进行检查，每24小时内尿液中的蛋白含量≥0.3g或在至少相隔6小时的两次随机尿液检查中尿蛋白浓度为30mg/L（定性＋）。避免阴道分泌物污染尿液。

4. 水肿　孕妇出现水肿的特点是自踝部逐渐向上延伸的凹陷性水肿，休息后不缓解。水肿局限于膝以下为"＋"，延至大腿为"＋＋"，涉及腹壁及外阴为"＋＋＋"，全身水肿或伴有腹水为"＋＋＋＋"。因正常妊娠、贫血及低蛋白血症均可发生水肿，故本病之水肿无特异性，不能作为妊娠期高血压疾病的诊断标准及分类依据。

5. 辅助检查

（1）尿液检查：应测尿比重、尿常规、24小时尿蛋白定量等。重度子痫前期患者应每日检查1次尿蛋白。

（2）血液检查：可有血液浓缩（红细胞压积≥35%），血浆及全血黏度增加；凝血障碍时，主要为血小板减少，抗凝血酶Ⅲ下降。

（3）肝肾功能检查：肝细胞功能受损，可致AST、ALT升高；低蛋白血症，白/球蛋白比值倒置；总胆红素和碱性磷酸酶水平升高。肾功能受损时，血清尿素氮、肌酐、尿酸增加；尿酸增高可用于与慢性高血压的鉴别诊断；重度子痫前期与子痫应测定二氧化碳结合力及电解质，及时发现酸中毒。

（4）眼底检查：眼底视网膜小动脉可以反映全身小动脉痉挛的程度及本病严重程度，眼底检查可见视网膜小动脉痉挛，动静脉管径比例由正常的2∶3变为1∶2甚至1∶4，亦可发展为视网膜水肿、渗出或出血，严重时发生视网膜剥离。

6. 其他　心电图、超声心动图、胎盘功能、胎儿成熟度检查、脑血流图检查等。

（二）鉴别诊断

子痫前期应与妊娠合并慢性肾炎相鉴别，子痫应与癫痫、脑炎、脑肿瘤、脑血管畸形破裂出血、糖尿病高渗性昏迷、低血糖昏迷等相鉴别。

［常考考点］妊高征的诊断要点。

要点五　子痫前期及子痫的西医治疗原则

（一）子痫前期的西医治疗原则

休息、镇静、解痉、降压、合理扩容、必要时利尿、密切监测母胎状态、适时终止妊娠。

（二）子痫的西医治疗原则

一旦发生子痫，立即左侧卧位以减少误吸，开放呼吸道，建立静脉通道，留置尿管监测尿量，密切观察生命体征，避免声、光等刺激。预防坠地外伤、唇舌咬伤。治疗原则：控制抽搐，纠正缺氧和酸中毒，降低颅压，控制血压，抽搐控制后终止妊娠。

［常考考点］子痫前期和子痫的治疗原则。

要点六　子肿、子晕、子痫的概念及辨证论治

（一）子肿、子晕、子痫的概念

1. 子肿　妊娠中晚期，孕妇出现肢体面目肿胀者称"子肿"，亦称"妊娠肿胀"。

2. 子晕　妊娠期出现以头晕目眩，状若眩冒为主症，甚或眩晕欲厥，称"子晕"，亦称"妊娠眩晕"。

3. 子痫　妊娠晚期或临产前及新产后，突然发生眩晕倒仆，昏不知人，两目上视，牙关紧闭，四肢

抽搐，全身强直，须臾醒，醒复发，甚至昏迷不醒者，称为"子痫"，又称"子冒""妊娠痫证"。

（二）子肿、子晕、子痫的辨证论治

疾病	证型	辨证要点	治法	方剂
子肿	脾肾两虚证	妊娠中晚期，面目及下肢浮肿，甚或遍及全身，肤色淡黄或白，皮薄而光亮，按之凹陷，即时难起，倦怠无力，气短懒言，食欲不振，下肢逆冷，腰酸膝软，小便短少，或大便溏薄；舌淡胖边有齿痕，苔白滑或薄腻，脉沉滑无力	健脾温肾，行水消肿	白术散合五苓散
子肿	气滞湿阻证	妊娠中晚期，先由脚肿，渐及于腿，皮色不变，随按随起，头晕胀痛，胸闷胁胀，或脘胀，纳少；苔薄腻，脉弦滑	理气行滞，除湿消肿	天仙藤散
子晕	阴虚肝旺证	妊娠中晚期，头晕目眩，头痛耳鸣，视物模糊，颜面潮红，心烦失眠，口干咽燥；舌红或绛，少苔，脉弦细滑数	滋阴养血，平肝潜阳	杞菊地黄丸加天麻、钩藤、石决明
子晕	脾虚肝旺证	妊娠中晚期，面浮肢肿逐渐加重，头昏头重如眩冒状，胸闷心烦，呕逆泛恶，神疲肢软，纳少嗜卧；舌淡胖有齿痕，苔腻，脉弦滑而缓	健脾利湿，平肝潜阳	半夏白术天麻汤
子痫	肝风内动证	妊娠晚期、产时或新产后，头痛眩晕，视物不清，突发四肢抽搐，两目直视，牙关紧闭，角弓反张，甚至昏不知人，颜面潮红，心悸烦躁；舌红苔薄黄，脉细弦滑或弦滑数	滋阴清热，平肝息风	羚角钩藤汤
子痫	痰火上扰证	妊娠晚期，或正值分娩时或新产后，头晕头重，胸闷烦躁泛恶，面浮肢肿，猝然昏不知人，面部口角及四肢抽搐，气粗痰鸣；舌红，苔黄腻，脉弦滑数	清热豁痰，息风开窍	牛黄清心丸

［常考考点］子肿、子晕、子痫的证治。

【知识纵横比较】

中西医结合内科学原发性高血压与妇产科学妊娠期高血压的证治比较

原发性高血压		妊娠期高血压	
证型	方剂	证型	方剂
肝肾阴虚证	杞菊地黄丸	阴虚肝旺证	杞菊地黄丸加天麻、钩藤、石决明
肾阳虚衰证	济生肾气丸	脾肾两虚证	白术散合五苓散

【例题实战模拟】

A1 型题

1. 妊娠高血压综合征肝风内动证的首选方是

    A. 镇肝熄风汤   B. 牛黄清心丸   C. 天麻钩藤汤   D. 羚角钩藤汤   E. 杞菊地黄丸

2. 天香藤散适用于妊娠高血压综合征的证型是

    A. 脾虚湿困   D. 肾虚水停   C. 气滞湿阻   D. 脾虚肝旺   E. 阴虚肝旺

A2 型题

3. 患者，女，26 岁，已婚。孕 36 周余，小腿水肿，胸闷气短，疲乏无力，口淡纳少，腹胀便溏。舌胖嫩边有齿痕，苔薄白，脉滑缓无力。检查：水肿（＋），血压 130/90mmHg（17.33/11.99kPa）。治疗应首选

    A. 降压药肼苯达嗪   B. 利尿药氨苯蝶啶   C. 补气方四君子汤

    D. 健脾行水方白术散   E. 化气行水方真武汤

4. 患者，女，27 岁，已婚。G_1P_0。孕 36 周，1 个月前血压正常，近 1 周双下肢浮肿，伴头晕、眼花、视物不清；血压 160/110mmHg，尿蛋白（＋＋），胎心好。应首选的措施是

    A. 积极治疗 24～48 小时，上述症状不缓解，考虑终止妊娠

    B. 积极治疗 1 周后，考虑终止妊娠

　　C. 立即剖宫产

　　D. 积极治疗，等待自然分娩

　　E. 人工破膜及静脉滴注催产素引产

【参考答案】

1. D　2. C　3. D　4. A

细目六　前置胎盘

【考点突破攻略】

要点一　概念

前置胎盘是指妊娠 28 周后，胎盘附着于子宫下段，甚至胎盘下缘达到或覆盖宫颈内口，其位置低于胎先露部；是妊娠期严重的并发症，是妊娠晚期阴道流血的主要原因。

[常考考点] 前置胎盘的概念。

要点二　西医病因

目前尚不清楚，可能与子宫内膜病变及损伤、胎盘异常、受精卵滋养层发育迟缓及辅助生殖技术相关。

要点三　分类

根据胎盘下缘与宫颈内口的关系，前置胎盘分为 3 类：①完全性前置胎盘：宫颈内口全被胎盘覆盖，又称为中央性前置胎盘。②部分性前置胎盘：宫颈内口部分被胎盘覆盖。③边缘性前置胎盘：胎盘下缘附着于子宫下段，胎盘边缘达宫颈内口，但未超越宫颈内口。

要点四　临床表现

1. 症状　妊娠晚期或临产时，发生无诱因、无痛性反复阴道流血。阴道流血发生时间、发生次数、出血量多少与前置胎盘类型有关。

2. 体征　患者一般情况与出血量有关，大量出血时面色苍白、脉搏增快微弱、血压下降甚至休克。腹部检查：子宫软，无压痛，子宫大小与停经月份相符；由于子宫下段有胎盘占据，故胎先露高浮，约有 15% 并发胎位异常；出血不多时胎心正常，出血多时胎儿因缺氧而导致窘迫，严重时胎死宫内。

要点五　诊断

1. 病史　以往有多次刮宫、产褥感染、剖宫产等病史；或高龄产妇或双胎妊娠史；孕妇不良生活习惯。

2. 临床表现　有上述临床症状和体征，可对前置胎盘的类型作出初步判断。

3. 辅助检查　①血常规可了解贫血情况。②B 型超声可确定前置胎盘类型。③产后检查胎膜及胎盘，前置部分的胎盘有陈旧性血块附着，呈黑紫色，如胎膜破口距胎盘边缘小于 7cm 则可诊断为前置胎盘。④磁共振（MRI）检查有利于对病变进行综合评价，对凶险性前置胎盘的诊断更有帮助。

[常考考点] 前置胎盘的诊断。

要点六　对母儿的影响

1. 产时、产后出血　附着于子宫前壁的前置胎盘行剖宫产时，如子宫切口无法避开胎盘，则出血明显增多。胎儿分娩后，子宫下段肌肉收缩力较差，附着的胎盘不易剥离。即使剥离后因开放的血窦不易关闭而常发生产后出血。

2. 植入性胎盘　偶可发生。由于子宫下段蜕膜发育不良，胎盘绒毛可植入子宫下段肌层，使胎盘剥离不全而发生大出血。有时需切除子宫而挽救产妇生命。

3. 产褥感染　产妇出血，贫血而体弱，加上胎盘剥离面又靠近宫颈内口，容易发生感染。

4. 围生儿预后不良　出血量多可致胎儿缺氧或宫内窘迫。有时因大出血而需提前终止妊娠，新生儿死亡率高。

要点七　西医治疗原则

治疗原则是在保证孕妇安全的前提下达到或更接近足月妊娠，从而提高胎儿的成活率。具体措施有：卧床休息、抑制宫缩、止血、间断吸氧、纠正贫血和预防感染，适时终止妊娠。终止妊娠指征：①反复大量流血甚至休克者，无论胎儿成熟与否，应及时终止妊娠；②胎龄达 36 周以上，胎儿成熟度检查提示胎儿肺成熟；③胎龄未达 36 周，出现胎儿窘迫征象，或胎儿电子监护发现胎心异常者；④出血量多，危及胎儿；⑤胎儿已死亡或出现难以存活的畸形。

［常考考点］前置胎盘终止妊娠的指征。

【例题实战模拟】

A1 型题

1. 下列有关前置胎盘的叙述，错误的是

　　A. 孕 28 周后胎盘附着于子宫下段　　　B. 胎盘下缘达到宫颈内口

　　C. 其位置低于胎先露部　　　　　　　　D. 孕 24 周后胎盘附着于子宫前部

　　E. 胎盘覆盖宫颈内口

2. 下列不属于前置胎盘终止妊娠指征的是

　　A. 反复大量流血甚至休克者，无论胎儿成熟与否，应及时终止妊娠

　　B. 胎龄达 36 周以上，胎儿成熟度检查提示胎儿肺成熟

　　C. 胎龄未达 36 周，出现胎儿窘迫征象，或胎儿电子监护发现胎心异常者

　　D. 出血量少，胎儿宫内储备尚可

　　E. 胎儿已死亡或出现难以存活的畸形

【参考答案】

1. D　2. D

细目七　胎盘早剥

【考点突破攻略】

要点一　概念

胎盘早剥是指妊娠 20 周后或分娩期正常位置的胎盘在胎儿娩出前部分或全部从子宫壁剥离。本病是妊娠晚期严重的并发症，具有起病急、发病快的特点，如处理不及时可危及母儿生命。

［常考考点］胎盘早剥的概念。

要点二　西医病因病理

（一）病因

尚不清楚，可能与孕妇血管病变、机械因素、宫腔压力骤减及其他高危因素（如高龄产妇、吸烟、滥用可卡因、孕妇代谢异常、孕妇有血栓形成倾向、子宫肌瘤等）有关。

（二）病理

主要病理变化是底蜕膜出血形成胎盘后血肿，使胎盘自附着处剥离。按照病理类型胎盘早剥分为显性剥离、隐性剥离及混合性剥离 3 种。胎盘早剥发生内出血时，血液积聚在胎盘与子宫壁之间，随着胎盘后血肿压力的增加，血液浸入子宫肌层，引起肌纤维分离、断裂甚至变性，当血液浸至子宫浆膜层

时，子宫表面呈蓝紫色瘀斑，称为<u>子宫胎盘卒中</u>。

严重的胎盘早剥可引发弥散性血管内凝血（DIC）、脏器缺血和功能障碍、继发性纤溶亢进、凝血功能障碍等一系列病理生理改变。

要点三　临床表现与分类

1. Ⅰ度　胎盘剥离面积小，多见于分娩期。<u>轻度腹痛或无腹痛，贫血不明显</u>。腹部检查：<u>子宫软，大小与妊娠周数相符，胎位清楚，胎心正常</u>。产后检查胎盘母体面有陈旧凝血块及压迹。

2. Ⅱ度　胎盘剥离面积占胎盘面积 1/3 左右。<u>突然发生持续性腹痛、腰酸或腰背痛，疼痛程度与胎盘后积血量成正比</u>。无或仅少量阴道流血，贫血程度与阴道流血量不符。腹部检查：<u>子宫大于妊娠周数，宫底常因内出血而增高</u>。胎盘附着处压痛明显（胎盘位于后壁则不明显），宫缩有间歇，<u>胎位可扪清，胎儿存活</u>。

3. Ⅲ度　胎盘剥离面积超过胎盘面积的 1/2。可出现恶心、呕吐、面色苍白、甚至出冷汗、脉搏细数、血压下降等<u>休克征象</u>。腹部检查：<u>子宫板状硬，宫缩无间歇，胎位扪不清，胎儿死亡</u>。

［常考考点］胎盘早剥的分度及表现。

要点四　诊断与鉴别诊断

（一）诊断

1. 病史　有慢性高血压病、妊娠期高血压疾病，或腹部直接撞击史，或有羊水过多骤然流出等病史。

2. 临床表现　妊娠 20 周后或者分娩期胎儿娩出前阴道流血，量或多或少，腹痛、贫血，或伴休克表现。腹部检查：子宫体压痛明显，硬如板状，或宫底高，胎位不清，胎心不规律或消失。

3. 辅助检查　①全血细胞计数及凝血功能检查：Ⅱ、Ⅲ度患者应检测肾功能及二氧化碳结合力，若并发 DIC，应行 DIC 筛选试验（血小板计数、凝血酶原时间、血纤维蛋白原测定）。结果可疑者，进一步做纤溶确诊试验。情况紧急时，可抽取肘静脉血 2mL 于一试管中，轻叩管壁，7～10 分钟后观察是否有血块形成，若无血块或血块质量差，说明有凝血障碍。②B 型超声检查：可显示胎盘与子宫壁之间有无剥离出血及其程度，还可了解胎儿宫内情况。

（二）鉴别诊断

胎盘早剥需与前置胎盘、先兆子宫破裂相鉴别。

要点五　并发症

主要有<u>胎儿宫内死亡、弥散性血管内凝血（DIC）、产后出血、急性肾衰竭、羊水栓塞</u>。

［常考考点］胎盘早剥的常见并发症。

要点六　西医治疗原则

<u>Ⅰ度胎盘早剥经积极处理</u>，临床症状缓解，体征消失，<u>可继续妊娠</u>。Ⅱ、Ⅲ度胎盘早剥，无论胎儿成熟与否，均应积极补充血容量、纠正休克、<u>迅速终止妊娠</u>。

［常考考点］胎盘早剥的处理。

【例题实战模拟】

A1 型题

1. 下列Ⅲ度胎盘早剥的临床表现，错误的是
　　A. 腹部检查子宫体无压痛　　B. 突然发生持续性腹痛或腰酸　　C. 恶心、呕吐
　　D. 脉弱、血压下降　　　　　　E. 胎心音不规律

2. 下列各项，不属于胎盘早剥并发症的是
　　A. 急性肾衰竭　　B. 弥散性血管内凝血　　C. 诱发早产　　D. 胎死宫内　　E. 羊水栓塞

【参考答案】

1. A　2. C

第十一单元　胎膜早破

细目　胎膜早破

【考点突破攻略】

要点一　概念

胎膜早破是指在临产前胎膜破裂。胎膜早破易导致早产、脐带脱垂及母儿感染等。中医称为"胎衣先破"。

要点二　西医病因

常见病因有生殖道感染、羊膜腔压力增高、胎膜受力不均、创伤、营养因素等。

要点三　诊断

1. 临床表现　孕妇主诉阴道流液或外阴湿润等。

2. 阴道酸碱度检查　pH ≥ 6.5，提示胎膜早破。

3. 阴道液涂片检查　阴道液涂片见到羊齿植物叶状结晶。

4. 超声检查　羊水量减少可协助诊断。

5. 羊膜腔感染检测　羊水细菌培养可协助诊断。

6. 胰岛素样生长因子结合蛋白 –1（IGFBP–1）、可溶性细胞间黏附分子 –1（sICAM–1）、胎盘 α 微球蛋白 –1（PAMG–1）检测　特异性强，不受血液、精液、尿液和宫颈黏液等影响。

7. 羊膜镜检查　看不到前羊膜囊，可直视胎儿先露部。

［常考考点］胎膜早破的诊断。

要点四　对母儿的影响

1. 对母体影响　宫内感染机会增加，破膜超过 24 小时，感染率增加 5 ～ 10 倍；羊膜腔感染易发生产后出血；若突然破膜，有时可引起胎盘早剥。

2. 对胎儿影响　常诱发早产、脐带脱垂、胎儿窘迫及新生儿感染性疾病。

要点五　西医处理

1. 期待疗法　适用于妊娠 28 ～ 35 周、胎膜早破不伴感染，羊水平段 ≥ 3cm 者。

（1）一般处理：绝对卧床，保持外阴部清洁，避免不必要的肛诊及阴道检查，密切观察产妇体温、心率、宫缩、阴道流液性状及血白细胞计数。

（2）预防感染：破膜超过 12 小时者，应给予抗生素预防感染。

（3）抑制子宫收缩：有宫缩者，静脉滴注硫酸镁等。

（4）促胎肺成熟：妊娠 35 周前给予地塞米松。

2. 终止妊娠

（1）经阴道分娩：妊娠 35 周后，胎肺成熟，宫颈成熟，无禁忌证可引产。

（2）剖宫产：胎头高浮，胎位异常，宫颈不成熟，胎肺成熟，明显羊膜腔感染，伴有胎儿窘迫，抗感染同时行剖宫产术终止妊娠，做好新生儿复苏准备。

［常考考点］胎膜早破的西医处理。

【例题实战模拟】

A1 型题

1. 胎膜早破是指

  A. 临产时胎膜破裂   B. 妊娠 40 周前胎膜破裂   C. 妊娠 32 周前胎膜破裂

  D. 临产前胎膜破裂   E. 任何时期的胎膜破裂

2. 下列各项，不属于胎膜早破常见病因的是

  A. 胎膜受力不均   B. 营养因素   C. 生殖道感染   D. 胎儿过大   E. 羊膜腔压力增高

3. 胎膜早破诊断常用的检查方法及处理，错误的是

  A. 阴道酸碱度检查   B. 阴道液涂片检查   C. 羊膜镜检查

  D. 羊水涂片检查   E. 终止妊娠

【参考答案】

1. D　2. D　3. D

第十二单元　分娩期并发症

细目一　产后出血

【考点突破攻略】

要点一　概念

产后出血是指胎儿娩出后 24 小时内失血量 ≥ 500mL，剖宫产时 ≥ 1000mL，居我国孕产妇死亡原因的首位，属于中医学"产后血崩""产后血晕""胞衣不下"范畴。

［常考考点］产后出血是指胎儿娩出后 24 小时内失血量 ≥ 500mL，剖宫产时 ≥ 1000mL。

要点二　西医病因

常见病因有子宫收缩乏力、胎盘因素、软产道裂伤和凝血功能障碍。其中子宫收缩乏力是最常见的原因。

［常考考点］子宫收缩乏力是产后出血最常见的原因。

要点三　中医病因病机

本病的主要发病机理是气虚失摄，冲任不固；或瘀阻冲任，血不循经而妄行。常见病因病机为气虚和血瘀。

要点四　诊断

1. 病史　可有多胎妊娠、巨大胎儿、羊水过多、产程延长、急产、前置胎盘、胎盘早剥、妊娠期高血压疾病、宫腔感染史等。

2. 临床表现　主要为胎儿娩出后阴道大量出血，24 小时出血量 ≥ 500mL，继发休克。检查可见宫底升高、轮廓不清，胎盘、胎膜缺损，阴道、会阴、宫颈裂伤等。

3. 实验室检查　血常规及血小板计数、纤维蛋白原、凝血酶原时间等凝血功能检测可协助诊断。

要点五 西医治疗

1. 子宫收缩乏力 导尿排空膀胱后可采用以下方法加强宫缩：①按摩子宫：经腹壁按摩子宫或腹部-阴道，双手按摩子宫，直至宫缩恢复正常。②应用宫缩剂：可采用缩宫素、麦角新碱、米索前列醇等。③可采用宫腔纱条填塞法压迫止血、结扎盆腔血管或行髂内动脉或子宫动脉栓塞，必要时行子宫次全切除术或子宫全切除术。

2. 胎盘因素 如有胎盘滞留时应立即取出或徒手剥离胎盘后取出。胎盘和胎膜残留可行钳刮术或刮宫术。

3. 软产道损伤 宫颈裂伤＞1cm且有活动性出血应缝合。若裂伤累及子宫下段可经腹行裂伤修补术。

4. 凝血功能障碍 尽快输新鲜全血，补充血小板、纤维蛋白原或凝血酶原复合物、凝血因子等。

［常考考点］产后出血的西医处理原则和方法。

要点六 中医辨证论治

证型	辨证要点	治法	方剂
气虚证	新产后，突然阴道大量出血，血色鲜红，头晕目花，心悸怔忡，气短懒言，肢冷汗出，面色苍白；舌淡，脉虚数	补气固冲，摄血止崩	升举大补汤去黄连，加地榆炭、乌贼骨
血瘀证	新产后，突然阴道大量下血，色黯红，夹有血块，小腹疼痛拒按，血块下后腹痛减轻；舌紫暗，或有瘀点瘀斑，脉沉涩	活血化瘀，理血归经	化瘀止崩汤

［常考考点］产后出血的辨证论治。

要点七 预防

1. 做好孕前及孕期保健，对不宜继续妊娠者，应在早孕时及时终止。积极治疗各种妊娠合并症，防止产后出血的发生。

2. 正确处理各产程，防止产程延长，避免手术创伤，胎盘娩出后仔细检查胎盘、胎膜及软产道，产程中发现异常出血，及时检查和处理。

3. 产后产妇留在产房继续观察2小时，严密观察生命体征、子宫收缩及阴道流血情况，鼓励产妇排空膀胱和及早哺乳。

【例题实战模拟】

A1 型题

1. 产后出血是指正常生产胎儿娩出后阴道出血量超过
　　A. 300mL 　　B. 400mL 　　C. 500mL 　　D. 600mL 　　E. 700mL

2. 治疗气虚型产后出血的首选方剂是
　　A. 升举大补汤 　　B. 独参汤 　　C. 归脾汤 　　D. 当归黄芪汤 　　E. 夺命散

A2 型题

3. 新产后，突然阴道大量下血，色黯红，夹有血块，小腹疼痛拒按，血块下后腹痛减轻，舌紫暗，或有瘀点瘀斑，脉沉涩。其证候类型是
　　A. 气虚证 　　B. 血瘀证 　　C. 肾虚证 　　D. 血热证 　　E. 阴虚火旺证

【参考答案】

1. C　 2. A　 3. B

细目二　子宫破裂

【考点突破攻略】

要点一　西医病因

包括梗阻性难产、瘢痕子宫、宫缩剂使用不当和产科手术损伤。

要点二　分类

按发生原因分为自然破裂和损伤性破裂。按破裂程度分为完全性破裂和不完全性破裂。按发生部位分为子宫体部破裂和子宫下段破裂。

要点三　诊断与鉴别诊断

（一）诊断

1.先兆子宫破裂

（1）病史：多见于阻塞性难产，如骨盆狭窄、胎位不正、胎儿过大等，临产后常有产程停滞或延长，或不适当使用宫缩剂。

（2）临床表现：病理缩复环、下腹部压痛、胎心率的变化及血尿是先兆子宫破裂的四个重要症状。由于产程停滞延长，孕妇可有水、电解质紊乱。

2.子宫破裂

（1）病史：可有瘢痕子宫等。

（2）临床表现：在先兆子宫破裂的基础上突然发生剧烈腹痛，有休克及明显的腹部体征。

（3）B型超声检查：能确定破口部位及胎儿与子宫的关系。

（二）鉴别诊断

子宫破裂需与胎盘早剥、难产并发腹腔感染相鉴别。

［常考考点］先兆子宫破裂的症状和体征：病理缩复环、下腹部压痛、胎心率的变化及血尿。

要点四　西医治疗

1.先兆子宫破裂　立即抑制子宫收缩：肌注哌替啶100mg，或静脉全身麻醉。立即行剖宫产术。

2.子宫破裂　在输液、输血、吸氧、抗休克的同时，无论胎儿是否存活，均应迅速手术。

要点五　预防

做好产前检查，及时发现胎位、骨盆、胎儿的异常。密切观察产程进展，严格掌握试产的适应证，特别对有剖宫产史准备试产者。严格掌握宫缩剂使用的适应证、禁忌证。应用缩宫素催产时需专人监护。规范手术操作，手法应轻柔，忌粗暴。

【例题实战模拟】

A1 型题

1.先兆子宫破裂的表现，不包括

 A.下腹部有压痛　　B.大便失禁　　C.烦躁不安　　D.感宫缩过强　　E.排尿困难

2.子宫破裂的预防，不包括

 A.做好产前检查　　B.密切观察产程进展　　C.严格掌握宫缩剂使用的适应证、禁忌证

 D.应用镇静剂　　E.手法应轻柔，忌用暴力

【参考答案】

1.B　2.D

第十三单元　产后病

细目一　中医对产后病的认识

【考点突破攻略】

要点一　产后病的概念

产妇在产褥期内发生与分娩或产褥有关的疾病，称为"产后病"。

要点二　产后"三冲""三病""三急"

产后"三病""三冲""三急"为古代医家对产后常见病和危重症的概括。产后三冲是指产后败血上冲，冲心、冲胃、冲肺。产后三急是指产后呕吐、盗汗、泄泻，三者并见必危。产后三病是指产后病痉、病郁冒、大便难。

[常考考点]产后三冲、三病、三急。

要点三　产后病的病因病机

产后病的病因病机主要有亡血伤津、元气受损、瘀血内阻、外感六淫或饮食房劳所伤。

要点四　产后"三审"

产后病的诊断除以四诊八纲为基本方法外，尤其要注意"三审"：先审小腹痛与不痛，以辨有无恶露停滞；次审大便通与不通，以验津液之盛衰；再审乳汁的行与不行及饮食多少，以察胃气之强弱。

[常考考点]产后三审，

要点五　产后病的治疗原则

对产后病的治疗，应根据亡血伤津、元气受损、瘀血内阻、多虚多瘀的病机特点，本着"勿拘于产后，亦勿忘于产后"的原则，结合病情进行辨证论治。

要点六　产后用药"三禁"

产后用药"三禁"，即禁大汗，以防亡阳；禁峻下，以防亡阴；禁通利小便，以防亡津液。

[常考考点]产后用药三禁。

要点七　产后病的预防与调摄

产后病应注重调护。居室宜温度适宜，空气流通；衣着宜适寒温以防感受风寒或暑热之邪；饮食宜清淡、富含营养、易消化；劳逸结合，勿过劳伤气；保持情志舒畅；产后百日内禁房事；保持外阴清洁，以防病邪乘虚入侵。

【例题实战模拟】

A1 型题

1.产后三病是指

　　A.呕吐、泄泻、盗汗　　　　B.尿失禁、缺乳、大便难　　　C.血晕、发热、痉证

　　D.病痉、病郁冒、大便难　　E.腹痛、恶露不下、发热

2.产后郁冒，属产后哪项之一

　　　A. "三冲"　　B. "三急"　　C. "三病"　　D. "三禁"　　E. "三审"
3. 产后"三审"，首审
　　　A. 小腹痛与不痛　　B. 大便通与不通　　C. 乳汁行与不行　　D. 饮食多少　　E. 小便通与不通
【参考答案】
1. D　2. C　3. A

细目二　晚期产后出血

【考点突破攻略】

要点一　概念

　　晚期产后出血是指分娩24小时后，在产褥期内发生的子宫大量出血。以产后1～2周发病最常见，亦有产后2月余发病者。本病属中医学"产后恶露不绝""产后血崩"范畴。

要点二　西医病因

　　晚期产后出血常见病因有胎盘胎膜残留、蜕膜残留、子宫胎盘附着面感染或复旧不全、剖宫产术后子宫伤口裂开或产后子宫滋养细胞肿瘤、子宫黏膜下肌瘤等。

要点三　中医病因病机

　　本病的主要发病机制为冲任不固，气血运行失常。常见病因病机有气虚、血热和血瘀。

要点四　临床表现

（一）症状

1. 阴道流血　以阴道反复流血或突然大量出血为特征。

2. 腹痛和发热　反复出血并发感染者，可出现腹痛和发热。

3. 全身症状　出血多时有头晕、心悸，甚至休克的表现。

（二）体征

1. 体格检查　贫血貌，同时有不同程度的心率加快，血压降低，脉压缩小，呼吸增快。

2. 妇科检查　子宫复旧不佳可扪及子宫增大、变软，宫口松弛，有时可触及残留组织和血块；伴有感染者，子宫有压痛；剖宫产切口裂开，宫颈内有血块，宫颈外口松，有时可触及子宫下段明显变软，切口部位有凹陷或突起；滋养细胞肿瘤患者，有时可于产道内发现转移结节。

　　［常考考点］晚期产后出血的诊断。

要点五　西医治疗

1. 一般治疗　如有休克立即纠正休克，并给予支持疗法。

2. 止血、抗感染　应给予广谱抗生素、子宫收缩剂。

3. 清除宫内残留物　在输液、备血及准备开腹手术的条件下刮宫，刮出物送病理检查。

4. 剖宫产术后出血　超声除外胎盘残留者，绝对卧床，大量广谱抗生素和缩宫素静滴。若反复多量阴道流血，可行剖腹探查，行清创缝合及髂内动脉、子宫动脉结扎止血或行髂内动脉栓塞术；必要时采用低位子宫次全切除术或子宫全切除术。如疑有胎盘残留，应在手术室输血、输液并做好手术准备的条件下刮宫；肿瘤引起的阴道流血应做相应处置。

　　［常考考点］晚期产后出血的西医处理。

要点六　中医辨证论治

证型	辨证要点	治法	方剂
气虚证	产后恶露量多，或血性恶露持续 10 日不止，色淡红，质稀，无臭气，面色㿠白，神疲懒言，四肢无力，小腹空坠；舌淡，苔薄白，脉细弱	补脾益气，固冲摄血	补中益气汤加艾叶炭、鹿角胶
血热证	产后恶露过期不止，量较多，色鲜红或紫红，质黏稠，有臭气，面色潮红，口燥咽干；舌红，苔少，脉细数	清热凉血，安冲止血	保阴煎加七叶一枝花、贯众、炒地榆、煅牡蛎
血瘀证	产后血性恶露持续 10 日不止，量时多时少，色紫黯，有血块，小腹疼痛拒按，块下痛减；舌紫暗或边尖有瘀斑、瘀点，脉沉涩	活血化瘀，调冲止血	生化汤合失笑散加益母草、茜草

［常考考点］晚期产后出血的辨证论治。

【例题实战模拟】

A1 型题

1. 晚期产后出血是指
    A. 分娩 1 周后，产褥期内发生的子宫大量出血
    B. 分娩 48 小时后，产褥期内发生的子宫大量出血
    C. 分娩 24 小时后，产褥期内发生的子宫大量出血
    D. 分娩 72 小时后，产褥期内发生的子宫大量出血
    E. 分娩 12 小时后，产褥期内发生的子宫大量出血

2. 治疗晚期产后出血气虚型的主方是
    A. 胶艾汤加味　　B. 补中益气汤加味　　C. 归脾汤加味　　D. 保阴煎加味　　E. 举元煎

3. 超声除外胎盘残留的晚期产后出血血瘀证患者，中西医治疗应首选
    A. 清宫术，固本止崩汤　　　　B. 子宫动脉结扎，保阴煎　　　C. 米索前列醇，举元煎
    D. 广谱抗生素，补中益气汤　　　E. 缩宫素，生化汤合失笑散

A2 型题

4. 患者，产后 3 天，阴道出血时少时多，色紫黯，有血块，小腹阵发性疼痛，腰骶酸胀，舌紫暗，脉细涩。其中医证型是
    A. 湿热壅滞证　　B. 气虚血瘀证　　C. 瘀阻子宫证　　D. 阴虚血瘀证　　E. 气血两虚证

B1 型题

    A. 冲任损伤，不能制约经血　　B. 气虚失摄，血失所统　　　C. 冲任不固，气血运行失常
    D. 热扰冲任，迫血妄行　　　　E. 血热气逆，冲任失调

5. 晚期产后出血，中医的发病机理是

6. 无排卵性异常子宫出血，中医的发病机理是

【参考答案】

1. C　2. B　3. E　4. C　5. C　6. A

细目三　产褥感染

【考点突破攻略】

要点一　概念

产褥感染是指分娩及产褥期生殖道受病原体侵袭而引起局部或全身的感染，是导致孕产妇死亡的四大原因（产褥感染、产科出血、妊娠合并心脏病、子痫）之一。产褥感染属中医学"产后发热"范畴。

要点二　西医病因病理

（一）病因

1. 诱因　产妇体质虚弱、孕期贫血、营养不良、妊娠晚期性交、慢性疾病、胎膜早破、羊膜腔感染、产科手术操作、产程延长、产前产后出血过多等。

2. 病原体种类　①外源性如衣原体、支原体以及淋病奈瑟菌等。②内源性为孕期及产褥期生殖道寄生大量需氧菌、厌氧菌、假丝酵母菌及支原体等，以厌氧菌为主。

3. 感染途径　①外源性感染多由被污染的衣物、用具、各种手术器械及临产前性生活等途径侵入机体。②内源性感染为正常孕妇生殖道寄生的病原体，当抵抗力降低等感染诱因出现时致病。

（二）病理

1. 急性外阴、阴道、宫颈炎，甚至阴道旁结缔组织炎或盆腔结缔组织炎。

2. 急性子宫内膜炎、子宫肌炎、子宫内膜充血、坏死，严重者形成肌壁间脓肿。

3. 急性盆腔结缔组织炎、急性输卵管炎、局部充血、水肿致盆腔脓肿，甚至"冰冻骨盆"。

4. 急性盆腔腹膜炎及弥漫性腹膜炎，引起肠粘连或形成直肠子宫陷凹局限性脓肿。

5. 血栓性静脉炎，病变单侧居多，病变多在股静脉、腘静脉及大隐静脉。

6. 脓毒血症及败血症，可发生感染性休克和迁徙性肺脓肿、左肾脓肿或败血症。

要点三　中医病因病机

主要为产后体虚，感染邪毒，正邪交争所致。如热毒不解，极易传入营血或内陷心包。常见病因病机有感染邪毒、热入营血和热陷心包。

要点四　临床表现

1. 症状

（1）发热：一般出现在产后 3 ～ 7 天。

（2）腹痛：多从下腹部开始，逐渐波及全腹。

（3）恶露异常：恶露明显增多，混浊，或呈脓性，有臭味。

（4）下肢血栓性静脉炎：可见下肢持续性疼痛、肿胀，站立时加重，行走困难。如形成脓毒血症、败血症，则可出现持续高热、寒战、谵妄、昏迷、休克，甚至死亡。

2. 体征

（1）体格检查：体温升高，脉搏增快，下腹部可有压痛，炎症波及腹膜时，可出现腹肌紧张及反跳痛。下肢血栓性静脉炎患者局部静脉压痛，或触及硬索状，下肢水肿，皮肤发白，习称"股白肿"。

（2）妇科检查：外阴感染时，会阴切口或裂伤处可见红肿、触痛，或切口化脓、裂开。阴道与宫颈感染时黏膜充血、溃疡，脓性分泌物增多。如为宫体或盆腔感染，双合诊检查子宫有明显触痛，大而软，宫旁组织明显触痛、增厚或触及包块，有脓肿形成时，肿块可有波动感。

要点五　诊断与鉴别诊断

1. 诊断

（1）病史：多有难产、产程过长、手术产、急产、不洁分娩、胎膜早破、产后出血或产褥期性交等病史。

（2）临床表现：发热、下腹疼痛、恶露异常。体温升高，脉搏增快，下腹有压痛，或有反跳痛、肌紧张。妇科检查子宫大而软，有压痛，双侧附件区压痛或触及包块。

（3）实验室及其他检查：白细胞计数明显升高，中性粒细胞增高。B 型超声可了解子宫大小、有无残留物及复旧情况。

2. 鉴别诊断　需与产褥病率的其他疾病（如急性乳腺炎、呼吸道感染、泌尿系统感染）及产褥中暑相鉴别。

[常考考点] 产褥感染的诊断：病史＋临床表现＋血象。

要点六　西医治疗

1. 一般治疗　适当物理降温，取半卧位；纠正水及电解质紊乱；病情严重可少量输血。

2. 抗生素　根据临床表现及临床经验选用广谱抗生素，<u>首选青霉素类和头孢类药物</u>，同时加用甲硝唑，青霉素过敏可选用林可霉素或红霉素。

3. 引流通畅　会阴伤口、腹部伤口感染、盆腔脓肿者，应行切开引流。

4. 血栓性静脉炎的治疗　在应用抗生素的同时加服中药，也可加用肝素治疗。

5. 手术治疗　抗感染并清除宫腔残留。若出现脓毒血症时，及时行子宫切除术。

[常考考点] 产褥感染的西医治疗。

要点七　中医辨证论治

证型	辨证要点	治法	方剂
感染邪毒证	产后高热寒战，<u>小腹疼痛拒按</u>，恶露量多或少，<u>色紫黯如败酱</u>，气臭秽，烦躁，口渴引饮，尿少色黄，大便燥结；舌红，苔黄而干，脉数有力	清热解毒，凉血化瘀	五味消毒饮合失笑散加丹皮、赤芍、鱼腥草、益母草
热入营血证	产后高热汗出，烦躁不安，<u>皮肤斑疹隐隐</u>；舌红绛，苔黄燥，脉弦细而数	清营解毒，散瘀泄热	清营汤加紫花地丁、蒲公英、栀子、丹皮
热陷心包证	产后高热不退，<u>神昏谵语，甚至昏迷，面色苍白，四肢厥冷</u>；舌红绛，脉微而数	清心开窍	清营汤送服安宫牛黄丸或紫雪丹

[常考考点] 产褥感染的辨证论治。

【例题实战模拟】

A1 型题

1. 产褥感染热入营血证的治法是
　　A. 清热解毒，凉血化瘀　　　　B. 清热解毒，泻下逐瘀　　　C. 清热解毒，凉血养阴
　　D. 清营解毒，散瘀泄热　　　　E. 清心开窍，回阳救逆

2. 产后发热感染邪毒证，治疗应首选
　　A. 青霉素加五味消毒饮合失笑散　　B. 青霉素加白虎加人参汤　　C. 青霉素加大黄牡丹汤
　　D. 庆大霉素加清营汤送服紫雪丹　　E. 庆大霉素加清营汤送服安宫牛黄丸

3. 下列关于产后感染邪毒发热主症的叙述，错误的是
　　A. 高热寒战　　　　　　　　B. 小腹疼痛拒按　　　　　　　C. 恶露色暗如败酱
　　D. 口干不欲饮　　　　　　　E. 舌红，苔黄，脉数

A2 型题

4. 患者，女，26 岁，已婚。孕 2 产 1，现孕 40 周，来院途中分娩，总产程 1 小时，产后 5 天出现寒战、高热、下腹痛，无乳胀及腹泻；妇科检查：阴道内有脓血，宫颈轻度裂伤，子宫大而软，压痛明显。应首先考虑的是
　　A. 乳腺炎　　　B. 宫颈炎　　　C. 产褥感染　　　D. 产后细菌性痢疾　　　E. 泌尿系统感染

B1 型题

　　A. 解毒活血汤　　　B. 荆防败毒饮　　　C. 五味消毒饮　　　D. 清营汤　　　E. 清瘟败毒饮

5. 产后高热，恶露不畅，有臭气，小腹痛剧，便秘，舌红，苔黄，脉数。最佳选方是

6. 产后高热汗出，烦躁，斑疹隐隐，舌红绛，苔黄燥，脉弦细而数。最佳选方是

【参考答案】

1. D　2. A　3. D　4. C　5. C　6. D

细目四　产后缺乳

【考点突破攻略】

要点一　概念

哺乳期乳腺无乳汁分泌，或泌乳量少，不能满足喂养婴儿者，称产后缺乳。中医称之为"产后缺乳"，或"产后乳汁不足""产后乳汁不行"等。

要点二　中医病因病机

主要发病机制为气血化源不足，或乳汁运行受阻。常见病因病机是气血虚弱和肝郁气滞。

要点三　中医辨证论治

证型	辨证要点	治法	方剂
气血虚弱证	产后乳少或全无，乳汁清稀，乳房柔软，无胀感，面色少华，神疲乏力，食欲不振，或心悸头晕；舌淡白，脉虚细	补气养血，佐以通乳	通乳丹去木通，加通草
肝郁气滞证	产后乳汁甚少或全无，乳汁浓稠，乳房胀硬或疼痛，情志抑郁，或有微热，食欲不振；舌质正常或黯红，苔微黄，脉弦或弦数	疏肝解郁，通络下乳	下乳涌泉散

[常考考点] 产后缺乳的辨证论治。

【例题实战模拟】

A1 型题

1.产后缺乳肝郁气滞证的治疗方剂是

　　A.逍遥散　　B.柴胡疏肝散　　C.下乳涌泉散　　D.通乳丹　　E.左金丸

A2 型题

2.患者，女，30 岁，已婚。分娩一女婴。因小事与家人发生争吵后，情志抑郁，食欲不振，2 天后乳汁减少，乳房胀硬，低热，舌质正常，脉弦。其证型是

　　A.气血虚弱　　B.肝郁气滞　　C.心脾两虚　　D.肝胃不和　　E.肝经郁热

【参考答案】

1.C　2.B

细目五　产后关节痛

【考点突破攻略】

要点一　概念

产褥期内，出现关节或肢体酸楚、疼痛、麻木、重着者，称产后关节痛。中医称本病为"产后身痛""产后痹证""产后遍身痛"。

要点二　中医病因病机

本病多因产后气血虚弱，风、寒、湿等邪乘虚而入，使气血凝滞，"不通则痛"，或经脉失养，"不荣则痛"，导致肢体关节疼痛。常见病因病机有血虚、血瘀和外感。

要点三　中医辨证论治

证型	辨证要点	治法	方剂
血虚证	产后遍身酸痛，肢体麻木，关节酸楚，面色萎黄，头晕心悸；舌淡，苔少，脉细弱	养血益气，温经通络	黄芪桂枝五物汤加当归、鸡血藤
血瘀证	产后遍身疼痛，或关节刺痛，按之痛甚，恶露量少色黯，小腹疼痛拒按；舌紫暗，脉涩	养血活络，行瘀止痛	生化汤加桂枝、牛膝
外感证	产后肢体、关节疼痛，屈伸不利，或痛处游走不定，或冷痛剧烈，畏寒恶风，或关节肿胀，麻木重着，恶寒，发热，头痛；舌淡，苔薄白，脉浮紧	养血祛风，散寒除湿	独活寄生汤

［常考考点］产后关节痛的辨证论治。

【例题实战模拟】

A1 型题

1. 黄芪桂枝五物汤用于治疗产后关节痛的证型是

　　A. 气虚证　　B. 血虚证　　C. 血瘀证　　D. 肾虚证　　E. 外感证

A2 型题

2. 患者，产后 28 天。腰膝关节酸痛，足跟痛，头晕耳鸣，夜尿多，舌淡暗，苔薄白，脉沉细。首选的治疗方法是

　　A. 养血益气，温经通络　　　　B. 养血活络，行瘀止痛　　　C. 养血祛风，散寒除湿

　　D. 补肾强腰，壮筋骨　　　　　E. 补肾温阳，化气利水

3. 患者，分娩后 2 周。出现遍身疼痛，偶有关节刺痛，按之痛甚，恶露量少，色黯，小腹疼痛拒按，舌紫暗，苔薄白，脉涩。治疗应首选的方剂是

　　A. 黄芪桂枝五物汤　　B. 加味四物汤　　C. 生化汤　　D. 独活寄生汤　　E. 养荣壮肾汤

【参考答案】

1. B　2. D　3. C

细目六　产后排尿异常

【考点突破攻略】

要点一　概念

产后排尿异常包括产后尿潴留及小便频数与失禁。产后膀胱充盈而不能自行排尿或排尿困难者称为产后尿潴留；产后排尿失去控制，不能自主排出者称为尿失禁。中医称本病分别为"产后小便不通""产后小便频数与失禁"。

要点二　中医病因病机

1. 产后尿潴留的主要病机　膀胱气化不利。常见病因病机有肺脾气虚、肾阳亏虚、血瘀、气滞。

2. 产后小便频数与失禁的主要病因病机　肺脾气虚、肾气亏虚。

要点三　中医辨证论治

（一）产后尿潴留

证型	辨证要点	治法	方剂
肺脾气虚证	产后小便不通，小腹胀急疼痛或坠胀，倦怠乏力，气短懒言，面色㿠白；舌淡，苔薄白，脉缓弱	益气生津，宣肺利水	补气通脬饮

证型	辨证要点	治法	方剂
肾阳亏虚证	产后小便不通，小腹胀急疼痛，腰膝酸软，面色晦暗；舌淡，脉沉细迟弱	补肾温阳，化气利水	济生肾气丸
血瘀证	产后小便不通，小腹胀满刺痛，乍寒乍热；舌紫暗，苔薄白，脉沉涩	养血活血，祛瘀利尿	加味四物汤
气滞证	产后小便不通，小腹胀满或痛，情志抑郁，胸胁胀痛，烦闷不安；舌淡红，脉弦	理气行滞，行水利尿	木通散

（二）产后小便频数与失禁

证型	辨证要点	治法	方剂
肺脾气虚证	产后小便频数，或失禁，气短懒言，倦怠乏力，小腹下坠，面色不华；舌淡，苔薄白，脉缓弱	益气固摄	黄芪当归散加山茱萸、益智仁
肾气虚证	产后小便频数，或失禁，夜尿频多，头晕耳鸣，腰膝酸软，面色晦暗；舌淡，苔白滑，脉沉细无力，两尺尤虚	温阳化气，补肾固脬	肾气丸加益智仁、桑螵蛸

［常考考点］产后尿潴留、产后小便频数与失禁的辨证论治。

【知识纵横比较】

中西医结合外科学前列腺增生症与妇产科学产后排尿异常的证治比较

前列腺增生症		产后尿潴留		产后小便频数与失禁	
证型	方剂	证型	方剂	证型	方剂
脾肾气虚证	补中益气汤	肺脾气虚证	补气通脬饮	肺脾气虚证	黄芪当归散
肾阳衰微证	济生肾气丸	肾阳亏虚证	济生肾气丸	肾气虚证	肾气丸
气滞血瘀证	沉香散	血瘀证	加味四物汤	—	—
		气滞证	木通散	—	—
肾阴亏虚证	知柏地黄丸	—	—	—	—
湿热下注证	八正散	—	—	—	—

【例题实战模拟】

A1 型题

1. 下列各项，不属于产后尿潴留气虚证主要症状的是

　　A. 产后小便不通　　B. 小腹胀急疼痛　　C. 气短懒言　　D. 面色晦暗　　E. 脉缓弱

A2 型题

2. 产后小便不通，小腹胀急疼痛，腰膝酸软，面色晦暗，舌淡，脉沉细迟弱。其证候是

　　A. 肺脾气虚证　　B. 肾阳亏虚证　　C. 血瘀证　　D. 气滞证　　E. 肾阴亏虚证

B1 型题

　　A. 补气通脬饮　　B. 济生肾气丸　　C. 加味四物汤　　D. 补中益气汤　　E. 黄芪当归散

3. 产后尿潴留肺脾气虚证的治疗方剂是

4. 产后小便频数肺脾气虚证的治疗方剂是

【参考答案】

1. B　2. B　3. A　4. E

第十四单元　外阴色素减退性疾病

细目一　外阴慢性单纯性苔藓

【考点突破攻略】

要点一　中医病因病机

常见病因病机是<u>肝郁气滞</u>和<u>湿热下注</u>。

要点二　临床表现

1. 症状　<u>外阴瘙痒剧烈，甚则坐卧不安，影响睡眠，或伴灼热疼痛。</u>
2. 体征　病变<u>早期皮肤暗红或粉红，角化过度则呈白色</u>。病损范围主要累及大阴唇、阴唇间沟、阴蒂包皮、阴唇后联合等处，常呈对称性。<u>局部皮肤增厚似皮革或苔藓样变。</u>

［常考考点］外阴慢性单纯性苔藓的临床表现。

要点三　中医辨证论治

证型	辨证要点	治法	方剂
肝郁气滞证	外阴瘙痒、干燥、灼热疼痛，<u>局部皮肤粗糙、增厚或皲裂、脱屑、溃疡，或色素减退</u>，性情抑郁，<u>经前乳房胀痛，胸闷嗳气，两胁胀痛</u>；舌质暗，苔薄，脉细弦	疏肝解郁，养血通络	黑逍遥散去生姜，加川芎
湿热下注证	外阴奇痒，灼热疼痛，带下量多，<u>色黄气秽</u>，局部皮肤黏膜粗糙肥厚<u>或破损溃疡，渗流黄水</u>，胸闷烦躁，<u>口苦口干，溲赤便秘</u>；舌红，苔黄腻，脉弦数	清热利湿，通络止痒	龙胆泻肝汤去木通

［常考考点］外阴慢性单纯性苔藓的辨证论治。

细目二　外阴硬化性苔藓

【考点突破攻略】

要点一　中医病因病机

外阴硬化性苔藓的常见病因病机有<u>肝肾阴虚</u>、<u>血虚化燥</u>和<u>脾肾阳虚</u>。

要点二　临床表现

1. 症状　<u>外阴瘙痒，或无不适，晚期出现性交困难。</u>
2. 体征　检查时见大小阴唇、阴蒂包皮、阴唇后联合及肛周皮肤色素减退呈粉红或白色，萎缩变薄，干燥皲裂。<u>晚期皮肤菲薄，阴道口挛缩狭窄，甚至仅容指尖。</u>

［常考考点］外阴硬化性苔藓的临床表现。

要点三　中医辨证论治

证型	辨证要点	治法	方剂
肝肾阴虚证	外阴干燥瘙痒，<u>夜间尤甚，局部皮肤萎缩，色素减退或消失，变白或粉红，干燥薄脆，阴道口缩小</u>，伴头晕目眩，双目干涩，腰膝酸楚；舌红，苔少，脉细或细数	补益肝肾，养荣润燥	归肾丸合二至丸

续表

证型	辨证要点	治法	方剂
血虚化燥证	外阴干燥瘙痒，变薄，变白，脱屑，皲裂，阴唇、阴蒂萎缩或粘连，头晕眼花，心悸怔忡，气短乏力，面色萎黄；舌淡，苔薄，脉细	益气养血，润燥止痒	人参养荣汤
脾肾阳虚证	外阴瘙痒，局部皮肤黏膜薄脆、变白、弹性减弱，腰背酸楚，小便频数，四肢欠温，形寒畏冷，面浮肢肿，纳差便溏，性欲淡漠；舌淡胖，苔薄白或薄润，脉沉细无力	温肾健脾，养血润燥	右归丸加黄芪、白术

[常考考点] 外阴硬化性苔藓的辨证论治。

【例题实战模拟】

A1 型题

1. 下列各项，属于外阴硬化性苔藓临床表现的是
　　A. 白带量多　　　　　　　　B. 月经量少　　　　　　　　C. 外阴局部皮肤色素沉着
　　D. 外阴局部皮肤增厚　　　　E. 外阴瘙痒

2. 外阴慢性单纯性苔藓肝郁气滞的治法是
　　A. 益气养血，疏风止痒　　　B. 疏肝解郁，养血通络　　　C. 滋补肝肾，活血通络
　　D. 清热利湿，杀虫止痒　　　E. 滋阴补肾，清肝止痒

3. 归肾丸合二至丸治疗外阴硬化性苔藓的临床表现是
　　A. 外阴瘙痒，灼热疼痛，带下量多色黄，胸闷烦躁，口苦口干，舌红，苔黄腻，脉弦数
　　B. 外阴瘙痒，局部萎缩变白，头晕目眩，腰背酸楚，舌红，苔少，脉细数
　　C. 外阴瘙痒，阴部干涩，性情抑郁，乳房胀痛，胸闷嗳气，舌质暗，苔薄，脉弦细
　　D. 外阴干燥瘙痒，变薄变白皲裂，心悸怔忡，气短乏力，舌淡，苔薄，脉细
　　E. 外阴瘙痒，局部薄脆变白无弹性，小便频数，形寒畏冷，舌淡胖，苔薄白，脉沉细无力

A2 型题

4. 患者，女，34 岁。外阴奇痒，灼热疼痛，带下量多，色黄气秽，局部皮肤黏膜粗糙肥厚或破损溃疡，渗流黄水，胸闷烦躁，口苦口干，溲赤便秘；舌红，苔黄腻，脉弦数。其证候是
　　A. 肝郁气滞证　　　B. 血虚化燥证　　　C. 湿热下注证　　　D. 脾肾阳虚证　　　E. 肝肾阴虚证

【参考答案】

1. E　2. B　3. B　4. C

第十五单元　女性生殖系统炎症

细目一　女性生殖道的自然防御功能

【考点突破攻略】

要点　女性生殖道的自然防御功能

1. 外阴　两侧大阴唇自然合拢，遮掩阴道口、尿道口，防止外界微生物的污染。

2. 阴道　阴道口闭合，阴道前后壁紧贴，可防止外界污染。生理情况下，雌激素使阴道上皮增生变厚并增加细胞内糖原含量，经阴道乳杆菌转化为乳酸，维持阴道正常的酸性环境，抑制其他病原体生长，称为阴道自净作用。此外，阴道分泌物可维持巨噬细胞活性，防止细菌侵入阴道黏膜。

3. 子宫颈　宫颈内口紧闭，宫颈管分泌大量黏液形成黏液栓，成为上生殖道感染的机械屏障；黏液

栓内含有乳铁蛋白、溶菌酶，可抑制细菌侵入子宫内膜。

4.子宫内膜 育龄妇女子宫内膜周期性剥脱，为消除宫腔感染的有利条件。子宫内膜分泌液也含有乳铁蛋白、溶菌酶，可清除少量进入宫腔的病原体。

5.输卵管 输卵管黏膜上皮细胞的纤毛向宫腔方向摆动以及输卵管的蠕动，均有利于阻止病原体的侵入。输卵管分泌液与子宫内膜分泌液一样，也含有乳铁蛋白、溶菌酶，能清除偶尔进入上生殖道的病原体。

6.生殖道免疫系统 生殖道黏膜如宫颈和子宫聚集有不同数量的淋巴组织及散在的淋巴细胞，此外中性粒细胞、巨噬细胞、补体以及一些细胞因子均在局部有着重要的免疫功能，发挥抗感染作用。

细目二 外阴炎

【考点突破攻略】

要点一 中医病因病机

常见病因病机包括湿热下注、湿毒浸渍和肝肾阴虚。

要点二 临床表现

1.症状 外阴瘙痒，或灼热，或痒痛，排尿时疼痛加剧，或阴部干涩，灼热瘙痒。
2.体征 外阴皮肤黏膜红肿、溃疡、糜烂、脓水淋沥，严重者可有腹股沟淋巴结肿大、压痛，体温升高等一系列急性炎症反应。

要点三 中医辨证论治

证型	辨证要点	治法	方剂
湿热下注证	外阴肿痛，灼热或瘙痒，充血或有糜烂、溃疡，带下增多，色黄质稠，气味秽臭，伴烦躁易怒，口干口苦；舌苔黄腻，脉弦数	清热利湿，杀虫止痒	龙胆泻肝汤去木通，加苦参、虎杖
湿毒浸渍证	外阴灼痛，肿胀，充血，溃疡，渗流脓水，带下增多，色黄秽臭，尿黄便秘；舌红，苔黄糙，脉滑数	清热解毒，除湿止痒	五味消毒饮加土茯苓、蚤休、薏苡仁、萆薢
肝肾阴虚证	阴部干涩、瘙痒，五心烦热，头晕目眩，烘热汗出，腰酸耳鸣；舌红少苔，脉细数	滋肾降火，调补肝肾	知柏地黄汤加当归、白鲜皮、制首乌

[常考考点] 外阴炎的辨证论治。

要点四 阴痒的中医外治法

1.塌痒汤 水煎熏洗，适用于湿虫滋生证。
2.蛇床子散 水煎，趁热先熏后坐浴。
3.苦参汤 水煎熏洗。
4.珍珠散 研细末外用。

【例题实战模拟】

A1型题

1.下列有关外阴炎的临床表现，错误的是
　　A.局部瘙痒　　B.大小便困难　　C.局部灼热　　D.黏膜红肿　　E.局部糜烂、脓水淋沥

2.外阴炎湿毒浸渍证首选的治疗方剂是
　　A.五味消毒饮　　B.少腹逐瘀汤　　C.苓桂术甘汤　　D.桂枝茯苓丸　　E.龙胆泻肝汤

B1型题
　　A.五味消毒饮　　B.少腹逐瘀汤　　C.苓桂术甘汤　　D.桂枝茯苓丸　　E.龙胆泻肝汤

3.外阴慢性单纯性苔藓湿热下注证的治疗方剂是

4.外阴炎湿热下注证的治疗方剂是

【参考答案】

1.B　2.A　3.E　4.E

细目三　阴道炎症

【考点突破攻略】

要点一　滴虫阴道炎、外阴阴道假丝酵母菌病、细菌性阴道病、萎缩性阴道炎的病因

1.滴虫阴道炎　病原体为阴道毛滴虫引起。有直接传播、间接传播、医源性传播。

2.外阴阴道假丝酵母菌病　假丝酵母菌为致病菌。感染途径为内源性传染、性交、衣物传染。

3.细菌性阴道病　加德纳菌、厌氧菌及人型支原体，与频繁性交或阴道灌洗有关。

4.萎缩性阴道炎　卵巢功能减退，阴道上皮糖原减少，抵抗力下降，致病菌过度繁殖。

［常考考点］滴虫阴道炎、外阴阴道假丝酵母菌病的病原体。

要点二　中医病因病机

常见病因病机有肝经湿热、滋生湿虫。

要点三　临床表现

（一）滴虫阴道炎

1.症状　白带多，呈灰黄色稀薄泡沫状。阴道口及外阴瘙痒，或有灼热、疼痛、性交痛等。

2.体征　阴道黏膜点状充血，后穹隆有多量灰黄色稀薄脓性分泌物，多呈泡沫状。

（二）外阴阴道假丝酵母菌病

1.症状　白带增多，呈白色凝乳状或豆渣样。外阴及阴道奇痒、灼痛、性交痛。

2.体征　阴道黏膜附有白色膜状物，擦去后见黏膜充血红肿。

（三）细菌性阴道病

1.症状　分泌物增多，灰白色稀薄，有鱼腥臭味。性交后加重可伴有轻度外阴瘙痒或烧灼感，坠胀，有灼痛感、瘙痒，尿痛及性交痛。

2.体征检查　可见阴道黏膜无红肿、充血等炎症反应，分泌物易从阴道壁拭去。

（四）萎缩性阴道炎

1.症状　阴道分泌物增多，多呈水状。外阴瘙痒，灼热，干涩感。

2.体征　外阴、阴道潮红、充血、萎缩，呈老年性改变，黏膜皱襞消失，上皮平滑、菲薄。

［常考考点］各型阴道炎（病）的症状和体征。

要点四　诊断

1.滴虫阴道炎

（1）病史：不洁性交史或滴虫污染源接触史。

（2）症状特点：白带多，呈灰黄色稀薄泡沫状。

（3）实验室检查及其他检查：阴道分泌物中找到滴虫即可确诊。

2.外阴阴道假丝酵母菌病

（1）病史：长期服用避孕药物及抗生素、妊娠期妇女、有糖尿病史及不洁性接触史等。

（2）症状特点：白带多，呈凝乳状或豆渣样。

（3）实验室检查及其他检查：阴道分泌物镜检找到芽孢或假菌丝即可诊断。

3.细菌性阴道病　灰白色、均质、稀薄、腥臭味白带；阴道 pH > 4.5（pH 多为 5.0 ～ 5.5）；胺臭味试验阳性；或分泌物加生理盐水见到线索细胞。上述 4 项中 3 项阳性即可诊断。

4.萎缩性阴道炎

（1）病史：自然绝经、人工绝经的妇女，其他原因引起的雌激素水平不足。

（2）症状特点：阴道分泌物增多及外阴瘙痒、灼热感。

（3）实验室检查及其他检查：阴道分泌物 pH 值增高，血雌激素水平明显低下。

［常考考点］四型阴道炎（病）的诊断及鉴别。

要点五　西医治疗

（一）滴虫阴道炎

1.全身用药　口服甲硝唑。

2.局部治疗　1% 乳酸或 0.5% 醋酸液冲洗阴道；甲硝唑栓每晚塞入阴道，10 日为一疗程。

（二）外阴阴道假丝酵母菌病

1.一般治疗　2% ～ 3% 苏打液冲洗外阴及阴道或坐浴。

2.局部用药　制霉菌素、酮康唑、克霉唑、咪康唑栓等局部外用。

3.全身用药　口服伊曲康唑、氟康唑。

（三）萎缩性阴道炎

1.阴道冲洗　1% 乳酸或 0.5% 醋酸液冲洗阴道。

2.局部用药　己烯雌酚片或甲硝唑放入阴道。

3.全身用药　口服己烯雌酚或尼尔雌醇。

（四）细菌性阴道病

1.全身用药　口服甲硝唑，7 日为 1 疗程，连续应用 3 个疗程。

2.局部用药　甲硝唑栓或 2% 克林霉素软膏。

［常考考点］四型阴道炎（病）的西医治疗。

要点六　中医辨证论治

证型	辨证要点	治法	方剂
肝经湿热证	带下多，色白或黄，呈泡沫状或黄绿如脓，甚或杂有赤带，有臭味，外阴瘙痒，头晕目胀，心烦口苦，胸胁、少腹胀痛，尿黄便结；舌质红，苔黄，脉弦涩	清热利湿，杀虫止痒	龙胆泻肝汤加苦参、百部、蛇床子
湿虫滋生证	阴部瘙痒，如虫行状，甚则奇痒难忍，灼热疼痛，带下量多，色黄呈泡沫状，或色白如豆渣状，臭秽，心烦少寐，胸闷呃逆，口苦咽干，小便黄赤；舌红，苔黄腻，脉滑数	清热利湿，解毒杀虫	萆薢渗湿汤加苦参、防风

［常考考点］阴道炎症的辨证论治。

【例题实战模拟】

A1 型题

1.下列关于阴道假丝酵母菌病的描述，正确的是

　　A. 主要是直接传染　　　　　　　　B. 孕妇与非孕妇发病率大体相同

　　C. 白带增多，灰白色，稀薄泡沫状　　D. 多见于长期服用甲羟孕酮的妇女

　　E. 有白假丝酵母菌感染的阴道 pH 值为 4.0 ～ 4.7

2.外阴瘙痒，阴道见黄色泡沫状分泌物、味臭，最可能的诊断为

　　A. 淋病　　B. 非特异性阴道炎　　C. 外阴阴道假丝酵母菌病　　D. 滴虫阴道炎　　E. 宫颈糜烂

3.治疗外阴阴道假丝酵母菌病，局部用药应首选

　　A. 制霉菌素加二妙虎参煎剂　　B. 克林霉素加塌痒方　　　　C. 甲硝唑加二妙虎参煎剂

　　D. 诺氟沙星加苦参合剂　　　　E. 氯霉素加柴马洗剂

A2 型题

4. 患者，女，50岁，已婚。近3天带下量多，色黄，质稀，有味；妇科检查：带下量多，黄绿色，质稀，有泡沫。应首先考虑的是

 A. 细菌性阴道病   B. 滴虫阴道炎   C. 外阴阴道假丝酵母菌病

 D. 老年性阴道炎   E. 非淋菌性阴道炎

5. 患者，女，21岁，未婚。3天来带下量多，色黄呈脓性，有臭气，阴部坠胀，口苦咽干，舌红苔黄腻，脉弦滑；阴道分泌物镜检见大量脓细胞。其诊断是

 A. 滴虫阴道炎湿热证   B. 滴虫阴道炎湿毒证   C. 外阴阴道假丝酵母菌病湿热证

 D. 非特异性阴道炎湿热证   E. 非特异性阴道炎湿毒证

6. 患者，外阴奇痒难忍，灼热疼痛，带下量多，色黄气秽，胸闷烦躁，口苦口干，溲黄便干，舌红，苔黄腻，脉弦数；妇科检查见局部皮肤黏膜粗糙肥厚，破溃流水。治疗应首选的方剂是

 A. 五味消毒散   B. 完带汤   C. 逍遥散   D. 龙胆泻肝汤   E. 知柏地黄丸

B1 型题

 A. 白带多，白色凝乳状   B. 白带少，色黄质稠，阴痒

 C. 白带少，呈水状，干涩感   D. 白带多，灰黄色稀薄泡沫状

 E. 白带多，灰白色稀薄，鱼腥臭味

7. 细菌性阴道病的临床表现是

8. 外阴阴道假丝酵母菌病的临床表现是

【参考答案】

1. E   2. D   3. A   4. B   5. D   6. D   7. E   8. A

细目四　子宫颈炎症

【考点突破攻略】

要点一　西医病因病理

1. 病因　包括病原体感染如淋病奈瑟菌、沙眼衣原体、生殖支原体、葡萄球菌、链球菌、大肠埃希菌、厌氧菌等。也可由机械性刺激或损伤并发感染而发病。

2. 病理　包括急性子宫颈炎和慢性子宫颈炎。后者有慢性子宫颈管黏膜炎、子宫颈息肉、子宫颈肥大3种病理类型。

要点二　临床表现

1. 症状　<u>急性子宫颈炎多无症状或阴道分泌物增多呈黏液脓性，伴有外阴瘙痒及灼热感。慢性子宫颈炎表现为阴道分泌物增多，呈乳白色黏液状，或呈淡黄色脓性，或有血性白带或性交后出血，伴腰腹坠痛。</u>

2. 体征　<u>宫颈充血、水肿、黏膜外翻，黏液脓性分泌物从宫颈管流出。</u>慢性子宫颈炎可见黄色分泌物覆盖子宫颈口或从子宫颈口流出，或在糜烂样改变的基础上伴有子宫颈充血、水肿、脓性分泌物增多，亦可见子宫颈息肉或肥大。

[常考考点] 急、慢性宫颈炎的临床表现。

要点三　诊断

1. 病史　常有分娩、流产、手术感染史，不洁性生活、宫颈损伤或病原体感染等病史。

2. 临床表现　阴道分泌物增多，呈黏液脓性或乳白色黏液状，甚至有血性白带或性交后出血，或伴有外阴瘙痒或腰酸，下腹坠痛。

3. 妇科检查　可见宫颈充血、水肿、黏膜外翻，有脓性白带从宫颈口流出、量多；宫颈有不同程度

的糜烂、肥大、息肉、裂伤或宫颈腺囊肿。

4. 实验室及其他检查

（1）实验室检查：阴道分泌物检查白细胞增多，宫颈刮片或做 TCT 宫颈细胞学检查。

（2）辅助检查：B 型超声、彩色多普勒超声了解宫颈及盆腔情况。阴道镜检查或活检。

［常考考点］宫颈炎的诊断。

要点四　西医治疗

（一）急性子宫颈炎治疗

针对病原体选用抗生素。淋病奈瑟菌性宫颈炎常用药物如头孢曲松钠、头孢克肟或氨基糖苷类。治疗沙眼衣原体药物主要有四环素类如多西环素、红霉素类如阿奇霉素、喹诺酮类如氧氟沙星。临床常同时选用抗淋病奈瑟菌药物和抗衣原体药物。

（二）慢性子宫颈管黏膜炎

根据宫颈管分泌物培养及药敏试验结果选用相应抗感染药物。

（三）子宫颈息肉

行息肉摘除术，将切除组织送病理。

（四）子宫颈肥大

一般无须治疗。

要点五　中医辨证论治

证型	辨证要点	治法	方剂
热毒蕴结证	带下量多，色黄或黄绿如脓，质稠，或夹血色，或混浊如米泔，臭秽，小腹胀痛，腰骶酸楚，小便黄赤，或有阴部灼痛、瘙痒，舌红苔黄，脉滑数	清热解毒，燥湿止带	止带方合五味消毒饮
湿热下注证	带下量多，色黄或黄白相兼，质稠有臭味，少腹胀痛，胸胁胀痛，心烦易怒，口干口苦但不欲饮；舌红，苔黄腻，脉滑数	疏肝清热，利湿止带	龙胆泻肝汤去木通
脾虚湿盛证	带下量多，色白或淡黄，质稀或如涕如唾，无臭味，面色萎黄，精神倦怠，小腹坠胀，纳差便溏；舌淡胖有齿痕，苔薄白或腻，脉缓弱	健脾益气，升阳除湿	完带汤
肾阳虚损证	带下量多，色白质稀，清冷如水，淋漓不止，面色晦暗，腰脊酸楚，形寒肢冷，大便稀薄或五更泄泻，尿频清长，或夜尿增多；舌质淡，苔薄白或润，脉沉迟	温肾助阳，涩精止带	内补丸

［常考考点］子宫颈炎症的辨证论治。

【例题实战模拟】

A1 型题

1. 治疗慢性宫颈炎湿热内蕴证，应首选

　　A. 龙胆泻肝汤　　　B. 止带方　　C. 二妙丸　　　D. 五味消毒饮　　　E. 仙方活命饮

2. 下列各项，不属于宫颈糜烂湿热下注证主要症状的是

　　A. 伴少腹胀痛　　　　　　　B. 阴部灼痛　　　　　　　　C. 带下量多、色黄

　　D. 带下质稠有臭味　　　　　E. 舌红，苔黄腻，脉滑数

【参考答案】

1. A　　2. B

细目五　盆腔炎性疾病

【考点突破攻略】

要点一　西医病因病理

（一）病因

1. 产后体虚，如产道损伤或出血过多或胎盘胎膜残留等，病原体易侵入宫腔而引起感染。

2. 宫腔操作，如放置节育器、刮宫术或生殖道原有慢性炎症，手术干扰引起感染并扩散。

3. 经期及产褥期卫生不良，可使病原体侵入宫腔而引起炎症。

4. 下生殖道感染，如淋病奈瑟菌性宫颈炎、衣原体性宫颈炎等，上行蔓延致盆腔炎性疾病。

5. 邻近器官炎症直接蔓延，如阑尾炎、腹膜炎、膀胱炎等。

6. 盆腔炎性疾病再次感染，导致急性发作。

（二）病理

1. 急性子宫内膜炎及子宫肌炎，内膜充血、水肿、渗出，严重者坏死、脱落形成溃疡。

2. 急性输卵管炎、输卵管积脓、输卵管卵巢脓肿，轻者输卵管轻度充血、肿胀、略增粗；重者输卵管明显增粗、弯曲，纤维素性脓性渗出物增多，造成与周围组织粘连。

3. 急性盆腔结缔组织炎及盆腔腹膜炎，结缔组织充血、水肿，可导致血栓性静脉炎或形成阔韧带脓肿，蔓延至盆腔腹膜时，可致急性盆腔腹膜炎或盆腔脓肿，造成急性弥漫性腹膜炎。

4. 当病原体毒性强、数量多、患者抵抗力降低时，可发展为败血症、脓毒败血症，甚至导致感染性休克而使患者死亡。

5. 淋病奈瑟菌及衣原体感染均可引起肝周围炎，肝包膜水肿，吸气时右上腹疼痛。

要点二　中医病因病机

常见病因病机为**热毒炽盛、湿热瘀结**。

要点三　临床表现

1. 症状　下腹疼痛伴发热，甚至高热、寒战，阴道分泌物增多，呈脓性，秽臭。

2. 体征　急性病容，体温升高，心率增快，下腹部有肌紧张、压痛及反跳痛，肠鸣音减弱或消失。妇科检查：阴道充血，有大量脓性分泌物，穹隆明显触痛。宫颈充血、水肿，举痛明显，宫体稍大，较软，压痛，活动受限。输卵管压痛明显，有时扪及包块。

［常考考点］盆腔炎性疾病的表现：下腹痛＋发热＋带下异常。

要点四　诊断

1. 病史　有妇产科手术史、盆腔炎病史；或经期产后不注意卫生、房事不洁等。

2. 临床表现　高热，下腹痛，阴道分泌物增多，下腹部肌紧张、压痛、反跳痛。

3. 实验室及其他检查

（1）实验室检查：白细胞升高，红细胞沉降率升高，血 C– 反应蛋白升高。阴道分泌物见大量白细胞，后穹隆穿刺可吸出脓液。分泌物、穿刺液、血液培养可检测病原体。

（2）辅助检查：B 型超声检查提示盆腔内有炎性渗出液或肿块。

［常考考点］盆腔炎性疾病的诊断。

要点五　西医治疗

1. 抗生素治疗　根据药敏试验选用抗生素。病原体多为需氧菌、厌氧菌及衣原体混合感染，故抗生素多采用广谱抗生素及联合用药。常用药有青霉素类、头孢菌素类、氨基糖苷类、大环内酯类、四环素类、喹诺酮类、硝咪唑类、克林霉素及林可霉素等。

2. 手术治疗 如经药物治疗无效、输卵管积脓或输卵管卵巢脓肿持续存在或脓肿破裂时，可考虑手术治疗。根据情况选择经腹手术或腹腔镜手术。手术范围应根据病变范围、患者年龄、一般状态等全面考虑，原则以切除病灶为主。

要点六 中医辨证论治

证型	辨证要点	治法	方剂
热毒炽盛证	<u>高热恶寒，甚或寒战</u>，头痛，<u>下腹疼痛拒按</u>，口干口苦，精神不振，恶心纳少，大便秘结，小便黄赤，<u>带下量多，色黄如脓，秽臭</u>；舌质红，苔黄糙或黄腻，脉洪数或滑数	清热解毒，化瘀止痛	五味消毒饮合大黄牡丹汤
湿热瘀结证	<u>下腹部疼痛拒按或胀满，热势起伏，寒热往来</u>，带下量多、色黄、质稠、味臭秽，或经量增多、淋漓不止，大便溏或燥结，小便短赤；<u>舌红有瘀点，苔黄厚，脉滑数</u>	清热利湿，化瘀止痛	仙方活命饮加薏苡仁、冬瓜仁

［常考考点］盆腔炎性疾病的辨证论治。

【例题实战模拟】

A1 型题

1. 下列不是盆腔炎性疾病临床表现的是

　　A. 少腹一侧或双侧隐痛，反复发作　　B. 突然少腹剧痛，伴有停经史

　　C. 带下增多，色黄质稠　　　　　　　D. 经量增多，经期延长或婚久不孕

　　E. 妇科检查示附件增厚，有压痛

A2 型题

2. 患者，女，30 岁，已婚。清宫术后 10 天，高热，恶寒，下腹疼痛拒按，带下量多，色黄如脓，秽臭，口干口苦，大便秘结，舌红，苔黄糙或黄腻，脉洪数或滑数。应首先考虑的诊断是

　　A. 热毒壅盛证　　B. 湿热瘀结证　　C. 气营同病证　　D. 寒湿壅阻证　　E. 气滞血瘀证

3. 患者，女，32 岁。小腹及少腹疼痛拒按，有灼热感，伴腰骶疼痛，低热起伏，带下量多，色黄、质稠，溲黄，舌红苔黄腻，脉弦滑。其治法是

　　A. 清热除湿，化瘀止痛　　B. 行气活血，化瘀止痛　　C. 疏肝理气，化瘀止痛

　　D. 凉血活血，化瘀止痛　　E. 健脾利湿，化瘀止痛

【参考答案】

1. B　2. A　3. A

第十六单元 月经病

细目一 中医对月经病的认识

【考点突破攻略】

要点一 月经病的概念

月经病是以月经的周期、经期、经量等发生异常，或伴随月经周期或围绕经断前后出现明显症状为特征的疾病。

要点二　月经病的病因病机

月经病发生的主要机理是脏腑功能失常、气血失调，导致冲任二脉损伤。其病因除外感邪气、内伤七情、房劳多产、饮食不节之外，尚须注意体质因素对月经病发生的影响。

要点三　月经病的治疗原则

治疗原则重在治本调经。治本大法有补肾、健脾、疏肝、调理气血等，以补肾健脾为要。

要点四　治疗中应注意的问题

月经病的治疗中应注意：①辨经病、他病：如因他病致经不调者，当治他病，病去则经自调；若因经不调而生他病者，当予调经，经调则他病自愈。②辨标本缓急：急则治其标，缓则治其本，如痛经剧烈，应以止痛为先；若经崩暴下，当以止血为主，缓则审证求因治其本。③辨月经周期：经期血室正开，宜慎用大寒大热之剂；经前血海充盈，宜疏导而勿滥补；经后血海空虚，宜调补而勿强攻。此外，不同年龄的妇女有不同的生理特点，治疗的侧重点也不同，应予考虑。

细目二　排卵障碍性异常子宫出血

【考点突破攻略】

要点一　中医对排卵障碍性异常子宫出血的认识

排卵障碍性异常子宫出血（AUB-O）属于异常子宫出血（AUB）9个类型疾病之一，是指稀发排卵、无排卵及黄体功能不足，由于下丘脑－垂体－卵巢轴功能异常引起的异常子宫出血。包括中医学的"崩漏"及"月经不调"。

崩漏系指妇女在非行经期间阴道大量流血或持续淋沥不断，前者称"崩中"或"经崩"，后者称"漏下"或"经漏"。

月经不调是指月经的周期、经期和经量发生异常的一组月经病的总称，包括月经先期、月经后期、月经先后无定期、月经过多、月经过少、经期延长以及经间期出血等。月经先期是指月经周期提前1～2周；月经后期是指月经周期延后7天以上，甚至3～5个月一行。月经先期、后期均须连续出现2个月经周期以上。月经先后无定期是指月经周期时或提前时或延后7天以上，连续3个月经周期以上。月经过多是指每次行经血量较平常明显增多者；月经过少是指每次行经血量较平时明显减少，或行经时间缩短至1～2天，经量亦少者。经期延长是指行经持续时间超过7天以上，甚至淋沥2周方净者。经间期出血是指月经周期基本正常，在两次月经之间，即氤氲之时发生的周期性阴道少量流血者。

［常考考点］崩漏、月经先期、月经后期、月经先后无定期、经期延长的概念。

要点二　西医病因病理

（一）病因

各种因素如精神紧张、情绪变化、营养不良、饮食不节、过度运动、代谢紊乱、环境及气候骤变、酗酒以及某些药物等，引起下丘脑－垂体－卵巢轴的功能调节异常导致异常子宫出血。

（二）子宫内膜病理改变

1. 无排卵性异常子宫出血

（1）子宫内膜增生：包括单纯型增生、复杂型增生和不典型增生。后者不属于异常子宫出血范畴。

（2）增殖期子宫内膜：在月经周期后半期甚至月经期仍表现为增殖期形态。

（3）萎缩型子宫内膜：子宫内膜萎缩菲薄，腺体少而小，腺上皮细胞为单层立方形或低柱状，腺腔狭小而直，间质少而致密，胶原纤维相对增多。

2. 排卵性异常子宫出血

（1）排卵性月经过多：子宫内膜于经前呈分泌反应，少数有高度分泌反应。

（2）黄体功能不足：分泌期内膜腺体分泌不良，内膜活检显示分泌反应落后 2 日。

（3）子宫内膜不规则脱落：黄体发育良好但萎缩过程延长。月经期第 5～6 天，仍能见呈分泌反应的子宫内膜，常表现为混合型子宫内膜。

（4）排卵期出血：子宫内膜呈早期分泌反应，部分可能有晚期增生期变化。

［常考考点］功能失调性子宫出血的子宫内膜病理改变及临床表现。

要点三　中医病因病机

主要病机是<u>冲任损伤，不能制约经血，胞宫蓄溢失常</u>，而引起月经先期、经期延长、月经过多、崩漏等；若因虚、实之邪引起冲任血海不盈或冲任被阻，则出现月经后期、量少；若在氤氲期因肾阴虚、脾虚、湿热、血瘀等引起阴阳转化失调，损及冲任胞络，则引起经间期出血。常见病因病机有肾虚、脾虚、血虚、血热、血寒、血瘀、痰湿和湿热等。

要点四　临床类型及表现

1. 症状

（1）无排卵性异常子宫出血：常表现为<u>月经周期紊乱，经期长短不一，经量时多时少，甚至大量出血</u>。可继发贫血，伴有乏力、头晕等症状，甚至出现失血性休克。

（2）排卵性异常子宫出血：①<u>黄体功能不足：黄体期缩短，常伴不孕或孕早期流产</u>。②<u>子宫内膜不规规脱落：月经周期正常，但经期延长，可长达 9～10 日，或伴经量增多</u>。③<u>排卵性月经过多：月经量多，周期正常</u>。④<u>排卵期出血：月经中期或在基础体温开始上升时出现少量阴道流血</u>。⑤<u>稀发排卵：表现为月经后期、量少</u>。

2. 体征　有程度不等的贫血貌，妇科检查无明显异常。

【知识纵横比较】

各型排卵障碍性异常子宫出血的比较

类型	子宫内膜病理改变		临床表现
无排卵性（增生）	子宫内膜增生症		不规则子宫出血 周期、经期、经量均无规律——崩漏
	增殖期子宫内膜		
	萎缩型子宫内膜		
有排卵性（分泌）	黄体功能不足		黄体期缩短 不孕或孕早期流产——月经先期
	子宫内膜不规规脱落		周期正常 经期延长，长达 9～10 日——经期延长
	排卵性月经过多		周期正常 月经量多——月经过多

要点五　诊断与鉴别诊断

1. 诊断　根据病史、临床表现和以下实验室及其他检查以明确诊断。

（1）诊断性刮宫：其作用是止血和明确子宫内膜病理诊断。为确定排卵和黄体功能，应在经前 1～2 日或月经来潮 6 小时内诊刮；若怀疑子宫内膜不规则脱落，应在月经第 5 日诊刮；长期、大量出血者可随时诊刮。

（2）B 型超声检查：可了解子宫大小、形态，宫腔内有无赘生物，子宫内膜厚度等。

（3）宫腔镜检查：可直视宫腔内情况，选择病变区域进行活检以诊断宫腔病变。

（4）基础体温测定：单相型提示无排卵；黄体功能不足时呈双相型，高温相9～11天；子宫内膜不规则脱落呈双相型，但下降缓慢。

（5）激素测定：黄体中期测血孕酮值呈卵泡期水平，为无排卵。在早卵泡期测血LH、FSH、PRL、E_2、T、TSH水平，了解无排卵的病因。

（6）血常规及凝血功能测定：了解贫血程度和排除血液系统病变。

2. 鉴别诊断　应与异常妊娠或妊娠并发症、生殖器官肿瘤、生殖器官感染、生殖道损伤及全身性疾病如血液病、内分泌失调等引起的阴道流血相鉴别。并注意有无放置宫内节育器、口服避孕药及服用性激素药物等。

要点六　西医治疗原则

1. 无排卵性异常子宫出血，青春期及生育期以止血，调整周期，促排卵为主；绝经过渡期以止血，调整周期，减少经量，防止子宫内膜病变为原则。

2. 排卵性异常子宫出血主要是促进黄体功能恢复。

3. 对已婚育龄期或绝经过渡期患者，应常规使用诊断性刮宫，止血迅速，并可行内膜病理检查以除外恶性病变。

4. 药物治疗是异常子宫出血的一线治疗。常采用性激素止血和调整月经周期。出血期可辅用止血药物。

5. 稀发排卵者参照"闭经"治疗。

［常考考点］排卵障碍性异常子宫出血的西医治疗原则。

要点七　中医治疗原则

崩漏的治疗，应根据病情的缓急轻重、出血的久暂，采用"急则治其标，缓则治其本"的原则，灵活运用"塞流""澄源""复旧"三法。

塞流：即止血。暴崩之际，急当止血防脱。澄源：即辨证求因以治本。血止或病缓时应针对病因施治，使崩漏得到根本上的治疗。塞流、澄源两法常同步进行。复旧：即调理善后。是巩固崩漏治疗的重要阶段。临床多采用补肾、扶脾或疏肝之法。治崩三法既有区别，又有内在联系，临床应用不能截然分开，须结合具体病情灵活运用。塞流需澄源，澄源当固本，复旧要求因。

月经不调的治疗，重在调经治本，恢复月经的周期、经期和经量。

要点八　中医辨证论治

1. 无排卵性异常子宫出血（崩漏）

证型	辨证要点	治法	方剂
肾阳虚证	经来无期，出血量多，或淋漓不尽，色淡质清，腰痛如折，畏寒肢冷，面色晦暗或有黯斑，小便清长；舌淡暗，苔白润，脉沉迟无力	温肾固冲，止血调经	右归丸去肉桂，加艾叶炭、补骨脂、黄芪
肾阴虚证	经乱无期，出血量少或多，淋沥不净，色鲜红，质稠，头晕耳鸣，腰膝酸软，手足心热；舌质红，苔少，脉细数	滋肾益阴，固冲止血	左归丸去牛膝合二至丸
脾虚证	经血非时暴下不止，或淋漓不断，色淡质稀，神倦懒言，面色㿠白，不思饮食，或面浮肢肿；舌淡胖，边有齿痕，苔薄白，脉缓无力	补气摄血，固冲调经	固本止崩汤合举元煎
虚热证	经乱无期，量少淋沥不净或量多势急，血色鲜红而质稠，口干咽燥，心烦潮热，大便干结；舌红，少苔，脉细数	滋阴清热，止血调经	保阴煎合生脉散加阿胶
实热证	经血非时暴下不止，或淋漓日久不断，色深红，质稠，口渴烦热，溲黄便结；舌红，苔黄，脉滑数	清热凉血，止血调经	清热固经汤加沙参、麦冬
血瘀证	经乱无期，量时多时少，时出时止，或淋漓不断，或经闭数月又忽然暴下继而淋漓，色紫黯有块，小腹疼痛拒按，块下痛减；舌紫暗或有瘀斑，苔薄白，脉涩	活血化瘀，止血调经	逐瘀止血汤

2. 排卵性异常子宫出血（月经不调）

（1）排卵性月经过多（月经过多）

证型	辨证要点	治法	方剂
气虚证	经行量多，色淡红，质稀，肢倦神疲，气短懒舌，面色㿠白，小腹空坠；舌淡，苔薄，脉缓弱	补气升提，固冲止血	安冲汤加升麻
血热证	经行量多，色深红或鲜红，质黏稠，口渴心烦，溲黄便结；舌红，苔黄，脉滑数	清热凉血，固冲止血	保阴煎加炒地榆、槐花
血瘀证	经行量多，色紫黯，质稠，有血块，经行腹痛，块下痛减，或平时小腹胀痛；舌紫暗或有瘀点，脉涩有力	活血化瘀，固冲止血	桃红四物汤加三七、茜草、蒲黄

（2）黄体功能不足（月经先期）

证型	辨证要点	治法	方剂
脾气虚弱证	月经提前，或兼量多，色淡质稀，神疲肢倦，面色萎黄，气短懒言，小腹空坠，食少纳差；舌淡，脉缓弱	健脾益气，固冲调经	补中益气汤
肾气不固证	月经周期提前，量少，色淡黯，质稀薄，腰膝酸软，头晕耳鸣，夜尿频多；舌淡暗，苔薄白，脉沉细	补肾益气，固冲调经	固阴煎
阳盛血热证	月经提前，量多，经色深红或紫红，质稠，面红颧赤，心烦口渴，溲黄便结；舌红苔黄，脉滑数	清热降火，凉血调经	清经散
肝郁血热证	月经提前，量或多或少，色深红或紫红，质稠有块，经行不畅，乳房或少腹胀痛，胸胁胀满，口苦咽干；舌红，苔薄黄，脉弦数	疏肝解郁，清热调经	丹栀逍遥散
阴虚血热证	月经先期，量少，色鲜红，手足心热，咽干口燥，潮热盗汗，心烦失眠；舌红，少苔，脉细数	养阴清热，固冲调经	两地汤

（3）子宫内膜不规则脱落（经期延长）

证型	辨证要点	治法	方剂
气虚证	行经时间延长，量多，色淡质稀，神倦嗜卧，气短懒言，肢软无力，小腹空坠，面色㿠白；舌质淡，苔薄白，脉缓弱	补气摄血，固冲调经	举元煎
虚热证	行经时间延长，量少，色鲜红，质稍稠，口燥咽干，手足心热，两颧潮红，大便燥结；舌红，少苔，脉细数	养阴清热，凉血调经	两地汤合二至丸
湿热蕴结证	行经时间延长，量少，色深红，混杂黏液，质稠，平时带下量多、色黄臭秽，腰腹胀痛，小便短赤，大便黏滞；舌红，苔黄腻，脉滑数	清热利湿，止血调经	固经丸
血瘀证	经来淋漓，延期不净，经量时多时少，经行不畅，色黯有块，小腹疼痛拒按，面色晦暗或有暗斑；舌质紫暗或有瘀斑，脉弦涩	活血化瘀，固冲调经	桃红四物汤合失笑散

（4）排卵期出血（经间期出血）

证型	辨证要点	治法	方剂
肾阴虚证	经间期少量出血，色鲜红，质稠，腰膝酸软，头晕耳鸣，手足心热；舌红，少苔，脉细数	滋肾养阴，固冲止血	加减一阴煎
湿热证	经间期少量阴道流血，色深红，质稠，平时带下量多，色黄，或赤白带下，质黏腻，或有臭气，小腹时痛，小便短赤；舌红，苔黄腻，脉滑数	清热除湿，凉血止血	清肝止淋汤去阿胶、红枣，加茯苓、炒地榆
脾气虚证	经间期少量出血，色淡，质稀，神疲肢倦，气短懒言，食少腹胀；舌淡，苔薄，脉缓弱	健脾益气，固冲摄血	归脾汤
血瘀证	经间期少量出血，血色紫暗，有块，小腹疼痛拒按；舌紫暗或有瘀点，脉涩有力	活血化瘀，理血归经	逐瘀止血汤

（5）稀发排卵（月经后期、月经过少）：参照"闭经"治疗。

[常考考点] 各型排卵障碍性异常子宫出血的辨证论治。

【知识纵横比较】

导致子宫异常出血的病因病机无外乎热、虚、瘀三个方面，下面就排卵障碍性异常子宫出血，从热、虚、瘀三个方面总结各种疾病的使用方剂。

血热证

疾病	实热证		虚热证	
	证型	方剂	证型	方剂
崩漏	实热证	清热固经汤	虚热证	保阴煎合生脉散
月经过多	血热证	保阴煎	—	—
月经先期	阳盛血热证	清经散	阴虚血热证	两地汤
	肝郁血热证	丹栀逍遥散	—	—
经期延长	湿热蕴结证	固经丸	虚热证	两地汤合二至丸
经间期出血	湿热证	清肝止淋汤	—	—

虚证

疾病	脾虚证		肾虚证	
	证型	方剂	证型	方剂
崩漏	脾虚证	固本止崩汤合举元煎	肾阳虚证	右归丸
			肾阴虚证	左归丸合二至丸
月经过多	气虚证	安冲汤	—	—
月经先期	脾气虚弱证	补中益气汤	肾气不固证	固阴煎
经期延长	气虚证	举元煎	—	—
经间期出血	脾气虚证	归脾汤	肾阴虚证	加减一阴煎

血瘀证

疾病	瘀	
	证型	方剂
崩漏	血瘀证	逐瘀止血汤
月经过多	血瘀证	桃红四物汤
月经先期	—	—
经期延长	血瘀证	桃红四物汤合失笑散
经间期出血	血瘀证	逐瘀止血汤

【例题实战模拟】

A1 型题

1. 下列关于无排卵性异常子宫出血的子宫内膜病理变化，正确的是
    A. 排卵型月经过多　　　　　B. 萎缩型子宫内膜　　　　　C. 子宫内膜脱落不全
    D. 黄体功能不全　　　　　　E. 排卵期出血
2. 下列不属于月经先期病因病机的是
    A. 气虚不能统血　　　　　　B. 虚热迫血妄行　　　　　　C. 阳盛血海不宁
    D. 血瘀新血不守　　　　　　E. 肝郁血热妄行

3. 治疗月经先期阴虚血热证，应首选

    A. 两地汤加孕激素   B. 举元煎加雄激素   C. 健固汤加雄激素

    D. 健固汤加孕激素   E. 右归丸加雌激素

4. 治疗无排卵型异常子宫出血的治疗原则是

    A. 塞流、澄源、复旧   B. 止血固冲，以防脱证   C. 滋阴清热，止血调经

    D. 止血、调整月经周期、促进排卵   E. 急则治其标，缓者治其本

5. 治崩的三法是

    A. 塞流、澄源、求因   B. 补肾、益脾、调肝   C. 补肾、益脾、化痰

    D. 塞流、澄源、复旧   E. 塞流、止血、求因

A2 型题

6. 患者，女，18 岁。月经周期正常，月经淋漓不断超过 7 天，体温呈双相。诊断为

    A. 无排卵型异常子宫出血，经期延长   B. 无排卵型异常子宫出血，月经过多

    C. 有排卵型异常子宫出血，月经先后无定期   D. 有排卵型异常子宫出血，经期延长

    E. 无排卵型异常子宫出血，崩漏

7. 患者，女，30 岁，已婚。月经周期正常，但经量多（5 包纸 / 次），色深红、质稠，心烦口渴，尿黄便结，舌红苔黄，脉滑数。妇科盆腔及 B 型超声波检查无异常，基础体温呈双相。治疗应首选

    A. 黄体酮加保阴煎   B. 黄体酮加清经散   C. 丙酸睾酮加保阴煎

    D. 丙酸睾酮加清经散   E. 丙酸睾酮加丹栀逍遥散

8. 患者，女，24 岁。平素月经周期 28 天，经期 9 天，量较少，色红质稠，口干咽燥，潮热盗汗。其病证结合诊断是

    A. 经期延长，血瘀证   B. 月经过少，肾虚证   C. 经期延长，虚热证

    D. 月经过少，气滞血瘀证   E. 经期延长，血热证

9. 患者，女，34 岁。月经周期 20～22 日一行，量少，色淡暗，腰膝酸软，头晕耳鸣，夜尿频多，舌质淡暗，苔薄白，脉沉细。曾 4 次在发现怀孕不足 40 日时流产。现测基础体温双相。其病证结合诊断是

    A. 排卵性月经过多，肾气不固证   B. 排卵期出血，肾气不固证

    C. 黄体功能不足，肾气不固证   D. 黄体功能不足，脾气虚弱证

    E. 无排卵性异常子宫出血，肾虚证

B1 型题

    A. 保阴煎   B. 两地汤   C. 清热固经汤   D. 清经散   E. 丹栀逍遥散

10. 治疗崩漏实热证，应首选的方剂是

11. 治疗崩漏虚热证，应首选的方剂是

【参考答案】

1. B   2. D   3. A   4. E   5. D   6. D   7. A   8. C   9. C   10. C   11. A

细目三　闭经

【考点突破攻略】

要点一　概念

闭经有原发性闭经和继发性闭经两类。前者系指年逾 16 岁第二性征已发育、月经尚未来潮，或年龄超过 14 岁，第二性征未发育者。后者则指已建立月经周期后，停经时间超过 6 个月，或按自身原有月经周期计算停止 3 个周期以上者。

要点二　病因及分类

（一）原发性闭经

多为遗传原因或先天发育缺陷引起，较少见。

（二）继发性闭经

发病率明显高于原发性闭经，以下丘脑性闭经最常见。

1. 下丘脑性闭经　以功能性原因为主，可因精神应激、体重下降和神经性厌食、运动性闭经、药物性闭经、颅咽管瘤等导致。属低促性腺素性闭经，治疗及时尚可逆。

2. 垂体性闭经　可因垂体梗死、垂体肿瘤、空蝶鞍综合征而导致。

3. 卵巢性闭经　可因卵巢早衰、卵巢功能性肿瘤、多囊卵巢综合征导致。卵巢分泌性腺激素低下，致子宫内膜不发生周期性变化而引起，属高促性腺素性闭经。

4. 子宫性闭经　可因子宫内膜损伤、子宫切除后或子宫腔内放疗后引起。

5. 其他　其他内分泌功能异常如肾上腺、甲状腺、胰腺等功能紊乱也可引起闭经。

要点三　中医病因病机

闭经的病因病机有虚实两端。虚者多因精亏血少，冲任不充，血海空虚，胞宫无血可下所致；实者多因邪气阻隔，冲任阻滞，脉道不通，经血不得下行所致。主要包括肾气亏损、肝肾阴虚、气血虚弱、阴虚血燥、气滞血瘀、痰湿阻滞和寒凝血瘀。

要点四　诊断

1. 病史　对原发性闭经，应了解先天身体状况及后天生长发育过程；对继发性闭经，应注意有无月经初潮较迟及月经稀发病史；或有产后出血史等；或接受过激素或放射治疗；营养不良或精神创伤；急慢性疾病史如贫血、结核病等；或有人工流产、刮宫史；滥用避孕药或长期哺乳史等。

2. 临床表现　原发或继发闭经。

3. 体格检查　检查全身及第二性征发育是否正常，有无乳汁分泌及甲状腺肿大等。

4. 妇科检查　注意内外生殖器发育状况，有无先天性缺陷、畸形，盆腔有无肿物等。

5. 辅助检查

（1）功能试验

1）孕激素试验：常用黄体酮、地屈孕酮等，停药后出现撤药性出血，为阳性反应，提示子宫内膜有一定水平雌激素影响；停药后无出血，为阴性反应，应进一步行雌孕激素序贯试验。

2）雌孕激素序贯试验：以戊酸雌二醇 2mg 或结合雌激素 1.25mg，连服 20 日，最后 10 日加用地屈孕酮，停药后发生撤药性出血者为阳性，提示子宫内膜正常；若无撤药性出血，为阴性，应重复一次试验；若仍无出血，诊断为子宫性闭经。

3）垂体兴奋试验：注射 LHRH 后 LH 值升高，表明垂体正常，病变在下丘脑；多次重复试验，LH 无升高或升高不显著，表明垂体功能减退，如希恩综合征。

（2）激素测定：建议停用雌孕激素药物至少两周后行激素测定。

1）血甾体激素测定，包括雌二醇、孕酮及睾酮测定。睾酮值高，提示可能有多囊卵巢综合征或卵巢支持-间质细胞瘤等。

2）催乳素及垂体促性腺激素测定。

3）肥胖、多毛、痤疮患者还需行胰岛素、雄激素测定，糖耐量、胰岛素释放试验等。

（3）影像学检查

1）盆腔超声检查：观察盆腔有无子宫，子宫形态、大小及内膜厚度，卵巢大小、形态、卵泡数目等。

2）子宫输卵管造影：了解宫腔病变及宫腔粘连等。

3）CT 或 MRI：用于盆腔及头部蝶鞍区检查，了解盆腔肿块和中枢神经系统病变性质。

4）宫腔镜检查：用以诊断宫腔粘连。

5）腹腔镜检查：直视下观察卵巢形态、子宫大小，对诊断多囊卵巢综合征等有价值。

6）染色体检查：对诊断原发性闭经的病因及指导临床处理有重要意义。

7）其他：如靶器官反应检查，包括基础体温测定、子宫内膜取样等。

要点五　西医治疗

（一）全身治疗

治疗全身性疾病，合理饮食，保持标准体重，消除精神紧张和焦虑。

（二）性激素治疗

1. 性激素补充治疗

（1）雌激素补充治疗：戊酸雌二醇 1mg/d 或结合雌激素 0.625mg/d 或微粒化 17- 雌二醇 1mg/d，连服 21 日，停药 1 周后重复给药。适用于无子宫者。

（2）雌孕激素人工周期疗法：适用于有子宫者。上述雌激素连服 21 日，最后 10 日加服醋酸甲羟孕酮 6 ～ 10mg/d，连续 3 ～ 6 个周期。

（3）孕激素疗法：适用于体内有一定内源性雌激素水平的闭经。可于月经后半周期予黄体酮 20mg，肌内注射，1 次 / 日，连用 5 日；或醋酸甲羟孕酮 6 ～ 10mg，1 次 / 日，口服，连用 5 日。

2. 诱发排卵　适用于有生育要求的患者。

（1）氯米芬：用于有一定内源性雌激素水平的无排卵者。月经第 5 日始，每日 50 ～ 100mg，连用 5 日。

（2）促性腺激素：适用于低促性腺激素闭经及氯米芬促排卵失败者。常用 HMG 或 FSH 和 HCG 联合用药促排卵法。

（3）促性腺激素释放激素（GnRH）：适用于下丘脑性闭经，用脉冲皮下注射或静脉给药。

3. 溴隐亭　单纯高 PRL 血症者，每日 2.5 ～ 5mg，多在服药的第 5 ～ 6 周恢复月经。

4. 其他激素治疗

（1）肾上腺皮质激素：适用于先天性肾上腺皮质增生引起的闭经，常用泼尼松或地塞米松。

（2）甲状腺素：如甲状腺片，适用于甲状腺功能减退所致的闭经。

（三）辅助生殖技术

（四）手术治疗

对于生殖器畸形、Asherman 综合征及卵巢肿瘤等一经确诊可手术治疗。

［常考考点］闭经的西医治疗。

要点六　中医辨证论治

证型	辨证要点	治法	方剂
肾气亏损证	年逾 16 岁尚未行经，或初潮较迟，时有月经停闭，或月经周期建立后，出现周期延后渐至停闭；伴发育欠佳，腰腿酸软，头晕耳鸣，倦怠乏力，夜尿频多，面色晦暗，眼眶暗黑；舌质淡暗，苔薄白，脉沉弱	补肾益气，养血调经	加减苁蓉菟丝子丸加淫羊藿、紫河车
肝肾阴虚证	年满 16 周岁尚未行经，或初潮较晚，月经量少，周期延后，渐致经闭不行，头晕耳鸣，腰膝酸软，两目干涩，或夜尿频多，阴部干涩，带下量少；舌质淡，苔少，脉沉细弱	滋补肝肾，养血调经	育阴汤去海螵蛸、牡蛎，加当归、菟丝子
气血虚弱证	月经周期延后、量少、色淡、质稀，渐致闭经，神疲肢倦，头晕眼花，心悸气短，面色萎黄，唇色淡红；苔少或薄白，脉沉缓或细弱	益气健脾，养血调经	人参养荣汤
阴虚血燥证	月经由后期、量少，渐至经闭，两颧潮红，五心烦热，盗汗，甚或骨蒸劳热，或干咳、咳血，口干咽燥；舌红，苔少，脉细数	养阴清热，养血调经	加减一阴煎加丹参、女贞子、香附
痰湿阻滞证	月经周期延后、量少、色淡、质黏稠，渐至停闭，形体肥胖，胸闷呕恶，倦怠嗜睡，面浮肢肿，带下量多、色白质稠；舌苔白腻，脉沉缓或滑	燥湿化痰，活血通经	丹溪治湿痰方

续表

证型	辨证要点	治法	方剂
气滞血瘀证	月经停闭，胸胁、乳房胀痛，少腹胀痛拒按，精神抑郁，烦躁易怒，嗳气叹息；舌紫暗，或有瘀点，脉沉弦或沉涩	行气活血，祛瘀通经	血府逐瘀汤
寒凝血瘀证	月经停闭，小腹冷痛拒按，得热痛减，形寒肢冷，面色青白；舌紫暗，苔白，脉沉紧	温经散寒，活血通经	温经汤

［常考考点］闭经的辨证论治。

【例题实战模拟】

A1 型题

1. 治疗闭经气滞血瘀证，应首选

　　A. 血府逐瘀汤　　　　　　　B. 温经汤（《妇人大全良方》）　　　　C. 膈下逐瘀汤

　　D. 少腹逐瘀汤　　　　　　　E. 桂枝茯苓丸

2. 治疗闭经气血虚弱证，应首选

　　A. 加减一阴煎　　　B. 启宫丸　　　C. 人参养荣汤　　　D. 举元煎　　　E. 圣愈汤

A2 型题

3. 患者，女，30 岁，已婚。停经 8 个月，小腹疼痛，胸胁胀满，以往月经正常，曾生育一胎，人工流产 4 次。8 个月前因孕 50 天行无痛人流，之后月经再未来潮，曾用孕激素及雌孕激素序贯疗法无效。最可能的诊断是

　　A. 下丘脑性闭经　　　B. 垂体性闭经　　　C. 子宫性闭经　　　D. 营养不良性闭经　　　E. 卵巢性闭经

B1 型题

　　A. 启宫丸　　　B. 血府逐瘀汤　　　C. 丹溪治湿痰方　　　D. 半夏白术天麻汤　　　E. 育阴汤

4. 治疗痰湿阻滞型闭经的首选方是

5. 治疗肝肾两虚型闭经的首选方是

【参考答案】

1. A　2. C　3. C　4. C　5. E

细目四　痛经

【考点突破攻略】

要点一　概念

痛经是指妇女正值经期或经行前后出现周期性下腹部疼痛，或伴腰骶酸痛，影响正常工作及生活。

要点二　中医病因病机

痛经的发生与冲任胞宫的周期性气血变化密切相关。主要病机在于邪气内伏或精血素虚，更值经行前后冲任气血变化急骤，导致冲任气血运行不畅，胞宫经血运行受阻，以致"不通则痛"；或冲任胞宫失于濡养，"不荣则痛"，从而引起痛经。常见病因病机有气滞血瘀、寒凝血瘀、湿热瘀阻、气血虚弱及肝肾亏损。

要点三　中医辨证论治

证型	辨证要点	治法	方剂
气滞血瘀证	经前或经期小腹胀痛，拒按，经血量少，经行不畅，色紫黯有块，块下痛减，经前胸胁、乳房胀满或胀痛；舌紫暗或边有瘀点，脉弦或弦滑	理气活血，逐瘀止痛	膈下逐瘀汤加蒲黄

续表

证型	辨证要点	治法	方剂
寒凝血瘀证	经前或经期小腹冷痛，拒按，得热痛减，经量少，色暗有块，畏寒肢冷，恶心呕吐；舌暗，苔白腻，脉沉紧	温经散寒，化瘀止痛	少腹逐瘀汤加苍术、茯苓、乌药
湿热瘀阻证	经前或经期小腹疼痛或胀痛，灼热感，或痛连腰骶，或平时小腹疼痛，经前加剧；经血量多或经期延长，色黯红，质稠或夹较多黏液，带下量多，色黄质黏有臭味，或低热起伏，小便黄赤；舌红，苔黄腻，脉滑数	清热除湿，化瘀止痛	清热调血汤加蒲公英、薏苡仁
气血虚弱证	经期或经后小腹隐痛，喜揉喜按，月经量少，色淡，质稀，神疲乏力，面色无华；舌淡，苔薄，脉细弱	补气养血，调经止痛	黄芪建中汤加党参、当归
肝肾亏损证	经期或经后小腹绵绵作痛，经色淡，量少，腰膝酸软，头晕耳鸣；舌质淡，脉沉细弱	滋肾养肝，调经止痛	调肝汤加桑寄生、肉苁蓉

［常考考点］痛经的辨证论治。

【例题实战模拟】

A1 型题

1.痛经肝肾亏损证腹痛的特点是

　　A.小腹灼痛　　B.小腹绵绵作痛　　C.小腹冷痛　　D.小腹刺痛　　E.小腹胀痛

2.痛经气滞血瘀证的临床表现是

　　A.经期或经后小腹绵绵作痛　　B.经期或经后小腹胀痛　　C.经前或经期小腹冷痛

　　D.经期或经后小腹隐痛　　E.经前或经期小腹胀痛

3.首选用于治疗痛经寒湿凝滞证的方剂是

　　A.温经汤　　B.膈下逐瘀汤　　C.少腹逐瘀汤　　D.八珍益母汤　　E.艾附暖宫丸

A2 型题

4.患者，女，25岁，未婚。每次行经期间，小腹冷痛拒按，得热则舒，月经量少，色黯有块，畏寒身痛，舌淡暗，苔白腻，脉沉紧。其中医治法是

　　A.理气活血，化瘀止痛　　B.理气行滞，化瘀止痛　　C.疏肝行气，缓急止痛

　　D.温经祛寒，活血止痛　　E.益气补血，活血止痛

5.患者，女，23岁，未婚。每逢经行小腹胀痛拒按，经量少，色紫黯有块，块下痛减，伴胸胁、乳房作胀，舌暗，脉弦。治疗应首选

　　A.少腹逐瘀汤　　B.膈下逐瘀汤　　C.柴胡疏肝散　　D.桂枝茯苓丸　　E.丹栀逍遥散

B1 型题

　　A.经期或经后小腹胀痛　　B.经期或经后小腹隐痛　　C.经前或经期小腹坠痛

　　D.经前或经期小腹胀痛　　E.经前或经期小腹冷痛

6.寒凝血瘀型痛经腹痛的特点是

7.气血虚弱型痛经腹痛的特点是

【参考答案】

1.B　2.E　3.C　4.D　5.A　6.E　7.B

细目五　多囊卵巢综合征

【考点突破攻略】

要点一　内分泌特征与病理生理

（一）内分泌特征

以雄激素过多、雌酮过多、黄体生成素/卵泡刺激素（LH/FSH）比值增大、胰岛素抵抗为主要

特征。

（二）病理

1.卵巢变化　双侧卵巢较正常增大2～5倍，呈灰白色，包膜增厚、坚韧。

2.子宫内膜变化　因持续无排卵，子宫内膜长期受雌激素刺激，呈现不同程度增生性改变，如单纯型增生、复杂型增生、不典型增生，甚至有可能导致子宫内膜癌。

要点二　中医病因病机

常见病因病机有肾虚、痰湿阻滞、肝经湿热和气滞血瘀。

要点三　临床表现

1.症状

（1）月经不调：多为月经稀发、经量过少、闭经，也可表现为异常子宫出血等。

（2）不孕：由于持续性无排卵而导致不孕。

（3）肥胖：约占50%，多为中心型肥胖。

2.体征

（1）体格检查：①多毛、痤疮，毛发呈现男性分布。②黑棘皮症，在阴唇、颈背部、腋下、乳房下和腹股沟等处的皮肤出现灰褐色色素沉着，呈对称性，皮肤增厚。③其他男性化体征，如秃发等。

（2）妇科检查：阴毛粗浓黑呈男性分布，阴蒂肥大，可扪及增大的卵巢。

［常考考点］多囊卵巢综合征的症状和体征。

要点四　诊断与鉴别诊断

1.诊断

（1）临床表现：月经失调，闭经，不孕，多毛，痤疮，黑棘皮症，腹部肥胖。

（2）实验室及其他检查

1）激素测定：血清FSH正常或偏低，LH升高，LH/FSH≥2～3；血清睾酮、雄烯二酮水平升高。

2）基础体温测定：多呈现单相型。

3）诊断性刮宫：经前数日或经潮6小时内诊刮，子宫内膜呈增生改变，无分泌期变化。

4）超声检查：卵巢体积增大，每侧卵巢内每个切面可见≥12个直径为2～9mm小卵泡，呈车轮状排列。

5）腹腔镜检查：包膜增厚，包膜下显露多个卵泡，无排卵征象；活检病理可确诊。

（3）诊断标准：①稀发排卵或无排卵。②雄激素水平升高的临床表现和（或）高雄激素血症。③卵巢多囊改变。④上述3条中符合2条，并排除其他致雄激素水平升高的病因。

2.鉴别诊断　需与分泌雄激素的卵巢肿瘤、肾上腺皮质增生或肿瘤、卵泡膜增殖症、高泌乳素血症伴发PCOS相鉴别。

［常考考点］多囊卵巢综合征的诊断。

要点五　西医治疗

（一）药物治疗

1.调整月经周期

（1）短效避孕药：首选有抗雄激素作用的避孕药，即复方醋酸环丙孕酮（达英-35），也可用妈富隆。可重复使用3～6个月。能有效治疗多毛和痤疮。

（2）孕激素：在月经周期后半期口服醋酸甲羟孕酮10～12天，或肌注黄体酮3～7天。

2.高雄激素血症的治疗　除上述短效避孕药及孕激素外，还可口服螺内酯，治疗多毛需6～9个月。

3.胰岛素抵抗的治疗　二甲双胍适用于治疗肥胖或胰岛素抵抗，可改善胰岛素抵抗及月经、排卵功能。连用3～6个月。

4. 促排卵治疗 一线促排卵药是氯米芬，二线促排卵药是 HMG/FSH，卵泡发育成熟时应用 HCG。

（二）手术治疗

1. 腹腔镜下卵巢打孔术 适用于 LH 和游离睾酮升高、对促排卵药物治疗无效者。

2. 卵巢楔形切除术 将双侧卵巢楔形切除 1/3，以降低雄激素水平，提高妊娠率。

［常考考点］多囊卵巢综合征的西医治疗。

要点六 中医辨证论治

证型	辨证要点	治法	方剂
肾阴虚证	月经初潮迟至，后期，量少，渐至停闭，或月经周期紊乱，经血淋漓不净，婚后日久不孕，形体瘦小，头晕耳鸣，腰膝酸软，手足心热，便秘溲黄；舌红，少苔或无苔，脉细数	滋阴补肾，调补冲任	左归丸
肾阳虚证	月经后期，量少，色淡，质稀，渐至经闭，或月经周期紊乱，经量多或淋漓不净，婚久不孕，头晕耳鸣，腰膝酸软，形寒肢冷，小便清长，大便不实，性欲淡漠，形体肥胖，多毛；舌淡，苔白，脉沉无力	温肾助阳，调补冲任	右归丸
痰湿阻滞证	月经量少，经行延后，甚至停闭，婚久不孕，带下量多，头晕头重，胸闷泛恶，四肢倦怠，形体肥胖，多毛；舌体胖大，色淡，苔白腻，脉滑	燥湿除痰，通络调经	苍附导痰丸合佛手散
肝经湿热证	月经紊乱，量多或淋漓不断，或月经延后，量少，婚久不孕，带下量多色黄，毛发浓密，面部痤疮，经前胸胁乳房胀痛，或有溢乳，大便秘结；苔黄腻，脉弦数	清肝解郁，除湿调经	龙胆泻肝汤
气滞血瘀证	月经延后，量少不畅，经行腹痛拒按，甚或经闭，婚后不孕，精神抑郁，胸胁胀满，面额痤疮，性毛较浓，或颈项、腋下、腹股沟等处色素沉着；舌紫暗，或边尖有瘀点，脉沉弦或沉涩	行气活血，祛瘀通经	膈下逐瘀汤

［常考考点］多囊卵巢综合征的辨证论治。

【知识纵横比较】

闭经与多囊卵巢综合征的证治比较

闭经		多囊卵巢综合征	
证型	方剂	证型	方剂
肾气亏损证	加减苁蓉菟丝子丸	肾阴虚证	左归丸
肝肾阴虚证	育阴汤	肾阳虚证	右归丸
阴虚血燥证	加减一阴煎	—	—
气血虚弱证	人参养荣汤	—	—
—	—	肝经湿热证	龙胆泻肝汤
痰湿阻滞证	丹溪治湿痰方	痰湿阻滞证	苍附导痰丸合佛手散
气滞血瘀证	血府逐瘀汤	气滞血瘀证	膈下逐瘀汤
寒凝血瘀证	温经汤	—	—

【例题实战模拟】

A1 型题

1. 多囊卵巢综合征肾阳虚证中西医治疗应首选

　　A. 复方醋酸环丙孕酮，右归丸　　　　B. 氯米芬，苍附导痰汤

　　C. 复方醋酸环丙孕酮，膈下逐瘀汤　　D. 糖皮质激素，左归丸

　　E. 黄体酮，龙胆泻肝丸

A2 型题

2. 患者，女，30 岁，已婚。经期延后及月经量少 3 年，未避孕，未怀孕 2 年，头晕头重，胸闷泛恶，

形体肥胖，多毛，大便不实，舌苔白腻，脉濡；B超检查示双侧卵巢呈多囊性改变。治疗首选方剂是

　　　A. 右归丸　　　B. 苍附导痰丸合佛手散　　　C. 丹栀逍遥散　　　D. 膈下逐瘀汤　　　E. 二陈汤

　　B1 型题

　　　A. 少腹逐瘀汤　　　B. 温胆汤　　　C. 二陈汤　　　D. 丹溪治湿痰方　　　E. 苍附导痰丸

3. 治疗多囊卵巢综合征痰湿阻滞证，应首选的方剂是

4. 治疗闭经痰湿阻滞证，应首选的方剂是

　　　A. 血府逐瘀汤　　　B. 膈下逐瘀汤　　　C. 少腹逐瘀汤　　　D. 桃红四物汤　　　E. 失笑散

5. 多囊卵巢综合征气滞血瘀证的治疗方剂是

6. 闭经气滞血瘀证的治疗方剂是

【参考答案】

1. A　2. B　3. E　4. D　5. B　6. A

细目六　经前期综合征

【考点突破攻略】

要点一　中医对经前期综合征的认识

中医学无此专门病名，散在记载于"经行头痛""经行乳房胀痛""经行发热""经行身痛""经行泄泻""经行浮肿"等范畴。《中医妇科学》将本病称为"月经前后诸证"。

妇女行经之前，阴血下注冲任，血海充盈，冲气旺盛而全身阴血相对不足，脏腑功能失调，气血失和，易出现一系列证候。常见的病因病机有肝郁气滞、肝肾阴虚、脾肾阳虚、心肝火旺、气滞血瘀、痰火上扰等。

要点二　临床表现

1. 病史　该病常因家庭不和，或工作紧张而诱发，与精神心理因素密切相关。

2. 症状　①躯体症状：表现为头痛、乳房胀痛、腹部胀满、肢体浮肿、体重增加、运动协调功能减退。②精神症状：易怒、焦虑、抑郁、情绪不稳定、疲乏以及饮食、睡眠、性欲改变。③行为改变：思想不集中、工作效率低、意外事故倾向，易有犯罪行为或自杀意图。

3. 体征　每随月经周期见颜面及下肢凹陷性水肿，体重增加，或乳房胀痛，且有触痛性结节，或口腔黏膜溃疡，或见荨麻疹、痤疮。

［常考考点］经前期综合征的典型症状和体征。

要点三　中医辨证论治

证型	辨证要点	治法	方剂
肝郁气滞证	经前乳房、乳头胀痛，胸闷胁胀，精神抑郁，头晕目眩，烦躁易怒，或少腹胀痛；舌质红或紫暗，脉弦	疏肝解郁，养血调经	柴胡疏肝散
肝肾阴虚证	经前、经期头晕头痛，烦躁失眠，口干不欲饮，烘热汗出，腰酸腿软，肢体麻木，口舌糜烂；舌红少苔，脉细数	滋肾养肝，育阴调经	一贯煎
脾肾阳虚证	经前、经期面目、四肢浮肿，经行泄泻，腰腿酸软，身倦无力，形寒肢冷；舌淡，苔白滑，脉沉缓	温肾健脾，化湿调经	右归丸合苓桂术甘汤
心肝火旺证	经前或经期狂躁易怒，头痛头晕，口苦咽干，面红目赤，口舌生疮，溲黄便干，经行吐衄；舌质红，苔薄黄，脉弦滑数	疏肝解郁，清热调经	丹栀逍遥散加黄芩
气滞血瘀证	经前或经期头痛剧烈，或经行发热，腹痛拒按，肢体肿胀不适；月经量少，或经行不畅，经色紫暗有块；舌紫暗或尖边有瘀点，脉弦涩	理气活血，化瘀调经	血府逐瘀汤

续表

证型	辨证要点	治法	方剂
痰火上扰证	经行烦躁不安，情绪不宁，甚或狂躁不安，胸闷泛恶，痰多不寐，面红目赤，大便干结；月经量多，色深红，质黏稠，平时带下量多，色黄质稠；舌红，苔黄厚或腻，脉弦滑而数	清热化痰，宁心安神	生铁落饮加郁金、黄连

［常考考点］经前期综合征的辨证论治。

【例题实战模拟】

A2 型题

1.患者，女，23 岁。每逢经行小腹胀痛拒按，月经量少，色紫黯有块，块下痛减，伴胸胁、乳房作胀，舌暗，脉弦。治疗应首选

    A. 柴胡疏肝散　　B. 血府逐瘀汤　　C. 少腹逐瘀汤　　D. 桂枝茯苓丸　　E. 逍遥散

2.治疗经前期综合征肝郁气滞证，应首选的方剂是

    A. 逍遥散　　B. 柴胡疏肝散　　C. 血府逐瘀汤　　D. 滋水清肝饮　　E. 丹栀逍遥散

3.患者，女，36 岁，已婚。半年来每逢经后两乳作胀，腰膝酸软，两目干涩，咽干口燥，五心烦热，舌红少苔，脉细数。治疗应首选

    A. 调肝汤　　B. 逍遥散　　C. 一贯煎　　D. 丹栀逍遥散　　E. 柴胡疏肝散

4.患者，女，24 岁，已婚。月经规律，经行烦躁不安，情绪不宁，胸闷泛恶，痰多不寐，面红目赤，大便干结；月经量多，色深红，质黏稠，平时带下量多，色黄质稠；舌红，苔黄厚，脉弦滑而数。治疗应首选的方剂是

    A. 逍遥丸　　B. 黄连温胆汤　　C. 柴胡疏肝散　　D. 生铁落饮　　E. 桃红四物汤

B1 型题

    A. 血府逐瘀汤　　B. 膈下逐瘀汤　　C. 少腹逐瘀汤　　D. 桃红四物汤　　E. 失笑散

5.痛经气滞血瘀证的治疗方剂是

6.经前期综合征气滞血瘀证的治疗方剂是

【参考答案】

1. B　2. B　3. C　4. D　5. B　6. A

细目七　绝经综合征

【考点突破攻略】

要点一　概念

绝经综合征是指妇女绝经前后出现性激素波动或减少所致的一系列躯体及精神心理症状。临床以月经改变、血管舒缩症状、精神神经症状、泌尿生殖道症状、心血管病变、骨质疏松为特征。本病属于中医学"绝经前后诸证""经断前后诸证"范畴。

要点二　内分泌变化

1. 雌激素　整个绝经过渡期雌激素不呈逐渐下降趋势，而是在卵泡发育停止时，雌激素水平才下降。

2. 孕激素　在绝经过渡期卵泡发育质量下降，黄体功能不全，孕酮量减少。绝经后无孕酮分泌。

3. 雄激素　绝经后总体雄激素水平下降。

4. 促性腺激素　绝经后 FSH、LH 明显升高，FSH 升高更为显著，FSH/LH ＞ 1。

5. 促性腺激素释放激素　围绝经期 GnRH 分泌增加，并与 LH 相平衡。

6. 抑制素 绝经后妇女血抑制素浓度下降，较雌二醇下降早且明显。

7. 抗苗勒管激素 其水平下降，能较早反映卵巢功能衰退。

［常考考点］绝经综合征的激素变化特点。

要点三 中医病因病机

主要为绝经前后，天癸将绝，肾气渐虚，肾阴阳失调，易波及其他脏腑，而其他脏腑病变，久必及肾，故本病之本在肾，常累及心、肝、肾等多脏、多经，致使本病证候复杂。常见病因病机是肝肾阴虚、肾虚肝郁、心肾不交和肾阴阳两虚。

［常考考点］绝经综合征的病因病机是肝肾阴虚、肾虚肝郁、心肾不交和肾阴阳两虚。

要点四 临床表现

1. 症状

（1）近期症状：①月经紊乱：表现为月经周期不规则、经期持续时间长及经量增多或减少。②血管舒缩症状：主要是潮热、汗出，为雌激素减低的特征性症状。③自主神经失调症状：常出现心悸、眩晕、头痛、失眠、耳鸣等。④精神神经症状：表现为激动易怒、焦虑不安或情绪低落、抑郁、不能自我控制等。

（2）远期症状：①泌尿生殖道症状：出现阴道干燥、性交困难及反复阴道感染等泌尿生殖道萎缩症状，排尿困难、尿痛、尿急等反复发生的尿路感染。②骨质疏松：50岁以上妇女半数以上会发生骨质疏松，多在绝经后5～10年内，最常发生在椎体。③阿尔茨海默症：是老年性痴呆的主要类型。绝经后期妇女比老年男性罹患率高，可能与雌激素水平降低有关。④心血管病变：绝经后妇女动脉硬化、冠心病的发病风险较绝经前明显增加。

2. 体征 随着绝经年限的增长，妇科检查可见内外生殖器官不同程度萎缩，宫颈及阴道分泌物减少。

［常考考点］绝经综合征的诊断。

要点五 西医治疗

1. 激素补充疗法（HRT）

（1）适应证：①有血管舒缩功能不稳定及泌尿生殖道萎缩症状。②低骨量及绝经后骨质疏松症。③有精神神经症状者。

（2）禁忌证：①原因不明的阴道流血或子宫内膜增生。②已知或怀疑妊娠、乳腺癌及与性激素相关的恶性肿瘤。③6个月内有活动性血栓病。④严重肝肾功能障碍、血卟啉症、耳硬化症、系统性红斑狼疮。⑤与孕激素相关的脑膜瘤。

（3）方法：在卵巢功能开始减退及出现相关症状后即可应用。停止HRT治疗时，一般应缓慢减量或间歇用药，逐步停药。以雌激素为主，辅以孕激素。常用雌激素有戊酸雌二醇、结合雌激素、尼尔雌醇。

①连续序贯法：以28天为一个治疗周期，雌激素不间断应用，孕激素于周期第15～28天应用。周期之间不间断。本方案适用于绝经3～5年内妇女。②周期序贯法：以28日为一个治疗周期，第1～21天每天给予雌激素，第11～21天内给予孕激素，第22～28天停药。孕激素用药结束后，可发生撤退性出血。本方案适用于围绝经期及卵巢早衰的妇女。③连续联合治疗：每天给予雌激素和孕激素，发生撤退性出血的概率低。适用于绝经多年的妇女。④单一雌激素治疗：适用于子宫切除术后或先天性无子宫的卵巢功能低下妇女。⑤单一孕激素治疗：适用于绝经过渡期或绝经后症状严重且有雌激素禁忌证的妇女。

2. 非激素类药物 对有血管舒缩症状及精神神经症状者，可口服盐酸帕罗西汀；防治骨质疏松可选用钙剂和维生素D、双磷酸盐类等制剂。

［常考考点］绝经综合征激素补充疗法的适应证和禁忌证。

要点六　中医辨证论治

证型	辨证要点	治法	方剂
肝肾阴虚证	经断前后，阵发性烘热汗出，<u>头晕目眩</u>，<u>腰膝酸软</u>，<u>口燥咽干</u>，<u>月经紊乱</u>，月经先期，月经量时多时少，色鲜红，质稠，失眠多梦，健忘，<u>阴部干涩</u>，或皮肤干燥、瘙痒、感觉异常，溲黄便秘；舌红，少苔，脉细数	滋养肝肾，育阴潜阳	杞菊地黄丸去泽泻
肾虚肝郁证	经断前后，阵发性烘热汗出，<u>腰膝酸软</u>，<u>烦躁易怒</u>，情绪异常，头晕耳鸣，乳房胀痛，<u>月经紊乱</u>，或胸闷善叹息；舌淡红或偏暗，苔薄白，脉弦细	滋肾养阴，疏肝解郁	一贯煎
心肾不交证	经断前后，心悸怔忡，心烦不宁，<u>腰膝酸软</u>，多梦易惊，烘热汗出，眩晕耳鸣，失眠健忘，<u>月经紊乱</u>，量少，色鲜红；舌质偏红，少苔，脉细数	滋阴降火，交通心肾	天王补心丹去人参、朱砂，加太子参、桑椹
肾阴阳两虚证	经断前后，<u>时而烘热汗出</u>，时而畏寒肢冷，腰酸乏力，头晕耳鸣，<u>浮肿便溏</u>，月经紊乱，月经过多或过少，淋漓不断，或突然暴下如注，色淡或黯，舌淡，苔薄，脉沉弱	滋阴补肾，调补冲任	二仙汤合二至丸

[常考考点] 绝经综合征的辨证论治。

【例题实战模拟】

A1 型题

1. 下列关于绝经综合征的叙述，错误的是
　　A. 中医又称为绝经前后诸证　　　　B. 发生在 45～55 岁　　　C. 卵巢功能衰退是主要原因
　　D. 血中促性腺激素水平明显降低　　E. 可有潮热、汗出、心悸、耳鸣等症状

2. 围绝经期综合征肾虚肝郁证的首选方为
　　A. 逍遥散　　B. 丹栀逍遥散　　C. 一贯煎　　D. 柴胡疏肝散　　E. 乌药汤

3. 应用激素替代法治疗绝经综合征的适应证是
　　A. 肝肾功能障碍
　　B. 可疑子宫内膜癌
　　C. 因孕激素水平低落而产生明显的神经血管舒缩性综合症状
　　D. 因雌激素水平低落而产生明显的神经血管舒缩性综合症状
　　E. 心血管疾病或凝血功能亢进

4. 绝经综合征肝肾阴虚证的治疗方剂是
　　A. 杞菊地黄丸　　B. 一贯煎　　C. 二仙汤　　D. 八珍汤　　E. 归脾汤

B1 型题
　　A. 一贯煎　　B. 滋水清肝饮　　C. 知柏地黄丸　　　D. 杞菊地黄丸　　　E. 柴胡疏肝散

5. 经前期综合征肝肾阴虚证的治疗方剂是

6. 绝经综合征肝肾阴虚证的治疗方剂是

【参考答案】

1. D　2. C　3. D　4. A　5. A　6. D

第十七单元 女性生殖器官肿瘤

细目一 宫颈癌

【考点突破攻略】

要点一 病因、组织发生和病理

（一）病因

1.病毒感染 高危型 HPV 的持续感染是主要危险因素。16、18 型所致的宫颈癌约占全部宫颈癌的 70%。

2.性行为及分娩次数 性活跃、初次性生活＜16 岁、早年分娩、多产等与宫颈癌发生密切相关。

3.其他 吸烟可增加感染 HPV 效应。

（二）病理

1.浸润性鳞状细胞癌 占宫颈癌的 75% ～ 80%。

2.腺癌 占宫颈癌的 20% ～ 25%。

3.其他 少见类型如腺鳞癌、腺样基底细胞癌等。

［常考考点］高危型 HPV 的持续感染是宫颈癌的主要危险因素。

要点二 转移途径、临床分期及临床表现

（一）转移途径

直接蔓延最常见，可有淋巴转移，血行转移极少见。晚期可转移至肺、肝或骨骼等。

（二）临床分期

采用国际妇产科联盟（FIGO）临床分期标准（2009 年）。Ⅰ 期肿瘤严格局限于宫颈（扩展至宫体可以被忽略）；Ⅱ 期肿瘤已超出宫颈，但未达盆壁，或未达阴道下 1/3；Ⅲ 期肿瘤侵入及盆壁和（或）侵及阴道下 1/3 和（或）引起肾积水或无功能肾；Ⅳ 期肿瘤超出真骨盆或（活检证实）侵犯膀胱和（或）直肠黏膜。

（三）临床表现

1.症状

（1）阴道流血：早期多为接触性出血或血水样阴道分泌物；晚期为不规则阴道流血。

（2）阴道排液：多数患者阴道有白色或血性、稀薄如水样或米泔状、腥臭的排液。晚期因癌组织坏死伴感染，可有大量米汤样或脓性恶臭白带。

（3）晚期症状：根据癌灶累及范围出现不同的继发性症状。如尿频、尿急、便秘、下肢水肿和腰痛等；癌肿压迫或累及输尿管时，出现输尿管梗阻、肾盂积水及尿毒症；晚期可有贫血、恶病质等全身衰竭症状。

2.体征 原位癌及微小浸润癌可无明显病灶。外生型宫颈癌可见息肉状、菜花状赘生物，质脆易出血；内生型宫颈肥大、质硬、宫颈管膨大；晚期癌组织坏死脱落，形成溃疡或空洞伴恶臭。阴道壁受累时，可见赘生物生长或阴道壁变硬；宫旁组织受累时，双合诊、三合诊检查可扪及宫颈旁组织增厚、结节状、质硬或形成冰冻盆腔。

［常考考点］宫颈癌的临床分期及症状和体征。

要点三　诊断与鉴别诊断

（一）诊断

根据病史、症状和妇科检查及宫颈活组织活检可以确诊。

1. 病史　早婚、早产、多产、性生活紊乱等。

2. 症状　早期宫颈癌常无症状及明显体征。随着病情发展可出现阴道流血、排液及邻近器官的压迫症状。

3. 辅助检查　早期病例的诊断应采用<u>子宫颈细胞学检查和（或）HPV检测、阴道镜检查、子宫颈活组织检查的"三阶梯"程序</u>，确诊依据为组织学诊断。子宫颈有明显病灶者，可直接在癌灶取材。对子宫颈活检为 HSIL 但不能除外浸润癌者，或活检为可疑微小浸润癌需要测量肿瘤范围或除外进展期浸润癌者，需行宫颈锥切术。

（二）鉴别诊断

主要依据宫颈活组织病理检查，与有临床类似症状或体征的各种宫颈病变鉴别。

［常考考点］宫颈癌的诊断依靠组织学检查。

【例题实战模拟】

A1 型题

1. 诊断宫颈癌的辅助检查不包含

　　A. 宫腔镜　　B. 宫颈刮片细胞学检查　　C. 阴道镜　　D. 宫颈活检　　E. 宫颈锥切术

2. 关于宫颈癌的叙述，下列哪项是错误的

　　A. 可出现恶病质　　　　　B. 阴道流血是常见症状　　　C. 早期宫颈癌常无症状

　　D. 有外生和内生两型　　　E. 宫颈刮片细胞学检查是最可靠的检查方法

【参考答案】

1. A　2. E

细目二　子宫肌瘤

【考点突破攻略】

要点一　分类

1. 按肌瘤生长部位　分为宫体肌瘤（90%）、宫颈肌瘤（10%）。

2. 按肌瘤与子宫肌壁的关系　分为肌壁间肌瘤（60% ～ 70%）、浆膜下肌瘤（20%）和黏膜下肌瘤（10% ～ 15%）。

各种类型的肌瘤可并存同一子宫，称为多发性子宫肌瘤。

要点二　病理、变性

（一）病理

1. 巨检　实质性球形包块，表面光滑，质地较子宫肌硬，压迫周围肌壁纤维形成假包膜；<u>切面呈灰白色，可见漩涡状或编织状结构</u>。

2. 镜检　主要<u>由梭形平滑肌细胞和不等量纤维结缔组织构成</u>。肌细胞大小一致，排列成漩涡状或栅状、核为杆状。

（二）变性

指肌瘤失去原有的典型结构。常见变性有：<u>玻璃样变（最常见）、囊性变、红色变（多见于妊娠期或产褥期）、肉瘤样变（仅 0.4% ～ 0.8%）、钙化</u>。

［常考考点］子宫肌瘤变性：玻璃样变、囊性变、红色样变、肉瘤样变、钙化。

要点三　中医病因病机

本病多因脏腑失和，气血失调，痰、郁、瘀等聚结胞宫，日久成癥。常见病因病机有：气滞血瘀、寒湿凝滞、痰湿瘀阻、肾虚血瘀、气虚血瘀和湿热瘀阻。

要点四　临床表现

（一）症状

症状与肌瘤、数目关系不大，而与肌瘤部位、大小和有无变性相关。

1. 月经异常　多表现为经量增多、经期延长。

2. 下腹包块　当子宫增大≥3个月妊娠大时，于腹部可触及。巨大的黏膜下肌瘤可脱出于阴道外。

3. 压迫症状　子宫体下段前壁或宫颈肌瘤压迫膀胱可发生尿频、尿急、排尿困难。子宫后壁特别是子宫体下段肌瘤可压迫直肠引起便秘等。

4. 白带增多　肌壁间肌瘤可有白带增多，黏膜下肌瘤更为明显。

5. 其他　可伴不孕、继发性贫血等。浆膜下肌瘤蒂扭转时可出现急腹痛。肌瘤红色变性时，腹痛剧烈且伴发热。

（二）体征

与肌瘤大小、位置、数目及有无变性相关。较大肌瘤可在下腹部扪及实质性肿块。妇科检查扪及子宫增大，表面不规则，单个或多个结节状突起。黏膜下肌瘤位于宫腔内者子宫均匀增大，脱出于宫颈外口者，阴道窥器检查即可看到宫颈口处有肿物，粉红色，表面光滑，宫颈外口边缘清楚。

[常考考点] 子宫肌瘤的典型症状和体征。

要点五　诊断

根据病史、体征和超声检查，诊断多无困难。若有需要，还可选择宫腔镜等协助诊断。

要点六　西医治疗原则

1. 随访观察　如肌瘤无症状尤其是近绝经期患者，可3～6个月复查一次。

2. 药物治疗　适用于症状轻、近绝经年龄及全身情况不宜手术者。可以选择促性腺激素释放激素类似物、米非司酮等。

3. 手术治疗　手术指征：①月经过量致继发贫血，药物治疗无效；②有蒂肌瘤扭转引起的急性腹痛；③子宫肌瘤体积大或引起膀胱、直肠等压迫症状；④能确定不孕或反复流产的唯一病因是肌瘤；⑤疑有肉瘤变。

4. 介入治疗　适用于症状性子宫肌瘤不需要保留生育功能，但希望避免手术或手术风险大者。

5. 妊娠合并子宫肌瘤的处理　孕期无症状者，定期产前检查，严密观察，不需特殊处理。

妊娠合并子宫肌瘤多能自然分娩，但应预防产后出血。若肌瘤阻碍胎儿下降应行剖宫产术，术中是否同时切除肌瘤，需根据肌瘤大小、部位和患者情况而定。

[常考考点] 子宫肌瘤的手术指征。

要点七　中医辨证论治

活血化瘀、软坚散结为本病的治疗大法。

证型	辨证要点	治法	方剂
气滞血瘀证	小腹包块坚硬，胀痛拒按，月经量多，经行不畅，色紫黯有块，经前乳房胀痛，胸胁胀闷，小腹胀痛或有刺痛；舌边有瘀点或瘀斑，苔薄白，脉弦涩	行气活血，化瘀消癥	膈下逐瘀汤
痰湿瘀阻证	小腹有包块、胀满，月经后期，量少不畅，或量多有块，经质稠黏，带下量多，色白质黏稠，脘痞多痰，形体肥胖，嗜睡肢倦；舌淡胖紫，苔白腻，脉沉滑	化痰除湿，活血消癥	开郁二陈汤加丹参、水蛭

续表

证型	辨证要点	治法	方剂
肾虚血瘀证	小腹有包块，<u>月经量多或少</u>，色紫黯，有血块，腰酸膝软，头晕耳鸣，<u>夜尿频多</u>；舌淡暗，舌边有瘀点或瘀斑，脉沉涩	补肾活血，消癥散结	金匮肾气丸合桂枝茯苓丸
气虚血瘀证	小腹包块，<u>小腹空坠</u>，月经量多，经期延长，色淡有块，神疲乏力，气短懒言，纳少便溏，面色无华；<u>舌淡暗</u>，边尖有瘀点或瘀斑，脉细涩	益气养血，消癥散结	理冲汤加桂枝、山慈菇、煅龙骨、煅牡蛎
湿热瘀阻证	<u>小腹包块</u>，<u>疼痛拒按</u>，经行量多，经期延长，<u>色红有块</u>，质黏稠，带下量多，色黄秽臭，腰骶酸痛，溲黄便结；舌暗红，边有瘀点瘀斑，苔黄腻，脉滑数	清热利湿，活血消癥	大黄牡丹汤加红藤、败酱草、石见穿、赤芍

［常考考点］子宫肌瘤的辨证论治。

【例题实战模拟】

A1 型题

1. 下列有关子宫肌瘤的分类，错误的是

　　A. 宫体肌瘤　　　B. 肌壁间肌瘤　　　C. 浆膜下肌瘤　　　D. 结缔组织肌瘤　　　E. 黏膜下肌瘤

2. 下列不属于子宫肌瘤临床表现的是

　　A. 月经改变　　B. 白带增多　　C. 恶液质　　D. 下腹坠胀　　E. 不孕

3. 下列属于子宫肌瘤手术指征的是

　　A. 腹部包块　　B. 1 个月妊娠子宫大　　C. 近绝经年龄　　D. 腹痛、腰酸　　E. 继发性贫血

A2 型题

4. 患者，女，39 岁，已婚。已确诊为子宫肌瘤，症见腹有癥瘕，小腹胀痛，精神抑郁，经前乳房胀痛，舌边有瘀点，舌苔薄，脉弦。治疗应首选

　　A. 桂枝茯苓丸　　B. 血府逐瘀汤　　C. 膈下逐瘀汤　　D. 真武汤　　E. 理中汤

5. 患者，女，32 岁。结婚 5 年未孕，月经规则，自觉胸脘痞闷，带下量多、色白、质黏，舌苔白腻，脉细滑。妇科检查：子宫如孕 2 个月大小，宫底部明显突出，质硬，B 型超声波检查为单个结节，血红蛋白 90g/L。应首选的治疗措施是

　　A. 甲睾酮加开郁二陈汤　　　B. 雌激素加开郁二陈汤　　　C. 输血加开郁二陈汤

　　D. 子宫肌瘤摘除术　　　E. 子宫次全切除术

【参考答案】

1. D　2. C　3. E　4. C　5. D

细目三　子宫内膜癌

【考点突破攻略】

要点一　转移途径

<u>主要转移途径为直接蔓延</u>、淋巴转移，晚期可血行转移。

要点二　诊断与鉴别诊断

（一）诊断

1. 病史及临床表现　对于绝经后阴道流血、绝经过渡期月经紊乱，均应排除子宫内膜癌。

2. 影像学检查　彩色多普勒显像可显示丰富血流信号。其他如磁共振成像和 CT 可协助判断。

3. 诊断性刮宫　<u>是子宫内膜癌的确诊依据</u>。

4. 宫腔镜检查　可直接观察宫腔及宫颈管内有无癌灶，直视下活检，有利于发现较小和早期病变。

5. 其他　如子宫内膜微量组织学或细胞学检查、血清 CA125 测定。

（二）鉴别诊断

主要与子宫内膜炎及萎缩性阴道炎、子宫黏膜下肌瘤或内膜息肉、宫颈管癌、子宫肉瘤及输卵管癌相鉴别。

［常考考点］子宫内膜癌的诊断。

要点三　西医治疗原则

1. 手术治疗　为首选治疗方法。

2. 放疗　治疗子宫内膜癌有效方法之一，分近距离照射及体外照射两种。有单纯放疗及放疗联合手术两种方案。

3. 化疗　为晚期或复发子宫内膜癌综合治疗措施之一，也可用于术后有复发高危因素患者的治疗，以期减少盆腔外的远处转移。

4. 孕激素治疗　主要用于保留生育功能的早期子宫内膜癌患者，也可作为晚期或复发子宫内膜癌患者的综合治疗方法之一。

【例题实战模拟】

A1 型题

1. 子宫内膜癌的主要转移途径是

　　A. 淋巴转移　　B. 血行转移　　C. 直接蔓延　　D. 腹腔种植　　E. 以上都不是

2. 子宫内膜癌的确诊依据是

　　A. 宫腔镜检查　　B. 诊断性刮宫　　C. 血清 CA125 测定　　D. 彩色多普勒超声　　E. MRI

3. 子宫内膜癌的首选治疗方法是

　　A. 化疗　　B. 放射治疗　　C. 手术治疗　　D. 中药治疗　　E. 孕激素疗法

【参考答案】

1. C　　2. B　　3. C

第十八单元　妊娠滋养细胞疾病

细目　葡萄胎

【考点突破攻略】

要点一　西医病因病理

（一）病因

确切病因迄今不清。在完全性葡萄胎中，其发生与地域差异、营养状况及社会因素有关。病因学中年龄是一项显著相关因素，年龄大于 40 岁者葡萄胎发生率比年轻妇女高 7.5 倍。

（二）病理

1. 大体观察　①完全性葡萄胎：子宫膨大，宫腔内被大小不等之水泡所充满，绒毛干梗将无数水泡相连成串，水泡间空隙充满血液及凝血块。②部分性葡萄胎：除不等量的水泡外，可见正常的绒毛，常并见发育不良的胚胎或胎儿组织。

2. 组织学特点　滋养细胞呈不同程度增生，是葡萄胎最重要的组织学特征。

3. 卵巢黄素化囊肿　发生率为 30% ～ 50%，常为双侧，大小不等。

［常考考点］滋养细胞呈不同程度增生是葡萄胎最重要的组织学特征。

要点二 临床表现

1. 症状

（1）停经后阴道流血：多于停经 8～12 周出现不规则阴道流血，时断时续，或出现反复大出血，有时可伴见葡萄样水泡状组织排出。

（2）子宫异常增大变软：约 2/3 患者的子宫大于相应的正常妊娠月份，且质地极软。1/3 患者的子宫大小与停经月份相符。小于停经月份的只占少数。

（3）妊娠呕吐及子痫前期征象：葡萄胎时出现妊娠呕吐较正常妊娠为早，持续时间长，且症状严重。少数患者孕 24 周前出现高血压、蛋白尿、水肿等子痫前期征象，但子痫罕见。

（4）甲状腺功能亢进现象：约 10% 患者可出现轻度的甲亢现象，但突眼少见。

（5）下腹痛：葡萄胎增长迅速，子宫急速膨大可引起下腹胀痛；葡萄胎间歇性阴道流血前常伴阵发性下腹隐痛。

（6）贫血与感染：多因反复出血或突然大出血而致不同程度的贫血，可因急性大失血而发生休克。患者因抵抗力降低，细菌易从阴道上行侵袭造成内生殖器官感染，甚至全身感染。

2. 体征 子宫大小与停经月份不相符，多数大于停经月份、质软；在双侧附件多数可扪及大小不等、活动的囊性肿物，即卵巢黄素化囊肿。

部分性葡萄胎可有完全性葡萄胎的大多数症状，但程度较轻。子宫大小与停经月份多数相符或小于停经月份，一般无腹痛，呕吐较轻，多无子痫前期征象，通常不发生卵巢黄素化囊肿。

［常考考点］葡萄胎的典型症状和体征。

要点三 诊断与鉴别诊断

（一）诊断

1. 病史 有停经史，停经时间多为 2～4 个月，平均为 12 周。

2. 临床表现 根据停经后有不规则阴道流血，较严重的妊娠呕吐，子宫异常增大变软，子宫在 5 个月妊娠大小时触不到胎体，听不到胎心，无胎动，应疑诊为葡萄胎。如果伴有子痫前期征象或甲亢现象，更有助于诊断。若阴道有水泡状组织排出，葡萄胎的诊断基本成立。诊断有疑问时需结合下述辅助检查以确诊。

3. 实验室及其他检查

（1）HCG 测定：葡萄胎时血清中 β-HCG 浓度明显高于正常妊娠月份的相应值。若葡萄胎因绒毛退化，β-HCG 水平也可能低下，多见于部分性葡萄胎。

（2）超声检查：为最常用而又比较准确的诊断方法。①B 型超声检查：子宫腔内呈"落雪状"或"蜂窝状"影像，是完全性葡萄胎的典型表现。部分性葡萄胎在上述影像中还可见胎囊或胎儿。②超声多普勒：葡萄胎只能探测到子宫血流杂音而探测不到胎心。

（二）鉴别诊断

需与先兆流产、双胎妊娠和羊水过多鉴别。

［常考考点］葡萄胎的诊断。

要点四 西医治疗与随访

（一）西医治疗

1. 清宫 一般选用吸刮术，术前应做好输液、备血准备，选用大号吸管吸引。若有持续子宫出血或超声提示有妊娠物残留，需要第二次刮宫。

2. 卵巢黄素化囊肿的处理 一般不必处理。即使发生扭转，亦可在腹腔镜直视下穿刺吸液。若因扭转时间较长而发生坏死，需行患侧切除术。

3. 预防性化疗 预防性化疗仅适用于有高危因素和随访困难的完全性葡萄胎患者，但非常规治疗。

4. 子宫切除术 单纯子宫切除不能预防葡萄胎发生子宫外转移，所以极少应用，除非患者合并其他需要切除子宫的指征，绝经前妇女应保留两侧卵巢。当子宫小于妊娠 14 周大小时可直接切除子宫。手术后仍需定期随访。

（二）随访

定期随访可早期发现滋养细胞肿瘤并及时处理。随访包括：① HCG 定量测定：在葡萄胎排空后每周一次直至 HCG 正常后 3 周，以后每月一次直至 HCG 正常后 6 个月，然后再每 2 个月一次共 6 个月，自第一次阴性后共计一年。②注意月经是否规则，有无阴道异常流血、咳嗽、咯血及其他转移灶症状，并行妇科检查，定期或必要时行盆腔 B 型超声、X 线胸片或 CT 检查。

葡萄胎随访期间必须严格避孕 6 个月，推荐避孕套和口服避孕药，一般不用宫内节育器，以免穿孔或混淆子宫出血的原因。

【例题实战模拟】

A1 型题

1. 下列葡萄胎治疗后的随访，最有价值的检查是

　　A. 妇科检查　　B. 肺部摄片　　C. 尿妊娠试验　　D. 血 HCG 测定　　E.B 超检查

2. 对疑似葡萄胎者，应选择的检查手段是

　　A. HCC 测定

　　B. HCG 测定和 B 超

　　C. 妇科检查见子宫大于相应月份的正常妊娠子宫

　　D. 妇科检查见双侧卵巢增大

　　E. 妇科检查见阴道内有血

3. 关于葡萄胎清宫术后的随访，错误的是

　　A. 应定期查 HCG　　　　　　　　　　　　B. 应随访 2 年

　　C. 应注意有无阴道出血、咳嗽、咯血等症状　　D. 定期做盆腔检查 B 超、X 线胸片检查

　　E. 应采用宫内节育器或避孕药避孕

A2 型题

4. 患者，女，35 岁。葡萄胎刮宫术后 5 个月，间断有阴道出血，量不多，术后以工具避孕。现尿妊娠试验（+），胸片可见两肺中下叶散在多个半透明小圆形阴影。应首先考虑的是

　　A. 葡萄胎　　B. 绒毛膜痛　　C. 侵蚀性葡萄胎　　D. 吸宫不全　　E. 妊娠

5. 患者，女，41 岁。葡萄胎二次清宫后 1 周，少量阴道出血、咯血。病理结果显示：滋养细胞高度增生；血清 HCG 20 万 mIU/mL。应首选的治疗措施是

　　A. 口服避孕药　　　　　　　　B. 再次行刮宫术　　　　　　　C. 全子宫切除术

　　D. 预防性化疗　　　　　　　　E. 口服宫外孕 II 号方

【参考答案】

1. D　2. B　3. E　4. C　5. D

第十九单元　子宫内膜异位症及子宫腺肌病

细目一　子宫内膜异位症

【考点突破攻略】

要点一　概念

具有活性的子宫内膜组织（腺体和间质）出现在子宫体以外部位时称为子宫内膜异位症。本病属于

中医学"痛经""癥瘕""月经不调""不孕症"等范畴。

要点二 西医病因病理

（一）病因

尚未完全阐明，目前主要有以下学说：种植学说（经血逆流、淋巴及静脉播散、医源性种植）、体腔上皮化生学说、诱导学说等。内异症的形成可能还与遗传、免疫、炎症等因素相关。

（二）病理

基本病理变化为异位内膜随卵巢激素的变化而发生周期性出血，使周围纤维组织增生和粘连，出现紫褐色斑点或小泡，最后发展为大小不等的紫蓝色结节或包块。病变可因发生部位和程度不同而有所差异。

1. 巨检

（1）卵巢子宫内膜异位症：最多见。卵巢常与其邻近的组织器官紧密粘连，使其固定在盆腔内。病灶分为微小病灶型和典型病灶型（又称卵巢巧克力囊肿）。

（2）腹膜子宫内膜异位症：分为色素沉着型（紫蓝色或黑色病灶）和无色素沉着型（红色病变和白色病变）。

（3）深部浸润型子宫内膜异位症：是指病灶浸润深度≥5mm，常见于宫骶韧带、直肠子宫陷凹、阴道穹隆、直肠阴道隔等。

（4）其他部位的子宫内膜异位症：包括瘢痕内异症，以及其他少见的远处内异症，如肺、胸膜等部位的内异症。

2. 镜下检查 典型的异位内膜组织可见到子宫内膜腺体、内膜间质、纤维素及出血等。异位内膜极少发生恶变。

要点三 中医病因病机

本病以瘀血阻滞冲任胞宫为基本病机。常见病因病机有气滞血瘀、寒凝血瘀、瘀热互结、痰瘀互结、气虚血瘀、肾虚血瘀。

要点四 临床表现

1. 症状 因人而异，且可因病变部位不同而出现不同症状，约有25%患者无明显不适。

（1）痛经和下腹痛：主要症状是继发性痛经进行性加剧，呈周期性。但也有表现为非周期性的慢性盆腔痛。疼痛程度与病灶大小不一定成正比。有27%～40%患者无疼痛症状。

（2）月经失调：15%～30%患者表现为经量增多、经期延长或经前点滴出血。

（3）不孕：发生率为40%。

（4）性交痛：病变累及直肠子宫陷凹、宫骶韧带或因局部粘连导致子宫后倾固定，性交时宫颈受到碰撞及子宫的收缩和向上提升可引起疼痛。

（5）其他：肠道子宫内膜异位症可出现腹痛、腹泻、便秘，甚至周期性少量便血，严重者可压迫肠腔引起肠梗阻；异位内膜侵犯泌尿系，可在经期出现尿痛、尿频，但常被痛经症状所掩盖；病灶压迫或侵犯输尿管可引起输尿管阻塞、肾盂积水。剖宫产术后的腹壁瘢痕内异症，术后有周期性腹壁瘢痕疼痛，瘢痕深处可扪及包块，且包块日渐增大，疼痛加剧。

此外，当卵巢子宫内膜异位囊肿破裂时，囊内液流入盆腹腔刺激腹膜，可引起突发性剧烈腹痛，伴恶心、呕吐和肛门坠胀。

2. 体征 较大的卵巢异位囊肿可在腹部或妇检时扪及囊性包块。囊肿破裂时可出现腹膜刺激征。典型盆腔内异症在妇检时发现子宫多后倾固定，直肠子宫陷凹、宫骶韧带或子宫后壁下段扪及触痛性结节，一侧或双侧附件区扪及囊性不活动包块。若病变累及腹壁切口及脐部等其他部位，在相应部位可触及硬韧、不活动、边界不甚清楚的触痛性结节。病变累及直肠阴道隔时可在阴道后穹隆部扪及或看到隆起的紫蓝色斑点、小结节或包块。

［常考考点］内异症的症状和体征。

要点五　诊断

1.病史　重点询问月经、妊娠、流产、分娩、家族及手术等病史。

2.临床表现　育龄妇女有继发性、进行性加剧的痛经和不孕、性交痛或慢性盆腔痛病史，盆腔检查扪及与子宫相连的囊性包块或盆腔内有触痛性结节，即可初步诊断为子宫内膜异位症。

3.实验室及其他检查　①影像学检查：B型超声检查、盆腔CT、MRI。②CA125值测定：血清CA125值可升高，但一般不超过100U/L。③腹腔镜检查：是目前诊断子宫内膜异位症的最佳方法，在腹腔镜下活检即可确诊，并确定临床分期。

［常考考点］腹腔镜检查是目前诊断子宫内膜异位症的最佳方法。

要点六　西医治疗

（一）药物治疗

目的为抑制卵巢功能，减少内异灶活性及粘连的形成，阻止内异症发展。

1.非甾体类抗炎药　吲哚美辛、萘普生、布洛芬等。

2.避孕药　常用低剂量高效孕激素和炔雌醇复合制剂。长期连续服用，造成类似妊娠的人工闭经，称为假孕疗法。每日1片，连续服用6～9个月。

3.孕激素　通过抑制垂体促性腺激素分泌，导致内膜萎缩和闭经。可用甲羟孕酮20～30mg/d，或炔诺酮5mg/d，连续应用6个月。

4.孕激素受体拮抗剂　米非司酮具有强抗孕激素作用，每日口服25～100mg，造成闭经使病灶萎缩。

5.孕三烯酮　能抗雌、孕激素，降低性激素结合蛋白水平，抑制FSH、LH峰值并减少LH均值，使异位内膜萎缩、吸收。每周2～3次，每次2.5mg，连续用药6个月。

6.促性腺激素释放激素激动剂　其作用与体内的GnRH相似，能耗尽GnRH受体，使Gn减少，出现暂时性绝经。常用药物有亮丙瑞林、戈舍瑞林、曲普瑞林。每隔28日注射一次，共3～6次或更长时间。

（二）手术治疗

目的是去除病灶，恢复正常解剖结构。适用于药物治疗后症状无缓解、病情加剧或生育功能未恢复者，以及较大的卵巢异位囊肿且迫切希望生育者。

1.保留生育功能手术　适用于年轻、有生育要求的患者。手术范围为切净或破坏所见的异位内膜灶，分离粘连，保留子宫和附件。

2.保留卵巢功能手术　切除盆腔内病灶及子宫，保留至少一侧或部分卵巢，又称半根治手术。适用于Ⅲ、Ⅳ期，症状明显且无生育要求的45岁以下患者。

3.根治性手术　将子宫、双侧附件及盆腔内所有异位内膜病灶予以切除和清除。卵巢切除后，体内残留异位内膜灶可逐渐自行萎缩退化直至消失。适用于45岁以上重症患者。

4.手术与药物联合治疗　术前先用药物治疗3～6个月使异位内膜灶缩小、软化，有利于手术操作和缩小手术范围。术后也可给予药物治疗3～6个月，降低复发率。

［常考考点］内异症的西医药物和手术治疗。

要点七　中医辨证论治

证型	辨证要点	治法	方剂
气滞血瘀证	经前、经行小腹胀痛、拒按，甚或前后阴坠胀欲便；经血紫黯有块，块下痛减，经量或多或少，腹中积块，固定不移，胸闷乳胀，或不孕；舌紫暗或有瘀点、瘀斑，脉弦或涩	理气活血，活血祛瘀	膈下逐瘀汤

续表

证型	辨证要点	治法	方剂
寒凝血瘀证	经前或经行小腹冷痛、绞痛，拒按，得热痛减，经行量少，色紫黯，或经血淋漓不净，或月经延期，不孕，下腹结块，固定不移，形寒肢冷、面色青白；舌紫暗，苔薄白，脉沉弦或紧	温经散寒，活血祛瘀	少腹逐瘀汤
瘀热互结证	经前或经期小腹疼痛，有灼热感，拒按，遇热痛增，月经先期、量多，经色深红，质黏稠夹血块，心烦口渴，溲黄便结，或不孕，性交疼痛，盆腔结节包块触痛明显；舌红有瘀点或舌暗红，苔黄，脉弦数	清热凉血，活血祛瘀	清热调血汤加红藤、薏苡仁、败酱草
痰瘀互结证	下腹结块，经前、经期小腹掣痛，拒按，婚久不孕，平时形体肥胖，头晕沉重、胸闷纳呆，呕恶痰多，带下量多，色白质黏，无味；舌淡胖而紫黯，或舌边尖有瘀斑、瘀点，苔白滑或白腻，脉细	理气化痰，活血逐瘀	苍附导痰汤合桃红四物汤
气虚血瘀证	经行腹痛，喜按喜温，经量或多或少，婚久不孕，面色少华，神疲乏力，纳差便溏，盆腔结节包块；舌淡暗，边有齿痕，苔薄白或白腻，脉细无力或细涩	益气活血，化瘀散结	理冲汤
肾虚血瘀证	经行腹痛，痛引腰骶，月经先后无定期，经量或多或少，色淡黯质稀，或有血块，不孕或易流产，头晕耳鸣，腰膝酸软，性欲减退，盆腔可扪及结节或包块；舌淡暗或有瘀点，苔薄白，脉沉细而涩	补肾益气，活血化瘀	归肾丸合桃红四物汤

[常考考点] 子宫内膜异位症的辨证论治。

【知识纵横比较】

痛经与子宫内膜异位症 / 子宫腺肌病的证治比较

痛经		子宫内膜异位症 / 子宫腺肌病	
证型	方剂	证型	方剂
气滞血瘀证	膈下逐瘀汤	气滞血瘀证	膈下逐瘀汤
寒湿凝滞证	少腹逐瘀汤	寒凝血瘀证	少腹逐瘀汤
湿热瘀阻证	清热调血汤	瘀热互结证	清热调血汤
气血虚弱证	黄芪建中汤	痰瘀互结证	苍附导痰汤合桃红四物汤
肝肾亏损证	调肝汤	气虚血瘀证	理冲汤
—	—	肾虚血瘀证	归肾丸合桃红四物汤

【例题实战模拟】

A1 型题

1. 治疗轻度子宫内膜异位症，应采取的治疗措施是
   A. 避孕药治疗　　　　　　B. 高效孕激素治疗　　　　　C. 保留卵巢功能手术
   D. 根治性手术　　　　　　E. 假绝经疗法

2. 治疗子宫内膜异位症气滞血瘀证，应首选的方剂是
   A. 温经汤　　B. 桃红四物汤　　C. 少腹逐瘀汤　　D. 失笑散　　E. 膈下逐瘀汤

A2 型题

3. 患者，女，32 岁，已婚。继发加重性痛经伴经量过多 4 年，经服百消丹治疗，效果欠佳。经期小腹冷痛，喜温畏冷，经血有块，块下痛减，形寒肢冷，舌暗苔白，脉弦紧。已确诊为子宫内膜异位症，治疗应首选
   A. 炔诺酮加膈下逐瘀汤　　　　B. 炔诺酮加血府逐瘀汤　　　　C. 甲羟孕酮加少腹逐瘀汤
   D. 甲羟孕酮加膈下逐瘀汤　　　E. 炔诺酮加桃红四物汤

4. 患者，女，31 岁，已婚。人工流产术后 1 年，经行腹痛逐渐加重，灼痛难忍，拒按，月经量多，

色深红，舌红苔黄，脉弦数；妇科检查：后穹窿可触及蚕豆大小的触痛性结节。治疗应首选

  A. 血府逐瘀汤 B. 清热调血汤 C. 膈下逐瘀汤 D. 失笑散 E. 银甲丸

【参考答案】

1. A 2. E 3. C 4. B

细目二 子宫腺肌病

【考点突破攻略】

要点一 概念

当子宫内膜腺体及间质侵入子宫肌层时，称为子宫腺肌病。本病属中医学"痛经""癥瘕""月经不调"等范畴。

要点二 西医病因病理

（一）病因

多认为由于子宫内膜基底层缺乏黏膜下层，基底层内膜细胞侵入子宫肌层所致。可能由于遗传因素及多次妊娠和分娩时子宫壁的创伤、慢性子宫内膜炎或高水平雌孕激素使基底层子宫内膜侵入肌层为患。

（二）病理

1. 巨检 病灶有弥漫型及局限型两种。多为弥漫性生长，子宫呈均匀增大，剖面见肌层明显增厚且硬，无漩涡状结构，在肌壁中见到粗厚的肌纤维带和微囊腔，腔中偶见陈旧血液。少数病灶呈局限性生长形成结节或团块，似肌壁间肌瘤，称子宫腺肌瘤。腺肌瘤不同于肌瘤之处在于其周围无包膜存在。

2. 镜检 特征为<u>肌层内有呈岛状分布的异位内膜腺体与间质</u>。因异位内膜细胞属基底层内膜，对卵巢激素特别是孕激素不敏感，故异位腺体常处于增生期，偶见分泌期改变。

［常考考点］子宫腺肌病的镜检特征是肌层内有呈岛状分布的异位内膜腺体与间质。

要点三 中医病因病机

参见"子宫内膜异位症"。

要点四 临床表现

主要表现为<u>经量增多、经期延长及进行性加剧的痛经</u>。妇科检查时<u>子宫呈均匀性增大或有局限性结节隆起，质硬有压痛，经期压痛尤著</u>。

［常考考点］子宫腺肌病的临床表现。

要点五 诊断

根据临床症状与体征可作出初步诊断，B 型超声和 MRI、血清 CA125 检查有一定帮助，确诊需行组织病理学检查。

要点六 西医治疗

1. 药物治疗 对于症状较轻、有生育要求及近绝经期患者可试用孕三烯酮、GnRH-α 或左炔诺孕酮宫内缓释系统（LNG-IUS）治疗。

2. 手术治疗 年轻或希望生育的子宫腺肌病患者，可试行病灶切除术；对症状严重、无生育要求或药物治疗无效者，应行全子宫切除术。是否保留卵巢，取决于卵巢有无病变和患者年龄。

要点七 中医辨证论治

参见"子宫内膜异位症"。

【知识纵横比较】

中西医结合妇产科学常见病气滞血瘀证的用方比较

疾病	气滞血瘀证用方
子宫内膜异位症／子宫腺肌病	膈下逐瘀汤
子宫肌瘤	膈下逐瘀汤
经前期综合征	血府逐瘀汤
多囊卵巢综合征	膈下逐瘀汤
痛经	膈下逐瘀汤
闭经	血府逐瘀汤

【例题实战模拟】

A1 型题

1. 下列哪项不是子宫腺肌病的病因

    A. 多次妊娠   B. 分娩时子宫壁创伤   C. 慢性子宫内膜炎

    D. 高雌激素刺激   E. 慢性盆腔炎

2. 下列关于子宫腺肌病的叙述，错误的是

    A. 多发生于子宫肌瘤摘除术后   B. 痛经是主要症状   C. 子宫多均匀增大

    D. 过量雌激素的刺激是病因之一   E. 对性激素治疗缺乏反应

【参考答案】

1. E   2. A

第二十单元　子宫脱垂

细目　子宫脱垂

要点一　概念

子宫脱垂是指子宫从正常位置沿阴道下降，宫颈外口达坐骨棘水平以下，甚至子宫全部脱出于阴道口外。本病相当于中医学的"阴挺""阴菌"等。

要点二　西医病因

1. 妊娠、分娩　为主要病因。

2. 衰老　在盆底松弛中具有重要作用。

3. 长期腹压增加　慢性咳嗽、长期排便困难、经常超重负荷、腹部巨大肿瘤、大量腹水等均使腹内压力增加，迫使子宫下移。

4. 医源性原因。

要点三　中医病因病机

主要病机是冲任不固，带脉失约，提摄无力。常见病因有中气下陷、肾气亏虚和湿热下注。

［常考考点］子宫脱垂的病机是冲任不固，带脉失约，提摄无力。

要点四　临床表现及分度

（一）临床表现

1. 症状　Ⅰ度患者一般无不适。Ⅱ度以上患者常有不同程度的腰骶部疼痛或下坠感；站立过久、劳累后或腹压增加时子宫脱垂症状明显。Ⅲ度常伴有排尿排便异常。脱出在外的子宫及阴道黏膜长期与衣裤摩擦导致宫颈、阴道壁溃疡，甚至出血；继发感染时有脓血分泌物渗出。

2. 体征　嘱病人向下屏气，增加腹压时子宫颈外口达坐骨棘水平以下或露于阴道口。子宫脱垂常伴有直肠、膀胱脱垂，阴道黏膜多增厚，宫颈肥大并延长。

（二）分度

检查时嘱患者平卧并用力向下屏气。

　Ⅰ度　轻型：子宫颈外口距处女膜缘＜4cm，但未达处女膜缘。

　　　　重型：宫颈外口已达处女膜缘，在阴道口可见到宫颈。

　Ⅱ度　轻型：子宫颈已脱出阴道口，但宫体仍在阴道内。

　　　　重型：宫颈及部分宫体已脱出于阴道口。

　Ⅲ度　子宫颈及宫体全部脱出至阴道口外。

［常考考点］子宫脱垂的分度。

要点五　诊断

1. 病史　多有滞产、第二产程延长、难产、助产术等病史，以及长期腹压增加、体弱、营养不良、产后过早从事体力劳动等。

2. 临床表现　子宫脱垂，常伴有不同程度的腰骶部疼痛或下坠感。重度子宫脱垂者，常伴有排尿排便异常。

要点六　西医治疗

1. 保守治疗　子宫托适用于子宫脱垂和阴道前后壁脱垂。但重度子宫脱垂伴盆底肌明显萎缩、宫颈或阴道壁有炎症或溃疡者均不宜使用，经期停用。

2. 手术疗法　目的是消除症状，修复盆底支持组织。

（1）曼氏手术：行阴道前后壁修补、主韧带缩短及宫颈部分切除，适用于较年轻、宫颈较长、希望保留生育功能的Ⅱ、Ⅲ度子宫脱垂伴阴道前、后壁脱垂患者。

（2）阴式子宫全切除及阴道前后壁修补术：适用于Ⅱ、Ⅲ度子宫脱垂伴阴道前、后壁脱垂，年龄较大无生育要求且无手术禁忌者。

（3）阴道封闭术：分阴道半封闭术和阴道全封闭术。适用于年老体弱不能耐受较大手术、不需保留性交功能者。

（4）盆底重建手术：可经阴道、经腹腔镜或经腹完成。

［常考考点］子宫托和手术治疗的适应证。

【知识纵横比较】

保守治疗和手术治疗的适应证

西医治疗	方法	适应证
保守治疗	子宫托	适用于子宫脱垂和阴道前后壁脱垂，但重度子宫脱垂伴盆底肌明显萎缩、宫颈或阴道壁有炎症或溃疡者均不宜使用，经期和妊娠期停用
手术治疗	曼式手术	适用于较年轻、宫颈较长、希望保留生育功能的Ⅱ、Ⅲ度子宫脱垂伴阴道前、后壁脱垂患者
	阴式子宫全切除及阴道前后壁修补术	适用于Ⅱ、Ⅲ度子宫脱垂伴阴道前、后壁脱垂，年龄较大无生育要求且无手术禁忌者
	阴道封闭术	适用于年老体弱不能耐受较大手术、不需保留性交功能者
	盆底重建手术	可经阴道、经腹腔镜或经腹完成

要点七 中医辨证论治

以<u>益气升提、补肾固脱</u>为主要治法。

证型	辨证要点	治法	方剂
中气下陷证	阴中有物突出，<u>劳则加剧，小腹下坠</u>，神倦乏力，少气懒言，或面色无华；舌淡，苔薄，脉缓弱	补益中气，升阳举陷	补中益气汤加枳壳
肾气亏虚证	阴中有物脱出，久脱不复，<u>腰酸腿软，头晕耳鸣，小便频数或不利，小腹下坠</u>；舌质淡，苔薄，脉沉弱	补肾固脱，益气升提	大补元煎加黄芪、升麻、枳壳
湿热下注证	阴中有物脱出，<u>表面红肿疼痛，甚或溃烂流液，色黄气秽</u>；舌质红，苔黄腻，脉弦数	清热利湿	龙胆泻肝汤合五味消毒饮

［常考考点］子宫脱垂的辨证论治。

【例题实战模拟】

A1 型题

1. Ⅱ度子宫脱垂是指
   A. 宫颈外口距处女膜缘 < 4cm　　　B. 宫颈已脱出阴道口，宫体仍在阴道内
   C. 宫颈外口达处女膜缘　　　　　　D. 宫颈及宫体全部脱出至阴道口外
   E. 宫颈外口距处女膜缘 < 2cm

2. 子宫脱垂湿热下注证的治疗方法是
   A. 清热解毒　　B. 宁心安神　　C. 补肾固脱　　D. 益气升提　　E. 清热利湿

3. 治疗子宫脱垂肾虚证，应首选
   A. 固阴煎　　B. 保阴煎　　C. 大补元煎　　D. 一阴煎　　E. 一贯煎

A2 型题

4. 患者，女，68 岁。阴中有块状物脱出 10 年余，劳则加剧，平卧则回纳，小腹下坠，四肢乏力，少气懒言，面色无华，舌淡，苔薄，脉虚细；妇科检查诊断为子宫脱垂。其中医治法是
   A. 补益中气，升阳举陷　　　B. 补肾固脱，益气升提　　　C. 清热利湿，升阳固脱
   D. 益气养血，温阳固脱　　　E. 补肾健脾，升阳固脱

【参考答案】

1. B　2. E　3. C　4. A

第二十一单元　不孕症

细目　不孕症

【考点突破攻略】

要点一 概念、分类

<u>不孕症是指女性无避孕性生活至少 12 个月而未孕</u>。分为原发性和继发性两类，其中既往从未有过妊娠史，无避孕且从未妊娠者称为原发性不孕；后者指既往有过妊娠史，而后无避孕连续 12 个月未妊娠者。我国不孕症发病率为 7% ~ 10%。原发性不孕相当于中医学"全不产""绝产""绝嗣""绝子"等，继发性不孕为"断续"。

要点二　西医病因

不孕症病因有女方因素、男方因素或不明原因等。女方因素占60%～70%，男方因素占10%～30%，不明原因占10%～20%。在女性不孕中，盆腔因素约占35%，排卵障碍占25%～35%。

要点三　中医病因病机

常见病因病机有肾虚（肾气虚、肾阳虚、肾阴虚）、肝气郁结、痰湿壅阻、瘀滞胞宫、湿热内蕴。

要点四　检查与诊断

（一）检查

1.病史　包括盆腹腔病变、手术史；月经史、婚姻状态及性生活情况、孕产史；既往有无生殖道感染病史以及家族中有无出生缺陷及流产史。

2.临床表现　可伴有与病因相关的症状。

3.体格检查　检查体格发育及营养状况、BMI，注意有无雄激素过多体征，如多毛、痤疮及黑棘皮征等。

4.妇科检查。

5.女性不孕特殊检查

（1）卵巢功能检查：包括超声检查、基础激素水平测定、基础体温（BBT）测定。

1）超声检查：推荐使用经阴道超声，可监测优势卵泡发育、子宫内膜并诊断盆腔占位。

2）基础激素水平测定：于周期第2～4天测定性激素六项，可反映卵巢的储备功能和基础状态，并诊断多囊卵巢综合征等排卵障碍。

3）基础体温测定：周期性连续的基础体温测定可以大致反映排卵和黄体功能。

（2）输卵管通畅检查：子宫输卵管X线造影或子宫输卵管超声造影。

（3）宫腔镜检查：了解宫腔及输卵管开口情况。

（4）腹腔镜检查：直视下观察子宫、附件及其盆腔情况。

（5）其他：染色体检查；免疫试验；CT或MRI检查。

（二）诊断

1.病史　注意结婚年龄，健康状况，性生活情况，月经史、分娩史及流产史等。注意有无生殖器感染，是否采取避孕措施，有无结核史、内分泌病变史以及腹部手术史。

2.临床表现　育龄妇女，夫妇同居1年，配偶生殖功能正常，未采取避孕措施而未曾妊娠。

［常考考点］不孕症的诊断。

要点五　西医治疗

（一）纠正盆腔器质性病变

1.输卵管性不孕的治疗　对输卵管阻塞或粘连，可行腹腔镜下输卵管造口术、整形术、吻合术等。经治疗失败可接受辅助生殖技术助孕。

2.卵巢肿瘤　性质不明的卵巢肿瘤应尽量于不孕症治疗前确诊，必要时手术探查。

3.子宫病变　子宫内膜息肉、宫腔粘连等如果影响宫腔环境，可行宫腔镜手术。

4.子宫内膜异位症　应进行腹腔镜的诊断和治疗，对于复发性内异症、卵巢功能明显减退的患者慎重手术。

5.生殖系统畸形及结核　对因治疗。

6.免疫性不孕　避免抗原刺激，应用免疫抑制剂。

（二）诱导排卵

1.氯米芬　首选促排卵药，适用于体内有一定雌激素水平者和下丘脑－垂体轴反馈机制健全者。

2.来曲唑　可抑制雄激素向雌激素的转化，减低雌激素水平。

3. 尿促性素 用于氯米芬抵抗和无效患者。

4. 卵泡刺激素 用于 HMG 治疗失败者。

5. 促性腺激素释放激素 应用 GnRH-α 200～500μg，皮下注射 2～4 周，可以降低 PCOS 患者的 LH 和雄激素水平，再用 HMG、FSH 或 GnRH 脉冲治疗，可提高排卵率和妊娠率，降低 OHSS 和流产率。

6. 溴隐亭 适用于无排卵伴有高催乳素血症者。

（三）不明原因不孕的治疗

目前尚无肯定有效的治疗方法和疗效指标。对卵巢功能减退和年龄＞30 岁的夫妇，一般慎重选择期待，可行宫腔内丈夫精液人工授精治疗。

（四）辅助生殖技术

包括人工授精、体外受精 – 胚胎移植及其衍生技术等。

［常考考点］不孕症的西医治疗。

要点六 中医辨证论治

证型	辨证要点	治法	方剂
肾气虚证	婚久不孕，月经不调或停闭，经量或多或少，色黯；头晕耳鸣，腰膝酸软，精神疲倦，小便清长；舌淡，苔薄，脉沉细尺弱	补肾益气，温养冲任	毓麟珠
肾阴虚证	婚久不孕，月经先期量少或量多，色红无块，形体消瘦，腰酸，头目眩晕，耳鸣，五心烦热；舌红苔少，脉细数	滋阴养血，调冲益精	养精种玉汤合清骨滋肾汤
肾阳虚证	婚久不孕，月经后期量少，色淡，或见月经稀发甚则闭经；面色晦暗，腰酸腿软，性欲淡漠，大便不实，小便清长；舌淡，苔白，脉沉细	温肾益气，调补冲任	温肾丸
肝气郁结证	婚久不孕，经前乳房、小腹胀痛，月经周期先后不定，经血夹块，情志抑郁或急躁易怒，胸胁胀满；舌质暗红，脉弦	疏肝解郁，养血理脾	开郁种玉汤
痰湿壅阻证	婚久不孕，经行后期，量少或闭经，带下量多质稠，形体肥胖，头晕，心悸，胸闷呕恶；苔白腻，脉滑	燥湿化痰，调理冲任	启宫丸
瘀滞胞宫证	婚久不孕，月经后期，经量多少不一，色紫夹块，经行不畅，小腹疼痛拒按，或腰骶疼痛；舌黯或紫，脉涩	活血化瘀，调理冲任	少腹逐瘀汤
湿热内蕴证	继发不孕，月经先期，经期延长，淋漓不断，赤白带下，腰骶酸痛，少腹坠痛，或低热起伏；舌红，苔黄腻，脉弦数	清热除湿，活血调经	仙方活命饮加红藤、败酱草、车前子、薏苡仁

［常考考点］不孕症的辨证论治。

闭经、多囊卵巢综合征和不孕症的证治比较

闭经		多囊卵巢综合征		不孕症	
证型	方剂	证型	方剂	证型	方剂
肾气亏损证	加减苁蓉菟丝子丸	—	—	肾气虚证	毓麟珠
肝肾阴虚证	育阴汤	肾阳虚证	右归丸	肾阳虚证	温肾丸
阴虚血燥证	加减一阴煎	肾阴虚证	左归丸	肾阴虚证	养精种玉汤合清骨滋肾汤
气血虚弱证	人参养荣汤	—	—	—	—
—	—	肝经湿热证	龙胆泻肝汤	湿热内蕴证	仙方活命饮
痰湿阻滞证	丹溪治湿痰方	痰湿阻滞证	苍附导痰丸合佛手散	痰湿壅阻证	启宫丸
气滞血瘀证	血府逐瘀汤	气滞血瘀证	膈下逐瘀汤	肝气郁结证	开郁种玉汤
寒凝血瘀证	温经汤	—	—	瘀滞胞宫证	少腹逐瘀汤

【例题实战模拟】

A1 型题

1. 不孕症肾气虚证的首选治疗方是
　　A. 毓麟珠　　　B. 温肾丸　　　C. 养精种玉汤　　　D. 开郁种玉汤　　　E. 苍附导痰丸

2. 启宫丸治疗的不孕症的证型是
　　A. 肝气郁结证　　　B. 痰湿阻滞证　　　C. 肝肾不足证　　　D. 肾阴虚证　　　E. 瘀血阻滞证

3. 治疗不孕症血瘀证，应首选
　　A. 当归补血汤　　　B. 补阳还五汤　　　C. 少腹逐瘀汤　　　D. 桃红四物汤　　　E. 通窍活血汤

A2 型题

4. 患者，女，28 岁。结婚 2 年不孕，月经先后不定期，23 ～ 56 天一行，行经期 3 ～ 7 天，量少，色黯、有血块，经前乳胀，胸胁胀满，烦躁易怒，舌暗红，苔薄白，脉细弦。妇科盆腔检查正常，基础体温连续测定 4 日均为单相，男方检查未发现异常。治疗应首选
　　A. 雌激素加少腹逐瘀汤　　　B. 雌激素加启宫丸　　　C. 雌激素加开郁种玉汤
　　D. 氯底酚胺加少腹逐瘀汤　　　E. 氯底酚胺加开郁种玉汤

B1 型题

　　A. 二陈汤　　　B. 苍附导痰丸　　　C. 启宫丸　　　D. 丹溪治湿痰方　　　E. 佛手散

5. 治疗不孕症痰湿阻滞证的方剂是

6. 治疗闭经痰湿阻滞证的方剂是

【参考答案】

1. A　2. B　3. C　4. E　5. C　6. D

第二十二单元　计划生育

细目一　避孕

【考点突破攻略】

要点一　概念

避孕是指采用科学方法使妇女暂时不受孕。

要点二　临床常用避孕方法

有宫内节育器、激素避孕及其他避孕方法。

要点三　放置宫内节育器的适应证、禁忌证及并发症

1. 适应证　已婚育龄妇女自愿要求以 IUD 避孕而无禁忌证者。

2. 禁忌证　①妊娠或妊娠可疑。②生殖道急性炎症。③人工流产出血多，怀疑有妊娠组织物残留或感染可能；中期妊娠引产、分娩或剖宫产胎盘娩出后，子宫收缩不良有出血或潜在感染可能。④生殖器肿瘤。⑤生殖器畸形如纵隔子宫、双子宫等。⑥宫颈内口过松、重度陈旧性宫颈裂伤或子宫脱垂。⑦严重的全身性疾病。⑧宫腔 < 5.5cm 或 > 9.0cm（除外足月分娩后、大月份引产后或放置含铜无支架宫内节育器）。⑨近 3 个月内有月经失调、阴道不规则流血。⑩有铜过敏史。

3. 并发症

（1）子宫穿孔、节育器异位。

（2）节育器嵌顿或断裂。

（3）节育器下移或脱落。

（4）带器妊娠。

［常考考点］宫内节育器放置的禁忌证和并发症。

细目二　人工流产

【考点突破攻略】

要点一　概念

人工流产指采用药物或手术方法终止妊娠。

要点二　药物流产

药物流产是应用药物终止早期妊娠的方法，目前临床常用米非司酮配伍米索前列醇。米非司酮具有抗孕酮特性，同时释放内源性前列腺素，促进子宫收缩及宫颈软化。米索前列醇有兴奋子宫和宫颈软化作用。

1. 适应证　①正常宫内妊娠，孕龄 7 周以内，自愿要求药物终止妊娠年龄 < 40 岁的健康育龄妇女。②高危手术流产对象，如瘢痕子宫、多次人工流产及严重骨盆畸形等。③对手术流产有恐惧或顾虑心理者。

2. 禁忌证　①有使用米非司酮的禁忌证：肾上腺疾患、糖尿病及其他内分泌疾病、肝肾功能异常、妊娠期皮肤瘙痒史、血液病和血栓性疾患、与甾体激素有关的肿瘤。②有使用米索前列醇的禁忌证：心血管系统疾病、青光眼、胃肠功能紊乱、高血压、哮喘、癫痫、贫血。③其他：过敏体质、带器妊娠、宫外孕或可疑宫外孕、妊娠剧吐，长期服用抗结核、抗癫痫、抗抑郁、抗前列腺素药物等。

要点三　手术流产

手术流产指采用手术方法终止妊娠，包括负压吸引术与钳刮术。

（一）负压吸引术

1. 适应证　①妊娠 10 周内要求终止妊娠而无禁忌证者。②妊娠 10 周内因某种疾病而不宜继续妊娠者。

2. 禁忌证　①生殖器官炎症。②各种疾病的急性期或严重的全身性疾病不能耐受手术者。③术前两次体温高于 37.5℃者。

（二）钳刮术

1. 适应证　妊娠 10 ～ 14 周内要求终止妊娠而无禁忌证者，或因某种疾病而不宜继续妊娠或其他流产方法失败者。

2. 禁忌证　同负压吸引术。

［常考考点］药物流产和手术流产的适应证和禁忌证。

细目三 节育措施常见不良反应的中医药治疗

【考点突破攻略】

要点一 月经异常

证型	辨证要点	治法	方剂
肝郁血瘀证	宫内置环后出现经量多于既往月经量或行经时间延长，经色黯红，有血块或经行不畅，胸胁、乳房胀痛，嗳气口苦；舌暗红，苔薄，脉弦涩	理气化瘀止血	四草止血方
阴虚血瘀证	宫内置环后出现经量多于既往月经量或行经时间延长，经色黯红，有血块或经行不畅，潮热颧红，咽干口燥，手足心热；舌红，苔少，脉细数	养阴清热，化瘀止血	二至丸加生地黄、炒蒲黄、茜草、山萸肉
气虚血瘀证	宫内置环后出现经量多于既往月经量或行经时间延长，经色黯红，有血块或经行不畅，神疲体倦，面色㿠白，手足心热；舌红，苔少，脉细数	益气化瘀止血	举元煎合失笑散加血余炭、茜草
瘀热互结证	宫内置环后出现经量多于既往月经量或行经时间延长，经色黯红，有血块或经行不畅，心烦口渴，或伴发热，溲赤便结；舌红，苔薄，脉弦数	清热凉血，化瘀止血	清经散去黄柏，熟地黄改为生地黄，加茜草、三七、地榆炭

要点二 流产术后出血

证型	辨证要点	治法	方剂
瘀阻胞宫证	出血量时多时少，或淋漓不净，色紫黯，有血块，小腹阵发性疼痛，腰骶酸胀；舌紫暗，脉细涩	活血化瘀，固冲止血	生化汤加益母草、炒蒲黄
气血两虚证	出血量多，或淋漓不净，色淡红或稍黯，小腹坠胀，或伴腰痛，腰酸下坠，神疲乏力，纳食欠佳，夜寐欠佳；舌淡红，脉细无力	益气养血，固冲止血	八珍汤加海螵蛸、炙黄芪
湿热壅滞证	出血量时多时少，色紫黯如败酱，质黏腻，有臭气，小腹作痛，腰酸下坠，纳呆口腻，小便黄；舌红或有紫点，苔黄腻，脉细数	清利湿热，化瘀止血	固经丸加马齿苋、薏苡仁、仙鹤草

细目四 计划生育措施的选择

【考点突破攻略】

要点一 新婚期

多采用口服短效避孕药、避孕套或女性外用避孕药。一般不选用宫内节育器。

要点二 哺乳期

多采取避孕套、IUD，不宜选用药物避孕。

要点三 生育后期

各种避孕方法均适用，无生育要求者最好行绝育术。

要点四 绝经过渡期

可选用避孕套，亦可选用 IUD。

【例题实战模拟】

A1 型题

1. 不能产生避孕效果的是
   A. 宫内节育器　　B. 阴茎套　　C. 安全期性交　　D. 服用避孕药物　　E. 性交后冲洗

2. 下列不属于宫内节育器放置禁忌证的是
   A. 月经过多过频　　　　　B. 生殖器急慢性炎症　　　　C. 正常产后 3 个月
   D. 子宫畸形，宫口过松　　E. 严重全身性疾病

3. 以下属于人工流产适应证的是
   A. 避孕失败要求终止妊娠者　　B. 急性乙型肝炎合并妊娠　　C. 妊娠合并急性肾功能衰竭
   D. 妊娠 35 周　　　　　　　　E. 妊娠伴急性心衰

4. 下列各项，不属于人工流产并发症的是
   A. 人流综合征　　B. 子宫穿孔　　C. 人流后宫缩不良　　D. 人流不全　　E. 人流术后感染

A2 型题

5. 患者，女，25 岁，已婚。顺产后 6 个月，在哺乳中，身体健康，月经正常。最适宜的计划生育措施是
   A. 口服避孕药　　B. 外用避孕药　　C. 安全期避孕　　D. 放置宫内节育器　　E. 行绝育术

【参考答案】

1. E　2. C　3. A　4. C　5. D

中西医结合儿科学

【本章通关攻略】

中西医结合儿科学是中西医结合专业的一门临床课程，在历年的中西医结合执业助理医师资格考试中占据非常重要的地位。其中实践技能考试中可能会有一道病案分析题，占20分（实践技能总分100分）；综合笔试考试中，每年出题约25道，占25分左右（综合笔试总分300分）。

本科目重点考查儿科临床的常见病和多发病，如新生儿病理性黄疸、急性上呼吸道感染、肺炎、支气管哮喘、病毒性心肌炎、鹅口疮、胃炎、小儿腹泻病、急性肾小球肾炎、肾病综合征、病毒性脑炎、注意力缺陷多动障碍、免疫性血小板减少症、儿童期糖尿病、风湿热、过敏性紫癜、蛋白质－能量营养不良、维生素D缺乏性佝偻病及儿科感染性疾病。

学习本科目，应重点掌握各种常见病、多发病的诊断、西医治疗原则和使用药物、中医辨证论治。常采用比较的方法、纵横联系的方法，对相关知识进行总结归纳。

第一单元　儿科学基础

细目一　小儿年龄分期与生长发育

【考点突破攻略】

要点一　年龄分期标准

古代医籍对小儿年龄分期划分比较详细的是《寿世保元》，其中指出："夫小儿半周两岁为婴儿，三四岁为孩儿，五六岁为小儿，七八岁为龆龀，九岁为童子，十岁为稚子矣。"现代儿科学一般将其分为七个阶段。各期之间既有区别，又相互联系，不能截然分开。

1.胎儿期　从受精卵形成到小儿出生统称为胎儿期。胎龄从孕妇末次月经的第一天算起为40周，280天，以4周为一个妊娠月，即"怀胎十月"。

2.新生儿期　自出生后脐带结扎开始至生后满28天称为新生儿期。围生期又称围产期，是指胎龄满28周至生后7足天。

3.婴儿期　从出生到满1周岁为婴儿期。

4.幼儿期　1～3周岁称为幼儿期。

5.学龄前期　3周岁后至入小学前（6～7岁）为学龄前期，也称幼童期。

6.学龄期　从6～7周岁入小学至青春期之前（一般为女12岁，男13岁）称学龄期。

7.青春期　从第二性征出现到生殖功能基本发育成熟、身高基本停止增长的时期称为青春期。一般女孩自11～12岁到17～18岁，男孩自13～14岁开始到18～20岁。近年来，小儿进入青春期的平均年龄有提早的趋势。

［常考考点］小儿的年龄分期时间界定。

要点二 各年龄期特点及预防保健

1.胎儿期 胎儿期完全依靠母体而生存，以组织与器官的迅速生长和功能渐趋成熟为其主要特点，尤其妊娠早期是机体各器官形成的关键时期。此时如受到各种不利因素的影响，便可影响胎儿各器官的正常分化，从而造成流产或各种畸形。因此孕期保健必须从妊娠早期开始。

2.新生儿期 此时小儿开始独立生活，是适应外界环境的阶段。由于生理调节和适应能力不成熟，受内、外环境的影响较大。因此，此期小儿的发病率高，常有产伤、感染、窒息、出血、溶血及先天畸形等疾病发生。新生儿期保健重点强调合理喂养、保暖及预防感染等。

围生期包括了胎儿晚期、分娩过程和新生儿早期，是小儿经历巨大变化、生命遭受最大危险的时期。此期的死亡率是衡量一个国家或地区的产科和新生儿科质量的一项重要指标，重视优生优育必须抓好围生期保健。

3.婴儿期 此期是小儿生长发育最迅速的时期，需要摄入的热量和营养素（尤其是蛋白质）特别高，但由于其消化和吸收功能尚不够完善，因此容易发生消化功能紊乱和营养不良；半岁以后，因从母体获得的被动免疫力逐渐消失，而自身免疫功能尚未成熟，易患感染性疾病，故应提倡母乳喂养，科学育儿，同时应做好计划免疫。

4.幼儿期 此期小儿生长速度稍减慢，但活动范围增大，接触周围事物增多，故智能发育较前突出，语言、思维和交往能力增强，但对危险事物的识别能力差，应注意防止意外创伤和中毒；断乳和添加其他食物须在幼儿早期完成，因此要注意保证营养，防止营养不良和消化功能紊乱。

5.学龄前期 此期生长速度减慢，但智能发育更趋完善，好奇多问，求知欲旺，模仿性强，具有较大的可塑性，是小儿性格特点形成的关键时期，因此要注意培养其良好的道德品质和生活习惯，为入学做好准备。学龄前期儿童易患肾炎、风湿热等疾病，应注意防治。

6.学龄期 此期体格生长稳步增长，除生殖系统外其他器官的发育到本期末已接近成人水平。脑的形态发育基本完成，智能发育进一步成熟，控制、理解、分析和综合能力增强，是接受科学文化教育的重要时期。发病率较前有所降低，但要注意预防近视和龋齿，端正坐、立、行的姿势，安排有规律的生活和学习，保证充足的营养和睡眠。

7.青春期 此期主要特点为体格生长再度加速，出现第二个高峰，继而生殖系统发育渐趋成熟，性别差异显著，女孩出现月经，男孩发生遗精，第二性征逐渐明显。此时由于神经内分泌调节不稳定，常出现心理、行为和精神方面的不稳定。此期疾病多与内分泌及自主神经系统的功能紊乱有关，如甲状腺肿、贫血，女孩出现月经不规则、痛经等。在保健方面，除保证供给足够的营养以满足生长发育迅速增加所需外，尚应根据其心理和生理上的特点，加强教育和引导，使之树立正确的人生观。

[常考考点] 小儿各年龄期特点及预防保健要点。

要点三 小儿体格生长指标

1.体重 正常新生儿出生时的体重平均为3kg，生后3月龄的婴儿体重约为出生时的2倍；12月龄时婴儿体重约为出生时的3倍，是第一个生长高峰；2岁时婴儿体重约为出生时的4倍；2岁后到11～12岁前每年体重增长约2kg。为便于临床应用，可按公式粗略估计体重：

≤6月龄婴儿 　体重＝出生时体重（kg）＋月龄×0.7（kg）

7～12月龄婴儿 　体重＝6（kg）＋月龄×0.25（kg）

2岁至青春前期 　体重＝年龄×2（kg）＋8（kg）

2.身高（长） 身高是指头顶到足底的全身垂直长度；＜3岁的儿童立位测量不易准确，应仰卧位测量，称身长；3岁以后用站立测量为身高，立位与仰卧位测量值相差1～2cm。正常新生儿出生时的身长平均约50cm；第1年内增长最快，约25cm；第2年增长稍慢，约10cm；2岁时身长约85cm。身高在进入青春早期时出现第二次增长高峰，速度达儿童期的2倍，持续2～3年。

2～12岁身高（长）的估算公式：身高（cm）＝7×年龄＋75

3.头围 自双眉弓上缘处，经过枕骨大节绕头1周的长度为头围。新生儿头围平均34cm，在第一年的前3个月和后9个月头围都约增长6cm，故1岁时头围为46cm；生后第2年头围增长减慢，2岁时头围48cm，5岁时为50cm，15岁时接近成人为54～58cm。头围测量在2岁前最有价值，头围过大常见于脑积水和佝偻病后遗症，头围过小提示脑发育不良。

4.胸围 用软尺由乳头向后背绕肩胛角下缘绕胸一周的长度为胸围。出生时胸围平均为32cm，比头围小1～2cm，1周岁左右头、胸围相等，以后胸围逐渐大于头围。1岁至青春前期胸围超过头围的厘米数约等于小儿岁数减1。

[常考考点] 小儿体重、身高（长）、头围、胸围的正常值及计算方法。

要点四 各年龄段呼吸、脉搏、血压常数及计算方法

1.呼吸、脉搏 各年龄小儿呼吸、脉搏比较，见下表：

各年龄组小儿呼吸、脉搏次数（每分钟）

年龄	呼吸	脉搏	呼吸/脉搏
新生儿	45～40	140～120	1:3
≤1岁	40～30	130～110	1:（3～4）
1⁺～3岁	30～25	120～100	1:（3～4）
3⁺～7岁	25～20	100～80	1:4
7⁺～14岁	20～18	90～70	1:4

2.血压测量 血压时应根据不同年龄选择不同宽度的袖带，应为上臂长度的1/2～2/3，袖带过宽时测得血压值较实际为低，过窄时则较实际为高。新生儿和小婴儿可用多普勒血压测量仪测定收缩压，或用简易的潮红法测量。小儿年龄愈小血压愈低。

儿童时期正常血压可用公式推算：收缩压（mmHg）=2×年龄（岁）+80；舒张压（mmHg）=收缩压×2/3。（kPa值=mmHg测定值÷7.5）

[常考考点] 小儿呼吸、脉搏及血压与年龄的关系。

要点五 骨骼和牙齿发育指标

1.颅骨发育 根据头围大小，骨缝和前、后囟闭合迟早来衡量颅骨的发育。前囟为顶骨和额骨边缘形成的菱形间隙，其大小以对边中点连线长度进行衡量，出生时1.0～2.0cm，以后随颅骨发育而增大，6个月后逐渐骨化而变小，在1～1.5岁时闭合。后囟在出生时即已很小或已闭合，最迟于生后2～4个月闭合。颅骨缝在生后3～4个月闭合。检查前囟门对儿科临床很重要，早闭或过小见于小头畸形；迟闭、过大见于佝偻病、先天性甲状腺功能低下症等；前囟饱满常提示颅内压增高，见于脑积水、脑炎、脑膜炎和脑肿瘤等疾病；凹陷则见于脱水或极度消瘦者。

2.脊柱发育 脊柱的变化反映椎骨的发育。3个月左右随着抬头动作的发育出现颈椎前凸；6个月后会坐时，出现向后凸的胸曲；1岁会走时出现腰椎前凸，至6～7岁时这3个脊柱自然弯曲才被韧带所固定，脊柱的生理弯曲使身体姿势得到平衡。

3.长骨发育 临床上，婴儿早期应摄膝部X线片，年长儿摄左手腕骨的正位片，了解骨的发育，判断骨龄。腕部出生时无骨化中心，其出现的时间次序为：3个月左右有头状骨、钩骨；约1岁时出现下桡骨骺；2～2.5岁有三角骨；3岁左右有月骨；3.5～5岁出现大、小多角骨；5～6岁时有舟骨；6～7岁有下尺骨骺；9～10岁时出现豆状骨。10岁时出全，共10个。故1～9岁腕部骨化中心的数目约为其岁数加1。临床常测定骨龄以协助诊断某些疾病，如生长激素缺乏症和甲状腺功能低下症、肾小管酸中毒等骨龄明显延后；中枢性性早熟和先天性肾上腺皮质增生症则骨龄常超前。

4.牙齿的发育 牙齿可分为乳牙和恒牙两种，乳牙20个，恒牙32个。约自6个月起（4～10个月）乳牙开始萌出，12个月尚未出牙者可视为异常，乳牙最晚2岁半出齐。2岁以内乳牙的数目约为月龄减4（或6）。6～7岁乳牙开始脱落换恒牙。

［常考考点］颅骨、长骨和牙齿的正常发育情况。

要点六　感觉、运动和语言发育

1. 感觉发育

（1）视觉：新生儿已有视觉感应功能，但视觉不敏锐，只能短暂注视和反射性地跟随较近处（15～20cm内）缓慢移动的物体，可出现一时性斜视和眼球震颤，3～4周内消失。新生儿后期视觉感知发育迅速，1个月可凝视光源，开始有头眼协调；3～4个月看自己的手；4～5个月认识母亲面容，初步分辨颜色，喜欢红色；1～2岁喜看图画，能区别形状；6岁视深度已充分发育，视力达1.0。

（2）听觉：出生时中耳鼓膜有羊水潴留，听力较差；3～7日后羊水逐渐吸收听觉已相当好；3～4个月时头可转向声源，听到悦耳声时会微笑；7～9个月时能确定声源，开始区别语言的意义；1岁时听懂自己的名字；2岁后能区别不同声音；4岁听觉发育完善。

2. 运动发育　运动发育或称神经运动发育，可分为大运动（包括平衡）和细运动两大类。发育规律是：自上而下、由近到远、由不协调到协调、先正向动作后反向动作。

（1）平衡与大运动：如抬头、翻身、坐、爬、站立、走、跑、跳等。一般小儿3个月抬头较稳，4个月翻身，6个月时能独坐，8～9个月可用双上肢向前爬，1岁能走，2岁会跳，3岁才能快跑。

（2）细动作：是指手指的精细动作。新生儿两手紧握拳，生后3个月时能有意识地握物，3～4个月时能玩弄手中物体，6～7个月时出现换手、捏与敲等探索性动作，9～10个月能用拇指取细小物品，12～15个月时能用匙取食、乱涂画，2～3岁会用筷子，4岁能自己穿衣，绘画及书写。

3. 语言发育　小儿语言要经过发音、理解和表达三个阶段。新生儿啼哭是语言的开始，然后3个月咿呀作语；6个月时能发出个别音节；1岁时能连说两个重音的字，会叫"妈妈"，先单音节、双音节，后组成句子；4岁时能清楚表达自己的意思，能叙述简单事情；6岁时说话完全流利，句法基本正确。

［常考考点］小儿运动发育的规律是：自上而下、由近到远、由不协调到协调、先正向动作后反向动作。

【例题实战模拟】

A1型题

1. 新生儿期是指出生后脐带结扎开始至满
　　A. 24天　　B. 28天　　C. 30天　　D. 42天　　E. 60天

2. 6周岁小儿按公式计算，体重应为
　　A. 15kg　　B. 16kg　　C. 17kg　　D. 18kg　　E. 20kg

3. 按公式计算，10岁小儿的身高应为
　　A. 125cm　　B. 135cm　　C. 145cm　　D. 155cm　　E. 165cm

4. 正常小儿前囟关闭的年龄是生后
　　A. 6～8个月　　B. 8～10个月　　C. 10～12个月　　D. 12～18个月　　E. 18～24个月

5. 小儿开始出乳牙的年龄是生后
　　A. 2～3个月　　B. 3～6个月　　C. 4～10个月　　D. 7～11个月　　E. 9～12个月

B1型题
　　A. 囟门隆起　　B. 囟门凹陷　　C. 囟门迟闭　　D. 囟门早闭　　E. 囟门宽大

6. 脑炎的常见体征是

7. 失水的常见体征是

【参考答案】
1. B　2. E　3. C　4. D　5. C　6. A　7. B

细目二 小儿生理特点、病理特点

【考点突破攻略】

要点一 生理特点

1. 脏腑娇嫩、形气未充 脏腑，即五脏六腑；娇嫩，即娇气、嫩弱之意；形，指形体结构，即四肢百骸，筋肉骨骼，精血津液等；气，指生理功能活动，如肺气、脾气、肾气等；充，即充实、完善之意。所谓脏腑娇嫩、形气未充，即小儿时期机体各系统和器官的形态发育及生理功能都处在不断成熟和不断完善的过程中。《灵枢·逆顺肥瘦》曰："婴儿者，其肉脆、血少、气弱。"《小儿药证直诀·变蒸》说："五脏六腑，成而未全……全而未壮"。这些都是对此特点的论述。五脏六腑的形和气皆属不足，其中尤以肺、脾、肾三脏更为突出，故曰小儿"肺常不足""脾常不足""肾常虚"。

肺位在上，为娇脏，主一身之气，司呼吸，主宣发肃降，开窍于鼻，外合皮毛。小儿肺脏尤娇，肺常不足，表现为呼吸不匀，息数较促，容易感冒、咳喘；小儿腠理疏松，肌肤薄嫩，卫外不固，感受外邪，从口鼻皮毛而入，首先犯肺。其他脏腑病变亦可累及肺，继之发病。

脾胃为后天之本，脾主运化水谷精微，升清降浊，为气血生化之源。小儿处于生长发育时期，年龄越小，生长发育速度越快，因而对营养物质的需求相对于成人较多，故脾胃功能相对不足，小儿脾常不足表现为运化力弱，饮食要注意有常、有节，否则易出现腹痛、积滞、吐泻。

肾为先天之本，肾藏精，主水，主纳气。小儿肾常虚表现为肾气未盛，肾精未充，骨骼未坚，齿未长或长而未坚；青春期前的女孩无"月事以时下"，男孩无"精气溢泻"，婴幼儿二便不能自控或自控能力弱等。小儿心肝二脏亦未充盛，功能未健。心主血脉、主神明，小儿心气未充，心神怯弱，所以易受惊吓，其思维及行为的约束能力较差；肝主疏泄、主风，小儿肝气未实，表现为好动，易发惊惕、抽搐等症。

2. 生机蓬勃，发育迅速 生机蓬勃，发育迅速，是指小儿在生长发育过程中，无论在机体的形态结构方面，还是各种生理功能方面，都在迅速不断地向着成熟完善的方面发展。

古代医家把小儿生机蓬勃、发育迅速的特点概括为"纯阳之体"或"体禀纯阳"。如《颅囟经·脉法》说："凡孩子三岁以下，呼为纯阳，元气未散。"所谓"纯"，指小儿未经情欲克伐，胎元之气尚未耗散；所谓"阳"，即以阳为用，描述小儿生机旺盛，发育迅速，好比旭日之初升，草木之方萌，蒸蒸日上、欣欣向荣的蓬勃景象。因此"纯阳"并不等于"盛阳"、有阳无阴或阳亢阴亏。

要点二 病理特点

小儿病理特点可以将其归纳为"发病容易、传变迅速，脏气清灵、易趋康复"。

1. 发病容易，传变迅速 由于小儿脏腑娇嫩，形气未充，为稚阴稚阳之体，对疾病的抵抗力较差，加之寒暖不能自调，乳食不能自节，一旦调护失宜，外则易为六淫所侵，内则易为饮食所伤，故病理上表现为易于发病，易于传变，年龄越小则越显突出。

小儿易发疾病，除先天禀赋及与胎产护理有关的病证外，常见病、多发病突出表现在肺、脾、肾系疾病和传染病等方面，这与其"三不足"的生理特点密切相关。

小儿病理特点的另一方面，表现为"肝常有余""心常有余"。这是由于小儿心肝发育未臻成熟，心怯神弱、肝气未盛，外邪一旦侵袭，易于枭张入里，化毒化火，犯肝而生风、犯心而生惊，故易发生心肝病证，如壮热、昏迷、抽搐之惊风、疫毒痢、暑温等。

小儿疾病发生之后，传变迅速的病理特点，主要表现在寒热虚实等病性的迅速转化、演变与夹杂较成人突出，即易虚易实、易寒易热。

易虚易实，是指小儿一旦患病，则邪气易实而正气易虚。实证往往可迅速转化为虚证，或者转为虚实并见之证；虚证往往兼见实象，出现错综复杂的证候。如感受外邪，化热化火，灼伤肺津，炼液为痰，痰热闭阻肺络，发生肺炎喘嗽（实证）；肺气闭阻，心血运行不畅，出现心阳虚衰、阳气外脱之证

（虚证）；又如内伤乳食，发生泄泻（实证）、暴泻或久泻，津伤液脱，出现伤阴或阴损及阳、阴阳两伤之证（虚证）。

易寒易热，是由于小儿具有"稚阴稚阳"的特点，患病之后不但寒证易于转化为热证，也容易从热证转化为寒证，而尤以寒证转化为热证更为突出。因为小儿体属"纯阳""稚阴"，所以在病机转化上寒易化热表现尤为突出。如表寒证不及时疏解，风寒可迅速化热入里，或致阳热亢盛，热盛生风。另外，小儿的生理特点又是"稚阳"，虽然生机旺盛，但其阳气并不充沛，因此病理变化上也易于阳虚转寒。如急惊风（实热证），可因正不胜邪瞬即出现面色苍白、脉微肢冷等虚寒危象；实热证误用或过用寒凉攻下，也可导致下利厥逆之证（里寒证）。

2. 脏气清灵，易趋康复 虽然小儿发病容易，传变迅速，但小儿活力充沛，对药物的反应敏捷；病因单纯，忧思较少，精神乐观。只要诊断正确、辨证准确、治疗及时、处理得当、用药适宜，疾病就容易很快康复，正如张景岳《小儿则》云："其脏气清灵，随拨随应，但能确得其本而摄取之，则一药可愈。"

［常考考点］小儿的生理和病理特点。

【例题实战模拟】

A1 型题

1. 小儿脏腑娇嫩、形气未充，突出表现这一特点的脏腑是
   A. 心、肝、脾　　B. 肝、脾、肾　　C. 肺、脾、肾　　D. 肝、脾、肺　　E. 心、肝、肺
2. 小儿纯阳之体的含义是
   A. 虚阳　　B. 有阳无阴　　C. 阳亢阴亏　　D. 阳常有余　　E. 生长发育迅速
3. 肺系疾病成为儿科发病率最高疾病的原因是
   A. 肺常不足　　B. 肺脾气虚　　C. 肺肾阴虚　　D. 金实不鸣　　E. 木火刑金
4. 小儿易见呕吐、积滞、厌食等病的原因是
   A. 脾胃不和　　B. 食滞伤中　　C. 脾常不足　　D. 乳食不节　　E. 脾胃虚弱
5. 小儿易患昏迷、抽搐、惊风病的原因是
   A. 肾常虚　　B. 食滞伤中　　C. 脾常不足　　D. 乳食不节　　E. 心肝有余

【参考答案】
1. C　2. E　3. A　4. C　5. E

细目三　小儿喂养与保健

【考点突破攻略】

要点一　母乳喂养的优点和方法

生后 6 个月之内以母乳为主要食品者，称为母乳喂养。母乳喂养最适合婴儿需要，《万氏家藏育婴秘诀·鞠养以慎其疾四》说："乳为血化美如饴。"应大力提倡母乳喂养，宣传母乳喂养的优点。

1. 优点 母乳是婴儿最适宜的天然营养品。①母乳营养丰富，蛋白质、脂肪、糖之比例为 1∶3∶6；②母乳易于消化、吸收和利用；③含有丰富的抗体和免疫活性物质，有抗感染和抗过敏的作用；④母乳温度适宜、经济、卫生；⑤母乳喂养能增进母子感情；⑥产后哺乳可刺激子宫收缩，促其早日恢复。

2. 方法

（1）时间：主张正常足月新生儿出生半小时内就可开奶，满月前坚持按需喂哺，随着月龄增长逐渐定时喂养，每次哺乳不宜超过 20 分钟。

（2）方法：乳母取坐位；每次哺乳前要用温开水拭净乳头，将小儿抱于怀中，让婴儿吸空一侧乳房后再吸另一侧。哺乳完毕后将小儿轻轻抱直，头靠母肩，轻拍其背，使吸乳时吞入胃中的空气排出，可减少溢乳。

（3）断母乳：12 个月左右为最合适的断母乳时间，最迟不超过 2 岁。若正值夏季炎热或小儿患病之时，应适当推迟断母乳。

［常考考点］母乳喂养的优点以及开乳、断乳的时间。

要点二　人工喂养的基本知识

由于各种原因母亲不能喂哺婴儿时，可选用牛、羊乳等，或其他代乳品喂养婴儿，称为人工喂养。人工喂养不如母乳喂养，但如能选用优质乳品或代乳品，调配恰当，供量充足，注意消毒，也能满足小儿营养需要，使生长发育良好。

牛乳是最常用的代乳品，所含蛋白质虽然较多，但以酪蛋白为主。酪蛋白易在胃中形成较大的凝块，不易消化。另外，牛乳中含不饱和脂肪酸少，明显低于人乳，牛乳中乳糖含量亦低于人乳。奶方的配制包括稀释、加糖和消毒三个步骤。稀释度与小儿月龄有关，生后不满 2 周采用 2∶1 奶（即 2 份牛奶加 1 份水）；以后逐渐过渡到 3∶1 或 4∶1 奶；满月后即可进行全奶喂养。加糖量为每 100mL 加 5 ～ 8g；婴儿每日约需加糖牛奶 110mL/kg，需水每日 150mL/kg（包含牛乳量）。目前，常用的乳制品还有全脂奶粉、配方奶粉、鲜羊乳等。在不易获得乳制品的地区或对牛奶过敏的婴儿，还可选用大豆类代乳品进行喂养。

要点三　辅助食品的添加原则

添加辅食时应根据婴儿的实际需要和消化系统的成熟程度，遵照循序渐进的原则进行。添加辅食的原则有：①从少到多，以使婴儿有一个适应过程。②由稀到稠，如从米汤开始到稀粥，再增稠到软饭。③由细到粗，如从菜汁到菜泥，乳牙萌出后可试食碎菜。④由一种到多种，习惯一种食物后再加另一种，不能同时添加几种；如出现消化不良时应暂停喂食该种辅食，待恢复正常后，再从开始量或更小量喂起。⑤天气炎热或婴儿患病时，应暂缓添加新品种。

［常考考点］添加辅食的原则：从少到多，由稀到稠，由细到粗，由一种到多种。

要点四　计划免疫

应注意按期完成各种预防接种，建立预防接种档案。1 岁内婴儿需完成卡介苗、脊髓灰质炎三型混合疫苗、百日咳、白喉、破伤风类毒素混合制剂、麻疹减毒疫苗及乙型肝炎病毒疫苗等预防接种。此外，根据流行地区、季节，进行乙型脑炎疫苗、流行性脑脊髓膜炎疫苗、风疹疫苗、流感疫苗、腮腺炎疫苗、甲型肝炎病毒疫苗等的接种。

［常考考点］1 岁以内应该接种的疫苗种类。

【例题实战模拟】

A1 型题

1. 新生儿出生后可以开乳的时间是

　　A. 1 天　　　B. 12 天　　　C. 6 天　　　D. 2 小时　　　E. 半小时

2. 不适合断奶的季节是

　　A. 春季　　　B. 夏季　　　C. 秋季　　　D. 冬季　　　E. 秋、冬季

3. 下列不属于小儿添加辅食的原则的是

　　A. 由少到多　　　B. 由稀到稠　　　C. 由粗到细　　　D. 由一种到多种　　　E. 在婴儿健康时添加

4. 下列不属于 1 岁以内应该接种的是

　　A. 卡介苗　　　B. 脊髓灰质炎三联疫苗　　　C. 百白破三联疫苗　　　D. 麻风腮　　　E. 乙肝疫苗

A2 型题

5. 患儿，4 个月。前日其母给其喂蛋黄后，出现哭闹不安，大便干结，吃奶减少。此时应当

　　A. 暂停母乳喂养　　　　　　B. 暂停添加辅食　　　　　　C. 继续添加辅食

　　D. 改为人工喂养　　　　　　E. 改为混合喂养

细目四 小儿诊法概要

【考点突破攻略】

要点一 望诊的主要内容及临床意义

望诊在儿科疾病的诊断上显得尤为重要，历代儿科医家都把望诊列为四诊之首。儿科望诊主要包括望神色、望形态、审苗窍、察指纹、辨斑疹、察二便等六个方面的内容。

1. 整体望诊 包括神、色、形、态四部分。

（1）望神：神，是脏腑功能与气血津液的外在表现，也指意识、精神状态和思维活动。神，反映在目光、面色、表情、意识和体态上，故应从局部到整体仔细观察。目为心之使、肝之窍，内通于脑，五脏六腑之精气皆上注于目，故察目是望神的重点。有神者，黑睛圆大，目光炯炯，转动灵活，精力充沛，表情活泼，常可逗乐。其面色红润，呼吸调匀，四肢活动自主，此为脏气清灵，气血调和。有神是健康的表现，即使有病，也轻浅易治。无神者目光呆滞，精神萎靡，面色晦暗，疲乏嗜睡，呼吸不匀，肌肉痿软，为有病或病情较重。

（2）望色：小儿面部皮肤薄嫩，故气血盈亏、色泽变化易于显露。色泽即颜色与光泽，皮肤颜色分红、白、黄、青、黑五种，简称五色。面呈红色，多主热证；面呈白色，多主寒证、虚证；面呈黄色，多为脾虚、湿盛；面呈青色，主寒、主痛、主惊、主瘀；面呈黑色，主寒证、肾虚、痛证、瘀证、水饮内停。

（3）望形体：应按顺序观察头囟、躯干、四肢、毛发、指甲等部位。凡毛发润泽、皮肤柔韧、肌肉丰满、筋骨强健、神态灵活者，属胎禀充足，营养良好，是身体健康的表现。毛发萎黄、皮肤干枯、筋骨软弱、肌瘦形瘠、神态呆滞者，多为禀赋不足，或后天营养失调。头方发少、囟门迟闭，可见于佝偻病。头大颈缩、前囟宽大、头缝裂开、眼珠下垂者，见于解颅。皮肤干燥、缺少弹性，伴眼眶凹陷者，为脱水征象。

（4）望姿态："阳主动，阴主静"。喜伏卧者，多为内伤乳食；喜蜷卧者，多为内寒或腹痛；翻滚不安，呼叫哭吵，双手捧腹，多为腹痛；端坐喘促，痰鸣哮吼，多为哮喘；气促鼻扇，胸肋凹陷，常为肺炎喘嗽。

2. 局部望诊 包括头面、苗窍、指纹、二便及斑、疹、痧、痘。

（1）舌象：小儿舌体柔软，活动自如，颜色淡红。望诊包括望舌质和舌苔。

舌质：正常舌质呈淡红，不胖不瘦，润泽柔软，活动自如。舌质淡白为气血亏虚。

舌苔：外感初起，病在卫表，舌苔薄白；薄白而干，或嫩黄者，为外感风热；薄白而润者，为外感风寒。

（2）察目：首先观察眼神，若黑睛圆大、光亮灵活，为肝肾气血充沛；眼无光彩，二目无神，为病态；两目凝视，或直或斜，多为肝风内动；瞳孔散大，对光反射迟钝，病多危重；瞳孔缩小，多为热毒内闭，见于中毒（有机磷、毒蕈或某些药物）。注意眼窝有无凹陷，眼睑有无浮肿、下垂，结膜是否充血、巩膜是否黄染。

（3）望鼻：鼻塞，流清涕，伴有喷嚏，为风寒感冒；鼻流黄浊涕者，多为风热客肺；鼻流浊涕，有腥臭而反复难愈者，多为肺经郁热，常见于鼻渊；鼻衄为肺经有热，血热妄行；鼻孔干燥，为肺热伤津，或燥邪犯肺；鼻翼扇动，兼有高热气促者，多为邪热壅肺。

（4）望口：依次观察口唇、口腔黏膜、齿龈及咽喉。唇干樱红，多为暴泻伤阴；上下唇紧闭者，多为风邪入络或肝风内动。口腔、舌部黏膜破溃糜烂，满口白屑，状如雪花，为脾经郁热，多见于鹅口疮；两颊黏膜有针尖大小的白色小点，周围红晕，为麻疹黏膜斑。牙龈红肿多属胃火上炎；咽红乳蛾肿大，为外感风热或胃热之火上炎；咽部有灰白色假膜，轻拭不去，重擦出血，白膜复生，常为白喉。

（5）察耳：耳内流脓，牵耳作痛者，为肝胆火盛，见于化脓性中耳炎。若以耳垂为中心的弥漫肿胀疼痛，则为流行性腮腺炎。

（6）望二阴：女孩前阴红赤而潮湿者，多为湿热下注，兼有瘙痒者，应注意有无滴虫。肛门潮湿有红疹，多为尿布皮炎，肛门瘙痒，入夜尤甚，多为蛲虫侵扰；便后直肠脱出，多属中气亏虚，见于脱肛。

（7）辨斑疹：应注意辨别斑疹形态、出疹部位、时间、顺序、按之有无褪色、并发症状、发热与出疹的关系及恢复期表现。

（8）察二便：乳幼儿大便呈果酱色，伴阵发哭吵，常为肠套叠所致；大便呈灰白色者，可见于胆道闭锁。

要点二　指纹诊查的方法及临床意义

1. 指纹诊查方法　观察指纹是儿科的特殊诊法，适用于3岁以下小儿。指纹是从虎口沿食指内侧（桡侧）所显现的脉络（浅表静脉）。以食指三指节分风、气、命三关，食指根（连掌）的第一指节为风关，第二指节为气关，第三指节为命关。正常小儿的指纹隐约可见，色泽淡紫，纹形伸直，不超过风关。

2. 指纹诊查的临床意义　临床根据指纹的浮沉、色泽、推之是否流畅及指纹到达的部位来辨证。并以"浮沉分表里、红紫辨寒热、淡滞定虚实、三关测轻重"作为辨证纲领。

（1）浮沉分表里：浮，为指纹显露；沉，为指纹深隐。即以指纹显隐来分辨疾病的表里。

（2）红紫辨寒热：红，为红色，即指纹显红色，主寒证；紫，紫色，指纹显紫色，主热证。

（3）淡滞定虚实：淡，为推之流畅，主虚证；滞，为推之不流畅，复盈缓慢，主实证。

（4）三关测轻重：根据指纹所显现的部位判别疾病的轻重，达风关者病轻，达气关者稍重，达命关者病重。若"透关射甲"即指纹穿过了风、气、命三关达到指甲的部位，则病情危笃。

指纹诊法在临床有一定的诊断意义。但若纹证不符时，当"舍纹从证"。

要点三　闻诊的主要内容及临床意义（啼哭声、尿液、粪便气味）

1. 啼哭声　啼哭是小儿的语言，由于饥饿思食、尿布浸湿、包扎过紧等护理不当时小儿常以啼哭表示不适，故小儿啼哭并非一定有病。健康小儿啼哭有泪，声音洪亮，属正常。但若啼哭声尖锐、忽然惊啼、哭声嘶哑、大哭大叫不止，或常啼无力，声慢而呻吟者，当详察原因。

2. 粪便气味　新生儿生后3～4天内，大便呈黏稠糊状，褐色，无臭气，日行2～3次，是为胎粪。单纯母乳喂养之婴儿大便呈卵黄色，稠而不成形，稍有酸臭气，日行3次左右。牛乳、羊乳为主喂养者，大便色淡黄，质较干硬，有臭气，日行1～2次。当小儿饮食过渡到与成人接近时，大便亦与成人相似。

大便燥结，为内有实热或阴虚内热；大便稀薄，夹有白色凝块，为内伤乳食；大便稀薄，色黄秽臭，为肠腑湿热；下利清谷，洞泄不止，为脾肾阳虚；大便赤白黏冻，为湿热积滞，常见于痢疾；婴幼儿大便呈果酱色，伴阵发性哭闹，常为肠套叠；大便色泽灰白不黄，多系胆道阻滞。

3. 小便气味　小便清澈量多为寒；小便色黄量少为热；尿色深黄为湿热内蕴；黄褐如浓茶，多为湿热黄疸；尿色红如洗肉水或镜检红细胞增多者为尿血。大体鲜红色为血热妄行，淡红色为气不摄血，红褐色为瘀热内结，暗红色为阴虚内热。

要点四　问诊的主要内容及临床意义

小儿问诊的内容除与成人相同者外，要注意问年龄、问个人史，要结合儿科病的发病特点询问。

1. 问个人史

（1）出生史：包括胎次、产次、是否足月，母亲孕期健康状况，顺产或难产，接生技术，有无窒息、出血、感染，出生时体重和出生后评分等。

（2）喂养史：包括喂养方式，代乳品种类，体重增长，添加辅食情况等。

（3）生长发育史：身长、体重随年龄增长情况，动作发育、语言发育及社会适应能力。

2.问预防接种史 了解实行计划免疫及免疫反应等情况。

要点五 基本脉象

小儿脉诊与成人脉诊不同，3岁以下小儿由于其手臂短，难分三部，加之诊病时小儿多有哭闹，影响脉象的真实性，故一般以察指纹诊法代替切脉。3岁以上小儿用"一指定三关"的方法诊脉，也称作"寸口一指脉"，即一般以一指正按定关脉，向前辗定寸脉，向后辗定尺脉。7岁以上儿童采用成人三指定寸关尺三部的诊脉方法。正常小儿脉象平和，较成人细软而快。

小儿脉象有浮、沉、迟、数、有力、无力六种。浮沉分表里，迟数辨寒热，有力、无力定虚实。轻按能及为浮脉，多见于表证，浮而有力为表实，浮而无力为表虚；重按才能触及的为沉脉，多见于里证，沉而有力为里实，沉而无力为里虚；脉搏频速，一息六七次以上的数脉，多见于热证，数而有力为实热，数而无力为虚热。肝病、惊风可见弦脉；痰涎壅盛或积滞内蕴，常有滑脉。

要点六 按诊（皮肤、头颅、胸腹、四肢）

1.按皮肤 肤冷汗多为阳气不足；肤热无汗为热闭于内；肤热汗出，为热蒸于外；皮肤干燥失去弹性，为吐泻阴液耗脱之证。肌肤肿胀，按之随手而起，属阳水水肿；肌肤肿胀，按之凹陷难起，属阴水水肿。

2.按头囟 按察小儿头囟的大小、凹凸、闭合的情况，头颅的坚硬程度等。囟门隆凸，按之紧张，为囟填，多为风火痰热上攻，肝火上亢，热盛生风；囟门凹陷，为囟陷，常因阴津大伤，若兼头颅骨软者为气阴虚弱，精亏骨弱；颅骨按之不坚而有弹性感，多为维生素D缺乏性佝偻病。

3.按胸腹 左侧前胸心尖搏动处古称"虚里"，是宗气会聚之所。若搏动太强，节律不匀，为宗气内虚外泄；若搏动过速，伴喘促，是宗气不继之征。胸廓高耸如鸡之胸，后凸如龟之背是为骨疳；肋骨串珠亦为虚羸之证。按察腹部，右上腹胁肋下触及痞块，或按之疼痛，为肝大；左上腹胁肋下触及有痞块，为脾大，俱多为气滞血瘀之征。剑突下疼痛多属胃脘痛；脐周按之痛，可触及团块、推之可散者，多为虫证。大凡腹痛喜按，为虚为寒；腹痛拒按，多为实为热；腹部胀满，叩之如鼓者为气胀；叩之音浊，按之有液体波动之感，脐突者，多有腹水；右下腹按之疼痛，兼发热，右下肢拘急者多属肠痈。

4.按四肢 高热时四肢厥冷为热深厥甚；平时肢末不温为阳气虚弱；手足心发热多为阴虚内热。四肢肌肉结实者体壮，松弛软弱者脾气虚弱。

［常考考点］小儿四诊的内容及临床意义。

【例题实战模拟】

A1型题

1.古代医家认为诊断小儿疾病最重要的是

　A.按诊　B.望诊　C.闻诊　D.问诊　E.切诊

2.面呈青色不属于

　A.寒证　B.痛证　C.瘀证　D.水饮证　E.惊痫

3.解颅不表现为

　A.头大颌缩　B.前囟宽大　C.头缝开解　D.眼窝凹陷　E.眼睑下垂

4.腮腺管口红肿，按摩肿胀腮部无脓水流出者称为

　A.痄腮　B.发颐　C.痰核　D.瘰疬　E.乳蛾

5.婴儿大便呈果酱色，伴阵阵哭闹，多为

　A.痢疾　B.伤食　C.肠套叠　D.消化道溃疡　E.肠痉挛

B1型题

　A.热　B.寒　C.虚　D.实　E.里

6.小儿指纹主病，红主

7. 小儿指纹主病，滞主

【参考答案】

1. B　2. D　3. D　4. A　5. C　6. B　7. D

细目五　儿科辨证的意义

【考点突破攻略】

要点一　八纲辨证的意义

八纲辨证各种疾病都具有错综复杂的病史、症状和体征。通过四诊收集的资料，再归纳、分析而概括为表、里、寒、热、虚、实、阴、阳八类证候，用以表示疾病的部位、性质及小儿体质强弱和病势的盛衰，这种分析疾病的方法就叫作八纲辨证。表里是辨别疾病病位的纲领；寒热是辨别疾病性质的纲领；虚实是辨别人体正气强弱和病邪盛衰的纲领；而阴阳是辨别疾病性质的总纲领。八纲辨证的前列六纲，都可以分别归入阴阳，表、热、实证属于阳证范畴；里、寒、虚证属于阴证范畴。由于小儿生长发育快，新陈代谢旺盛，故得病后，病情发展变化较迅速，传变较复杂。因此，必须结合证候仔细辨别。

要点二　脏腑辨证的意义

脏腑辨证是按中医五脏六腑的生理功能和病理表现，来分析内脏病变的部位和性质。《素问·至真要大论》已建立了五脏辨证的基础。《金匮要略》创立了根据脏腑病机进行辨证的方法。《小儿药证直诀》则就儿科疾病五脏证治创立了系统的小儿脏腑辨证体系。在儿科临床上，脏腑辨证是杂病辨证的基本方法，即使在外感病辨证中也时常应用，被认为是儿科辨证最为重要的辨证方法之一。

要点三　卫气营血辨证的意义

温病即热性病，大多属于感染性疾病的范围，以发病急、进展快、变化多为特点。这类疾病的辨证施治，是在《伤寒论》六经辨证的基础上，根据病情发展的规律，运用卫气营血辨证。一般来说，热性病的传变，在儿科可分为表证（相当于急性热病之初期，邪在卫分阶段）、表里兼证（相当于急性热病之初期或中期，邪由卫分渐入气分或营分阶段）和里证（相当于急性热病中期之邪盛期，多见营血证候，或相当于后期之正虚或正虚邪恋期，此期包括后遗症）三个阶段。

细目六　儿科治疗概要

【考点突破攻略】

要点一　治疗原则

1. 中西医有机结合，取长补短　在儿科疾病的防治中，中西药物各有所长，中西医有机结合，优势互补，更有利于患儿的治疗与康复。例如，微小病变型肾病综合征，应用西药肾上腺皮质激素能明显缓解病情，但激素剂量大且服用时间较长时，可出现阴虚火旺证候，可给予知柏地黄丸以滋阴降火，能明显减少激素的副作用，提高治疗效果；又如治疗小儿血小板减少性紫癜，在应用免疫抑制剂的同时，采用补血、活血的中药，可减少化疗药物的不良反应，提高疗效。

2. 治疗要及时，方药要精简　小儿属于稚阴稚阳之体，脏腑娇嫩，形气未充；发病时有变化迅速、易虚易实、易寒易热的特点。例如，小儿肺炎发病时按常证辨证施治，若治疗不及时或治疗不恰当，可转变为变证，合并心力衰竭、呼吸衰竭和感染性休克等。因此，掌握有利治疗时机，及时采取有效治疗措施十分重要。

3. 注意调理和顾护脾胃　小儿的生长发育，全靠后天脾胃化生的精微之气以充养；疾病的恢复赖脾胃的健运生化；先天不足的小儿更要靠后天来调补。因此，在疾病治疗过程中，应慎用大苦、大寒及峻下攻伐之品，以免损伤脾胃；在疾病后期，应注重调理脾胃，以利疾病恢复。

4. 注重整体治疗，合理调护　虽然小儿病因特点以外感、饮食损伤和先天因素居多，但随着儿童心理疾病的发病率日益增高，情志因素在小儿疾病中的重要作用日益显著。小儿心神怯弱，心理承受能力差，更应注重身、心两方面的治疗。

［常考考点］小儿疾病治疗的原则。

要点二　药物剂量计算常用方法

小儿用药剂量较成人更须准确，计算方法有多种，按体重、体表面积、年龄或按成人剂量折算。

1. 按体重计算　是西医最常用、最基本的计算方法。应以实际测得体重为准，或按公式计算（小儿生长发育章节）获得。每日（次）剂量＝病儿体重（kg）×每日（次）每千克体重需要量。年龄愈小，每千克体重剂量相对稍大，年长儿按体重计算剂量超过成人量时，以成人剂量为限。

2. 按体表面积计算　此法较按年龄、体重计算更为准确。近年来多主张按体表面积计算。小儿体表面积计算公式为：< 30kg 小儿体表面积（m^2）=0.035× 体重（kg）+0.1；> 30kg 小儿体表面积（m^2）=0.02×［体重（kg）－30］+1.05。小儿剂量＝剂量 /（m^2）× 小儿体表面积（m^2）。

3. 按年龄计算　适用剂量幅度大，不需十分精确的药物。如营养类药物可按年龄计算，比较简单易行。

4. 按成人量折算　小儿剂量＝成人剂量×小儿体重（kg）/50，此法仅用于未提供小儿剂量的药物，所得剂量一般偏小，故不常用。

5. 小儿中药用量　新生儿用成人量的 1/6，乳婴儿为成人量的 1/3，幼儿为成人量的 1/2，学龄儿童为成人量的 2/3 或成人量。

［常考考点］小儿中药用量的计算方法。

要点三　常用内治法则

1. 疏风解表法　主要适用于外邪侵袭所致的表证。使用时需辨明风寒、风热。辛温解表常用荆防败毒散、葱豉汤；辛凉解表常用银翘散、桑菊饮；解暑透表常用新加香薷饮；透疹解表常用宣毒发表汤。小儿应用发汗剂要慎重，不宜量大，不宜反复使用。

2. 止咳平喘法　主要适用于邪郁肺经所致的咳喘证。寒痰内伏，治以温肺散寒、化痰平喘，常用小青龙汤、射干麻黄汤；痰热闭肺，治以清热化痰、宣肺平喘，常用定喘汤、麻杏石甘汤。咳喘久病，多累及于肾，常在止咳平喘方剂中加温肾纳气的药物，如蛤蚧等。

3. 清热解毒法　主要适用于邪热炽盛的实热证。按邪热之在表在里，属气属血，入脏入腑分别选方。如病邪由表入里，常用清热解毒透邪的栀子豉汤、葛根芩连汤；阳明里热者，常用清热生津的白虎汤；湿热滞留胃肠，常用清热解毒化湿的白头翁汤、茵陈蒿汤；热入营血常用清热解毒凉血的清营汤、犀角地黄汤、神犀丹；痈、毒、疔、疮常用泻火解毒的黄连解毒汤、泻心汤；肝胆火旺时常用清肝解毒泻火的龙胆泻肝汤。

4. 消食导滞法　主要适用于小儿饮食不节、乳食内滞之证，如积滞、疳证等。消乳化积常用消乳丸；消食化积常用保和丸；通导积滞常用枳实导滞丸、木香槟榔丸；健脾消食常用健脾丸等。

5. 镇惊开窍法　主要用于小儿抽搐、惊痫等病证。热极生风，项强抽搐，选羚角钩藤汤等清热镇惊息风；热入营血而神昏、惊厥，可选用安宫牛黄丸、至宝丹等镇惊开窍，清热解毒；痰浊上蒙，惊风抽搐可用苏合香丸、小儿回春丹等豁痰开窍。

6. 凉血止血法　主要用于各种急、慢性出血病证属于血热妄行者。以血热为主者，常用犀角地黄汤、小蓟饮子、十灰散、玉女煎。

7. 利水消肿法　主要适用于水湿停聚，小便短少而致水肿者。阳水常用五苓散、越婢加术汤、五苓散、五皮饮。阴水常用防己黄芪汤、实脾饮、真武汤等。

8. 益气健脾法　主要适用于脾胃虚弱之病证。如小儿泄泻日久、疳证及病后体虚等，常用七味白术散、四君子汤、参苓白术散、补中益气汤等。

9. 培元补肾法 主要适用于胎禀不足、肾气亏虚及肾不纳气之证。如解颅、五迟、五软、遗尿、哮喘等。常用六味地黄丸、河车大造丸、菟丝子散、金匮肾气丸等。

10. 回阳救逆法 主要适用于阳气虚脱之危重症。常用生脉注射液、四逆汤、回阳救逆汤、参附龙牡救逆汤等。

11. 活血化瘀法 主要用于各种血瘀之证。临床可见口唇青紫、肌肤瘀斑、痛有定处、舌质暗有瘀点等。常用方剂如桃红四物汤、血府逐瘀汤、少腹逐瘀汤等。

要点四 常用外治法及适应证

1. 推拿疗法 推拿是根据经络腧穴、营卫气血的原理，结合现代医学神经、循环、消化、代谢、运动等解剖生理知识，用手法物理刺激经穴和神经，以达到促进气血运行、经络通畅，调节神经功能，增强体质和调和脏腑的作用。常用手法有按、摩、推、拿、揉、搓等。主要用于治疗小儿泄泻、腹痛、厌食、斜颈等病证。

2. 捏脊疗法 捏脊疗法是通过对督脉和膀胱经的捏拿，达到调整阴阳、通理经络、调和气血、恢复脏腑功能为目的的一种疗法。常用治疳证、婴儿泄泻及脾胃虚弱的患儿。

3. 针灸与打刺疗法

（1）针灸疗法：就是针刺或温灸一定的穴位或部位，达到通经脉、调气血的目的，使人体阴阳平衡，以治疗疾病的一种外治法。小儿针灸循经取穴基本与成人相同，但一般采用浅刺、速刺、不留针的针法；小儿灸法常适用于慢性虚弱性疾病及以风寒湿邪为患的病证。

（2）打刺疗法：也称皮肤针刺法（梅花针、七星针），主要用于治疗脑瘫后遗症。

（3）刺四缝疗法：四缝是经外奇穴，位于食、中、无名及小指四指中节横纹中点，是手三阴经所过之处。针刺四缝有解热除烦、通畅百脉、调和脏腑的功效，常用于治疗疳证、厌食。

4. 拔罐疗法 本法可促进气血流畅、营卫运行，也有祛风散寒、宣肺止咳、舒筋活络的作用。常用于治疗肺炎喘嗽、哮喘、腹痛、遗尿等病证。小儿常用口径 4 ～ 5cm 的竹罐或玻璃罐。

［常考考点］小儿外治疗法的适应证。

【例题实战模拟】

A1 型题

1. 小儿推拿疗法一般不用于治疗
   A. 泄泻　　B. 腹痛　　C. 厌食　　D. 水肿　　E. 斜颈
2. 下列有关刺四缝疗法操作的描述，错误的是
   A. 皮肤局部消毒　　　　　B. 选五指中节横纹中点　　　　C. 手持三棱针
   D. 刺入 1 分深　　　　　 E. 挤出黄白色黏液

B1 型题
   A. 1/2　　B. 1/3　　C. 1/4　　D. 1/5　　E. 1/6
3. 新生儿使用中药剂量为成人量的
4. 幼儿使用中药剂量为成人量的

   A. 肺炎喘嗽　　B. 斜颈　　C. 疳证　　D. 脑瘫后遗症　　E. 乳蛾
5. 捏脊疗法适宜治疗的是
6. 拔罐疗法适宜治疗的是

【参考答案】
   1. D　2. B　3. E　4. A　5. C　6. A

细目七 小儿体液平衡的特点和液体疗法

【考点突破攻略】

要点一 脱水程度的判断

1. 轻度脱水 失水量占体重 5% 以下（30～50mL/kg）。患儿精神正常或稍差；皮肤稍干燥，弹性尚可；眼窝、前囟轻度凹陷；哭时有泪；口唇黏膜稍干；尿量稍减少。

2. 中度脱水 失水量占体重的 5%～10%（50～100mL/kg）。患儿精神萎靡或烦躁不安，皮肤干燥、弹力差；眼窝、前囟明显凹陷；哭时泪少；口唇黏膜干燥；四肢稍凉，尿量明显减少，脉搏增快，血压稍降或正常。

3. 重度脱水 失水量占体重的 10% 以上（100～120mL/kg）。患儿呈重病容，精神极度萎靡，表情淡漠，昏睡甚至昏迷；皮肤灰白或有花纹，干燥，失去弹性；眼窝、前囟深度凹陷，闭目露睛；哭时无泪；舌无津，口唇黏膜极干燥；因血容量明显减少可出现休克症状，如心音低钝，脉细而快，血压下降，四肢厥冷，尿极少或无尿等。

［常考考点］脱水程度的判断。

要点二 代谢性酸中毒的主要临床表现

轻度酸中毒的症状不明显，常被原发病所掩盖。较重酸中毒表现为呼吸深而有力，唇呈樱桃红色，精神萎靡，嗜睡，恶心，频繁呕吐，心率增快，烦躁不安，甚则出现昏睡、昏迷、惊厥等。严重酸中毒，血浆 pH 值 < 7.20 时，心肌收缩无力，心率转慢，心输出量减少，周围血管阻力下降，致低血压、心力衰竭和室颤。半岁以内小婴儿呼吸代偿功能差，酸中毒时其呼吸改变可不典型，往往仅有精神萎靡、面色苍白等。

［常考考点］酸中毒的临床表现。出现呼吸深而有力（酸中毒大呼吸）。

【例题实战模拟】

A1 型题

1. 下列不属于代谢性酸中毒临床表现的是

  A. 呼吸深而有力   B. 唇呈樱桃红色   C. 精神萎靡   D. 恶心呕吐   E. 心率减慢

A2 型题

2. 患儿，8 个月。腹泻 3 天。每天十余次，黄色稀水便。查体：体重 6.8kg，精神萎靡，皮肤弹性极差，前囟及眼窝明显凹陷，四肢凉，血压偏低，口渴不明显，尿量极少，血清钠 125mmol/L。其诊断应是

  A. 中度脱水、等渗性   B. 重度脱水、等渗性   C. 中度脱水、低渗性

  D. 重度脱水、低渗性   E. 轻度脱水、等渗性

【参考答案】

1. E 2. C

第二单元　新生儿疾病

细目　新生儿黄疸

【考点突破攻略】

要点一　西医病因与发病机制

1.感染性

（1）新生儿肝炎：多由宫内病毒感染引起，是新生儿期的一组临床症候群。常见的病毒有乙型肝炎病毒、巨细胞病毒、风疹病毒、单纯疱疹病毒、肠道病毒及 EB 病毒等。

（2）新生儿败血症：是指病原体侵入患儿血液并生长、繁殖、产生毒素而造成的全身性反应。常见的病原体为细菌，也可为霉菌、病毒或原虫等。

2.非感染性

（1）新生儿溶血症：系指母婴血型不合引起的同族免疫性溶血。我国以 ABO 血型不合最常见；其次为 Rh 血型不合引起的溶血病。ABO 溶血主要发生在母亲 O 型而胎儿 A 型或 B 型，可以发生在第一胎。在母婴 ABO 血型不合中，仅 1/5 发生 ABO 溶血病。Rh 溶血病一般不发生在第一胎，这是因为自然界无 Rh 血型物质，Rh 抗体只能由人类红细胞 Rh 抗原刺激产生。

ABO 溶血除引起黄疸外，其他改变不明显。Rh 溶血可造成胎儿重度贫血，甚至心力衰竭。重度贫血、低蛋白血症和心力衰竭可导致全身水肿（胎儿水肿）。贫血时，髓外造血增强，可出现肝脾肿大。胎儿血中的胆红素经胎盘进入母亲肝脏进行代谢，故娩出时黄疸往往不明显。出生后，由于新生儿处理胆红素的能力较差，因而出现黄疸。血清未结合胆红素过高可透过血脑屏障，使基底核等处的神经细胞黄染，发生胆红素脑病。

（2）胆管阻塞：先天性胆道闭锁和先天性胆总管囊肿，使肝内或肝外胆管阻塞，结合胆红素排泄障碍，导致病理性黄疸。临床特点为黄疸呈进行性加重；大便变淡，渐趋白色；尿色如红茶样；体检腹部膨隆，肝脾肿大、变硬，腹壁静脉显露。实验室检查：初期结合胆红素增高，日久未结合胆红素亦增多。

（3）母乳性黄疸：喂母乳后发生未结合胆红素增高，发病机制尚未完全明确。临床特点为患儿一般情况较好，暂停母乳 3～5 天黄疸减轻，在母乳喂养条件下，黄疸完全消退需 1～2 个月。

（4）其他：遗传疾病，如葡萄糖-6-磷酸脱氧酶（G-6-PD）缺陷、球形红细胞增多症、半乳糖血症等；药物因素，如由维生素 K_3、K_4 等药物可引起黄疸。

要点二　中医病因病机

1.湿热熏蒸　由孕母内蕴湿热传于胎儿，或胎产之时，或出生之后，婴儿感受湿热邪毒。湿热邪毒蕴结脾胃，熏蒸肝胆，以致胆汁外溢皮肤、面目，发为胎黄。湿热熏蒸，黄色鲜明，属于阳黄。若热毒炽盛，湿热化火，内陷厥阴，可出现黄疸加深、神昏、抽搐等胎黄动风之危象。若邪毒炽盛，正气不足，气阳虚衰，出现面色苍白、四肢厥冷、呼吸急促、脉微等胎黄虚脱之证。

2.寒湿阻滞　婴儿先天禀赋不足，脾阳本虚，寒湿内生，或生后为湿邪所侵，蕴于脾胃，脾阳受困，寒湿阻滞，气机不畅，以致肝失疏泄、胆液外溢而发病。因湿邪阻滞，脾阳受遏，故黄色晦暗、精神疲乏，属阴黄之候。

3.瘀积发黄　婴儿胎黄日久，脾湿内蕴，气机不利，血行受阻，气血郁滞，脉络瘀积，肝胆疏泄失常，胆液外溢发为胎黄。此外，亦有因胎儿先天缺陷，胆道阻塞，胆液瘀积于里，泛溢肌肤而发病。

总之，胎黄的发病与先天禀赋因素及后天感受湿邪或湿热毒邪密切相关。病机为湿邪或湿热之邪阻滞脾胃，肝失疏泄，胆汁外溢，而发为胎黄，病位主要在脾、胃、肝、胆。

［常考考点］病机为湿邪或湿热之邪阻滞脾胃，肝失疏泄，胆汁外溢，而发为胎黄，病位主要在脾、胃、肝、胆。

要点三　生理性黄疸与病理性黄疸的鉴别

生理性黄疸与病理性黄疸的鉴别

鉴别项目	生理性黄疸	病理性黄疸
出现时间	出生后 2～3 天出现	生后 24 小时内即出现
达峰时间	4～6 天达高峰	持续加深，或消退后复现
消退时间	10～14 天消退，早产儿持续时间较长	3 周后仍不消退
血清总胆红素	足月儿＜ 221μmol/L（12.9mg/dL） 早产儿＜ 256.5μmol/L（15mg/dL）	足月儿＞ 221μmol/L（12.9mg/dL） 早产儿＞ 256.5μmol/L（15mg/dL）
全身表现	轻微食欲不振	症状明显

足月儿间接胆红素超过 307.8μmol/L（18mg/dL）可引起胆红素脑病（核黄疸），损害中枢神经系统，遗留后遗症。

［常考考点］生理性黄疸与病理性黄疸的鉴别。

要点四　西医治疗原则

治疗原则首先重视病因治疗，其次降低血中未结合胆红素浓度，防止胆红素脑病的发生。可采用光照疗法、换血疗法及药物治疗。

要点五　中医辨证论治

胎黄的辨证有寒、热、瘀的不同。湿热熏蒸所致胎黄，其黄色鲜明，舌质红，舌苔黄，一般病程较短，为阳黄。寒湿阻滞所致胎黄，其黄色晦暗，舌质淡，舌苔白腻，病程较长，为阴黄。气滞血瘀所致瘀积胎黄，其黄疸日渐加重，胁下痞块质硬，唇舌紫暗或有瘀斑、瘀点。湿热熏蒸治以清热利湿退黄，寒湿阻滞治以温中化湿退黄，瘀积发黄治以化瘀消积退黄。

证型	辨证要点	治法	方药
湿热熏蒸	阳黄：目黄、身黄，其黄鲜明，哭闹不安，呕吐腹胀，乳食不思，尿黄便结，或伴有发热，舌质红，苔黄腻，指纹紫滞	清热利湿退黄	茵陈蒿汤加味
寒湿阻滞	阴黄：目黄、身黄，其色晦暗，黄疸持续不退，精神差，吮乳少，易呕吐，小便黄，四肢欠温，腹胀便溏，或大便灰白，舌质淡，苔白腻，指纹色淡	温中化湿退黄	茵陈理中汤加味
瘀积发黄	面目皮肤发黄，颜色晦滞，日益加重，腹部胀满，右胁下痞块，神疲纳呆，小便短黄，大便不调或灰白，舌紫暗有瘀斑瘀点，苔黄或白，指纹紫滞	化瘀消积退黄	血府逐瘀汤加减

［常考考点］新生儿黄疸的辨证论治。

【例题实战模拟】

A1 型题

1. 治疗新生儿湿热胎黄的首选方剂是

　　A. 茵陈蒿汤　　B. 茵陈理中汤　　C. 膈下逐瘀汤　　D. 羚角钩藤汤　　E. 茵陈四苓散

2. 下列有关病理性黄疸的叙述，错误的是

A. 黄疸出现时间较早或太晚　　　B. 黄疸程度较重　　　　　C. 黄疸持续时间较短

D. 黄疸进展快　　　　　　　　　E. 有伴随症状

A2 型题

3. 女婴，足月，25 天。出生后 2 周出现身黄、目黄，其色晦暗，持续不退，精神差，吮乳少，易呕吐，尿黄，四肢欠温，腹胀便溏，舌质淡，苔白腻，指纹色淡。治疗宜选

A. 茵陈蒿汤加减　　　　　　　B. 茵陈理中汤加味　　　　　C. 血府逐瘀汤加减

D. 羚角钩藤汤加减　　　　　　E. 茵陈四苓散加减

B1 型题

A. 234.7μmol/L　　　B. 221μmol/L　　　C. 257μmol/L　　　D. 307.8μmol/L　　　E. 342.0μmol/L

4. 足月儿生理性黄疸，血清总胆红素峰值一般不超过

5. 早产儿生理性黄疸，血清总胆红素峰值一般不超过

【参考答案】

1. A　2. C　3. B　4. B　5. C

第三单元　呼吸系统疾病

细目一　急性上呼吸道感染

【考点突破攻略】

要点一　主要病原体及临床表现

1. 主要病原体　以病毒为主，占原发上呼吸道感染的 90% 以上，常见有鼻病毒、柯萨奇病毒、流感病毒、副流感病毒、呼吸道合胞病毒、冠状病毒、单纯疱疹病毒、EB 病毒、埃可病毒及腺病毒等。肺炎支原体也可引起上呼吸道感染。细菌感染多为继发，乙型溶血性链球菌 A 组、肺炎球菌、嗜血流感杆菌及葡萄球菌等多见。

2. 临床表现　病情轻重程度相差较大，与年龄、感染病原体和机体抵抗力有关。轻症病例仅有鼻部症状；重症病例可引起很多并发症，如中耳炎、风湿热、心包炎、骨髓炎等疾病。上感分为一般类型和特殊类型。

要点二　中医病因病机及治疗原则

小儿感冒发生的原因，以感受风邪为主，常兼寒、热、暑、湿、燥邪等。小儿肺常不足，当机体抵抗力低下时，外邪易于乘虚侵入而发为感冒。外邪客于肺卫，导致卫阳受遏，肺气失宣，因而出现发热、恶风、鼻塞流涕、喷嚏及咳嗽等症。因此，小儿感冒的病机关键为肺卫失宣。病变部位主要在肺，亦常累及肝、脾等脏。

治疗原则：以疏风解表为基本原则。根据不同的证型分别治以辛温解表、辛凉解表、清暑解表、清热解毒。治疗兼证，在解表基础上，分别佐以化痰、消导、镇惊之法。

要点三　小儿上呼吸道感染的特殊类型

特殊类型上感：①疱疹性咽峡炎：由柯萨奇 A 组病毒所致。好发于夏秋季。表现为急性发热，体温大多在 39℃ 以上，流涎、咽痛等。体检时可见咽部红肿，咽腭弓、悬雍垂、软腭等处可见 2 ～ 4mm 大小的疱疹，周围红晕，疱疹破溃后形成小溃疡。病程约 1 周。②咽结合膜热：由腺病毒 3、7 型所致。好发于春夏季，多呈高热，咽痛，眼部刺痛。体检时可见咽部充血，一侧或两侧滤泡性眼结合膜炎，颈部、耳后淋巴结肿大。病程 1 ～ 2 周。

要点四 常见兼夹证（夹痰、夹滞、夹惊）的中医病因病机及治疗原则

（一）常见兼夹证的中医病因病机

1. 夹痰 由于小儿肺脏娇嫩，感邪之后，失于宣肃，气机不利，津液不得敷布而内生痰液，痰壅气道，则咳嗽加剧、喉间痰鸣，此为感冒夹痰。

2. 夹滞 小儿脾常不足，感邪之后，脾运失司，有饮食不节，致乳食停积，阻滞中焦，则脘腹胀满、不思乳食，或伴呕吐、泄泻，此为感冒夹滞。

3. 夹惊 小儿神气怯弱，肝气未盛，感邪之后，热扰心肝，易致心神不安、睡卧不宁、惊惕抽风，此为感冒夹惊。

（二）治疗原则

（1）夹痰：偏于风寒者，治以辛温解表，宣肺化痰；偏于风热者，治以辛凉解表，清肺化痰。

（2）夹滞：解表兼以消食导滞。

（3）夹惊：解表兼清热镇惊。

要点五 中医辨证论治

	证型	辨证要点	治法	方药
主证	风寒感冒	发热，恶寒，无汗，头痛，鼻流清涕，喷嚏，咳嗽，咽部不红肿，舌淡红，苔薄白，脉浮紧或指纹浮红	辛温解表	荆防败毒散加减
	风热感冒	发热重，恶风，有汗或少汗，头痛，鼻塞，鼻流浊涕，喷嚏，咳嗽，痰稠色白或黄，咽红肿痛，口干渴，舌质红，苔薄黄，脉浮数或指纹浮紫	辛凉解表	银翘散加减
	暑邪感冒	发热，无汗或汗出热不解，头晕、头痛，鼻塞，身重困倦，胸闷，泛恶，口渴心烦，食欲不振，或有呕吐、泄泻，小便短黄，舌质红，苔黄腻，脉数或指纹紫滞	清暑解表	新加香薷饮加减
	时邪感冒	起病急骤，全身症状重。高热，恶寒，无汗或汗出热不解，头痛，心烦，目赤咽红，肌肉酸痛，腹痛，或有恶心、呕吐，舌质红，舌苔黄，脉数	清热解毒	银翘散合普济消毒饮加减
兼证	夹痰	感冒兼见咳嗽较剧，痰多，喉间痰鸣	辛温解表，宣肺化痰；辛凉解表，清肺化痰	风寒夹痰证加用三拗汤、二陈汤；风热夹痰证加用桑菊饮加减
	夹滞	感冒兼见脘腹胀满，不思饮食，呕吐酸腐，口气秽浊，大便酸臭，或腹痛泄泻，或大便秘结，小便短黄，舌苔厚腻，脉滑	解表兼以消食导滞	保和丸
	夹惊	感冒兼见惊惕哭闹，睡卧不宁，甚至骤然抽风神昏，舌质红，脉浮弦	解表兼清热镇惊	镇惊丸加减，另服小儿回春丹或小儿金丹片

［常考考点］小儿上感的辨证论治。

【知识纵横比较】

中西医结合内科学和儿科学上感的证治比较

上感（中西医结合儿科学）		上感（中西医结合内科学）	
证型	方药	证型	方药
主证 风寒感冒	荆防败毒散	风寒束表证	荆防败毒散
风热感冒	银翘散	风热犯表证	银翘散或葱豉桔梗汤
暑邪感冒	新加香薷饮	暑湿伤表证	新加香薷饮
时邪感冒	银翘散合普济消毒饮	—	—

续表

		上感（中西医结合儿科学）		上感（中西医结合内科学）	
	证型	方药	证型	方药	
兼证	夹痰	三拗汤、二陈汤（风寒）；桑菊饮（风热）	—	—	
	夹滞	保和丸	—	—	
	夹惊	镇惊丸，另服小儿回春丹或小儿金丹片	—	—	

【例题实战模拟】

A1 型题

1. 小儿感冒的病原体主要是
　　A. 葡萄球菌　　B. 病毒　　C. 肺炎支原体　　D. 衣原体　　E. 立克次体

2. 小儿感冒出现的兼证是
　　A. 夹痰、夹滞、夹惊　　B. 夹风、夹痰、夹食　　C. 夹火、夹痰、夹瘀
　　D. 夹风、夹惊、夹滞　　E. 夹食、夹滞、夹惊

3. 治疗小儿风寒感冒的方药是
　　A. 银翘散　　B. 新加香薷饮　　C. 荆防败毒散　　D. 黄芪桂枝五物汤　　E. 桑杏汤

4. 治疗时邪感冒常选银翘散合
　　A. 清瘟败毒饮　　B. 普济消毒饮　　C. 防风通圣散　　D. 柴葛解肌汤　　E. 荆防败毒散

A2 型题

5. 病儿，盛夏外出游玩，现高热无汗，头痛胸闷，身重困倦，纳呆，鼻塞流涕，苔白腻，脉数。治疗首选
　　A. 荆防败毒散　　B. 银翘散　　C. 新加香薷饮　　D. 杏苏散　　E. 桑菊饮

【参考答案】

1. B　2. A　3. C　4. B　5. C

细目二　肺炎

【考点突破攻略】

要点一　常见病原体及发病机制

1. 常见病原体　发达国家中小儿肺炎病原以病毒为主，发展中国家则以细菌为主。其中肺炎链球菌、金黄色葡萄球菌、流感嗜血杆菌是重症肺炎的主要病因。儿童肺炎支原体感染、婴儿衣原体感染有增多的趋势。

2. 发病机制　病原体常由呼吸道入侵，少数经血行入肺。当炎症蔓延到细支气管和肺泡时，支气管黏膜充血、水肿，管腔变窄，导致通气功能障碍；肺泡壁充血水肿，炎性分泌物增多，导致换气功能障碍。通气不足引起缺氧和 CO_2 潴留，导致 PaO_2 降低和 $PaCO_2$ 增高；换气功能障碍主要引起缺氧，导致 PaO_2 降低，为代偿缺氧状态。患儿呼吸频率加快，呼吸深度加强，呼吸辅助肌参与活动，出现鼻翼扇动和三凹征，同时心率也加快。缺氧、CO_2 潴留和毒血症，可导致机体其他系统器官的功能障碍和代谢紊乱。

要点二　中医病因病机

本病外因责之于感受风邪，或由其他疾病传变而来；内因责之于小儿形气未充，肺脏娇嫩，卫外不固。小儿外感风邪，外邪由口鼻或皮毛而入，侵犯肺卫，肺失宣降，清肃之令不行，致肺被邪束，闭郁

不宣，化热烁津，炼液成痰，阻于气道，肃降无权，从而出现咳嗽、气喘、痰鸣、鼻扇、发热等肺气闭塞的证候，发为肺炎喘嗽。<u>其病机关键为肺气闭郁</u>。

［常考考点］肺炎的病机关键为肺气闭郁。

要点三　临床分类方法

1. 病理分类　按解剖部位分为：小叶性肺炎（支气管肺炎）、大叶性肺炎、间质性肺炎、毛细支气管炎等。其中以支气管肺炎最为多见。

2. 病因分类　按病因可分为感染因素引起的肺炎如细菌性肺炎、病毒性肺炎、支原体肺炎、衣原体肺炎、真菌性肺炎、原虫性肺炎；非感染因素引起的肺炎如吸入性肺炎、坠积性肺炎、嗜酸细胞性肺炎等。

3. 病程分类　病程 < 1 个月者，称为急性肺炎；1 ~ 3 个月称为迁延性肺炎；> 3 个月者称为慢性肺炎。

4. 病情分类

（1）轻症：呼吸系统症状为主，无全身中毒症状。

（2）重症：除呼吸系统受累外，其他系统亦受累，且全身中毒症状明显。

要点四　支气管肺炎、支原体肺炎的临床特点

1. 支气管肺炎　起病急，发病前多数有上呼吸道感染表现。以<u>发热、咳嗽、气促</u>为主要症状。发热热型不定，多为不规则发热，也可表现为弛张热或稽留热，新生儿及体弱儿可表现为不发热；咳嗽较频，早期为刺激性干咳，以后咳嗽有痰，痰色白或黄，新生儿、早产儿则表现为口吐白沫；气促多发生于发热、咳嗽之后，月龄 < 2 个月，呼吸 ≥ 60 次 / 分；月龄 2 ~ 12 个月，呼吸 ≥ 50 次 / 分；1 ~ 5 岁，呼吸 ≥ 40 次 / 分。气促加重，可出现呼吸困难，表现为<u>鼻翼扇动、点头呼吸、三凹征</u>等。肺部体征早期可不明显或仅有呼吸音粗糙，以后<u>可闻及固定的中、细湿啰音</u>；若病灶融合，出现肺实变体征，则表现<u>为语颤增强、叩诊浊音、听诊呼吸音减弱或管状呼吸音</u>。新生儿肺炎肺部听诊仅可闻及呼吸音粗糙或减低，病程中亦可出现细湿啰音或哮鸣音。

2. 支原体肺炎　多见于年长儿，婴幼儿感染率也可高达 25% ~ 69%。<u>发热、咳嗽、咳痰为主要症状</u>。热型不定，大多在 39℃ 左右，热程 1 ~ 3 周。<u>刺激性剧烈咳嗽为突出表现，有时阵咳酷似百日咳样咳嗽</u>，咳痰黏稠，甚至带有血丝。年长儿常伴有咽痛、胸闷及胸痛等症状。婴幼儿则起病急，病情重，常有呼吸困难及喘憋。肺部体征因年龄而异，<u>年长儿大多缺乏显著的肺部体征</u>，婴幼儿叩诊呈浊音，听诊呼吸音减弱，有时可闻及湿啰音。部分婴儿可闻及哮鸣音。

［常考考点］各型肺炎的典型症状和体征。

要点五　肺炎心衰的诊断标准及主要治疗方法

1. 诊断标准　①心率突然加快，婴儿超过 180 次 / 分；幼儿超过 160 次 / 分。②呼吸突然加快，超过 60 次 / 分。③突然发生极度烦躁不安，明显发绀，皮肤苍白发灰，指（趾）甲微血管再充盈时间延长。④心音低钝，有奔马律，颈静脉怒张。⑤肝脏迅速增大。⑥颜面、眼睑或下肢水肿，尿少或无尿。具有前 5 项者即可诊断为心力衰竭。

2. 主要治疗方法　镇静、给氧，增强心肌收缩力，减慢心率，增加心搏出量，减轻心脏负荷。

［常考考点］肺炎合并心衰的诊断标准。

要点六　抗生素药物选择原则

<u>抗生素使用原则</u>：①根据病原菌选择敏感药物。②早期治疗。③选用渗入下呼吸道浓度高的药物。④足量、足疗程。⑤重症宜联合用药，经静脉给药。

［常考考点］肺炎抗生素的使用原则。

要点七 中医辨证论治

	证型	辨证要点	治法	方药
常证	风寒闭肺	恶寒发热，无汗，呛咳不爽，呼吸气急，痰白而稀，口不渴，咽不红，舌质不红，舌苔薄白或白腻，脉浮紧，指纹浮红	辛温宣肺，化痰止咳	华盖散加减
	风热闭肺	初起证候稍轻，发热恶风，咳嗽气急，痰多，痰稠黏或黄，口渴咽红，舌红，苔薄白或黄，脉浮数。重证则见高热烦躁，咳嗽微喘，气急鼻扇，喉中痰鸣，面色红赤，便干尿黄，舌红苔黄，脉滑数，指纹紫滞	辛凉宣肺，清热化痰	银翘散合麻杏石甘汤加减
	痰热闭肺	发热烦躁，咳嗽喘促，呼吸困难，气急鼻扇，喉间痰鸣，口唇发绀，面赤口渴，胸闷胀满，泛吐痰涎，舌质红，舌苔黄腻，脉象弦滑	清热涤痰，开肺定喘	五虎汤合葶苈大枣泻肺汤加减
	毒热闭肺	高热持续，咳嗽剧烈，气急鼻扇，甚至喘憋，涕泪俱无，鼻孔干燥如烟煤，面赤唇红，烦躁口渴，溲赤便秘，舌红而干，舌苔黄腻，脉滑数	清热解毒，泻肺开闭	黄连解毒汤合麻杏石甘汤加减
	阴虚肺热	病程较长，低热盗汗，干咳无痰，面色潮红，舌红少津，舌苔花剥、苔少或无苔，脉细数	养阴清肺，润肺止咳	沙参麦冬汤加减
	肺脾气虚	低热起伏不定，面白少华，动则汗出，咳嗽无力，纳差便溏，神疲乏力，舌质偏淡，舌苔薄白，脉细无力	补肺健脾，益气化痰	人参五味子汤加减
变证	心阳虚衰	骤然面色苍白，口唇发绀，呼吸困难或呼吸浅促，额汗不温，四肢厥冷，虚烦不安或神萎淡漠，右胁下出现痞块并渐增大，舌质略紫，苔薄白，脉细弱而数，指纹青紫，可达命关	温补心阳，救逆固脱	参附龙牡救逆汤加减
	邪陷厥阴	壮热烦躁，神昏谵语，四肢抽搐，口噤项强，双目上视，舌质红绛，指纹青紫，可达命关，或透关射甲	平肝息风，清心开窍	羚角钩藤汤合牛黄清心丸加减

［常考考点］肺炎的辨证论治。

【知识纵横比较】

中西医结合内科学和儿科学肺炎的证治比较

	肺炎（中西医结合儿科学）		肺炎（中西医结合内科学）	
	证型	方药	证型	方药
常证	风寒闭肺证	华盖散	邪犯肺卫证	三拗汤或桑菊饮
	风热闭肺证	银翘散合麻杏石甘汤		
	痰热闭肺证	五虎汤合葶苈大枣泻肺汤	痰热壅肺证	麻杏石甘汤合千金苇茎汤
	毒热闭肺证	黄连解毒汤合麻杏石甘汤	—	—
	阴虚肺热证	沙参麦冬汤	正虚邪恋证	竹叶石膏汤
	肺脾气虚证	人参五味子汤	—	—
变证	心阳虚衰证	参附龙牡救逆汤	阴竭阳脱证	生脉散合四逆汤
	邪陷厥阴证	羚角钩藤汤合牛黄清心丸	热闭心神证	清营汤

【例题实战模拟】

A1 型题

1. 重型肺炎与轻型肺炎的主要区别点是

　　A. 发热　　　　　　　　　B. 伴有循环、神经、消化等系统功能障碍　　　C. 肺部啰音密集

　　D. 肺部病变范围大　　　E. 口周、鼻唇沟和指（趾）端发绀

2. 下列不是肺炎合并心力衰竭诊断要点的是

　　A. 心率突然超过 180 次/分　　　B. 呼吸突然加快，超过 60 次/分

　　C. 突然极度烦躁不安、发绀　　　D. 左肋缘下可扪及脾脏

E.心音低钝，颈静脉怒张

3.小儿肺炎按病程分类，急性肺炎是指

　　A.1～3个月　　B.3～6个月　　C.6～8个月　　D.1个月以内　　E.8～10个月

4.肺炎按病理分类的是

　　A.间质性肺炎　　B.病毒性肺炎　　C.急性肺炎　　D.重症肺炎　　E.原虫性肺炎

5.治疗肺炎喘嗽痰热闭肺证，应首选

　　A.三拗汤　　B.五虎汤合葶苈大枣泻肺汤　　C.二陈汤　　D.定喘汤　　E.麻杏石甘汤

A2型题

6.男孩，6个月。高热、咳嗽、喘憋、呼吸困难，出现呼吸增快、三凹征、鼻翼扇动及口唇发绀，肺基底部可听到细湿啰音。本病例诊断最大可能是

　　A.革兰阴性杆菌肺炎　　　　B.肺炎支原体肺炎　　　　C.腺病毒肺炎

　　D.呼吸道合胞病毒肺炎　　　E.葡萄球菌肺炎

7.患儿，肺炎喘嗽反复不愈2周余，低热起伏，咳嗽无力，多汗，四肢欠温，面色白，纳呆便溏，舌质偏淡，舌苔白滑，指纹淡红而滞，在风关。治疗应选

　　A.桂枝汤　　B.麻黄汤　　C.四君子汤　　D.补中益气汤　　E.人参五味子汤

【参考答案】

1.B　2.D　3.D　4.A　5.B　6.D　7.E

细目三　支气管哮喘

【考点突破攻略】

哮喘是一种反复发作的哮鸣气喘疾病。哮指声响言，喘指气息言，哮必兼喘，故通称哮喘。临床以发作时喘促气急，喉间痰吼哮鸣，呼气延长；严重者不能平卧，呼吸困难，张口抬肩，摇身撷肚，唇口青紫为特征。常在清晨或夜间发作或加剧。本病包括西医学所称的喘息性支气管炎、支气管哮喘。本病有明显的遗传倾向，初发年龄以1～6岁多见。大多数病儿可经治疗缓解或自行缓解，在正确的治疗和调护下，随年龄的增长，大多可以治愈。但如长时间的反复发作，喘息持续，难以缓解，甚至终身不愈。本病发作有较明显的季节性，冬季及气候多变时易于发作。

要点一　西医发病机制

气道慢性（变应性）炎症是哮喘的基本病变，由此引起的气流受限，气道高反应性是哮喘的基本特征。参与这些基本病损的形成过程有：

1.免疫因素　本病患儿都存在由免疫介质、淋巴细胞、嗜酸性粒细胞和肥大细胞参与的气道黏膜病理改变过程。一方面是IgE介导的作用，过敏原与特异性IgE结合，引起肥大细胞和嗜酸性粒细胞脱颗粒，释放白三烯（LTs）、血小板活化因子、组胺、前列腺素等介质，使平滑肌收缩、黏膜水肿、分泌物增加，导致支气管狭窄，发生哮喘；另一方面是非IgE介导作用，嗜酸性粒细胞、T淋巴细胞能产生IL-5等细胞因子。IL-5可促使嗜酸性粒细胞黏附于血管内皮细胞并促进其分化成熟，延长其存活时间。在嗜酸性粒细胞颗粒内含有的碱性蛋白（MBP）和嗜酸性粒细胞阳离子蛋白（ECP）等，能损伤呼吸道及肺上皮细胞，使神经末梢暴露，从而形成气道高反应性。

2.神经、精神因素　β肾上腺素能使受体功能低下和迷走神经张力亢进，或同时伴有α肾上腺素能神经的反应性增加，可使支气管平滑肌收缩，腺体分泌增多，促进哮喘发作。

［常考考点］气道慢性（变应性）炎症是哮喘的基本病变。

要点二　中医病因病机

1.病因

（1）内因：肺、脾、肾三脏不足是哮喘形成的主要内因。

（2）外因：感触外邪（接触异物、异味及嗜食咸酸等）。

2.病机 其病机为**外因诱发，触动伏痰，痰阻气道所致**。小儿因先天禀赋不足，或因后天调护失养，或病后体弱，导致肺、脾、肾三脏不足，水湿代谢异常，凝聚成痰，痰饮留伏于体内，这是发病的内在因素。

哮喘发病，主要是因痰饮久伏，遇到诱因，一触即发，痰随气升，气因痰阻，相互搏结，阻塞气道。气机升降不利，以致呼吸困难，气息喘促。若痰气交阻气道加重，导致肺气闭阻，气滞血瘀，心血瘀阻，出现口唇、肢端发绀，甚则面色苍白、头额冷汗、肢冷脉微等阳气欲脱的危象。

由于感邪的不同，体质的差异，所以病性上又有寒热虚实的区别和转化。哮喘发作，若系外感风寒，内伤生冷，引动伏痰，则为寒性哮喘；若感受风热，夹痰内阻，痰热蕴肺，则为热性哮喘；若肺络痰热未清，又感风寒，可见寒热夹杂；若体质虚弱，外邪夹痰伏留肺络，又可成为虚实夹杂的证候。

哮喘反复发作，可以导致肺气耗散，寒痰伤及脾肾之阳，痰热耗伤肺肾之阴，故在缓解期可出现肺、脾、肾三脏的虚损之象。

［常考考点］支气管哮喘的病机为外因诱发，触动伏痰，痰阻气道。

要点三 诊断与鉴别诊断

1.诊断要点 儿童哮喘诊断标准（2003年中华医学会儿科分会呼吸学组）：

（1）反复发作的喘息、气促、胸闷或咳嗽，多与接触变应原、冷空气、物理或化学性刺激、病毒性上下呼吸道感染、运动等有关。

（2）发作时双肺可闻及散在或弥漫性以呼气相为主的哮鸣音，呼气相延长。

（3）支气管舒张剂有显著疗效。

（4）除外其他疾病引起的喘息、气促、胸闷或咳嗽。

（5）对于症状不典型的患儿，同时在肺部闻及哮鸣音者，可酌情采用支气管舒张试验协助诊断，若阳性可诊断为哮喘。

2.鉴别诊断 哮喘需与肺炎喘嗽相鉴别。哮喘以咳嗽、哮鸣、气喘、呼气延长为主症，大都不发热，常反复发作，多有过敏史，两肺听诊以哮鸣音为主；肺炎喘嗽以发热、咳嗽、痰壅、气喘为主症，多数发热，两肺听诊以湿啰音为主。

［常考考点］儿童哮喘诊断标准以及哮喘与肺炎喘嗽的鉴别。

要点四 西医治疗原则

采用长期、持续、规范和个体化的治疗原则。发作期，抗炎、平喘，以便快速缓解。缓解期，应坚持长期控制症状、抗炎，降低气道高反应性，避免触发因素，自我保健。

要点五 中医辨证论治

本病在发作期以八纲辨证为主，缓解期以脏腑辨证为主。发作期，以邪实为主，治疗时当攻邪以治其标，并分辨寒热虚实，随证施治；缓解期以正虚为主，当扶正以治其本，治以补肺固表、扶脾益肾，调其脏腑功能；若虚中有实，虚实夹杂，则宜扶正祛邪、标本兼顾。

证型		辨证要点	治法	方药
发作期	寒性哮喘	咳嗽气促，喉间哮鸣，咳痰清稀色白，呈黏沫状，形寒无汗、鼻流清涕、面色晦滞带青，四肢不温，口不渴，或渴喜热饮，舌淡红，舌苔薄白或白腻，脉象浮滑，指纹红	温肺散寒，化痰定喘	小青龙汤合三子养亲汤
	热性哮喘	咳喘哮鸣，声高息涌，痰稠色黄，发热面红，胸闷膈满，渴喜冷饮，小便黄赤，大便干燥或秘结，舌红，舌苔黄腻，脉象滑数，指纹紫	清热化痰，止咳定喘	麻杏石甘汤或定喘汤加减
	虚实夹杂	病程长，喘促迁延不愈，动则喘甚、面白少华，形寒肢冷，尿频或小便清长，伴见咳嗽痰多，喉间痰鸣，舌淡，苔白或腻，脉细弱	降气化痰，补肾纳气	射干麻黄汤合都气丸加减

续表

证型		辨证要点	治法	方药
缓解期	肺气虚弱	面白，气短懒言，咳嗽无力，语声低微，倦怠乏力，容易出汗，反复感冒，舌质淡，苔薄，脉细无力	补肺固表	玉屏风散加减
	脾气虚弱	面色虚浮少华，食少脘痞，大便不实，倦怠乏力，痰多而咳，舌淡，苔白，脉缓无力	健脾化痰	六君子汤加减
	肾虚不纳	面白少华，形寒怯冷，四肢不温，腰膝酸软，动则心悸气促，遗尿或夜间尿多，小便澄清，舌淡，苔薄白；或舌红，苔花剥，脉沉细无力	补肾固本	金匮肾气丸加减

［常考考点］儿童哮喘的辨证论治。

要点六　急性发作期的西医治疗

1. 吸氧　用面罩或双导管吸氧。氧气浓度以 40% 为宜，每分钟 4～5L。

2. β₂受体激动剂　首选吸入治疗。将 β₂受体激动剂药液放入雾化器中，用空气压缩泵加氧吸入，第 1 小时可每隔 20 分钟吸入 1 次，以后每隔 2～4 小时可重复吸入，病情好转后，可每隔 6 小时吸入一次。

3. 静脉用药　全身应用糖皮质激素作为儿童危重哮喘治疗的一线药物，应尽早使用。甲基泼尼松龙每次 1～2mg/kg，或琥珀酸氢化可的松每次 5～10mg/kg，每 4～6 小时静脉滴注一次。好转后可口服泼尼松。静脉滴注氨茶碱可作为治疗儿童危重哮喘的一种选择。

儿童危重哮喘经氧疗、全身应用糖皮质激素、β₂受体激动剂等治疗后病情继续恶化，应及时给予辅助机械通气治疗。对未做气管插管者，慎用镇静剂。

［常考考点］儿童哮喘的西医治疗。

【知识纵横比较】

中西医结合内科学与儿科学支气管哮喘的证治比较

分期	支气管哮喘（中西医结合内科学）		支气管哮喘（中西医结合儿科学）	
	证型	方药	证型	方药
发作期	寒哮证	射干麻黄汤	寒性哮喘	小青龙汤合三子养亲汤
	热哮证	定喘汤	热性哮喘	麻杏石甘汤或定喘汤
	—	—	虚实夹杂	射干麻黄汤合都气丸
缓解期	肺虚证	玉屏风散	肺气虚弱	玉屏风散
	脾虚证	六君子汤	脾气虚弱	六君子汤
	肾虚证	金匮肾气丸或七味都气丸	肾虚不纳	金匮肾气丸

【例题实战模拟】

A1 型题

1. 下列不属于哮喘缓解期肺气虚弱证证候特征的是
　　A. 面色苍白　　B. 气短懒言　　C. 倦怠乏力　　D. 自汗盗汗　　E. 舌红苔黄

2. 哮喘缓解期肺气虚弱证的首选方药是
　　A. 定喘汤　　B. 六味地黄汤　　C. 百合固金汤　　D. 玉屏风散　　E. 六君子汤

3. 对诊断小儿支气管哮喘最有价值的肺部体征是
　　A. 双肺呼吸音增粗　　B. 双下肺中细湿啰音　　C. 两肺满布哮鸣音，呼气延长
　　D. 双肺呼吸音减弱　　E. 右肺中湿啰音，随体位改变

A2 型题

4. 患儿，男，4 岁。喘息发作 3 次。现喘息突然发作，双肺哮鸣音，母有哮喘病史。症见喉间痰鸣，

痰多白沫，鼻流清涕，四肢欠温，面色晦暗，舌淡红，苔白。其诊断是

    A. 热性哮喘   B. 寒性哮喘   C. 肺炎喘嗽   D. 风寒咳嗽   E. 风热咳嗽

5. 患儿，男，8 岁。既往有哮喘史，近 1 月来不咳不喘，但见形寒肢冷，面色白，四肢不温，尿清而频，舌淡，苔白，脉细无力。其证型是

    A. 寒性哮喘   B. 热性哮喘   C. 肺炎喘嗽   D. 哮喘，肾虚不纳证   E. 风寒咳嗽

【参考答案】

1. E 2. E 3. C 4. B 5. D

细目四　反复呼吸道感染

【考点突破攻略】

要点一　诊断标准

反复呼吸道感染的诊断标准

年龄	上呼吸道感染次数/年	下呼吸道感染次数/年
0～2岁	7	3
3～5岁	6	2
6～12岁	5	2

注：①上呼吸道感染第 2 次距第 1 次至少要间隔 7 天以上。②若上呼吸道感染次数不足，可加上、下呼吸道感染次数；不足者需观察 1 年。

[常考考点] 反复呼吸道感染的诊断标准。

要点二　中医病因病机

小儿反复呼吸道感染多因正气不足，卫外不固，造成屡感外邪，邪毒久恋，稍愈又作，往复不已之势。其发病机理大致有以下几方面。

1. 禀赋不足，体质虚弱　若父母体弱多病或在妊娠时罹患各种疾病，或早产、双胎、胎气屡弱，生后肌骨嫩怯，腠理疏松，不耐自然界中不正之气的侵袭，一感即病，父母及同胞中亦常有反复呼吸道感染的病史。

2. 喂养不当，调护失宜　人工喂养或因母乳不足，过早断乳，或偏食、厌食，营养不良，脾胃运化力弱，饮食精微摄取不足，脏腑功能失健，脾肺气虚，易遭外邪侵袭。

3. 少见风日，不耐风寒　户外活动过少，日照不足，肌肤柔弱，卫外不固，对寒冷的适应能力弱，犹如阴地草木、温室花朵，软脆不耐风寒。一旦形寒饮冷，感冒随即发生，或他人感冒，一染即病。病后又易于发生传变。

4. 用药不当，损伤正气　感冒之后过服解表之剂，损伤卫阳，以致表卫气虚，营卫不和，营阴不能内守而汗多，卫阳不能外御而易感。药物使用不当，损耗小儿正气，使抵抗力下降而反复感邪不已。

5. 正虚邪伏，遇感乃发　外邪侵袭之后，由于正气虚弱，邪毒往往不能廓清，留伏于里，一旦受凉或疲劳后，新感易受，留邪内发；或虽无新感，旧病复燃，诸证又起。

总之，小儿脏腑娇嫩，肌肤薄弱，藩篱疏松，阴阳均较稚弱，复感儿则肺、脾、肾三脏更为不足，卫外功能薄弱，对外邪的抵抗力差；加上寒暖不能自调，一旦偏颇，六淫之邪不论从皮毛而入，或从口鼻而受，均及于肺。正与邪的消长变化，导致小儿反复呼吸道感染。

要点三　中医辨证论治

证型	辨证要点	治法	方药
营卫失和，邪毒留恋	反复感冒，恶寒怕热，不耐寒凉，平时汗多，肌肉松弛；或伴有低热，咽红不退，扁桃体肿大；或肺炎喘嗽后久不康复；舌淡红，苔薄白，或花剥，脉浮数无力，指纹紫滞	扶正固表，调和营卫	黄芪桂枝五物汤加减
肺脾两虚，气血不足	屡受外邪，咳喘迁延不已，或愈后又作，面黄少华，厌食，或恣食肥甘生冷，肌肉松弛，或大便溏薄，咳嗽多汗，唇口色淡，舌质淡红，脉数无力，指纹淡	健脾益气，补肺固表	玉屏风散加味
肾虚骨弱，精血失充	反复感冒，甚则咳喘，面白无华，肌肉松弛，动则自汗，寐则盗汗，睡不安宁，五心烦热，立、行、齿、发、语迟，或鸡胸龟背，舌苔薄白，脉数无力	补肾壮骨，填阴温阳	补肾地黄丸加味

［常考考点］反复呼吸道感染的辨证论治。

【例题实战模拟】

B1 型题

A. 上呼吸道感染感染 5 次，下呼吸道感染 2 次

B. 上呼吸道感染感染 5 次，下呼吸道感染 3 次

C. 上呼吸道感染感染 6 次，下呼吸道感染 3 次

D. 上呼吸道感染感染 7 次，下呼吸道感染 2 次

E. 上呼吸道感染感染 7 次，下呼吸道感染 3 次

1. 0～2 岁小儿反复呼吸道感染的诊断标准是

2. 6～12 岁小儿反复呼吸道感染的诊断标准

　

A. 人参五味子汤　　B. 黄芪桂枝五物汤　　C. 六君子汤　　D. 四君子汤　　E. 玉屏风散

3. 反复呼吸道感染，肺脾两虚证的首选方剂是

4. 反复呼吸道感染，营卫失和证的首选方剂是

【参考答案】

1. E　2. A　3. E　4. B

第四单元　循环系统疾病

细目　病毒性心肌炎

【考点突破攻略】

要点一　西医发病机制

病毒性心肌炎的发病机理尚不完全清楚。急性期，病毒通过心肌细胞的相关受体侵入心肌细胞，在细胞内复制，直接损害心肌细胞，导致变性、坏死和溶解。而严重慢性持久的心肌病变与病毒持续存在及病毒感染后介导的免疫损伤密切相关。一方面是病毒特异性细胞毒性 T 淋巴细胞引起被感染的心肌溶解、破坏；另一方面是自身反应性 T 淋巴细胞破坏未感染的心肌细胞，引起心肌损伤。

要点二 中医病因病机

小儿素体正气亏虚是发病之内因，温热邪毒侵袭是发病之外因。病变部位主要在心，常涉及肺、脾、肾。小儿肺脏娇嫩，卫外不固，脾常不足，易遭风热、湿热时邪所侵。外感风热邪毒多从鼻咽而入，先犯于肺卫；外感湿热邪毒多从口鼻而入，蕴郁于肠胃。继而邪毒由表入里，留而不去，内舍于心，导致心脉痹阻，心血运行不畅，或热毒之邪灼伤营阴，可致心之气阴亏虚。心气不足，血行无力，血流不畅，可致气滞血瘀。心阴耗伤，心脉失养，阴不制阳，可致心悸不宁。心阳受损，阳失振奋，气化失职，可致怔忡不安。病情迁延，伤及脾肺，脾虚水湿停聚，肺虚失于清肃，致痰浊内生，痰瘀互结，阻滞脉络。若原有素体阳气虚弱，病初即可出现心肾阳虚甚至心阳欲脱之危证。本病久延不愈者，常因医治不当如汗下太过，或疾病、药物损阴伤阳，气阴亏虚，心脉失养，出现以心悸为主的虚证，或者兼有瘀阻脉络的虚实夹杂证。

总之，本病以外感风热、湿热邪毒为发病主因，瘀血、痰浊为病变过程中的病理产物，耗气伤阴、血脉阻滞为主要病理变化，病程中或邪实正虚，或以虚为主，或虚中夹实，病机演变多端，要随证辨识，特别要警惕心阳暴脱变证的发生。

要点三 临床诊断依据

1.心功能不全、心源性休克或心脑综合征。

2.心脏扩大（X线、超声心动图检查具有表现之一）。

3.心电图改变：以 R 波为主的 2 个或 2 个以上的主要导联（Ⅰ、Ⅱ、aVF、V_5）的 ST-T 改变持续4 天以上伴动态变化，窦房传导阻滞、房室传导阻滞，完全性右或左束支阻滞，成联律、多形、多源、成对或并行性早搏，非房室结及房室折返引起的异位性心动过速，低电压（新生儿除外）及异常 Q 波。

4.CK-MB 升高或心肌肌钙蛋白（cTnI 或 cTnT）阳性。

［常考考点］病毒性心肌炎的诊断标准。

要点四 中医辨证论治

证型	辨证要点	治法	方药
风热犯心	发热，低热绵延，或不发热，鼻塞流涕，咽红肿痛，咳嗽有痰，肌痛肢楚，头晕乏力，心悸气短，胸闷胸痛，舌质红，舌苔薄，脉数或结代	清热解毒，宁心复脉	银翘散加减
湿热侵心	寒热起伏，全身肌肉酸痛，恶心呕吐，腹痛泄泻，心悸胸闷，肢体乏力，舌质红，苔黄腻，脉濡数或结代	清热化湿，宁心复脉	葛根黄芩黄连汤加减
气阴亏虚	心悸不宁，活动后尤甚，少气懒言，神疲倦怠，头晕目眩，烦热口渴，夜寐不安，舌光红少苔，脉细数或促或结代	益气养阴，宁心复脉	炙甘草汤合生脉散加减
心阳虚弱	心悸怔忡，神疲乏力，畏寒肢冷，面色苍白，头晕多汗，甚则肢体浮肿，呼吸急促，舌质淡胖或淡紫，脉缓无力或结代	温振心阳，宁心复脉	桂枝甘草龙骨牡蛎汤加减
痰瘀阻络	心悸不宁，胸闷憋气，心前区痛如针刺，脘闷呕恶，面色晦暗，唇甲青紫，舌体胖，舌质紫暗，或舌边尖见有瘀点，舌苔腻，脉滑或结代	豁痰化瘀，活血通络	瓜蒌薤白半夏汤合失笑散加减

［常考考点］病毒性心肌炎的辨证论治。

【例题实战模拟】

A1 型题

1.治疗病毒性心肌炎湿热邪毒，内侵心脉证的首选方剂是

    A.生脉散   B.银翘散   C.甘麦大枣汤   D.复脉汤   E.葛根黄芩黄连汤

2.诊断病毒性心肌炎的主要指标，错误的是

    A.急、慢性心功能不全或心脑综合征   B.有心脏扩大、奔马律或心包炎表现之一

    C.多汗、肌痛、胸闷   D.发病 1 个月内血清 CK-MB 增高

E. 心脏同位素扫描发现异常

A2 型题

3. 患儿，女，7岁。2周前曾有感冒，现自觉乏力，时有胸痛，间见憋气，纳差便调，咽红咳嗽，苔黄，脉数。诊断为病毒性心肌炎，中医辨证为邪毒犯心，治疗应首选

A. 银翘散　　B. 失笑散　　C. 生脉散　　D. 葛根黄芩黄连汤　　E. 桂枝甘草龙骨牡蛎汤

4. 患儿，女，2岁。神疲乏力、心悸不适2周，近2天复感外邪，发热咳嗽，突然面色苍白，呼吸急促，额汗不温，四肢厥冷，唇指发青，脉沉细微弱。其证候是

A. 心阳暴脱　　B. 心脉瘀阻　　C. 气阴亏虚　　D. 心阳虚弱　　E. 风热犯心

B1 型题

A. 心悸不宁，胸闷憋气，心前区痛如针刺，舌质紫暗，脉结代

B. 心悸不宁，憋气乏力，少气懒言，烦热口渴，舌红少苔，脉细数

C. 心悸怔忡，神疲乏力，畏寒肢冷，舌质淡胖，脉缓无力

D. 寒热起伏，心悸胸闷，肌肉酸痛，腹痛泄泻，舌质红，苔黄腻，脉濡数

E. 心悸气短，胸闷胸痛，发热咳嗽，咽红肿痛，舌红脉数

5. 病毒性心肌炎湿热侵心证的临床表现是

6. 病毒性心肌炎痰瘀阻络证的临床表现是

【参考答案】

1. E　2. C　3. A　4. A　5. D　6. A

第五单元　消化系统疾病

细目一　鹅口疮

【考点突破攻略】

要点一　病原菌及临床特征

1. 病原菌　本病为白色念珠菌感染所致，多见于营养不良、慢性腹泻、长期使用广谱抗生素或激素的患儿。新生儿可因奶头、乳具污染而传播，也可在出生时经产道感染。

2. 临床特征　主要为口腔黏膜上出现白色或灰白色乳凝块样白膜。初起时，呈点状和小片状，微凸起，可逐渐融合成大片，白膜界线清楚，不易拭去。如强行剥落后，可见充血、糜烂创面，局部黏膜潮红粗糙，可有溢血，但不久又为新生白膜覆盖。偶可波及喉部、气管、肺或食管、肠管，甚至引起全身性真菌病，出现呕吐、吞咽困难、声音嘶哑或呼吸困难等。

[常考考点]鹅口疮的病因是白色念珠菌感染，临床特征是口腔黏膜上出现白色或灰白色乳凝块样白膜。

要点二　中医病因病机

鹅口疮的发病，可由胎热内蕴、口腔不洁、感受秽毒之邪所致。其主要病变在心、脾、肾，因舌为心之苗，口为脾之窍，脾脉络于舌，少阴之脉通于舌，若感受秽毒之邪，循经上炎，则发为口舌白屑之症。

要点三　中医辨证论治

证型	辨证要点	治法	方药
心脾积热	口腔满布白屑，周围红较甚，面赤，唇红，或伴发热、烦躁、多啼，口干或渴，大便干结，小便黄赤，舌红，苔薄白，脉滑或指纹青紫	清心泻脾	清热泻脾散加减
虚火上浮	口腔内白屑散在，周围红晕不著，形体瘦弱，颧红，手足心热，口干不渴，舌红，苔少，脉细或指纹紫	滋阴降火	知柏地黄丸加减

[常考考点] 鹅口疮的辨证论治。

要点四　预防和调护

1. 预防

（1）孕妇注意个人卫生，患阴道霉菌病者要及时治愈。

（2）注意口腔清洁，婴儿奶具要消毒。

（3）避免过烫、过硬或刺激性食物，防止损伤口腔黏膜。

（4）注意小儿营养，积极治疗原发病。长期用抗生素或肾上腺皮质激素者，尽可能暂停使用。

2. 调护

（1）母乳喂养时，应用冷开水清洗奶头，喂奶后给服少量温开水，清洁婴儿口腔。

（2）用银花甘草水轻轻搽洗患儿口腔，每日3次。

（3）保持大便通畅，大便干结者，适当食用水果及蜜糖。

（4）注意观察口腔黏膜白屑变化，如发现患儿吞咽或呼吸困难，应立即处理。

【例题实战模拟】

A1 型题

1. 引起鹅口疮的病原是

　　A. 流感杆菌　　　B. 葡萄球菌　　　C. 白色念珠菌　　　D. 柯萨奇病毒　　　E. 链球菌

2. 下列不属于鹅口疮好发人群的是

　　A. 新生儿　　　　　　　B. 营养不良患儿　　　　　　C. 慢性腹泻患儿

　　D. 使用激素患者　　　　E. 使用广谱抗生素患者

A2 型题

3. 小儿口腔舌面满布白屑，面赤唇红，烦躁不宁，吮乳啼哭，大便干结，小便短黄。诊断为鹅口疮，其中医证型为

　　A. 心脾积热　　　B. 虚火上炎　　　C. 脾虚湿困　　　D. 心火炽盛　　　E. 心脾湿热

4. 病儿，3个月。口腔黏膜散在白屑，形体怯弱，手足心热，两颧潮红，口干不渴，舌红苔少，脉细。治疗首选

　　A. 知柏地黄丸　　　B. 一贯煎　　　C. 六味地黄丸　　　D. 玉女煎　　　E. 都气丸

【参考答案】

1. C　2. A　3. A　4. A

细目二　疱疹性口炎

【考点突破攻略】

要点一　中医病因病机

中医认为，本病多由风热乘脾、心脾积热，或虚火上炎所致。外感风热之邪，内应于脾胃，风热夹

毒上乘于口而发为口疮；或调护失宜，喂养不当，恣食肥甘煎炒之品，邪热内积心脾，心火上炎，外发为口疮；或素体虚弱，或久病久泻，气阴两虚，虚火上炎，熏灼口舌而生疮。

要点二　中医辨证论治

证型	辨证要点	治法	方药
风热乘脾	以口颊、上颚、齿龈、口角溃烂为主，甚则满口糜烂，周围黏膜色红，疼痛明显，拒食，烦躁不安，口臭，涎多，或伴发热，小便短赤，大便秘结，舌红，苔薄黄，脉数	疏风清热，泻火解毒	凉膈散加减
心火上炎	舌上、舌边溃烂，色赤疼痛，烦躁多啼，口干欲饮，小便短黄，舌尖红，苔薄黄，脉数	清心泻火，凉血解毒	泻心导赤汤加减
虚火上炎	口腔溃疡较少，呈灰白色，周围色不红或微红，口臭不甚，反复发作或迁延不愈，神疲颧红，口干不渴，舌红，苔少或花剥，脉细数	滋阴降火，引火归原	六味地黄丸加肉桂

［常考考点］疱疹性口炎的辨证论治。

【例题实战模拟】

A1 型题

1. 疱疹性口炎心火上炎证的中医治法是
　　A. 疏风清热　　B. 清热解毒　　C. 清心泻火　　D. 滋阴降火　　E. 引火归原

2. 治疗虚火上浮型口疮，常选六味地黄丸加
　　A. 桂枝　　B. 肉桂　　C. 牛膝　　D. 生石膏　　E. 犀角

A2 型题

3. 病儿，口腔溃疡3天，色红疼痛拒食，心烦口渴，小便短赤，舌尖红，脉细数。诊断为口疮，证属
　　A. 脾胃积热　　B. 心火上炎　　C. 心肝火盛　　D. 虚火上浮　　E. 肝肾阴虚

B1 型题
　　A. 凉膈散　　B. 玉女煎　　C. 泻心汤　　D. 导赤散　　E. 泻心导赤散

4. 心火上炎型口疮的首选方是

5. 风热乘脾型口疮的首选方是

【参考答案】

1. C　2. B　3. B　4. E　5. A

细目三　胃炎

【考点突破攻略】

要点　西医诊断要点及鉴别诊断

（一）诊断要点

急性胃炎无特征性临床表现，诊断主要依靠病史、体检、临床表现及内镜检查。慢性胃炎诊断及分类主要根据胃镜下表现和病理组织学检查。

（二）鉴别诊断

由于引起小儿腹痛的病因很多，急性发作的腹痛必须注意与外科急腹症和肝、胆、胰、肠等腹内脏器的器质性疾病，以及腹型过敏性紫癜相鉴别。慢性反复发作性腹痛应与消化性溃疡、肠道寄生虫、肠痉挛等疾病相鉴别。

1. 消化性溃疡　儿童消化性溃疡的症状和体征不典型。新生儿和婴儿多见继发性溃疡，发病急，<u>首发症状为消化道出血和穿孔</u>，原发性以胃溃疡多；幼儿期胃和十二指肠溃疡发病率相等，常见进食后呕

吐，间歇发作脐周及上腹部疼痛，少见成人那种烧灼感，食后减轻；学龄前及学龄期儿童以原发性十二指肠溃疡多见，表现为反复发作性脐周及上腹部胀痛、烧灼感，也有仅表现为<u>贫血、粪便隐血试验阳性</u>。若素食 3 天后检查粪便隐血试验阳性提示溃疡有活动性。<u>纤维胃镜检查是当前诊断溃疡病准确率最高的办法</u>。

2. 急性胰腺炎　主要临床表现为<u>上腹疼痛、恶心、呕吐，血清及尿淀粉酶常增高</u>。儿童重症急性胰腺炎腹痛剧烈，早期就可出现全身中毒症状，可有明显的腹膜炎、血性腹水。

3. 肠蛔虫症　常有不固定腹痛、偏食、异食癖、恶心、呕吐等消化功能紊乱症状，有时出现全身过敏症状。往往有<u>吐、排虫史，粪便查找虫卵</u>，驱虫治疗有效等可协助诊断。

4. 肠痉挛　婴儿多见，可出现反复发作的阵发性腹痛，腹部无异常体征，排气、排便后可缓解。

5. 心理因素所致非特异性腹痛　是一种常见的儿童期身心疾病。其发生与情绪改变有关。表现为弥漫性、发作性腹痛，持续数十分钟或数小时而自行缓解，可伴有恶心、呕吐等症状。临床和辅助检查往往无阳性表现。

细目四　小儿腹泻病

【考点突破攻略】

要点一　中医病因病机

（一）病因

1. 感受外邪　小儿脏腑柔嫩，肌肤薄弱，冷暖不知自调，易为外邪侵袭而发病。外感风、寒、暑、热诸邪常与湿邪相合而致泻，盖因脾喜燥而恶湿，湿困脾阳，运化失职，湿盛则濡泄，故前人有"无湿不成泻""湿多成五泻"之说。由于时令气候不同，长夏多湿，故外感泄泻以夏秋季节多见，其中又以湿热泻最常见，风寒致泻则四季均有。

2. 伤于饮食　小儿脾常不足，饮食不知自节，若调护失宜，哺乳不当，饮食失节或不洁，过食生冷瓜果或难以消化之食物，皆能损伤脾胃，发生泄泻。如《素问·痹论》所说："饮食自倍，肠胃乃伤。"小儿易为食伤，发生伤食泻，在其他各种泄泻证候中亦常兼见伤食证候。

3. 脾胃虚弱　小儿素体脾虚，或久病迁延不愈，脾胃虚弱，胃弱则腐熟无能，脾虚则运化失职，不能分清别浊，清浊相干并走大肠，而成脾虚泄泻。亦有暴泻实证，失治误治，迁延不愈，风寒、湿热外邪已解而脾胃损伤，转成脾虚泄泻者。

4. 脾肾阳虚　脾虚致泻者，一般先耗脾气，继伤脾阳，日久则脾损及肾，造成脾肾阳虚。阳气不足，温煦失职，阴寒内盛，水谷不化，并走肠间，而致澄澈清冷，洞泄而下的脾肾阳虚泻。

（二）发病机制

小儿泄泻发生的原因，以感受外邪、伤于饮食、脾胃虚弱为多见。其主要病变在脾胃。因胃主受纳腐熟水谷，脾主运化水湿和水谷精微，若脾胃受病，则饮食入胃之后，水谷不化，精微不布，清浊不分，合污而下，致成泄泻。

要点二　临床表现

腹泻的共同临床表现

（1）胃肠道症状：<u>大便次数增多，大便每日数次至数十次</u>，多为黄色水样或蛋花样大便，含有少量黏液，少数患儿也可有少量血便。食欲低下，常有呕吐，严重者可吐咖啡色液体。

（2）重型腹泻除较重的胃肠道症状外，常有较明显的脱水、电解质紊乱和全身中毒症状。

1）脱水：患儿表现皮肤黏膜干燥，弹性下降，眼窝、囟门凹陷，尿少、泪少，甚则出现四肢发凉等末梢循环改变。由于腹泻患儿丧失的水和电解质的比例不尽相同，可造成等渗、低渗、高渗性脱水，以前两者多见。

2）代谢性酸中毒：患儿可出现<u>精神不振，口唇樱红</u>，呼吸深大等症状，但小婴儿症状很不典型。

3）低钾血症：患儿表现为<u>精神不振、无力、腹胀、心律不齐</u>等。

4）低钙和低镁血症：腹泻患儿进食少，吸收不良，从大便丢失钙、镁，可使体内钙、镁减少，活动性佝偻病和营养不良患儿更多见，脱水、酸中毒纠正后易出现低钙症状（手足搐搦和惊厥）；极少数久泻和营养不良患儿输液后出现震颤、抽搐，用钙治疗无效时应考虑低镁血症的可能。

［常考考点］小儿腹泻病的常见症状。

要点三　诊断与鉴别诊断

根据发病季节、病史（包括喂养史和流行病学资料）、临床表现和大便性状易于做出临床诊断。必须判定有无脱水（程度和性质）、电解质紊乱和酸碱失衡；注意寻找病因，肠道内感染的病原学诊断比较困难，从临床诊断和治疗需要考虑，可先根据大便常规有无白细胞将腹泻分为两组：

1. 大便无或偶见少量白细胞者　为侵袭性细菌以外的病因（如病毒、非侵袭性细菌、寄生虫等肠道内、外感染或喂养不当）引起的腹泻，多为水泻，有时伴脱水症状，应与下列疾病鉴别。

（1）生理性腹泻：多见于6个月以内婴儿，外观虚胖，常有湿疹，生后不久即出现腹泻，除大便次数增多外，无其他症状，食欲好，不影响生长发育。近年来发现此类腹泻可为乳糖不耐受的一种特殊类型，添加辅食后，大便即转为正常。

（2）导致小肠消化吸收功能障碍的各种疾病：如乳糖酶缺乏、葡萄糖－半乳糖吸收不良、失氯性腹泻、原发性胆酸吸收不良、过敏性腹泻等，可根据各病特点进行鉴别。

2. 大便有较多白细胞者　常由各种侵袭性细菌感染所致，仅凭临床表现难以区分，必要时应进行大便细菌培养、细菌血清型和毒性检测，尚需与下列疾病鉴别。

（1）细菌性痢疾：常有流行病学接触史，便次多，量少，脓血便伴里急后重，大便镜检有较多脓细胞、红细胞和吞噬细胞，<u>大便细菌培养有痢疾杆菌生长</u>可确诊。

（2）坏死性肠炎：中毒症状较严重，腹痛，腹胀，频繁呕吐，高热，大便糊状呈暗红色，渐出现典型的赤豆汤样血便，常伴休克，<u>腹部X线摄片呈小肠局限性充气扩张，肠间隙增宽，肠壁积气</u>等。

要点四　常见类型肠炎的临床特点

1. 轮状病毒肠炎　呈散发或者小流行，经粪－口传播，也可通过气溶胶形式经呼吸道感染致病。潜伏期1～3天，多发生于6～24个月的婴幼儿。起病急，常伴发热等上呼吸道感染症状，无明显感染中毒症状。病初1～2天常<u>发生呕吐，随后出现腹泻。大便呈黄色水样或蛋花汤样</u>。为自限性疾病，自然病程3～8天。

2. 诺如病毒肠炎　暴发高峰多见于寒冷季节。诺如病毒为集体机构急性暴发性胃肠炎的首要病原。感染后潜伏期多为12～36小时，急性起病。首发症状多为<u>阵发性腹痛、恶心、呕吐和腹泻</u>，全身症状有<u>畏寒、发热、头痛、乏力、肌痛等。吐泻频繁者可发生脱水</u>等症。本病为自限性疾病，症状持续12～72小时。

3. 产毒性细菌引起的肠炎　<u>多发生在夏天</u>。潜伏期1～2天，起病较急。轻症仅大便次数增多，性状轻微改变。重症腹泻频繁，量多，镜检无白细胞，伴呕吐，常发生脱水、电解质及酸碱平衡紊乱。本病为自限性疾病，自然病程一般3～7天。

4. 侵袭性细菌引起的肠炎　<u>多见于夏季</u>。潜伏期长短不等。根据病原菌侵袭肠段部位不同，临床特点各异。一般表现为<u>急性起病，高热，腹泻频繁，大便黏液状，带脓血，有腥臭味。常伴恶心、呕吐、腹痛和里急后重。大便镜检有大量白细胞和数量不等的红细胞。粪便培养可找到相应的致病菌</u>。

5. 抗生素相关性腹泻

（1）金黄色葡萄球菌肠炎：多继发于大量使用抗生素后，表现为发热、呕吐、腹泻、不同程度的中毒症状、脱水、电解质紊乱，甚至发生休克。典型大便为暗绿色，量多带黏液，少数为血便。大便镜检有大量脓细胞和成簇的革兰阳性球菌。

（2）假膜性小肠结肠炎：由难辨梭状芽孢杆菌引起。几乎各种抗生素均能引起（除万古霉素和胃肠道外用的氨基糖苷类抗生素），可在用药1周或迟至停药后4～6周发病。表现为腹泻，轻症大便每日数次，停用抗生素后很快痊愈。重症腹泻频繁，黄绿色水样便，可有假膜排出。可引起血便，出现脱水、电解质紊乱和酸中毒。大便厌氧菌培养、组织培养法检测细胞毒素可助诊断。

（3）真菌性肠炎：多为白色念珠菌所致。2岁以下婴儿多见。常并发于其他感染，或肠道菌群失调时。病程迁延，常伴鹅口疮。大便次数增多，黄色稀便，泡沫较多，<u>有时可见豆腐渣样细块（菌落）</u>。<u>大便镜检有真菌孢子和菌丝</u>。

［常考考点］常见类型肠炎的临床特点。

要点五 西医治疗原则

1. 饮食疗法 腹泻时应注意进行饮食调整，减轻胃肠道负担，但是由于肠黏膜的修复及蛋白丢失导致机体对蛋白质需求增加，故控制饮食应适当，以保证机体生理的需要量，补充疾病消耗，利于疾病的恢复。母乳喂养的患儿可继续母乳喂养；混合喂养或人工喂养的患儿，用稀释牛奶或奶制品喂养，逐渐恢复正常饮食；儿童则采用半流质易消化饮食，然后恢复正常饮食。有严重呕吐者可暂时禁食4～6小时，但不禁水，待病情好转，再由少到多，由稀到稠逐渐恢复正常饮食；病毒性肠炎多有继发性双糖酶缺乏，可采用去乳糖饮食，如用去乳糖配方奶粉或去乳糖豆奶粉。有些患儿在应用无双糖饮食后腹泻仍不改善，需要考虑蛋白过敏引起的过敏性腹泻，改用其他种类饮食。腹泻停止后，继续给予营养丰富的饮食，并每日加餐一次，共两周。

2. 液体疗法 主要是纠正水、电解质紊乱及酸碱失衡。常用的液体疗法有口服补液和静脉补液法。

3. 药物治疗

（1）控制感染：病毒性及非侵袭性细菌所致，一般不用抗生素，应合理使用液体疗法，选用微生态制剂和肠黏膜保护剂。但对重症患儿、新生儿、小婴儿和免疫功能低下的患儿应选用抗生素。根据大便培养和药敏试验结果进行调整。黏液、脓血便患者多为<u>侵袭性细菌感染，针对病原选用第三代头孢菌素类、氨基糖苷类抗生素</u>。婴幼儿选用氨基糖苷类和其他有明显副作用的药物时应慎重。

（2）微生态疗法：长期腹泻者大多与肠道功能及肠道菌群失调有关，故切忌滥用抗生素，可用微生态疗法。微生态制剂有助于恢复肠道正常菌群的生态平衡，抑制病原菌的定植和侵袭，有利于控制腹泻。常用的有<u>双歧杆菌、嗜乳酸杆菌、粪链球杆菌、需氧芽孢杆菌等菌制剂</u>。如肠道菌群严重紊乱，应选用两种以上的菌制剂进行治疗。

（3）肠黏膜保护剂：与肠道黏液蛋白相互作用可增强其屏障功能，同时能吸附病原体和毒素，阻止病原微生物的攻击，维持肠细胞的吸收和分泌功能，如蒙脱石散。

4. 迁延性和慢性腹泻病的治疗 主要是积极寻找病程迁延的原因，针对病因治疗；同时做好液体疗法、营养治疗和药物疗法。

（1）液体疗法：预防和治疗脱水，纠正电解质紊乱，调节酸碱平衡。

（2）营养治疗：此类患儿多有营养障碍，因此继续饮食是十分必要的。应继续母乳喂养；人工喂养者应调整饮食，6个月以下小儿，用牛奶加等量米汤或水稀释，或用酸奶，也可用奶-谷类混合物，每日喂6次，以保证足够的热量；6个月以上的可用已习惯的日常饮食，应由少到多，由稀到稠；少数严重病例不能耐受口服营养物质，可采用静脉营养。

（3）药物疗法：抗生素应慎用，仅用于分离出有特异病原的患儿，并要依据药物敏感试验结果选用。注意补充微量元素与维生素，同时给予微生态疗法和肠黏膜保护剂。

要点六 中医辨证论治

证型		辨证要点	治法	方药
常证	湿热泻	大便水样，或如蛋花汤样，泻下急迫，量多次频，气味秽臭，或见少许黏液，腹痛时作，食欲不振，或伴呕恶，神疲乏力，或发热烦躁，口渴，小便短黄，舌质红，苔黄腻，脉滑数，指纹紫	清肠解热，化湿止泻	葛根黄芩黄连汤加减
	风寒泻	大便清稀，夹有泡沫，臭气不甚，肠鸣腹痛，或伴恶寒发热，鼻流清涕，咳嗽，舌质淡，苔薄白，脉浮紧，指纹淡红	疏风散寒，化湿和中	藿香正气散加减

续表

	证型	辨证要点	治法	方药
常证	伤食泻	大便稀溏，夹有乳凝块或食物残渣，气味酸臭如败卵，脘腹胀满，便前腹痛，泻后痛减，腹痛拒按，嗳气酸馊，或有呕吐，不思乳食，夜卧不安，舌苔厚腻，或微黄，脉滑实，指纹滞	运脾和胃，消食化滞	保和丸加减
	脾虚泻	大便稀溏，色淡不臭，多于食后作泻，时轻时重，面色萎黄，形体消瘦，神疲倦怠，舌淡苔白，脉缓弱，指纹淡	健脾益气，助运止泻	参苓白术散加减
	脾肾阳虚泻	久泻不止，大便清稀，澄澈清冷，完谷不化，或见脱肛，形寒肢冷，面色㿠白，精神萎靡，睡时露睛，舌淡苔白，脉细弱，指纹色淡。	温补脾肾，固涩止泻	附子理中汤合四神丸加减
变证	气阴两伤	泻下过度，质稀如水，精神萎靡或心烦不安，目眶及囟门凹陷，皮肤干燥或枯瘪，啼哭无泪，口渴引饮，小便短少，甚至无尿，唇红而干，舌红少津，苔少或无苔，脉细数	健脾益气，酸甘敛阴	人参乌梅汤加减
	阴竭阳脱	泻下不止，次频量多，精神萎靡，表情淡漠，面色青灰或苍白，哭声微弱，啼哭无泪，尿少或无，四肢厥冷，舌淡无津，脉沉细欲绝	挽阴回阳，救逆固脱	生脉散合参附龙牡救逆汤加减

［常考考点］小儿腹泻病的辨证论治。

【例题实战模拟】

A1 型题

1. 下列有关脾虚泄泻特点的叙述，错误的是
    A. 食后作泻，时泻时止　　B. 久泻不愈　　C. 肌肉消瘦　　D. 面色红润　　E. 神疲倦怠
2. 下列有关湿热泄泻特点的叙述，错误的是
    A. 大便清稀有泡沫　　B. 泻下急迫，或如水注　　C. 肛门灼热　　D. 常伴发热　　E. 伴有黏液
3. 婴幼儿风寒泄泻大便的特点为
    A. 泻物酸馊　　　　　　　　　B. 泻下急迫，或如水注，便黄夹黏液
    C. 大便稀薄，时泻时止，水谷不化　　D. 大便清稀，中多泡沫，臭气不甚
    E. 粪质清稀，完谷不化
4. 治疗婴幼儿湿热泄泻的方剂是
    A. 藿香正气散　　B. 葛根黄芩黄连汤　　C. 香连丸　　D. 芍药汤　　E. 白头翁汤

【参考答案】

1. D　2. A　3. D　4. B

第六单元　泌尿系统疾病

细目一　急性肾小球肾炎

【考点突破攻略】

要点一　西医发病机制

（一）病因

最常见的是 A 组乙型溶血性链球菌的某些致肾炎菌株，细菌型随感染部位而不同：咽部感染多为 12 型；皮肤感染多为 49 型。葡萄球菌、肺炎链球菌和革兰阴性杆菌等其他细菌也可致病。另外，某些病毒（如流感病毒、腮腺炎病毒、柯萨奇病毒 B4 和埃可病毒等）、真菌、钩端螺旋体、立克次体和疟原

虫等感染也可并发急性肾炎。

（二）发病机制

细菌感染多数通过抗原－抗体免疫反应引起肾小球毛细血管炎症病变；而病毒和其他病原体则直接侵袭肾组织而致肾炎，在尿中常能分离到致病原。

（三）病理

急性链球菌感染后肾小球肾炎典型的病理表现是<u>弥漫性、渗出性和增生性肾小球炎症</u>。肾小球体积增大，内皮细胞与系膜细胞增生，系膜基质增多，可见中性粒细胞浸润，毛细血管管腔变窄。严重时肾小囊壁层细胞增生形成新月体，使囊腔变窄。免疫荧光检查在毛细血管袢和系膜区见到颗粒状 IgG、补体 C_3、IgM、IgA 等沉积物。电镜下，在基底膜上皮侧可见"驼峰"样电子致密物沉积，为本病的特征性改变。

要点二　中医病因病机

感受风寒，或风热客于肺卫，阻于肌表，导致肺气失宣，肃降无权，水液不能下达，以致风遏水阻，风水相搏，流溢肌肤而发为水肿，称之为"风水"。

疮毒疖肿侵袭皮肤，邪毒湿热郁遏肌表，内犯肺脾，致使肺失通调，脾失健运，水无所主，流溢肌肤，发为水肿。又湿热下注，灼伤膀胱血络而产生尿血。

在疾病发展过程中，若水湿泛滥、热毒炽盛，正气受损，正不胜邪，可出现一系列危重变证：

（1）邪陷心肝：湿热邪毒，郁阻脾胃，内陷厥阴，致使肝阳上亢，肝风内动，心窍闭阻，而出现头痛、眩晕，甚则神昏、抽搐。

（2）水凌心肺：水邪泛滥，上凌心肺，损及心阳，闭阻肺气，心失所养，肺失肃降，而出现喘促、心悸，甚则发绀。

（3）水毒内闭：湿浊内盛，脾肾衰竭，三焦壅塞，气机升降失司，水湿失运，不得通泄，致使水毒内闭，而发生少尿、无尿。此证亦称"癃闭""关格"。

要点三　临床表现

1. 前驱感染　发病前 1～3 周有上呼吸道或皮肤等前驱感染。

2. 典型表现　起病时可有低热、疲倦乏力、食欲不振等，肾炎症状主要表现为<u>水肿、血尿和高血压</u>。

（1）浮肿、少尿：<u>浮肿为早期最常见的症状</u>，自颜面眼睑开始，1～2 日渐及全身，<u>呈非凹陷性</u>。少数亦可有胸水、腹水。可伴尿量减少，多在一周后随尿量增多而水肿消退。

（2）血尿：几乎所有病例都有镜下血尿，30%～50% 的病例有肉眼血尿。中性或碱性尿呈鲜红色或洗肉水样，酸性尿呈浓茶样。肉眼血尿通常在 1～2 周转为镜下血尿。镜下血尿一般持续 1～3 个月，少数病例可延续半年或更久。

（3）高血压：病程早期 30%～70% 的患儿有高血压。在 1～2 周后随尿量增多血压可逐渐下降，少数可迁延 1～2 个月。

［常考考点］急性肾小球肾炎的典型表现：水肿、少尿、血尿、高血压。

3. 严重表现

（1）严重的循环充血：由于水钠潴留，血容量增加而出现循环充血。表现为呼吸急促、肺部闻及湿啰音，<u>严重者可出现呼吸困难、胸闷及频咳，两肺满布湿啰音</u>，甚至出现心界扩大、肝大及压痛，水肿加剧。

（2）高血压脑病：由于血压骤升，脑血管痉挛，导致脑组织缺血、缺氧、血管渗透性增高而发生脑水肿。常见于病程早期，血压在 150～160/100～110mmHg 以上，并有<u>剧烈头痛、恶心呕吐、视力障碍、惊厥、昏迷</u>等临床表现。

（3）急性肾功能衰竭：病初由于尿量减少可表现暂时<u>血尿素氮增高</u>，不同程度的高钾血症及代谢性酸中毒，一般持续 3 ～ 5 日或 1 周以上，随尿量增加而好转。少数严重病例可持续数周不恢复，预后较差。

［常考考点］急性肾小球肾炎的重症：严重循环充血、高血压脑病合急性肾衰竭。

4. 非典型表现

（1）无症状性急性肾炎：患儿仅有血尿或血补体 C_3 降低而无临床症状。此型病例多在 APSGN 发病高峰期，经尿检才被发现。

（2）肾外症状性急性肾炎：以水肿和 / 或高血压起病，严重者有高血压脑病或循环充血症状，而尿改变轻微或无改变，但有链球菌前驱感染和血补体 C_3 明显降低。

（3）以肾病综合征表现的急性肾炎：患儿起病或在病程中出现大量蛋白尿、低蛋白血症和高胆固醇血症，水肿严重并部分转变为凹陷性。此类患儿肾活检病理改变类似典型病例；亦有报告此型患者肾小球毛细血管袢免疫物质沉积较一般患者为多，预后较差。

要点四　诊断与鉴别诊断

1. 诊断要点　根据急性起病，1 ～ 3 周前有链球菌感染史（上呼吸道或皮肤感染），典型表现为浮肿、高血压和血尿，不同程度蛋白尿，急性期血清 ASO 滴度升高，总补体及 C_3 暂时性下降，可临床诊断为急性肾炎。

［常考考点］急性肾炎的诊断要点。

2. 鉴别诊断

（1）急性肾盂肾炎：在小儿也可表现有血尿，但多伴有发热、尿路刺激症状，尿检以白细胞为主，尿细菌培养阳性可以区别。

（2）慢性肾炎急性发作：常在呼吸道感染后 2 ～ 4 天出现急性发作，其临床表现及尿常规变化与急性肾小球肾炎相似，但慢性者既往有肾炎的病史，可有贫血、低蛋白血症、高脂血症，血清补体浓度多正常，偶有持续性降低，尿量不定而比重偏低。对有些病例能明确是急性或慢性肾小球肾炎，除了肾穿刺进行病理鉴别诊断之外，临床上可根据病程和症状、体征及化验结果的动态变化来加以判断。

（3）急进性肾炎：起病与急性肾小球肾炎相同，常在 3 个月内病情持续进展恶化，血尿、高血压、急性肾功能衰竭伴少尿或无尿持续不缓解，病死率高。

（4）病毒性肾炎：其特点为病毒感染的极期突然发生肉眼血尿，1 ～ 2 天内肉眼血尿消失，镜下血尿持续较长，高血压、浮肿及全身症状较轻。

要点五　西医治疗原则

1. 防治感染　有链球菌感染灶者应用青霉素 10 ～ 14 天，以彻底清除体内病灶中残余细菌，减轻抗原抗体反应。

2. 利尿　水肿、尿少、高血压时可口服氢氯噻嗪，每日 1 ～ 2mg/kg，分 2 次口服；明显循环充血患者可用呋塞米，每次 1mg/kg 静脉注射，每日 1 ～ 2 次。

3. 降压　凡经休息、限水、限盐、利尿而血压仍高者，或血压迅速升高至 140/90mmHg，且有明显自觉症状时，应给予降压。可用利血平，首剂按每次 0.07mg/kg 肌内或静脉注射（总量不超过 2mg）。必要时 12 小时可重复 1 次；亦可选用钙通道阻滞剂，如硝苯地平（心痛定）口服或舌下含服，剂量开始自每日 0.25 ～ 0.5mg/kg；血管紧张素转换酶抑制剂（卡托普利）作用也快，剂量自每日 0.3 ～ 0.5mg/kg 起，最大剂量每日 5 ～ 6mg/kg，分 3 次口服，15 分钟即见效。

要点六　中医辨证论治

证型			辨证要点	治法	方药
急性期	常证	风水相搏	水肿自眼睑开始迅速波及全身，以头面部肿势为著，皮色光亮，按之凹陷随手而起，尿少色赤，微恶风寒或伴发热，咽红咽痛，骨节酸痛，鼻塞咳嗽，舌质淡，苔薄白或薄黄，脉浮	疏风宣肺，利水消肿	麻黄连翘赤小豆汤合五苓散加减
		湿热内侵	浮肿或轻或重，小便黄赤而少，甚者尿血，烦热口渴，头身困重，常有近期疮毒史，舌质红，苔黄腻，脉滑数	清热利湿，凉血止血	五味消毒饮合小蓟饮子加减
	变证	邪陷心肝	肢体面部水肿，头痛眩晕，烦躁不安，视物模糊，口苦，恶心呕吐，甚至抽搐、昏迷，尿短赤，舌质红，苔黄糙，脉弦数	平肝泻火，清心利水	龙胆泻肝汤合羚角钩藤汤加减
		水凌心肺	全身明显水肿，频咳气急，胸闷心悸，不能平卧，烦躁不宁，面色苍白，甚则唇指青紫，舌质暗红，舌苔白腻，脉沉细无力	泻肺逐水，温阳扶正	己椒苈黄丸合参附汤加减
		水毒内闭	全身水肿，尿少或尿闭，色如浓茶，头晕头痛，恶心呕吐，嗜睡，甚则昏迷，舌质淡胖，苔垢腻，脉象滑数或沉细数	通腑泄浊，解毒利尿	温胆汤合附子泻心汤加减
恢复期		阴虚邪恋	乏力头晕，手足心热，腰酸盗汗，或有反复咽红，舌红苔少，脉细数	滋阴补肾，兼清余热	知柏地黄丸合二至丸加减
		气虚邪恋	身倦乏力，面色萎黄，纳少便溏，自汗出，易于感冒，舌淡红，苔白，脉缓弱	健脾益气，兼化湿浊	参苓白术散加减

［常考考点］急性肾炎的辨证论治。

要点七　预防与调护

1.预防　平时加强锻炼，增强体质；积极预防各种感染，已患感染性疾病者及时治疗。

2.调护

（1）彻底治疗呼吸道、皮肤、口腔、中耳等各部位感染。

（2）病初应注意休息，尤其水肿、尿少、高血压明显者应卧床休息。待血压恢复，水肿消退，尿量正常后逐渐增加活动。

（3）水肿期及血压增高者，应限制盐和水的摄入。每日准确记录尿量、入水量和体重，监测血压。

（4）急性期应限制蛋白质摄入。

【例题实战模拟】

A1 型题

1.急性肾炎（阳水）水肿最先出现的部位是

　　A.眼睑　　B.面部　　C.踝部　　D.胫骨前　　E.腰部

2.下述不是急性肾小球肾炎临床特征的是

　　A.多数病人都有血尿　　　　B.全身性凹陷性水肿　　　　C.病程早期常有高血压

　　D.血压急剧升高时可出现高血压脑病　　E.部分病例可出现急性肾功能不全

3.下述病史与急性肾小球肾炎关系最密切的是

　　A.1～3周前上呼吸道感染　　B.3天前腹泻　　　　C.2周前腰部外伤史

　　D.3个月前有猩红热史　　　　E.2个月前有水痘病史

4.小儿急性肾小球肾炎（阳水）风水相搏型应首选

　　A.五味消毒饮　　B.八正散　　C.银翘散　　D.麻黄连翘赤小豆汤　　E.实脾饮

5.小儿急性肾小球肾炎邪陷心肝证的治法是

　　A.疏风利水，清热解毒　　　　B.平肝泻火，清心利水　　　　C.清热解毒，活血化瘀

　　D.泻肺逐水，疏风利水　　　　E.疏风利水

A2 型题

6.患儿，女，10 岁。西医确诊为急性肾小球肾炎。症见眼睑先肿，继而四肢、皮肤光亮，指压不显，小便短黄，镜下血尿，体温 38℃，间有咳嗽，苔薄白，脉浮散。其证型是

　　A.水凌心肺　　B.邪陷心肝　　C.风水相搏　　D.湿热内侵　　E.肺脾气虚

7.患儿，男，9 岁。西医确诊为急性肾小球肾炎。病程已逾 3 个月，症见面睑不肿，血尿消失，面色少华，倦怠乏力，易感，多汗，舌质偏淡，苔白，脉缓弱。其证型是

　　A.风水相搏　　B.肺脾气虚　　C.湿热内侵　　D.水凌心肺　　E.邪陷心肝

8.患儿，男，8 岁。西医确诊为急性肾小球肾炎，病程第 10 日。症见全身水肿，尿闭，头晕头痛，恶心呕吐，口中气秽，苔腻，脉弦。其证型是

　　A.风水相搏　　B.湿热内侵　　C.水凌心肺　　D.水毒内闭　　E.邪陷心肝

【参考答案】

1.A　2.B　3.A　4.D　5.B　6.C　7.B　8.D

细目二　肾病综合征

【考点突破攻略】

要点一　主要临床特点

肾病综合征是一组由多种原因引起的肾小球滤过膜通透性增高，导致大量血浆蛋白自尿中丢失的临床综合征，具有以下四大特点：大量蛋白尿，低蛋白血症，高胆固醇血症（高脂血症）和不同程度的水肿。

要点二　诊断与鉴别诊断

1.诊断要点　大量蛋白尿（尿蛋白 +++ ～ ++++，1 周内 3 次测定 24 小时尿蛋白定量 ≥ 50mg/kg）；血浆白蛋白低于 30g/L；血浆胆固醇高于 5.7mmol/L；不同程度的水肿。以上四项中以大量蛋白尿和低白蛋白血症为必要条件。

2.鉴别诊断　临床可分为两型，符合上述标准诊断为单纯性肾病；在符合单纯性肾病基础上凡具有以下四项之一或多项者属于肾炎性肾病：①2 周内分别 3 次以上离心尿检查红细胞 ≥ 10/HP，并证实为肾小球源性血尿者。②反复或持续高血压（学龄儿童 ≥ 130/90mmHg，学龄前儿童 ≥ 120/80mmHg）并除外使用糖皮质激素等原因所致。③肾功能不全，并排除由于血容量不足等所致。④持续低补体血症。

　　[常考考点] 肾病综合征的诊断标准。

要点三　中医辨证论治

1.本证

证型	辨证要点	治法	方药
肺脾气虚	全身浮肿，面目为著，尿量减少，面白身重，气短乏力，纳呆便溏，自汗出，易感冒，或有上气喘息，咳嗽，舌淡胖，脉虚弱	益气健脾，宣肺利水	防己黄芪汤合五苓散加减
脾肾阳虚	全身明显浮肿，按之深陷难起，腰腹下肢尤甚，面白无华，畏寒肢冷，神疲蜷卧，小便短少不利，可伴有胸水、腹水，纳少便溏，恶心呕吐，舌质淡胖或有齿痕，苔白滑，脉沉细无力	温肾健脾，化气行水	偏肾阳虚，真武汤合黄芪桂枝五物汤加减；偏脾阳虚，实脾饮加减
肝肾阴虚	浮肿或重或轻，头痛头晕，心烦躁扰，口干咽燥，手足心热或有面色潮红，目睛干涩或视物不清，痤疮，失眠多汗，舌红苔少，脉弦细数	滋阴补肾，平肝潜阳	知柏地黄丸加减
气阴两虚	面色无华，神疲乏力，汗出，易感冒或有浮肿，头晕耳鸣，口干咽燥或长期咽痛，咽部暗红，手足心热，舌质稍红，舌苔少，脉细弱	益气养阴，化湿清热	六味地黄丸加黄芪

2. 标证

证型	辨证要点	治法	方药
外感风邪	发热，恶风，无汗或有汗，头身疼痛，流涕，咳嗽，或喘咳气急，或咽痛乳蛾肿痛，舌苔薄，脉浮	辛温宣肺祛风（风寒）；辛凉宣肺祛风（风热）	麻黄汤加减（风寒）；银翘散加减（风热）
水湿	全身浮肿，肿甚者皮肤光亮，可伴见腹胀水臌，水聚肠间，辘辘有声，或见胸闷气短，心下痞满，甚有喘咳，小便短少，脉沉	从主证治法，补气健脾、逐水消肿（水臌、悬饮）	防己黄芪汤合己椒苈黄丸加减
湿热	皮肤脓疱疮、疖肿、疮疡、丹毒等，或口黏口苦、口干不欲饮、脘闷纳差等，或小便频数不爽、量少、有灼热或刺痛感、色黄赤混浊、小腹坠胀不适，或有腰痛、恶寒发热、口苦便秘，舌质红，苔黄腻，脉滑数	清热解毒燥湿（上）；清热解毒，化浊利湿（中）；清热利湿（下）	五味消毒饮加减（上），甘露消毒丹加减（中），八正散加减（下）
血瘀	面色紫暗或晦暗，眼睑下青暗，皮肤不泽或肌肤甲错，有紫纹或血缕，常伴有腰痛或胁下癥瘕积聚，唇舌紫暗，舌有瘀点或瘀斑，苔少，脉弦涩	活血化瘀	桃红四物汤加减
湿浊	纳呆，恶心呕吐，身重困倦或精神萎靡，水肿加重，舌苔厚腻，血尿素氮、肌酐增高	利湿降浊	温胆汤加减

【知识纵横比较】

中西医结合内科学与儿科学肾病综合征的证治比较

肾病综合征（中西医结合内科学）		肾病综合征（中西医结合儿科学）	
证型	方药	证型	方药
风水相搏证	越婢加术汤	肺脾气虚证	防己黄芪汤合五苓散
湿毒浸淫证	麻黄连翘赤小豆汤合五味消毒饮	—	—
水湿浸渍证	五皮饮合胃苓汤	肝肾阴虚证	知柏地黄丸
湿热内蕴证	疏凿饮子	气阴两虚证	六味地黄丸加黄芪
脾虚湿困证	实脾饮	脾肾阳虚证	偏肾阳虚，真武汤合黄芪桂枝五物汤；偏脾阳虚，实脾饮
肾阳衰微证	济生肾气丸合真武汤		

【例题实战模拟】

B1 型题

A. 大量蛋白尿，低蛋白血症，高胆固醇血症，明显浮肿

B. 血尿，水肿，高血压，程度不等的肾功能损害

C. 血尿，低蛋白血症

D. 高血压，大量蛋白尿

E. 高血压，低蛋白血症

1. 急性肾炎的临床特征是

2. 肾病综合征的临床特征是

A. 血液高凝状态和血栓形成　　B. 严重循环充血和急性心力衰竭　　C. 酸中毒

D. 营养不良　　　　　　　　　E. 中毒性脑病

3. 肾病综合征的常见并发症是

4. 急性肾小球肾炎的常见并发症是

A. 肺、脾、肾　　B. 肝、脾、肾　　C. 心、肾、肝　　D. 心、肾、脾　　E. 肺、肝、肾

5. 与小儿急性肾炎（阳水）病位相关的三脏是
6. 与小儿肾病综合征（阴水）病位相关的三脏是
【参考答案】
1. B　2. A　3. A　4. B　5. A　6. A

第七单元　神经系统疾病

细目一　癫痫

【考点突破攻略】

要点一　临床表现

癫痫是一种反复发作性的疾患，发作形式多种多样，临床出现意识、运动、感觉、精神或自主神经功能障碍。主要表现为一过性的意识丧失或意识改变，肢体肌肉强直或阵挛性抽搐，还可出现行为、情感、知觉等方面的异常。临床根据其脑电图变化及发作时症状表现常分为局灶性发作、全面性发作两大发作类型。

［常考考点］癫痫的典型临床表现。

要点二　诊断要点与鉴别诊断

（一）诊断要点
诊断要点包括详细病史、体格检查、脑电图检查、神经影像学检查和相关实验室检查等。

（二）鉴别诊断

1. 晕厥　晕厥是各种原因引起的一过性脑供血不足导致突然发生的意识丧失状态，常见于较大儿童。久站时易发作。发作时先有出汗、面色苍白、视物模糊，继之意识障碍、全身肌张力丧失，严重者可见惊厥发作，一般无二便失禁，无发作后有嗜睡及神经系统体征，脑电图正常。

2. 屏气发作　又称为呼吸暂停症。多于6～18个月起病，5岁前多停止发作。发作多有诱因，如恐惧、生气等。临床分为青紫型和苍白型。发作时先大哭，随之呼吸暂停、青紫；重者意识丧失、躯体强直或抽动，或苍白，失张力，心率减慢，持续1～3分钟缓解。本病有明显诱因，脑电图正常。

【例题实战模拟】

A2型题
患儿，男，5岁。突然出现全身肢体抽搐，伴神志丧失，持续约5分钟，自行缓解。发病前呕吐1次，为胃内容物。无发热，大便稀溏。查大便常规：未见红、白细胞。查脑电图：可见棘、尖慢波，呈爆发现象。既往曾因感冒，高热惊厥3次。其诊断是
　A. 急惊风　　B. 慢惊风　　C. 疫毒痢　　D. 癫痫　　E. 暑厥
【参考答案】
D

细目二　病毒性脑炎

【考点突破攻略】

要点一　西医发病机制

（一）病因

目前国内外报道有 100 多种病毒可引起脑炎病变，但引起急性脑炎较常见的病毒是肠道病毒、单纯疱疹病毒、虫媒病毒、腺病毒、巨细胞病毒及某些传染病病毒等。

（二）发病机理

1. 感染途径　病毒进入机体的主要途径有皮肤、结膜、呼吸道、肠道和泌尿生殖系统。病毒感染机体后是否进入中枢神经系统取决于病毒的性质、病毒寄生部位以及机体对病毒的免疫反应。

2. 发病机理

（1）病毒对神经组织的直接侵袭：病毒大量增殖，引起神经细胞变性、坏死和胶质细胞增生与炎症细胞浸润。

（2）机体对病毒抗原的免疫反应：剧烈的组织反应可导致脱髓鞘病变及血管和血管周围的损伤，而血管病变又影响脑循环加重脑组织损伤。

要点二　中医病因病机

本病为感受温热邪毒（疫毒）所致。包括风热、暑热、燥热毒邪等，暑热之邪常夹湿邪为患。温热毒邪侵袭人体，往往起病急骤，变化迅速，热极化火生风。本病感邪轻重不一，但总不离热、痰、风的相互转化。"热盛生风，风盛生痰，痰盛生惊"，热为生风生痰的始动因素。热郁肌表，或邪热内扰，则发热；热邪烁津，炼液为痰，痰蒙清窍，则神志昏蒙；火热生风，或邪陷心肝，引动肝风，则抽搐。

感邪之后，痰热互结，热炽生惊动风，痰浊蒙蔽清窍，因而患儿除发热、头痛、项强外，随之心神失主，肝风妄动，轻则嗜睡、烦躁，重者昏愦不语、频频抽掣。若热势不炽，痰浊蒙蔽心窍，阻滞脑络，以致神志迷乱，则可没有热盛之象，反见精神异常，如抑郁呆滞、喃喃自语，或狂躁不宁、毁物哭喊等，也有如癫痫样发作者。痰浊阻滞经络，则血行不畅，肢体失用，可见肢体麻木无力，步态不稳，甚至瘫痪。

本病病性为痰热，病变脏腑在心、肝、脑窍。证候表现为温病气营两燔或痰浊蒙蔽清窍，但多无疫邪受病的特点，也不一定按卫气营血规律传变。这是本病的特征。

要点三　临床表现

由于病毒性脑炎的病变部位和轻重程度差别很大，因此临床表现多种多样，且轻重不一，但大多数患儿先有全身感染症状，而后出现神经系统的症状、体征。

（一）前驱症状

可有发热，头痛，上呼吸道感染症状，精神萎靡，恶心呕吐，腹痛，肌痛。

（二）神经系统症状体征

主要为发热，颅内压增高，不同程度的意识障碍及反复惊厥发作等症状。

1. 颅内压增高表现为头痛、呕吐、血压增高等，小婴儿表现为烦躁不安、易激惹、前囟饱满等，若出现呼吸节律不规则或瞳孔不等大，则考虑颅内高压并发脑疝的可能性。

2. 意识障碍可表现有嗜睡、昏睡及昏迷等，部分患儿表现为精神情绪异常，如躁狂、幻觉、失语以及定向力、计算力与记忆力障碍等。

3. 惊厥主要表现为全部或局灶抽搐发作。

4. 病理征和脑膜刺激征阳性。

5. 因感染病毒不同，临床伴有症状各有特点，如肠道病毒性脑炎，可出现皮疹；单纯疱疹病毒性脑炎常有口唇或角膜疱疹；腮腺炎病毒性脑炎常有腮腺肿大。

[常考考点]病毒性脑炎的典型症状和体征。

要点四　诊断与鉴别诊断

（一）诊断要点

病毒性脑炎的诊断主要根据病毒感染的流行病史、临床表现、相应的脑脊液改变和病原学鉴定。应注意排除颅内其他非病毒感染、Reye 综合征等急性脑部疾患。

（二）鉴别诊断

1. 颅内其他病原感染　主要根据脑脊液外观、常规、生化和病原学检查，与化脓性、结核性、隐球性脑膜炎进行鉴别。

2. Reye 综合征　具有发热、昏迷、惊厥等急性脑病表现，脑脊液无明显异常，与病毒性脑炎容易混淆。但前者有肝功能异常、部分患者血糖下降等特点。

[常考考点]病脑的诊断：流行病史＋症状＋脑脊液或病原学。

要点五　西医治疗措施

病毒性脑炎尚无特效治疗，目前以对症处理和支持疗法为主。

（一）对症处理

1. 注意营养供给，维持水和电解质平衡。

2. 控制高热，可给予物理降温及化学药物降温。

3. 重症患儿应注意呼吸道和心血管功能的监护与支持，及时处理颅内高压和呼吸循环功能障碍。对于颅内压明显增高的重症患儿，迅速稳妥地降低颅内压非常重要。一般选用 20% 甘露醇 0.5 ~ 1.5g/kg 每 4 ~ 8 小时 1 次，必要时再联合应用呋塞米、白蛋白、激素等。

4. 控制惊厥，可适当给予止惊剂如安定、苯巴比妥等。

（二）病因治疗

1. 单纯疱疹病毒　可给予阿昔洛韦治疗，每次 10mg/kg 于 1 小时内静脉滴注，每 8 小时用 1 次，疗程 1 ~ 2 周。

2. 其他病毒感染　可酌情选用干扰素、更昔洛韦、利巴韦林、免疫球蛋白、中药等。

（三）肾上腺皮质激素的应用

对重症、急性期的病例，应考虑用肾上腺皮质激素制剂如地塞米松，可减轻炎症、水肿，降低血管通透性。但不宜长期使用。

要点六　中医辨证论治

本病病位在心、肝、脑窍，病性属实，病机为热炽、痰浊。痰热壅盛者治以泻火涤痰；痰蒙清窍者治以涤痰开窍；痰瘀阻络者宜涤痰通络、活血化瘀。总之，本病早期治疗以清热、涤痰为两大法则，配合开窍、息风、活血等方法；后期应积极配合针灸、推拿治疗以利康复。

证型	辨证要点	治法	方药
痰热壅盛	高热不退，头痛剧烈，恶心呕吐，神志不清，或谵语妄动，喉中痰鸣，唇干渴饮，颈项强直，烦躁不安，四肢抽搐，舌质红绛，舌苔黄腻，脉数或滑数	泻火涤痰	清瘟败毒饮加减
痰蒙清窍	起病稍缓，表情淡漠，目光呆滞，喃喃自语，神志模糊；或见痴呆，语言不利；或见失语，口角流涎，喉间痰鸣，纳差乏力，舌质胖嫩，舌苔白，脉弦滑	涤痰开窍	涤痰汤加减
痰瘀阻络	神志不明，肢体不用，僵硬强直，或震颤抖动，肌肉痿软，或见面瘫、斜视，舌紫暗或有瘀点，舌苔薄白，脉弦滑	涤痰通络、活血化瘀	指迷茯苓丸合桃红四物汤加减

[常考考点]病毒性脑炎的辨证论治。

【例题实战模拟】

A1 型题

1. 中医治疗病毒性脑炎阴虚内热证的首选方剂是

　　A. 青蒿鳖甲汤　　B. 茵陈蒿汤　　C. 生脉散　　D. 人参养荣汤　　E. 沙参麦冬汤

2. 中医治疗病毒性脑炎痰热壅盛证的首选方剂是

　　A. 银翘散合白虎汤　　B. 清营汤　　C. 清瘟败毒饮　　D. 涤痰汤　　E. 犀角地黄汤

3. 西医治疗病毒性脑炎的措施，错误的是

　　A. 注意营养供给，维持水和电解质平衡

　　B. 重症患儿应注意呼吸道和心血管功能的监护与支持

　　C. 积极控制脑水肿和颅内高压

　　D. 控制惊厥发作

　　E. 使用广谱抗生素

4. 病毒性脑炎痰瘀阻络的治法是

　　A. 清热解毒，宁心安神　　B. 涤痰通络，活血化瘀　　C. 益气养血，化瘀通络

　　D. 辛凉解表，清气泄热　　E. 养阴清热

A2 型题

5. 患儿，9 个月。烦躁不安，易激惹，偶尔呕吐，大便稀，2 ～ 3 次 / 日；查体：嗜睡，前囟稍紧张，颈抵抗可疑，心肺腹无异常，布氏征（＋），巴氏征（＋）。最有鉴别诊断意义的检查是

　　A. 脑脊液检查　　B. 大便常规　　C. 白细胞计数＋分类　　D. 结核菌素试验　　E. X 线胸片

【参考答案】

1. B　2. C　3. E　4. B　5. A

第八单元　小儿常见心理障碍

细目　注意力缺陷多动障碍

【考点突破攻略】

要点一　中医病因病机

1. 病因　病因主要为先天禀赋不足，后天饮食失调，产伤外伤，病后及情志失调，生长发育影响等。

2. 病机　本病的主要发病机制为<u>阴阳平衡失调，即阳动有余，阴静不足</u>。

小儿心常有余，心火易亢，心火炽盛，炼液成痰，痰热互结，扰及心神，而出现心神不宁，多动不安。

肾主骨生髓，髓通于脑，藏志。小儿脏腑柔弱，肾常虚。若禀赋不足或病后肾精亏虚，髓海不充，则动作笨拙、健忘、遗尿等。

肝为刚脏而性动，主筋，藏魂，其志在怒，其气急，体阴而用阳。小儿肝常有余，若久病耗损致肝体之阴不足，肝用之阳偏亢，则注意力不集中，冲动任性，动作粗鲁，兴奋不安，性情执拗。

脾属土为至阴之脏，其性静，藏意，在志为思。小儿脾常不足，若喂养不当或疾病所伤，运化失常，脾失濡养，则失静谧，而兴趣多变，做事有头无尾，言语冒失，健忘不能自制。

总之，本病的主要发病机制为<u>阴阳平衡失调，其病位常涉及心、肝、脾、肾四脏，阴虚为本，阳</u>

六、痰浊、瘀血为标，属本虚标实之证。

[常考考点] 注意力缺陷多动障碍病机为阴阳平衡失调，即阳动有余，阴静不足。

要点二 临床表现

本病的临床表现以动作过多、易冲动和注意力不集中为主。

1. 活动过多 患儿自幼可表现为睡眠不安、脾气不好、格外活泼、喂养困难等，至学龄前期和学龄期症状更趋明显。表现为：多动不宁，常惹人生气；课堂上小动作多，常干扰别人，不听劝阻。

2. 注意力不集中 患儿主动注意功能明显减弱，对无关的刺激却给予过分的注意。因此上课精力分散，听课、做作业易分神，做任何事情都不能善始善终。

3. 情绪不稳、冲动任性 患儿缺乏克制能力，易激惹，对愉快或不愉快的事情常出现过度兴奋或异常愤怒的反应，想要什么，非得立刻满足不可，做事不顾后果等。情绪不稳，常会无缘无故地叫喊或哄闹。

4. 学习困难 虽然本病患儿大多智力正常或接近正常，但因多动、注意力不集中而给学习带来一定的困难。

5. 其他 可出现某些行为问题、认知功能障碍或合并抽动症等。

[常考考点] 注意力缺陷多动障碍临床表现以动作过多、易冲动和注意力不集中为主。

要点三 诊断与鉴别诊断

注意力缺陷多动障碍的诊断要点以动作过多、易冲动和注意力不集中为主。抽动障碍常表现为多组肌群抽动，如频繁眨眼、甩头及耸肩等运动性抽动和发声性抽动，属神经精神障碍性疾病。注意力缺陷多动障碍临床主要表现为多动、情绪不稳、易冲动和注意力不集中，没有抽动症状。但有部分抽动障碍患儿可同时伴有注意力缺陷多动障碍。

[常考考点] 注意力缺陷多动障碍与抽动障碍的鉴别。

要点四 中医辨证论治

本病以八纲辨证为主，结合脏腑辨证。辨证时应分辨阴阳虚实。明确病位在心、肝、脾、肾。

治疗原则当以调和阴阳为主，根据临床见证不同，实则泻之，虚则补之，虚实夹杂者治以攻补兼施，标本兼顾。临床分为肾虚肝亢、心脾两虚、痰火内扰三个证型。

证型	辨证要点	治法	方药
肾虚肝亢	多动难静，急躁易怒，冲动任性，神思涣散，动作笨拙，注意力不集中，五心烦热，睡眠不宁，或学习成绩低下，记忆力欠佳，或有遗尿，腰酸乏力，舌红，苔薄，脉弦细	滋水涵木，平肝潜阳	杞菊地黄丸加减
心脾两虚	神思涣散，注意力不集中，多动不安，头晕健忘，思维缓慢，做事有头无尾，神疲肢倦，少寐多言，食少便溏，面色萎黄，舌淡，苔白，脉弱无力	健脾养心，益气安神	归脾汤合甘麦大枣汤加减
痰火内扰	多动多语，烦躁不宁，冲动任性，难以制约，兴趣多变，注意力不集中，胸闷烦热，懊恼不眠，口苦食少，溲赤便结，舌红，苔黄腻，脉滑数	清热化痰，宁心安神	黄连温胆汤加减

[常考考点] 注意力缺陷多动障碍的辨证论治。

【例题实战模拟】

A1 型题

1. 下列不符合注意力缺陷多动障碍临床特征的是
  A. 冲动任性 B. 女多于男 C. 智力正常或基本正常 D. 注意力不集中 E. 动作过多

A2 型题

2. 患者，7 岁。神思涣散，注意力不集中，多动不安，头晕健忘，思维缓慢，做事有头无尾，神疲

肢倦，少寐多言，食少便溏，面色萎黄，舌淡，苔白，脉弱无力。应诊断为

    A.惊风　　　B.癫痫　　　C.抽动障碍　　　D.注意力缺陷多动障碍　　　E.痉挛症

3.患儿，男，10岁。诊断为注意力缺陷多动障碍，辨证为肾虚肝亢证。其治法是

    A.健脾养心，益气安神　　　B.清热泻火，化痰宁心　　　C.滋水涵木，平肝潜阳

    D.益气养心，缓肝理脾　　　E.清热化痰，宁心安神

B1 型题

    A.六味地黄丸　　　B.黄连温胆汤　　　C.杞菊地黄丸　　　D.知柏地黄汤　　　E.人参归脾汤

4.注意力缺陷多动障碍肾虚肝亢证首选的方剂是

5.注意力缺陷多动障碍痰火内扰证的首选方剂是

【参考答案】

1.B　2.D　3.C　4.C　5.B

第九单元　造血系统疾病

细目一　营养性缺铁性贫血

【考点突破攻略】

要点一　中医病因病机

（一）病因

主要为先天禀赋不足，脾肾素虚，喂养不当，偏食少食或未按时添加辅食，大病、久病，诸虫损伤等原因。

（二）病机

血液的化生与心、肝、脾、肾的功能密切相关，而小儿营养性贫血尤与脾胃的功能最为密切。脾胃为气血生化之源，无论何种原因损伤脾胃，致使脾胃运化功能失常，精微无从运化，气血津液不能化生，即可导致气血虚弱而形成贫血。

要点二　临床表现及实验室检查

（一）临床表现

1.皮肤黏膜逐渐苍白或苍黄，口唇和甲床颜色浅淡，易疲乏，不爱活动，食欲减退，年长儿可自诉头晕，眼前发黑、耳鸣等症状。

2.食欲减退，少数有异食癖，或有呕吐、腹泻。

3.烦躁不安或精神萎靡不振，注意力不集中，记忆力减退，严重者智力低于同龄儿。

4.明显贫血，心率增快，心脏扩大。

5.肝、脾和淋巴结轻度肿大。

6.易发生感染。

［常考考点］贫血的典型症状和体征。

（二）实验室检查

1.血象　外周血象示小细胞低色素性贫血；网织红细胞数正常或轻度减少；白细胞、血小板一般无改变。外周血涂片可见红细胞大小不等，以小细胞为多，中央淡染区扩大。

2.骨髓象　有核红细胞增生活跃，粒红比例正常或红系增多；红系以中幼红细胞增多明显，各期红细胞胞体均小，胞浆少，染色偏蓝，胞浆成熟程度落后于胞核。粒细胞及巨核细胞系一般正常。

3. 有关铁代谢检查

（1）血清铁蛋白（serum ferritin，SF）：在缺铁早期即可表现降低。当 SF < 12μg/L 时，提示缺铁。

（2）红细胞游离原卟啉（free erythrocyte protoporphyrin，FEP）增高：当 FEP > 0.9μmol/L（500μg/dL）时，提示细胞内缺铁。

（3）血清铁（SI）、总铁结合力（TIBC）和转铁蛋白饱和度（TS）：这三项检查反映血浆中铁含量，通常在缺铁后期（表现明显小细胞低色素性贫血）才出现异常。表现为 SI 减低，< 9 ~ 10.7μmol/L（50 ~ 60μg/dL）有意义；TIBC 增加，> 62.7μmol/L（350μg/dL）有意义；TS 明显下降，< 15% 有诊断意义。

（4）骨髓可染铁：骨髓涂片观察红细胞内的铁粒细胞数，如 < 15%，提示储存铁减少，细胞外铁也减少。这是一项反映体内贮铁的敏感而可靠的指标。

［常考考点］贫血是血象、骨髓象和铁代谢的变化。

要点三　诊断与鉴别诊断

1. 诊断要点

（1）病史：有明确的缺铁病史，如喂养不当、铁摄入量不足、吸收障碍、需要增多或慢性失血等。

（2）临床表现：发病缓慢，皮肤黏膜逐渐苍白或苍黄，以口唇、口腔黏膜及甲床最为明显，神疲乏力，食欲减退，或异食癖。年长儿有头晕耳鸣、眼花等症状。部分患儿可有肝脾肿大。

（3）实验室及特殊检查：①贫血为小细胞低色素性，平均血红蛋白浓度（MCHC）< 0.31，红细胞平均体积（MCV）< 80fL，平均血红蛋白（MCH）< 26pg。②3 个月 ~ 6 岁血红蛋白 < 110g/L，6 岁以上血红蛋白 < 120g/L。③血清铁、总铁结合力、转铁蛋白饱和度、红细胞游离原卟啉、血清铁蛋白等异常。

2. 鉴别诊断

营养性巨幼红细胞性贫血是由于缺乏维生素 B_{12} 或（和）叶酸所引起的一种大细胞性贫血。多见于单纯羊乳或母乳喂养，未及时添加辅食的婴幼儿。临床除贫血表现外，可出现烦躁不安，表情呆滞，嗜睡，反应迟钝，智力动作发育落后，甚则出现肢体头身震颤、肌无力等神经系统表现。末梢血中红细胞体积变大，MCV > 94fL，MCH > 32pg，红细胞的减少比血红蛋白的减少更为明显，网织红细胞、白细胞、血小板计数常减少。骨髓象增生明显活跃，以红细胞系增生为主，各期幼红细胞均出现巨幼变。

［常考考点］缺铁性贫血的诊断要点及与营养性巨幼红细胞性贫血的鉴别。

要点四　西医治疗原则及补铁方法

（一）西医治疗原则

去除病因和补充铁剂。

（二）补铁方法

1. 口服铁剂　口服剂量以元素铁计算，口服铁的剂量按元素铁每日 2 ~ 6mg/kg，分 3 次口服。一次量不应超过 1.5 ~ 2mg/kg。二价铁盐较易吸收，常用制剂有 2.5% 硫酸亚铁合剂、富马酸亚铁和葡萄糖酸亚铁等。最好于两餐之间服药，既减少对胃黏膜的刺激，又利于吸收；同时口服维生素 C 能促进铁的吸收。牛奶、茶、咖啡及抗酸药等与铁剂同服均可影响铁的吸收。

2. 注射铁剂　对口服不耐受或胃肠道疾病影响铁的吸收时，可用注射铁剂。但注射铁较容易发生不良反应，甚至可发生过敏性反应致死，故应慎用。

铁剂治疗有效者于 2 ~ 3 天后网织红细胞即见升高，5 ~ 7 天达高峰，2 ~ 3 周后下降至正常；治疗约 2 周后，血红蛋白相应增加，临床症状亦随之好转。血红蛋白达正常水平后应继续服用铁剂 6 ~ 8 周再停药，以补足铁的贮存量。如 3 周内血红蛋白上升不足 20g/L，应注意寻找原因。

［常考考点］缺铁性贫血的西医治疗：二价铁口服。

要点五　中医辨证论治

（一）辨证要点

本病以脏腑辨证为主，兼用气血阴阳辨证。临证时首先辨明病因，根据脏腑、气血和阴阳虚损的主次，抓住病机，分清轻重缓急辨证施治。

（二）治疗原则

按"形之不足温之以气，精之不足补之以味"的原则，运用调理脾胃、阴阳双补、脾胃并调之法，使阳生阴长，精血互生。

（三）临床分型

辨证分为脾胃虚弱、心脾两虚、肝肾阴虚、脾肾阳虚四型。

证型	辨证要点	治法	方药
脾胃虚弱	<u>面色萎黄无华</u>，唇淡不泽，<u>指甲苍白</u>，长期<u>食欲不振</u>，<u>神疲乏力</u>，<u>形体消瘦</u>，大便不调，舌淡苔白，脉细无力，指纹淡红	健运脾胃，益气养血	参苓白术散或异功散加味
心脾两虚	<u>面色萎黄或苍白</u>，<u>唇甲淡白</u>，<u>发黄枯燥</u>，<u>容易脱落</u>，<u>心悸气短</u>，<u>头晕目眩</u>，<u>夜寐欠安</u>，语声低弱，精神萎靡，注意力不集中，记忆力下降，<u>食欲不振</u>，舌淡红，苔薄白，脉细弱，指纹淡红	补脾养心，益气生血	归脾汤加减
肝肾阴虚	<u>头晕目涩</u>，面色苍白，肌肤不泽，毛发枯黄，爪甲易脆，四肢震颤抽动，<u>两颧潮红</u>，<u>潮热盗汗</u>，腰膝酸软，发育迟缓，舌红，苔少或光剥，脉弦数或细数	滋养肝肾，益精生血	左归丸加减
脾肾阳虚	<u>面白虚浮</u>，<u>唇舌爪甲苍白</u>，精神萎靡不振，发育迟缓，<u>囟门迟闭</u>，方颅，鸡胸，毛发稀疏，<u>畏寒肢冷</u>，纳谷不馨，或有大便溏泄，舌淡胖嫩，苔白，脉沉细无力，指纹淡	温补脾肾，益精养血	右归丸加减

【知识纵横比较】

中西医结合内科学缺铁性贫血与儿科学营养性缺铁性贫血的证治比较

缺铁性贫血（中西医结合内科学）		营养性缺铁性贫血（中西医结合儿科学）	
证型	方药	证型	方药
脾胃虚弱证	香砂六君子汤合当归补血汤	脾胃虚弱证	参苓白术散或异功散加味
心脾两虚证	归脾汤或八珍汤	心脾两虚证	归脾汤
脾肾阳虚证	八珍汤合无比山药丸	脾肾阳虚证	右归丸
虫积证	化虫丸合八珍汤	肝肾阴虚证	左归丸

【例题实战模拟】

A1 型题

1. 营养性缺铁性贫血，使用铁剂治疗不正确的方法为

　　A. 二价铁比三价铁容易吸收，最好用硫酸亚铁

　　B. 最好与牛奶同服

　　C. 同时加用维生素 C 可促进铁的吸收

　　D. 铁剂治疗有效者于 2 ～ 3 天后网织红细胞即见升高

　　E. 铁剂注射易致不良反应，故应慎用

2. 营养性缺铁性贫血，铁剂治疗后停药指征为

　　A. 网织红细胞升高后再用 1 ～ 2 个月　　　B. 血红蛋白及红细胞恢复正常

　　C. 面色转红，精神及食欲好转　　　　　　D. 血清铁恢复正常

　　E. 血红蛋白及红细胞恢复正常后再用 2 个月左右

A2 型题

3. 患儿，3 个月。母乳喂养，未加辅食，食欲不振，有异食癖，皮肤黏膜渐苍白，肝肋下 3cm，脾肋下 1.5cm，血红蛋白 70g/L，红细胞 $3.5×10^{12}$/L。最可能的诊断是

    A. 营养性大细胞性贫血   B. 生理性贫血   C. 营养性感染性贫血

    D. 营养性缺铁性贫血   E. 先天性再生障碍性贫血

4. 患儿，男，3 岁。诊断为营养性缺铁性贫血。症见面色萎黄，唇甲淡白，发黄枯燥，容易脱落，心悸气短，头晕目眩，夜寐欠安，语声低微，精神萎靡，食欲不振，舌淡红，苔薄白，脉细弱，指纹淡红。其首选方剂是

    A. 归脾汤   B. 左归丸   C. 参苓白术散   D. 异功散   E. 右归丸

5. 患儿，男，9 个月。出生时 3kg，现在体重 9kg。近有食欲不振，面色萎黄，唇甲色淡，形体消瘦，大便偏稀，舌淡苔白，指纹淡红。血常示：Hb 90g/L，RBC $3.3×10^{12}$/L。诊断为营养性缺铁性贫血，其证型是

    A. 心脾两虚   B. 脾胃虚弱   C. 肝肾阴虚   D. 气血亏虚   E. 脾肾阳虚

【参考答案】

1. B 2. E 3. D 4. A 5. B

细目二　免疫性血小板减少症

【考点突破攻略】

要点一　西医发病机制

急性免疫性血小板减少症（急性 ITP）大多与前驱病毒感染有关。血小板膜糖蛋白与病毒等病原微生物之间可能存在相同或相似的抗原决定簇，当病毒感染后机体产生的抗病毒抗体可与血小板膜抗原发生交叉反应而使血小板膜损伤而被单核 - 巨噬细胞系统破坏，使血小板寿命缩短导致血小板减少。此外，抗病毒抗体与相应抗原形成免疫复合物附着于血小板表面，亦可导致血小板破坏增加。急性 ITP 患者血小板相关抗体（PAIgG）明显升高。近年研究显示，急性 ITP 时 T 细胞亚群的基因表达发生明显变化。

慢性 ITP 多数病例病因不明。近年发现，许多病毒感染，如 HIV、HCV 等常有慢性血小板减少。慢性 ITP 是一种自身免疫性疾病。本病患者血小板表面可检测到血小板相关抗体且与血小板寿命缩短密切相关。

要点二　中医病因病机

小儿素体正气亏虚是发病之内因，外感风热时邪及其他异气是发病之外因。本病多为本虚标实之证，病位主要在心、肝、脾、肾四脏，其主要病机在于热、虚、瘀。其热又有虚、实之分：实热是指胃火炽盛，或肝郁化火，或感受邪毒、内伏营血；虚热是指阴虚火旺、虚火内盛。虚者脾肾两虚，以致血液化生不足和失于统摄；或肝肾阴虚、阴虚内热，迫血妄行。瘀由火热伤络，络伤血瘀；或气虚血瘀，瘀伤血络。故本病病机以虚为本，热瘀为标。本病急性期多因外感风热或疫毒之邪，热毒入侵，内扰营血，灼伤血络，迫血妄行，溢于脉外，出现皮肤黏膜紫癜或伴其他出血，多属实证。慢性型常因病程迁延，气血耗伤，以致脏腑气血虚损。

要点三　临床表现

1. 急性型　多见于 1～6 岁小儿，男女发病数无差异。病前 1～3 周或同时有急性病毒感染史，如上呼吸道炎、流行性腮腺炎、水痘、风疹、麻疹、传染性单核细胞增多症等，偶有因接种疫苗后发生。起病急骤，出血症状较重，以自发性皮肤和/或黏膜出血为突出表现，瘀点、瘀斑呈针尖至米粒大，遍布全身，而以四肢多见。常见鼻衄、牙龈出血，呕血、便血少见，偶见肉眼血尿。青春期女孩可有月经

过多。重者可有面色苍白、贫血和循环衰竭，偶见失血性休克。少数患者可有结膜下和视网膜出血。颅内出血者约占 1%。出血严重者可致贫血。淋巴结不肿大。肝脾偶见轻度肿大。85% ～ 90% 的患者于 1 ～ 6 个月内自然痊愈。

2. 慢性型　病程超过 6 个月者为慢性型，多见于学龄前及学龄期儿童，约 10% 的病人由急性型转化而来。大多数患儿起病缓慢，出血症状较轻，出血部位限于皮肤、黏膜，很少有内脏出血，脾脏可轻度肿大。出血症状及血小板减少时轻时重，或发作与缓解交替。有 30% ～ 50% 的病例发病数年后可自然缓解。

［常考考点］免疫性血小板减少症的临床表现。

要点四　诊断与鉴别诊断

1. 诊断要点　本病根据病史、临床表现和实验室检查，即可做出诊断。临床以出血为主要症状，血小板计数 < $100×10^9$/L，急性型大多 < $20×10^9$/L。骨髓巨核细胞计数增多或正常，胞体大小不一，以小型为多，幼稚型和 / 或成熟未释放型巨核细胞比例增加。血清中检出抗血小板抗体。需排除其他引起血小板减少的疾病。

2. 鉴别诊断

（1）过敏性紫癜：紫癜多见于下肢、臀部皮肤，为出血性斑丘疹，呈对称分布，伸侧面多于屈侧面，血小板不减少。常伴有荨麻疹及不同程度的关节痛和腹痛。

（2）再生障碍性贫血：以贫血为主要表现，除出血及血小板减少外，呈全血细胞减低现象，红细胞、白细胞计数及中性粒细胞减少，网织红细胞不高。骨髓系统生血功能减低，三系造血细胞均减少，巨核细胞减少或极难查见。

［常考考点］免疫性血小板减少症的诊断要点及其与过敏性紫癜的鉴别。

要点五　中医辨证论治

本病的辨证以八纲辨证为主，兼用脏腑辨证。根据起病的缓急和临床不同的证候，分清实证、虚证、虚实夹杂证。急性型多属实证，治疗宜采用清热解毒、凉血止血之法；慢性型多属虚证，治疗宜采用益气健脾、养血摄血之法；兼有瘀血者，配合活血祛瘀法；久病伤阴者，应用滋阴清热之法。

证型	辨证要点	治法	方药
血热伤络	起病急骤，皮肤出现瘀斑瘀点，色红鲜明，常密集成片，伴有齿衄、鼻衄，偶有尿血，面红目赤，心烦口渴，便秘尿少，舌红，苔黄，脉数	清热解毒，凉血止血	犀角地黄汤加减
气不摄血	皮肤、黏膜瘀斑瘀点反复发作，色青紫至暗淡，伴鼻衄、齿衄，神疲乏力，面色萎黄或苍白无华，食欲不振，大便溏泄，头晕心悸，舌淡红，苔薄，脉细弱	益气健脾，摄血养血	归脾汤加减
阴虚火旺	皮肤、黏膜散在瘀点瘀斑，下肢尤甚，时发时止，颜色鲜红，伴齿衄、鼻衄或尿血，低热盗汗，手足心热，心烦颧红，口干咽燥，舌红少苔，脉细数	滋阴清热，凉血宁络	大补阴丸合茜根散加减
气滞血瘀	病程缠绵，出血反复不止，皮肤紫癜色暗，面色晦暗，舌暗红或紫或边有紫斑，苔薄白，脉细涩	活血化瘀，理气止血	桃仁汤加减

［常考考点］免疫性血小板减少症的辨证论治。

【知识纵横比较】

中西医结合内科学与儿科学免疫性血小板减少症的证治比较

免疫性血小板减少症（中西医结合内科学）		免疫性血小板减少症（中西医结合儿科学）	
证型	方药	证型	方药
血热妄行证	犀角地黄汤	血热伤络证	犀角地黄汤
阴虚火旺证	茜根散或玉女煎	阴虚火旺证	大补阴丸合茜根散
气不摄血证	归脾汤	气不摄血证	归脾汤
瘀血内阻证	桃红四物汤	气滞血瘀证	桃仁汤

【例题实战模拟】

A1 型题

1. 免疫性血小板减少症慢性型的病程是

    A. >1 个月   B. >2 个月   C. >3 个月   D. >5 个月   E. >6 个月

2. 中医治疗免疫性血小板减少症气滞血瘀证的首选方剂是

    A. 归脾汤   B. 四物汤   C. 八珍汤   D. 桃仁汤   E. 生脉散

3. 中医治疗免疫性血小板减少症气不摄血证的首选方剂是

    A. 清营汤   B. 归脾汤   C. 导赤散   D. 犀角地黄汤   E. 小蓟饮子

A2 型题

4. 患儿，男，2 岁。起病急骤，皮肤出现瘀斑瘀点，色红鲜明，伴有齿衄、鼻衄，偶见尿血，面红目赤，心烦口渴，便秘尿少，舌红，苔黄，脉数。其首选方剂是

    A. 犀角地黄汤   B. 归脾汤   C. 大补阴丸合茜根散   D. 桃仁汤   E. 参苓白术散

5. 患儿，男，4 岁。上感后出现皮肤黏膜散在瘀点瘀斑，下肢尤甚，时发时止，颜色鲜红，伴齿衄、鼻衄，低热盗汗，手足心热，心烦颧红，口干咽燥，舌红少苔，脉细数。其治疗方剂是

    A. 犀角地黄汤   B. 归脾汤   C. 大补阴丸合茜根散   D. 桃仁汤   E. 参苓白术散

【参考答案】

1. E 2. D 3. B 4. A 5. C

第十单元　内分泌疾病

细目　性早熟

【考点突破攻略】

性早熟是指女孩 8 岁以前、男孩 9 岁以前，出现青春期特征即第二性征的一种内分泌疾病。性征与真实性别一致者为同性性早熟，不一致者为异性性早熟。性早熟因引发原因不同而分为中枢性（真性性早熟）和外周性（假性性早熟）性早熟两种。真性性早熟中无特殊原因可查明者，称为特发性真性（体质性）性早熟。真性性早熟发病率近年有逐渐上升的趋势，女孩发病率为男孩发病率的 4～5 倍，80%～90% 的女性患儿为特发性真性性早熟，而男孩真性性早熟属特发性者仅约 40%，故对男性性早熟尤应注意探查原发疾患。

要点一　病因与发病机制

（一）病因

1. 真性性早熟（中枢性）

（1）特发性性早熟：大部分病因不明，故称为特发性性早熟。

（2）继发性性早熟：肿瘤或占位性病变（下丘脑错构瘤、囊肿等）；中枢神经系统感染；获得性损伤（外伤、手术、放化疗等）；先天发育异常（脑积水、视中隔发育不全等）。

（3）其他：原发性甲状腺功能减退症。

2. 假性性早熟（外周性）

（1）性腺肿瘤：卵巢肿瘤、睾丸肿瘤。

（2）肾上腺疾病：肾上腺肿瘤、先天性肾上腺皮质增生等。

（3）外源性：含雌激素的药物、食物等。

（4）多发性骨纤维发育不良伴性早熟（McCune-Albright 综合征）。

（二）发病机理

青春期的生理发育和性器官成熟是受下丘脑－垂体－性腺轴（HPGA）的调控。青春期前，儿童的 HPGA 轴功能处于较低水平。青春期，下丘脑以脉冲形式分泌促性腺激素释放激素（GnRH），刺激垂体前叶分泌促性腺激素（Gn），即卵泡刺激素（FSH）和黄体生成素（LH），从而促进卵巢和睾丸发育，分泌雌二醇（E_2）和睾酮（T）。真性性早熟表现为 HPGA 轴提前发动、功能亢进，可导致生殖能力提前出现。假性性早熟是由于内源性（非中枢性）或外源性激素的刺激作用，导致第二性征提前出现。但是患儿的 HPGA 轴并未启动，反而受到体内存在的性激素的负反馈抑制，所以患儿并无生殖能力。

要点二　临床表现

中枢性性早熟的临床特征与正常青春发育程序相似，但临床变异较大，症状发展快慢不一。女孩可表现为乳房、大小阴唇及阴毛的发育，男孩可表现为睾丸、阴茎增大，并出现阴毛、痤疮、变声等。此外，由于过早发育引起患儿近期蹿长，骨骼生长加速，骨龄提前，骨骺可提前融合，故可造成终生身高落后。

外周性性早熟临床表现可有第二性征出现，但非青春期发动，一般无性腺增大，与下丘脑－垂体－性腺轴的活动无关，而与内源性或者外源性性激素水平升高有关。

［常考考点］中枢性性早熟和外周性性早熟的临床表现。

要点三　诊断与鉴别诊断

根据性早熟的发病机制和病因，可将性早熟分为中枢性性早熟和外周性性早熟。二者均可有第二性征的明显提前。女孩可表现为乳房、大小阴唇及阴毛的发育，男孩可表现为睾丸、阴茎增大，并出现阴毛、痤疮、变声等。

真性性早熟第二性征发育的顺序与正常发育是一致的，并且由于过早发育引起患儿近期蹿长，骨骼生长加速，骨龄提前，骨骺可提前融合，故可造成终生身高落后。

假性性早熟可由于外源性激素的刺激作用导致第二性征提前出现，如误服避孕药及含性激素的食品或保健品出现性早熟表现，但停止摄入后，上述征象会逐渐自行消失。McCune-Albright 综合征除性早熟外，还伴有单侧或双侧多发性的骨纤维结构不良（X 线摄片可见），同侧肢体皮肤有片状的棕褐色色素沉着（牛奶咖啡斑），也可伴有多种内分泌腺的功能异常。

诊断真性性早熟和假性性早熟可以通过 GnRH 兴奋试验鉴别。GnRH 兴奋试验亦称黄体生成素释放激素（LHRH）兴奋试验。其原理是通过 GnRH 刺激垂体分泌黄体生成素（LH）和卵泡刺激素（FSH），从而评价垂体促性腺激素细胞储备功能，对鉴别真性和假性性早熟非常有价值。真性性早熟者静脉注射 LHRH 后 15～30 分钟，FSH 及 LH 水平成倍增高。假性性早熟不增高。

［常考考点］真性性早熟者静脉注射 LHRH 后 15～30 分钟，FSH 及 LH 水平成倍增高。假性性早熟不增高。

要点四　中医辨证论治

小儿性早熟出现女孩乳房发育、男孩睾丸增大等第二性征的病机，与成年妇女乳腺小叶增生以"肝"为主病机不同，本病辨证主要应以"肾"为主，阴虚火旺为本，部分伴有肝经郁热证候，治疗可以疏肝泻火为主。

证型	辨证要点	治法	方药
阴虚火旺	女孩乳房发育或伴其他性征及内外生殖器发育，甚者月经提前来潮；男孩睾丸容积增大（≥ 4mL），或伴喉结突出，变声，或有遗精；或伴有潮热，盗汗，五心烦热，便秘，舌红或舌尖红，少苔，脉细数	滋补肾阴，清泻相火	知柏地黄丸加减
肝经郁热	女孩乳核增大，触之疼痛，阴道分泌物增多；男孩阴茎勃起，变声；伴胸闷不舒，心烦易怒，痤疮，便秘，舌红，苔黄或黄腻，脉弦数或弦细数	疏肝解郁，清利湿热	丹栀逍遥散加减

[常考考点] 性早熟的辨证论治。

【例题实战模拟】

A1 型题

1. 关于性早熟的定义，年龄要求分别是
   A. 女孩 7 岁以前、男孩 8 岁以前　　　B. 女孩 7 岁以前、男孩 9 岁以前
   C. 女孩 8 岁以前、男孩 8 岁以前　　　D. 女孩 8 岁以前、男孩 9 岁以前
   E. 女孩 8 岁以前、男孩 10 岁以前

2. 下列不属于中枢性性早熟和周围性性早熟的主要鉴别点的是
   A. 是否有第二性征发育　　　B. HPGA 轴是否提前发动　　　C. 是否具备生殖能力
   D. 性腺是否增大　　　E. GnRH 兴奋试验

B1 型题
   A. 六味地黄丸　　　B. 左归丸　　　C. 知柏地黄丸　　　D. 一贯煎　　　E. 丹栀逍遥散

3. 性早熟阴虚火旺证的治疗方剂是
4. 性早熟肝经郁热证的治疗方剂是

【参考答案】

1. D　2. A　3. C　4. E

第十一单元　免疫系统疾病

细目一　过敏性紫癜

【考点突破攻略】

要点一　西医病因与发病机制

过敏性紫癜存在显著免疫异常，突出表现为 B 淋巴细胞克隆活化，患儿 T 淋巴细胞和单核细胞 CD_{40} 配体过度表达，促进 B 淋巴细胞分泌大量 IgA 和 IgE，引起自身免疫反应，形成免疫复合物。大量的 IgA 免疫复合物沉积在血管壁上，损伤小动脉和毛细血管，进而引起广泛的毛细血管炎，使毛细血管通透性增高，导致皮下组织、黏膜及内脏器官出血及水肿。

目前认为本病的发病机制可能为：尚未明确的感染原或过敏原，作用于具有遗传背景的个体，引起机体异常免疫应答，激发 B 细胞克隆增殖，导致 IgA 介导的系统性免疫性血管炎。

要点二　中医病因病机

1. 病因　本病的发生与外感风热湿热、饮食失节、瘀血阻络等因素有关：

（1）外感因素：六淫之邪侵袭，邪郁化热，由表入里，入营入血，迫血妄行，络脉损伤，血不循经，泛溢肌肤则为紫癜；内伤胃肠血络，而见呕血、便血；下注膀胱而见尿血。瘀热阻滞四肢经络，则为关节肿痛。

（2）饮食因素：饮食不节或饮食不当，常导致脾胃运化失司，内热聚生，外发于肌肤，迫血外溢而成紫癜。另外，饮食不洁会导致虫积而诱发本病。

（3）虚损因素：禀赋不足，或疾病反复发作后脏腑虚损，气虚血瘀，血不循经而成紫癜。

（4）瘀血阻滞：离经之血不能速散，可形成瘀血，瘀血在经络脏腑之间，阻塞气机，故常伴腹痛、关节痛，尤其是反复发作者更为突出。

2. 病机　本病多为内有伏热又感时邪而发病，临床以阳证、热证、实证居多，其病机主要为血热和血瘀。邪热入血，迫血妄行，血不循经，热盛伤络是其主要病理基础。病位在心、肺、脾，也可涉及肝肾。新病在表，但因风热湿毒之邪为患，易夹诸邪而犯胃肠，或侵肝肾，或着肢节，故其总趋势是由表入里。

要点三　临床表现

本病起病前 1～3 周常有上呼吸道感染史，也可伴有低热、乏力、食欲减退等全身症状。临床表现主要可见皮肤紫癜、关节肿痛、腹痛、血尿、蛋白尿等，各种症状可以不同组合，出现先后不一。以皮肤紫癜为首发症状，少数病例以腹痛、关节炎或肾脏症状首先出现。

1. 皮肤紫癜　病程中反复出现皮肤紫癜为本病特点。多见于四肢及臀部，部分累及上肢、躯干，面部少见。典型皮疹初为小型荨麻疹或紫红色斑丘疹，高出皮肤，压之不褪色。重症患儿大片融合成大疱伴出血性坏死。皮疹无压痛，无痒或微痒，分批出现，新旧并存，呈对称性分布。

2. 消化道症状　以脐周或下腹部绞痛伴呕吐为主。约半数病儿大便隐血试验阳性，部分病儿出现便血，甚至呕血。

3. 关节症状　出现多发性大关节肿痛，以膝、踝受累多见，肘、腕次之，常反复发作，关节腔内为浆液性渗出积液，数日后消失，不留畸形。

4. 肾脏症状　肾脏症状轻重不一，多数患儿出现血尿和蛋白尿；少数重症患儿伴浮肿及高血压，为紫癜性肾炎；少数呈肾病综合征表现。多数病儿肾脏病变能完全恢复。约 6% 患儿在几年后发展为慢性肾炎，偶有发生急性肾功能衰竭，死于尿毒症。

5. 其他表现　中枢神经系统病变是本病潜在危险之一，偶可发生颅内出血、惊厥、昏迷、失语等。

要点四　诊断与鉴别诊断

1. 诊断要点　诊断主要依靠典型的皮肤紫癜，或同时伴腹痛、便血、关节肿痛、肾损害等表现来进行诊断。

2. 鉴别诊断

（1）免疫性血小板减少症：多为散在针尖大小出血点，不高出皮肤，易磕碰处分布较多，血小板计数减少，出血时间延长，骨髓中成熟巨核细胞减少。

（2）细菌感染：如脑膜炎双球菌菌血症、败血症及亚急性细菌性心内膜炎均可出现紫癜样皮疹，皮疹为瘀血斑点，不伴有血管神经水肿，其中心部位可有坏死。这类疾病起病急骤，全身中毒症状重，血培养阳性。

（3）急腹症：在皮疹出现前发生腹痛等症状应与急腹症鉴别。儿童期出现急性腹痛者，要考虑过敏性紫癜的可能，此时应仔细寻找典型皮肤紫癜，注意关节、腹部、肾脏的综合表现。

（4）肾脏症状明显时应与链球菌感染后肾小球肾炎、IgA 肾病等相鉴别。

［常考考点］过敏性紫癜的诊断要点及其与免疫性血小板减少症的鉴别。

要点五　中医辨证论治

中医辨证应首先分清标本虚实，初起热毒较盛，治应清热解毒凉血；久则耗伤阴津，虚热内生，故常用滋阴清热、益气健脾等法以进一步清除余邪，调和气血；若合并瘀血之证，则佐以活血化瘀，可达到降低毛细血管通透性和改善血液循环的作用。

证型	辨证要点	治法	方药
风热伤络	紫癜见于下半身，以下肢和臀部为多，呈对称性，颜色鲜红，呈丘疹或红斑，大小形态不一，可融合成片，或有痒感，伴发热，微恶风寒，咳嗽，咽红，或见关节痛，腹痛，便血，尿血，舌质红，苔薄黄，脉浮数	祛风清热，凉血安络	银翘散加减
血热妄行	起病急骤，壮热面赤，咽干，心烦，渴喜冷饮，皮肤瘀斑瘀点密集或成片，伴鼻衄、齿衄，大便干燥，小便黄赤，舌质红绛，苔黄燥，脉弦数	清热解毒，凉血化斑	犀角地黄汤加减

续表

证型	辨证要点	治法	方药
湿热痹阻	皮肤紫癜多见于关节周围，尤以膝踝关节为主，关节肿胀灼痛，影响肢体活动，偶见腹痛、尿血，舌质红，苔昔腻，脉滑数或弦数	清热利湿，通络止痛	四妙散加味
胃肠积热	瘀斑遍布，下肢多见，腹痛阵作，口臭纳呆，腹胀便秘，或伴齿龈出血，便血，舌红苔黄，脉滑数	泻火解毒，清胃化斑	葛根黄芩黄连汤合小承气汤加味
肝肾阴虚	起病缓慢，时发时隐，或紫癜已退，仍有腰背酸软，五心烦热，潮热盗汗，头晕耳鸣，尿血，便血，舌质红，少苔，脉细数	滋阴补肾，活血化瘀	茜根散加减
气虚血瘀	病情反复发作，斑疹紫暗，腹痛绵绵，神疲倦怠，面色萎黄，纳少，舌淡，边尖有瘀点瘀斑，苔薄白，脉细弱	益气活血，化瘀消斑	黄芪桂枝五物汤加减

[常考考点] 过敏性紫癜的辨证论治。

【纵横比较知识】

免疫性血小板减少症和过敏性紫癜的证治比较

免疫性血小板减少症		过敏性紫癜	
证型	方药	证型	方药
—	—	风热伤络	银翘散
血热伤络证	犀角地黄汤	血热妄行	犀角地黄汤
气不摄血证	归脾汤	湿热痹阻	四妙散
—	—	胃肠积热	葛根黄芩黄连汤合小承气汤
阴虚火旺证	大补阴丸合茜根散	肝肾阴虚	茜根散
气滞血瘀证	桃仁汤	气虚血瘀	黄芪桂枝五物汤

【例题实战模拟】

A1 型题

1. 过敏性紫癜与免疫性血小板减少症的鉴别点是

    A. 免疫性血小板减少症出血点高出表面   B. 过敏性紫癜出血点遍布全身

    C. 免疫性血小板减少症血小板减少   D. 过敏性紫癜血小板减少

    E. 过敏性紫癜出血时间延长

2. 过敏性紫癜血热妄行证的首选方剂是

    A. 银翘散   B. 犀角地黄汤   C. 四妙散   D. 葛根黄芩黄连汤   E. 茜根散

A2 型题

3. 患儿，12 岁。伤后出现瘀斑遍布，下肢多见，腹痛阵作，口臭纳呆，腹胀便秘，或伴齿龈出血，便血，舌红苔黄，脉滑数。其证候类型是

    A. 风热伤络   B. 血热妄行   C. 湿热痹阻   D. 胃肠积热   E. 肝肾阴虚

B1 型题

    A. 银翘散加减   B. 犀角地黄汤加减   C. 四妙散加味

    D. 葛根黄芩黄连汤加味   E. 茜根散加减

4. 中医治疗过敏性紫癜风热伤络证的首选方是

5. 中医治疗过敏性紫癜湿热痹阻证的首选方是

【参考答案】

1. C 2. B 3. D 4. A 5. C

细目二　皮肤黏膜淋巴结综合征

【考点突破攻略】

要点一　临床表现及实验室检查

（一）临床表现

1.主要表现

（1）发热：持续性 5 天以上，体温达 39℃以上，<u>呈稽留热或弛张热</u>，抗生素治疗无效，持续 7 ～ 14 天。

（2）球结膜充血：无脓性分泌物或流泪，热退后消散。

（3）唇及口腔表现：唇红干燥、皲裂、出血或结痂，<u>舌乳头突起呈杨梅舌</u>。

（4）手足症状：<u>手足呈硬性水肿</u>，<u>继之手掌、足底弥漫性红斑，伴疼痛和僵直</u>，持续 10 天左右始退，于甲床皮肤交界处出现特征性的指、趾端大片状脱皮，重者指、趾甲也脱落。

（5）多形性皮疹：发热 2 ～ 4 天可出现弥漫性充血性斑丘疹或多形红斑样或猩红热样皮疹，肛周皮肤发红、脱皮。有的婴儿原卡介苗接种处出现红斑、疱疹或结痂。约 1 周左右消退。

（6）颈淋巴结肿大：单侧或双侧，直径在 1.5cm 以上，坚硬有触痛，但表面不红，无化脓，常为一过性。

2.心脏表现　常于发病 1 ～ 6 周出现，也可以迟至急性期后数月，甚至数年才发生。可出现心肌炎、心包炎、心内膜炎和心律失常，严重者可出现充血性心力衰竭、心源性休克等。冠状动脉炎伴动脉瘤和血栓梗塞可引起猝死。

3.其他伴随症状　偶见腹痛、腹泻及关节肿痛，少数患儿可出现肝肿大、黄疸，部分病儿可出现脓尿或尿道炎，偶有无菌性脑膜炎和间质性肺炎。

［常考考点］皮肤黏膜淋巴结综合征的典型表现。

（二）实验室检查

1.血常规　<u>白细胞计数及中性粒细胞百分比增高</u>，或有轻度贫血，血小板第 2 周开始增多，血液呈高凝状态。

2.血沉　明显增快。

3.C 反应蛋白　增高。

4.血清蛋白电泳　显示球蛋白升高，以 α_2 球蛋白显著。

5.心电图　ST 段、T 波异常及心律失常等。

6.超声心动图　在半数病人可发现心血管病变，如心包积液、左室扩大、二尖瓣关闭不全及冠脉扩张等。

要点二　诊断与鉴别诊断

（一）诊断要点

日本 MCLS 研究会（1984 年）提出本病诊断标准应在下述六条主要临床症状中包括发热在内的 5 条即可确诊：

1.<u>不明原因的发热，持续 5 天或更久</u>（必备条件）。

2.双侧球结膜弥漫性充血。

3.口腔及咽部黏膜弥漫充血，唇发红及干裂，并呈杨梅舌。

4.发病初期手足硬肿和掌跖发红，恢复期指趾端出现膜状脱皮或肛周脱屑。

5.躯干部多形充血性红斑。

6.颈淋巴结非化脓性肿大。

［常考考点］皮肤黏膜淋巴结综合征的诊断标准。

（二）鉴别诊断

1. 猩红热 发热、咽痛为初期症状，病后 1～2 天出现皮疹，为粟粒状弥漫性均匀皮疹，疹间皮肤潮红，指趾肿胀不明显，<u>有口周苍白圈、帕氏线、杨梅舌等特殊体征，抗链球菌溶血素"O"明显增高，青霉素治疗有效</u>。

2. 传染性单核细胞增多症 无球结膜充血及口腔黏膜改变，四肢末端无硬肿及脱皮。<u>外周血白细胞分类以单核淋巴细胞为主，占 70%～90%，异常淋巴细胞达 10%</u>。

3. 幼年类风湿关节炎 发热时间较长，无手指、足趾末端红肿，无掌跖潮红、球结膜充血、口唇潮红、口咽黏膜充血及杨梅舌，无冠脉损害等症状，可出现关节疼痛，类风湿因子可为阳性。

［常考考点］皮肤黏膜淋巴结综合征与猩红热和传单的鉴别。

【例题实战模拟】

A1 型题

下列不属于皮肤黏膜淋巴结综合征最早出现的症状的是

　　A. 球结膜充血　　　B. 淋巴结肿大　　　C. 心血管症状和体征　　　D. 发热　　　E. 腹痛、腹泻

【参考答案】

C

第十二单元　营养性疾病

细目一　蛋白质–能量营养不良

【考点突破攻略】

要点一　发病机制

（一）病因

1. 原发性 因食物中蛋白质和能量摄入量长期不能满足机体生理需要和生长发育所导致。常见于食物供给不足、喂养不当、不良饮食习惯和其他一些精神因素。

2. 继发性 常与消化吸收障碍和需要量增加有关。消化系统解剖和功能上的异常，如唇裂、幽门梗阻、慢性腹泻、肠吸收不良综合征等可影响饮食的消化和吸收；长期发热、各种急慢性传染病的恢复期等均可导致分解代谢增加，营养需求量增多；慢性消耗性疾病，如糖尿病、大量蛋白尿、甲状腺功能亢进、恶性肿瘤等则可致代谢消耗过多。

另外，胎儿营养不良引起的低体重出生儿、早产、多胎、宫内感染及先天代谢缺陷病等，也可引起生后营养不良。

（二）发病机制

由于蛋白质和能量长期摄入不足，导致处于生长发育期的小儿新陈代谢失调、各系统组织器官功能低下、免疫功能抑制而发生一系列病生理改变。

1. 新陈代谢异常

（1）蛋白质：由于蛋白摄入不足，数天后即造成血浆和肌肉蛋白含量减少，其中以白蛋白下降为主，球蛋白改变不明显，继之血浆氨基酸浓度下降。当血浆总蛋白浓度 < 40g/L，白蛋白 < 20g/L 时，可发生低蛋白性水肿。

（2）碳水化合物：由于糖原储存不足或消耗过多，血糖降低，可出现低血糖。

（3）脂肪：体内脂肪大量消耗导致血清胆固醇浓度降低；浮肿型 PEM 体内脂肪消耗超过肝脏代谢能力，导致大量甘油三酯在肝脏累积，引起肝脏脂肪浸润和变性。

（4）水、盐代谢：营养不良时 ATP 合成减少，可影响细胞膜上钠泵转运，致使细胞内水钠潴留；并可有低钾、钙、镁症及代谢性酸中毒。

（5）体温调节：由于热量摄入不足，皮下脂肪薄，散热快，血糖低，氧耗量及周围血循环减少，导致体温偏低。

2. 各系统功能低下

（1）消化系统：受累最为突出，胃肠黏膜萎缩变薄，胃肠道消化液和酶分泌减少，酶活性低下，消化功能显著减退，肠蠕动减弱，易引起菌群失调而导致胃肠道感染和腹泻。

（2）循环系统：心肌收缩力减弱，心搏出量减少，血压偏低和脉搏细弱。

（3）泌尿系统：肾小球和肾小管功能差而导致肾浓缩功能降低，出现尿量增多和尿比重下降。

（4）神经系统：重度 PEM 时大脑总脂质、胆固醇、磷脂、神经节苷脂均减少，神经胶质细胞增殖及神经元生长和分化减慢，整个大脑的 DNA 和 RNA 含量减少，因此，影响树状突分枝、髓鞘形成和突出生成，甚至可导致永久性运动功能和智力下降。

3. 免疫功能抑制　由于蛋白质合成减少，胸腺、淋巴结、扁桃体及脾萎缩，机体各种免疫激活剂缺乏，免疫系统的各个环节均受到不利影响。非特异性和特异性免疫功能均降低，故极易并发各种感染。

要点二　临床表现

临床上分为消瘦型营养不良、水肿型营养不良、消瘦－水肿型营养不良三型：

1. 消瘦型营养不良　多见于 1 岁以内的婴儿。其最早出现的症状是体重不增，继则体重下降，皮下脂肪和肌肉逐渐减少或消失，久之可引起身长不增、智力发育落后。皮下脂肪减少的顺序是：首先是腹部，其次为躯干、臀部、四肢，最后为面颊部，其中腹部皮下脂肪厚度可作为判断营养不良程度的重要指标之一。随病程的进展，皮下脂肪大量消失，皮肤苍白、干燥、无弹性，严重者皮肤皱缩、松弛，腹部如舟状，面部如老人貌，身高明显低于同龄儿；肌肉发育不良，运动功能发育迟缓；精神萎靡，对外界刺激反应差；体温偏低，心率缓慢，心音低钝；食欲低下，腹泻与便秘交替出现。

2. 水肿型营养不良　又称恶性营养不良病，常同时伴有能量摄入不足。多见于单纯碳水化合物喂养的 1～3 岁幼儿，外表似"泥膏样"。水肿通常出现较早，因此体重下降并不明显。由于水肿，故不能以体重来评估其营养状况。水肿多从内部脏器开始，以后才出现四肢、面部，严重者为全身水肿，甚者发生腹水、胸水；体温常低于正常，四肢欠温；表情淡漠，不喜活动，哭声低微，时有烦躁；胸部平坦而腹部膨胀；常伴肝大，毛发干枯、脆细、稀疏、易脱落，指（趾）甲生长缓慢、薄脆易折；躯干及四肢常见过度色素沉着及角化的红斑疹。

3. 消瘦－水肿型营养不良　临床表现介于上述两者之间。

要点三　中医辨证论治

疳证病情复杂，虚实有别，<u>主要病变部位在脾胃，可涉及五脏</u>，钱乙曰："疳皆脾胃病，亡津液之所作也。"故治疗应根据疳气、疳积、干疳的不同阶段，灵活运用攻、补之法。一般疳气阶段以和为主；疳积则以消为主，或消补兼施；干疳阶段以补为要。出现兼证者，应按脾胃本病与他脏兼证合参而随证治之。另外，可配合针灸和推拿疗法综合治疗。

证型		辨证要点	治法	方药
本证	疳气	形体略见消瘦，面色少华，毛发稀疏，食欲不振，精神欠佳，性急易怒，大便干稀不调，舌质略淡，苔薄微腻，脉细	和脾健运	资生健脾丸加减
	疳积	形体明显消瘦，肚腹胀大，甚则青筋暴露，面色萎黄，毛发稀疏结穗，食欲减退，精神烦躁，夜卧不宁，或伴有动作异常，揉鼻挖眉，吮齿磨牙，或善食易饥，大便下虫，或嗜食异物，舌质淡红，苔腻，脉沉细而滑	消积理脾	肥儿丸加减
	干疳	形体极度消瘦，皮肤干瘪起皱，大肉已脱，呈老人貌，毛发干枯，面色无华，精神萎靡，啼哭无泪，杳不思食，或见肢体浮肿，或见皮肤瘀点、瘀斑等，舌质淡嫩，苔少，脉细弱无力	补益气血	八珍汤加减

续表

证型		辨证要点	治法	方药
兼证	眼疳	兼见<u>两目干涩，畏光羞明</u>，眼角赤烂，甚则黑睛混浊，白睛生翳，或夜间视物不明等	养血柔肝，滋阴明目	石斛夜光丸加减
	口疳	兼见<u>口舌生疮</u>，甚者糜烂，秽臭难闻，面红唇赤，<u>五心烦热，夜卧不宁</u>，小便短赤，舌质红，苔薄黄，脉细数	清心泻火，滋阴生津	泻心导赤散加减
	疳肿胀	兼见足踝浮肿，甚则四肢、全身浮肿，面色无华，神疲乏力，<u>四肢欠温</u>，小便短少，舌质淡嫩，苔薄白，脉沉缓无力	健脾温阳，利水消肿	防己黄芪汤合五苓散加减

［常考考点］蛋白质 - 能量营养不良的辨证论治。

【例题实战模拟】

A1 型题

1. 疳证的病机源于

    A. 心、肾   B. 脾、胃   C. 肝、胆   D. 脾、肺   E. 心、肺

2. 小儿易患疳证的原因是

    A. 脏腑娇嫩   B. 发育迅速   C. 肺常不足   D. 脾常不足   E. 肾常虚

3. 蛋白质 - 能量营养不良最先出现的症状是

    A. 体重不增   B. 身长低于正常   C. 皮下脂肪减少或消失

    D. 皮肤干燥、苍白、失去弹性   E. 肌张力低下，体温偏低，智力迟钝

A2 型题

4. 患儿，男，5 岁。形体明显消瘦，肚腹胀大，青筋暴露，面色萎黄，毛发稀疏结穗，食欲减退，精神烦躁，夜卧不宁，伴有动作异常，揉鼻挖眉，吮齿磨牙，大便下虫，舌质偏淡，苔腻，脉沉细而滑。其证候类型是

    A. 疳气   B. 疳积   C. 干疳   D. 口疳   E. 眼疳

B1 型题

    A. 导赤散   B. 泻心导赤散   C. 牛黄清心丸   D. 知柏地黄丸   E. 六味地黄丸

5. 小儿疳证口疳的治疗方剂是

6. 疱疹性咽峡炎心火上炎证的治疗方剂是

【参考答案】

1. B 2. D 3. A 4. B 5. B 6. B

细目二 维生素 D 缺乏性佝偻病

【考点突破攻略】

要点一 西医发病机制

维生素 D 缺乏性佝偻病可以看成是机体为维持血钙水平而对骨骼造成的损害。

维生素 D 缺乏造成肠道吸收钙、磷减少，血钙水平降低，以致甲状旁腺功能代偿性亢进，PTH 分泌增加，以动员骨释放出钙、磷，使血清钙浓度维持在正常或接近正常的水平；但 PTH 同时也抑制肾小管重吸收磷，使尿磷排出增加，血磷降低。

当血清钙、磷浓度不足时，骺软骨正常生长和钙化受阻，软骨细胞失去增殖、分化的正常程序。骨骺端临时钙化带被新形成、未钙化的骨样组织沉积，失去正常形态，成为参差不齐、不规则的阔带。骨骺端增厚，向两侧膨出，形成临床所见的肋骨串珠和手、足镯等征，骨的生长停滞不前。

扁骨和长骨骨膜下的骨质也矿化不全，骨皮质逐渐为不坚硬的骨样组织代替，骨膜增厚，骨质疏

松，容易受肌肉牵拉和重力影响而发生弯曲变形，甚至发生病理性骨折。

颅骨骨化障碍表现为颅骨变薄和软化、颅骨骨样组织堆积出现方颅。

要点二　中医病因病机

（一）病因

1. 先天禀赋不足　父母精血不足，体质虚弱而孕；或其孕母多病，长期营养失调、日照较少；或早产、多胎等因素，导致胎元失养，使小儿先天禀赋不足，脾肾内亏，气血虚弱，不能正常温煦四肢百骸、脏腑筋骨而成。

2. 后天调护失宜　婴幼儿出生后喂养未及时添加辅食，或食品的质和量不能满足小儿生长发育的需要，致使脾之后天不足，气血虚弱，脏腑失其所养而致。另外，日照不足、体虚多病等也可导致脏腑功能失调而患本病。

（二）病机

本病病机是脾肾两虚，病位主要在脾、肾，常累及心、肝、肺。

先天肾气不足，则骨髓不充，骨失所养，出现颅骨软化、囟门迟闭、齿迟，甚至骨骼畸形等症状。

小儿若喂养失宜，或饮食失调，则可导致脾失健运，水谷精微输布无权，久之全身脏腑失于濡养则四肢、筋骨不能正常发育，致使产生多种临床症状。如肺气不足，卫外不固，则多汗，易患外感；心气不足，心失所养则心神不安；脾虚肝失所制，则肝木亢盛，而出现夜惊、烦躁。因此，脾肾不足是本病发生的关键所在。

要点三　临床表现

本病发病年龄常在3个月~2岁婴幼儿，临床表现主要为生长最快部位的骨骼改变、肌肉松弛和神经兴奋性改变。临床分为四期：

（一）初期

多见于6个月以内，尤其3个月以内的小婴儿。主要表现为神经兴奋性增高，如激惹、烦躁、睡眠不安、易惊、夜啼、多汗等症，并可致枕部脱发而见枕秃。血生化改变轻微，血清25-（OH）D₃下降，血钙正常或略下降，血磷降低，钙磷乘积小于30，碱性磷酸酶正常或稍高，骨骼X线摄片可无异常，或见临时钙化带稍模糊。

（二）激期

主要表现为骨骼变化和运动功能发育迟缓。

1. 骨骼改变

（1）头部：可见颅骨软化、方颅、前囟门较大且闭合延迟、乳牙萌出迟。

（2）胸部：可见肋骨串珠、肋膈沟、鸡胸或漏斗胸。

（3）四肢：可见"手镯""脚镯"、下肢弯曲、膝内翻（"O"形）或膝外翻（"X"形），长骨可发生青枝骨折。

（4）脊柱：可有脊柱后凸或侧弯畸形，严重者可伴有骨盆畸形。

2. 肌肉改变　由于低血磷所致肌肉中糖代谢障碍，引起全身肌肉松弛、乏力、肌张力降低，坐、立、行等运动功能发育落后，腹肌张力低下，腹部膨隆如蛙腹。

3. 其他改变　重症患儿神经系统发育落后，表情淡漠，语言发育落后，条件反射形成迟缓；免疫力低下，易合并感染及贫血。

此期血生化及骨骼X线片明显改变。血清25-（OH）D₃更加下降，血钙正常或下降，血磷下降，碱性磷酸酶明显升高，X线显示骨骺端钙化带消失，呈杯口状、毛刷状改变，骨骺软骨带增宽。

（三）恢复期

患儿经足量维生素D治疗后，临床症状和体征逐渐减轻、消失，血生化逐渐恢复正常，骨骼X线片出现不规则钙化线。

（四）后遗症期

临床症状消失，血生化和 X 线摄片正常。少数重症佝偻病可残留不同程度的骨骼畸形，多见于 2 岁以上儿童。

［常考考点］佝偻病各期的典型症状和实验室检查阳性结果（激期）。

要点四　诊断与鉴别诊断

（一）诊断要点

1. 多见于婴幼儿，好发于冬春季节。

2. 本病分期：①初期：有烦躁夜啼，纳呆，多汗，发稀，枕秃，囟门迟闭，牙齿迟出等。血生化轻度改变或正常。②激期：除初期表现外，以骨骼轻中度改变为主。X 线见临时钙化带模糊，干骺端增宽，边缘呈毛刷状。血清钙、磷均降低，碱性磷酸酶增高。③恢复期：经治疗后症状改善，体征减轻，X 线片临时钙化带重现，血生化恢复正常，但可遗留骨骼畸形。④后遗症期：重症患儿残留不同程度的骨骼畸形，多见于 > 2 岁的儿童。无其他症状，理化检查正常。

3. 理化检查：初期化验血钙正常或稍低，血磷明显降低，钙磷乘积小于 30，血清碱性磷酸酶增高。激期血钙降低，碱性磷酸酶明显增高。腕部 X 线摄片，可见干骺端有毛刷状或杯口状改变，也可见骨质疏松，皮质变薄。

［常考考点］佝偻病的诊断要点。

（二）鉴别诊断

1. 先天性甲状腺功能低下　又称呆小病、克汀病。生后 2 ～ 3 个月开始出现甲状腺功能不全表现，并随月龄增大症状日趋明显，如生长发育迟缓、体格明显短小、出牙迟、前囟大而闭合晚、腹胀等，与佝偻病相似，但患儿智能低下，有特殊面容，皮肤粗糙干燥，血清 TSH、T_4 测定可资鉴别。

2. 软骨营养不良　本病患儿头大、前额突出、长骨骺端膨出、胸部串珠、腹大等与佝偻病相似，但四肢及手指短粗，五指齐平，腰椎前突，臀部后突。骨骼 X 线可见特征性改变，如长骨粗短弯曲，干骺端变宽，呈喇叭口状，但轮廓光整，部分骨骺可埋入扩大的干骺端中。

3. 与其他病因所致的佝偻病鉴别

（1）家族性低磷血症：本病多为 X 连锁遗传病，少数为常染色体隐性遗传，也有散发病例。佝偻病症状多发生在 1 岁以后，2 ～ 3 岁后仍有活动性佝偻病表现。血钙多正常，血磷明显降低，尿磷增加，对常规治疗剂量维生素 D 无效，需同时口服磷。

（2）远端肾小管酸中毒：患儿骨骼畸形明显，身材矮小，代谢性酸中毒，多尿，碱性尿（尿 pH > 6），血钙、磷、钾均低，血氯高，且伴有低钾症状。

（3）维生素 D 依赖性佝偻病：分为两型。临床上均表现为重症佝偻病，血清钙、磷显著降低，碱性磷酸酶明显升高，并继发甲状旁腺功能亢进。Ⅰ型患儿可有高氨基酸尿症；Ⅱ型患儿的一个重要特征为脱发。

（4）肾性佝偻病：先天或后天原因所致的慢性肾功能障碍均会导致血钙低、血磷高等钙磷代谢紊乱；甲状旁腺功能继发性亢进使骨质普遍脱钙，骨骼呈佝偻病改变。体征多于幼儿后期逐渐明显，形成侏儒状态。

要点五　维生素 D 制剂的用药方法

维生素 D 制剂的用药方法分为：口服法和突击疗法（肌内注射）。

1. 口服法　初期（轻度），维生素 D 每日 1000 ～ 2000U；激期（中、重度），每日 3000 ～ 6000U。

2. 突击疗法　对各种原因不能坚持每日服药，或重症佝偻病可一次肌内注射维生素 $D_3$20 万 ～ 30 万 U，2 ～ 3 个月后改为口服预防量。如临床表现、血生化检查和骨骼 X 线改变无恢复征象，应与其他类型佝偻病相鉴别。

［常考考点］维生素 D 制剂的用药方法。

要点六　中医辨证论治

本病以虚为主，病位主要在肺、脾、肝、肾。初期表现为肺脾气虚，营卫不和，治宜健脾益肺、调和营卫；激期表现为脾虚肝旺，气血不和，治宜健脾助运、平肝息风；后遗症期则表现为肾虚骨弱，精血不足，治宜健脾补肾、填精补髓。

证型	辨证要点	治法	方药
肺脾气虚	多出现在初期。可见多汗，乏力，烦躁，睡眠不安，夜惊，发稀枕秃，囟门迟闭，或形体虚胖，肌肉松软，纳呆，大便不实，或反复感冒，舌质淡红，苔薄白，指纹偏淡	健脾益肺，调和营卫	四君子汤合黄芪桂枝五物汤加减
脾虚肝旺	出现在激期。常见烦躁，夜啼不宁，惊惕不安，甚者抽搐；多汗，毛发稀疏，乏力，纳呆食少，囟门迟闭，出牙延迟，坐、立、行走无力，舌质淡，苔薄，指纹淡紫	健脾助运，平肝息风	益脾镇惊散加减
肾虚骨弱	激期和后遗症期常见。有明显的骨骼改变，常见头颅方大畸形，肋骨串珠，"手镯""足镯"，甚至鸡胸、龟背、"O"形或"X"形腿，脊柱畸形等，并伴有面白虚烦，多汗，四肢乏力，舌淡苔少，指纹色淡	健脾补肾，填精补髓	补肾地黄丸加减

［常考考点］佝偻病的辨证论治。

【例题实战模拟】

A1 型题

1. 3～6个月小儿，活动期佝偻病最早的骨骼体征是
　　A. 鸡胸　　　B. 方颅　　　C. 前囟未闭　　　D. 肋骨串珠　　　E. 颅骨软化

2. 维生素 D 缺乏性佝偻病的临床分期为
　　A. 初期、中期、后期　　　　　B. 早期、中期、晚期　　　　　C. 初期、高峰期、恢复期
　　D. 初期、激期、恢复期、后遗症期　　　E. 初期、中期、回复期

3. 治疗维生素 D 缺乏性佝偻病肺脾气虚证，应首选
　　A. 黄芪桂枝五物汤合四君子汤　　　　B. 人参五味子汤　　　　　C. 小建中汤
　　D. 玉屏风散合四君子汤　　　　　E. 归脾汤

A2 型题

4. 患儿，8个月。症见头颅方大畸形，肋骨串珠，"手镯""足镯"，鸡胸，并伴有面白虚烦，多汗，四肢乏力，舌淡苔少，指纹色淡。其证候是
　　A. 肺脾气虚　　　B. 脾虚肝旺　　　C. 肾虚骨弱　　　D. 脾肾两虚　　　E. 肾精不足

5. 患儿，女，1岁。夜间烦吵，多汗数月，体查：前囟 2cm×2cm，方颅，肋串珠明显；血钙磷乘积下降，碱性磷酸酶升高。应诊断为
　　A. 佝偻病活动初期　　　B. 佝偻病激期　　　C. 佝偻病恢复期　　　D. 佝偻病后遗症期　　　E. 正常儿

【参考答案】

1. E　2. D　3. A　4. C　5. B

第十三单元　感染性疾病

细目一　麻疹

【考点突破攻略】

要点一　流行病学特点

麻疹（measles）是小儿时期常见的一种急性呼吸道传染病，临床以<u>发热、流涕、流泪、咳嗽、口腔麻疹黏膜斑（Koplik's spots）及全身斑丘疹</u>为特征。本病一年四季均可发病，<u>以冬春季为多见</u>，传染性较强，<u>多见于6个月以上5岁以下小儿</u>，传播方式主要为<u>空气飞沫传染</u>。

［常考考点］麻疹的病因、发病季节、易感人群和传播途径。

要点二　中医病因病机

麻疹的发病原因是<u>感受麻毒时邪</u>。麻毒时邪由口鼻而入，<u>主要病变是肺脾两脏</u>。麻毒犯肺，肺卫失宣，故见发热、咳嗽、鼻塞、流涕等，此为疹前期；麻毒由肺及脾，正邪抗争，驱邪外泄，皮疹透发全身，达于四末，此为出疹期；疹透之后，毒随疹泄，麻疹逐渐收没，热去津伤，便进入恢复期。这是麻疹顺证的病机演变规律。

麻疹以外透为顺，内传为逆，若正虚不能托邪外泄，或因邪盛化火内陷，均可导致麻疹透发不顺，形成逆证、险证。若麻毒内归于肺，或复感外邪侵袭于肺，以致肺气郁闭，则形成邪毒闭肺证；麻毒循经上攻咽喉，而成麻毒攻喉证；麻毒内陷厥阴，蒙蔽心包，引动肝风，则形成邪陷心肝证。

［常考考点］麻疹的发病原因是感受麻毒时邪。

要点三　临床表现

1.潜伏期　一般为<u>6～18天</u>。在潜伏期末可有精神不振、烦躁不安，或体温轻度升高症状。

2.前驱期　也称发疹前期，一般为<u>3～4天</u>。主要症状为<u>发热、咳嗽、流涕、眼结膜充血、畏光、流泪</u>，同时可见全身不适、食欲减退、恶心、呕吐、腹泻等。发热后2～3天，于口腔两颊黏膜近白齿处出现<u>直径0.5～1mm的灰白色斑点，周围有红晕，称为"麻疹黏膜斑"，是早期诊断麻疹的重要依据</u>。

3.出疹期　在发热3～4天左右开始出疹，此时发热、呼吸道症状达高峰。<u>皮疹先见于耳后、发际，渐次延及头面、颈部，自上而下至胸、腹、背、四肢，最后在手心、足心及鼻准部见疹点</u>，疹点色泽红活，分布均匀，疹点多在3天内透发完毕。皮疹初起为<u>玫瑰红色斑丘疹，压之褪色，大小不等，稀疏分明，继而疹色加深，呈暗红色</u>，疹间可见正常皮肤，病情严重者皮疹可融合成片。

4.恢复期　出疹3～4天后，<u>皮疹按出疹的先后顺序依次消退，体温开始下降，全身情况也随之好转</u>。皮疹消退后皮肤可见<u>糠麸样脱屑，并留有浅褐色色素沉着</u>，7～10天痊愈。

［常考考点］麻疹各期的典型症状和体征（麻疹黏膜斑）。

要点四　并发症

1.喉炎　多见于2～3岁以下小儿，常由继发细菌感染所致，临床表现为<u>声音嘶哑、犬吠样咳嗽及吸气性呼吸困难</u>，轻者随体温下降皮疹消退，严重者可窒息死亡。

2.肺炎　为麻疹最常见的并发症，多见于5岁以下小儿。可发生在麻疹的各个时期，<u>是麻疹死亡的主要原因之一</u>。主要为继发细菌或其他病毒感染。

3. 心肌炎　多见于 2 岁以下小儿，轻者仅有心音低钝、心率增快、一过性心电图改变，重者可出现心力衰竭、心源性休克。

4. 脑炎　发病率为 0.1%～0.2%，常发生于出疹后 2～5 天。临床表现和脑脊液检查与其他病毒性脑炎类似。病死率约 15%，多数可恢复，20%～50% 患儿留有运动、智力、精神障碍及癫痫等后遗症。

　　[常考考点] 麻疹的四大并发症：喉炎、肺炎、心肌炎和脑炎。

要点五　中医辨证论治

证型		辨证要点	治法	方药
顺证	邪犯肺卫（初热期）	发热咳嗽流涕，喷嚏，双目红赤，泪水汪汪，畏光羞明，体倦食少，小便短黄，或大便稀溏，发热 2～3 天在口腔颊部近白齿处出现麻疹黏膜斑，是麻疹早期诊断的依据，舌苔薄白或微黄，脉浮数	辛凉透表，清宣肺卫	宣毒发表汤加减
	邪入肺胃（见形期）	发热持续，起伏如潮，每潮一次，疹随外出（热甚疹出），依序而现，疹点细小，由疏转密，稍觉凸起，触之碍手，疹色先红后暗红，伴烦渴嗜睡，目赤眵多，咳嗽加剧，舌红苔黄，脉洪数	清热解毒，佐以透发	清解透表汤加减
	阴津耗伤（收没期）	疹点出齐后，发热渐退，咳嗽渐减，胃纳增加，精神好转，疹点依次渐回，皮肤呈糠麸状脱屑，留有色素沉着，舌红少津，苔薄，脉细数	养阴生津，清解余邪	沙参麦冬汤加减
逆证	邪毒闭肺	高热不退，疹点不多，或疹点早回，或疹点密集，疹色紫暗，咳嗽气促，鼻翼扇动，唇周发绀，喉间痰鸣，烦躁不宁，舌红，苔黄，脉数	宣肺开闭，清热解毒	麻杏石甘汤加味
	麻毒攻喉	身热不退，咽喉肿痛，声音嘶哑，咳声重浊，状如犬吠，喉间痰鸣，甚则吸气困难，胸高胁陷，面唇发绀，舌质红，苔黄腻，脉滑数	清热解毒，利咽消肿	清咽下痰汤加减
	邪陷心肝	疹点密集成片，色泽紫暗，高热不退，烦躁谵妄，甚则神昏，抽搐，舌红绛，苔黄糙，脉数	清热解毒，息风开窍	羚角钩藤汤加减

　　[常考考点] 麻疹的辨证论治。

【例题实战模拟】

A1 型题

1. 麻疹发病年龄多见于

　　A. 6 个月～5 岁　　B. 5～10 岁　　C. 6 个月～1 岁　　D. 3～5 岁　　E. 10～18 岁

2. 麻疹的传播途径是

　　A. 性传播　　B. 接触传播　　C. 母婴传播　　D. 飞沫传播　　E. 血液传播

3. 麻疹恢复期皮肤可见

　　A. 无色素沉着及脱屑　　　　B. 无色素沉着，可见脱屑　　　　C. 有色素沉着，可见大片脱皮

　　D. 有色素沉着，无脱屑　　　　E. 有色素沉着，并有糠麸状细微脱屑

4. 下列哪项对麻疹有早期诊断意义

　　A. 双眼结膜充血，羞明流泪　　B. 耳后发际玫瑰色斑丘疹　　C. 麻疹黏膜斑

　　D. 体温达高峰时出疹　　　　　E. 皮肤糠麸状脱屑

A2 型题

5. 患儿，男，3 岁。麻疹见疹已 6 日。症见高热不退，咳嗽气急，鼻翼扇动，口渴烦躁，舌红苔黄，脉数。其证型是

　　A. 顺证，见形期　　　　　　B. 顺证，初热期　　　　　　C. 逆证，热毒攻喉

　　D. 逆证，麻毒闭肺　　　　　E. 逆证，邪陷心肝

【参考答案】

1. A　2. D　3. E　4. C　5. D

细目二　风疹

【考点突破攻略】

要点一　中医病因病机

风疹是感受风疹时邪，其病机为邪毒与气血相搏，外泄肌肤所致，其主要病变在肺卫。风疹时邪毒轻病浅，一般只犯于肺卫，蕴于肌腠，邪毒外泄后能较快康复。若邪毒阻滞少阳经络，则耳后、枕部核肿胀，或胁下可见痞块。只有少数患儿邪势较盛，可内犯气营，形成燔灼肺胃之证。

要点二　临床表现

1. 后天性风疹

（1）潜伏期：一般为14～21天。

（2）前驱期：多数为1～2天，有低热或中度发热，轻咳、咽痛、流涕，或轻度呕吐、腹泻等。耳后、枕后及颈部淋巴结肿大，有轻度压痛。

（3）出疹期：多数病人发热1～2天后出疹，皮疹多为散在淡红色斑丘疹，也可呈大片皮肤发红或针尖状猩红热样皮疹。先见于面部，一天内波及全身，1～2天后，发热渐退，皮疹逐渐隐没，皮疹消退后，可有皮肤脱屑，但无色素沉着。

2. 先天性风疹综合征　宫内感染风疹病毒者，生后可发生：①一过性新生儿期表现，如肝脾肿大、紫癜、血小板减少、淋巴结肿大、脑膜脑炎等。②永久性器官畸形和组织损伤，如生长发育迟缓、动脉导管未闭、肺动脉瓣狭窄、白内障、小眼睛、视网膜病、耳聋等。③慢性或自身免疫引起的晚发疾病，如糖尿病、慢性进行性全脑炎、甲状腺炎、间质性肺炎等，这些迟发症状可在生后2个月至20年内发生。

［常考考点］后天风疹的典型症状、体征（淡红色斑丘疹＋耳后枕部淋巴结大）。

要点三　中医辨证论治

证型	辨证要点	治法	方药
邪郁肺卫	发热恶风，喷嚏流涕，轻微咳嗽，胃纳欠佳，精神倦怠，疹色淡红，稀疏细小，分布均匀，微有痒感，耳后、枕后及颈部淋巴结肿大，舌尖红，苔薄黄，脉浮数	疏风清热，解表透疹	银翘散加减
邪入气营	壮热口渴，烦躁不宁，疹色鲜红或紫暗，疹点较密，小便短赤，大便秘结，舌质红，苔黄糙，脉洪数	清热解毒，凉血透疹	透疹凉解汤加减

［常考考点］风疹的辨证论治。

要点四　孕妇预防风疹的重要性

孕妇在妊娠3个月内应避免与风疹病人接触，若有接触史者可于接触5天内注射丙种球蛋白，可减轻症状或防止发病。对已确诊为风疹的早期孕妇，应考虑终止妊娠，避免发生先天性风疹综合征。

【例题实战模拟】

A1 型题

1. 风疹邪入气营证的治法是

　　A. 清热解毒，凉血透疹　　　　B. 清热利咽　　　　　　　　C. 清胃解毒

　　D. 泻火解毒　　　　　　　　　E. 疏风清热，解表透疹

2. 孕妇发生风疹会通过胎盘导致胎儿宫内感染，最可能发生

　　A. 食欲下降　　　B. 胎儿体重减轻　　　C. 致畸　　　D. 脐带绕颈　　　E. 难产

3. 治疗风疹邪郁肺卫证，应首选

　　A. 银翘散　　B. 桑菊饮　　C. 麻杏石甘汤　　D. 葶苈大枣泻肺汤　　E. 五虎汤

A2 型题

4. 患儿，男，5 岁。发热 2 天后出疹。查：体温 38.5℃，精神尚可，咽充血，耳后及枕部淋巴结肿大、颜面、躯干散在淡红色丘疹。现发热恶风，流涕喷嚏，胃纳欠佳，舌质偏红，苔薄白，脉浮数。应首先考虑的病证诊断是

　　A. 风疹，邪郁肺卫　　　　　　B. 麻疹，初热期　　　　　　C. 麻疹，见形期

　　D. 风疹，邪入气营　　　　　　E. 幼儿急疹，肺胃蕴热

B1 型题

　　A. 银翘散　　B. 宣毒发表汤　　C. 清解透表汤　　D. 透疹凉解汤　　E. 清胃解毒汤

5. 风疹邪郁肺卫证首选

6. 麻疹邪犯肺卫证首选

【参考答案】

1. A　2. C　3. A　4. A　5. A　6. B

细目三　幼儿急疹

【考点突破攻略】

要点一　中医病因病机

幼儿急疹外因为感受幼儿急疹时邪，内因责之于正气不足。幼儿急疹是感受幼儿急疹时邪，从口鼻而入，侵犯肺卫，邪正交争，故发高热。由肺及脾，郁于肌表，与气血相搏，则见皮疹，疹透于肌肤，邪毒外泄，疾病渐愈。病变在肺、脾两脏。

要点二　临床表现

发热持续 3 ～ 5 天，体温多达 39℃或更高，但全身症状较轻；高热 3 ～ 4 天后骤然热退，热退后出疹（热退疹出），皮疹为红色斑丘疹，迅速遍布躯干及面部，2 ～ 3 天皮疹消失，无色素沉着及脱屑。

要点三　诊断与鉴别诊断

（一）诊断要点

1. 多发生于 2 岁以下的婴幼儿，尤多见于 6 个月～ 1 岁婴儿。

2. 起病急骤，常突然高热，持续 3 ～ 4 天后热退，但全身症状轻微。

3. 身热始退，或热退稍后即出现玫瑰红色皮疹。

4. 皮疹以躯干、腰部、臀部为主，面部及肘、膝关节等处较少。皮疹出现 1 ～ 2 天后即消退，疹退后无脱屑及色素沉着斑。

5. 可见枕部、颈部及耳后淋巴结轻度肿大。

6. 血常规检查，白细胞计数偏低，分类以淋巴细胞为主。

［常考考点］幼儿急疹的诊断要点。

（二）鉴别诊断

麻疹、幼儿急疹、风疹、猩红热的鉴别诊断

病名	麻疹	幼儿急疹	风疹	猩红热
潜伏期	6 ～ 21 天	7 ～ 17 天	5 ～ 25 天	1 ～ 7 天
初期症状	发热，咳嗽，流涕，泪水汪汪	突然高热，一般情况好	发热，咳嗽，流涕，枕部淋巴结肿大	发热，咽喉红肿化脓疼痛

续表

病名	麻疹	幼儿急疹	风疹	猩红热
出疹与发热的关系	发热3~4天出疹，出疹时发热更高	发热3~4天出疹，热退疹出	发热1/2~1天出疹	发热数小时~1天出疹，出疹时热高
特殊体征	麻疹黏膜斑	无	无	环口苍白圈，草莓舌，贫血性皮肤划痕，帕氏线
皮疹特点	玫瑰色斑丘疹自耳后发际→额面、颈部→躯干→四肢，3天左右出齐。疹退后遗留棕色色素斑、糠麸样脱屑	玫瑰色斑丘疹或斑丘疹，较麻疹细小，发疹无一定顺序，疹出后1~2天消退。疹退后无色素沉着，无脱屑	玫瑰色细小斑丘疹自头面→躯干→四肢，24小时布满全身。疹退后无色素沉着，无脱屑	细小红色丘疹，皮肤猩红，自颈、腋下、腹股沟处开始，2~3天遍布全身。疹退后无色素沉着，有大片脱皮
血常规	白细胞计数下降，淋巴细胞升高	白细胞计数下降，淋巴细胞升高	白细胞计数下降，淋巴细胞升高	白细胞计数升高，中性粒细胞升高

［常考考点］麻疹、幼儿急疹、风疹、猩红热的鉴别诊断。

要点四　中医辨证论治

证型	辨证要点	治法	方药
邪郁肺卫	突然高热，纳差，尿黄，或见呕吐，腹痛，泄泻，咽红目赤，但精神如常，舌红，苔薄黄，指纹浮紫	辛凉解表，清宣肺卫	银翘散加减
邪蕴肌腠	热退身凉，周身出现红色丘疹，针尖大小，从颈部延及全身，压之褪色，一二日即消退，不留瘢痕，舌红苔薄黄，指纹紫滞	疏风透疹，清热解毒	化斑解毒汤加减

［常考考点］幼儿急诊的辨证论治。

【例题实战模拟】

A1 型题

1.幼儿急疹最多见的发病年龄是

　　A.6个月以下　　B.6~18个月　　C.1~3岁　　D.3~5岁　　E.5~7岁

2.幼儿急疹发热与出疹的关系是

　　A.发热数小时~1天出疹　　　　　　　B.发热1~2天出疹

　　C.发热3~4天出疹，出疹时发热更高　　D.发热3~4天出疹，疹出热退

　　E.发热与出疹无明显关系

A2 型题

3.患儿，男，8个月。突发高热，体温39.5~40℃，已持续3天，一般情况良好。现热退身凉，全身出现粟粒样玫瑰色丘疹，舌红，苔黄，脉细数。其病证诊断是

　　A.麻疹，初热期　　　　　B.幼儿急疹，邪郁肺卫　　　C.幼儿急疹，邪蕴肌腠

　　D.风疹，邪郁肺卫　　　　E.猩红热，毒在气营

B1 型题

　　A.银翘散　　B.宣毒发表汤　　C.清解透表汤　　D.透疹凉解汤　　E.清胃解毒汤

4.风疹邪郁肺卫证首选

5.幼儿急疹邪郁肺卫证首选

【参考答案】

1.D　2.D　3.C　4.A　5.A

细目四　猩红热

【考点突破攻略】

要点一　病因及发病机制

1. 病原菌　A组乙型溶血性链球菌。

2. 发病机制　病原菌及其毒素等产物在侵入部位及其周围组织引起炎症，并进入血液循环，引起毒血症及皮肤微血管弥漫性充血，形成片状或点状红色斑疹，并导致发热。其细菌表面的纤丝含的 M 蛋白具有抗吞噬作用，并与其相应抗体形成免疫复合物，使少数患儿对细菌毒素发生过敏反应，在病程 1～5 周时发生心、肾和关节滑膜等处的胶原纤维变性和坏死、小血管内皮细胞肿胀和单核细胞浸润病变，临床呈现风湿性心脏病、急性肾小球肾炎、风湿性关节炎等病变。

要点二　中医病因病机

猩红热的发病原是感受痧毒疫疠之邪，邪从口鼻侵入人体，蕴于肺胃二经，郁而化热、化火。火热之毒发散，犯卫、入营、伤阴，从而形成邪侵肺卫，毒在气营，疹后伤阴三个病理阶段。

病之初起，肺卫表证，见发热骤起；继而疫毒化火入里，炽盛于肺胃，肺胃热盛，熏蒸咽喉，则咽喉肿烂；痧毒之邪，内蕴肺胃，外泄肌表，则皮疹发于肌腠之间。邪毒化火入里，传入气营，或内逼营血，则可见壮热烦渴，皮疹如丹，成片成斑。舌为心之苗，邪毒内盛，心火独盛，加之热耗阴津，故舌生红刺，舌光无苔，状如草莓。

若邪毒炽盛，内陷心肝，则可出现神昏抽搐。邪从火化，最易伤阴耗津，故病之后期可见肺胃阴伤之证。如失治误治，邪热久稽，余毒留滞，可致变证。邪毒炽盛而伤及心气时，可导致心悸；若邪毒未清，流窜筋骨关节，可引起关节疼痛和红肿灼热的痹证；余邪未清，内归肺脾肾，水液通调失职，膀胱气化不利，导致水湿内停，外溢肌表即可酿成水肿。

要点三　临床表现

1. 普通型

（1）前驱期：起病急骤，发热，头痛，咽痛，全身不适，体温一般在 38～39℃，重者可高达40℃。咽及扁桃体显著充血，扁桃体上出现点状或片状白色脓性分泌物，软腭处有细小红疹或出血点。病初舌苔白，舌尖和边缘红肿，突出的舌乳头也呈白色，称为"白草莓舌"。

（2）出疹期：皮疹于发热第 2 天迅速出现，最初见于腋下、颈部与腹股沟，于一天内迅速蔓延至全身。在全身皮肤弥漫性充血潮红基础上出现均匀、密集、针尖大小的猩红色小丘疹，呈鸡皮样，触之似粗砂纸样。疹间皮肤潮红，用手压可暂时苍白，去压后红疹又出现。面颊部潮红无皮疹，而口鼻周围皮肤苍白，形成口周苍白圈。皮肤皱褶处，如腋窝、肘窝、腹股沟等处，皮疹密集，色深红，其间有针尖大小出血点，形成深红色横纹线，称"帕氏线"。起病 4～5 天时，白苔脱落，舌面光滑鲜红，舌乳头红肿突起，称"红草莓舌"。颈前淋巴结肿大压痛。

（3）恢复期：皮疹按出疹顺序消退，体温正常，情况好转。皮疹多在 1 周内消退，1 周末至第 2 周开始脱皮，先从脸部糠屑样脱皮，渐及躯干，最后四肢，可见大片状脱皮，轻症者脱皮较轻。脱皮后无色素沉着。

2. 轻型　全部病程中缺乏特征性症状，有低热 1～2 天或不发热，皮疹极不典型，可仅限于腋下、腹股沟，疹稀少且色淡，1～2 天即退，无草莓舌。发病 1 周后，在面额部、耳壳、手足指趾端发现轻微脱屑或脱皮，此时才考虑猩红热的诊断。由于容易漏诊，未能进行充分治疗，继发肾炎的可能性较大。

［常考考点］猩红热的典型症状和体征。

要点四 诊断与鉴别诊断

（一）诊断要点

1. 有与猩红热病人接触史。潜伏期通常为 2～3 天，短者 1 天，长者 5～6 天。

2. 临床表现：参考三期典型的临床表现。

3. 实验室检查：血常规检查白细胞计数及中性粒细胞增高。CRP 升高，鼻咽拭子或其他病灶内标本细菌培养可分离出 A 族乙型溶血性链球菌。

（二）鉴别诊断

参考"细目三 幼儿急疹"的内容。

要点五 并发症

少数患儿在病后 2～3 周可发生急性肾小球肾炎、风湿性心脏病、风湿性关节炎等并发症。

［常考考点］猩红热的常见并发症：急性肾小球肾炎、风湿性心脏病、风湿性关节炎。

要点六 西医治疗

西医治疗目的是控制感染，消除症状，预防并发症。青霉素是治疗猩红热的首选药物，每日 5 万 U/kg，分 2 次肌内注射。病情严重者可增加剂量并予静脉注射，疗程至少 10 天。对青霉素过敏者可用红霉素等药物。

［常考考点］青霉素是治疗猩红热的首选药物。

要点七 中医辨证论治

证型	辨证要点	治法	方药
邪侵肺卫	发热骤起，头痛，恶寒，灼热无汗，或伴呕吐，咽部红肿疼痛，上腭有粟粒样红疹，皮肤潮红，丹痧隐隐，舌红，苔薄白或薄黄，脉浮数有力	辛凉宣透，清热利咽	解肌透痧汤加减
毒在气营	壮热不解，面赤，口渴，咽喉肿痛，伴糜烂白腐，皮疹密布，色红如丹，甚则色紫如斑。疹由颈、胸开始，继则弥漫全身，压之褪色，见疹后的 1～2 天舌红起刺，苔黄燥，3～4 天后舌光红起刺，苔剥脱，状如草莓，脉数有力	清气凉营，泻火解毒	凉营清气汤加减
疹后伤阴	丹痧布齐后 1～2 天，身热渐退，咽部糜烂疼痛减轻，见低热，唇口干燥，或伴有干咳，食欲不振，舌红少津，苔剥脱，脉细数	养阴生津，清热润喉	沙参麦冬汤加减

［常考考点］猩红热的辨证论治。

【例题实战模拟】

A1 型题

1. 猩红热的主要病机是

    A. 痧毒疫疠蕴于肺胃   B. 麻疹热毒犯于肺   C. 麻疹热毒蕴于脾胃

    D. 痧毒疫疠侵犯肝胆   E. 以上都不是

2. 下列发疹性疾病中，白细胞增高者为

    A. 麻疹   B. 风疹   C. 猩红热   D. 幼儿急疹   E. 水痘

3. 下列不属于猩红热临床表现的是

    A. 初起发热，咽喉红肿糜烂   B. 发热数小时到 1 天内出疹

    C. 皮疹鲜红密集成片，先见于颈、胸，然后遍布全身   D. 恢复期有色素沉着

    E. 口周苍白圈，杨梅舌

4. 猩红热患儿及疑似者，应隔离治疗

    A. 3 天   B. 4 天   C. 5 天   D. 6 天   E. 至咽拭子培养阴性

A2 型题

5.患儿，男，8 岁。发热、咽痛 1 天后出疹。查体：体温 39.5℃，颜面潮红，环口苍白圈，咽喉红肿，可见脓液，颈部、躯干、四肢见弥漫性红色皮疹，以皮肤皱褶处为多，舌质红，苔薄黄，脉浮数。其病证诊断为

　　A.麻疹，邪犯肺卫　　　　　　　B.风疹，邪入气营　　　　　　　C.猩红热，邪侵肺卫

　　D.猩红热，毒炽气营　　　　　　E.猩红热，疹后阴伤

6.患儿，男，7 岁。诊断为猩红热。现身热渐退，咽喉糜烂，疼痛减轻，皮疹渐消，唇干口燥，食欲不振，舌红少津，脉细。治疗首选方为

　　A.养阴清肺汤　　B.益胃汤　　C.沙参麦冬汤　　D.竹叶石膏汤　　E.增液承气汤

【参考答案】

1.A　2.C　3.D　4.E　5.C　6.C

细目五　水痘

【考点突破攻略】

要点一　中医病因病机

水痘是感受水痘时邪，经口鼻侵入人体，蕴郁于肺脾而发病。邪郁肺卫则出现发热、流涕、咳嗽等肺卫表证；肺主皮毛，脾主肌肉，邪正交争，水痘时邪夹湿透于肌表，则水痘布露；因病尚在表，故水痘稀疏，疹色红润，疱浆清亮；毒炽气营则见壮热、烦躁、口渴等症；毒传营分，透发肌肤，则痘疹稠密，色紫暗，疱浆混浊。

若患儿体质虚弱，水痘时邪炽盛，易化热化火，内窜心肝而引起壮热不退、神昏、抽搐等邪陷心肝之变证。若痘疹破溃，污染邪秽，尚可引起痘疹溃烂、成疮等变证。

要点二　临床表现

1.典型水痘　潜伏期 12～21 天，平均 14 天。临床上可分为前驱期和出疹期。前驱期可无症状或仅有轻微症状，可见低热或中等程度发热、头痛、全身不适、乏力、食欲减退、咽痛、咳嗽等，持续1～2 天。出疹期皮疹特点：①初为红斑疹，后变为深红色丘疹，再发展为疱疹。位置表浅，形似露珠水滴，椭圆形，3～5mm 大小，壁薄易破，周围有红晕。②皮疹呈向心分布，先出现于躯干和四肢近端，继为头面部、四肢远端，手掌、足底较少。③水痘皮疹分批出现，同一时期常可见斑、丘、疱疹和结痂同时存在（四代同堂，分批出现）。

2.重症水痘　表现为高热及全身中毒症状重，皮疹呈离心分布，多而密集，易融合成大疱型或呈出血性，继发感染者呈坏疽型。

［常考考点］水痘的典型特点：四代同堂，分批出现。

要点三　鉴别诊断

1.脓疱疮　好发于炎热夏季，多见于头面部及肢体暴露部位，病初为疱疹，很快成为脓疱，疱液混浊。疱液可培养出细菌。

2.丘疹样荨麻疹　好发于婴儿，多有过敏史，无发热、咳嗽等上呼吸道感染征象，多见于四肢，呈风团样丘疹，长大后其顶部略似疱疹，较硬，不易破损，数日后渐干或轻度结痂，瘙痒重，易反复出现。

［常考考点］水痘与脓疱疮的鉴别。

要点四 中医辨证论治

证型	辨证要点	治法	方药
邪郁肺卫	<u>发热轻微，或无热，鼻塞流涕，喷嚏，咳嗽，起病后 1～2 天出皮疹，疹色红润，疱浆清亮，根盘红晕</u>，皮疹瘙痒，分布稀疏，多见于<u>躯干、颜面及头皮</u>，舌质淡，苔薄白，<u>脉浮数</u>	疏风清热，解毒利湿	银翘散加减
毒炽气营	<u>壮热烦躁</u>，口渴引饮，面赤唇红，口舌生疮，<u>痘疹密布</u>，疹色紫暗，疱浆混浊，甚至出现出血性皮疹，大便干结，小便黄赤，舌质红绛，舌苔黄糙而干，<u>脉洪数</u>	清气凉营，化湿解毒	清胃解毒汤加减

[常考考点] 水痘的辨证论治。

【例题实战模拟】

A1 型题

1. 水痘的病原体是

　　A. 麻疹病毒　　B. 单纯疱疹病毒　　C. EB 病毒　　D. 柯萨奇病毒　　E. 带状疱疹病毒

2. 水痘的特征性皮损表现是

　　A. 红色丘疹，大小形态不一

　　B. 红色斑疹或斑丘疹，迅速发展为清亮、卵圆形、泪滴状小水疱

　　C. 化脓性疱疹

　　D. 周围红晕，有脐眼

　　E. 在某一时期只能看到斑疹、丘疹

A2 型题

3. 患儿，女，3 岁。低热恶寒，鼻塞流涕，全身皮肤成批出疹，为红色斑疹和斑丘疹，继有疱疹，疱浆清亮，头面、躯干多见，舌红，苔薄白，脉浮数。其诊断是

　　A. 风疹，邪郁肺卫证　　　　B. 麻疹，见形期　　　　　C. 幼儿急疹，肺卫蕴热证

　　D. 猩红热，邪侵肺胃证　　　E. 水痘，邪郁肺卫证

B1 型题

　　A. 桑菊饮　　B. 银翘散　　C. 透疹凉解汤　　D. 解肌透痧汤　　E. 清营汤

4. 水痘邪郁肺卫证首选

5. 猩红热邪郁肺卫证首选

【参考答案】

1. E　2. B　3. E　4. B　5. C

细目六 手足口病

【考点突破攻略】

要点一 病因与发病机制

手足口病是由感受<u>手足口病时邪（柯萨奇病毒 A 组型）</u>引起的发疹性传染病，临床以<u>手足肌肤、口咽部发生疱疹</u>为特征。少数患儿可出现中枢神经系统、呼吸系统损害。个别重症患儿病情进展快，易发生死亡。

要点二 中医病因病机

引起本病的病因为感受手足口病时邪，<u>其病变部位在肺、脾二经</u>。

小儿肺脏娇嫩，不耐邪扰，脾常不足，易受损伤。时邪疫毒由口鼻而入，内侵肺脾。邪毒初犯，肺气失宣，卫阳被遏，脾气失健，胃失和降，则见发热、咳嗽、流涕、口痛、纳差、恶心、呕吐、泄泻等

症；邪毒蕴郁，气化失司，水湿内停，与毒相搏，外透肌表，则发疱疹。感邪轻者，疱疹仅限于手足肌肤及口咽部，分布稀疏，全身症状轻浅；若感邪较重，毒热内盛，则疱疹波及四肢、臀部，且分布稠密，根盘红晕显著，全身症状深重，甚或邪毒内陷而出现神昏、抽搐等。此外，也有因邪毒犯心，气阴耗损，出现心悸气短、胸闷乏力，甚或阴损及阳，心阳欲脱，危及生命者。

要点三 临床表现

1. 病前 1～2 周有手足口病接触史。

2. 潜伏期 2～7 天，多数患儿突然起病，于发病前 1～2 天或发病的同时出现发热，多在 38℃左右，可伴头痛、咳嗽、流涕、口痛、纳差、恶心、呕吐、泄泻等症状。一般体温越高，病程越长，则病情越重。

3. 主要表现为<u>口腔及手足部发生疱疹。口腔疱疹多发生在硬腭、颊部、齿龈、唇内及舌部，破溃后形成小的溃疡，疼痛较剧</u>，年幼儿常表现烦躁、哭闹、流涎、拒食等。

在口腔疱疹后出现 1～2 天可见皮肤斑丘疹，<u>呈离心性分布</u>，以手足部多见，并很快变为疱疹，疱疹呈圆形或椭圆形扁平凸起，如米粒至豌豆大，质地较硬，多不破溃，内有混浊液体，周围绕以红晕，其数目少则几个，多则百余个。少数患儿臂、腿、臀等部位也可出现，但躯干及颜面部极少。疱疹一般 7～10 天消退，<u>疹退后无瘢痕及色素沉着</u>。

4. 血象检查：血白细胞计数正常，<u>淋巴细胞和单核细胞比值相对增高</u>。

［常考考点］手足口病的典型症状和体征。

要点四 诊断与鉴别诊断

（一）诊断要点

1. 病前 1～2 周有与手足口病患者接触史。

2. 起病较急，常见手掌、足跖、口腔、臀部疱疹及发热等症，部分病例可无发热。

3. 病情严重者，可见高热不退、头痛烦躁、嗜睡易惊、肢体抖动，甚至喘憋发绀、昏迷抽搐、汗出肢冷、脉微欲绝等症。

4. 病原学检查：取咽分泌物、疱疹液及粪便，进行肠道病毒（CoxA16、EV71 等）特异性核酸检测阳性，或分离出相关肠道病毒。

5. 血清学检查：急性期与恢复期血清 CoxA16、EV71 等肠道病毒中和抗体有 4 倍以上的升高。

（二）鉴别诊断

水痘与手足口病 水痘由感受水痘病毒所致。疱疹较手足口病稍大，呈向心性分布，躯干、头面多，四肢少，疱壁薄，易破溃结痂，疱疹多呈椭圆形。其长轴与躯体的纵轴垂直，且在同一时期、同一皮损区斑丘疹、疱疹、结痂并见为其特点。

［常考考点］手足口病的诊断要点（临床表现＋病原学或血清学结果）。

要点五 中医辨证论治

证型	辨证要点	治法	方药
邪犯肺脾	发热轻微，或无发热，或流涕咳嗽、纳差恶心、呕吐泄泻，1～2 天后或同时出现<u>口腔内疱疹</u>，破溃后形成小的溃疡，疼痛流涎，不欲进食。随病情进展，手掌、足跖部出现米粒至豌豆大斑丘疹，并迅速转为疱疹，分布稀疏，疹色红润，根盘红晕不著，疱液清亮，舌质红，苔薄黄腻，<u>脉浮数</u>	宣肺解表，清热化湿	甘露消毒丹加减
湿热蒸盛	身热持续，烦躁口渴，小便黄赤，大便秘结，<u>手、足、口部及四肢、臀部疱疹，痛痒剧烈</u>，甚或拒食，疱疹色泽紫暗，<u>分布稠密</u>，或成簇出现，根盘红晕显著，<u>疱液混浊</u>，舌质红绛，苔黄厚腻或黄燥，<u>脉滑数</u>	清热凉营，解毒祛湿	清瘟败毒饮加减

［常考考点］手足口病的辨证论治。

【例题实战模拟】

A1 型题

1.手足口病的病原体是

    A. A 族乙型溶血性链球菌　　　　B. EB 病毒　　　　　　　　　C. 柯萨奇病毒 A 组

    D. 带状疱疹病毒　　　　　　　E. 轮状病毒

2.下列不属于手足口病临床特征的是

    A.口腔及手足部发生疱疹　　B.多分布在硬腭、颊部、齿龈、唇内及舌部

    C.破溃后形成小的溃疡　　　D.皮肤斑丘疹呈向心性分布

    E.疹退后无瘢痕及色素沉着

A2 型题

3.患儿，4 岁。发热 2 天，纳差恶心，呕吐腹泻，口腔内可见数个疱疹，手、足掌心部出现米粒大小的斑丘疹、疱疹，疱液清亮，躯干处未见有皮疹，舌质红，苔薄黄腻，脉浮数。其证候是

    A.邪伤肺卫　　B.邪犯肺脾　　C.邪炽气营　　D.湿热蒸盛　　E.湿盛阴伤

4.患儿，4 岁。症见身热持续，烦躁口渴，小便黄赤，大便秘结，手、足、口部及四肢、臀部疱疹，痛痒剧烈，甚或拒食，疱疹色泽紫暗，分布稠密，或成簇出现，根盘红晕显著，疱液混浊，舌质红绛，苔黄厚腻或黄燥，脉滑数。适宜的治疗方剂是

    A.甘露消毒丹　　B.普济消毒饮　　C.清瘟败毒饮　　D.清胃解毒汤　　E.清解透表汤

【参考答案】

1.C　2.D　3.B　4.C

细目七　流行性腮腺炎

【考点突破攻略】

要点一　中医病因病机

流行性腮腺炎为感受风温时邪，从口鼻而入，侵犯足少阳胆经，<u>邪毒壅阻于足少阳经脉，与气血相搏，凝结于耳下腮部所致</u>。

1. 温毒在表　外感风温时邪，侵于足少阳胆经。邪毒循经上攻腮颊，与气血相搏结，则致耳下腮部漫肿疼痛、咀嚼困难；邪毒在表，则见发热恶寒、咽红等风热表证。

2. 热毒蕴结　温毒壅盛于少阳经脉，导致经脉气血凝滞不通，蕴结于腮颊部，则致腮部肿胀疼痛、坚硬拒按；热毒亢盛，扰及心神，则壮热烦躁；热毒内蕴阳明，则见纳少、呕吐；热邪伤津，则见口渴欲饮。

足少阳胆经与足厥阴肝经互为表里，热毒炽盛，邪陷厥阴，蒙蔽心包，引动肝风，则致高热、神昏、抽搐等症，此为邪陷心肝之变证；足厥阴肝经循少腹络阴器，热毒炽盛，则邪毒由少阳经脉传于厥阴经脉，引睾窜腹，引发睾丸肿痛，或少腹疼痛，此为毒窜睾腹之变证。

要点二　临床表现

潜伏期为 2～3 周。部分病例有发热、头痛、乏力、食欲不振等前驱症状。<u>腮腺肿大通常先于一侧，2～4 天又累及对侧。双侧腮腺肿大者约占 75%。腮腺肿胀是以耳垂为中心，向前、后、下发展，边缘不清、触之有弹性感及触痛</u>，表面皮肤不红，张口、咀嚼困难。腮肿 3～5 天达高峰，1 周左右逐渐消退。腮腺管口可有红肿。

[常考考点] 流腮的症状是一侧或双侧腮腺以耳垂为中心肿大。

要点三　主要并发症

1. 脑膜脑炎　一般发生在腮腺炎发病后 4～5 天，个别患儿脑膜脑炎先于腮腺炎。一般预后良好。临床主要表现为发热、头痛、呕吐、嗜睡、颈强直等。重症患儿有高热、谵妄、抽搐、昏迷，甚至可引起死亡。

2. 睾丸炎或卵巢炎　睾丸炎常见于较大的患儿，多数在腮腺肿大开始消退时，患儿又出现发热、头痛、睾丸明显肿胀疼痛，可并发附睾炎。卵巢炎的发生率比睾丸炎少，可能与起病不易被临床发现有关。临床可见腰部酸痛、下腹疼痛和压痛。

3. 胰腺炎　常发生于腮腺肿大数日后。表现为中上腹疼痛和压痛，伴有体温骤然上升、恶心和呕吐等症。B 超提示胰腺肿大，血清淀粉酶、脂肪酶升高有助于胰腺炎诊断。

4. 其他并发症　如心肌炎、乳腺炎、甲状腺炎、听力丧失、视神经乳头炎等并发症均可在腮腺炎前后发生。部分患儿遗留耳聋、视力障碍等后遗症。

［常考考点］流腮的常见并发症：脑膜脑炎（邪陷心肝）、睾丸炎或卵巢炎（毒窜睾腹）、胰腺炎和心肌炎等。

要点四　中医辨证论治

证型		辨证要点	治法	方药
常证	温毒在表	轻微发热，一侧或双侧耳下腮部或颌下漫肿疼痛，边缘不清，触之痛甚，咀嚼不便，或有咽红，舌质红，舌苔薄白或薄黄，脉浮数	疏风清热，散结消肿	柴胡葛根汤加减
	热毒蕴结	高热不退，多见两侧腮部肿胀疼痛，坚硬拒按，张口、咀嚼困难，口渴引饮，烦躁不安，或伴头痛，咽红肿痛，食欲不振，呕吐，便秘溲赤，舌质红，舌苔黄，脉滑数	清热解毒，软坚散结	普济消毒饮加减
变证	邪陷心肝	在腮部尚未肿大或腮肿后 5～7 天，壮热不退，头痛项强，嗜睡，严重者昏迷，惊厥，抽搐，舌质绛，舌苔黄，脉数	清热解毒，息风开窍	清瘟败毒饮加减
	毒窜睾腹	腮部肿胀渐消，男性多有一侧或两侧睾丸肿胀疼痛，女性多有一侧或两侧少腹疼痛，伴有发热、呕吐，舌质红，舌苔黄，脉数	清肝泻火，活血止痛	龙胆泻肝汤加减

［常考考点］流行腮腺炎的辨证论治。

要点五　预防与调护

1. 预防

（1）本病流行期间，少去公共场所，避免感染。

（2）预防的重点是应用疫苗进行主动免疫。目前采用麻疹、风疹、腮腺炎三联疫苗，接种后 96% 以上可产生抗体。

2. 调护

（1）患儿发热期间应卧床休息，禁食肥腻之品，尤其避免酸辣等刺激性食物，并以流食、半流食为宜，注意口腔卫生，多饮开水。

（2）居室应空气流通，避免复感外邪。

（3）进入青春期的男性患儿，若已经并发睾丸炎可应用软纸及丁字带托住阴囊。

（4）患儿应按呼吸道传染病隔离至腮肿完全消退 5 天左右为止，有接触史的易感儿应检疫观察 3 周。

【例题实战模拟】

A1 型题

1. 流行性腮腺炎肿大的部位是

　　A. 两侧颈部　　B. 两侧耳后　　C. 两侧颌下　　D. 两侧面部　　E. 以耳垂为中心

A2 型题

2. 患儿，男，7 岁。因左腮部肿痛 2 天、抽搐 1 次就诊。现症见发热、耳下腮部漫肿，神昏，嗜睡，项强，呕吐，舌红，苔黄，脉弦数。适宜的方剂是

　　A. 羚角钩藤汤　　B. 普济消毒饮　　C. 黄连解毒汤　　D. 牛黄镇惊丸　　E. 清瘟败毒饮

B1 型题

　　A. 柴胡葛根汤　　B. 银翘散　　C. 清瘟败毒饮　　D. 甘露消毒丹　　E. 普济消毒饮

3. 手足口病邪犯肺脾证的首选方剂是

4. 流行性腮腺炎热毒蕴结证的首选方剂是

　　A. 脑膜脑炎　　B. 睾丸炎　　C. 胰腺炎　　D. 心肌炎　　E. 关节炎

5. 流行性腮腺炎患者出现发热、头痛、呕吐、嗜睡或谵语等症时，应考虑的并发症是

6. 流行性腮腺炎患者出现发热、头痛、睾丸肿胀、变硬、疼痛等症时，应考虑的并发症是

【参考答案】

1. E　2. E　3. D　4. E　5. A　6. B

细目八　中毒型细菌性痢疾

【考点突破攻略】

要点一　中医病因病机

中毒型细菌性痢疾是由于染有疫毒的不洁之物，从口入腹，蕴伏肠胃所致。夏秋之季，湿热内盛，脾胃受困，秽邪疫毒最易入侵，毒聚肠中，正邪相争，则湿从热化，热盛化火，内窜营血，蒙蔽心包，扰动神明则见高热神昏；热极生风，风火相扇，引动肝风则见抽搐，此为邪实内闭之证。若正不敌邪，可使阳气暴脱，则汗出肢冷、呼吸微弱、脉微欲绝，此为内闭外脱之证。邪毒蕴积肠胃，阻滞气机，气机不利则腹痛。热毒凝滞津液，伤及肠络则见赤白下痢。总之，本病的病变主要在肠腑，为邪毒滞于肠腑，凝滞津液、蒸腐气血所致。

要点二　临床表现及辅助检查

（一）临床表现

潜伏期较短，为数小时至 1～2 天。起病急骤，全身中毒症状严重，高热可＞40℃，未腹泻前即出现严重的感染中毒表现；少数患儿体温不升，反复惊厥，迅速发生呼吸衰竭、休克或昏迷；也有在发热，脓血便 2～3 天后开始发展为中毒型。临床上按其主要表现分为四型：

1. 休克型（皮肤内脏微循环障碍型）　以周围循环衰竭为主要表现。轻者早期可见精神萎靡，面色苍白，肢端发凉，脉压变小，脉搏细数，呼吸加快，心率增快，心音低钝。重者可见神志模糊或昏迷，面色苍灰，四肢湿冷，血压下降或测不到，脉搏微弱或摸不到，皮肤花纹，口唇发绀，可伴心、肺、血液、肾脏等多系统功能障碍。

2. 脑型（脑循环障碍型）　以神志改变、反复惊厥为主要表现。早期表现为萎靡、嗜睡、烦躁交替出现，继而频繁抽搐，神志昏迷，呼吸节律不整、叹息样呼吸、下颌呼吸等。瞳孔大小不等，对光反射迟钝或消失，视神经乳头水肿，眼底动脉痉挛。此型较重，病死率高。

3. 肺型（肺微循环障碍）　又称呼吸窘迫综合征，以肺微循环障碍为主，常在中毒型菌痢脑型或休克型基础上发展而来，病情危重，病死率高。

4. 混合型　以上三型症状先后出现或同时存在，由于全身严重的微循环障碍，重要器官的血流灌注锐减，是最为凶险的类型，病死率高。

（二）辅助检查

1. 大便常规 病初可正常，以后出现脓血黏液便，镜检有成堆脓细胞、红细胞和吞噬细胞。

2. 大便培养 可分离出痢疾杆菌。

3. 外周血象 白细胞计数多增高至（10～20）×10⁹/L 以上。中性粒细胞为主，并可见核左移。

$$白细胞计数多增高至（10～20）×10^9/L 以上$$

4. 免疫学检测 目前应用荧光物质标记的痢疾杆菌特异性多价抗体来检测大便标本中的致病菌，方法各异，都较快速，但特异性有待进一步提高。

5. 特异性核酸检测 采用核酸杂交或 PCR 可直接检查粪便中的痢疾杆菌核酸。

［常考考点］中毒型菌痢临床表现和阳性实验室结果。

要点三 诊断与鉴别诊断

（一）诊断要点

3～5 岁的健康儿童，夏秋季节突然高热，伴反复惊厥、脑病和休克表现者，均应考虑本病。可用肛拭子或灌肠取便，若镜检发现大量脓细胞或红细胞可确定诊断。

（二）鉴别诊断

1. 高热惊厥 多见于 6 个月～3 岁小儿，可发生在任何季节，常在上呼吸道感染体温突然升高时出现惊厥，抽搐时间短，多不反复发作，止惊后神志恢复快，一般情况良好，无其他感染中毒症状，便常规正常。

2. 流行性乙型脑炎 本病有严格的季节性（7～9 月份发生），其高热、惊厥、意识障碍与中毒型细菌性痢疾相似，但脑膜刺激征明显阳性，如颈强直、克氏征阳性、布氏征阳性，脑脊液多有改变，大便常规检查正常。

3. 急性坏死性肠炎 发病于任何年龄，多见于 4～14 岁儿童。其起病急、腹痛、腹泻和感染性休克与中毒型细菌性痢疾相似，但大便更多呈血水样，有特殊腐败腥臭味。很少有黏液脓性便，镜检以红细胞为主。一般不出现惊厥和昏迷表现。

［常考考点］中毒型菌痢的鉴别。

要点四 西医治疗

中毒型细菌性痢疾病情危急，发展迅速。疾病早期应积极抢救，以西医治疗为主，采取抗感染、抗休克，防治脑水肿和呼吸衰竭等方法。

1. 降温止惊 ①降温：高热易引起惊厥，加重脑缺氧和脑水肿，应选用物理、药物降温或亚冬眠疗法，尽快使体温降至 36～37℃。如用冷盐水灌肠，既可降温，又可获取大便送检。②止惊：惊厥者可静脉注射地西泮，每次 0.3～0.5mg/kg（最大剂量每次不超过 10mg）；或 10% 水合氯醛溶液，每次 0.5mL/kg 稀释灌肠。

2. 防治脑水肿和呼吸衰竭 ①脱水：首选 20% 甘露醇，每次 0.5～1g/kg，静脉注入，必要时 6～8 小时重复一次，或与利尿剂交替使用，以降低颅内压。②改善呼吸：保持呼吸道通畅，吸氧；如出现呼吸衰竭时，应采用呼吸兴奋剂或机械通气。

3. 防治循环衰竭 ①扩充血容量，纠正酸中毒，维持水与电解质平衡。②改善微循环。在充分扩容基础上应用血管活性药物以改善微循环，常用药物有东莨菪碱、酚妥拉明、多巴胺和阿拉明等血管活性药物。

4. 抗炎 如肾上腺皮质激素，具有抗炎、减轻脑水肿和抗休克作用。应早期、大剂量、短程应用。

5. 抗生素 应选用强有力的广谱抗菌药物，可适当选用头孢噻肟钠或头孢曲松钠（头孢三嗪）等药物，或根据大便培养结果选用敏感抗生素。

要点五　中医辨证论治

证型	辨证要点	治法	方药
毒邪内闭	突然高热，烦躁萎靡，或恶心呕吐，反复惊厥，神志昏迷或见呼吸困难，节律不整，可有下痢脓血，或虽未见下痢脓血，但用棉签在肛门内检测到黏液粪便，舌质红，苔黄厚或灰糙，脉数	清肠解毒，泄热开窍	黄连解毒汤加味
内闭外脱	突然面色苍白或青灰，四肢厥冷，汗出不温，皮肤花纹，口唇发绀，呼吸浅促，节律不匀，神志不清，脉细数无力或脉微欲绝	回阳救逆，益气固脱	参附龙牡救逆汤加味

［常考考点］中毒型菌痢的辨证论治。

【例题实战模拟】

A1 型题

1. 中毒型菌痢致病菌在我国较多见的是

　　A. 志贺杆菌　　B. 福氏杆菌　　C. 宋氏杆菌　　D. 鲍氏杆菌　　E. 以上均不是

2. 下列有关中毒型细菌性痢疾的临床表现，错误的是

　　A. 突然出现高热

　　B. 未腹泻前即出现严重的感染中毒表现

　　C. 开始即发热、腹泻，2～3天内再发展为中毒型

　　D. 全身中毒症状严重

　　E. 也可开始即出现米泔水样便

3. 中毒型细菌性痢疾毒邪内闭证的治疗方剂是

　　A. 黄连解毒汤　　B. 参附龙牡救逆汤　　C. 白头翁汤　　D. 大黄牡丹汤　　E. 芍药汤

A2 型题

4. 患儿，病发在盛夏季节，突然高热，烦躁萎靡，恶心呕吐，反复惊厥，神志昏迷或见呼吸困难，节律不整，未见下痢脓血，但用棉签在肛门内检测到黏液粪便，舌质红，苔黄厚，脉数。考虑的诊断是

　　A. 小儿腹泻病　　B. 急性坏死性肠炎　　C. 中毒型菌痢　　D. 流行性乙型脑炎　　E. 高热惊厥

【参考答案】

1. A　2. E　3. A　4. C

【知识纵横比较】

各种传染病的证治比较

疾病	初期（方药）	中期（方药）	后期（方药）
麻疹	邪犯肺卫（宣毒发表汤）	邪入肺胃（清解透表汤）	阴津耗伤（沙参麦冬汤）
风疹	邪郁肺卫（银翘散）	邪入气营（透疹凉解汤）	—
幼儿急疹	邪郁肺卫（银翘散）	邪蕴肌腠（化斑解毒汤）	—
猩红热	邪侵肺卫（解肌透痧汤）	毒在气营（凉营清气汤）	疹后阴伤（沙参麦冬汤）
水痘	邪郁肺卫（银翘散）	毒炽气营（清胃解毒汤）	—
手足口病	邪犯肺脾（甘露消毒丹）	湿热蒸盛（清瘟败毒饮）	—
痄腮	温毒在表（柴胡葛根汤）	热毒蕴结（普济消毒饮）	—
毒痢	毒邪内闭（黄连解毒汤）	内闭外脱（参附龙牡救逆汤）	

第十四单元　寄生虫病

细目一　蛔虫病

【考点突破攻略】

要点一　感染途径

蛔虫病患者是本病的主要传染源，经口吞入感染性蛔虫卵是主要传播途径。蛔虫卵随粪便排出后，可污染土壤、蔬菜、瓜果等，小儿通过污染的手拿取食物或生吃未经洗净且附有感染性虫卵的蔬菜、瓜果等，均易受感染；蛔虫卵亦可随灰尘飞扬被吸至咽部而吞入。

要点二　临床表现

（1）幼虫移行引起的症状：蛔虫卵可移行至肺、脑、肝、脾、肾、甲状腺和眼，引起相应的临床表现。

（2）成虫引起的症状：症状的轻重不但取决于蛔虫数目的多少，而且与蛔虫所在部位和状态有关。患者常腹痛，位于脐周，不剧烈，喜按揉；部分病人烦躁易惊或磨牙。

（3）并发症：如胆道蛔虫症、蛔虫性肠梗阻、肠穿孔及腹膜炎。

［常考考点］蛔虫病的典型症状和常见并发症。

要点三　中医辨证论治

本病治疗原则为驱蛔杀虫，调理脾胃；出现蛔厥证时先安蛔止痛，继以驱蛔杀虫。

证型	辨证要点	治法	方药
蛔虫证	脐周腹痛，时作时止，饮食不振，日见消瘦，大便不调，面色萎黄，或恶心、呕吐，或吐蛔虫，或大便下虫；睡眠不安，寐中磨牙，甚则爱挖鼻孔，咬衣角，嗜食泥土等；有的患儿面部出现淡色白斑，巩膜出现蓝色斑点，或下唇出现颗粒样大小白点；粪便镜检有蛔虫卵	驱蛔杀虫，调理脾胃	使君子散加减
蛔厥证	具有蛔虫证的一般症状。突然右上腹阵发性绞痛，弯腰曲背，辗转不安，恶心、呕吐，肢冷汗出，常吐出蛔虫；重者腹痛持续，时轻时剧，畏寒发热，甚则出现黄疸；舌苔黄腻，脉弦数或滑数	安蛔定痛，继以驱虫	乌梅丸加减

［常考考点］蛔虫病的辨证论治。

【例题实战模拟】

A1 型题

1.蛔虫病的发生，与下列哪项关系最为密切
　　A.饮食不洁　　B.饮食不节　　C.过食生冷　　D.过食肥甘　　E.素体脾虚

2.蛔虫病以腹痛为主要症状，其疼痛部位主要在
　　A.胃脘部　　B.左下腹　　C.脐周部　　D.右下腹　　E.痛无定处

3.中医治疗蛔厥证的方药是
　　A.黄连解毒汤加味　　B.使君子散　　C.乌梅丸　　D.消风散　　E.真人养脏汤

A2 型题

4.患儿，6 岁。腹痛剧烈，以右上腹为主，疼痛时全身冷汗，恶心呕吐，并吐出蛔虫 1 条。其诊断为

A. 呕吐　　　B. 蛔厥证　　　C. 腹痛　　　D. 虫瘕证　　　E. 肠虫证

B1 型题

　A. 满腹疼痛，拒按　　　　　　B. 下腹部疼痛，拒按　　　　　　C. 腹痛绵绵喜按，得温则舒

　D. 绕脐腹痛，乍作乍止　　　　E. 突然右上腹部绞痛，伴呕吐

5. 蛔厥证的腹痛特点是

6. 蛔虫病的腹痛特点是

【参考答案】

1. A　2. C　3. C　4. B　5. E　6. D

细目二　蛲虫病

【考点突破攻略】

要点一　感染途径

<u>蛲虫患者是唯一的传染源</u>。主要经口食入被虫卵污染的食物及手指而感染。虫卵可散落在衣裤、被褥、玩具或食物上，而且抵抗力强，在室内可存活 3 周，经吞食或空气吸入等方式传播。虫卵可在肛周皮肤上自行孵化成幼虫，再经肛门入肠内发育为成虫，称为逆行感染。

要点二　临床表现

约有 1/3 的蛲虫感染者可无症状，部分蛲虫感染可引起局部和全身症状。当<u>雌虫爬到肛门周围排卵时可引起肛周和会阴皮肤强烈瘙痒，夜间为甚</u>，伴睡眠不安。局部皮肤发生皮炎和继发感染，并伴有全身症状。

［常考考点］蛲虫病典型症状：夜间肛周和会阴皮肤强烈瘙痒。

【例题实战模拟】

A1 型题

1. 蛲虫病的主要特征是

　A. 阵发性腹痛　　B. 夜寐磨牙　　C. 夜间肛门奇痒　　D. 腹部有移动包块　　E. 食欲异常

A2 型题

2. 患儿，3 岁。饮食异常，精神烦躁，睡眠不安，肛门、会阴部瘙痒。应首先考虑的诊断是

　A. 钩虫病　　B. 蛔虫病　　C. 蛲虫病　　D. 姜片虫病　　E. 绦虫病

【参考答案】

1. C　2. C

第十五单元　小儿危重症的处理

细目　心搏呼吸骤停与心肺复苏术

【考点突破攻略】

要点一　心搏呼吸骤停的病因

1. 呼吸骤停的病因　新生儿窒息、婴儿猝死综合征、喉炎、喉痉挛、喉梗阻、气管异物、胃食管反

流、中毒或药物过敏、呼吸衰竭、呼吸窘迫综合征、代谢性疾病等。迅速进展的肺部疾病如严重哮喘、重症肺炎、肺透明膜病，神经系统疾病急剧恶化。

2. 心搏骤停的病因　心肌病，心肌炎，先天性心脏病，循环系统状态不稳定，如失血性休克、心力衰竭、严重低血压、严重心律失常以及各种意外损伤等。

3. 临床难以预料的易触发心搏呼吸骤停的高危因素　大量持续静脉滴注、不适当胸部物理治疗（拍背、吸痰等）、气道吸引、气管插管、呼吸机的撤离等。

要点二　心搏呼吸骤停临床表现及诊断

1. 突然昏迷　可在心搏停跳 8 ～ 12 秒后出现，可有一过性抽搐。

2. 大动脉搏动消失　颈动脉、股动脉、肱动脉搏动消失，血压测不出。年幼儿可直接触摸心尖部确定有无心跳。

3. 心音消失或心跳过缓　心音消失或年长儿心率低于 30 次 / 分，新生儿低于 60 次 / 分，初生新生儿低于 100 次 / 分均需施行心脏按压。

4. 瞳孔扩大　心脏停搏 30 ～ 40 秒瞳孔开始扩大，对光反射消失，瞳孔大小可反映脑细胞功能受损程度。

5. 呼吸停止或严重呼吸困难　面色灰暗或发绀，应注意呼吸过于浅弱、缓慢或呈倒吸气样时不能进行有效气体交换所造成的病理生理改变与呼吸停止相同。

6. 心电图表现　①心搏徐缓。②室性心动过速。③心室纤颤。④心室停搏。

7. 眼底变化　眼底血管血流缓慢或停滞，血细胞聚集呈点彩样改变。提示脑血流已中断，脑细胞即将死亡。

前两项即可诊断心搏呼吸骤停，不必反复触摸脉搏或听心音，以免贻误抢救时机。

［常考考点］心搏呼吸骤停的临床表现。

要点三　心肺复苏术的基本生命支持

强调现场及时抢救，分秒必争。总的原则是尽快恢复心跳，以迅速建立有效的血液循环和呼吸，以保证全身，尤其是心、脑、肾等重要器官的血流灌注及氧供应。根据 2010 版美国心脏协会指南，儿童和婴儿（新生儿除外）一般复苏步骤如下：

1. 胸部按压（chest compressions，C）　强调胸部按压的重要性。操作时，将患儿仰卧置于硬板床上，对年长儿可用双掌法，即以双手掌根部重叠压住患儿胸骨中下 1/3 处，按压时双手肘关节伸直，有节奏地向脊柱方向压迫胸骨下段，对婴儿用双指法或拇指法，即两拇指放置于胸骨下 1/3 处，其余四指环绕胸廓，按压时仅拇指用力。按压频率至少为 100 次 / 分，按压幅度至少为胸廓前后径的 1/3，婴儿约为 4cm，儿童约为 5cm。心脏按压频率与人工通气频率之比为 30 ：2（单人施救），15 ：2（两位医护人员施救）。

心脏按压有效的指征为：①颈动脉或股动脉搏动，测得动脉血压＞ 60mmHg。②原来扩大的瞳孔缩小，光反射恢复。③口唇及甲床颜色转红。④肌张力增强或有不自主运动。⑤出现自主呼吸。

2. 通畅气道（airway，A）　首先快速吸净口咽部分泌物、呕吐物或异物，并使头部后仰，使气道平直。

3. 建立呼吸（breathing，B）　借助人工方法进行气体交换，需与心脏按压同时进行。

（1）口对口人工呼吸：简单易行，操作时患儿平卧，头稍后仰，术者一手托住患儿下颌，另一手拇指与食指捏住患儿鼻孔。深吸气后从患儿口腔吹入，然后放松鼻孔，让患儿肺内气体自动排出，吹气与排出时间为 1：2，吹气频率要求儿童为 18 ～ 20 次 / 分，婴儿为 30 ～ 40 次 / 分，数次吹气后应缓慢挤压患儿上腹部一次，以排除胃内气体。口对口人工呼吸时，吸氧浓度较低，难以保证通气量，故应尽快用复苏器或呼吸器代替。

（2）简易复苏器人工呼吸：可进行有效的通气。选择适合的面罩，一手固定面罩使其紧贴患儿面部，并托举患儿下颌，另一手有节律地挤压、放松气囊，挤压与放松时间以 1∶2 为宜，挤压次数同上。注意观察胸部起伏及呼吸音强弱作为给气量是否适宜的依据。

（3）气管插管人工呼吸：是通气效果最佳的人工呼吸方法。当需要持久通气时，或面罩吸氧不能提供足够通气时，可用气管内插管代替面罩吸氧。插管时应选用与年龄相适应的不同内径的导管，插管后放置牙垫，用胶布固定。插管后用呼吸机或简易呼吸器进行有效的人工呼吸。

4. 药物治疗（drugs，D） 在心肺复苏过程中，恰当使用药物有助于促进自主呼吸与心搏的恢复。其目的是提高心、脑灌注压，增加心、脑血流量，减轻酸中毒，提高室颤阈值，为除颤创造条件，减少脑再灌注损伤。常用药物有：

（1）肾上腺素：为首选药物。适应于各种原因所致的心搏呼吸骤停。有正性肌力和正性频率作用。首次静脉或骨髓内 0.01mg/kg（0.1mL/kg，1∶10000 溶液），气管内 0.1mg/kg，间隔 5 分钟可重复 1 次。

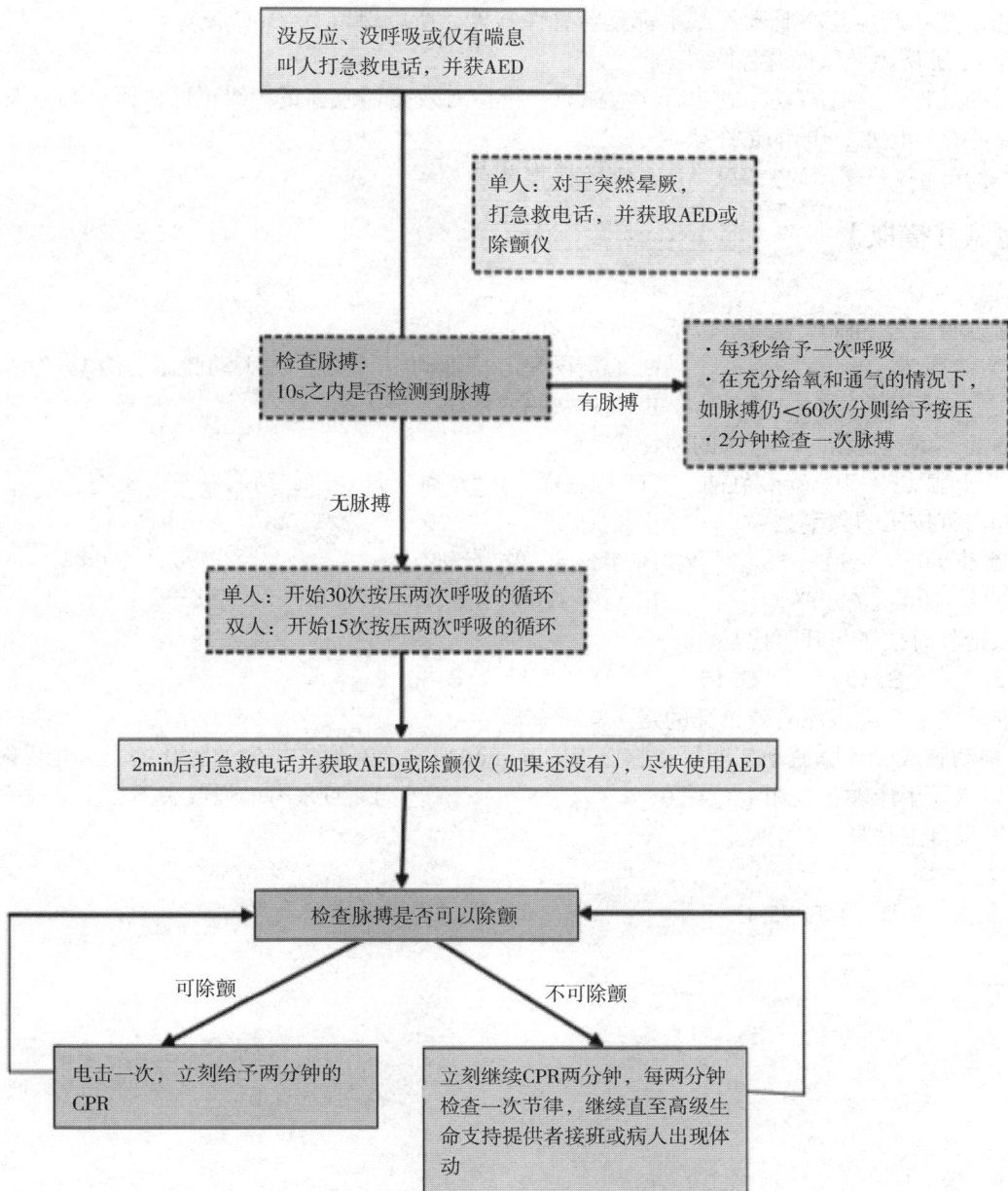

```
┌─────────────────────────┐
│ 没反应、没呼吸或仅有喘息    │
│ 叫人打急救电话，并获AED    │
└─────────────────────────┘
            │
            │   ┌──────────────────────┐
            │   │ 单人：对于突然晕厥，     │
            │   │ 打急救电话，并获取AED或 │
            │   │ 除颤仪                 │
            │   └──────────────────────┘
            │
┌──────────────────┐         ┌─────────────────────────┐
│ 检查脉搏：         │  有脉搏  │ ·每3秒给予一次呼吸          │
│ 10s之内是否检测到脉搏│────────→│ ·在充分给氧和通气的情况下，  │
└──────────────────┘         │  如脉搏仍<60次/分则给予按压 │
            │                 │ ·2分钟检查一次脉搏          │
            │ 无脉搏           └─────────────────────────┘
            │
┌──────────────────────────────┐
│ 单人：开始30次按压两次呼吸的循环   │
│ 双人：开始15次按压两次呼吸的循环   │
└──────────────────────────────┘
            │
┌───────────────────────────────────────────────┐
│ 2min后打急救电话并获取AED或除颤仪（如果还没有），尽快使用AED │
└───────────────────────────────────────────────┘
            │
┌──────────────────┐
│ 检查脉搏是否可以除颤 │←─────────┐
└──────────────────┘          │
   │可除颤      │不可除颤        │
   ↓           ↓              │
┌───────────┐ ┌─────────────────────┐
│电击一次，立刻│ │立刻继续CPR两分钟，每两分钟│
│给予两分钟的  │ │检查一次节律，继续直至高级生│
│CPR        │ │命支持提供者接班或病人出现体│
└───────────┘ │动                    │
              └─────────────────────┘
```

专业人员儿科基础生命支持流程图

（2）碳酸氢钠：复苏最初不宜使用。用药指征为：确立有效的通气且通气量足够，pH < 7.20，严重肺动脉高压、高血钾、肾上腺素给药后效果不佳时可考虑使用。先予 5% 碳酸氢钠 5mL/kg，稀释成等张液后快速滴入，此后根据血气分析与生化检查结果决定补充量，以维持机体 pH > 7.25 为宜。

（3）阿托品：运用于心脏复跳后心动过缓，剂量每次 0.02 mg/kg，最大剂量 0.1mg/kg，间隔 5 分钟可重复使用。最大剂量儿童不超过 1mg，青少年不超过 2mg，可通过静脉、骨髓、气管内给药。

（4）葡萄糖：在婴幼儿心脏复苏时，应快速进行床边的血糖检测，在低血糖时应立即给葡萄糖，剂量 0.5 ～ 1.0g/kg，宜 25% 葡萄糖静脉注射。

（5）钙剂：仅在疑有低钙血症时才给予钙剂。剂量：葡萄糖酸钙 100 ～ 200mg/kg（10% 葡萄糖酸钙 1 ～ 2mL/kg），每次最大剂量 2.0g；氯化钙 20 ～ 50mg/kg（10% 氯化钙 0.2 ～ 0.5mL/kg），每次最大剂量 1.0g。

（6）利多卡因：当存在室颤时可用利多卡因。剂量：负荷量为 1mg/kg，负荷量给后即静脉维持，剂量为每分钟 20 ～ 50μg/kg。

新生儿复苏：新生儿心脏骤停基本都是窒息性骤停，所以保留 A–B–C 复苏程序（按压与通气比率为 3：1），但心脏病因导致的骤停除外。

复苏后的处理：经心肺复苏成功后，应注意：维持有效循环血容量，纠正低血压、心律失常等；积极实施脑复苏；维持水、电解质平衡。

［常考考点］心肺复苏的步骤 CAB 各部的操作要点。

【例题实战模拟】

A1 型题

1. 心搏呼吸骤停的临床表现不包括

　　A. 突然昏迷　　　　　　　B. 心电图呈心房颤动　　　　　C. 大动脉搏动消失

　　D. 心音听不到　　　　　　E. 面色灰暗或发绀

2. 心肺复苏的药物治疗中首选的药物是

　　A. 肾上腺素　　　B. 碳酸氢钠　　　C. 阿托品　　　D. 葡萄糖　　　E. 钙剂

3. 胸外心脏按压的频率是

　　A. 至少 60 次 / 分钟　　　　B. 至少 80 次 / 分钟　　　　C. 至少 90 次 / 分钟

　　D. 至少 100 次 / 分钟　　　E. 至少 120 次 / 分钟

4. 单人抢救时按压与呼吸比是

　　A. 5：1　　B. 10：1　　C. 15：2　　D. 30：1　　E. 30：2

5. 下列不属于心脏按压有效指征的是

　　A. 颈动脉或股动脉搏动，测得动脉血压 > 60mmHg　　　B. 原来扩大的瞳孔缩小，光反射恢复

　　C. 口唇及甲床颜色发绀　　　　　　　　　　　　　　D. 肌张力增强或有不自主运动

　　E. 出现自主呼吸

【参考答案】

1. B　2. A　3. D　4. E　5. C

第十六单元 中医相关病证

细目一 慢性咳嗽

【考点突破攻略】

要点一 辨病思路

本病辨证主要是辨风、痰、虚证。风有外风与内风之分，外风为感受风寒或风热之邪，临床以外感风热证候多见；内风则为外感风邪，因脏腑虚损或特禀体质，导致风邪稽留体内，内伏于肺而成，以刺激性咳嗽为主，干咳少痰，可突然发作，咽痒咽干，遇冷空气、油烟、灰尘等容易诱发。痰证需辨别痰湿与痰热，痰湿蕴肺证，痰多色白，或喉间痰鸣，舌质淡，苔白腻；痰热郁肺证，痰黄黏稠难咳，舌质红，苔薄黄或黄腻。虚证有肺气虚、肺阴虚、脾气虚之分，肺气虚证可见咳声无力，汗多，易感冒；肺阴虚证可见干咳无痰，或痰少而黏，口渴咽干；脾气虚证可见久咳不愈，面白神疲，纳少便溏。

引起儿童慢性咳嗽的病因较多，常见病因有咳嗽变异性哮喘、上气道咳嗽综合征和呼吸道感染后咳嗽、胃食管反流性咳嗽等。儿童慢性咳嗽的辨证除了八纲辨证及脏腑辨证外，还强调辨证与辨病相结合。咳嗽变异性哮喘，常因宿痰为患，肺气升降失司所致；症见咳嗽日久不愈，晨起、夜间咳甚，伴有鼻痒、喷嚏、流涕；治以化痰宣肺、降逆止咳。上气道咳嗽综合征，多属风邪伏于肺窍，肺气不宣，邪郁化热而致；症见咳嗽咳痰，鼻塞流涕，咽痒清嗓，舌红，苔薄黄；治以疏风清热、宣肺通窍。胃食管反流性咳嗽病因为食积气滞，胃失通降，母病及子，肺胃之气上逆而咳；症见咳嗽多在日间和直立位，口苦反酸，嗳气，胸痛；治以降逆止咳。

［常考考点］慢性咳嗽的病机为肺脏受累，宣肃失司。治以化痰宣肺、降逆止咳。

要点二 中医辨证论治

证型	辨证要点	治法	方药
风伏肺络证	久咳，早晚咳嗽为主，遇冷空气或活动后加重，干咳为主，痰少，鼻塞、流涕，喷嚏，清嗓，舌质淡红，苔薄白，脉浮数。过敏体质，多有过敏性疾病家族史	疏风通窍，宣肺止咳	三拗汤合苍耳子散加减
痰湿蕴肺证	久咳，痰多色白，喉间痰鸣，胸闷纳呆，口不渴，神疲肢倦，大便溏薄，舌质淡，苔白腻，脉滑或指纹紫滞	燥湿化痰，肃肺止咳	二陈汤合三子养亲汤加减
痰热郁肺证	久咳痰多，痰稠色黄难咳，大便干结，舌质红，苔黄腻，脉滑数或指纹紫滞	清肺化痰，肃肺止咳	清气化痰汤加减
肝火犯肺证	咳嗽日久不愈，晨起及夜间明显，咽痒阵咳，情志变化时咳甚，胸胁胀痛，烦躁易怒，舌红，苔少，脉弦细	清肝泻肺，化痰止咳	黛蛤散合泻白散加减
肺脾气虚证	咳嗽日久，咳声无力，痰白清稀，面白神疲，气短懒言，自汗恶风，反复感冒，纳少便溏，舌质淡，苔白，脉沉细	健脾补肺，培土生金	异功散合玉屏风散加减
阴虚肺燥证	咳嗽日久，无痰或痰少而黏，口渴咽干，手足心热，舌质红，苔薄白，脉细数	养阴清热，润肺止咳	沙参麦冬汤加减

［常考考点］慢性咳嗽的证治。

【例题实战模拟】

A1 型题

1.治疗风伏肺络证的首选方剂是

　　A.银翘散　　B.三拗汤合苍耳子散　　C.杏苏散　　D.金沸草散　　E.清金化痰汤

2.治疗阴虚咳嗽的首选方剂是

　　A.银翘散　　B.桑菊饮　　C.沙参麦冬汤　　D.清金化痰汤　　E.麦味地黄丸

A2 型题

3.患儿，5岁。症见咳嗽痰多，痰黄黏稠，难咳，喉间时有痰鸣，发热口渴，尿少色黄，舌质红，苔黄腻，脉滑数。治疗应首选的方剂是

　　A.清气化痰汤　　B.桑菊饮　　C.沙参麦冬汤　　D.麻杏石甘汤　　E.黄连解毒汤合三拗汤

B1 型题

　　A.咳嗽无力，痰白清稀，气短懒言，食少纳呆

　　B.干咳无痰，口渴咽干，咽痒声嘶，舌红少苔

　　C.咳嗽不爽，痰黄黏稠，不易咳出，舌苔黄腻

　　D.咳嗽频作，声重咽痒，咳痰清稀，舌苔薄白

　　E.咳嗽重浊，痰多壅盛，胸闷纳呆，舌苔白腻

4.慢性咳嗽阴虚咳嗽症见

5.慢性咳嗽气虚咳嗽症见

【参考答案】

1.B　2.C　3.A　4.B　5.A

细目二　腹痛

【考点突破攻略】

要点一　中医病因病机

　　小儿脾胃薄弱，经脉未盛，易为各种病邪所干扰。六腑以通降为顺，经脉以流通为畅，感受寒邪、乳食积滞、脾胃虚寒、情志刺激、外伤，皆可使气滞于脾胃肠腑，经脉失调，凝滞不通则腹痛。

　　1.感受寒邪　由于护理不当，衣被单薄，腹部为风冷之气所侵，或因过食生冷瓜果，中阳受戕。寒主收引，寒凝气滞，则经络不畅，气血不行而腹痛。

　　2.乳食积滞　小儿脾常不足，运化力弱，乳食又不知自节，故易伤食。如过食油腻厚味，或强进饮食，或临卧多食，致乳食停滞，郁积胃肠，气机壅塞，痞满腹胀腹痛。或平时过食辛辣香燥、膏粱厚味，胃肠积滞，或积滞日久化热，肠中津液不足致燥热内结，使气机不利，传导之令不行而致腹痛。

　　3.脏腑虚冷　素体脾阳虚弱，脏腑虚冷，或寒湿内停，损伤阳气，阳气不振，温煦失职，阴寒内盛，气机不畅，腹部绵绵作痛。

　　4.气滞血瘀　小儿情志不畅，肝失条达，肝气横逆，犯于脾胃，中焦气机壅塞，血脉凝滞，导致气血运行不畅，产生腹痛。

要点二　中医辨证论治

证型	辨证要点	治法	方药
腹部中寒	腹部疼痛，阵阵发作，<u>得温则舒，遇寒痛甚，</u>肠鸣辘辘，面色苍白，痛甚者，额冷汗出，唇色紫暗，肢冷，或兼吐泻，小便清长，舌淡红，苔白滑，脉沉弦紧，或指纹红	温中散寒，理气止痛	养脏散加减
乳食积滞	脘腹胀满，疼痛拒按，<u>不思乳食</u>，嗳腐吞酸，<u>或时有呕吐，吐物酸馊，或腹痛欲泻</u>，泻后痛减，矢气频作，粪便秽臭，夜卧不安，时时啼哭，舌淡红，苔厚腻，脉象沉滑，或指纹紫滞	消食导滞，行气止痛	香砂平胃散加减
胃肠结热	腹部胀满，疼痛拒按，<u>大便秘结，烦躁不安，</u>烦热口渴，手足心热，唇舌鲜红，舌苔黄燥，脉滑数或沉实，或指纹紫滞	通腑泄热，行气止痛	大承气汤加减

续表

证型	辨证要点	治法	方药
脾胃虚寒	腹痛绵绵，时作时止，痛处喜温喜按，面白少华，精神倦怠，手足不温，乳食减少，或食后腹胀，大便稀溏，唇舌淡白，脉沉缓，或指纹淡红	温中理脾，缓急止痛	小建中汤合理中丸加减
气滞血瘀	腹痛经久不愈，痛有定处，痛如锥刺，或腹部癥块拒按，肚腹硬胀，青筋显露，舌紫暗或有瘀点，脉涩，或指纹紫滞	活血化瘀，行气止痛	少腹逐瘀汤加减

[常考考点] 腹痛的辨证论治。

【知识纵横比较】

中西医结合内科学与儿科学腹痛的证治比较

腹痛（中西医结合内科学）		腹痛（中西医结合儿科学）	
证型	方药	证型	方药
饮食积滞证	枳实导滞丸加减	乳食积滞	香砂平胃散加减
湿热壅滞证	大承气汤加减	胃肠结热	大承气汤加减
中虚脏寒证	小建中汤加减	脾胃虚寒	小建中汤合理中丸加减
瘀血内停证	少腹逐瘀汤加减	气滞血瘀	少腹逐瘀汤加减
—	—	腹部中寒	养脏散加减

【例题实战模拟】

A1 型题

1.气滞血瘀腹痛的临床特点是

　　A.疼痛拒按　　B.痛处喜暖　　C.痛如锥刺　　D.腹痛绵绵　　E.脘腹胀满

2.治疗小儿腹痛乳食内积证的方剂是

　　A.保和丸　　B.枳实导滞丸　　C.健脾丸　　D.香砂平胃散　　E.资生健脾丸

A2 型题

3.患儿，8岁。症见腹部胀满，疼痛拒按，大便秘结，烦躁不安，烦热口渴，手足心热，唇舌鲜红，舌苔黄燥，脉滑数。其证候是

　　A.乳食积滞　　B.胃肠结热　　C.脾胃虚寒　　D.气滞血瘀　　E.腹部中寒

B1 型题

　　A.养脏散加减　　　　　　B.香砂平胃散加减　　　　　C.大承气汤加减

　　D.小建中汤合理中丸加减　　E.少腹逐瘀汤加减

4.小儿腹痛腹部中寒证的首选方是

5.小儿腹痛脾胃虚寒证的首选方是

【参考答案】

1.C　2.D　3.B　4.D　5.A

细目三　厌食

【考点突破攻略】

要点一　中医病因病机

本病多由喂养不当、他病伤脾、先天不足、情志失调引起，其病变脏腑主要在脾胃。若脾胃失健，纳化不和，则造成厌食。

1. 喂养不当 小儿脏腑娇嫩，脾常不足，乳食不知自节。婴儿期未能及时添加辅食，或过食肥甘、煎炸炙煿之品，或恣意零食、偏食、冷食，或饥饱无度，或滥服滋补之品，均可损伤脾胃，产生厌食。

2. 他病伤脾 若患他病，误用攻伐，或过用苦寒损伤脾阳，或过用温燥耗伤胃阴，或病后未能及时调理，或夏伤暑湿，脾为湿困，均可使受纳运化失常，而致厌恶进食。

3. 先天不足 胎禀不足，脾胃薄弱之儿，往往生后即表现不欲吮乳，若后天失于调养，则脾胃怯弱，乳食难于增进。

4. 情志失调 小儿失于调护，猝受惊吓或打骂，或所欲不遂或思念压抑，或环境变更等，均可致情志抑郁，肝失条达，气机不畅，乘脾犯胃，亦可形成厌食。

[常考考点] 厌食以长期厌进饮食为特征。病机是脾胃失健，纳化不和。

要点二　中医辨证论治

证型	辨证要点	治法	方药
脾失健运	食欲不振，厌恶进食，食而乏味，或伴胸脘痞闷，嗳气泛恶，大便不调，偶尔多食后则脘腹饱胀，形体尚可，精神正常，舌淡红，苔薄白或薄腻，脉尚有力	调和脾胃，运脾开胃	不换金正气散加减
脾胃气虚	不思进食，食而不化，大便偏稀夹不消化食物，面色少华，形体偏瘦，肢倦乏力，舌质淡，苔薄白，脉缓无力	健脾益气，佐以助运	异功散加味
脾胃阴虚	不思进食，食少饮多，皮肤失润，大便偏干，小便短黄，甚或烦躁少寐，手足心热，舌红少津，苔少或花剥，脉细数	滋脾养胃，佐以助运	养胃增液汤加减

[常考考点] 厌食的证治。

要点三　中医其他疗法

1. 中药成药

（1）醒脾养儿颗粒：＜1岁2g，1日2次；1～2岁4g，1日2次；3～6岁4g，1日3次；7～14岁6～8g，1日2次。温开水冲服。用于脾胃气虚证。

（2）儿康宁糖浆：每次10mL，每日3次口服。20～30日为1疗程。用于厌食各证型。

2. 针灸疗法

（1）体针：①取四缝（点刺）、足三里、三阴交，用平补平泻法。用于脾失健运证。②取脾俞、胃俞、足三里、三阴交，用补法。用于脾胃气虚证。③取足三里、三阴交、阴陵泉、中脘、内关，用补法。用于脾胃阴虚证。以上各型均用中等刺激不留针，每日1次，10次为1疗程。

（2）耳穴：取脾、胃、肾、神门、皮质下。用胶布粘王不留行籽贴按于穴位上，隔日1次，双耳轮换，10次为1疗程。每日按压3～5次，每次3～5分钟，以稍感疼痛为度。用于各证型。

3. 推拿疗法

（1）补脾土，运内八卦，清胃经，掐揉掌横纹，摩腹，揉足三里。用于脾失健运证。

（2）补脾土，运内八卦，揉足三里，摩腹，捏脊。用于脾胃气虚证。

（3）揉板门，补胃经，运八卦，分手阴阳，揉上马，揉中脘。用于脾胃阴虚证。

以上各证均可配合使用捏脊法。

4. 中药外治法

（1）高良姜、青皮、陈皮、荜茇、苍术、薄荷、蜀椒各等量，研为细末，做成香袋，佩戴于胸前。

（2）藿香、佩兰、槟榔、山药、扁豆、白芷、砂仁、黄芪、白术、党参各等份，用无纺棉制成11cm×9cm药棉，盖神阙穴。30日为1个疗程，每10日换药1次。

（3）牙皂30g，砂仁、茯苓、焦麦芽、神曲、焦山楂、肉豆蔻各12g，人参、白术各10g，川朴9g，广木香6g，冰片2g，麝香0.4g。粉碎，以凡士林调成膏状，敷于中脘、气海穴上，每日1换，3日为1个疗程。

【例题实战模拟】

A1 型题

1. 治疗厌食脾胃气虚证的首选方剂是

　　A. 保和丸　　B. 异功散　　C. 四君子汤　　D. 补中益气汤　　E. 不换金正气散

A2 型题

2. 患儿，2岁，体重 11kg。自入秋以来食欲不振，食而不化，面色少华，倦怠乏力，大便偏稀，夹有不消化食物。应首先考虑的诊断是

　　A. 厌食　　B. 积滞　　C. 疳证　　D. 疰夏　　E. 泄泻

B1 型题

　　A. 食少饮多，便干尿黄，苔花剥　　　B. 食少汗多，大便不消化，脉无力

　　C. 食欲不振，泻下酸臭，苔黄腻　　　D. 食少便秘，烦躁低热，脉洪数

　　E. 食少形瘦，嗜睡懒言，苔黄厚

3. 胃阴不足型厌食的证候表现是

4. 脾胃气虚型厌食的证候表现是

　　A. 十全大补丸　　B. 参苓白术散　　C. 补中益气汤　　D. 养胃增液汤　　E. 不换金正气散

5. 治脾失健运型厌食的代表方是

6. 治脾胃阴虚型厌食的代表方是

【参考答案】

1. E　2. A　3. A　4. B　5. E　6. D

细目四　积滞

【考点突破攻略】

要点一　中医病因病机

积滞是因乳食不节，伤及脾胃，致脾胃运化功能失调，或脾胃虚弱，腐熟运化不及，乳食停滞不化。其病位在脾胃，基本病理机制为乳食停聚中焦，积而不化，气滞不行。

1. 乳食内积　小儿脾常不足，乳食不知自节。若调护失宜，喂养不当，则易为乳食所伤。若乳食不节，脾胃受损，受纳运化失职，升降失调，宿食停聚，积而不化，则成积滞。伤于乳者，为乳积；伤于食者，则为食积。

2. 脾虚夹积　若禀赋不足，脾胃素虚；或病后失调，脾气亏虚；或过用寒凉攻伐之品，致脾胃虚寒，腐熟运化不及，乳食稍有增加，即停滞不化，而成积滞。

若积久不消，迁延失治，则可进一步损伤脾胃，导致气血生化乏源，营养及生长发育障碍，形体日渐消瘦而转为疳证。

［常考考点］积滞病位在脾胃；基本病机为乳食停聚中焦，积而不化，气滞不行。

要点二　辨病思路

积滞与厌食鉴别。厌食表现为长期食欲不振，厌恶进食，一般无脘腹胀满、大便酸臭等症。积滞是以不思乳食，食而不化，脘腹胀满，嗳气酸腐，大便溏薄或秘结酸臭为特征。临诊时应详细询问患儿食欲好坏、腹胀时间、大便情况，并应询问喂养方式、喂养情况。本病证往往有伤乳、伤食史，临床除积滞主症外，可伴有烦躁不安、夜间哭闹或呕吐等症。大便常规化验检查，可见不消化食物残渣或脂肪滴。

腹胀是积滞的主要临床表现，而引起腹胀的原因比较复杂，内科疾病可以引起，如感染性疾病，低

氧血症，水、电解质紊乱及酸碱平衡失调等，同时腹胀也是外科疾病的一种表现，如下消化道梗阻、气腹、血腹、肿瘤等。应注意临床症状特点以明确原发疾病，血常规、血培养、血生化、神经系统检查等有利于诊断相关疾病。

［常考考点］积滞与厌食的鉴别。

要点三　中医辨证论治

证型	辨证要点	治法	方药
乳食内积	不思乳食，嗳腐酸馊或呕吐食物、乳片，脘腹胀满，疼痛拒按，大便酸臭，或便秘夜眠不安，苔厚腻，脉象弦滑，或指纹紫滞	消乳化食，和中导滞	乳积者，选消乳丸加减；食积者，选保和丸加减
脾虚夹积	面色萎黄，形体消瘦，神疲肢倦，不思乳食，食则饱胀，腹满喜按，大便稀溏酸腥，夹有乳片或不消化食物残渣，舌质淡，苔白腻，脉细滑，或指纹淡滞	健脾助运，消食化滞	健脾丸加减

［常考考点］积滞的证治。

【例题实战模拟】

A2 型题

1. 积滞患儿出现烦躁不安，唇红面赤，肚腹热甚，苔黄腻。其病机是
　　A. 心脾积热　　B. 湿热内蕴　　C. 肝郁化火　　D. 食积化热　　E. 阴虚火旺

2. 患儿，8 个月。因一次食入 2 个鸡蛋，并饮用一大杯牛奶而致呕吐，不思进食，腹胀，啼哭不安，大便酸臭，舌苔厚腻。其诊断是
　　A. 厌食　　B. 积滞　　C. 呕吐　　D. 疳积　　E. 腹痛

3. 患儿，2 岁。平素喜进肉食，5 天前因过食虾仁而出现腹胀嗳气，食欲减退，口臭，大便 3 日未行，舌质红，苔黄厚腻。其治法是
　　A. 消食导滞　　B. 健脾化积　　C. 清热和胃　　D. 运脾开胃　　E. 理气和中

B1 型题

　　A. 面色少华，精神尚好　　B. 脘腹胀满，舌苔厚腻　　C. 形体消瘦，精神萎靡
　　D. 腹痛拒按，嗳气泛酸　　E. 神疲肢倦，大便不调

4. 积滞的主要症状有不思乳食，伴见

5. 疳证的主要症状有不思乳食，伴见

【参考答案】

1. D　2. B　3. A　4. B　5. C

细目五　便秘

【考点突破攻略】

要点一　中医病因病机

小儿便秘的常见病因有饮食因素、情志因素、燥热内结、气血亏虚等。其主要病位在大肠，病机关键是大肠传导失常。

1. 乳食积滞　小儿脾常不足，乳食不知自节，若喂养不当，饥饱失常，或过食辛辣香燥、油煎炙煿、生冷肥甘之品，或偏食挑食等，皆可损伤脾胃，致运化失常，乳食停滞中焦，久而成积，积热蕴结而致肠腑传导失常，引起便秘。

2. 燥热内结　温热病后，燥热伤阴，或肺热下移大肠，或过用辛温药物，或恣食炙煿辛辣之物，伤津耗液，或胎热素盛，肠道燥热等，均可导致肠胃积热，耗伤津液，燥热内结，肠道干涩，传导不利，

粪质干燥坚硬，难于排出而便秘。

3. 气机郁滞 小儿肝常有余，若所欲不遂，情志不舒，肝气郁结，气机郁滞，或情绪紧张，气机郁结，或久坐不动，气机不利，均可致腑气郁滞，通降失常，糟粕内停，不得下行，而致便秘。

4. 气血亏虚 小儿脏腑娇嫩，形气未充，若禀赋不足，气亏血少，或进食过少，气血生化乏源，或吐衄便血，或壮热大汗，或因病过用发汗、通利、燥热之剂，耗气损阴伤津，致身体虚弱，气血虚衰。气虚则脾胃运化传导无力，血虚则津液不足以滋润大肠，均可致大便下行不利，糟粕难行而便秘。

［常考考点］便秘病位在大肠，病机关键是大肠传导失常。

要点二　中医辨证论治

（一）辨证思路

1. 辨虚实 实证多为乳食积滞、燥热内结、气机郁滞所致，一般病程较短，粪质干燥坚硬，常伴腹胀拒按，口苦口臭，口腔溃疡，睡眠不安等症状。虚证多因气血不足，肠失濡润，传导无力所致，一般病程较长，粪质不甚干结，但欲便不出或便出不畅，腹胀喜按，常伴神疲乏力，面白无华等虚证表现。

2. 辨寒热 热证便秘多有面赤身热，口干，尿黄，腹胀腹痛，舌红苔黄等症状。寒证便秘常见四肢不温，面色青白，喜温恶寒，小便清长，舌淡苔白等表现。

（二）治疗原则

本病以润肠通便为基本法则。临床根据病因不同，分别常用消食导滞、清腑泄热、疏肝理气、益气养血之法；同时，应注意调整不合理的饮食结构，建立良好的排便习惯。

（三）分证论治

证型	辨证要点	治法	方药
乳食积滞证	大便干结，排便困难，脘腹胀满，不思乳食，或恶心呕吐，手足心热，心烦，睡眠不安，小便短黄，舌红苔黄厚，脉沉有力，指纹紫滞	消积导滞，清热和中	枳实导滞丸加减
燥热内结证	大便干硬，排出困难，甚至秘结不通，面红身热，口干口臭，或口舌生疮，腹胀腹痛，小便短赤，舌质红，苔黄燥，脉滑数，指纹紫滞	清热导滞，润肠通便	麻子仁丸加减
气机郁滞证	大便闭涩，嗳气频作，肠鸣矢气，胸胁痞闷，腹中胀痛，舌质红，苔薄白，脉弦，指纹滞	疏肝理气，导滞通便	六磨汤加减
气血亏虚证	粪质干结，或并不干硬，虽有便意，但努挣乏力，难于排出，汗出气短，便后疲乏，神倦懒言，面白无华，唇甲色淡，头晕心悸，健忘，多梦，舌淡，苔白，脉弱，指纹淡	补气养血，润肠通便	黄芪汤合润肠丸加减

［常考考点］便秘的辨证论治。

【知识纵横比较】

中西医结合内科学与儿科学便秘的证治比较

便秘（中西医结合内科学）			便秘（中西医结合儿科学）	
	证型	方药	证型	方药
实秘	热秘	麻子仁丸	燥热内结证	麻子仁丸
	气秘	六磨汤	气机郁滞证	六磨汤
	冷秘	温脾汤合半硫丸	乳食积滞证	枳实导滞丸
虚秘	气虚秘	黄芪汤	气血亏虚证	黄芪汤合润肠丸
	血虚秘	润肠丸		
	阴虚秘	增液汤	—	—
	阳虚秘	济川煎	—	—

【例题实战模拟】

A2 型题

1.患儿，6 岁。平素大便干硬，排出困难，甚至秘结不通，面红身热，口干口臭，口舌生疮，腹胀腹痛，小便短赤，舌质红，苔黄燥，脉滑数。其治疗方剂是

A.麻子仁丸　　B.六磨汤　　C.枳实导滞丸　　D.黄芪汤合润肠丸　　E.增液承气汤

2.患儿，男，5 岁。大便闭涩，嗳气频作，肠鸣矢气，胸胁痞闷，腹中胀痛，舌质红，苔薄白，脉弦。其证候是

A.燥热内结证　　B.气机郁滞证　　C.乳食积滞证　　D.气血亏虚证　　E.冷积便秘

B1 型题

A.保和丸　　B.枳实导滞丸　　C.健脾丸　　D.异功散　　E.香砂平胃散

3.小儿腹痛乳食积滞证的治疗方剂是

4.小儿便秘乳食积滞证的治疗方剂是

【参考答案】

1.A　2.B　3.E　4.B

细目六　尿血

【考点突破攻略】

要点一　中医病因病机

小儿尿血病因主要有感受外邪、饮食所伤、禀赋不足、脏腑虚损。病位在肾与膀胱。<u>病机关键为热伤血络，或气不摄血，导致血溢脉外，随尿排出。</u>

［常考考点］尿血的病机关键为热伤血络，或气不摄血，导致血溢脉外，随尿排出。

要点二　辨病思路

血尿的病因可分为泌尿系统本身器质或功能改变、全身性疾病或尿路邻近器官疾病三类，临床诊断先确定是否为真性血尿，若为真性血尿，应注意鉴别血尿的来源，注意区别肾小球性血尿和非肾小球性血尿。

要点三　中医辨证论治

1.辨证要点　尿血的辨证以八纲辨证为主，结合脏腑辨证，其中辨别虚实甚为关键。实证尿血发病急、病程短、尿色鲜红，根据病史及全身症状又有风热伤络、下焦湿热的不同；虚证尿血起病缓或病程长，尿色淡红，有阴虚、气虚或脾肾两虚的不同。

2.治疗原则　治疗上实证尿血以祛邪为主，在疏风散邪、清热利湿的基础上，佐以凉血止血；虚证尿血则以扶正为要，在补中益气、滋阴清热的基础上，配以凉血、固涩之法。

3.证治分类

证型	辨证要点	治法	方药
风热伤络	<u>起病较急，尿色鲜红</u>，恶风，常有皮肤紫癜，颜色鲜明，偶有腹痛，关节痛，舌红，苔薄黄，<u>脉浮数</u>	疏风散邪，清热凉血	连翘败毒散加减
下焦湿热	<u>起病急骤，尿色鲜红</u>，或伴发热，口渴喜饮，遍身酸痛，少腹胀痛，舌质红，<u>苔黄腻，脉滑数</u>，指纹紫滞	清热利湿，凉血止血	小蓟饮子加减
脾不摄血	<u>久病尿血，面色萎黄，食少，体倦乏力，气短声低</u>，或兼齿衄、肌衄，舌淡，脉细弱	补中健脾，益气摄血	归脾汤加减

续表

证型	辨证要点	治法	方药
脾肾两虚	尿血淡红，小便频数，纳食减少，精神疲惫，面色苍黄，气短声低，头晕耳鸣，腰膝酸软，形寒肢冷，便溏或见浮肿，或伴齿衄、肌衄，舌质淡，苔白，脉沉弱	健脾固肾	济生肾气丸加减
阴虚火旺	尿血反复，迁延日久，口干咽红，手足心热，或有低热、颧红、盗汗，形体消瘦，口干多饮，舌红，苔少或光剥苔，脉细数	滋阴清热，凉血止血	知柏地黄丸加减

【知识纵横比较】

中西医结合内科学与儿科学尿血的证治比较

尿血（中西医结合内科学）		尿血（中西医结合儿科学）	
证型	方药	证型	方药
—	—	风热伤络	连翘败毒散
下焦湿热证	小蓟饮子	下焦湿热	小蓟饮子
脾不统血证	归脾汤	脾不摄血	归脾汤
肾气不固证	无比山药丸	脾肾两虚	济生肾气丸
肾虚火旺证	知柏地黄丸	阴虚火旺	知柏地黄丸

【例题实战模拟】

A1 型题

1. 下列不是尿血病因的是

    A. 下焦热盛　　B. 阴虚火旺　　C. 脾不统血　　D. 肾气不固　　E. 肾阳不足

2. 尿血风热伤络证的治法是

    A. 疏风散邪，清热凉血　　B. 清热利湿，凉血止血　　C. 补中健脾，益气摄血

    D. 健脾固肾，摄血止血　　E. 滋阴清热，凉血止血

A2 型题

3. 患儿，7 岁。尿血淡红，小便频数，纳食减少，精神疲惫，面色苍黄，气短声低，头晕耳鸣，腰膝酸软，形寒肢冷，便溏，伴齿衄、肌衄，舌质淡，苔白，脉沉弱。适宜的治疗方剂是

    A. 无比山药丸　　B. 金匮肾气丸　　C. 济生肾气丸　　D. 右归丸　　E. 归脾汤

B1 型题

    A. 八正散　　B. 小蓟饮子　　C. 归脾汤　　D. 济生肾气丸　　E. 知柏地黄丸

4. 小儿尿血下焦湿热证的治疗方剂是

5. 小儿尿血阴虚火旺证的治疗方剂是

【参考答案】

1. E　2. A　3. C　4. B　5. E

细目七　急惊风

【考点突破攻略】

要点一　中医病因病机

1. 感受时邪　若外感风寒或风热之邪，束于肌表，郁而化热，小儿神怯筋弱，热灼筋脉，扰动心、肝二经，可见神昏、抽搐发作；若温邪致病，如风温、春温、暑温以及四时疫邪，侵犯人体，易化热化火，入营入血，内陷心包，引动肝风，出现高热、神昏、痉厥、吐衄及发斑；若感受湿热疫毒之邪，

多夹积滞，蕴阻肠胃，郁而化火，内陷心包，引动肝风，临床出现高热、呕吐、腹痛腹泻和神昏抽搐等证。

2. 暴受惊恐 小儿神气怯弱，元气未充，若目触异物，耳闻巨声或不慎跌仆，暴受惊恐，惊则伤神，恐则伤志，神明受扰则神志不宁，惊惕不安，甚则神昏抽搐。

总之，急惊风的产生主要是由于小儿感受时邪，化热化火，内陷心包，引动肝风，则惊风发作。其病变部位，<u>主要在心、肝二经，疾病性质以实为主</u>。

要点二 临床表现

1. 多见于 3 岁以下婴幼儿，5 岁以上则逐渐减少。

2. 以四肢抽搐、颈项强直、角弓反张、神志昏迷为主要临床表现。

3. 有接触疫疠之邪，或暴受惊恐史。

4. 有明显的原发疾病，如感冒、肺炎喘嗽、疫毒痢、流行性腮腺炎、流行性乙型脑炎等。中枢神经系统感染者，神经系统检查病理反射阳性。

5. 必要时可做大便常规、大便细菌培养、血培养、脑脊液等检查，以协助诊断。

要点三 诊断与鉴别诊断

（一）诊断要点

1. 本病以 3 岁以下小儿多见，5 岁以上逐渐减少。

2. 有明显的原发疾病，常见感冒、肺炎喘嗽、风温、春温、暑温、疫毒痢等。

3. 以发热、四肢抽搐、颈项强直、角弓反张、神志昏迷为主要临床表现。

4. 通过血常规、血培养、脑脊液、脑 CT 或 MRI、大便常规、大便培养等检查，可协助诊断原发疾病。

［常考考点］急惊风的诊断要点。

（二）鉴别诊断

1. 高热惊厥 多见于 6 个月至 3 岁的患儿，先有发热，随着体温的骤然升高出现短暂的全身性惊厥发作，伴有意识丧失。惊厥持续时间短暂，一般一次发热中惊厥只发作一次。神经系统检查和脑电图均正常。

2. 中枢神经系统（CNS）感染及其毒素引起的惊厥 4 岁以下的患儿中枢神经系统感染发生惊厥的比例大，约占 45%；乙型脑炎多发生在夏季，流行性脑脊髓膜炎多在冬春季发生，且皮肤伴发出血性皮疹；化脓性脑炎、脑膜炎，无明显季节性。惊厥反复发作，持续时间长，发作时多伴有意识障碍、嗜睡、烦躁、呕吐及昏迷等，甚至呈惊厥持续状态。神经系统检查阳性体征、血常规及脑脊液检查可协助诊断。常见疾病有细菌性脑膜炎和脑脓肿、结核性脑膜炎、病毒性脑炎、脑膜脑炎和脑寄生虫病等。

3. 非 CNS 急性严重感染引起的惊厥 此类惊厥由全身严重感染引起的急性中毒性脑病诱发脑细胞缺血、脑组织水肿所致。常见疾病有中毒性肺炎、消化道感染（细菌性、病毒性胃肠炎）、泌尿道感染（急性肾盂肾炎）、败血症和传染病（麻疹、猩红热、伤寒）等。

［常考考点］急惊风的诊断要点。

要点四 四证八候

四证：痰、热、惊、风。

八候：搐、搦、颤、掣、反、引、窜、视。

［常考考点］惊风的四证八候。

要点五　中医辨证论治

证型		辨证要点	治法	方药
感受风邪		发热，头痛，咳嗽，咽红，鼻塞流涕，烦躁不安，突然痉厥昏迷，热退后抽搐自止，舌红，苔薄黄，脉浮数	疏风清热，息风定惊	银翘散加减
温热疫毒	邪陷心肝	在原发温热疾病基础上，出现高热不退，头痛项强，恶心呕吐，突然肢体抽搐，神志昏迷，面色发青，甚则肢冷脉伏，烦躁口渴，舌红，苔黄腻，脉数	平肝息风，清心开窍	羚角钩藤汤合紫雪丹加减
	气营两燔	病来急骤，高热，狂躁不安，剧烈头痛，神昏谵妄，抽搐，颈项强直，口渴，舌质深红或红绛，苔黄燥，脉数	清气凉营，息风开窍	清瘟败毒饮加减
湿热疫毒		持续高热，神志昏迷，谵妄烦躁，反复抽搐，腹痛拒按，呕吐，大便黏腻或夹脓血，舌红，苔黄腻，脉滑数	清热化湿，解毒息风	黄连解毒汤加减
暴受惊恐		暴受惊恐后突然抽搐，惊惕不安，惊叫急啼，甚则神志不清，四肢厥冷，大便色青，苔薄白，脉乱不齐	镇惊安神，平肝息风	琥珀抱龙丸加减

［常考考点］急惊风的证治。

要点六　西医急救处理

1. 一般处理　①体位：抽搐发作时，切勿强力牵拉，扭伤筋骨，导致瘫痪或强直等后遗症。将患儿平放于床，头侧位，并用纱布包裹压舌板，置于上、下牙齿之间，以防咬伤舌体。②保持呼吸道通畅：痰涎壅盛者，随时吸痰，并给予吸氧。③密切观察患儿生命体征：注意观察患儿的面色、呼吸、血压、脉搏的变化。④维持营养及体液的平衡。

2. 抗惊厥药物的应用　当一种抗惊厥药物疗效不满意时，可以重复应用一次或与其他药物更替使用，但不可连续使用同一药物，以免引起蓄积中毒。

（1）地西泮：首选药。惊厥较轻者，可用地西泮灌肠，剂量 0.5mg/kg，一般不超过 5mg；惊厥较重者，可用地西泮静注，剂量为每次 0.3 ～ 0.5mg/kg，速度每分钟 1 ～ 2mg，必要时可在 15 ～ 20 分钟后重复静脉注射，最大剂量不超过 10mg。

（2）苯巴比妥：止惊效果好，维持时间长，副作用少，负荷剂量 15 ～ 20mg/kg。

（3）苯妥英钠：一般在地西泮、苯巴比妥处理无效后使用，对惊厥持续状态时可用 15 ～ 20mg/kg。

3. 病因治疗　①控制高热：物理降温可用冷湿毛巾较大面积敷于额头部，必要时用冰袋放于额部、枕部或颈侧。②降低颅压：严重而反复惊厥者常有脑水肿存在，可静脉注射 20% 甘露醇、地塞米松和呋塞米，进行脱水治疗。

［常考考点］抗惊厥首选地西泮。

【例题实战模拟】

A2 型题

1. 患儿，男，7 岁。突然高热，不省人事，抽搐不已，大便化验见脓球成堆，大便腥臭异常，肛门灼热，舌红，苔黄腻，脉滑数。其证型是
　　A. 邪陷心肝　　B. 湿热疫毒　　C. 痰食惊风　　D. 风热致惊　　E. 暴受惊恐

2. 患儿，男，2 岁。流涕，喷嚏，咳嗽 1 天，次日高热，于体温骤升时突发惊厥，查体温 40℃，咽喉红赤，苔薄黄，指纹浮紫于气关。中医诊断为急惊风，其证候是
　　A. 感受风邪　　B. 邪陷心肝　　C. 气营两燔　　D. 湿热疫毒　　E. 邪陷厥阴

3. 患儿，女，4 岁。高热持续 3 天，神昏谵语，突然颈项强直，两目上视，口吐白沫，手足抽动，四肢厥冷。其宜选的方剂是
　　A. 镇惊丸　　B. 清营汤　　C. 清瘟败毒饮　　D. 羚角钩藤汤　　E. 犀角地黄汤

B1 型题

　　A. 白头翁汤　　B. 芍药汤　　C. 黄连解毒汤　　D. 葛根芩连汤　　E. 清瘟败毒饮

4. 急惊风湿热疫毒证的治疗方剂是

5. 中毒型菌痢毒邪内闭证的治疗方剂是

【参考答案】

1. B　2. A　3. D　4. C　5. C

细目八　遗尿

【考点突破攻略】

要点一　中医病因病机

遗尿主要是膀胱不能约束所致，而造成膀胱失约的原因主要有：

1. 下元虚寒　小儿先天禀赋不足，后天病后失调，则肾气不固，下元虚寒，膀胱气化功能失调而致遗尿。

2. 肺脾气虚　患儿病后失调，致肺脾气虚，上虚不能制下，下虚不能上承，则水道制约无权而见遗尿。

3. 心肾失交　若因情志失调，导致心神不宁，水火不济，故夜梦纷纭，梦中遗尿，或欲醒而不能，小便自遗。

4. 肝经湿热　湿热之邪蕴郁肝经，致肝失疏泄，或湿热下注，移热于膀胱，致膀胱开阖失司而遗尿。

要点二　中医辨证论治

证型	辨证要点	治法	方药
下元虚寒	睡中遗尿，醒后方觉，每晚1次以上，小便清长，面白虚浮，腰膝酸软，形寒肢冷，智力可较同龄儿稍差，舌淡，苔白，脉沉迟无力	温补肾阳，固涩止遗	菟丝子散加减
肺脾气虚	睡中遗尿，尿频量多，面色无华，神疲乏力，少气懒言，食欲不振，大便溏薄，自汗出，易感冒，舌淡，苔薄白，脉缓弱	补肺健脾，固涩止遗	补中益气汤合缩泉丸加减
心肾失交	梦中尿出，寐不安宁，易哭易惊，白天多动少静，记忆力差，或五心烦热，形体较瘦，舌红少苔，脉沉细而数	清心滋肾，安神固脬	交泰丸合导赤散加减
肝经湿热	睡中遗尿，小便黄而少，性情急躁，夜梦纷纭，或夜间龂齿，手足心热，面赤唇红，口渴多饮，甚或目睛红赤，舌红苔黄腻，脉滑数	清热利湿，缓急止遗	龙胆泻肝汤加减

[常考考点] 遗尿的证治。

【例题实战模拟】

A1 型题

1. 遗尿肾气不足证的治法是

　　A. 补肾纳气，泻肝止遗　　B. 补肺益脾，固涩膀胱　　C. 补肾益气，升提固摄

　　D. 温补肾阳，固涩止遗　　E. 益气滋肾，固涩缩尿

A2 型题

2. 患儿，4岁。每晚尿床1次以上，小便清长，面白少华，神疲乏力，智力较同龄儿稍差，肢冷畏寒，舌质淡，苔白滑，脉沉无力。治疗应首选的方剂是

　　A. 桑螵蛸散　　B. 济生肾气丸　　C. 补肾地黄丸　　D. 菟丝子散　　E. 桂枝加龙骨牡蛎汤

3. 患儿，5岁。经常梦中遗尿，睡眠不安，白天多动，较少安静，手足心热，舌红，苔薄少津，脉

沉细而数。治疗应首选的方剂是

    A. 知柏地黄丸　　　B. 交泰丸合导赤散　　　C. 缩尿丸　　　D. 导赤散　　　E. 五子衍宗丸

B1 型题

    A. 补中益气汤　　B. 归脾汤　　C. 人参五味子汤　　D. 玉屏风散　　E. 黄芪建中汤

4. 小儿遗尿肺脾气虚证的治疗方剂是

5. 小儿尿血脾不统血证的治疗方剂是

【参考答案】

1. D　2. D　3. B　4. A　5. B

细目九　汗证

【考点突破攻略】

要点一　中医病因病机

1. 肺卫不固　小儿脏腑娇嫩，元气未充，腠理不密，若先天禀赋不足，或后天脾胃失调，肺脾气虚，卫表不固，均可自汗或盗汗。

2. 营卫失调　若小儿营卫之气生成不足，或受疾病影响，或病后护理不当，营卫不和，致营气不能内守而敛藏，卫气不能卫外而固密，则津液从皮毛外泄，发为汗证。

3. 气阴亏虚　小儿血气嫩弱，大病久病之后，多气血亏损；或先天不足，后天失养的体弱小儿，气阴虚亏，气虚不能敛阴，阴亏虚火内炽，迫津外泄而为汗。

4. 湿热迫蒸　小儿脾常不足，若平素饮食甘肥厚腻，可致积滞内生，郁而生热。甘能助湿，肥能生热，蕴阻脾胃，湿热郁蒸，外泄肌表而致汗出。

要点二　临床表现

小儿在安静状态下，正常环境中，全身或局部出汗过多，甚则大汗淋漓，尤以头颈、胸背部汗出明显。

要点三　诊断与鉴别诊断

1. 小儿在安静状态下及正常环境中，全身或局部出汗过多，甚则大汗淋漓。

2. 寐则汗出，醒时汗止者称为盗汗；不分寤寐而汗出过多者称为自汗。

3. 排除因环境、活动等客观因素及风湿热、结核病等疾病引起的出汗。

［常考考点］小儿汗证的诊断要点。

要点四　中医辨证论治

证型	辨证要点	治法	方药
肺卫不固	以自汗为主，或伴盗汗，以头颈、胸背部汗出明显，动则尤甚，神疲乏力，面色少华，平时易患感冒，舌质淡，苔薄白，脉细弱	益气固表	玉屏风散合牡蛎散加减
营卫失调	以自汗为主，或伴盗汗，汗出遍身而抚之不温，畏寒恶风，不发热，或伴有低热，精神疲倦，胃纳不振，舌质淡红，苔薄白，脉缓	调和营卫	黄芪桂枝五物汤加减
气阴亏虚	以盗汗为主，也常伴自汗，形体消瘦，汗出较多，神萎不振，心烦少寐，寐后多，或伴低热、口干，手足心灼热，哭声无力，口唇淡红，舌质淡，苔少或见剥苔，脉细弱或细数	益气养阴	生脉散加味
湿热迫蒸	汗出过多，以额、心胸为甚，动则益甚，汗出肤热，汗渍色黄，口臭，口渴不欲饮，大便或秘或溏，臭秽，小便色黄，舌质红，苔黄腻，脉滑数	清热泻脾	泻黄散加减

［常考考点］汗证的辨证论治。

【知识纵横比较】

中西医结合内科学与儿科学汗证的证治比较

汗证（中西医结合内科学）			汗证（中西医结合儿科学）	
证型		方药	证型	方药
自汗	营卫不和证	桂枝汤	营卫失调	黄芪桂枝五物汤
	肺气虚弱证	玉屏风散	肺卫不固	玉屏风散合牡蛎散
	心肾亏虚证	芪附汤	气阴亏虚	生脉散加味
	热郁于内证	竹叶石膏汤	湿热迫蒸	泻黄散
盗汗	心血不足证	归脾汤	—	—
	阴虚火旺证	当归六黄汤	—	—
脱汗		参附汤加味	—	—
战汗		参附汤、生脉散，或增液承气汤，或凉膈散	—	—
黄汗		龙胆泻肝汤	—	—

【例题实战模拟】

A1 型题

1. 下列各项，不属小儿汗证病机的是

　　A. 肺卫不固　　B. 营卫失调　　C. 气阴亏虚　　D. 阴阳失调　　E. 湿热迫蒸

2. 治疗汗证营卫失调证的首选方剂是

　　A. 黄芪桂枝五物汤　　B. 玉屏风散　　C. 当归六黄汤加党参　　D. 牡蛎散　　E. 桂枝汤

A2 型题

3. 患儿，3岁。平时易感、自汗，偶有盗汗，汗出以头部、肩背部汗出明显，动则尤甚，神疲乏力，面色少华，舌淡，苔薄白，脉细弱。治疗应首选的方剂是

　　A. 桂枝汤　　B. 黄芪桂枝五物汤　　C. 黄芪建中汤　　D. 玉屏风散合牡蛎散　　E. 生脉散

4. 患儿，2岁。经常在入睡后出汗，有时白天也汗出较多，形体消瘦，精神倦怠，心烦少寐，时有低热、口干、手足心灼热，哭声无力，口唇淡红，舌质淡，可见花剥苔，脉细弱。治疗应首选的方剂是

　　A. 生脉散　　B. 黄芪桂枝五物汤　　C. 当归六黄汤　　D. 牡蛎散　　E. 玉屏风散

B1 型题

　　A. 多汗而不温　　　　B. 汗出以头、胸、颈、背为主　　　　C. 汗出遍身而伴虚热征象

　　D. 汗出肤热　　　　E. 不分寤寐，无故汗出

5. 汗证肺卫不固证的临床特征是

6. 汗证营卫失调证的临床特征是

【参考答案】

1. D　2. A　3. D　4. A　5. B　6. A

针 灸 学

【本章通关攻略】

针灸学是中西医结合专业的一门重要临床课程，在历年的中西医结合执业助理医师资格考试中占据非常重要的地位。其中实践技能考试第二站技能操作中涉及腧穴的定位或针刺、灸法、拔罐、推拿等技术操作，第三站临床答辩中涉及腧穴的主治、常见病的针灸取穴（包括主穴和配穴）以及针灸异常情况的处理，共占 20 分。综合笔试考试中，平均每年出题 15 道，占 15 分。

本科目共涉及 31 个单元 31 种疾病，考查的重点主要分布在十四经穴的定位主治、特定穴，以及常见病的针灸取穴，包括主穴及配穴。其中常见病的针灸取穴占据大部分分值。

针灸学课程的学习，要在牢固掌握中医基础课程和中医临床课程的基础上，在具备中医辨病辨证能力的条件下，进一步深入学习，重点是各科常见病的针灸治疗取穴。

第一单元　经络系统

细目一　经络系统的组成

【考点突破攻略】

要点　经络系统的组成

经络系统由经脉和络脉组成，其中经脉包括十二经脉、奇经八脉，以及附属于十二经脉的十二经别、十二经筋、十二皮部；络脉包括十五络脉和难以计数的浮络、孙络等。

细目二　十二经脉

【考点突破攻略】

十二经脉指十二脏腑所属的经脉，是经络系统的主体，又称"正经"。

要点一　十二经脉的名称

十二经脉的名称由手足、阴阳、脏腑三部分组成。十二经脉的名称分别为手太阴肺经、手阳明大肠经、足阳明胃经、足太阴脾经、手少阴心经、手太阳小肠经、足太阳膀胱经、足少阴肾经、手厥阴心包经、手少阳三焦经、足少阳胆经、足厥阴肝经。

要点二　十二经脉的分布规律

十二经脉左右对称地分布于头面、躯干、四肢，纵贯全身。六条阴经分布于四肢内侧和胸腹部，六条阳经分布于四肢外侧、头面、躯干。

十二经脉在四肢的分布规律是：

（1）手足三阳经：阳明在前，少阳在中，太阳在后。

（2）手足三阴经：太阴在前，厥阴在中，少阴在后。

特殊点：下肢内侧是足三阴经，内踝上8寸以下，厥阴在前，太阴在中，少阴在后。

［常考考点］十二经脉在四肢的分布规律及特殊点。

要点三　十二经脉的属络表里关系

互为表里的阴经与阳经有属络关系，即阴经属脏络腑，阳经属腑络脏，阴阳配对，在脏腑阴阳经脉之间形成了六组表里属络关系。

要点四　十二经脉的循行走向与交接规律

十二经脉循行走向总的规律是：手三阴经从胸走手，手三阳经从手走头，足三阳经从头走足，足三阴经从足走腹胸。

十二经脉的循行交接规律是：①相表里的阴经与阳经在手足末端交接。②同名的阳经与阳经在头面部交接。③相互衔接的阴经与阴经在胸中交接。

［常考考点］十二经脉的循行走向与交接规律。

细目三　奇经八脉

【考点突破攻略】

要点一　奇经八脉的名称

奇经八脉包括督脉、任脉、冲脉、带脉、阴维脉、阳维脉、阴跷脉、阳跷脉，共8条。

奇经八脉与十二经脉不同，不直接隶属于十二脏腑，也无阴阳表里配合（属络）关系，"别道奇行"，故称"奇经"。奇经八脉中的任脉、督脉，各有其所属的腧穴，故与十二经脉相提并论合称"十四经"。

要点二　奇经八脉的作用

1. 统率、主导作用　奇经八脉将部位相近、功能相似的经脉联系起来，达到统帅有关经脉气血，协调阴阳的作用。如：督脉督领诸阳经，统摄全身阳气和真元，为"阳脉之海"。任脉妊养诸阴经，总调全身阴气和精血，为"阴脉之海"。冲脉具有涵蓄十二经气血的作用，有"十二经脉之海"和"血海"之称。带脉横绕腰腹约束了纵行躯干部的诸条经脉。阳维脉主一身之表，阴维脉主一身之里，阴阳维脉具有维系一身阴经和阳经的作用。阴阳跷脉主肢体两侧的阴阳，调节下肢运动与寤寐。

2. 沟通、联络作用　奇经八脉在循行分布过程中，与其他各经相互交会沟通，也加强了十二经脉之间的相互联系。如手足三阳经共会督脉于大椎，关元、中极穴为任脉与足三阴经交会之处，冲脉加强了足阳明与足少阴经之间的联系，带脉联系着纵行于躯干的各条经脉等。

3. 蓄积、渗灌作用　奇经八脉犹如湖泊水库，而十二经脉之气则犹如江河之水。当十二经脉和脏腑之气旺盛时，奇经储蓄气血；当十二经脉生理功能需要时，奇经又能渗灌和供应气血。奇经八脉的作用见下表。

奇经八脉的作用

奇经八脉	作用
督脉	督领六阳经，调节全身阳经经气，故称"阳脉之海"
任脉	妊养六阴经，调节全身阴经经气，故称"阴脉之海"
冲脉	涵蓄十二经气血，故称"十二经脉之海"或"血海"

续表

奇经八脉	作用
带脉	约束纵行躯干的诸条经脉
阴维脉	维系全身阴经
阳维脉	维系全身阳经
阴跷脉	调节下肢运动，司寤寐
阳跷脉	调节下肢运动，司寤寐

［常考考点］奇经八脉的作用。

细目四　十五络脉

【考点突破攻略】

十二经脉和任、督二脉各自别出一络，加上脾之大络（大包），总计 15 条，称为十五络脉。

要点　十五络脉的分布

十五络脉的分布特点是：①十二经脉的别络均从本经四肢肘膝关节以下的络穴分出，走向其相表里的经脉，即阴经别络走向阳经，阳经别络走向阴经。②任脉、督脉以及脾之大络，主要分布在头身部。

【例题实战模拟】

A1 型题

1. 以下关于十二经脉的名称，叙述错误的是

　　A. 手太阴肺经　　　　　　　　B. 手厥阴心包经　　　　　　　　C. 手阳明大肠经

　　D. 手太阳小肠经　　　　　　　E. 手少阳心包经

2. 以下有关奇经八脉的叙述，错误的是

　　A. 奇经八脉不直接隶属于十二脏腑　　　B. 奇经八脉没有表里的属络关系

　　C. 任脉和督脉没有所属腧穴　　　　　　D. 任脉和督脉与十二经脉合称为十四经

　　E. 奇经八脉一共有八条

3. 十二经脉的命名原则是

　　A. 阴阳、五行、脏腑　　　　B. 五行、手足、阴阳　　　　C. 手足、阴阳、脏腑

　　D. 脏腑、手足、五行　　　　E. 以上均非

4. 手太阴肺经在上肢的分布是

　　A. 内侧前廉　　B. 外侧前廉　　C. 内侧中行　　D. 外侧后廉　　E. 内侧后廉

5. 与足太阳膀胱经交接的经脉是

　　A. 足少阳胆经　　B. 手太阳小肠经　　C. 足厥阴肝经　　D. 足太阴脾经　　E. 手厥阴心包经

【参考答案】

1. E　2. C　3. C　4. A　5. B

第二单元　经络学说的临床应用

【考点突破攻略】

要点一　诊断方面

经络具有反映病候的特点。

其一，可以通过辨析患者的症状、体征及相关部位发生的病理变化，以确定疾病所在的经脉。如头痛，可根据经脉在头部的循行分布规律进行鉴别，如前额痛与阳明经有关，侧头痛与少阳经有关，枕部痛与太阳经有关，颠顶痛与足厥阴经有关。

其二，临床上常通过望诊、切诊以发现病理反应，从而帮助诊断疾病。经络望诊主要观察全身经络穴位的色泽、形态变化，如皮肤的皱缩、隆陷、松弛以及颜色的变异、光泽的明晦、色素的沉着和斑疹的有无等；经络切诊主要是在经络腧穴部位上运用按压、触摸等方法来寻找异常变化，如压痛、麻木、硬结、条索状物、肿胀、凹陷等。经络按诊的部位多为背俞穴，其次是胸腹部的募穴以及四肢部的原穴、郄穴、合穴或阿是穴等。

其三，通过现代的检测方法进行疾病诊断。如观察皮肤温度、皮肤电阻、红外热像等现象进行疾病诊断。

要点二　治疗方面

经络学说广泛应用于临床各科的治疗。主要表现在：

1.指导针灸治疗　首先，指导针灸临床选穴。针灸临床通常根据经脉循行和主治特点进行循经取穴，如上病下取、下病上取、中病旁取、左右交叉取以及前后对取。又如胃痛近取中脘，循经远取足三里、梁丘，胁痛循经选取阳陵泉、太冲等。《四总穴歌》所载"肚腹三里留，腰背委中求，头项寻列缺，面口合谷收"就是循经取穴的具体体现。

其次，指导刺灸方法的选用。如根据皮部与经络脏腑的密切联系，可用皮肤针、皮内针治疗脏腑经脉的病证；经络闭阻、气血瘀滞，可以刺其络脉出血进行治疗，如目赤肿痛刺太阳穴出血、软组织挫伤在其损伤局部刺络拔罐等。

2.指导药物归经　中药治疗亦可通过经络，使药达病所，从而发挥其治疗作用。如麻黄入肺、膀胱经，故能发汗、平喘和利尿。金元四大家中的张洁古还根据经络学说，创立了"引经报使药"理论。如治头痛，属太阳经的用羌活，属少阳经的用柴胡。

此外，推拿科的取穴、推拿手法多以经络理论为依据进行施治。

【例题实战模拟】

A1型题

1.经络是传注病邪的途径，当体表受到病邪侵犯时，可通过经络由表及里、由浅入深，体现了经络

　　A.联系脏腑，沟通内外　　　　B.运行气血，协调阴阳　　　　C.抗御病邪，反映病候

　　D.传导感应，调整虚实　　　　E.保健治病

2.经络具有反应病候的特点，以下说法错误的是

　　A.前额痛与太阴经有关　　　　B.侧头痛与少阳经有关　　　　C.枕部痛与太阳经有关

　　D.颠顶痛与足厥阴经有关　　　E.前额痛与阳明经有关

【参考答案】

1.C　2.A

第三单元 腧穴的分类

【考点突破攻略】

腧穴总体上可归纳为十四经穴、经外奇穴、阿是穴三类。

要点 十四经穴、经外奇穴、阿是穴

1. 十四经穴 是指具有固定的名称和位置，归属于十二经脉和任、督脉的腧穴，简称"经穴"。经穴是腧穴的主要部分。这类腧穴具有主治本经病证的共同作用。

2. 经外奇穴 是指具有一定的名称，又有明确的位置，但尚未归入归入十四经穴范围的经验效穴，简称"奇穴"。这类腧穴的主治范围比较单纯，多数对某些病证有特殊疗效。

3. 阿是穴 是指既无固定名称，又无固定位置，而是以压痛点或其他反应点作为针灸施术部位的一类腧穴，又称"不定穴""天应穴""压痛点"等。阿是穴无一定数目。

［常考考点］十四经穴、经外奇穴、阿是穴的特征。

【例题实战模拟】

A1 型题

1. 既无固定名称，又无固定位置的腧穴是
　　A. 十二经穴　　B. 络穴　　C. 原穴　　D. 奇穴　　E. 阿是穴

B1 型题
　　A. 有固定的位置　　B. 属于十四经脉　　C. 是腧穴的主要组成部分
　　D. 主治病证较多　　E. 以按压痛点取穴

2. 属于奇穴特点的是
3. 属于阿是穴特点的是

【参考答案】

1. E　2. A　3. E

第四单元 腧穴的主治特点

细目 腧穴的主治特点

【考点突破攻略】

腧穴的主治特点主要表现在三个方面，即近治作用、远治作用、特殊作用。

要点一 近治作用

近治作用是指腧穴能治疗其所在部位局部及邻近脏腑、组织、器官的病证。这是一切腧穴主治作用所具有的共同特点。

要点二 远治作用

远治作用是指某些腧穴不仅能治疗局部病证，而且能治本经循行所到达的远隔部位的脏腑、组织、

器官的病证。十四经穴，尤其是十二经脉中位于肘膝关节以下的经穴，远治作用尤其突出。

要点三　特殊作用

特殊作用是指某些腧穴具有双向的良性调整作用和相对的特异性治疗作用。所谓双向的良性调整作用，指同一腧穴对机体不同的病理状态，可以起到两种相反而有效的治疗作用。所谓相对的特异性治疗作用，指某些腧穴的治疗作用具有相对特异性。

［常考考点］腧穴主治特点的三个方面：近治作用、远治作用和特殊作用。

【例题实战模拟】

A1 型题

1. 下列属于近部选穴的是

A. 头痛取膈俞　　B. 脱肛取百会　　C. 咳嗽取列缺　　D. 鼻病取迎香　　E. 鼻病取合谷

2. 下列属于远部选穴的是

A. 面瘫取风池　　B. 胃痛取中脘　　C. 耳聋取听宫　　D. 扭伤取阿是穴　　E. 头痛取至阴

3. 下列属于对症选穴的是

A. 胁痛取日月　　　　　　B. 落枕取外劳宫　　　　　　C. 偏头痛取足临泣

D. 肛门脱出取气海　　　　E. 视物昏花取风池

【参考答案】

1. C　2. E　3. B

第五单元　特定穴

【考点突破攻略】

要点一　特定穴的分类及概念

特定穴是指十四经中具有特殊治疗作用，并有特定称号的腧穴。根据其不同的分布特点、含义和治疗作用，将特定穴分为五输穴、原穴、络穴、郄穴、下合穴、背俞穴、募穴、八会穴、八脉交会穴和交会穴 10 类。特定穴的主治规律性强，应用范围广，有着极其重要的临床意义。

要点二　背俞穴、募穴、八脉交会穴的内容及临床应用

（一）背俞穴、募穴

背俞穴是脏腑之气输注于背腰部的腧穴。募穴是脏腑之气结聚于胸腹部的腧穴。

1. 分布特点和组成　背俞穴分布于背腰部的膀胱经第 1 侧线上，大体依脏腑所处位置的高低而上下排列，六脏（含心包）六腑各有一相应的背俞穴，共 12 个，依据脏腑的名称来命名。

募穴分布在胸腹部相关经脉上，又称为"腹募穴"。多位于脏腑附近的部位。六脏六腑各有一相应的募穴，共 12 个。募穴分布有在本经者，有在他经者；有呈双穴者，有为单穴者。分布于肺经的有本脏募中府；分布于胆经的有本腑募日月、肾脏募京门；分布于肝经的有本脏募期门、脾脏募章门；分布于胃经的有大肠募天枢。以上均为双穴。其余募穴都分布于任脉，包括心包募膻中、心募巨阙、胃募中脘、三焦募石门、小肠募关元、膀胱募中极，均为单穴。

【简便记忆歌诀】

十二募穴歌

天枢大肠肺中府，关元小肠巨阙心，中极膀胱京门肾，期门日月肝胆寻，

脾募章门胃中脘，气化三焦石门针，心包募穴何处取？胸前膻中觅浅深。

十二背俞穴歌

肺三厥四心五找，肝九胆十脾十一，十二胃俞焦腰一，腰二肾俞大肠四，骶一骶二小膀胱。

[常考考点] 背俞穴、募穴的名称。

2. 临床应用

（1）主要用于治疗相关脏腑的病变，如：肺热咳嗽，可泻肺之背俞穴肺俞；寒邪犯胃出现的胃痛，可灸胃之募穴中脘。

（2）用于治疗与对应脏腑经络相联属的组织器官疾患，如：肝开窍于目，主筋，故目疾、筋病可选肝俞；肾开窍于耳，耳疾可选肾俞。

《难经·六十七难》中有"阴病行阳，阳病行阴，故令募在阴，俞在阳"的论述，《素问·阴阳应象大论》中有"从阴引阳，从阳引阴"等论述，认为脏病（阴病）多与背俞穴（阳部）相关，腑病（阳病）多与募穴（阴部）联系。所以临床上腑病多选其募穴治疗，脏病多选其背俞穴治疗。

（3）俞募配穴法，如《灵枢·卫气》云："气在胸者，止之膺与背俞。气在腹者，止之背俞……"说明脏腑之气可通过气街与其俞、募穴相联系由于俞、募密切联系脏腑之气，所以临床上常用俞募配穴法，即把病变脏腑的俞、募穴配合运用，发挥其协同作用，是前后配穴法典型的实例。《素问·奇病论》载："口苦者……此人者，数谋虑不决，故胆虚，气上溢而口为之苦，治之以胆募、俞。"是最早记载的俞募配穴法。

（4）用于疾病的诊断。因为脏腑发生病变时，常在背俞穴、募穴上出现阳性反应，如压痛、敏感等。因此，诊察按压背俞穴、募穴，可结合其他辨证资料诊断脏腑的疾患。

[常考考点] 俞募配穴法的应用。

（二）八脉交会穴

八脉交会穴是指与奇经八脉脉气相通的十二经脉在四肢部的八个腧穴，原称"交经八穴""流注八穴"和"八脉八穴"。

1. 分布特点和组成 八脉交会穴均分布于肘膝以下，包括公孙、内关、后溪、申脉、足临泣、外关、列缺、照海。

【简便记忆歌诀】

八脉交会穴歌

公孙冲脉胃心胸，内关阴维下总同，临泣胆经连带脉，阳维目锐外关逢，

后溪督脉内眦颈，申脉阳跷络亦通，列缺任脉行肺系，阴跷照海膈喉咙。

[常考考点] 八脉交会穴的定位、配伍及主治。

2. 临床应用 古人认为这八个腧穴分别与相应的奇经八脉经气相通。《医学入门·子午八法》中说："周身三百六十穴，统于手足六十六穴。六十六穴又统于八穴。"这里的"八穴"就是指八脉交会穴。

临床应用中，八脉交会穴可以单独应用，治疗各自相通的奇经病证，如督脉病变出现的腰脊强痛，可选通督脉的后溪治疗，冲脉病变出现的胸腹气逆，可选通冲脉的公孙治疗。又常把公孙和内关、后溪和申脉、足临泣和外关、列缺和照海相配，治疗两脉相合部位的疾病，如公孙配内关治疗胃、心、胸部病证和疟疾，后溪配申脉治内眼角、耳、项、肩胛部位病及发热恶寒等表证，外关配足临泣治疗外眼角、耳、颊、颈、肩部病及寒热往来证，列缺配照海治咽喉、胸膈、肺病和阴虚内热等。

古人还以八脉交会穴为基础，创立按时取穴的灵龟八法和飞腾八法。

现将八脉交会穴配伍及主治病证列表如下：

八脉交会穴配伍及主治病证

穴名	主治	相配合主治
公孙	冲脉病证	心、胸、胃疾病
内关	阴维脉病证	
足临泣	带脉病证	目锐眦、耳后、颊、颈、肩部疾病
外关	阳维脉病证	

续表

穴名	主治	相配合主治
后溪	督脉病证	目内眦、颈项、耳、肩部疾病
申脉	阳跷脉病证	
列缺	任脉病证	肺系、咽、胸膈疾病
照海	阴跷脉病证	

【例题实战模拟】

A1 型题

1.小肠的募穴是
　　A.中极　　　B.关元　　　C.气海　　　D.神阙　　　E.中脘
2.公孙穴所通的奇经是
　　A.任脉　　　B.督脉　　　C.冲脉　　　D.阳维脉　　　E.阳跷脉
B1 型题
　　A.足三里　　B.内关　　　C.悬钟　　　D.足临泣　　　E.公孙
3.八脉交会穴中通于阴维脉的是
4.八脉交会穴中通于带脉的是
【参考答案】
1. B　2. C　3. B　4. D

第六单元　腧穴的定位方法

【考点突破攻略】

要点一　骨度分寸定位法

骨度分寸定位法简称骨度法，是指以体表骨节为主要标志折量全身各部的长度和宽度，定出分寸，用于腧穴定位的方法。全身主要骨度分寸见下表。

骨度分寸

部位	起止点	折量寸	度量法
头面部	前发际正中至后发际正中	12	直寸
	眉间（印堂）至前发际正中	3	直寸
	前额角发际（头维）之间	9	横寸
	耳后两乳突（完骨）之间	9	横寸
胸腹胁部	胸骨上窝（天突）至胸剑结合中点（歧骨）	9	直寸
	胸剑结合中点（歧骨）至脐中	8	直寸
	脐中至耻骨联合上缘（曲骨）	5	直寸
	两肩胛骨喙突内侧缘之间	12	横寸
	两乳头之间	8	横寸
	腋窝顶点至第 11 肋游离端（章门）	12	直寸
背腰部	肩胛骨内侧缘至后正中线	3	横寸

续表

部位	起止点	折量寸	度量法
上肢部	腋前、后纹头至肘横纹（平尺骨鹰嘴）	9	直寸
	肘横纹（平尺骨鹰嘴）至腕掌（背）侧远端横纹	12	直寸
下肢部	耻骨联合上缘至髌底	18	直寸
	髌底至髌尖	2	直寸
	髌尖（膝中）至内踝尖	15	直寸
	胫骨内侧髁下方阴陵泉至内踝尖	13	直寸
	股骨大转子至腘横纹（平髌尖）	19	直寸
	臀沟至腘横纹	14	直寸
	腘横纹（平髌尖）至外踝尖	16	直寸
	内踝尖至足底	3	直寸

【简便记忆歌诀】

针灸骨度分寸歌

头部分寸有何难，发发 12 印发 3，印大 18 大发 3，头维之间横 9 寸，乳突耳后 9 寸连。

胸腹胁部看周全，先说 8 寸两乳间，天突胸剑歧为 9，5 寸脐至耻上缘，腋顶章门取 12，8 寸胸剑歧脐间。

背腰唯后正中线，肩胛内缘只横 3，另有 8 寸是哪里？后正中线肩峰缘。肘腕横纹有 12，肘横 9 寸腋后前。

下肢（腘）横纹先看，相约 16 外踝尖，臀沟 14 转 19，胫髁踝尖只 13。

[常考考点] 常用骨度分寸的各部位数值。

要点二　体表解剖标志定位法

1. 固定标志　借助人体各部的骨节、肌肉所形成的突起、凹陷、五官轮廓、发际、指（趾）甲、乳头、脐窝等在自然姿势下可见的标志，定取腧穴位置的方法。

2. 活动标志　借助人体各部的关节、肌肉、肌腱、皮肤随着活动而出现的空隙、凹陷、皱纹、尖端等在活动姿势下才会出现的标志，定取腧穴位置的方法。

要点三　手指同身寸定位法

手指同身寸定位法，是指依据患者本人手指所规定的分寸以量取腧穴的方法，又称指量法、指寸定位法。

1. 中指同身寸　是以患者的中指中节桡侧两端纹头（拇指、中指屈曲成环形）间的距离作为 1 寸。

2. 拇指同身寸　是以患者拇指指间关节的宽度作为 1 寸。

3. 横指同身寸（一夫法）　是令患者将食指、中指、无名指及小指四指并拢，以中指中节横纹为标准，其四指的宽度作为 3 寸。

【例题实战模拟】

A1 型题

1. 耳后两乳突之间的骨度分寸是

　A. 4 寸　　B. 6 寸　　C. 8 寸　　D. 9 寸　　E. 12 寸

2. 肩胛骨内缘至后正中线的骨度分寸是

　A. 1.5 寸　　B. 3 寸　　C. 4 寸　　D. 6 寸　　E. 8 寸

【参考答案】

1. D　2. B

第七单元　手太阴肺经、腧穴

【考点突破攻略】

要点一　经脉循行

《灵枢·经脉》：肺手太阴之脉，起于中焦（脐以上膈以下胃脘部），下络大肠，还循胃口（胃上口，贲门部），上膈属肺。从肺系（气管、喉咙），横出腋下，下循臑（指上臂部）内，行少阴、心主之前，下肘中，循臂内上骨（指桡骨）下廉，入寸口，上鱼（大鱼际部），循鱼际，出大指之端。

其支者，从腕后直出次指内廉，出其端。

要点二　主治概要

1. 胸、肺、咽喉部与肺系相关病证　咳嗽、气喘、咯血、咽喉肿痛、胸痛等。

2. 经脉循行部位的其他病证　肩背痛、肘臂挛痛、手腕痛等。

要点三　常用腧穴的定位、主治要点和操作

1. 尺泽　Chǐzé（LU 5）合穴

【定位】在肘区，肘横纹上，肱二头肌腱桡侧缘凹陷中。

【主治】①咳嗽、气喘、咽喉肿痛、咯血等肺系病证；②肘臂挛痛；③小儿惊风、急性腹痛、吐泻等急症。

【操作】直刺 0.8～1.2 寸，或点刺出血。

2. 列缺▲　Lièquē（LU 7）络穴；八脉交会穴，通任脉

【定位】在前臂，腕掌侧远端横纹上 1.5 寸，拇短伸肌腱与拇长展肌腱之间，拇长展肌腱沟的凹陷中。简便取穴法：两手虎口自然平直交叉，一手食指按在另一手桡骨茎突上，指尖下凹陷中是穴。

【主治】①咳嗽、气喘、咽喉肿痛等肺系病证；②外感头痛、项强、齿痛、口㖞等头面五官疾患；③手腕痛。

【操作】向肘部斜刺 0.5～0.8 寸。

注：▲标注的腧穴是实践技能考试中规定腧穴，要求掌握定位、主治及操作。

3. 太渊　Tàiyuān（LU 9）输穴；原穴；八会穴之脉会

【定位】在腕前区，桡骨茎突与手舟骨之间，拇长展肌腱尺侧凹陷中。

【主治】①咳嗽、气喘、咳血、喉痹等肺系病证；②无脉症；③胸痛，缺盆中痛，腕臂痛。

【操作】避开桡动脉，直刺 0.3～0.5 寸。

4. 鱼际　Yújì（LU 10）荥穴

【定位】在手外侧，第 1 掌骨桡侧中点赤白肉际处。

【主治】①咳嗽、气喘、咳血、失音、喉痹、咽干等肺系病证；②外感发热，掌中热；③小儿疳积。

【操作】直刺 0.5～0.8 寸。

5. 少商▲　Shàoshāng（LU 11）井穴

【定位】在手指，拇指末节桡侧，指甲根角侧上方 0.1 寸。

【主治】①咳嗽、气喘、咽喉肿痛、鼻衄等肺系实热病证；②中暑，发热；③昏迷，癫狂；④指肿、麻木。

【操作】浅刺 0.1 寸，或点刺出血。

［常考考点］常用腧穴的定位和某些特殊治疗作用。

【例题实战模拟】

A1 型题

1. 手太阴肺经的起止穴是

  A. 少商、中府 B. 中府、少商 C. 商阳、中府 D. 中府、商阳 E. 商阳、迎香

2. 肺的募穴所属的经脉是

  A. 肺经 B. 任脉 C. 胃经 D. 脾经 E. 肾经

3. 在肘横纹中，肱二头肌腱桡侧凹陷处的腧穴是

  A. 小海 B. 少海 C. 曲泽 D. 尺泽 E. 曲池

4. 既可治疗咳嗽、气喘，又可治疗头项疾患的是

  A. 中府 B. 尺泽 C. 列缺 D. 太渊 E. 少商

5. 治疗无脉症的腧穴是

  A. 孔最 B. 尺泽 C. 列缺 D. 太渊 E. 少商

6. 治疗咽喉肿痛的首选穴是

  A. 孔最 B. 尺泽 C. 列缺 D. 太渊 E. 少商

【参考答案】

1. B 2. A 3. D 4. C 5. D 6. E

第八单元　手阳明大肠经、腧穴

【考点突破攻略】

要点一　经脉循行

《灵枢·经脉》：大肠手阳明之脉，起于大指次指之端，循指上廉，出合谷两骨（第 1、第 2 掌骨）之间，上入两筋（拇长伸肌腱与拇短伸肌腱）之中，循臂上廉，入肘外廉，上臑外前廉，上肩，出髃骨（肩胛骨肩峰部）之前廉，上出于柱骨（颈椎骨）之会上，下入缺盆，络肺，下膈，属大肠。

其支者，从缺盆上颈，贯颊，入下齿中；还出夹口，交人中——左之右、右之左，上夹鼻孔。

要点二　主治概要

1. 头面五官病证　头痛、鼻衄、齿痛、咽喉肿痛、口眼㖞斜、耳聋等。

2. 肠腑病证　腹胀、腹痛、肠鸣、泄泻等。

3. 皮肤病证　风疹、湿疹、瘾疹、荨麻疹、痤疮等。

4. 神志病证　昏迷、癫狂等。

5. 热病　发热、热病汗出等。

6. 经脉循行部位的其他病证　手臂、肩部酸痛麻木、上肢不遂等。

要点三　常用腧穴的定位、主治要点和操作

1. 商阳▲　Shāngyáng（LI 1）井穴

【定位】在手指，食指末节桡侧，指甲根角侧上方 0.1 寸。

【主治】①热病，昏迷；②耳聋、青盲、咽喉肿痛、颐颌肿、齿痛等五官病证；③手指麻木。

【操作】浅刺 0.1 寸，或点刺出血。

2. 合谷▲　Hégǔ（LI 4）原穴

【定位】在手背，第 2 掌骨桡侧的中点处。

【主治】①头痛、齿痛、目赤肿痛、咽喉肿痛、牙关紧闭、口㖞、鼻衄、耳聋、疟腮等头面五官病证；②发热恶寒等外感病；③热病；④无汗或多汗；⑤经闭、滞产、月经不调、痛经、胎衣不下、恶露不止、乳少等妇科病证；⑥上肢疼痛、不遂；⑦皮肤瘙痒、荨麻疹等皮肤科病证；⑧小儿惊风，痉证；⑨腹痛、痢疾、便秘等肠腑病证；⑩牙拔出术、甲状腺手术等面口五官及颈部手术针麻常用穴。

【操作】直刺 0.5～1.0 寸。孕妇不宜针。

3. 曲池▲ Qūchí（LI 11） 合穴

【定位】在肘区，尺泽与肱骨外上髁连线的中点处。

【主治】①目赤肿痛、齿痛、咽喉肿痛等五官热性病证；②热病；③手臂肿痛、上肢不遂等上肢病证；④风疹、瘾疹、湿疹、丹毒、瘰疬等皮肤科病证；⑤腹痛、吐泻、痢疾等肠腑病证；⑥头痛，眩晕；⑦癫狂等神志病。

【操作】直刺 1.0～1.5 寸。

4. 肩髃▲ Jiānyú（LI 15） 手阳明经与阳跷脉的交会穴

【定位】在三角肌区，肩峰外侧缘前端与肱骨大结节两骨间凹陷中。

【主治】①肩痛不举，上肢不遂；②瘰疬；③瘾疹。

【操作】直刺或向下斜刺 0.8～1.5 寸。

5. 迎香▲ Yíngxiāng（LI 20）

【定位】在面部，鼻翼外缘中点旁，鼻唇沟中。

【主治】①鼻塞、鼻衄、鼻渊等鼻病；②口㖞、面痒、面肿等口面部病证；③胆道蛔虫病。

【操作】略向内上方斜刺或平刺 0.3～0.5 寸。

［常考考点］常用腧穴的定位和某些特殊治疗作用。

【例题实战模拟】

A1 型题

1. 循行"入下齿中"的经脉是
　　A. 小肠经　　B. 大肠经　　C. 胃经　　D. 脾经　　E. 肝经

2. 下列腧穴中，善治头面诸疾的是
　　A. 商阳　　B. 二间　　C. 合谷　　D. 阳溪　　E. 曲池

3. 下列腧穴中，治疗高血压首选
　　A. 曲泽　　B. 尺泽　　C. 曲池　　D. 中渚　　E. 小海

4. 臂外展或平举时，肩部出现两个凹陷，当肩峰前下方凹陷处的穴位是
　　A. 肩髎　　B. 肩贞　　C. 肩髃　　D. 肩中俞　　E. 肩外俞

【参考答案】

1. B　2. C　3. C　4. C

第九单元　足阳明胃经、腧穴

【考点突破攻略】

要点一　经脉循行

《灵枢·经脉》：胃足阳明之脉，起于鼻，交（鼻根凹陷处）中，旁约太阳之脉，下循鼻外，入上齿中，还出夹口，环唇，下交承浆，却循颐（下颌部）后下廉，出大迎，循颊车，上耳前，过客主人（即上关穴），循发际，至额颅。

其支者，从大迎前，下人迎，循喉咙，入缺盆，下膈，属胃，络脾。

其直者，从缺盆下乳内廉，下夹脐，入气街中。

其支者，起于胃口，下循腹里，下至气街中而合，以下髀关，抵伏兔，下膝膑中，下循胫外廉，下足跗（即足背），入中指内间。

其支者，下廉三寸而别，以下入中指外间。

其支者，别跗上，入大指间，出其端。

要点二　主治概要

1. 脾胃肠病证　胃痛、呕吐、腹痛、腹胀、肠鸣、泄泻、便秘等。

2. 头面五官病证　头痛、眩晕、面痛、口㖞、眼睑𥆧动、齿痛、目赤肿痛、近视等。

3. 神志病证　癫狂、谵语、吐舌等。

4. 热病。

5. 经脉循行部位的其他病证　下肢痿痹、中风瘫痪、足背肿痛、乳痈等。

要点三　常用腧穴的定位、主治要点和操作

1. 地仓▲　Dìcāng （ST 4）　手、足阳明经与任脉的交会穴

【定位】在面部，口角旁开 0.4 寸（指寸）。

【主治】口㖞、眼睑𥆧动、流涎、齿痛、颊肿等头面五官病证。

【操作】斜刺或平刺 0.3 ～ 0.8 寸，可向颊车穴透刺。

2. 颊车　Jiáchē （ST 6）

【定位】在面部，下颌角前上方一横指（中指）。

【主治】口㖞、口噤、齿痛、面痛等面口病证。

【操作】直刺 0.3 ～ 0.5 寸，或向地仓穴透刺 1.5 ～ 2 寸。

3. 下关▲　Xiàguān （ST 7）

【定位】在面部，颧弓下缘中央与下颌切迹之间凹陷中。

【主治】①牙关不利、面痛、齿痛、口㖞等面口病证；②耳鸣、耳聋、聤耳等耳部病证。

【操作】直刺 0.5 ～ 1 寸。

4. 天枢▲　Tiānshū （ST 25）　大肠募穴

【定位】在腹部，横平脐中，前正中线旁开 2 寸。

【主治】①绕脐腹痛、腹胀、便秘、泄泻、痢疾等脾胃肠病证；②癥瘕、月经不调、痛经等妇科病证。

【操作】直刺 1 ～ 1.5 寸。

5. 归来　Guīlái （ST 29）

【定位】在下腹部，脐中下 4 寸，前正中线旁开 2 寸。

【主治】①小腹胀痛，疝气；②月经不调、经闭、痛经、带下、阴挺等妇科病证。

【操作】直刺 1 ～ 1.5 寸。

6. 足三里▲　Zúsānlǐ （ST 36）　合穴；胃下合穴

【定位】在小腿外侧，犊鼻下 3 寸，犊鼻与解溪连线上。

【主治】①胃痛、呕吐、腹胀、泄泻、痢疾、便秘、肠痈等脾胃肠病证；②膝痛、下肢痿痹、中风瘫痪等下肢病证；③癫狂、不寐等神志病证；④气喘，痰多；⑤乳痈；⑥虚劳诸证，为强壮保健要穴。

【操作】直刺 1 ～ 2 寸。

7. 上巨虚　Shàngjùxū （ST 37）　大肠下合穴

【定位】在小腿外侧，犊鼻下 6 寸，犊鼻与解溪连线上。

【主治】①肠鸣、腹中切痛、泄泻、便秘、肠痈等肠腑病证；②下肢痿痹、中风瘫痪等下肢病证。

【操作】直刺 1 ～ 2 寸。

8. 条口▲ Tiáokǒu （ST 38）

【定位】在小腿外侧，犊鼻下 8 寸，犊鼻与解溪连线上。

【主治】①下肢痿痹、跗肿、转筋等下肢病证；②肩臂痛；③脘腹疼痛。

【操作】直刺 1 ～ 1.5 寸。

9. 丰隆▲ Fēnglóng （ST 40） 络穴

【定位】在小腿外侧，外踝尖上 8 寸，胫骨前肌的外缘。

【主治】①头痛、眩晕等头部病证；②癫狂；③咳嗽、哮喘、痰多等肺系病证；④下肢痿痹。

【操作】直刺 1 ～ 1.5 寸。

10. 内庭 Nèitíng （ST 44） 荥穴

【定位】在足背，第 2、3 趾间，趾蹼缘后方赤白肉际处。

【主治】①胃痛、吐酸、泄泻、痢疾、便秘等胃肠病证；②足背肿痛；③齿痛、咽喉肿痛、鼻衄等五官病证；④热病。

【操作】直刺或斜刺 0.5 ～ 0.8 寸，可灸。

【例题实战模拟】

A1 型题

1. 十二经脉循行中，分支最多的经脉是

　　A. 足太阳膀胱经　　B. 足少阳胆经　　C. 足阳明胃经　　D. 足厥阴肝经　　E. 手少阳三焦经

2. 在胸部，距前正中线 4 寸的经脉是

　　A. 足少阴肾经　　B. 足阳明胃经　　C. 手太阴肺经　　D. 足太阴脾经　　E. 手厥阴心包经

3. 足阳明胃经的起始穴是

　　A. 历兑　　B. 承泣　　C. 迎香　　D. 大敦　　E. 内庭

4. 平脐水平线，距脐中 2 寸的腧穴是

　　A. 神阙　　B. 大横　　C. 天枢　　D. 大巨　　E. 胃俞

5. 以下不属于足三里穴主治病证的是

　　A. 癫狂　　B. 乳痈　　C. 热病　　D. 神志病　　E. 虚劳诸证

B1 型题

　　A. 足三里　　B. 上巨虚　　C. 下巨虚　　D. 条口　　E. 丰隆

6. 强壮保健的要穴是

7. 治疗痰饮病证的要穴是

【参考答案】

1. C　2. B　3. B　4. C　5. C　6. A　7. E

第十单元　足太阴脾经、腧穴

【考点突破攻略】

要点一　经脉循行

《灵枢·经脉》：脾足太阴之脉，起于大指之端，循指内侧白肉际，过核骨（第 1 跖趾关节内侧的圆形突起）后，上内踝前廉，上端（即腓肠肌部）内，循胫骨后，交出厥阴之前，上循膝股内前廉，入腹，属脾，络胃，上膈，夹咽（食道），连舌本（舌根），散舌下。

其支者，复从胃别，上膈，注心中。

脾之大络，名曰大包，出渊腋下三寸，布胸胁。

要点二 主治概要

1. 脾胃病证 腹满、腹胀、食不化、胃痛、呕吐、腹痛、泄泻、痢疾等。

2. 妇科病证 月经不调、痛经、经闭、崩漏等。

3. 前阴病证 阴挺、遗尿、癃闭、阳痿、疝气等。

4. 经脉循行部位的其他病证 胸胁胀痛、下肢痿痹、足踝肿痛等。

要点三 常用腧穴的定位、主治要点和操作

1. 隐白 Yǐnbái （SP 1） 井穴

【定位】在足趾，大趾末节内侧，趾甲根角侧后方 0.1 寸（指寸）。

【主治】①月经过多、崩漏等妇科病证；②鼻衄、便血、尿血等出血证；③腹满、呕吐、泄泻等脾胃病证；④癫狂、多梦等神志病证；⑤惊风。

【操作】浅刺 0.1 寸。

2. 公孙▲ Gōngsūn （SP 4） 络穴；八脉交会穴，通冲脉

【定位】在跖区，第 1 跖骨底的前下缘赤白肉际处。

【主治】①胃痛、呕吐、肠鸣腹胀、腹痛、痢疾等脾胃病证；②心烦不寐、狂证等神志病证；③逆气里急，气上冲心（奔豚气）等冲脉病证。

【操作】直刺 0.6 ～ 1.2 寸。

3. 三阴交▲ Sānyīnjiāo （SP 6） 足三阴经的交会穴

【定位】在小腿内侧，内踝尖上 3 寸，胫骨内侧缘后际。

【主治】①肠鸣腹胀、泄泻、便秘等脾胃肠病证；②月经不调、经闭、痛经、带下、阴挺、不孕、滞产等妇产科病证；③心悸、不寐、癫狂等心神病证；④小便不利、遗尿、遗精、阳痿等生殖、泌尿系统病证；⑤下肢痿痹；⑥湿疹、荨麻疹等皮肤病证；⑦阴虚诸证。

【操作】直刺 1 ～ 1.5 寸。孕妇禁针。

4. 阴陵泉▲ Yīnlíngquán （SP 9） 合穴

【定位】在小腿内侧，胫骨内侧髁下缘与胫骨内侧缘之间的凹陷中。

【主治】①腹痛、泄泻、水肿、黄疸等脾湿证；②小便不利、遗尿、癃闭等泌尿系统病证；③遗精、阴茎痛等男科病证；④带下、妇人阴痛等妇科病证；⑤膝痛、下肢痿痹。

【操作】直刺 1 ～ 2 寸。

5. 血海▲ Xuèhǎi （SP 10）

【定位】在股前区，髌底内侧端上 2 寸，股内侧肌隆起处。

【主治】①月经不调、痛经、经闭、崩漏等妇科病证；②湿疹、瘾疹、丹毒、皮肤瘙痒等皮外科病证；③膝股内侧痛。

【操作】直刺 1 ～ 1.5 寸。

［常考考点］常用腧穴的定位和某些特殊治疗作用。

【例题实战模拟】

A1 型题

1. 在内踝上 8 寸处相交叉的经脉是

  A. 足太阴脾经与足少阴肾经   B. 足太阴脾经与足厥阴肝经   C. 足少阴肾经与足厥阴肝经

  D. 足少阴肾经与足太阳膀胱经   E. 足少阴肾经与足少阳胆经

2. 足大趾内侧趾甲根角旁约 0.1 寸的穴位是

  A. 隐白   B. 大敦   C. 厉兑   D. 至阴   E. 足临泣

3. 治疗月经过多、崩漏的首选穴是

  A. 隐白   B. 太白   C. 公孙   D. 地机   E. 三阴交

4. 三阴交穴的定位是
　　A. 内踝尖上 2 寸，胫骨内侧面中央　　B. 内踝尖上 3 寸，胫骨内侧面后缘
　　C. 内踝尖上 3 寸，胫骨内侧面前缘　　D. 内踝尖上 4 寸，胫骨内侧面后缘
　　E. 内踝尖上 5 寸，胫骨内侧面前缘
B1 型题
　　A. 隐白　　B. 公孙　　C. 地机　　D. 三阴交　　E. 阴陵泉
5. 善治慢性出血的腧穴是
6. 善治水湿病证的腧穴是
【参考答案】
1. B　2. A　3. A　4. B　5. A　6. E

第十一单元　手少阴心经、腧穴

【考点突破攻略】

要点一　经脉循行

《灵枢·经脉》：心手少阴之脉，起于心中，出属心系（指心与肺相连的组织，一说指心与其他四脏相连的组织），下膈，络小肠。其支者，从心系，上夹咽（指食管），系目系。其直者，复从心系却上肺，下出腋下，下循臑内后廉，行太阴、心主之后，下肘内，循臂内后廉，抵掌后锐骨（指豌豆骨部）之端，入掌内后廉，循小指之内，出其端。

要点二　主治概要

1. 心系病证　心痛、心悸、怔忡等。
2. 神志病证　癫狂痫、癔症、不寐等。
3. 经脉循行部位的其他病证　肩臂疼痛、胸胁痛、肘臂挛痛、小指疼痛等。

要点三　常用腧穴的定位、主治要点和操作

1. 通里▲　Tōnglǐ（HT 5）络穴
【定位】在前臂前区，腕掌侧远端横纹上 1 寸，尺侧腕屈肌腱的桡侧缘。
【主治】①心悸、怔忡等心疾；②暴喑、舌强不语等舌窍病证；③肘臂挛痛、麻木、手颤等上肢病证。
【操作】直刺 0.5～1 寸。

2. 神门▲　Shénmén（HT 7）输穴；原穴
【定位】在腕前区，腕掌侧远端横纹尺侧端，尺侧腕屈肌腱的桡侧缘。
【主治】①心痛、心烦、惊悸、怔忡等心疾；②不寐、健忘、痴呆、癫狂痫等神志病证；③胸胁痛。
【操作】直刺 0.3～0.5 寸。

3. 少冲　Shàochōng（HT 9）井穴
【定位】在手指，小指末节桡侧，指甲根角侧上方 0.1 寸（指寸）。
【主治】①心悸、心痛等心疾；②癫狂、昏迷等神志病证；③目赤；④热病；⑤胸胁痛。
【操作】浅刺 0.1 寸，或点刺出血。
［常考考点］常用腧穴的定位和某些特殊治疗作用。

【例题实战模拟】

A1 型题

1. 治疗舌强不语、暴喑的首选穴是
    A. 少冲   B. 少府   C. 神门   D. 通里   E. 阴郄
2. 阴郄穴位于尺侧腕屈肌腱的桡侧缘，腕横纹上
    A. 0.5 寸   B. 1 寸   C. 1.5 寸   D. 2 寸   E. 2.5 寸
3. 以下不属于神门穴主治病证的是
    A. 心痛、惊悸   B. 健忘、失眠   C. 高血压   D. 胸胁痛   E. 呕血、衄血
4. 在胸部没有穴位的经脉是
    A. 手太阴肺经   B. 手少阴心经   C. 手厥阴心包经   D. 足少阴肾经   E. 足太阴脾经

【参考答案】

1. D   2. A   3. E   4. B

第十二单元　手太阳小肠经、腧穴

【考点突破攻略】

要点一　经脉循行

《灵枢·经脉》：小肠手太阳之脉，起于小指之端，循手外侧上腕，出踝（此指尺骨小头隆起处）中，直上循臂骨（尺骨）下廉，出肘内侧两骨（即尺骨鹰嘴与肱骨内上髁）之间，上循臑外后廉，出肩解（指肩关节部），绕肩胛，交肩上，入缺盆，络心，循咽下膈，抵胃，属小肠。

其支者，从缺盆循颈，上颊，至目锐眦（即目外眦），却入耳中。

其支者，别颊上（指眼眶下颧骨部），抵鼻，至目内眦（斜络于颧）。

要点二　主治概要

1. 头面五官病证　头痛、眩晕、目翳、耳鸣、耳聋、咽喉肿痛等。

2. 热病。

3. 神志病　癫、狂、痫等。

4. 经脉循行部位的其他病证　肩臂酸痛、肘臂疼痛、颈项强痛、小指麻木疼痛等。

要点三　常用腧穴的定位、主治要点和操作

1. 少泽　Shàozé（SI 1）井穴

【定位】在手指，小指末节尺侧，指甲根角侧上方 0.1 寸（指寸）。

【主治】①肩臂后侧痛、小指麻木疼痛等上肢病证；②乳痛、乳少、产后缺乳等乳房病证；③昏迷、癫狂等神志病证；④头痛、咽喉肿痛、目翳、胬肉攀睛、耳聋、耳鸣等头面五官病证。

【操作】斜刺 0.1 寸或点刺出血。孕妇慎用。

2. 后溪▲　Hòuxī（SI 3）输穴；八脉交会穴，通督脉

【定位】在手内侧，第 5 掌指关节尺侧近端赤白肉际凹陷中。

【主治】①头项强痛、腰背痛、手指及肘臂挛痛等痛证；②耳聋、目赤、咽喉肿痛等五官病证；③癫、狂、痫等神志病证；④疟疾。

【操作】直刺 0.5～1 寸。治手指挛痛可透刺合谷穴。

3. 养老　Yǎnglǎo　（SI 6）　郄穴

【定位】在前臂后区，腕背横纹上 1 寸，尺骨头桡侧凹陷中。

【主治】①肩、背、肘、臂酸痛，项强等经脉循行所过部位病证；②急性腰痛；③目视不明。

【操作】直刺或斜刺 0.5 ～ 0.8 寸。

4. 天宗　Tiānzōng　（SI 11）

【定位】在肩胛区，肩胛冈中点与肩胛骨下角连线的上 1/3 与下 2/3 交点凹陷中。

【主治】①肩胛疼痛；②气喘；③乳痈、乳癖等乳房病证。

【操作】直刺或斜刺 0.5 ～ 1 寸。遇到阻力不可强行进针。

5. 听宫▲　Tīnggōng　（SI 19）

【定位】在面部，耳屏正中与下颌骨髁状突之间的凹陷中。

【主治】①耳鸣、耳聋、聤耳等耳部病证；②面痛、齿痛等口面病证；③癫、狂、痫等神志病。

【操作】微张口，直刺 0.5 ～ 1 寸。

［常考考点］常用腧穴的定位和某些特殊治疗作用。

【例题实战模拟】

A1 型题

1. 循行"绕肩胛"的经脉是
　　A. 手阳明大肠经　　B. 足太阳膀胱经　　C. 手太阳小肠经
　　D. 足少阳胆经　　　E. 手少阳三焦经

2. 循行既到目内眦又到目外眦的经脉是
　　A. 手阳明大肠经　　B. 手太阳小肠经　　C. 手少阳三焦经
　　D. 足太阳膀胱经　　E. 足少阳胆经

3. 位于肩胛冈下窝中央凹陷处，约当肩胛冈下缘与肩胛下角之间的 1/3 折点处的腧穴是
　　A. 肩贞　　B. 臑俞　　C. 天宗　　D. 秉风　　E. 曲垣

4. 手太阳小肠经的起始穴是
　　A. 少泽　　B. 少冲　　C. 少府　　D. 听会　　E. 听宫

5. 下列腧穴中，具有催乳作用的是
　　A. 中冲　　B. 关冲　　C. 少冲　　D. 隐白　　E. 少泽

【参考答案】

1. C　2. B　3. C　4. A　5. E

第十三单元　足太阳膀胱经、腧穴

【考点突破攻略】

要点一　经脉循行

《灵枢·经脉》：膀胱足太阳之脉，起于目内眦，上额交巅（头顶最高处）。

其支者，从巅至耳上角。

其直者，从巅入络脑，还出别下项，循肩膊内，夹脊抵腰中，入循膂（脊柱两旁的肌肉），络肾，属膀胱。其支者，从腰中，下夹脊，贯臀，入腘中。

其支者，从髆内左右别下贯胛，夹脊内，过髀枢（指股骨大转子处），循髀外后廉下合腘中，以下贯腨内，出外踝之后，循京骨（第 5 跖骨粗隆），至小指外侧。

要点二 主治概要

1. 脏腑病证 背部第一侧线的背俞穴及第二侧线的腧穴，主治与其相关的脏腑病证和有关的组织器官病证。

2. 神志病证 癫、狂、痫等。

3. 头面五官病证 头痛、鼻塞、鼻衄等。

4. 经脉循行部位的其他病证 项、背、腰、下肢痹痛等。

要点三 常用腧穴的定位、主治要点和操作

1. 睛明 Jīngmíng（BL 1）

【定位】在面部，目内眦内上方眶内侧壁凹陷中。

【主治】①目赤肿痛、流泪、视物不明、目眩、近视、夜盲、色盲、目翳等眼病；②急性腰痛；③心悸、怔忡等心疾。

【操作】嘱患者闭目，医者左手轻推眼球向外侧固定，右手缓慢进针，紧靠眶缘直刺 0.5～1 寸。遇到阻力时，不宜强行进针，应改变进针方向或退针。不捻转，不提插（或只轻微地捻转和提插）。出针后按压针孔片刻，以防出血。针具宜细，消毒宜严。禁灸。

2. 攒竹 Cuánzhú（BL 2）

【定位】在面部，眉头凹陷中，额切迹处。

【主治】①头痛、面痛、眉棱骨痛、面瘫等头面病证；②眼睑瞤动、眼睑下垂、目视不明、流泪、目赤肿痛等眼疾；③呃逆；④急性腰扭伤。

【操作】可向眉中或向眼眶内缘平刺或斜刺 0.5～0.8 寸，或直刺 0.2～0.3 寸。禁灸。

3. 肺俞▲ Fèishū（BL 13） 肺之背俞穴

【定位】在脊柱区，第 3 胸椎棘突下，后正中线旁开 1.5 寸。

【主治】①鼻塞、咳嗽、气喘、咯血等肺系病证；②骨蒸潮热、盗汗等阴虚病证；③背痛；④皮肤瘙痒，瘾疹。

【操作】斜刺 0.5～0.8 寸。热证宜点刺放血。

4. 心俞 Xīnshū（BL 15） 心之背俞穴

【定位】在脊柱区，第 5 胸椎棘突下，后正中线旁开 1.5 寸。

【主治】①心痛、惊悸、不寐、健忘、癫痫等心神病证；②胸闷、胸痛、咳嗽、吐血等胸肺病证；③遗精、白浊等男科病证；④盗汗。

【操作】斜刺 0.5～0.8 寸。

5. 膈俞▲ Géshū（BL 17） 八会穴之血会

【定位】在脊柱区，第 7 胸椎棘突下，后正中线旁开 1.5 寸。

【主治】①胃痛；②呕吐、呃逆、咳嗽、气喘等气逆之证；③贫血、吐血、便血等血证；④瘾疹、皮肤瘙痒等皮肤病证；⑤潮热、盗汗等阴虚证。

【操作】斜刺 0.5～0.8 寸。

6. 肝俞 Gānshū（BL 18） 肝之背俞穴

【定位】在脊柱区，第 9 胸椎棘突下，后正中线旁开 1.5 寸。

【主治】①胁痛、黄疸等肝胆病证；②目赤、目视不明、夜盲、迎风流泪等目疾；③眩晕，癫狂痫；④脊背痛，角弓反张，转筋。

【操作】斜刺 0.5～0.8 寸。

7. 脾俞 Píshū（BL 20） 脾之背俞穴

【定位】在脊柱区，第 11 胸椎棘突下，后正中线旁开 1.5 寸。

【主治】①腹胀、纳呆、呕吐、泄泻、痢疾、便血、多食善饥、身体消瘦等脾胃病证；②黄疸，水肿；③背痛。

【操作】斜刺 0.5～0.8 寸。

8. 肾俞▲　Shènshū（BL 23）　肾之背俞穴

【定位】在脊柱区，第 2 腰椎棘突下，后正中线旁开 1.5 寸。

【主治】①头晕、耳鸣、耳聋、慢性腹泻、气喘、腰酸痛、遗精、阳痿、不育等肾虚病证；②遗尿、癃闭等前阴病证；③月经不调、带下、不孕等妇科病证；④消渴。

【操作】直刺 0.5～1 寸。

9. 大肠俞▲　Dàchángshū（BL 25）　大肠之背俞穴

【定位】在脊柱区，第 4 腰椎棘突下，后正中线旁开 1.5 寸。

【主治】①腰痛；②腹胀、泄泻、便秘等肠腑病证。

【操作】直刺 0.8～1.2 寸。

10. 次髎　Cìliáo（BL 32）

【定位】在骶区，正对第 2 骶后孔中。

【主治】①月经不调、痛经、阴挺、带下等妇科病证；②遗精、阳痿等男科病证；③小便不利、癃闭、遗尿、疝气等前阴病证；④腰骶痛，下肢痿痹。

【操作】直刺 1～1.5 寸。

11. 委中▲　Wěizhōng（BL 40）　合穴；膀胱下合穴

【定位】在膝后区，腘横纹中点。

【主治】①腰背痛、下肢痿痹等；②急性腹痛、急性吐泻等急症；③癃闭、遗尿等泌尿系病证；④丹毒、瘾疹、皮肤瘙痒、疔疮等血热病证。

【操作】直刺 1～1.5 寸，或用三棱针点刺腘静脉出血。针刺不宜过快、过强、过深，以免损伤血管和神经。

12. 承山▲　Chéngshān（BL 57）

【定位】在小腿后区，腓肠肌两肌腹与肌腱交角处。

【主治】①腰腿拘急、疼痛；②痔疾，便秘；③腹痛，疝气。

【操作】直刺 1～2 寸。不宜过强地刺激，以免引起腓肠肌痉挛。

13. 昆仑▲　Kūnlún（BL 60）　经穴

【定位】在踝区，外踝尖与跟腱之间的凹陷中。

【主治】①后头痛、目眩、项强等头项病证；②腰骶疼痛，足踝肿痛；③癫痫；④滞产。

【操作】直刺 0.5～0.8 寸。孕妇禁用，经期慎用。

14. 申脉　Shēnmài（BL 62）　八脉交会穴，通阳跷脉；足太阳经与阳跷脉的交会穴

【定位】在踝区，外踝尖直下，外踝下缘与跟骨之间凹陷中。

【主治】①头痛、眩晕等头部疾病；②癫、狂、痫等神志病证；③嗜睡、不寐等眼睛开合不利病证；④腰腿酸痛，下肢运动不利。

【操作】直刺 0.3～0.5 寸。

15. 至阴▲　Zhìyīn（BL 67）　井穴

【定位】在足趾，小趾末节外侧，趾甲根角侧后方 0.1 寸（指寸）。

【主治】①胎位不正、滞产、胞衣不下等胎产病证；②头痛、目痛、鼻塞、鼻衄等头面五官病证。

【操作】浅刺 0.1 寸。胎位不正用灸法。

［常考考点］常用腧穴的定位和某些特殊治疗作用。

【例题实战模拟】

A1 型题

1. 下列循行至头顶且入络脑的经脉是

　A. 足厥阴肝经　　B. 足太阳膀胱经　　C. 手少阳三焦经　　D. 足少阳胆经　　E. 手太阳小肠经

2. 下列有关睛明穴的针刺操作，叙述不正确的是

A. 遇到阻力时，可继续进针，不必改变进针方向或退针　　B. 不捻转，不提插

C. 出针后按压针孔片刻，以防出血　　D. 针具宜细，消毒宜严　　E. 禁灸

3. 下列腧穴中，常用于治疗呃逆的是

A. 睛明　　B. 攒竹　　C. 承泣　　D. 四白　　E. 印堂

4. 下列腧穴中，治疗急性吐泻有速效的是

A. 委阳　　B. 委中　　C. 承山　　D. 飞扬　　E. 昆仑

5. 常用于纠正胎位的腧穴是

A. 隐白　　B. 至阴　　C. 至阳　　D. 束谷　　E. 申脉

【参考答案】

1. B　2. A　3. B　4. B　5. B

第十四单元　足少阴肾经、腧穴

【考点突破攻略】

要点一　经脉循行

《灵枢·经脉》：肾足少阴之脉，起于小指之下，斜走足心，出于然骨（指舟骨粗隆）之下，循内踝之后，别入跟中，以上踹内，出腘内廉，上股内后廉，贯脊属肾，络膀胱。

其直者，从肾上贯肝膈，入肺中，循喉咙，夹舌本。

其支者，从肺出，络心，注胸中。

要点二　主治概要

1. 头及五官病证　头痛、目眩、咽喉肿痛、齿痛、耳聋、耳鸣等。

2. 妇科病证，前阴病证　月经不调、遗精阳痿、小便频数等。

3. 经脉循行部位的其他病证　下肢厥冷、内踝肿痛等。

要点三　常用腧穴的定位、主治要点和操作

1. 涌泉　Yǒngquán （KI 1）　井穴

【定位】在足底，屈足卷趾时足心最凹陷中。

【主治】①昏厥、中暑、小儿惊风等急症；②癫狂痫、头痛、头晕、目眩、失眠等神志病证；③咽喉肿痛、喉痹、失音等头面五官病证；④大便难、小便不利等前后二阴病证；⑤足心热；⑥奔豚气。

【操作】直刺 0.5～1.0 寸。针刺时要防止刺伤足底动脉弓。临床常用灸法或药物贴敷。

2. 太溪▲　Tàixī （KI 3）　输穴；原穴

【定位】在踝区，内踝尖与跟腱之间的凹陷中。

【主治】①头晕目眩、不寐、健忘、遗精、阳痿、月经不调等肾虚证；②咽喉肿痛、齿痛、耳聋、耳鸣等阴虚性五官病证；③咳喘、胸痛、咳血等肺系病证；④消渴，小便频数，便秘；⑤腰脊痛，足跟痛，下肢厥冷。

【操作】直刺 0.5～0.8 寸。

3. 照海▲　Zhàohǎi （KI 6）　八脉交会穴，通阴跷脉

【定位】在踝区，内踝尖下 1 寸，内踝下缘边际凹陷中。

【主治】①月经不调、痛经、阴痒、赤白带下等妇科病证；②癫痫、不寐、嗜卧、癔症等神志病证；③咽喉干痛，目赤肿痛；④小便频数，癃闭；⑤便秘。

【操作】直刺 0.5～0.8 寸。

［常考考点］常用腧穴的定位和某些特殊治疗作用。

【例题实战模拟】

A1 型题

1. 肾经在循行中，未与以下何脏腑发生联系

　　A. 肝　　B. 肺　　C. 心　　D. 膀胱　　E. 心包

2. 下列选项中"贯脊"的经脉是

　　A. 督脉　　B. 带脉　　C. 足少阴肾经　　D. 足太阳膀胱经　　E. 足少阳胆经

3. 下列不属于照海穴主治病证的是

　　A. 失眠、癫痫　　　　B. 呕吐涎沫，吐舌　　　　C. 月经不调，带下

　　D. 小便频数，癃闭　　E. 咽喉干痛，目赤肿痛

4. 下列经脉中，在大腿部没有经穴分布的是

　　A. 足阳明胃经　　B. 足少阳胆经　　C. 足太阴脾经　　D. 足厥阴肝经　　E. 足少阴肾经

5. 足少阴肾经在腹部的循行是旁开前正中线

　　A. 0.5 寸　　B. 1 寸　　C. 2 寸　　D. 4 寸　　E. 6 寸

【参考答案】

1. E　2. C　3. B　4. E　5. A

第十五单元　手厥阴心包经、腧穴

【考点突破攻略】

要点一　经脉循行

《灵枢·经脉》：心主手厥阴心包络之脉，起于胸中，出属心包，下膈，历络三焦。

其支者，循胸出胁，下腋三寸，上抵腋下，循臑内，行太阴、少阴之间，入肘中，下臂，行两筋（指桡侧腕屈肌腱与掌长肌腱）之间，入掌中，循中指，出其端。

其支者，别掌中，循小指次指（即无名指）出其端。

要点二　主治概要

1. 心胸、神志病证　心痛、心悸、心烦、胸闷、癫狂痫等。

2. 胃腑病证　胃痛、呕吐等。

3. 经脉循行部位的其他病证　上臂内侧痛、肘臂挛麻、腕痛、掌中热等。

要点三　常用腧穴的定位、主治要点和操作

1. 曲泽　Qūzé（PC 3）合穴

【定位】在肘前区，肘横纹上，肱二头肌腱的尺侧缘凹陷中。

【主治】①心痛、心悸、善惊等心疾；②胃痛、呕吐、泄泻等胃腑热性病证；③热病，中暑；④肘臂挛痛，上肢颤动。

【操作】直刺 1 ～ 1.5 寸，或三棱针点刺出血。

2. 内关▲　Nèiguān（PC 6）络穴；八脉交会穴，通阴维脉

【定位】在前臂前区，腕掌侧远端横纹上 2 寸，掌长肌腱与桡侧腕屈肌腱之间。

【主治】①心痛、心悸、胸闷等心胸病证；②胃痛、呕吐、呃逆等胃腑病证；③不寐、郁病、癫狂痫等神志病证；④中风，眩晕，偏头痛；⑤胁痛，胁下痞块，肘臂挛痛。

【操作】直刺 0.5～1 寸。注意穴位深层有正中神经。

3. 劳宫 Láogōng （PC 8） 荥穴

【定位】在掌区，横平第 3 掌指关节近端，第 2、3 掌骨之间偏于第 3 掌骨。简便取穴：握拳，中指尖下是穴。

【主治】①中风昏迷、中暑等急症；②心痛、烦闷等心疾；③癫狂痫等神志病证；④口疮，口臭；⑤鹅掌风。

【操作】直刺 0.3～0.5 寸。为急救要穴之一。

[常考考点] 常用腧穴的定位和某些特殊治疗作用。

【例题实战模拟】

A1 型题

1. 手厥阴经腧穴除主治心、心包、胸、神志病外，还主要用于治疗
   A. 胃病　　B. 肾病　　C. 肝病　　D. 胆病　　E. 脾病

2. 在肘前区，肘横纹上，肱二头肌腱尺侧缘凹陷中的腧穴是
   A. 少海　　B. 小海　　C. 曲泽　　D. 曲池　　E. 尺泽

3. 下列不属于曲泽穴主治病证的是
   A. 心痛、善惊　　B. 胃痛、呕血　　C. 咳嗽、胸满　　D. 暑热病　　E. 肘臂挛痛

4. 内关穴的定位是
   A. 腕横纹上 5 寸，掌长肌腱与桡侧腕屈肌腱之间
   B. 腕横纹上 3 寸，掌长肌腱与桡侧腕屈肌腱之间
   C. 腕横纹上 2 寸，掌长肌腱与桡侧腕屈肌腱之间
   D. 腕横纹上 1 寸，掌长肌腱与桡侧腕屈肌腱之间
   E. 腕横纹中央，掌长肌腱与桡侧腕屈肌腱之间

5. 下列不属于内关主治病证的是
   A. 心痛、胸闷　　B. 胃痛、呃逆　　C. 遗尿、阳痿　　D. 失眠、郁证　　E. 中风、眩晕

【参考答案】

1. A　2. C　3. C　4. C　5. C

第十六单元　手少阳三焦经、腧穴

【考点突破攻略】

要点一　经脉循行

《灵枢·经脉》：三焦手少阳之脉，起于小指次指之端，上出两指（第 4、5 指）之间，循手表腕（手背腕关节部），出臂外两骨（前臂伸侧，尺骨与桡骨）之间，上贯肘，循臑外上肩，而交出足少阳之后，入缺盆，布膻中，散络心包，下膈，遍属三焦。

其支者，从膻中，上出缺盆，上项，系耳后，直上出耳上角，以屈下颊至。

其支者，从耳后入耳中，出走耳前，过客主人，前交颊，至目锐眦。

要点二　主治概要

1. 头面五官病证　头、目、耳、颊、咽喉病等。

2. 热病。

3. 经脉循行部位的其他病证　胸胁痛，肩臂外侧痛，上肢挛急、麻木、不遂等。

要点三　常用腧穴的定位、主治要点和操作

1. 中渚　Zhōngzhǔ（TE 3）输穴

【定位】在手背，第 4、5 掌骨间，第 4 掌指关节近端凹陷中。

【主治】①手指屈伸不利，肘臂肩背痛；②头痛、耳鸣、耳聋、聤耳、耳痛、目赤、咽喉肿痛等头面五官病证；③热病，疟疾。

【操作】直刺 0.3 ～ 0.5 寸。

2. 外关▲　Wàiguān（TE 5）络穴；八脉交会穴，通阳维脉

【定位】在前臂后区，腕背侧远端横纹上 2 寸，尺骨与桡骨间隙中点。

【主治】①耳鸣、耳聋、聤耳、耳痛、目赤肿痛、目生翳膜、目眩、咽喉肿痛、口噤、口㖞、齿痛、面痛等头面五官病证；②头痛，颈项及肩部疼痛，胁痛，上肢痹痛；③热病，疟疾，伤风感冒；④瘰疬。

【操作】直刺 0.5 ～ 1.0 寸。

3. 支沟▲　Zhīgōu（TE 6）经穴

【定位】在前臂后区，腕背侧远端横纹上 3 寸，尺骨与桡骨间隙中点。

【主治】①便秘；②热病；③耳鸣、耳聋、咽喉肿痛、暴喑、头痛等头面五官病证；④肘臂痛，胁肋痛，落枕；⑤瘰疬。

【操作】直刺 0.5 ～ 1.0 寸。

4. 肩髎　Jiānliáo（TE 14）

【定位】在三角肌区，肩峰角与肱骨大结节两骨间凹陷中。

【主治】①肩臂挛痛，不遂；②风疹。

【操作】直刺 0.8 ～ 1.5 寸。

5. 翳风　Yìfēng（TE 17）手、足少阳经的交会穴

【定位】在颈部，耳垂后方，乳突下端前方凹陷中。

【主治】①耳鸣、耳聋、聤耳等耳病；②眼睑𬙂动、颊肿、口㖞、牙关紧闭、齿痛等面口病证；③瘰疬。

【操作】直刺 0.5 ～ 1.0 寸。

6. 丝竹空　Sīzhúkōng（TE 23）手、足少阳经的交会穴

【定位】在面部，眉梢凹陷中。

【主治】①头痛、眩晕、目赤肿痛、眼睑𬙂动、视物不清等头目病证；②癫痫；③齿痛，牙关拘急，口㖞。

【操作】平刺 0.3 ～ 0.5 寸；不灸。

［常考考点］常用腧穴的定位和某些特殊治疗作用。

【例题实战模拟】

A1 型题

1. 下列不属于外关穴主治病证的是
　　A. 热病、头痛　　B. 心痛、胸闷　　C. 耳鸣、耳聋　　D. 瘰疬、胁痛　　E. 上肢痿痹不遂

2. 下列不属于支沟穴主治病证的是
　　A. 失眠、癫痫狂　　B. 便秘、热病　　C. 耳鸣、耳聋　　D. 暴喑、瘰疬　　E. 胁肋疼痛

3. 下列输穴中，治疗便秘较好的是
　　A. 关冲　　B. 中渚　　C. 阳池　　D. 支沟　　E. 外关

4. 下列腧穴中，属于手少阳三焦经的是
　　A. 肩髎　　B. 巨髎　　C. 次髎　　D. 颧髎　　E. 瞳子髎

5. 位于乳突前下方与下颌角之间的凹陷中的腧穴是

A.角孙　　　B.翳风　　　C.翳明　　　D.牵正　　　E.头临泣

【参考答案】

1.B　2.A　3.D　4.A　5.B

第十七单元　足少阳胆经、腧穴

【考点突破攻略】

要点一　经脉循行

《灵枢・经脉》：胆足少阳之脉，起于目锐眦，上抵头角（指额结节部，一般称额角），下耳后，循颈，行手少阳之前，至肩上，却交出手少阳之后，入缺盆。

其支者，从耳后入耳中，出走耳前，至目锐眦后。

其支者，别锐眦，下大迎，合于手少阳，抵于，下加颊车，下颈，合缺盆，以下胸中，贯膈，络肝，属胆，循胁里，出气街（腹股沟动脉旁），绕毛际（耻骨阴毛部），横入髀厌（即髀枢，股骨大转子部）中。

其直者，从缺盆下腋，循胸，过季胁（第11、12肋部），下合髀厌中。以下循髀阳（大腿外侧），出膝外廉，下外辅骨（指腓骨）之前，直下抵绝骨（指腓骨下端凹陷处）之端，下出外踝之前，循足跗上，入小指次指之间。

其支者，别跗上，入大指之间，循大指歧骨（指足大趾、次趾本节后骨缝）内，出其端；还贯爪甲，出三毛（足大趾爪甲后有毫毛处）。

要点二　主治概要

1.头面五官病证　侧头、目、耳、咽喉病等。

2.肝胆病证　黄疸、口苦、胁痛等。

3.神志病证　癫狂等。

4.热病。

5.经脉循行部位的其他病证　胁肋痛，下肢痹痛、麻木、不遂等。

要点三　常用腧穴的定位、主治要点和操作

1.阳白　Yángbái（GB 14）　足少阳经与阳维脉的交会穴

【定位】在头部，眉上1寸，瞳孔直上。

【主治】①头痛，眩晕；②视物模糊、目痛等目疾；③眼睑眴动、眼睑下垂等目疾。

【操作】平刺0.3～0.5寸。

2.风池▲　Fēngchí（GB 20）　足少阳经与阳维脉的交会穴

【定位】在颈后区，枕骨之下，胸锁乳突肌上端与斜方肌上端之间的凹陷中。

【主治】①中风、头痛、眩晕、不寐、癫痫等内风所致病证；②恶寒发热、口眼㖞斜等外风所致病证；③目赤肿痛、视物不明、鼻塞、鼻衄、鼻渊、耳鸣、咽喉肿痛等五官病证；④颈项强痛。

【操作】向鼻尖方向斜刺0.8～1.2寸。

3.肩井▲　Jiānjǐng（GB 21）　手、足少阳经与阳维脉的交会穴

【定位】在肩胛区，第7颈椎棘突与肩峰最外侧点连线的中点。

【主治】①头痛、眩晕、颈项强痛等头项部病证；②肩背疼痛，上肢不遂；③瘰疬；④乳痈、乳少、难产、胞衣不下等妇科病证。

【操作】直刺0.3～0.5寸，切忌深刺、捣刺。孕妇禁用。

4. 环跳▲ Huántiào （GB 30） 足少阳经与足太阴经的交会穴

【定位】在臀区，股骨大转子最凸点与骶管裂孔连线的外 1/3 与内 2/3 交点处。

【主治】①下肢痿痹，半身不遂，腰腿痛；②风疹。

【操作】直刺 2 ～ 3 寸。

5. 阳陵泉▲ Yánglíngquán （GB 34）合穴；胆下合穴；八会穴之筋会

【定位】在小腿外侧，腓骨头前下方凹陷中。

【主治】①黄疸、口苦、呕吐、胁痛等胆腑病证；②下肢痿痹、膝髌肿痛、肩痛等筋病；③小儿惊风。

【操作】直刺 1 ～ 1.5 寸。

6. 悬钟▲ Xuánzhōng （GB 39） 八会穴之髓会

【定位】在小腿外侧，外踝尖上 3 寸，腓骨前缘。

【主治】①中风、颈椎病、腰椎病等骨、髓病；②颈项强痛，偏头痛，咽喉肿痛；③胸胁胀痛；④下肢痿痹，脚气。

【操作】直刺 0.5 ～ 0.8 寸。

7. 丘墟 Qiūxū （GB 40） 原穴

【定位】在踝区，外踝的前下方，趾长伸肌腱的外侧凹陷中。

【主治】①偏头痛，胸胁胀痛；②下肢痿痹，外踝肿痛，足下垂，脚气；③疟疾。

【操作】直刺 0.5 ～ 0.8 寸。

[常考考点] 常用腧穴的定位和某些特殊治疗作用。

【例题实战模拟】

A1 型题

1. 从耳后进入耳中，出走耳前的经脉是

　　A. 足太阳膀胱经　　B. 手太阳小肠经　　C. 足阳明胃经　　D. 手阳明大肠经　　E. 足少阳胆经

2. 针刺环跳穴的最佳体位是

　　A. 坐位　　B. 站位　　C. 仰卧位　　D. 俯卧位　　E. 侧卧位

3. 下列不属于阳陵泉主治病证的是

　　A. 黄疸、胁痛、口苦　　B. 腹泻、水肿、小便不利　　C. 呕吐、吞酸

　　D. 膝肿痛、下肢痿痹　　E. 小儿惊风

【参考答案】

1. E　2. E　3. B

第十八单元　足厥阴肝经、腧穴

【考点突破攻略】

要点一　经脉循行

《灵枢·经脉》：肝足厥阴之脉，起于大指丛毛（指足大趾背部趾甲后的毫毛处，又称三毛）之际，上循足跗上廉，去内踝一寸，上踝八寸，交出太阴之后，上腘内廉，循股阴（指大腿的内侧），入毛中，环阴器，抵小腹，夹胃，属肝，络胆，上贯膈，布胁肋，循喉咙之后，上入颃颡（指鼻咽部），连目系，上出额，与督脉会于巅。

其支者，从目系下颊里，环唇内。

其支者，复从肝别贯膈，上注肺。

要点二　主治概要

1. 肝胆病证　黄疸、胸胁胀痛、呕逆、中风、头痛、眩晕、惊风等。

2. 妇科病和前阴病证　月经不调、痛经、崩漏、带下、遗尿、小便不利等。

3. 经脉循行部位的其他病证　下肢痹痛、麻木、不遂等。

要点三　常用腧穴的定位、主治要点和操作

1. 大敦　Dàdūn（LR 1）井穴

【定位】在足趾，大趾末节外侧，趾甲根角侧后方 0.1 寸（指寸）。

【主治】①疝气，少腹痛；②遗尿、癃闭、淋证等泌尿系病证；③月经不调、经闭、崩漏、阴挺等妇科病证；④癫痫。

【操作】浅刺 0.1～0.2 寸，或点刺出血。

2. 太冲▲　Tàichōng（LR 3）输穴；原穴

【定位】在足背，第 1、2 跖骨间，跖骨底结合部前方凹陷中，或触及动脉搏动处。

【主治】①中风、癫狂病、头痛、眩晕、口眼㖞斜、小儿惊风等内风所致病证；②目赤肿痛、口㖞、青盲、咽喉干痛、耳鸣、耳聋等头面五官热性病证；③月经不调、崩漏、痛经、难产等妇科病证；④黄疸、胁痛、腹胀、呕逆等肝胃病证；⑤下肢痿痹，足跗肿痛。

【操作】直刺 0.5～1 寸。

3. 期门▲　Qīmén（LR 14）肝募穴；足厥阴经与足太阴经的交会穴

【定位】在胸部，第 6 肋间隙，前正中线旁开 4 寸。

【主治】①胸胁胀痛；②腹胀、呃逆、吞酸等肝胃病证；③郁病，奔豚气；④乳痈。

【操作】斜刺 0.5～0.8 寸。

［常考考点］常用腧穴的定位和某些特殊治疗作用。

【例题实战模拟】

A1 型题

1. 经脉循行"环阴器"的是

　A. 足太阴脾经　　B. 足阳明胃经　　C. 足太阳膀胱经　　D. 足厥阴肝经　　E. 足少阳胆经

2. 经脉循行到达颠顶的是

　A. 手少阴心经　　B. 足少阴肾经　　C. 手厥阴心包经　　D. 足厥阴肝经　　E. 手太阴肺经

3. 肝经在循行中，未发生联系的脏腑是

　A. 肝　　B. 胆　　C. 肺　　D. 胃　　E. 心

4. 肝经在循行中，未发生联系的部位是

　A. 喉咙　　B. 唇内　　C. 耳中　　D. 目系　　E. 颊部

5. 太冲穴的定位是

　A. 在足背，当第 1、2 趾间的趾蹼缘上方纹头处

　B. 在足背，当第 2、3 趾间的趾蹼缘上方纹头处

　C. 在足背，第 1、2 跖骨结合部之前凹陷中

　D. 在足背，第 2、3 跖骨结合部之前凹陷中

　E. 内踝前 1 寸，胫骨前肌腱内缘凹陷中

6. 期门穴的定位是

　A. 在胸部，第 5 肋间隙，前正中线旁开 4 寸

　B. 在胸部，第 6 肋间隙，前正中线旁开 4 寸

　C. 在胸部，第 7 肋间隙，前正中线旁开 4 寸

　D. 第 11 肋游离端下际

E. 在侧腰部，第 12 肋游离端下际

7. 下列被称为"四关"穴的腧穴是

A. 内关、外关　　　B. 合谷、太冲　　　C. 曲池、足三里　　　D. 外关、阳陵泉　　　E. 尺泽、委中

【参考答案】

1. D　2. D　3. E　4. C　5. C　6. B　7. B

第十九单元　督脉、腧穴

【考点突破攻略】

要点一　经脉循行

《难经·二十八难》：督脉者，起于下极之输，并于脊里，上至风府，入属于脑（此下《针灸甲乙经·奇经八脉第二》有"上巅，循额，至鼻柱"）。

要点二　主治概要

1. 脏腑病证　胸背腰段的腧穴主治与其相关的脏腑病证和有关的组织器官病证。

2. 神志病　癫狂痫等。

3. 热病。

4. 头面五官病证　头痛、口㖞、面肿等。

5. 经脉循行部位的其他病证　腰骶、背项疼痛等。

要点三　常用腧穴的定位、主治要点和操作

1. 腰阳关　Yāoyángguān　（GV 3）

【定位】在脊柱区，第 4 腰椎棘突下凹陷中，后正中线上。

【主治】①月经不调、带下等妇科病证；②遗精、阳痿等男科病证；③腰骶疼痛，下肢痿痹。

【操作】直刺或向上斜刺 0.5 ～ 1 寸。

2. 大椎▲　Dàzhuī　（GV 14）　督脉与足三阳经的交会穴

【定位】在脊柱区，第 7 颈椎棘突下凹陷中，后正中线上。

【主治】①恶寒发热、疟疾等外感病证；②热病，骨蒸潮热；③咳嗽、气喘等肺气失于宣降证；④癫狂痫、小儿惊风等神志病证；⑤风疹、痤疮等皮肤疾病；⑥项强、脊痛等脊柱病证。

【操作】直刺 0.5 ～ 1 寸。

3. 哑门　Yǎmén　（GV 15）　督脉与阳维脉的交会穴

【定位】在颈后区，第 2 颈椎棘突上际凹陷中，后正中线上。

【主治】①暴喑，舌强不语，聋哑；②癫狂痫、癔症等神志病证；③头痛，项强。

【操作】伏案正坐位，头微前倾，项肌放松，向下颌方向缓慢刺入 0.5 ～ 1 寸。不可向上斜刺或深刺，以免刺入枕骨大孔，伤及延髓。

4. 百会▲　Bǎihuì　（GV 20）　督脉与足太阳经的交会穴

【定位】在头部，前发际正中直上 5 寸。

【主治】①晕厥、中风、失语、痴呆等脑病；②癫狂、不寐、健忘等神志病；③头风、颠顶痛、眩晕、耳鸣等头面病证；④脱肛、阴挺、胃下垂等气虚下陷证。

【操作】平刺 0.5 ～ 0.8 寸，升阳固脱多用灸法。

5. 水沟▲　Shuǐgōu　（GV 26）　督脉与手、足阳明经的交会穴

【定位】在面部，人中沟的上 1/3 与中 1/3 交点处。

【主治】①昏迷、晕厥、中风、中暑、脱证等急症，为急救要穴之一；②癫狂痫、癔症、急慢惊风等神志病；③闪挫腰痛，脊背强痛；④口㖞、面肿、鼻塞、牙关紧闭等头面五官病证。

【操作】向上斜刺 0.3 ～ 0.5 寸，强刺激；或指甲按掐。

6. 印堂▲ Yìntáng （GV 29）

【定位】在头部，两眉毛内侧端中间的凹陷中。

【主治】①不寐、健忘、痴呆、痫证、小儿惊风等神志病；②头痛、眩晕、鼻渊、鼻衄、鼻鼽等头面五官病证；③小儿惊风，产后血晕，子痫。

【操作】平刺 0.3 ～ 0.5 寸，或三棱针点刺出血。

［常考考点］常用腧穴的定位和某些特殊治疗作用。

【例题实战模拟】

A1 型题

1. 下列不属于大椎穴主治病证的是
　　A. 热病、疟疾　　　　　　　　B. 骨蒸潮热　　　　　　　　C. 癫狂痫、小儿惊风
　　D. 腹泻、痢疾、脱肛　　　　　E. 风疹、痤疮
2. 下列不属于督脉腧穴的是
　　A. 腰阳关　　B. 上星　　C. 水沟　　D. 承浆　　E. 素髎

【参考答案】

1. D　2. D

第二十单元　任脉、腧穴

【考点突破攻略】

要点一　经脉循行

《素问·骨空论》：任脉者，起于中极之下，以上毛际，循腹里，上关元，至咽喉，上颐循面入目。

要点二　主治概要

1. 脏腑病　腹部、胸部相关脏腑病。

2. 妇科病、男科病及前阴病　月经不调、痛经、带下、遗精、阳痿、遗尿、小便不利等。

3. 神志病　癫痫、失眠等。

4. 虚证　部分腧穴具有强壮作用，主治各种虚证、虚劳、虚脱等。

5. 经脉循行部位的其他病证　颈、头、胸、腹的局部病证。

要点三　常用腧穴的定位、主治要点和操作

1. 中极▲ Zhōngjí （CV 3） 膀胱之募穴；任脉与足三阴经的交会穴

【定位】在下腹部，脐中下 4 寸，前正中线上。

【主治】①遗尿、癃闭、尿频、尿急等泌尿系病证；②遗精、阳痿、不育等男科病证；③崩漏、月经不调、痛经、经闭、不孕、带下病等妇科病证。

【操作】直刺 1 ～ 1.5 寸，应在排尿后针刺，以免伤及深部膀胱。孕妇慎用。

2. 关元▲ Guānyuán （CV 4）小肠之募穴；任脉与足三阴经的交会穴

【定位】在下腹部，脐中下 3 寸，前正中线上。

【主治】①中风脱证、虚劳羸瘦、脱肛、阴挺等元气虚损所致病证；②遗精、阳痿、早泄、不育等

男科病证；③崩漏、月经不调、痛经、闭经、不孕、带下等妇科病证；④遗尿、癃闭、尿频、尿急等泌尿系病证；⑤腹痛、泄泻、脱肛、便血等肠腑病证；⑥保健要穴。

【操作】直刺 1～1.5 寸，应在排尿后针刺，以免伤及深部膀胱。孕妇慎用。

3. 气海▲　Qìhǎi（CV 6）

【定位】在下腹部，脐中下 1.5 寸，前正中线上。

【主治】①中风脱证、虚劳羸瘦、脱肛、阴挺等气虚证；②遗精、阳痿、疝气、不育等男科病证；③崩漏、月经不调、痛经、经闭、不孕、带下等妇科病证；④遗尿、癃闭等泌尿系病证；④水谷不化、绕脐疼痛、便秘、泄泻等肠腑病证；⑤保健要穴。

【操作】直刺 1～1.5 寸，孕妇慎用。

4. 神阙　Shénquè（CV 8）

【定位】在脐区，脐中央。

【主治】①中风脱证、虚脱、脱肛、阴挺、胃下垂等元气虚损证；②腹胀、腹痛、肠鸣、泄泻、痢疾、便秘、水肿等脾肾虚损所致病证；③保健要穴。

【操作】此穴禁针，多用艾条灸或隔盐灸。

5. 中脘▲　Zhōngwǎn（CV 12）　胃之募穴；八会穴之腑会；任脉与手少阳经、手太阳经、足阳明经的交会穴

【定位】在上腹部，脐中上 4 寸，前正中线上。

【主治】①胃痛、呕吐、完谷不化、食欲不振、腹胀、泄泻、小儿疳积等脾胃病证；②癫痫、不寐等神志病；③黄疸。

【操作】直刺 1～1.5 寸。

6. 膻中▲　Dànzhōng（CV 17）　心包之募穴；八会穴之气会

【定位】在胸部，横平第 4 肋间隙，前正中线上。

【主治】①咳嗽、气喘、胸闷等胸中气机不畅病证；②心痛、心悸等心疾；③产后乳少、乳痈、乳癖等乳病；④呕吐、呃逆等胃气上逆证。

【操作】直刺 0.3～0.5 寸，或平刺。

7. 廉泉　Liánquán（CV 23）　任脉与阴维脉的交会穴

【定位】在颈前区，喉结上方，舌骨上缘凹陷中，前正中线上。

【主治】中风舌强不语、舌缓流涎、舌下肿痛、咽喉肿痛、暴暗、吞咽困难、喉痹等咽喉口舌病证。

【操作】向舌根斜刺 0.5～0.8 寸。

［常考考点］常用腧穴的定位和某些特殊治疗作用。

【例题实战模拟】

A1 型题

1. 下列不属于关元穴主治病证的是
　　A. 中风脱证、虚劳羸瘦　　　　B. 癫狂痫、失眠　　　　　　C. 少腹疼痛、疝气
　　D. 遗精、阳痿、早泄　　　　　E. 月经不调、痛经

2. 中极、关元善于治疗泌尿生殖系统疾病，因其是
　　A. 任脉与冲脉之交会穴　　　　B. 阳维脉与任脉之交会穴　　　C. 足三阴经与任脉之交会穴
　　D. 足太阴经与足厥阴经之交会穴　　　E. 足少阴经与足厥阴经之交会穴

3. 气海穴的定位是前正中线上
　　A. 脐下 0.5 寸　　B. 脐下 1 寸　　C. 脐下 1.5 寸　　D. 脐下 2 寸　　E. 脐下 2.5 寸

【参考答案】

1. B　2. C　3. C

第二十一单元 奇穴

【考点突破攻略】

要点 常用奇穴的定位、主治要点和操作

1. 四神聪▲ Sìshéncōng （EX-HN 1）

【定位】在头部，百会前后左右各旁开1寸，共4穴。

【主治】①头痛、眩晕、健忘等头脑病证；②不寐、癫痫等神志病证。

【操作】平刺0.5～0.8寸。

2. 太阳 Tàiyáng （EX-HN 4）

【定位】在头部，眉梢与目外眦之间，向后约一横指的凹陷中。

【主治】①头痛；②目赤肿痛，眼睑瞤动，色盲；③面瘫。

【操作】直刺0.3～0.5寸，或点刺出血。

3. 夹脊▲ Jiájǐ （EX-B 2）

【定位】在脊柱区，第1胸椎至第5腰椎棘突下两侧，后正中线旁开0.5寸，一侧17穴。

【主治】上背部的夹脊穴治疗心肺及上肢病证，下背部的夹脊穴治疗胃肠病证，腰部的夹脊穴治疗腰腹及下肢病证。

【操作】直刺0.5～1寸，或梅花针叩刺。

4. 外劳宫 Wàiláogōng （EX-UE 8）

【定位】在手背，第2、3掌骨间，掌指关节后0.5寸（指寸）凹陷中。

【主治】①落枕；②手背红肿，手指麻木；③脐风。

【操作】直刺0.5～0.8寸。

5. 十宣▲ Shíxuān （EX-UE 11）

【定位】在手指，十指尖端，距指甲游离缘0.1寸（指寸），左右共10穴。

【主治】①中风、昏迷、晕厥等神志病；②中暑、高热等急症；③咽喉肿痛；④手指麻木。

【操作】直刺0.1～0.2寸，或点刺出血。

6. 内膝眼 Nèixīyǎn （EX-LE 5）

【定位】在膝部，髌韧带内侧凹陷处的中央。

【主治】①膝痛，腿痛；②脚气等下肢病证。

【操作】向膝中斜刺0.5～1寸，或透刺对侧膝眼。

7. 胆囊 Dǎnnáng （EX-LE 6）

【定位】在小腿外侧，腓骨小头直下2寸。

【主治】①胁痛、胆道蛔虫症等胆道病证；②下肢痿痹。

【操作】直刺1～1.5寸。

［常考考点］常用腧穴的定位和某些特殊治疗作用。

【例题实战模拟】

A1 型题

1. 夹脊穴位于后正中线旁开0.5寸

  A. 第1颈椎至第12胸椎棘突下两侧 B. 第7颈椎至第5腰椎棘突下两侧

  C. 第1胸椎至第5腰椎棘突下两侧 D. 第1胸椎至第12胸椎棘突下两侧

  E. 第1胸椎至骶管裂孔棘突下两侧

2. 腰眼穴除用于治疗腰痛外，还可治疗

  A. 胃痛、胸胁痛 B. 月经不调、带下、虚劳 C. 失眠、头痛、癫狂

  D. 呕吐、消渴 E. 目疾、鼻疾

3. 胆囊穴的定位是在小腿外侧上部，当腓骨小头前下方凹陷处直下

  A. 1 寸 B. 1.5 寸 C. 2 寸 D. 2.5 寸 E. 3 寸

【参考答案】

1. C 2. B 3. C

第二十二单元　毫针刺法

细目一　针刺准备

【考点突破攻略】

要点一　消毒

包括针具消毒（以高压蒸汽灭菌法为佳）、医者手指消毒、针刺部位消毒、治疗室内消毒。

要点二　体位

1. 仰卧位 适宜于取头、面、胸、腹部腧穴和上下肢部分腧穴。

2. 侧卧位 适宜于取身体侧面少阳经腧穴和上、下肢部分腧穴。

3. 俯卧位 适宜于取头、项、背、腰骶部腧穴和下肢背侧及上肢部分腧穴。

4. 仰靠坐位 适宜于取前头、颜面和颈前等部位的腧穴。

5. 俯伏坐位 适宜于取后头和项、背部的腧穴。

6. 侧伏坐位 适宜于取头部的一侧、面颊及耳前后部位的腧穴。

［常考考点］针灸治疗时体位的选取。

细目二　进针方法

【考点突破攻略】

常用的进针方法包括单手进针法、双手进针法、针管进针法。双手进针法包括以下 4 种：

要点一　指切进针法

又称爪切进针法，用押手拇指或食指端切按在腧穴位置的旁边，刺手持针，紧靠手指甲面将针刺入腧穴。适用于短针的进针。

要点二　夹持进针法

又称骈指进针法，即用押手拇、食二指持捏无菌干棉球，夹住针身下端，将针尖固定在所刺腧穴的皮肤表面位置，刺手捻动针柄，将针刺入腧穴。适用于长针的进针。

要点三　舒张进针法

用押手拇、食二指将腧穴部位的皮肤向两侧撑开，使皮肤绷紧，刺手持针，使针从押手拇、食二指的中间刺入。适用于皮肤松弛部位腧穴的进针。

要点四　提捏进针法

用押手拇、食二指将腧穴部位的皮肤提起，刺手持针，从捏起皮肤的上端将针刺入。<u>适用于皮肉浅薄部位腧穴的进针</u>。

［常考考点］常用进针方法的操作和适用部位。

细目三　针刺的方向和角度

【考点突破攻略】

要点一　方向

针刺的方向是指针刺时针尖所朝的方向。针刺方向是否正确，是决定针刺疗效的因素之一。确定针刺的方向主要根据以下三方面：

1. 依经脉循行定方向　根据治疗需要使用的针刺补泻手法，采用顺经脉而刺的补法，或逆经脉而刺的泻法。如"迎随补泻"手法，补法针尖须与经脉循行的方向一致；泻法针尖则与经脉循行的方向相反。

2. 依腧穴位置定方向　根据腧穴的局部解剖，针刺某些穴位时，必须朝向某一特定方向进针。如哑门穴，针尖应朝下颌方向缓慢刺入；廉泉穴，针尖应朝向舌根方向缓慢刺入；背部膀胱经第一侧线腧穴，针尖一般朝向脊柱方向等。

3. 依病性、病位定方向　根据病位的深浅、病性的虚实，选择针尖朝向阳经刺或朝向阴经刺。另外，为使针感达到病变所在的部位，即达到"气至病所"的目的，针尖应朝向病所。

要点二　角度

针刺角度是指针身与皮肤表面所形成的夹角。它是根据腧穴所在的位置和医者针刺时所要达到的目的结合起来而确定的。一般分为以下三种角度：

1. 直刺　是针身与皮肤表面呈90°刺入。适用于肌肉较为丰厚的大部分腧穴，如四肢、腰臀、腹部的穴位。

2. 斜刺　是针身与皮肤表面约呈45°刺入。适用于皮薄肉少处或内有重要脏器，或不宜直刺、深刺的腧穴。

3. 平刺　也称横刺、沿皮刺。是针身与皮肤表面呈约15°或沿皮以更小的角度刺入。此法适用于皮薄肉少部位的腧穴，如头部的腧穴等。

细目四　行针手法

【考点突破攻略】

要点　基本手法

主要有提插法和捻转法两种。

1. 提插法　是将针刺入腧穴的一定深度后，施以上提下插动作的操作方法。

2. 捻转法　是将针刺入腧穴的一定深度后，施以向前向后交替旋转捻动动作的操作方法。

［常考考点］行针的基本手法的操作要领。

细目五　得气

【考点突破攻略】

要点　得气的概念及临床意义

1. 概念　得气，古称"气至"，近称"针感"，是指毫针刺入腧穴一定深度后，施以提插或捻转等行针手法，使针刺部位获得"经气"感应，谓之得气。

针下是否得气，可以从患者对针刺的感觉和反应、医者对刺手指下的感觉等两方面加以判断。当针刺得气时，患者的针刺部位有酸、麻、胀、重等自觉反应，有时可出现局部的热、凉、痒、痛、蚁行等感觉，或呈现沿着一定的方向和部位传导和扩散现象。少数患者还会出现循经性肌肤动、震颤等反应，有的还可见到针刺腧穴部位的循经性皮疹带或红、白线状现象。当患者有自觉反应的同时，医者的刺手亦能体会到针下沉紧、涩滞或针体颤动等反应。若针刺后未得气，则患者无任何特殊感觉或反应，医者刺手亦感觉到针下空松、虚滑。"轻滑慢而未来，沉涩紧而已至……气之至也，如鱼吞钩饵之浮沉；气未至也，如闲处幽堂之深邃"（《标幽赋》）是对得气与否所作的形象描述。

2. 临床意义　得气与否及气至的速迟，不仅关系到针刺的疗效，而且可以借此推断正气的盛衰、疾病的预后及转归。《灵枢·九针十二原》说："为刺之要，气至而有效。"《金针赋》指出："气速效速，气迟效迟。"一般而言，得气迅速，疗效较好；得气缓慢，疗效较差；不得气者，难于取效。

细目六　针刺补泻

【考点突破攻略】

"盛则泻之，虚则补之"（《灵枢·经脉》）为针刺补泻的原则。临床常用的单式补泻手法包括：

要点一　捻转补泻

1. 补法　针下得气后，捻转角度小，用力轻，频率慢，操作时间短，结合拇指向前、食指向后（左转用力为主）者为补法。

2. 泻法　针下得气后，捻转角度大，用力重，频率快，操作时间长，结合拇指向后、食指向前（右转用力为主）者为泻法。

要点二　提插补泻

1. 补法　针下得气后，先浅后深，重插轻提，提插幅度小，频率慢，操作时间短，以下插用力为主者为补法。

2. 补法　先深后浅，轻插重提，提插幅度大，频率快，操作时间长，以上提用力为主者为泻法。

要点三　平补平泻

进针得气后，施行均匀的提插、捻转手法。

［常考考点］临床常用单式补泻手法的操作要领。

细目七　针刺异常情况

【考点突破攻略】

要点一　晕针

1. 原因　患者体质虚弱，精神紧张，或疲劳、饥饿、大汗、大泻、大出血之后，或体位不当，或医者在针刺时手法过重。

2. 现象 患者突然出现精神疲倦，头晕目眩，面色苍白，恶心欲吐，多汗，心慌，四肢发冷，血压下降，脉象沉细，甚则神志昏迷，仆倒在地，唇甲青紫，二便失禁，脉微细欲绝。

3. 处理 ①立即停止针刺，将针全部起出。②使患者平卧，注意保暖，轻者仰卧片刻，给饮温开水或糖水后，即可恢复正常。③重者在上述处理基础上，可刺人中、素髎、内关、足三里，灸百会、关元、气海等穴，即可恢复。④若仍不省人事，呼吸细微，脉细弱者，应配合其他治疗或采用急救措施。

4. 预防 对于晕针应注重于预防，措施得当，晕针是可以避免的。对初次接受针刺治疗或精神过度紧张，身体虚弱者，应先做好解释安抚，消除对针刺的顾虑和恐惧，同时选择舒适的体位，最好采用卧位，选穴宜少，手法要轻；若饥饿、疲劳、大渴时，应在进食、休息、饮水后再行针刺；医者在针刺治疗过程中，要精神专一，注意观察患者的神色，询问患者的感觉，一旦有不适等晕针先兆，可及早采取处理措施，防患于未然。

要点二　刺伤脑与脊髓

刺伤脑与脊髓是指针刺颈项、背部腧穴过深，针具刺入脑、脊髓，引起头痛、恶心等现象。

1. 原因 脑与脊髓是中枢神经统帅周身各种机体组织的总枢纽、总通道，其表层分布有督脉及华佗夹脊等许多针刺要穴。针刺过深或进针方向不当，均可伤及脑脊髓，造成严重后果。

2. 现象 如误伤延髓时，可出现头痛、恶心、呕吐、抽搐、呼吸困难、休克和神志昏迷等。如刺伤脊髓，可出现触电样感觉向肢端放射，引起暂时性瘫痪，有时可危及生命。

3. 处理 ①应立即出针。②轻者，安静休息，经过一段时间可自行恢复。③重则应配合有关科室如神经外科，进行及时的抢救。

4. 预防 凡针刺督脉腧穴（12 胸椎以上的项、背部）及华佗夹脊穴，都要认真掌握进针深度和进针方向。风府、哑门，针刺方向不可向上斜刺，也不可过深。悬枢穴以上的督脉穴及华佗夹脊穴均不可过深。行针中只可用捻转手法，尽量避免提插，更不可行捣刺。

［常考考点］针刺异常情况的表现、处理和预防。

细目八　针刺注意事项

【考点突破攻略】

要点一　施术部位的宜忌

1. 颈项部位腧穴的针刺注意事项 针刺颈部的天突穴时，应注意针刺角度、方向和深度，避免刺伤气管、主动脉弓；针刺人迎穴时要用押手拨开颈总动脉，缓慢进针。针刺项部的风府、哑门等腧穴时，要注意掌握针刺角度、方向和深度，不宜大幅度的提插、捻转，以免刺伤延髓。

2. 眼区腧穴的针刺注意事项 针刺眼区的睛明、承泣、上明、球后等腧穴时，应注意针刺的方向、角度和深度，缓慢进针，仔细体察针下感觉，避免使用大幅度提插、捻转的手法。出针时动作轻柔，出针后按压针孔以防止或减少出血。

3. 胸胁、腰背部腧穴的针刺注意事项 对胸、胁、腰、背脏腑所居之处的腧穴不宜直刺、深刺，肝脾肿大、肺气肿患者更应注意。医者在进行针刺过程中，精神必须高度集中，令患者选择适当的体位，严格掌握进针的深度、角度，以防止事故的发生。

4. 腹部腧穴的针刺注意事项 上腹部近胸部的腧穴不宜深刺或向上斜刺，以免刺伤胃、肝或心脏。针刺下腹部腧穴时，应了解患者膀胱充盈状况，如有尿潴留时要掌握适当的针刺方向、角度、深度等，避免误伤膀胱。对于妇女，应注意询问其怀孕情况。

要点二　患者状态的宜忌

1. 过于饥饿、疲劳，精神过于紧张者不宜立即进行针刺。

2. 年老体弱、针刺耐受程度差、初次针刺者，应使用卧位针刺，且不宜强刺激。

3. 妇女行经时，若非为了调经，三阴交、合谷、昆仑、至阴等一些通经活血的腧穴应慎刺。妊娠妇女针刺时应注意：妇女怀孕 3 个月以内者，不宜针刺小腹部的腧穴；若怀孕 3 个月以上者，腹部、腰骶部的腧穴也不宜针刺。三阴交、合谷、昆仑、至阴等腧穴，在怀孕期间亦应禁刺。此外，怀孕期间需要针刺治疗者，应注意精简针刺穴位，不宜使用强刺激手法。习惯性流产的孕妇则应慎用针刺。

4. 小儿囟门未合时，头项部的腧穴一般不宜针刺。对于不能合作的小儿，针刺时宜采用快针法，不宜留针。

要点三 病情的宜忌

1. 常有自发性出血或损伤后出血不止的患者，不宜针刺。
2. 皮肤有感染、溃疡、瘢痕或肿瘤的部位，不宜针刺。

【例题实战模拟】

A1 型题

1. 下列关于毫针补法，叙述错误的是

　　A. 患者吸气时进针，呼气时出针为补法

　　B. 进针时徐徐刺入，少捻转，疾速出针者为补法

　　C. 进针时针尖随着经脉循行去的方向刺入为补法

　　D. 出针后迅速按针孔为补法

　　E. 针下得气后，先浅后深，重插轻提，提插幅度小，频率慢，操作时间短

2. 有关晕针的处理方法，叙述不正确的是

　　A. 立即停止针刺，将针全部起出　　　B. 使患者平卧，头部抬高　　　C. 宽衣解带，注意保暖

　　D. 予以温开水或糖水　　　E. 可刺人中、素髎、内关、足三里等穴

3. 有关妊娠妇女针刺时的注意事项，叙述不正确的是

　　A. 孕期不可以针刺三阴交、合谷穴　　　B. 怀孕 3 个月以内者，不宜针刺小腹部的腧穴

　　C. 怀孕 3 个月以上者，腹部腧穴不宜针刺　　　D. 怀孕 3 个月以上者，腰骶部腧穴不宜针刺

　　E. 可针刺昆仑、至阴穴保胎

4. 夹持进针法适用于

　　A. 短针的进针　　　B. 长针的进针　　　C. 皮肤松弛部位腧穴的进针

　　D. 皮肤紧张部位腧穴的进针　　　E. 皮肉浅薄部位腧穴的进针

5. 适用于皮肤松弛部位腧穴的进针方法是

　　A. 单手进针法　　　B. 舒张进针法　　　C. 提捏进针法　　　D. 夹持进针法　　　E. 指切进针法

6. 适用于皮肉浅薄部位腧穴的进针方法是

　　A. 指切进针法　　　B. 舒张进针法　　　C. 夹持进针法　　　D. 提捏进针法　　　E. 单手进针法

7. 斜刺是指进针时针身与皮肤表面的角度呈

　　A. 15°左右　　　B. 25°左右　　　C. 30°左右　　　D. 45°左右　　　E. 60°左右

8. 属于行针基本手法的是

　　A. 循法　　　B. 弹法　　　C. 刮法　　　D. 提插法　　　E. 震颤法

9. 以下不属于得气的感觉或反应的是

　　A. 针刺部位有酸胀、麻重　　　　　　B. 针刺部位出现热、凉、痒、痛、抽搐、蚁行等感觉

　　C. 患者出现循经性肌肤瞤动、震颤　　　D. 医者刺手体会到针下空松、虚滑

　　E. 医者刺手体会到针体颤动

10. 下列对捻转补泻中补法的叙述，错误的是

　　A. 捻转角度小　　　B. 用力重　　　C. 频率慢

　　D. 操作时间短　　　E. 拇指向前、食指向右（左转用力为主）

11.下列对提插补泻中补法的叙述，错误的是

　　A.先深后浅　　B.重插轻提　　C.提插幅度小，频率慢

　　D.操作时间短　　E.以下插用力为主

【参考答案】

1.A　2.B　3.E　4.B　5.B　6.D　7.D　8.D　9.D　10.B　11.A

第二十三单元　灸　法

细目一　灸法的种类

【考点突破攻略】

要点一　艾炷灸

（一）直接灸

1.瘢痕灸　又名化脓灸。

操作方法：①施灸时先将所灸腧穴部位涂以少量大蒜汁，然后将大小适宜的艾炷置于腧穴上，用火点燃艾炷施灸。②每壮艾炷必须燃尽，除去灰烬后，方可继续易炷再灸，待规定壮数灸完为止。③施灸时由于艾火烧灼皮肤可产生剧痛，此时可用手在施灸腧穴四周轻轻拍打以减轻疼痛。④灸毕，在施灸穴位上贴敷消炎药膏，大约1周可化脓形成灸疮，灸疮5～6周愈合，留有瘢痕。

注意事项：在灸疮化脓期间，需注意局部清洁，每天换膏药1次，以避免继发感染。期间应叮嘱患者多吃羊肉、豆腐等营养丰富的食物，促使灸疮的透发。

适应证：本法常用于治疗哮喘、肺痨、瘰疬等慢性顽疾。

2.无瘢痕灸　又称非化脓灸。

操作方法：①施灸时先在所灸腧穴部位涂以少量凡士林，以使艾炷便于黏附，然后将大小适宜的艾炷，置于腧穴上点燃施灸。②当艾炷燃剩2/5或1/4而患者感到微有灼痛时，即可易炷再灸，待将规定壮数灸完为止。③一般应灸至局部皮肤出现红晕而不起疱为度。

注意事项：施灸后皮肤不致起疱，或起疱后亦不致形成灸疮。

适应证：本法适用于虚寒性疾病，如哮喘、眩晕、慢性腹泻、风寒湿痹等。

（二）间接灸

1.隔姜灸

操作方法：①将鲜生姜切成直径2～3cm，厚0.2～0.3cm的薄片，中间以针刺数孔备用。②然后将姜片置于应灸的腧穴部位或患处，再将艾炷放在姜片上点燃施灸。③当艾炷燃尽后，易炷再灸，直至灸完所规定的壮数，以皮肤红晕而不起疱为度。

适应证：本法应用很广，常用于因寒而致的呕吐、腹痛以及风寒湿痹等，有温胃止呕、散寒止痛的作用。

2.隔蒜灸

操作方法：①用鲜大蒜头，切成厚0.2～0.3cm的薄片，中间以针刺数孔（捣蒜如泥亦可），置于应灸的腧穴部位或患处。②然后将艾炷放在蒜片上，点燃施灸。待艾炷燃尽，易炷再灸，直至灸完所规定的壮数。

适应证：本法多用于治疗瘰疬、肺痨及初起的肿疡等，有清热解毒、杀虫等作用。

3.隔盐灸

操作方法：用纯净干燥的精制食盐填敷于脐部，或于盐上再置一薄姜片，上置大艾炷施灸。

适应证：本法多用于治疗伤寒阴证或吐泻并作、中风脱证等，有回阳、救逆、固脱之功，但需连续施灸，不拘壮数，以脉起、肢温、证候改善为度。

4. 隔附子饼灸

操作方法：以附子片或附子药饼作间隔物。将附子研成细末，以黄酒调和，制成直径约3cm，厚约0.8cm的附子饼，中间以针刺数孔，放在应灸腧穴或患处，上置艾炷，点燃施灸，直至灸完所规定的壮数为止。

适应证：本法多用于治疗命门火衰而致的阳痿、早泄、遗精和疮疡久溃不敛等，有温补肾阳的作用。

要点二 艾条灸

（一）悬起灸

1. 温和灸

操作方法：施灸时将艾条的一端点燃，对准应灸的腧穴部位或患处，距离皮肤2～3cm处进行熏烤，使患者局部有温热感而无灼痛为宜，一般每处灸10～15分钟，至皮肤出现红晕为度。

注意事项：对于昏厥、局部知觉减退的患者或小儿，医者可将食、中两指置于施灸部位的两侧，通过医者手指的感觉来测知患者局部的受热程度，以便随时调节施灸时间和距离，防止烫伤。

2. 雀啄灸

操作方法：施灸时，艾条点燃的一端与施灸部位的皮肤并不固定在一定距离，而是像鸟雀啄食一样上下活动施灸。

3. 回旋灸

操作方法：施灸时，艾条点燃的一端与施灸部位的皮肤虽然保持一定的距离，但不固定，而是向左右方向移动或反复旋转地施灸。

以上诸法对一般应灸的病证均可采用，但温和灸多用于治疗慢性病，雀啄灸、回旋灸多用于治疗急性病。

（二）实按灸

将点燃的艾条隔布或隔棉纸数层实按在穴位上，使热气透入皮肉，火灭热减后重新点火按灸，称为实按灸。实按灸分为太乙针灸、雷火针灸。

1. 太乙针灸

制作方法：用纯净细软的艾绒150g平铺在40cm见方的桑皮纸上。将人参125g，穿山甲250g，山羊血90g，千年健500g，钻地风300g，肉桂500g，小茴香500g，苍术500g，甘草1000g，防风2000g，麝香少许，共为细末。取药末24g掺入艾绒内，紧卷成爆竹状，外用鸡蛋清封固，阴干后备用。

操作方法：施灸时，将太乙针的一端燃着，用布7层包裹其燃着的一端，立即紧按于应灸的腧穴或患处，进行灸熨，针冷则再燃再熨。如此反复灸熨7～10次为度。

适应证：此法可用于治疗风寒湿痹、肢体顽麻、痿弱无力、半身不遂等病证。

2. 雷火针灸

制作方法：与"太乙针灸"相同，唯药物处方有异。方用纯净细软的艾绒125g，沉香、乳香、羌活、干姜、穿山甲各9g，麝香少许，共为细末。

施灸方法：与"太乙针灸"相同。

适应证：与"太乙针灸"主治基本相同。

要点三 温针灸

温针灸是针刺与艾灸结合应用的一种方法，适用于既需要针刺留针而又适宜用艾灸的病证。

操作方法：①针刺得气并给予适当补泻手法而留针时，将纯净细软的艾绒捏在针尾上，或用一段长约2cm的艾条插在针柄上，点燃施灸。②待艾绒或艾条燃尽后，除去灰烬，将针取出。③每穴每次可施灸3～5壮，施灸完毕再将针取出。

[常考考点]灸法的分类及操作要领。

细目二　灸法的注意事项

【考点突破攻略】

要点一　施灸的禁忌

1. 对实热证、阴虚发热者，一般不适宜灸治。
2. 对颜面、五官、大血管以及关节活动部位，一般不适宜采用瘢痕灸。
3. 孕妇的腹部和腰骶部也不宜施灸。
4. 一般空腹、过饱、极度疲劳和对灸法恐惧者，应慎施灸。
5. 对于体弱患者，灸治时艾炷不宜过大，刺激量不可过强，以防晕灸。
6. 一旦发生晕灸，应立即停止施灸，并做出及时处理，其方法同晕针。

要点二　灸后处理

1. 施灸后，局部皮肤出现微红灼热，属于正常现象，无须处理。
2. 如因施灸过量，时间过长，局部出现小水疱，只要注意不擦破，可任其自然吸收。
3. 如水疱较大，可用消毒的毫针刺破水疱，放出水液，或用注射针抽出水液，再涂以烫伤油等，并以纱布包敷。
4. 如用化脓灸者，在灸疮化脓期间，要注意适当休息，加强营养，保持局部清洁，并可用敷料保护灸疮，以防污染，待其自然愈合。
5. 如处理不当，灸疮脓液呈黄绿色或有渗血现象者，可用消炎药膏或玉红膏涂敷。
6. 施灸时应注意艾火勿烧伤皮肤或衣物。用过的艾条、太乙针等，应装入小口玻璃瓶或筒内，以防复燃。

【例题实战模拟】

A1 型题

1. 下列属于施灸禁忌证的是
    A. 泄泻　　B. 脱肛　　C. 瘿瘤　　D. 乳痈初起　　E. 阴虚发热证
2. 下列不属于艾灸的是
    A. 瘢痕灸　　B. 隔蒜灸　　C. 蒜泥灸　　D. 实按灸　　E. 温针灸
3. 下列属于直接灸的是
    A. 瘢痕灸　　B. 蒜泥灸　　C. 隔姜灸　　D. 实按灸　　E. 温灸器灸
4. 下列属于间接灸的是
    A. 无瘢痕灸　　B. 隔附子饼灸　　C. 蒜泥灸　　D. 太乙神灸　　E. 温灸器灸
5. 下列属于艾条灸的是
    A. 无瘢痕灸　　B. 隔盐灸　　C. 蒜泥灸　　D. 温和灸　　E. 瘢痕灸
6. 有关瘢痕灸的叙述，不正确的是
    A. 选用大小适宜的艾炷　　B. 施灸前先在所灸腧穴部位涂以少量大蒜汁
    C. 每壮艾炷不必燃尽，燃剩 1/4 时应易炷再灸　　D. 灸后 1 周左右，施灸部位化脓形成灸疮
    E. 常用于治疗哮喘、肺痨、瘰疬等慢性顽疾
7. 有关无瘢痕灸的叙述，不正确的是
    A. 要选用大艾炷　　B. 当艾炷燃剩 2/5 而患者感到微有灼痛时，即可易炷再灸
    C. 一般应灸至局部皮肤出现红晕而不起疱为度　　D. 灸后不化脓，不留瘢痕
    E. 可治疗一般虚寒性疾患

8.隔姜灸多用于治疗

  A.阳痿早泄　　　B.中风脱证　　　C.未溃疮疡　　　D.肺痨瘰疬　　　E.风寒痹痛

9.隔蒜灸多用于治疗

  A.阳痿早泄　　　B.呕吐腹痛　　　C.未溃疮疡　　　D.腹痛泄泻　　　E.疮疡久溃

10.下列属于艾炷灸的是

  A.温针灸　　　B.隔盐灸　　　C.回旋灸　　　D.温和灸　　　E.蒜泥灸

11.有关温和灸的叙述，不正确的是

  A.属于艾条灸　　　B.艾条点燃端应距腧穴处皮肤2～3cm处进行熏烤

  C.一般每处灸10～15分钟　　　D.应使患者局部有温热感而无灼痛感为宜

  E.多用于治疗急性病

【参考答案】

1.E　2.C　3.A　4.B　5.D　6.C　7.A　8.E　9.C　10.B　11.E

第二十四单元　拔罐法

【考点突破攻略】

要点一　拔罐的操作方法

1.留罐法　又称坐罐法。

操作方法：将罐吸附在体表后，使罐子吸拔留置于施术部位5～15分钟，然后将罐取下。此法是拔罐中最常用的一种方法，可根据病变范围分别采用单罐或多罐。

适应证：一般疾病均可应用本法。

2.走罐法　又称推罐法或拉罐法。

操作方法：拔罐时先在施术部位的皮肤或罐口上涂一层凡士林等润滑油，再将罐拔住。然后，医者用右手握住罐子，向上下或左右需要吸拔的部位，往返推移，至所拔部位的皮肤红润、充血，甚或瘀血时，将罐取下。

适应证：本法适宜于面积较大、肌肉丰厚的部位，如脊背、腰臀、大腿等部位。

3.闪罐法

操作方法：即将罐拔住后，立即起下，如此反复多次地拔住起下、起下拔住，直至皮肤潮红、充血或瘀血为度。

适应证：本法多用于局部皮肤麻木、疼痛或功能减退等疾患，尤其适用于不宜留罐的患者，如小儿、年轻女性的面部。

4.刺血拔罐法　又称刺络拔罐法。

操作方法：在应拔罐部位行皮肤消毒后，用三棱针点刺出血或用皮肤针叩刺后，再将火罐吸拔于点刺的部位上，使之出血，以加强刺血治疗的作用。一般刺血后拔罐留置10～15分钟。

适应证：本法应用广泛，多用于神经性皮炎、痤疮、丹毒、扭伤、乳痈等。

5.留针拔罐法　简称针罐。

操作方法：在针刺留针时，将罐拔在以针为中心的部位上，5～10分钟，待皮肤红润、充血或瘀血时，将罐起下后出针。此法能起到针罐配合的作用。

上述拔罐操作时，应根据部位选择大小合适的罐，注意避免烧伤患者皮肤，留罐过程中应注意观察，一般避免出现水疱。皮肤有过敏、溃疡、水肿现象的部位，以及孕妇的腹部和腰骶部不宜拔罐。

要点二 拔罐的注意事项

1. 拔罐操作时要做到动作稳、准、轻、快；患者体位要舒适，拔罐后不要移动体位；同时拔多个罐时，罐间距离不宜太近；拔针罐时应避免碰压针柄；留罐过程中，若出现疼痛可减压放气或立即起罐；起罐时不可强拉或旋转罐具，以免引起疼痛或损伤。

2. 拔罐时要选择适当体位和肌肉丰满的部位。若体位不当、移动、骨骼凸凹不平，毛发较多的部位，火罐容易脱落，均不适用。

3. 拔罐时要根据所拔部位的面积大小而选择大小适宜的罐。

4. 用火罐时应注意勿灼伤或烫伤皮肤。若烫伤或留罐时间太长而皮肤起水疱时，小的无须处理，仅敷以消毒纱布，防止擦破即可。水疱较大时，用消毒针将水放出，涂以烫伤油等，或用消毒纱布包敷，以防感染。

5. 皮肤过敏、溃疡、水肿及心脏大血管分布部位，不宜拔罐；高热抽搐者，以及孕妇的腹部、腰骶部位，不宜拔罐；有自发性出血倾向疾患、高热、抽搐等禁止拔罐。

【例题实战模拟】

A1 型题

1. 有关拔罐法的叙述，不正确的是
   A. 留罐法单罐、多罐皆可应用　　　　B. 走罐法多用于面积较大、肌肉丰厚部位
   C. 闪罐法多用于治疗丹毒、扭伤等　　D. 刺血拔罐可以加强刺血治疗的作用
   E. 留针拔罐能起到针罐配合的作用

2. 局部皮肤麻木或功能减退，常选的拔罐法是
   A. 留罐法　　B. 走罐法　　C. 闪罐法　　D. 刺血拔罐法　　E. 留针拔罐法

3. 治疗丹毒、扭伤常选的拔罐法是
   A. 留罐法　　B. 走罐法　　C. 闪罐法　　D. 刺血拔罐法　　E. 留针拔罐法

【参考答案】

1. C　2. C　3. D

第二十五单元　针灸治疗总论

细目　针灸处方

【考点突破攻略】

要点一 选穴原则

1. 近部选穴　是指在病变局部或距离比较接近的范围选取穴位的方法，是腧穴局部治疗作用的体现。如鼻病取睛明、上星，胃痛取中脘。

2. 远部选穴　是指在病变部位所属和相关的经络上，距离病位较远的部位选取穴位的方法，是"经脉所过，主治所及"治疗规律的具体体现。如腰痛取委中，胃痛取足三里，咳嗽取尺泽。

3. 辨证选穴　是根据疾病的证候特点，分析病因病机而辨证选取穴位的方法。如发热取大椎、曲池、合谷，便秘取支沟、天枢，痰邪所致的病证取丰隆，遗尿、脱肛取百会等。

4. 对症选穴　是根据疾病的特殊症状而选取穴位的原则，是腧穴特殊治疗作用及临床经验在针灸处方中的具体运用。如哮喘选定喘，腰痛取腰痛点。

[常考考点] 选穴原则及具体应用。

要点二　配穴方法

1. 按部配穴

（1）远近配穴法：是以病变部位为依据，在病变附近和远部同时选穴配伍组成处方的方法。临床应用极为广泛，如眼病以局部的睛明、邻近的风池、远端的光明相配，痔疮以局部的长强、下肢的承山相配，痛经以局部的关元、远端的三阴交相配。

（2）上下配穴法：是将腰部以上腧穴和腰部以下腧穴配合应用的方法，临床应用较为广泛。如头项强痛，上取大椎，下配昆仑；胸腹满闷，上取内关，下配公孙；子宫脱垂，上取百会，下配气海；胃脘痛，上取内关，下取足三里；咽痛，上取鱼际，下取太溪等。八脉交会穴的配对应用即属于上下配穴法。

（3）前后配穴法：是指将人体前部和后部的腧穴配合应用的方法，主要指将胸腹部和背腰部的腧穴配合应用，又称"腹背阴阳配穴法"。本法主要用于治疗内脏疾病，如肺病前取中府，后取肺俞；心胸疾病前取巨阙，后取心俞；胃脘疼痛，前取中脘、梁门，后取胃俞、筋缩等。《灵枢·官针》所指的"偶刺"属本法的范畴。俞募配穴法属于前后配穴法。

（4）左右配穴法：是将位于人体左侧和右侧的腧穴配合应用的方法，如急性胃痛取双侧梁丘，面瘫取双侧合谷。但本法不限于左右取同一个腧穴，如左侧偏头痛取左侧的太阳和右侧的外关，也属于左右配穴。《灵枢·官针》中的"缪刺""巨刺"属本法的范畴。

2. 按经配穴

（1）本经配穴法：当某一脏腑、经脉发生病变时，即选该脏腑、经脉的腧穴配成处方。如咳嗽取中府、太渊；急性胃痛取足三里、梁丘；下肢外侧痛，取环跳、阳陵泉。

（2）表里经配穴法：当某一脏腑、经脉发生病变时，取该经和其相表里的经脉腧穴配成处方，如胃痛取三阴交、足三里。原络配穴法是典型代表，如咳嗽取合谷、列缺。

（3）同名经配穴法：是将手足同名经的腧穴相互配合组成处方的方法。阳明头痛，取手阳明经的合谷配足阳明经的内庭；太阳头痛，取手太阳经的后溪配足太阳经的昆仑；失眠、多梦，取手少阴经的神门配足少阴经的太溪。

[常考考点] 常用配穴方法及其应用。

【例题实战模拟】

A1 型题

1. 下列不属于针灸选穴原则的是
　　A. 对证选穴　　　B. 对症选穴　　　C. 近部取穴　　　D. 远部取穴　　　E. 上下取穴

2. 下列不属于表里经配穴的是
　　A. 咳嗽取列缺、合谷　　　B. 失眠取神门、后溪　　　C. 腰痛取昆仑、肾俞
　　D. 胃痛取公孙、足三里　　　E. 痛经取天枢、地机

3. 下列不属于同名经配穴的是
　　A. 耳鸣取中渚、足临泣　　　B. 头痛取外关、阳陵泉　　　C. 失眠取神门、三阴交
　　D. 牙痛取合谷、内庭　　　E. 便秘取天枢、曲池

4. 下列属于前后配穴的是
　　A. 膻中、厥阴俞　　　B. 中脘、三阴交　　　C. 期门、太冲　　　D. 太溪、肾俞　　　E. 中极、三阴交

【参考答案】

1. E　2. C　3. C　4. A

第二十六单元　内科病证的针灸治疗

细目一　头痛

【考点突破攻略】

要点一　头痛的辨证要点

1. 病因病机　头痛常与外感风邪以及情志、饮食、体虚久病等因素有关。病位在头，与肝、脾、肾关系密切。头为诸阳之会，所有阳经都循行到头，足厥阴肝经上行颠顶，故头痛与手足三阳经、足厥阴经、督脉密切相关。各种外邪或内伤因素导致头部经络功能失常，气血失调，头部脉络不通或脑窍失养均可导致头痛的发生。头痛以实证多见，也有虚证或虚实夹杂之证。

2. 辨证分型　根据疼痛部位进行经络辨证：枕部痛或下连于项者为太阳头痛；额痛或兼眉棱、鼻根部痛者为阳明头痛；两侧头部疼痛者为少阳头痛；颠顶痛或连于目系者为厥阴头痛。

本病又可以分为外感头痛和内伤头痛：

1. 外感头痛

主症：头痛较急，痛无休止，外感表证明显。

若头痛连及项背，兼恶风畏寒，苔薄白，脉浮紧者为风寒头痛；头痛而胀，兼发热，苔黄，脉浮数者为风热头痛；头痛如裹，兼肢体困重，苔白腻，脉濡者为风湿头痛。

2. 内伤头痛

主症：头痛反复发作，时轻时重，常伴头晕，遇劳或情志刺激而发作、加重。

若头胀痛、跳痛、掣痛或两侧、颠顶作痛，兼心烦易怒、口苦、脉弦者为肝阳上亢头痛；头痛昏蒙，兼胸闷脘胀，苔白腻，脉滑者为痰浊头痛；头痛迁延日久，或头部有外伤史，痛处固定不移，舌紫暗，脉细涩者为瘀血头痛；头空痛、昏痛，兼神疲无力，面色不华，舌淡苔白，脉细弱者为血虚头痛。

要点二　头痛的治法

调和气血，通络止痛。根据头痛部位循经取穴和取阿是穴为主。

要点三　头痛的选穴

[主穴] 百会、太阳、风池、阿是穴、合谷。

[方义] 局部取百会、太阳、风池、阿是穴，可疏导头部经气；且风池为足少阳与阳维脉的交会穴，可以祛风活血，通络止痛；合谷为行气止痛要穴，善治头面诸疾。诸穴合用，共奏通经活络止痛之效。

[配穴] 见下表。

	分型	配穴	解析
经络辨证	太阳头痛	天柱、昆仑、后溪	天柱、昆仑皆足太阳经腧穴，就近取穴。后溪通督脉，八脉交会穴
	阳明头痛	印堂、内庭	印堂在眉间，近额。内庭为足阳明经荥穴
	少阳头痛	率谷、足临泣、外关	率谷、足临泣属足少阳经，外关为手少阳经络穴，为同名经取穴
	厥阴头痛	四神聪、太冲、内关	四神聪在颠顶。太冲为足厥阴经原穴，内关为手厥阴经络穴，为同名经取穴

	分型	配穴	解析	内科处方
外感头痛	风寒头痛	风门、列缺	带风字的都祛风。头项寻列缺，为肺经络穴	川芎茶调散
	风热头痛	曲池、大椎	泄热常用曲池、大椎	芎芷石膏汤
	风湿头痛	头维、阴陵泉	头维属胃经，在鬓角发际，就近取穴。祛湿用阴陵泉	羌活胜湿汤
内伤头痛	肝阳头痛	太溪、太冲	太冲为肝经之原穴。取太溪为滋水涵木	天麻钩藤饮
	痰浊头痛	中脘、丰隆	化痰必用丰隆。中脘为胃经募穴，健运脾胃，杜生痰之源	半夏白术天麻汤
	瘀血头痛	血海、膈俞	瘀血证常用血海、膈俞	通窍活血汤
	血虚头痛	脾俞、足三里	脾胃为气血生化之源	加味四物汤

［常考考点］头痛的处方主穴及配穴。

要点四　头痛的治疗操作

1.基本刺灸方法　毫针虚补实泻法，寒证加灸；瘀血头痛可在阿是穴点刺出血。头痛剧烈者，阿是穴可采用强刺激和久留针。

2.其他治疗

（1）耳针法：取皮质下、额、枕、神门、肝，每次选 2～3 穴，毫针刺或用埋针法、压丸法。顽固性头痛可在耳背静脉点刺出血。

（2）皮肤针法：取太阳、印堂、阿是穴，中、重度叩刺，使之明显潮红或少量出血。适用于外感头痛、瘀血头痛。

（3）穴位注射法：取风池穴，用 1% 利多卡因或维生素 B_{12} 注射液，每穴注射 0.5～1.0mL，每日或隔日 1 次。适用于顽固性头痛。

【例题实战模拟】

A1 型题

1.外感头痛主取的经脉是

　　A.督脉、手太阴、手阳明经穴　　　　B.督脉、手太阴、足少阳经穴

　　C.任脉、手太阴、足少阳经穴　　　　D.手阳明、手太阴经穴

　　E.手阳明、足阳明经穴

2.治疗阳明头痛，应配用

　　A.印堂、内庭　　　　B.率谷、外关、足临泣　　　　C.天柱、后溪、申脉

　　D.太冲、内关、四神聪　　　　E.血海、膈俞、内关

3.血虚头痛，应配合

　　A.列缺、曲池、大椎　　　　B.太溪、肾俞、悬钟　　　　C.血海、膈俞

　　D.太冲、太溪　　　　E.足三里、脾俞

A2 型题

4.患者，男，48 岁。头胀痛近 2 年，时作时止，伴目眩易怒，面赤口苦，舌红苔黄，脉弦数。治疗除取主穴外，还应选用

　　A.头维、内庭、三阴交　　　　B.血海、风池、足三里　　　　C.风池、列缺、太阳

　　D.太溪、侠溪、太冲　　　　E.丰隆、太阳、风门

5.患者，女，45 岁。头痛多年，后头部疼痛固定不移，痛如锥刺，舌暗，脉细涩。针灸治疗除取百会、风池穴外，还宜取

　　A.列缺、曲池　　　　B.申脉、悬钟　　　　C.肝俞、脾俞　　　　D.太溪、侠溪　　　　E.血海、膈俞

6.患者，男，25 岁。突发头痛，后头严重，连及项背，兼见恶风畏寒，口不渴，苔薄白，脉浮紧。治疗除选用百会、太阳、风池、合谷之外，还应配取

  A.天柱 B.印堂 C.外关 D.曲池 E.头维

7.患者，男，25岁。3日来头痛如裹，痛无休止，肢体困重，苔白腻，脉濡。针灸治疗除列缺、百会、太阳、风池外，还宜取

  A.风门 B.曲池 C.丰隆 D.阴陵泉 E.足临泣

【参考答案】

1. B 2. A 3. E 4. D 5. E 6. A 7. D

细目二 面痛

【考点突破攻略】

要点一 面痛的辨证要点

1.病因病机 本病病位在面部，与手、足三阳经密切相关。外感邪气、情志内伤、久病或外伤成瘀等，均可导致面部经络气血痹阻，经脉不通，从而产生面痛。面痛以实证为多见，亦有虚实夹杂之证。

2.主症 面部突然发作疼痛，呈闪电样、刀割样、针刺样、电灼样剧烈疼痛，痛时可引起面部肌肉抽搐，多伴有面部潮红、流泪、流涎、流涕等，常因说话、吞咽、刷牙、洗脸、冷刺激、情绪变化等诱发。一般持续数秒至数分钟。发作次数不定，间歇期无症状。疼痛以面颊、上下颌和舌部最明显，轻触鼻翼、颊部和舌可以诱发，称为扳机点。

3.辨证分型 根据疼痛部位进行经络辨证：眼部痛为三叉神经第 1 支即眼支痛，主要属足太阳经病证；上颌部痛为三叉神经第 2 支即上颌支痛；下颌部痛为三叉神经第 3 支即下颌支痛，上颌、下颌部痛主要属手、足阳明和手太阳经病证。

  兼遇寒则甚，舌淡，苔白，脉浮紧者为外感风寒；兼痛处有灼热感，舌红，苔薄黄，脉浮数者为外感风热；兼有外伤史，或病程日久，痛点多固定不移，舌暗或有瘀斑，脉细涩者为气血瘀滞；兼烦躁易怒，口渴便秘，舌红，苔黄，脉数者为肝胃郁热；兼形体消瘦，颧红，脉细数无力者为阴虚阳亢。

要点二 面痛的治法

<u>疏通经络，祛风止痛</u>。取手足阳明和足太阳经穴为主。

要点三 面痛的选穴

[主穴]攒竹、四白、下关、地仓、合谷、太冲、内庭。

[方义]面部诸穴为局部取穴，可疏通面部经络；合谷、太冲分属手阳明、足厥阴经，两经循行均上达面部，"面口合谷收"，与太冲相配为"四关"穴，可祛风通络、止痛定痉；内庭为足阳明经荥穴，与面部腧穴相配，可清泄阳明热邪、疏通阳明经气血。

[配穴]见下表。

分型	配穴	解析
眼部疼痛	丝竹空、阳白、外关	丝竹空属三焦经，与胆经之阳白为就近取穴；外关属三焦经
上颌支痛	颧髎、迎香	颧髎属小肠经，迎香属大肠经，皆为就近取穴
下颌支痛	承浆、颊车、翳风	承浆属任脉，颊车属胃经，翳风属三焦经，皆为就近取穴
外感风寒	风池、列缺	风池、列缺为外感风寒常用穴（感冒也用到了）
外感风热	曲池、外关	曲池、大椎为泄热常用穴；外关亦常用到
气血瘀滞	内关、三阴交	化瘀常用血海、膈俞，三阴交也是活血常用穴，<u>内关特殊记忆</u>
肝胃郁热	行间、内庭	为肝经、胃经之荥穴，荥主身热
阴虚阳亢	风池、太溪	滋阴常用太溪；风池既祛外风，又息内风

要点四　面痛的治疗操作

1. 基本刺灸方法　毫针泻法。针刺时宜先取远端穴，重刺激。面部腧穴在急性期宜轻刺。风寒证可酌情加灸。

2. 其他治疗

（1）皮内针法：在面部寻找扳机点，将揿针刺入，外以胶布固定。

（2）耳针法：取面颊、额、颌、神门。毫针刺或用埋针法或压丸法。

（3）刺络拔罐法：取颧髎、地仓、颊车，用三棱针点刺后拔罐。

［常考考点］治疗面痛取手足阳明和足太阳经穴为主。面痛的处方主穴及配穴。

【例题实战模拟】

A1 型题

1. 治疗风热面痛，除主穴外，应加用

　　A. 列缺、风门　　　B. 曲池、尺泽　　　C. 太冲、三阴交　　　D. 血海、膈俞　　　E. 太溪、肾俞

2. 根据经络辨证，与面痛相关的经脉是

　　A. 手、足阳明及足少阳经脉　　　B. 手、足阳明及足太阳经脉

　　C. 手、足太阳及足厥阴经脉　　　D. 手、足少阳及足太阳经脉

　　E. 手、足阳明及足少阴经脉

A2 型题

3. 患者，女，62 岁。右面部疼痛 2 年，间断发作，呈闪电样剧痛，持续数秒，痛时面部抽搐，伴流泪、有灼热感，苔薄黄，脉数。其辨证为

　　A. 风寒证　　　B. 风热证　　　C. 气血瘀滞证　　　D. 肝气郁滞证　　　E. 气血不足证

【参考答案】

1. B　　2. B　　3. B

细目三　腰痛

【考点突破攻略】

要点一　腰痛的辨证要点

1. 病因病机　腰痛的病位在腰部，腰为肾之府，肾经贯脊属肾，膀胱经夹脊络肾，督脉并于脊里，故本病与肾及足太阳膀胱经、督脉等关系密切。感受外邪、跌仆损伤、年老体衰、劳欲太过等因素导致腰部经络气血阻滞，或经络失于温煦、濡养，均可致腰痛。本病有虚证、实证、虚实夹杂之证。

2. 辨证分型　根据疼痛部位进行经络辨证：疼痛在腰脊中部者为督脉病证，疼痛在腰脊两侧者为足太阳经证。

腰部冷痛重着，或拘挛不可俯仰，有明显腰部受寒史者为寒湿腰痛；腰部刺痛，痛有定处，腰部有明显损伤或陈伤史者为瘀血腰痛；腰痛起病缓慢，隐隐作痛，反复发作者为肾虚腰痛。

要点二　腰痛的治法

通经止痛。取局部阿是穴及足太阳经穴为主。

要点三　腰痛的选穴

［主穴］大肠俞、阿是穴、委中。

［方义］大肠俞、阿是穴疏通腰部经络气血，通经止痛；膀胱之脉，夹脊抵腰络肾，"腰背委中求"，循经远取委中，以疏通足太阳经气，是治疗腰背部疼痛的要穴。

[配穴]见下表。

分型	配穴	解析	内科处方
督脉病证	后溪	后溪属小肠经，通督脉	—
足太阳经证	申脉	申脉属足太阳经，又通阳跷脉	—
腰椎病变	腰夹脊	就近取穴	—
寒湿腰痛	命门、腰阳关	命门为相火蕴藏之地，引火祛寒；腰阳关治腰骶疼痛，下肢痿痹	甘姜苓术汤
瘀血腰痛	膈俞、次髎	化瘀常用血海、膈俞；次髎为就近取穴	身痛逐瘀汤
肾虚腰痛	肾俞、太溪	肾俞为肾经之背俞穴；太溪为肾经原穴，滋肾阴，补肾精	左归丸或右归丸

要点四　腰痛的治疗操作

1.基本刺灸方法　毫针虚补实泻法。寒湿腰痛或肾虚腰痛，加灸法；瘀血腰痛，阿是穴用刺络拔罐；痛势较急者，委中穴点刺放血。

2.其他治疗

（1）耳针法：取腰骶椎、肾、膀胱、神门，每次选2～3穴，毫针刺或用埋针法、压丸法。施治过程中同时活动腰部。

（2）刺络拔罐法：取阿是穴。用于瘀血腰痛或寒湿腰痛。

（3）穴位注射法：取阿是穴，选地塞米松注射液5mL和普鲁卡因注射液2mL混合液，每穴注射0.5～1mL，2～3日1次。

[常考考点]治疗腰痛取局部阿是穴及足太阳经穴为主。腰痛的处方主穴及配穴。

【例题实战模拟】

A1型题

1.与腰痛关系不密切的经脉是

　　A.足太阳膀胱经　　B.足少阳胆经　　C.足少阴肾经　　D.带脉　　E.督脉

2.疼痛在腰脊中部，其相关的经脉是

　　A.足太阳膀胱经　　B.足少阴肾经　　C.足少阳胆经　　D.带脉　　E.督脉

3.疼痛在腰脊两侧，其相关的经脉是

　　A.足少阴肾经　　B.足太阳膀胱经　　C.足少阳胆经　　D.足厥阴肝经　　E.督脉

4.针灸治疗腰痛的主穴是

　　A.阿是穴、肾俞、太溪　　B.委中、昆仑、太溪　　C.阿是穴、大肠俞、委中

　　D.阿是穴、背俞穴、太溪　　E.命门、昆仑、委中

5.肾虚腰痛除主穴外，应加取

　　A.关元、腰阳关、昆仑　　B.膈俞、三阴交、血海　　C.太冲、肝俞、肾俞

　　D.肾俞、命门、志室　　E.足三里、脾俞、胃俞

B1型题

　　A.命门、腰阳关　　B.肾俞、太溪　　C.太冲、肝俞　　D.关元、后溪　　E.膈俞、次髎

6.寒湿腰痛应配

7.瘀血腰痛应配

【参考答案】

1.B　2.E　3.B　4.C　5.D　6.A　7.E

细目四 痹证

【考点突破攻略】

要点一 痹证的辨证要点

1. 病因病机 本病常与外感风、寒、湿、热等邪气及人体正气不足等因素有关。本病病位在肉、筋、骨。外邪侵入机体，痹阻关节肌肉经络，气血运行不畅，则导致痹证。根据病邪偏盛和症状特点，可分为行痹（风痹）、痛痹（寒痹）、着痹（湿痹）等。痹证以实证多见。

2. 主症 关节肌肉疼痛，屈伸不利。

3. 辨证分型 若痛无定处，舌质淡，苔薄白，脉浮者为行痹；疼痛剧烈，痛有定处，遇寒痛剧，苔薄白，脉弦紧者为痛痹；疼痛重着，或肿胀麻木，苔白腻，脉濡缓者为着痹；红肿热痛，舌红，苔黄燥，脉滑数者为热痹。

要点二 痹证的治法

通络止痛。以局部取穴为主，配合循经取穴及辨证选穴。

要点三 痹证的选穴

[主穴] 阿是穴、局部经穴。

[方义] 阿是穴和局部经穴能疏通患部经络气血，调和营卫，则风寒湿热等外邪无所依附，痹证自除。

[配穴] 见下表。

分型	配穴	解析	内科处方
行痹	血海、膈俞	治风先治血，血行风自灭；血海、膈俞为活血常用穴	防风汤
痛痹	肾俞、关元	关元可固本培元；肾俞补肾阳	乌头汤
着痹	阴陵泉、足三里	祛湿用阴陵泉；足三里健运脾胃，运化水湿	薏苡仁汤
热痹	大椎、曲池	曲池、大椎为泄热常用穴	白虎加桂枝汤、宣痹汤

要点四 痹证的治疗操作

1. 基本刺灸方法 毫针泻法或平补平泻。痛痹、着痹者加灸法。大椎、曲池可点刺放血，局部腧穴可加拔罐法。

2. 其他治疗

（1）皮肤针法：取阿是穴，中、重度叩刺，使少量出血。

（2）拔罐法：取阿是穴，行闪罐法拔至皮肤潮红；或用留罐法，每次留罐10分钟，隔日治疗1次。

（3）穴位注射法：取阿是穴、局部经穴，用1%的利多卡因、维生素 B_{12} 注射液或当归注射液等，每穴注射 0.5～1.0mL，每日或隔日1次。适用于顽固性疼痛。

[常考考点] 治疗痹证以局部取为主，配合循经取穴及辨证选穴；痹证的处方主穴及配穴。

【例题实战模拟】

A1型题

1. 针灸治疗痹证，应该选取的主穴是

    A. 阿是穴、局部经穴   B. 督脉、足太阳经穴   C. 阿是穴、督脉

    D. 阿是穴、足阳明经穴   E. 阿是穴、足少阳经穴

2. 辨证为行痹，应对证选用

A.肾俞、关元　　B.膈俞、血海　　C.肝俞、太冲　　D.大椎、曲池　　E.阴陵泉、足三里

3.若辨证为痛痹，应对证选用

　　A.肾俞、关元　　B.大椎、曲池　　C.肝俞、太冲　　D.膈俞、血海　　E.阴陵泉、足三里

A2型题

4.患者，女，32岁。膝关节肌肉酸痛重着，伴肿胀，肌肤麻木不仁，阴雨天加重，苔白腻，脉濡缓。治疗除主穴外，加取

　　A.曲池、尺泽　　B.曲池、大椎　　C.血海、膈俞　　D.肾俞、关元　　E.足三里、阴陵泉

5.谭某，女，36岁。膝关节疼痛，得热痛减，遇冷则加剧，舌苔白，脉弦紧。针灸时选

　　A.血海、犊鼻、梁丘、阳陵泉　　　　　B.大椎、膝阳关、梁丘、犊鼻

　　C.肾俞、关元、犊鼻、梁丘、阿是穴　　D.膈俞、犊鼻、梁丘、膝阳关

　　E.曲池、犊鼻、梁丘、阳陵泉

【参考答案】

1.A　2.B　3.A　4.E　5.E

细目五　坐骨神经痛

【考点突破攻略】

要点一　坐骨神经痛的辨证要点

1.病因病机　坐骨神经痛病位主要在足太阳、足少阳经脉和经筋。其发生与感受外邪、跌仆损伤等有关。感受风寒湿邪或湿热下注，痹阻经脉，腰部跌仆闪挫，损伤筋脉，均可导致经络不通，气血瘀滞而发生本病。本病以实证为主，也有虚证及虚实夹杂之证。

2.主症　腰或臀、大腿后侧、小腿后外侧及足外侧的放射样、电击样、烧灼样疼痛。腰部病变使神经根受压迫或刺激引起者为根性坐骨神经痛；坐骨神经干受压迫或刺激引起者为干性坐骨神经痛。

3.辨证分型　根据疼痛部位进行经络辨证：疼痛以下肢后侧为主者，为足太阳经证；以下肢外侧为主者，为足少阳经证。

腰腿冷痛重着，遇冷加重，舌质淡，苔白滑，脉沉迟者为寒湿证；腰腿疼痛剧烈，痛处固定不移，有外伤史，舌质紫暗，脉涩者为瘀血阻络证；痛势隐隐，喜揉喜按，舌淡，脉细者为气血不足证。

要点二　坐骨神经痛的治法

通经止痛。循经取足太阳、足少阳经穴为主。

要点三　坐骨神经痛的选穴

[主穴] 足太阳经证：腰夹脊、秩边、委中、承山、昆仑。

足少阳经证：腰夹脊、环跳、阳陵泉、悬钟、丘墟。

[方义] 腰夹脊穴是治疗腰腿痛的要穴，可疏通局部气血。治病求本，分别取足太阳、足少阳经诸穴，可以疏导本经痹阻不通之气血，达到"通则不痛"的目的。

[配穴] 见下表。

分型	配穴	解析
寒湿证	命门、腰阳关	命门内藏相火；腰阳关治腰骶疼痛，下肢痿痹
瘀血证	血海、阿是穴	血海为瘀血常用穴；阿是穴点刺放血以祛瘀
气血不足	足三里、三阴交	足三里为强壮要穴；三阴交为特殊记忆

要点四　坐骨神经痛的治疗操作

基本刺灸方法　毫针虚补实泻法。秩边、环跳以针感沿腰腿部足太阳、足少阳经向下传导为佳，但不宜多次重复。

［常考考点］治疗坐骨神经痛以循经取足太阳、足少阳经穴为主；坐骨神经痛的处方主穴。

【例题实战模拟】

A1 型题

1. 坐骨神经痛主取的经脉是

　　A. 足太阳和足阳明经穴　　　B. 足太阳和足少阳经穴　　　C. 足阳明和足少阳经穴

　　D. 督脉和足太阳经学　　　　E. 足厥阴和足太阴经穴

A2 型题

2. 患者，男，30岁。自觉腰腿冷痛重着，遇冷加重，舌质淡，苔白滑，脉沉迟。治疗除主穴外，常用的配穴是

　　A. 命门、腰阳关　　　　　　B. 血海、阿是穴　　　　　　C. 足三里、三阴交

　　D. 血海、膈俞　　　　　　　E. 肾俞、关元

3. 李某，男，39岁。左侧腰腿部疼痛，表现为左臀、大腿后侧、小腿后侧呈阵发性、放射性疼痛。针灸时宜选

　　A. 足太阳和足阳明经穴　　　B. 足阳明和足少阳经穴　　　C. 足少阳和足太阴经穴

　　D. 足少阳和足太阳经穴　　　E. 足少阳和足少阴经穴

【参考答案】

1. B　2. A　3. D

细目六　中风

【考点突破攻略】

要点一　中风的辨证要点

1. 病因病机　中风的发生与多种因素有关，风、火、痰、瘀为主要病因。病位在脑，与心、肝、脾、肾关系密切。本病多在内伤积损的基础上，复因情志不遂、烦劳过度、饮食不节、外邪侵袭等因素，导致脏腑阴阳失调，气血逆乱，上扰清窍，窍闭神匿，神不导气所致。病性为本虚标实，上盛下虚。肝肾阴虚，气血虚弱为致病之本，风、火、痰、瘀为致病之标。

2. 辨证分型

（1）中经络

主症：意识清楚，半身不遂，口角㖞斜，语言不利。

兼见面红目赤，眩晕头痛，口苦，舌红或绛，苔黄，脉弦有力者为肝阳暴亢；兼肢体麻木或手足拘急，头晕目眩，苔腻，脉弦滑者为风痰阻络；兼口黏痰多，腹胀便秘，舌红，苔黄腻或灰黑，脉弦滑大者为痰热腑实；兼肢体软弱，偏身麻木，面色淡白，气短乏力，舌暗，苔白腻，脉细涩者为气虚血瘀；兼肢体麻木，手足拘挛，眩晕耳鸣，舌红，苔少，脉细数者为阴虚风动。

（2）中脏腑

主症：突然昏仆，不省人事，或神志恍惚、嗜睡，兼见半身不遂，口角㖞斜。

若见神昏，牙关紧闭，口噤不开，两手握固，肢体强痉，大小便闭者为闭证；昏聩无知，目合口开，四肢瘫软，手撒肢冷，汗多，二便自遗，脉微细欲绝者为脱证。

要点二　中风的治法

1. 中经络　疏通经络，醒脑调神。取督脉、手厥阴及足太阴经穴为主。

2. 中脏腑　闭证：平肝息风，醒脑开窍。取督脉、手厥阴和十二井穴为主。脱证：回阳固脱。以任脉经穴为主。

要点三　中风的选穴

1. 中经络

［主穴］水沟、内关、三阴交、极泉、尺泽、委中。

［方义］中风病位在脑，督脉入络脑，水沟为督脉要穴，可醒脑开窍、调神导气；心主血脉藏神，内关为心包经络穴，可调理心气、疏通气血；三阴交为足三阴经交会穴，可滋补肝肾；极泉、尺泽、委中，可疏通肢体经络。

［配穴］见下表。

分型	配穴	解析	内科处方
肝阳暴亢	太冲、太溪	肝肾经原穴，滋水涵木	天麻钩藤饮
风痰阻络	丰隆、合谷	化痰必选丰隆；合谷配太冲开四关，治抽搐拘挛	真方白丸子
痰热腑实	曲池、内庭、丰隆	丰隆化痰；曲池泄热；内庭为胃经荥穴，泄阳明之热	桃仁承气汤（内科属中脏腑，非中经络）
气虚血瘀	气海、血海、足三里	补气血，行气血	补阳还五汤
阴虚风动	太溪、风池	肾经原穴太溪滋肾阴；风池祛外风，息内风	镇肝熄风汤

病变部位	配穴	解析
上肢拘挛	肩髃、曲池、手三里、合谷	
下肢拘挛	环跳、足三里、风市、阳陵泉、悬钟、太冲	
口角㖞斜	地仓、颊车、合谷、太冲	
语言謇涩	廉泉、通里、哑门	
吞咽困难	廉泉、金津、玉液	
病侧肢体屈曲拘挛者	肘部配曲泽	按病变部位配穴的原则，以就近取穴为主，部分配穴属于循经取穴
	腕部配大陵	
	膝部配曲泉	
	踝部配太溪	
	足内翻配丘墟透照海	
	足外翻配太溪、中封	
	足下垂配解溪	

2. 中脏腑

（1）闭证

［主穴］水沟、十二井、太冲、丰隆、劳宫。

［方义］闭证为肝阳暴张，气血上逆所致，故取十二井穴点刺出血，并泻水沟，开窍启闭；足厥阴经循行至颠顶，泻太冲降肝经逆气以平息肝阳；脾胃为生痰之源，痰浊壅遏，气机失宣，取足阳明经络穴丰隆，以豁痰开窍；"荥主身热"，故取手厥阴经荥穴劳宫清心泄热。

（2）脱证

［主穴］关元、神阙。

［方义］任脉为阴脉之海，关元为任脉与足三阴经交会穴，为三焦元气所出，联系命门真阳，为阴

中含阳的穴位，取之能回阳救逆。神阙为真气所系，故用大艾炷重灸，以回垂绝之阳。

要点四 中风的治疗操作

1.基本刺灸方法 水沟向上方斜刺，用雀啄法，以眼球湿润为度；内关用泻法；三阴交用补法；刺极泉时，在原穴位置下 1 寸心经上取穴，避开动脉，直刺进针，用提插泻法，以患者上肢有麻胀感和抽动感为度；尺泽、委中直刺，用提插法使肢体有抽动感。十二井穴用三棱针点刺出血；太冲、丰隆、劳宫用泻法；神阙用隔盐灸；关元用大艾炷灸，至四肢转温为止。

2.其他治疗

（1）头针法：取顶颞前斜线、顶颞后斜线、顶旁 1 线及顶旁 2 线，快速捻转 2～3 分钟，每次留针30 分钟，留针期间反复捻转 2～3 次，行针时嘱患者活动患侧肢体。此法适用于半身不遂早期。

（2）电针法：在患侧上、下肢各选一组穴位，采用断续波或疏密波，以肌肉微颤为度，每次通电20～30 分钟。此法适用于半身不遂患者。

［常考考点］治疗中风中经络取督脉、手厥阴及足太阴经穴为主。中脏腑闭证取督脉、手厥阴和十二井穴为主；脱证以任脉经穴为主。中风的处方主穴及配穴。

【例题实战模拟】

A1 型题

1.治疗中风中脏腑闭证，应选用的主穴是

    A.水沟、内关、三阴交、极泉、尺泽、委中   B.水沟、十二井穴、太冲、丰隆、劳宫

    C.关元、神阙   D.水沟、关元、神阙、丰隆、劳宫

    E.丰隆、劳宫、三阴交、极泉、尺泽、委中

2.治疗中风中经络，应选用的主穴是

    A.水沟、内关、三阴交、极泉、尺泽、委中   B.水沟、十二井穴、太冲、丰隆、劳宫

    C.关元、神阙   D.水沟、关元、神阙、丰隆、劳宫

    E.丰隆、劳宫、三阴交、极泉、尺泽、委中

A2 型题

3.患者，女，53 岁。2 小时前突然发现右半身麻木，口角㖞斜，言语不利。现神志清，头晕目眩，苔白腻，脉弦滑。其诊断是

    A.中经络，风痰阻络证   B.中经络，肝阳暴亢证   C.中经络，阴虚风动证

    D.中脏腑，气虚血瘀证   E.中脏腑，阴虚风动证

4.患者，男，56 岁。近年来常头晕，2 小时前突然仆倒，人事不知。现牙关紧闭，肢体强直，痰多息促，脉弦滑有力。治疗除选用水沟、内关穴外，应加用

    A.极泉、尺泽、委中   B.十二井穴、太冲、合谷   C.阳陵泉、三阴交、风市

    D.颊车、地仓、丰隆   E.关元、神阙、气海

5.患者，女，63 岁。突然出现右侧半身活动不利，舌强语謇，兼见面红目赤，眩晕头痛，烦躁，舌红，苔黄，脉弦有力。针灸治疗除主穴外，应加用

    A.丰隆、合谷   B.曲池、内庭   C.太冲、太溪   D.足三里、气海   E.太溪、风池

【参考答案】

1.B 2.A 3.A 4.B 5.C

细目七　眩晕

【考点突破攻略】

要点一　眩晕的辨证要点

1. 病因病机　本病的发生多与忧郁恼怒、恣食厚味、劳伤过度、跌仆损伤等因素有关。病位在脑，与肝、脾、肾相关。基本病机不外虚实两端，虚证为髓海不足或气血虚弱，清窍失养；实证多与气、血、痰、瘀扰乱清窍有关。

2. 主症　头晕目眩、视物旋转。轻者如坐车船，飘摇不定，闭目少顷即可复常；重者两眼昏花缭乱，视物不明，旋摇不止，难以站立，昏昏欲倒，甚则跌仆。

3. 辨证分型　兼见面红目赤，目胀耳鸣，烦躁易怒，舌红，苔黄，脉弦数者为肝阳上亢；兼头重如裹，视物旋转，舌淡，苔白腻，脉弦滑者为痰湿中阻；兼目眩，面白或萎黄，神倦乏力，舌淡，苔薄白，脉弱者为气血两虚；眩晕久作不已，兼少寐健忘，耳鸣，腰酸膝软，舌红，脉弦细者为肾精不足。

要点二　眩晕的治法

1. 实证　平肝潜阳，化痰定眩。取足少阳、足厥阴经穴及督脉穴为主。

2. 虚证　益气养血，填精定眩。以督脉穴及相应背俞穴为主。

要点三　眩晕的选穴

1. 实证

［主穴］百会、风池、太冲、内关。

［方义］眩晕病位在脑，脑为髓海，督脉入络于脑，故选用位于颠顶的百会，清头目，止眩晕；风池亦为近部取穴，疏调头部气机；太冲为肝经之原穴，可平肝潜阳；内关为八脉交会穴，通于阴维脉，既可宽胸理气，和胃化痰，又与太冲相配以加强平肝之力。

［配穴］见下表。

分型	配穴	解析	内科处方
肝阳上亢证	行间、侠溪、太溪	行间为肝经荥穴；侠溪为胆经荥穴，荥主身热。太溪为肾经原穴，滋水涵木	天麻钩藤饮
痰湿中阻证	头维、中脘、丰隆	头维属胃经，在额角发际上 0.5 寸，腧穴所在，主治所及。中脘为胃经募穴，脾为生痰之源，刺中脘可促进脾胃运化水湿。丰隆为化痰必选穴	半夏白术天麻汤

2. 虚证

［主穴］百会、风池、肝俞、肾俞、足三里。

［方义］百会升提气血；风池疏调头部气血；肝俞、肾俞滋补肝肾，益精填髓，培元固本；足三里补益气血，充髓止晕。

［配穴］见下表。

分型	配穴	解析	内科处方
气血两虚证	气海、脾俞、胃俞	气海，顾名思义，可行气补气；脾俞、胃俞，脾胃为气血生化之源	归脾汤
肾精不足证	太溪、悬钟、三阴交	太溪为肾经原穴，滋肾阴，补肾精；悬钟为髓会，髓通于脑，脑为髓海，虚证之头晕关键是髓海不足；三阴交为足三阴经交汇处	左归丸或右归丸

要点四　眩晕的治疗操作

1.基本刺灸方法　实证毫针用泻法；虚证百会、风池用平补平泻法，余穴用补法，可灸。

2.其他治疗

（1）头针法：取顶中线、枕下旁线，用毫针沿头皮刺入，快速捻转，留针30分钟。

（2）耳针法：取肾上腺、皮质下、枕、神门、额、内耳，每次取3～5穴，毫针刺或用压丸法。

（3）三棱针法：取印堂、太阳、头维、百会等穴，用三棱针点刺出血数滴。适用于眩晕实证者。

[常考考点]治疗眩晕实证取足少阳、足厥阴经穴及督脉穴为主。虚证以督脉穴和相应背俞穴为主。眩晕实证及虚证的处方主穴和配穴。

【例题实战模拟】

A1型题

1.治疗眩晕实证的主穴是

　　A.风池、百会、太阳、列缺　　　B.风池、头维、太阳、百会　　　C.风池、百会、内关、太冲

　　D.风池、百会、肝俞、肾俞　　　E.百会、内关、后溪、水沟

2.眩晕痰湿中阻证的配穴是

　　A.气海、脾俞、胃俞　　　B.太溪、悬钟、三阴交　　　C.行间、侠溪、太溪

　　D.太溪、合谷、三阴交　　　E.头维、中脘、丰隆

A2型题

3.患者，男，63岁。头晕目眩，甚则昏眩欲仆，伴耳鸣，腰膝酸软，遗精，舌淡，脉沉细。除风池、百会穴外，应加用

　　A.内关、太冲、行间、侠溪、太溪　　　B.内关、太冲、头维、丰隆、中脘

　　C.肝俞、肾俞、足三里、脾俞、胃俞　　　D.肝俞、肾俞、足三里、太溪、三阴交

　　E.头维、血海、膈俞、内关、太溪

4.患者，女，40岁。头晕目眩，泛泛欲吐，急躁易怒，口苦，耳鸣，舌红，苔黄，脉沉。除主穴外，应加取

　　A.头维、丰隆、中脘　　　B.行间、侠溪、太冲　　　C.气海、脾俞、胃俞

　　D.太溪、悬钟、三阴交　　　E.血海、膈俞、气海

5.患者，女，43岁。眩晕2个月，加重1周，昏眩欲仆，神疲乏力，面色㿠白，时有心悸，夜寐欠安，舌淡，脉细。治疗应首选

　　A.风池、肝俞、肾俞、行间、侠溪　　　B.丰隆、中脘、内关、解溪、头维

　　C.百会、上星、风池、丰隆、合谷　　　D.脾俞、足三里、气海、百会

　　E.百会、太阳、印堂、合谷

【参考答案】

1.C　2.E　3.D　4.B　5.D

细目八　面瘫

【考点突破攻略】

要点一　面瘫的辨证要点

1.病因病机　本病的发生多与正气不足，脉络空虚，风寒或风热之邪乘虚而入等因素有关。病位在面部，与太阳、阳明经筋有关。手足阳经均上行头面部，当邪气阻滞面部经络，尤其是手太阳和足阳明经筋功能失调，可导致面瘫的发生。

2.主症　以口眼㖞斜为特点。通常急性发作，常在睡眠醒来时发现一侧面部肌肉板滞、麻木、瘫痪，

额纹消失，眼裂变大，露睛流泪，鼻唇沟变浅，口角下垂歪向健侧，病侧不能皱眉、蹙额、闭目、露齿、鼓颊。部分患者初起时有耳后疼痛，还可出现患侧舌前 2/3 味觉减退或消失，听觉过敏等症状。部分患者病程迁延日久，可因瘫痪肌肉出现挛缩，口角反牵向患侧，甚则出现面肌痉挛，形成"倒错"现象。

3. 辨证分型 若发病初期，面部有受凉史，舌淡，苔薄白，脉浮紧者为风寒外袭；发病初期，继发于风热感冒或其他头面部炎症性、病毒性疾病，舌红，苔薄黄，脉浮数者为风热侵袭；恢复期或病程较长者，兼见肢体困倦无力，舌淡，苔白，脉沉细者为气血不足。

要点二　面瘫的治法

祛风通络，疏调经筋。<u>取局部穴、手足阳明经穴为主。</u>

要点三　面瘫的选穴

［主穴］攒竹、阳白、四白、颧髎、颊车、地仓、合谷、太冲。

［方义］面部诸穴可疏通局部经筋气血，活血通络。"面口合谷收"，合谷为循经远端取穴，可祛除阳明、太阳经筋之邪气，祛风通络。太冲为足厥阴经原穴，肝经循行"上出额"，"下颊里，环唇内"，与合谷相配，具有加强疏调面颊部经气的作用。

［配穴］见下表。

分型	配穴	解析
风寒外袭	风池、风府	带"风"字之穴，可祛风
风热侵袭	外关、关冲	两穴皆属三焦经。外关为络穴，关冲为井穴，井穴可泄热
气血不足	足三里、气海	气海可行气补气；足三里为强壮要穴
眼睑闭合不全	鱼腰、丝竹空、申脉	鱼腰、丝竹空属就近取穴，腧穴所在，主治所及；申脉为八脉交会穴，通阳跷脉（跷脉司眼睑开合）
鼻唇沟变浅	迎香	腧穴所在，主治所及
人中沟歪斜	人中（水沟）	腧穴所在，主治所及
颏唇沟歪斜	承浆	腧穴所在，主治所及
乳突部疼痛	翳风	腧穴所在，主治所及
舌麻，味觉减退	廉泉	腧穴所在，主治所及

要点四　面瘫的治疗操作

1. 基本刺灸方法 面部腧穴均行平补平泻法，恢复期可加灸法。发病初期，面部腧穴手法不宜过重，针刺不宜过深，肢体远端腧穴行泻法且手法宜重；恢复期，足三里行补法，合谷、太冲行平补平泻法。

2. 其他治疗

（1）皮肤针法：取阳白、颧髎、地仓、颊车，轻叩，以局部潮红为度，每日或隔日 1 次。适用于面瘫恢复期。

（2）电针法：取太阳、阳白、地仓、颊车。断续波，刺激 10 ～ 20 分钟，强度以患者面部肌肉微见跳动而能耐受为度。适用于面瘫中、后期。

（3）刺络拔罐法：取阳白、颧髎、地仓、颊车。用皮肤针叩刺或三棱针点刺出血后加拔火罐。适用于面瘫恢复期。

［常考考点］治疗面瘫取局部穴、手足阳明经穴为主。面瘫的处方主穴及配穴。

【例题实战模拟】

A1 型题

1. 有关面瘫的针灸辨证论治，下列叙述不正确的是

　　A.以祛风通络，疏调经筋为法　　　　　　　　B.取手足阳明、手足太阳经穴为主

　　C.急性期病属实证，面部腧穴应重刺、深刺　　D.恢复期气血受损，可取足三里施以补法

　　E.属风寒证者，可加用风池穴

2.面瘫眼睑闭合不全配取

　　A.足三里、气海　　B.迎香　　C.风池、风府　　D.外关、关冲　　E.鱼腰、丝竹空、申脉

3.面瘫的恢复期，应加用

　　A.膏肓　　B.命门　　C.气海　　D.关元　　E.足三里

A2型题

4.患者，男，24岁。2天前受风后出现右侧面部肌肉板滞、麻木，额纹消失，眼裂变大，鼻唇沟变浅，口角下垂，歪向左侧，舌淡，苔薄白。治疗除面部穴位、合谷外，还应取

　　A.昆仑、曲池　　B.太冲、风池　　C.太冲、曲池　　D.列缺、风池　　E.内庭、足三里

5.患者，男，30岁。口角歪向右侧，左眼不能闭合2天，左侧额纹消失。治疗应主取的经穴是

　　A.手、足少阳经　　B.手、足太阴经　　C.手、足太阳经

　　D.手、足厥阴经　　E.手、足阳明经

6.患者，女，22岁。2天前受风后出现左侧额纹、鼻唇沟变浅，眼裂变大，口角歪向右侧，舌淡，苔薄白，脉浮紧。治疗除主穴外，还应加取

　　A.风池、风府　　B.气海、足三里　　C.外关、关冲

　　D.鱼腰、丝竹空　　E.足三里、内庭

【参考答案】

1.C　2.E　3.E　4.B　5.E　6.A

细目九　不寐

【考点突破攻略】

要点一　不寐的辨证要点

1.病因病机　不寐常与饮食不节、情志失调、劳逸失度、病后体虚等因素有关。病位在心，与肝、脾、肾等脏腑功能失调密切相关。各种情志刺激及内伤因素导致火、痰等病理产物存留于体内，影响于心，使心神失养或心神被扰，心神不安，阴跷脉、阳跷脉功能失于平衡，则出现不寐。不寐以虚实夹杂之证多见。

2.主症　经常不能获得正常睡眠。轻者入寐困难或寐而易醒，醒后不寐；重者彻夜难眠。

3.辨证分型　兼多梦易醒，心悸健忘，舌淡，苔薄白，脉细弱者为心脾两虚；心烦不寐，或时寐时醒，手足心热，颧红潮热，舌红，苔少，脉细数者为心肾不交；夜寐多梦，易惊善恐，舌淡，苔薄，脉弦细者为心胆气虚；难以入睡，急躁易怒，舌红，苔黄，脉弦数者为肝火扰神；眠而不安，胸闷脘痞，舌红，苔黄腻，脉滑数者为脾胃不和。

要点二　不寐的治法

舒脑宁心，安神利眠。取督脉、手少阴、足太阴经穴及八脉交会穴为主。

要点三　不寐的选穴

[主穴]百会、安眠、神门、三阴交、照海、申脉。

[方义]脑为元神之府，督脉入络脑，取督脉穴百会镇静安神，舒脑安眠；安眠穴位居头部，是治疗不寐的经验效穴；心主神明，取心之原穴神门以宁心安神；三阴交为足三阴经交会穴，能调和与不寐密切相关的肝、脾、肾三脏；跷脉主寤寐，司眼睑开阖，照海通阴跷脉，申脉通阳跷脉，两穴同用可调节阴阳跷脉以安神助眠。

［配穴］见下表。

分型	配穴	解析	内科处方
心脾两虚	心俞、脾俞	心俞、脾俞为心、脾经之背俞穴	归脾汤
心肾不交	太溪、肾俞	太溪为肾经原穴，滋阴；肾俞为肾经背俞穴	六味地黄丸合交泰丸
心胆气虚	心俞、胆俞	心俞、胆俞为心、胆经之背俞穴	安神定志丸合酸枣仁汤
肝火扰神	行间、侠溪	行间为肝经荥穴，侠溪为胆经荥穴，荥主身热	龙胆泻肝汤
脾胃不和	足三里、内关	足三里为胃经下合穴；内关治疗胃、心、胸之病	—

分型	配穴	解析
噩梦多	历兑、隐白	历兑为胃经井穴，隐白为脾经井穴，二穴配伍可调节脾胃，化生气血，心得血养则噩梦自除
头晕	风池、悬钟	风池穴位于头颈部，腧穴所在，主治所及；悬钟为髓会，髓通于脑，可填精补髓，缓解头晕
重症不寐	夹脊、四神聪	四神聪位于颠顶，腧穴所在，主治所及；夹脊为不寐效穴

要点四 不寐的治疗操作

1. 基本刺灸方法 毫针平补平泻，照海用补法，申脉用泻法。配穴则虚补实泻，心胆气虚者可配合灸法。

2. 其他治疗

（1）耳针法：取神门、皮质下、心、肾、肝。毫针刺或用埋针法、压丸法。

（2）皮肤针法：自项至腰部的督脉和足太阳膀胱经背部第一侧线，用皮肤针叩刺至皮肤潮红即可。

（3）拔罐法：自项至腰部沿足太阳膀胱经来回走罐，以潮红为度。

［常考考点］治疗不寐取督脉、手少阴、足太阴经穴及八脉交会穴为主。不寐的处方主穴。

【例题实战模拟】

A1 型题

1. 与不寐关系密切的经脉是

　　A. 心经、脾经　　　　B. 督脉、脾经　　　C. 阳维脉、阴维脉

　　D. 阳跷脉、阴跷脉　　E. 心经、阴维脉

2. 心肾不交型不寐配取

　　A. 心俞、脾俞　　B. 太溪、肾俞　　C. 心俞、胆俞　　D. 行间、侠溪　　E. 足三里、内关

A2 型题

3. 患者，女，50岁。不易入睡6年，平素易生气，伴急躁易怒，头痛，胸胁胀满，舌红，脉弦。其辨证属

　　A. 肝火扰神　　B. 心脾亏虚　　C. 心肾不交　　D. 心胆气虚　　E. 脾胃不和

4. 患者，女，45岁。失眠2个月，近日来入睡困难，有时睡后易醒，醒后不能再入睡，甚至彻夜不眠，舌苔薄，脉沉细。治疗应首选

　　A. 神门、内关　　B. 神门、胆俞　　C. 神门、三阴交

　　D. 心俞、脾俞　　E. 心俞、足三里

5. 患者，女，45岁。失眠2年，经常多梦少寐，入睡迟，易惊醒，平素遇事惊怕，多疑善感，气短头晕，舌淡，脉弦细。治疗除取主穴外，还应加

　　A. 心俞、厥阴俞、脾俞　　　　B. 心俞、肾俞、太溪、足三里

　　C. 心俞、胆俞、大陵、丘墟　　D. 肝俞、间使、太冲

　　E. 脾俞、胃俞、足三里

【参考答案】

1. D　2. B　3. A　4. C　5. C

细目十　感冒

【考点突破攻略】

要点一　感冒的辨证要点

1. 病因病机　本病的发生常与风邪或时行疫毒之邪侵袭、体虚等因素有关。病位在肺卫。在气候突变、腠理疏懈、卫气不固的情况下，外邪乘虚从口鼻或皮毛而入，首伤肺卫，导致卫阳被遏，营卫失和，肺气失宣，发为本病。以风邪为主因，每与当令之气（寒、热、暑湿）或非时之气（时行疫毒）夹杂为患。

2. 主症　恶寒发热，鼻塞流涕，咳嗽，头痛，周身酸楚不适。

3. 辨证分型　若恶寒重，发热轻或不发热，无汗，喷嚏，苔薄白，脉浮紧者为风寒感冒；微恶风寒，发热重，浊涕，痰稠或黄，咽喉肿痛，苔薄黄，脉浮数者为风热感冒；夹湿则头重如裹，胸闷纳呆；夹暑则汗出不解，心烦口渴。

要点二　感冒的治法

祛风解表。取<u>手太阴、手阳明经穴及督脉穴</u>为主。

要点三　感冒的选穴

[主穴] 列缺、合谷、风池、大椎、太阳。

[方义] 感冒为外邪侵犯肺卫所致，太阴、阳明互为表里，故取手太阴、手阳明经列缺、合谷以祛邪解表；风池为足少阳经与阳维脉的交会穴，"阳维为病苦寒热"，故风池既可疏散风邪，又与太阳穴相配而清利头目；督脉主一身之阳气，温灸大椎可通阳散寒，刺络出血可清泻热邪。

[配穴] 见下表。

分型	配穴	解析	内科处方
风寒感冒	风门、肺俞	风门为风邪出入之门户，是临床祛风最常用的穴位；肺俞为肺经背俞穴，感冒乃外邪犯肺所致	荆防败毒散
风热感冒	曲池、尺泽	泄热常用曲池、大椎；尺泽为肺经合穴，亦清肺热	银翘散
夹湿	阴陵泉	祛湿必选阴陵泉	新加香薷饮
夹暑	委中	委中为膀胱经之合穴，膀胱之下合穴	新加香薷饮
体虚感冒	足三里	足三里为强壮要穴	参苏饮
咽喉肿痛	少商、商阳	二者为肺、大肠经之井穴，可泄热；少商为治咽喉肿痛之必选穴	—

要点四　感冒的治疗操作

1. 基本刺灸方法　主穴以毫针泻法，风寒感冒可加灸法，风热感冒大椎可行刺络拔罐法；配穴中足三里用补法，尺泽、委中、少商、商阳可点刺出血。

2. 其他治疗

（1）拔罐法：取大椎、风门、肺俞、身柱，拔罐后留罐15分钟，或用闪罐法。适用于风寒感冒。

（2）三棱针法：取大椎、尺泽、委中、耳尖、少商。在大椎穴刺络放血，并拔火罐5～10分钟。委中、尺泽局部常规消毒后，用三棱针点刺出血，令其血流自止。少商、耳尖点刺出血数滴。适用于风热感冒。

（3）耳针法：取肺、气管、内鼻、脾、三焦、耳尖。耳尖点刺放血，余穴选2～3穴，采用毫针刺或用压丸法。

[常考考点] 治疗感冒取手太阴、手阳明经穴及督脉穴为主。感冒的处方主穴及配穴。

【例题实战模拟】

A1 型题

1.治疗感冒的主穴是

　　A.列缺、合谷、肺俞、太渊、大椎　　　B.太渊、肺俞、合谷、鱼际、三阴交

　　C.列缺、合谷、大椎、太阳、风池　　　D.鱼际、尺泽、膻中、肺俞、定喘

　　E.尺泽、肺俞、膏肓、太溪、足三里

A2 型题

2.患者，男，24 岁。恶寒发热 1 天，恶寒重，发热轻，无汗，鼻塞声重，肢体酸楚，苔薄白，脉浮紧。治疗除列缺、合谷、大椎、太阳、风池穴外，还应加用

　　A.风门、肺俞　　　B.曲池、尺泽　　　C.迎香、身柱　　　D.迎香、肺俞　　　E.少商、曲池

3.患者，男，22 岁。发热恶寒，寒重热轻，头痛身痛，鼻塞流涕，咳嗽，咳痰清稀，舌苔薄白，脉浮紧。治疗应首选

　　A.手太阴、手阳明、足太阳经穴　　　B.手少阴、手太阳、手太阴经穴

　　C.手太阴、足太阳、手少阳经穴　　　D.手太阴、手少阳、足少阳经穴

　　E.手阳明、足阳明、手太阴经穴

4.患者，男，32 岁。恶寒发热 2 天，伴咽喉肿痛，口渴，舌苔薄黄。治疗除取主穴外，还应选用的穴位是

　　A.风门、肺俞　　　　　　　B.外关、身柱　　　C.曲池、中府

　　D.阴陵泉、委中、中冲　　　E.曲池、尺泽

5.华某，女，57 岁。昨天因外感风寒后，出现咳嗽，呼吸急促，喉间痰鸣，咳吐稀痰，张口抬肩，口不渴，苔薄白，脉浮紧。针灸时选用

　　A.列缺、肺俞、尺泽、膻中、风门　　　B.肺俞、太渊、太溪、足三里、列缺

　　C.肺俞、尺泽、足三里、三阴交　　　　D.膻中、太渊、太溪、鱼际

　　E.尺泽、肾俞、气海、足三里

【参考答案】

1.C　2.A　3.A　4.E　5.A

细目十一　胃痛

【考点突破攻略】

要点一　胃痛的辨证要点

1.病因病机　胃痛与寒邪客胃、饮食伤胃、情志不畅和脾胃虚弱等因素有关。胃痛的病位在胃，与肝、脾也有关。无论是胃腑本身病变还是其他脏腑的病变影响到胃腑，使胃气失和、胃络不通或胃失温煦濡养均可导致胃痛。胃痛以实证多见，也有虚证或虚实夹杂之证。

2.主症　实证病势较急，痛势较剧，痛处拒按，食后痛增；虚证病势较缓，痛势较轻，痛处喜按，空腹痛甚。

3.辨证分型　若见胃痛暴作，恶寒喜暖，口不渴，或喜热饮，舌淡苔薄白，脉弦紧者为寒邪客胃；胃脘胀满疼痛，嗳腐吞酸，或呕吐不消化食物，吐后或矢气后痛减，苔厚腻，脉滑者为饮食伤胃；胃脘胀痛，痛连两胁，每因情志因素而诱发或加重，嗳气泛酸，喜太息，苔薄白，脉弦者为肝气犯胃；胃痛如刺，痛有定处，或有呕血便黑，舌质紫暗或有瘀斑，脉涩者为瘀血停胃。胃脘隐痛喜暖，泛吐清水，神疲肢倦，手足不温，大便溏薄，舌淡苔白，脉虚弱或迟缓者为脾胃虚寒；胃脘灼热隐痛，似饥而不欲食，口燥咽干，大便干结，舌红少津，脉细数者为胃阴不足。

要点二　胃痛的治法

和胃止痛。取胃的募穴、下合穴为主。

要点三　胃痛的选穴

[主穴] 中脘、足三里、内关。

[方义] 本病病位在胃，局部近取胃之募穴中脘，循经远取胃之下合穴足三里，远近相配，疏调胃腑气机，和胃止痛。内关为八脉交会穴，宽胸解郁，行气止痛。

[配穴] 见下表。

分型	配穴	解析	内科处方
寒邪客胃	胃俞	胃俞为胃经之背俞穴	香苏散合良附丸
饮食伤胃	梁门、下脘	梁门在脐上4寸旁开2寸，近胃；下脘在脐上2寸，近胃	保和丸
肝气犯胃	期门、太冲	期门为肝经募穴，太冲为肝经原穴，二者可疏解肝气	柴胡疏肝散
瘀血停胃	膈俞、三阴交	膈俞、血海为化瘀常用穴。三阴交也是常用的活血化瘀穴	失笑散合丹参饮
脾胃虚寒	关元、脾俞、胃俞	关元可固本培元。脾俞、胃俞为脾、胃经之背俞穴	黄芪建中汤
胃阴不足	胃俞、三阴交、内庭	胃俞为胃经背俞穴；三阴交为足三阴经交汇处，可滋阴；内庭为胃经荥穴，荥主身热，阴虚生内热，故以其清虚热	一贯煎合芍药甘草汤

要点四　胃痛的治疗操作

1. 基本刺灸方法　根据虚实证候进行相应毫针补泻，寒邪客胃、脾胃虚寒者宜加用灸法。疼痛发作时可适当加强刺激，持续运针1～3分钟，中脘等局部穴以捻转为主，中等刺激。

2. 其他治疗

（1）耳针法：选胃、十二指肠、肝、脾、神门、交感。疼痛剧烈时毫针刺以强刺激，双耳并用；痛缓时宜轻刺激，或用揿针埋藏、压丸法，两耳交替。

（2）穴位注射法：选足三里、胃俞、脾俞、肝俞。每次2穴或一侧穴位，交替进行。药用复方当归或丹参注射液，每穴注入2～3mL，隔日1次。适用于慢性胃炎、消化性溃疡所致的胃痛。

[常考考点] 治疗胃痛取胃的募穴、下合穴为主。胃痛的处方主穴及配穴。

【例题实战模拟】

A1型题

1.有关胃痛的症状，下列叙述不正确的是

　　A.胃痛实证表现为疼痛暴作　　　　B.胃痛实证痛势较剧，痛处拒按

　　C.胃痛实证空腹痛甚，纳后痛减　　D.胃痛虚证疼痛隐隐

　　E.胃痛虚证痛处喜按

2.治疗饮食停滞型胃痛，除主穴外，还应加用

　　A.三阴交、内庭　　B.膈俞、胃俞　　C.胃俞、脾俞　　D.梁门、下脘　　E.气海、关元

A2型题

3.患者，男，58岁。胃痛反复发作，经常胃胀多气，嗳气吞酸，食后胀痛更甚，痛连两胁，多在情志不舒或饮食不节时发作，苔薄白，脉弦。除足三里、内关、中脘外，应加用

　　A.胃俞　　B.梁门　　C.太冲　　D.膈俞　　E.关元

4.患者，女，35岁。胃脘部隐痛，痛处喜按，空腹痛甚，纳后痛减，伴胃脘灼热，似饥而不欲食，咽干口燥，大便干结，舌红少津，脉弦细。治疗应首选

　　A.内关、天枢、中脘、膈俞　　　B.内关、足三里、中脘、胃俞

　　C.内关、天枢、中脘、太冲　　　D.内关、足三里、中脘、下脘、梁门

　　　　E. 足三里、中脘、内关、三阴交、内庭

5. 李某，男，49岁。胃脘部胀痛，疼痛连胁，嗳气频频，呕逆酸苦，苔薄白，脉沉弦。针灸时选用

　　A. 中脘、太冲、内关、足三里　　　　B. 内关、公孙、三阴交、梁丘

　　C. 足三里、梁门、内关、上巨虚　　　D. 中脘、内关、足三里、阴陵泉

　　E. 三阴交、足三里、内关、下巨虚

【参考答案】

1. C　2. D　3. C　4. E　5. A

细目十二　便秘

【考点突破攻略】

要点一　便秘的辨证要点

1. 病因病机　便秘多与饮食不节、情志失调、劳倦体虚、外邪侵袭等因素有关。病位在肠，与脾、胃、肺、肝、肾等脏腑的功能失调有关。无论是肠腑疾患或是其他脏腑的病变影响到肠腑，使肠腑壅塞不通或肠失滋润及糟粕内停，均可导致便秘。

2. 主症　大便秘结不通，排便艰涩难解。

3. 辨证分型　若见大便干结，腹胀腹痛，口干口臭，小便短赤，舌红，苔黄燥，脉滑数者为热秘；欲便不得，或便而不爽，腹中胀痛，胸胁痞满，舌苔薄腻，脉弦者为气秘；大便艰涩，腹部拘急冷痛，畏寒喜暖，小便清长，舌淡苔白，脉沉迟者为冷秘；虽有便意，但排出不畅，便质不干硬，临厕努挣乏力，舌淡苔薄，脉细弱者为虚秘。

要点二　便秘的治法

理肠通便。取大肠的背俞穴、募穴及下合穴为主。

要点三　便秘的选穴

［主穴］天枢、大肠俞、上巨虚、支沟。

［方义］近取大肠募穴天枢与大肠俞同用为俞募配穴，远取大肠下合穴上巨虚，"合治内腑"，三穴同用通调大肠腑气，理肠通便；支沟宣通三焦，行气导滞，为通便之经验效穴。

［配穴］见下表。

分型	配穴	解析	内科处方
热秘	合谷、曲池	二穴皆属大肠经，合谷为原穴，曲池为合穴，均可泄大肠之热	麻子仁丸
气秘	太冲、中脘	太冲为肝经原穴，疏肝理气。中脘为胃经募穴，和中降逆	五磨饮子
冷秘	神阙、关元	神阙、关元皆可培补元气，补肾助阳	温脾汤
虚秘	足三里、脾俞、气海	足三里为胃之下合穴，脾俞为脾经背俞穴，皆可化生气血；气海补气行气	黄芪汤（气虚）
阴伤津亏	照海、太溪	太溪为肾经原穴，可滋阴；照海通阴跷脉	增液汤（阴虚）

要点四　便秘的治疗操作

1. 基本刺灸方法　毫针实泻虚补。冷秘、虚秘宜配合灸法。

2. 其他治疗

（1）耳针法：取大肠、直肠、三焦、腹、交感、皮质下。毫针针刺，或埋针法、压丸法。

（2）穴位注射法：取天枢、大肠俞、上巨虚、足三里。用维生素B_1或B_{12}注射液，每穴0.5～1.0mL。

［常考考点］治疗便秘取大肠的背俞穴、募穴及下合穴为主。便秘的处方主穴及配穴。

【知识纵横比较】

疾病		主穴	总结
胃痛		中脘、足三里、内关	主穴相同
呕吐		中脘、足三里、内关	
泄泻	急性泄泻	天枢、上巨虚、阴陵泉、水分	大肠经募穴天枢和下合穴上巨虚常用
	慢性泄泻	天枢、神阙、足三里、公孙	
便秘		天枢、上巨虚、大肠俞、支沟	

【例题实战模拟】

A1 型题

1. 治疗便秘的主穴是

　　A. 天枢、神阙、足三里、公孙　　　　B. 天枢、支沟、上巨虚、大肠俞

　　C. 天枢、上巨虚、阴陵泉、水分　　　D. 天枢、支沟、下脘、关元

　　E. 天枢、支沟、足三里、中脘

2. 治疗便秘气滞证，除选取主穴外，应加用的腧穴是

　　A. 脾俞、胃俞　　　B. 气海、神阙　　　C. 关元、命门　　　D. 合谷、曲池　　　E. 中脘、行间

A2 型题

3. 患者，女，67 岁。便秘数年，大便并不干硬，临厕努挣乏力，挣则汗出气短，便后疲乏，面色白，神疲乏力，舌淡嫩，苔薄，脉细虚。其辨证是

　　A. 阳虚　　　B. 气虚　　　C. 血虚　　　D. 气机郁滞　　　E. 热邪壅盛

4. 患者，男，45 岁。大便秘结不通，排便艰难，伴腹胀痛，身热，口干口臭，喜冷饮，舌红，苔黄，脉滑数。治疗除取主穴外，还应选用的是

　　A. 足三里、三阴交　　　B. 中脘、太冲　　　C. 神阙、关元　　　D. 合谷、曲池　　　E. 气海、脾俞

B1 型题

　　A. 合谷、曲池　　　　　　　　B. 太冲、中脘　　　　C. 神阙、关元

　　D. 足三里、脾俞、气海　　　　E. 照海、太溪

5. 冷秘应配

6. 虚秘应配

【参考答案】

1. B　2. E　3. B　4. D　5. C　6. D

第二十七单元　妇儿科病证的针灸治疗

细目一　痛经

【考点突破攻略】

要点一　痛经的辨证要点

1. 病因病机　痛经病位在胞宫、冲任，与肝、肾关系密切。外邪客于胞宫，或情志不舒等导致气血滞于胞宫，冲任瘀阻，"不通则痛"，为实证；多种原因导致气血不足，冲任虚损，胞脉失于濡养，"不荣则痛"，为虚证。

2. 辨证分型 疼痛发于经前或经行之初，以绞痛、灼痛、刺痛为主，疼痛拒按，月经量少，质稠，行而不畅，血色紫暗有块，块下痛缓者，为实证；月经将净或经后始作痛者，以隐痛、坠痛为主，喜按喜揉，量少色淡或色暗者，为虚证。经前或经期小腹胀痛拒按，经血量少，行而不畅，血色紫暗有块，块下痛缓，伴有乳房胀痛，舌质紫暗或有瘀点，脉弦者，为气滞血瘀；小腹冷痛拒按，得热痛减，量少色暗，面色青白，肢冷畏寒，舌暗苔白，脉沉紧者，为寒凝血瘀。小腹隐痛喜按，月经量少色淡，面色无华，舌淡，脉细无力者，为气血虚弱；经后小腹绵绵作痛，月经色暗量少，伴腰骶酸痛，头晕耳鸣，舌淡红苔薄，脉沉细者，为肾气亏损。

要点二 痛经的治法

1. 实证 行气活血，调经止痛。取任脉、足太阴经穴为主。

2. 虚证 调补气血，温养冲任。取任脉、足太阴、足阳明经穴为主。

要点三 痛经的选穴

1. 实证

[主穴] 中极、次髎、地机、三阴交、十七椎。

[方义] 中极为任脉穴，与足三阴经相交会，可通调冲任，理下焦之气；次髎为治疗痛经的经验穴；地机为脾经郄穴，善于治痛治血，取之能行气活血止痛；三阴交为足三阴经交会穴，能调理肝、脾、肾，活血止痛。

[配穴] 见下表。

分型	配穴	解析	妇科处方
气滞血瘀	太冲、血海	太冲为肝经原穴，针对气滞；血海行血补血，针对血瘀	膈下逐瘀汤
寒凝血瘀	关元、归来	关元固本培元，补肾散寒；归来属胃经，主治月经不调、经闭、痛经、带下、阴挺等妇科病证	少腹逐瘀汤

2. 虚证

[主穴] 关元、足三里、三阴交、十七椎。

[方义] 关元为任脉穴，又为全身强壮要穴，可补益肝肾、温养冲任；足三里为足阳明胃经穴，功擅补益气血；三阴交可调理肝、脾、肾，健脾益气养血。三穴合用，可使气血充足，胞宫得养，冲任自调。

[配穴] 见下表。

分型	配穴	解析	妇科处方
气血虚弱	气海、脾俞	气海行气补气；脾俞为脾经背俞穴，可化生气血	圣愈汤
肾气亏损	太溪、肾俞	太溪为肾经原穴；肾俞为肾经背俞穴	益肾调经汤或调肝汤

要点四 痛经的治疗操作

1. 基本刺灸方法

（1）实证：毫针泻法，寒凝者加艾灸。

（2）虚证：毫针补法，可加灸。

2. 其他治疗

（1）耳针法：取内分泌、内生殖器、交感、神门、皮质下、卵巢、子宫、肾，每次选 2 ~ 4 穴，毫针刺或用埋针法、压丸法。

（2）艾灸法：取关元、气海穴，隔附子饼灸 3 ~ 5 壮，隔日 1 次。适用于虚证和寒凝血瘀证。

（3）穴位注射法：取中极、关元、次髎穴。用 1% 利多卡因或 5% 当归注射液，每次取 2 穴，每穴注射药液 1 ~ 2mL，隔日 1 次。

[常考考点] 治疗痛经实证取任脉、足太阴经穴为主，虚证取任脉、足太阴、足阳明经穴为主。痛经的处方主穴及配穴。

【例题实战模拟】

A2 型题

1. 患者，女，18 岁。经期下腹部疼痛剧烈，经色紫黑，有血块，经前伴乳房胀痛，舌有瘀斑，脉细弦。治疗宜选取
    A. 三阴交、中极、次髎、太冲　　　B. 三阴交、归来、次髎、地机
    C. 三阴交、中极、次髎、内关　　　D. 三阴交、气海、太溪、肝俞
    E. 三阴交、气海、脾俞、胃俞

2. 患者，女，23 岁。痛经 9 个月，经行不畅，小腹胀痛，拒按，经色紫红，夹有血块，血块下后痛即缓解，脉沉涩。治疗应首选
    A. 足三里、太冲、三阴交　　　B. 中极、次髎、地机　　　C. 合谷、三阴交
    D. 曲池、内庭　　　　　　　　E. 合谷、归来

3. 患者，女，32 岁。行经后小腹部绵绵作痛，喜按，月经色淡，量少。治疗应首选
    A. 三阴交、中极、次髎　　　B. 足三里、太冲、中极
    C. 丰隆、天枢、气穴　　　　D. 阴陵泉、中极、阳陵泉
    E. 三阴交、足三里、气海

4. 患者，女，28 岁。经前腹痛剧烈，拒按，经色紫黑，有血块，块下痛解。治疗首选的穴位是
    A. 三阴交、气海、足三里　　B. 三阴交、脾俞、胃俞
    C. 三阴交、中极、次髎　　　D. 三阴交、肝俞、肾俞
    E. 三阴交、太溪、悬钟

B1 型题

    A. 带脉、中极、阴陵泉　　　B. 三阴交、足三里、次髎
    C. 足三里、肝俞、脾俞　　　D. 三阴交、足三里、关元
    E. 三阴交、中极、次髎、地机

5. 痛经实证，应选用

6. 痛经虚证，应选用

    A. 脾俞、气海　　B. 归来、地机　　　C. 肾俞、太溪　　　D. 血海、太冲　　　E. 太冲、太溪

7. 痛经气血亏虚证，应加用的腧穴是

8. 痛经气滞血瘀证，应加用的腧穴是

【参考答案】

1. A　2. B　3. E　4. C　5. E　6. D　7. A　8. D

细目二　绝经前后诸证

【考点突破攻略】

要点一　绝经前后诸证的辨证要点

1. 病因病机　本病与先天禀赋、情志所伤、劳逸失度、经孕产乳所伤等因素有关。病位在肾，与肝、脾、心关系密切。绝经前后，肾气渐衰，天癸将竭，脏腑功能逐渐衰退，则使机体阴阳失去平衡而出现诸多证候。

2. 主症　月经紊乱，潮热出汗，心悸，情绪不稳定。

3. 辨证分型　兼头晕耳鸣，失眠多梦，心烦易怒，烘热汗出，五心烦热，腰膝酸软，口干，小便

黄，舌红，苔少，脉数者为肾阴虚；兼面色晦暗，精神萎靡，形寒肢冷，纳差腹胀，大便溏薄，尿意频数，舌淡，苔薄，脉沉细者为肾阳虚；兼头晕目眩，心烦易怒，烘热汗出，腰膝酸软，经来量多，舌质红，脉弦细而数者为肝阳上亢；兼形体肥胖，胸闷痰多，脘腹胀满，食少，浮肿，便溏，苔腻，脉滑者为痰气郁结。

要点二　绝经前后诸证的治法

滋补肝肾，调理冲任。取<u>任脉、足太阴经穴及相应背俞穴</u>为主。

要点三　绝经前后诸证的选穴

[主穴]肾俞、肝俞、太溪、气海、三阴交。

[方义]气海为任脉穴，可补益精气，调理冲任，益气固本；三阴交为肝、脾、肾三经交会穴，与肝俞、肾俞合用，可调补肝肾；太溪滋补肾阴。诸穴合用，气血自滋，冲任自调，神安志定。

[配穴]见下表。

分型	配穴	解析	妇科处方
肾阴虚	<u>照海</u>、阴谷	照海通阴跷脉，治失眠；阴谷为肾经合穴	左归丸合二至丸
肾阳虚	关元、命门	二穴皆固本培元，补肾散寒	右归丸
肝阳上亢	风池、太冲	风池祛外风，息内风；太冲为肝经原穴	—
痰气郁结	中脘、丰隆	中脘为胃经募穴，调生痰之源；化痰必用丰隆	—
烦躁失眠	心俞、神门	心俞为心经背俞穴；神门为心经原穴	—
纳少便溏	中脘、阴陵泉	中脘为胃经募穴，健运脾胃以化湿；祛湿必用阴陵泉	—

要点四　绝经前后诸证的治疗操作

1. 基本刺灸方法　毫针补法或平补平泻法。

2. 其他治疗

（1）耳针法：取内分泌、内生殖器、皮质下、肝、心、肾、交感、神门。每次选2～4穴，毫针刺或用埋针法、压丸法。

（2）电针法：取三阴交、太溪。针刺得气后，接电针仪，疏密波，弱刺激，每日1次。

[常考考点] 治疗绝经前后诸证取任脉、足太阴经穴及相应背俞穴为主。绝经前后诸证的处方主穴及配穴。

【例题实战模拟】

A1 型题

1. 绝经前后诸证治疗主取的经穴是
　　A. 督脉、足太阴经穴及相应背俞穴　　　B. 足太阳、足太阴经穴及相应背俞穴
　　C. 足少阴、足太阴经穴及相应背俞穴　　D. 任脉、足太阳经穴及相应背俞穴
　　E. 任脉、足太阴经穴及相应背俞穴

2. 痰气郁结型绝经前后诸证的治疗，除主穴外还应选用
　　A. 中脘、丰隆　　B. 照海、阴谷　　C. 关元、命门　　D. 风池、太冲　　E. 中脘、阴陵泉

3. 肝阳上亢型绝经前后诸证的治疗，除主穴外还应选用
　　A. 中脘、丰隆　　B. 照海、阴谷　　C. 关元、命门　　D. 风池、太冲　　E. 中脘、阴陵泉

A2 型题

4. 患者，女，51岁。月经紊乱，潮热出汗，心悸，情绪不稳定；兼面色晦暗，精神萎靡，形寒肢冷，纳差腹胀，大便溏薄，尿意频数，舌淡，苔薄，脉沉细。治疗除主穴外，还要选用
　　A. 中脘、丰隆　　B. 照海、阴谷　　C. 关元、命门　　D. 风池、太冲　　E. 中脘、阴陵泉

细目三　遗尿

【考点突破攻略】

要点一　遗尿的辨证要点

1. 病因病机　本病病位在膀胱，与任脉及肾、肺、脾、肝关系密切。多由禀赋不足、病后体弱，导致肾气不足，下元虚冷，膀胱约束无力，或病后脾肺气虚，水道制约无权，因而发生遗尿。另外，肝经热郁化火，也可迫注膀胱而致遗尿。

2. 主症　睡中经常遗尿，多则一夜数次，醒后方觉。

3. 辨证分型　兼神疲乏力，面色苍白，肢凉怕冷，舌淡者为肾气不足；睡后遗尿，少气懒言，食欲不振，大便溏薄，自汗出，舌淡，苔薄，脉细无力者为脾肺气虚；遗出之尿，量少味臊，性情急躁，面赤唇红，或夜间齘齿，唇红，苔黄，脉数有力者为肝经郁热。

要点二　遗尿的治法

调理膀胱，温肾健脾。取<u>任脉</u>、<u>足太阴经穴</u>及膀胱的<u>背俞穴</u>、<u>募穴</u>为主。

要点三　遗尿的选穴

［主穴］关元、中极、膀胱俞、三阴交。

［方义］关元为任脉与足三阴经交会穴，培补元气，固摄下元；中极、膀胱俞为膀胱之俞募配穴，可振奋膀胱气化功能；三阴交为足三阴经交会穴，可通调肝、脾、肾三经经气，健脾益气，益肾固本而止遗尿。

［配穴］见下表。

分型	配穴	解析	儿科处方
肾气不足	肾俞、命门、太溪	肾俞为肾经背俞穴；太溪为肾经原穴；命门近肾	菟丝子散
肺脾气虚	肺俞、气海、足三里	肺俞为肺经背俞穴；气海补气行气；足三里化生气血	补中益气汤合缩泉丸
肝经郁热	行间、<u>阳陵泉</u>	行间为肝经荥穴，荥主身热；肝胆互为表里，阳陵泉为胆经合穴、筋会	龙胆泻肝汤
夜梦多	百会、神门	脑为神明之府，百会近脑；神门为心经原穴，心主神明	—

要点四　遗尿的治疗操作

1. 基本刺灸方法　毫针补法或平补平泻法，可灸。下腹部穴位针尖向下斜刺，以针感到达前阴部为佳。

2. 其他治疗

（1）耳针法：取肾、膀胱、皮质下、尿道、脑点。每次取 2～4 穴，毫针刺或用埋针法、压丸法。

（2）皮肤针法：取夹脊穴、气海、关元、中极、膀胱俞、八髎、肾俞、脾俞。叩刺至局部皮肤潮红，也可叩刺后加拔火罐。

（3）穴位激光照射法：选中极、膀胱俞、三阴交，用低功率氦-氖激光仪照射，每穴照射 5 分钟，每日 1 次。对于畏针患儿尤为适宜。

［常考考点］治疗遗尿取任脉、足太阴经穴及膀胱的背俞穴、募穴为主。遗尿的处方主穴及配穴。

【例题实战模拟】

A1 型题

1. 遗尿应选择的主穴是

    A. 关元、中级、膀胱俞、三阴交　　B. 肾俞、命门、太溪　　C. 肺俞、气海、足三里

    D. 行间、阳陵泉　　　　　　　　　E. 百会、神门

2. 治疗遗尿伴夜梦多，除主穴外，应加取

    A. 肾俞、内关　　B. 肾俞、肺俞　　C. 肺俞、足三里　　D. 百会、神门　　E. 脾俞、内关

A2 型题

3. 患者，男，5 岁。睡中遗尿，面色苍白，精神疲乏，畏寒，舌淡，脉沉细。针灸治疗本病，除主穴外，还应加用

    A. 肺俞　　B. 肾俞　　　C. 曲骨、阴陵泉　　D. 百会、神门　　E. 肝俞、太冲

4. 患儿，男，7 岁。睡中遗尿，白天小便频而量少，劳累后遗尿加重，面白气短，食欲不振，大便易溏，舌淡苔白，脉细无力。治疗除取主穴外，还应选用的是

    A. 神门、阴陵泉、胃俞　　B. 气海、肺俞、足三里　　C. 次髎、水道、三阴交

    D. 百会、神门、内关　　　E. 关元、肾俞、关元

B1 型题

    A. 肾俞、命门、太溪　　B. 肺俞、气海、足三里　　C. 阳陵泉、行间

    D. 百会、神门　　　　　E. 四神聪、列缺

5. 遗尿肾气不足证，应加用

6. 遗尿肺脾气虚证，应加用

【参考答案】

1. A　2. D　3. B　4. B　5. A　6. B

第二十八单元　皮外伤科病证的针灸治疗

细目一　颈椎病

【考点突破攻略】

要点一　颈椎病的辨证要点

1. 病因病机　本病与伏案久坐、跌仆损伤、外邪侵袭或年迈体弱、肝肾不足等有关。颈部感受风寒，阻痹气血，或劳作过度、外伤，损及筋脉，气滞血瘀，或年老肝血亏虚、肾精不足，筋骨失养，皆可使颈部经络气血不利，不通则痛。本病病位在颈部筋骨，与督脉，手足太阳、少阳经脉关系密切。基本病机是筋骨受损，经络气血阻滞不通。

2. 主症　头枕、颈项、肩背、上肢等部位疼痛以及进行性肢体感觉和运动功能障碍。

3. 辨证分型　根据疼痛部位经穴经络辨证：后项部疼痛者属太阳经；颈项侧后方疼痛者属少阳经；颈项侧部疼痛者属阳明经；后项正中疼痛者属督脉。

有明显的受寒史，遇寒痛增者为外邪内侵；有颈部外伤或劳作过度史，痛如针刺者为气滞血瘀；颈肩部酸痛，兼眩晕乏力者为肝肾不足。

要点二 颈椎病的治法

通经止痛。取局部腧穴和手足三阳经穴、督脉穴为主。

要点三 颈椎病的选穴

[主穴] 颈夹脊、天柱、风池、曲池、悬钟、阿是穴。

[方义] 颈夹脊能疏调局部筋骨；天柱疏通太阳经气；风池疏通少阳经气；曲池疏通阳明经气；悬钟为髓会，有滋肾壮骨，以求治本的作用；阿是穴调节局部筋脉。诸穴配伍，疏导太阳、阳明、少阳及督脉经气，共奏通经止痛之功。

[配穴] 见下表。

分型	配穴	解析
太阳经	申脉	申脉属足太阳经，又通阳跷脉，故治足太阳经病
少阳经	外关	外关属手少阳经，又通阳维脉，故治少阳经病
阳明经	合谷	合谷为手阳明经原穴
督脉	后溪	后溪通督脉
外邪内侵	合谷、列缺	合谷为大肠经原穴；列缺为肺经络穴，通任脉，原络配合
气滞血瘀	膈俞、合谷	膈俞、血海为瘀血证常用穴；合谷有时可活血
肝肾不足	肝俞、肾俞	肝俞、肾俞为肝、肾经背俞穴
上肢麻痛	合谷、手三里	二者皆手阳明经腧穴，经络所行，主治所及
头晕头痛	百会或四神聪	腧穴所在，主治所及
恶心呕吐	中脘、内关	内关通阴维脉，善治胃、心、胸之病证；中脘为胃经募穴、腑会
耳鸣耳聋	听宫、外关	腧穴所在，主治所及

要点四 颈椎病的治疗操作

1. 基本刺灸方法 夹脊穴宜直刺或向颈椎斜刺，得气后行平补平泻法。余穴用泻法。

2. 其他治疗

（1）刺络拔罐法：取局部压痛点。适用于外邪内侵证和气滞血瘀证者。

（2）穴位注射法：取局部压痛点，选当归注射液或维生素 B_{12} 注射液或 0.1% 利多卡因注射液，每穴注射 1mL，隔日 1 次。

（3）电针法：参考基本治疗取穴，每次选 2～3 对穴位，用连续波或疏密波，每日 1 次

[常考考点] 治疗颈椎病取局部腧穴和手足三阳经穴、督脉穴为主。颈椎病的处方主穴和配穴。

【例题实战模拟】

A1 型题

1. 颈椎病的主穴是

A. 外劳宫、天柱、阿是穴、后溪、悬钟

B. 肩髃、肩髎、肩贞、阿是穴、阳陵泉、条口透承山

C. 肩前、肩髎、肩贞、阿是穴、阳陵泉、条口透承山

D. 颈夹脊、天柱、风池、曲池、悬钟、阿是穴

E. 颈夹脊、天柱、风池、曲池、后溪、阿是穴

2. 针灸治疗颈椎病，除阿是穴、颈夹脊、天柱外，还应选用

A. 合谷、曲池、申脉　　B. 风池、曲池、悬钟　　C. 肩髃、外关、养老

D. 合谷、曲池、列缺　　E. 肩髃、风府、太溪

A2 型题

3. 患者，女，45 岁。受寒后出现颈项、肩背、上肢等部位疼痛，遇寒痛增，并有进行性肢体感觉和运动功能障碍，舌质淡，苔白，脉弦紧。治疗除主穴外，还应加用

　　A. 合谷、列缺　　　B. 膈俞、合谷　　　C. 肝俞、肾俞　　　D. 合谷、手三里　　　E. 中脘、内关

B1 型题

　　A. 申脉　　B. 外关　　C. 合谷　　D. 后溪　　E. 劳宫

4. 颈椎病患者，病在太阳经，应选用的配穴是

5. 颈椎病患者，病在阳明经，应选用的配穴是

【参考答案】

1. D　2. B　3. A　4. A　5. C

细目二　落枕

【考点突破攻略】

要点一　落枕的辨证要点

1. 病因病机　落枕常与睡眠姿势不正，或枕头高低不适，或因负重颈部过度扭转，或寒邪侵袭颈背部等因素有关。本病病位在颈项部经筋，与督脉、手足太阳和足少阳经密切相关。基本病机是经筋受损，筋络拘急，气血阻滞不通。本病属于实证。

2. 辨证分型　根据疼痛部位进行经络辨证：项背部强痛，低头加重，项背部压痛明显者，病在督脉与太阳经；颈肩部疼痛，头部歪向患侧，颈肩部压痛明显者，病在少阳经。

有明显的感受风寒史，颈项疼痛重着，或伴恶寒发热、头痛者为风寒袭络；颈项部刺痛，固定不移，且有明显的夜卧姿势不当或颈项外伤史者为气滞血瘀。

要点二　落枕的治法

疏经活络，调和气血。取局部阿是穴和手太阳、足少阳经穴为主。

要点三　落枕的选穴

[主穴] 外劳宫、天柱、阿是穴、后溪、悬钟。

[方义] 外劳宫是治疗落枕的经验穴；天柱、阿是穴舒缓局部筋脉；后溪能够疏调督脉、太阳经脉气血；悬钟疏调少阳经脉气血。诸穴远近相配，共奏疏调颈部气血、缓急止痛之效。

[配穴] 见下表。

分型	配穴	解析
督脉、太阳经	大椎、束骨	大椎属督脉，近颈部；束骨为膀胱经输穴，在脚部，二者为远近配穴
少阳经	风池、肩井	皆属足少阳胆经，且皆临近病位所在之颈项部
风寒袭络	风池、合谷	风池祛外风，息内风；合谷疏风散寒
气滞血瘀	内关、合谷	内关需特殊记忆；合谷为行气止痛要穴
肩痛	肩髃	肩髃在肩峰前下方凹陷处，属大肠经，腧穴所在，主治所及
背痛	天宗	在肩胛冈中点与肩胛骨下角连线上 1/3 与下 2/3 交点凹陷处，属小肠经

要点四　落枕的治疗操作

1. 基本刺灸方法　毫针泻法。先刺远端外劳宫、后溪、悬钟，持续捻转，嘱患者慢慢活动颈部，一般颈项疼痛立即缓解，再针刺局部腧穴。风寒袭络者可局部配合艾灸，气滞血瘀者可局部配合三棱针点刺放血。

2. 其他治疗

（1）拔罐法：取局部压痛点，先施闪罐法，再施留罐法。也可以配合刺络拔罐法。

（2）耳针法：取颈、颈椎、枕、神门，毫针中等刺激，持续运针，令患者同时慢慢活动颈项部。

［常考考点］治疗落枕取局部阿是穴和手太阳、足少阳经穴为主。落枕的处方主穴及配穴。

【例题实战模拟】

A1 型题

1. 针灸治疗落枕，下列叙述不正确的是

　　A. 选取阿是穴、手太阳、足少阳经穴为主

　　B. 毫针用泻法

　　C. 先刺远端腧穴，后刺局部腧穴

　　D. 针刺远端腧穴时，患者应用力、大幅度地活动颈项

　　E. 局部腧穴时可加艾灸或点刺出血

2. 治疗落枕的主穴是

　　A. 天柱、肩井、天髎、肩贞　　　　B. 养老、后溪、合谷、阳池

　　C. 阿是穴、外关、合谷、肩井　　　D. 阿是穴、外劳宫、后溪、悬钟

　　E. 后溪、外关、束骨、昆仑

3. 针灸治疗落枕，病在督脉、太阳经者，应加用

　　A. 大椎、束骨　　B. 风池、肩井　　C. 风池、合谷　　D. 内关、合谷　　E. 尺泽、孔最

A2 型题

4. 患者，男，24 岁。颈项强痛，活动受限，头向患侧倾斜，项背部牵拉痛，颈项部压痛明显，兼见恶风畏寒。治疗除取主穴外，还应选用的穴位是

　　A. 内关、外关　　B. 肩井、后溪　　C. 风池、合谷　　D. 血海、阴陵泉　　E. 肾俞、关元

【参考答案】

1. D　2. D　3. A　4. C

细目三　漏肩风

【考点突破攻略】

要点一　漏肩风的辨证要点

1. 病因病机　本病多与体虚、劳损、风寒侵袭肩部等因素有关。病位在肩部经筋，与手三阳、手太阴经密切相关。手三阳经及手太阴经分别循行于肩前、肩外、肩后及肩内侧，肩部感受风寒，气血痹阻，或劳作过度、外伤，损及筋脉，气滞血瘀，或年老气血不足，筋脉失养，皆可使肩部筋脉气血不利，不通或不荣而痛。本病以实证为主，也有本虚标实之证。

2. 辨证分型　根据疼痛部位进行经络辨证：疼痛以肩前外部为主者为手阳明经证，以肩外侧为主者为手少阳经证，以肩后部为主者为手太阳经证，以肩前部为主者为手太阴经证。

有明显感受风寒史、遇风痛增者为外邪内侵；肩部有外伤或劳作过度史、疼痛拒按者为气滞血瘀；肩部以酸痛为主，劳累加重，或伴眩晕乏力者为气血虚弱。

要点二　漏肩风的治法

通经活络，舒筋止痛。取局部穴位为主，配合循经远端取穴。

要点三　漏肩风的选穴

［主穴］肩髃、肩髎、肩贞、阿是穴、阳陵泉、条口透承山。

〔方义〕肩髃、肩髎、肩贞分别为手阳明经、手少阳经、手太阳经腧穴，配阿是穴，均为局部取穴，可疏通肩部经络气血，活血祛风止痛；阳陵泉为筋之会，可舒筋止痛；条口透承山可疏导太阳、阳明两经气血，为临床经验效穴。

〔配穴〕见下表。

分型	配穴	解析
手阳明经	合谷	合谷为手阳明大肠经之原穴
手少阳经	外关	外关为手少阳三焦经之络穴，通阳维脉
手太阳经	后溪	后溪属手太阳小肠经，通督脉
手太阴经	列缺	列缺为肺经络穴，通任脉，"头项寻列缺"
外邪内袭	合谷、风池	风池祛外风，息内风；合谷疏风散寒
气滞血瘀	内关、膈俞	内关为心包经络穴，通阴维脉；膈俞、血海为瘀血证常用穴
气血虚弱	足三里，气海	足三里为胃之下合穴，化生气血；气海补气行气

要点四　漏肩风的治疗操作

1.基本刺灸方法　毫针泻法或平补平泻。先刺远端穴，行针后让患者运动肩关节。局部穴可加灸法。

2.其他治疗

（1）刺络拔罐法：取局部压痛点，以三棱针点刺或皮肤针叩刺，使少量出血，再拔火罐。

（2）穴位注射法：取局部压痛点，选用当归注射液或维生素 B_{12} 注射液或 0.1% 利多卡因注射液，每处注射 2mL，隔日 1 次。

（3）小针刀疗法：肩关节出现粘连时，可用针刀松解粘连。

〔常考考点〕治疗漏肩风取局部穴位为主，配合循经远端取穴。漏肩风的处方主穴及配穴。

【例题实战模拟】

A1 型题

1.患者，女，57 岁。肩周疼痛，肩后部为重，拒按。治疗除肩部取穴外，还应加用

　　A.合谷　　B.后溪　　C.外关　　D.内关　　E.曲池

2.针灸治疗漏肩风，下列叙述不正确的是

　　A.以通经活血、祛风止痛为法　　B.局部穴常作为主穴

　　C.宜根据经络辨证分经取穴　　D.一般先刺局部腧穴，后刺远端腧穴

　　E.针刺远端腧穴后，要求患者运动肩关节

3.漏肩风主要与以下哪组经脉的阻滞不通有关

　　A.手太阳、手少阳、手厥阴　　B.手太阳、手阳明、手太阴

　　C.手太阳、手阳明、手少阳　　D.手太阴、手厥阴、足少阳

　　E.手阳明、手阳明、足少阳

A2 型题

4.患者，女，46 岁。肩前部疼痛 3 天，缘于提重物，现上举受限，遇风寒痛增，得温痛缓，肩前部有压痛，脉弦。针灸治疗除主穴外，还宜选取

　　A.合谷、风池　　B.后溪、外关　　C.外关、列缺　　D.内关、膈俞　　E.足三里、气海

5.患者，男，50 岁。肩关节疼痛，痛有定处，抬举困难，夜间痛甚，劳累加剧。治疗应首选

　　A.手太阳经穴　　B.近取穴为主　　C.分部近取穴与远取穴相结合

　　D.循经取穴　　E.手少阳经穴

B1 型题

　　A.合谷　　B.外关　　C.后溪　　D.列缺　　E.外劳宫

6. 肩部疼痛以肩外侧为主，宜选用
7. 肩部疼痛以肩前部为主，宜选用
【参考答案】
1. B　2. D　3. C　4. A　5. C　6. B　7. D

第二十九单元　五官科病证的针灸治疗

细目一　耳鸣耳聋

【考点突破攻略】

要点一　耳鸣耳聋的辨证要点

1. 病因病机　本病常与肝胆火旺、外感风邪和肾精亏耗等因素有关。病位在耳。肾开窍于耳，少阳经入耳中，故本病与肝、胆、肾关系密切。火热或精亏致耳部脉络不通或失于濡养均可导致耳鸣、耳聋的发生。耳鸣、耳聋多为虚证，也有实证或虚实夹杂之证。

2. 主症

（1）实证：暴病耳聋，或耳中觉胀，耳鸣如潮，鸣声隆隆不断，按之不减。

（2）虚证：久病耳聋，耳鸣如蝉，时作时止，劳累则加剧，按之鸣声减弱。

3. 辨证分型　兼耳闷胀，畏寒，发热，舌红，苔薄，脉浮数者为外感风邪；兼头胀，面赤，咽干，脉弦者为肝胆火盛；兼耳内憋气感明显，胸闷痰多，苔黄腻，脉弦滑者为痰火郁结。兼头晕，遗精，带下，腰膝酸软，脉虚细者为肾精亏损；兼神疲乏力，食少腹胀，便溏，脉细弱者为脾胃虚弱。

要点二　耳鸣耳聋的治法

1. 实证　疏风泻火，通络开窍。取局部腧穴及手足少阳经穴为主。
2. 虚证　补肾养窍。取局部腧穴及足少阴经穴为主。

要点三　耳鸣耳聋的选穴

1. 实证

[主穴] 听会、翳风、中渚、侠溪。

[方义] 手足少阳经脉均绕行于耳之前后并入耳中，听会属足少阳经，翳风属手少阳经，两穴又居耳部，可疏导少阳经气，主治耳疾；循经远取侠溪、中渚，通上达下，疏导少阳经气，宣通耳窍。

[配穴] 见下表。

分型	配穴	解析
外感风邪	外关、合谷	外关为三焦经络穴，通阳维脉；合谷为大肠经原穴，可疏风解表
肝胆火盛	行间、丘墟	行间为肝经荥穴，荥主身热；丘墟为胆经原穴
痰火郁结	丰隆、阴陵泉	化痰必用丰隆，祛湿必用阴陵泉。痰从湿而来

2. 虚证

[主穴] 听宫、翳风、太溪、肾俞。

[方义] 太溪、肾俞能补肾填精，上荣耳窍；听宫为手太阳经与手、足少阳经之交会穴，气通耳内，具有聪耳启闭之功，为治耳疾要穴；配手少阳经局部的翳风穴，可疏导少阳经气，宣通耳窍。

［配穴］脾胃虚弱配气海、足三里。

要点四 耳鸣耳聋的治疗操作

1.基本刺灸方法 听会、听宫、翳风的针感宜向耳底或耳周传导为佳；余穴常规针刺。虚证可加灸。

2.其他治疗

（1）头针法：取颞后线，毫针刺，间歇运针，留针 20 分钟。

（2）耳针法：取肾、肝、胆、内耳、皮质下、神门，毫针刺，或压丸法。

（3）穴位注射法：取翳风、完骨、肾俞、阳陵泉等穴，选用丹参注射液或维生素 B_{12} 注射液，每穴 0.5～1mL。

［常考考点］治疗实证取局部腧穴及手足少阳经穴为主；虚证取局部腧穴及足少阴经穴为主。耳鸣耳聋的处方主穴及配穴。

【例题实战模拟】

A1 型题

1.用背俞穴治疗耳聋，应首选

 A.肺俞 B.三焦俞 C.肝俞 D.肾俞 E.脾俞

2.治疗耳鸣耳聋虚证，除局部腧穴外，还应主取的经穴是

 A.手太阳、足少阴经穴   B.手少阳、足少阳经穴   C.手太阳、手少阳经穴

 D.足少阴经穴   E.足少阳、足少阴经穴

A2 型题

3.患者，男，65 岁。耳中如蝉鸣，时作时止，按之鸣声减弱，听力亦下降，同时伴腰膝酸软，乏力，脉虚细。治疗宜选取

 A.翳风、侠溪、中渚、太冲、丘墟   B.翳风、侠溪、中渚、外关、合谷

 C.太溪、照海、听宫、脾俞、足三里 D.太溪、翳风、听宫、肾俞、气海

 E.太溪、照海、听宫、肾俞、肝俞

4.患者，女，64 岁。耳中隆隆作响，憋气感明显，兼有胸闷痰多，苔黄腻，脉弦滑。治疗应首选

 A.太阳、听会、角孙   B.丘墟、足窍阴、外关   C.太阳、听会、合谷

 D.听会、侠溪、中渚   E.太溪、照海、听宫

5.患者，男，43 岁。两耳轰鸣，按之不减，听力减退，兼见烦躁易怒，咽干，便秘，脉弦。治疗应首选

 A.手、足太阴经穴   B.手、足少阴经穴   C.手、足少阳经穴

 D.手阳明经穴   E.足太阳经穴

【参考答案】

1. D 2. D 3. D 4. D 5. C

细目二 牙痛

【考点突破攻略】

要点一 牙痛的辨证要点

1.病因病机 牙痛常与外感风热、胃肠积热或肾气亏虚等因素有关，并因遇冷、热、酸、甜等刺激时发作或加重。病位在齿，肾主骨，齿为骨之余，手、足阳明经分别入下齿、上齿，故本病与胃、肾关系密切。外邪与内热等因素均可伤及龈肉，灼烁脉络，发为牙痛。

2.主症 牙齿疼痛。

3. 辨证分型 若起病急，牙痛甚而龈肿，伴形寒身热，脉浮数者为风火牙痛；牙痛剧烈，齿龈红肿或出脓血，口臭，口渴，便秘，舌红，苔黄燥，脉洪数者为胃火牙痛；起病较缓，牙痛隐作，时作时止，牙龈微红肿或见萎缩，齿浮动，舌红，少苔，脉细数者为虚火牙痛。

要点二 牙痛的治法

祛风泻火，通络止痛。取手、足阳明经穴为主。

要点三 牙痛的选穴

[主穴] 合谷、颊车、下关。

[方义] 手足阳明经分入上下齿，合谷为手阳明经原穴，可清阳明之热，为治疗牙痛之要穴；颊车、下关属局部取穴，可疏泄足阳明经气，消肿止痛。

[配穴] 见下表。

分型	配穴	解析
风火牙痛	外关、风池	风池祛外风，息内风；外关为三焦经络穴，通阳维脉
胃火牙痛	内庭、二间	荥主身热，内庭为胃经荥穴；二间是大肠经荥穴
虚火牙痛	太溪、行间	行间为肝经荥穴，肝肾同源；太溪为肾经原穴，滋阴

要点四 牙痛的治疗操作

1. 基本刺灸方法 毫针泻法或平补平泻。循经远取可左右交叉刺，合谷持续行针1～2分钟。虚火牙痛者，太溪可用补法。

2. 其他治疗
（1）耳针法：取口、颌、牙、神门、胃、肾。每次选用3～5穴，毫针中等强度刺激，或用压丸法。
（2）穴位贴敷法：将大蒜捣烂，于睡前贴敷双侧阳溪穴，至发疱后取下，用于龋齿疼痛。

[常考考点] 治疗牙痛取手、足阳明经穴为主。牙痛的处方主穴及配穴。

【例题实战模拟】

A1 型题
1. 治疗牙痛的主穴是
    A. 合谷、颊车、下关　　　B. 合谷、地仓、下关　　　C. 合谷、颊车、上关
    D. 合谷、太冲、颊车　　　E. 合谷、颊车、地仓
2. 治疗肾虚型牙痛，除取主穴外，还应加用
    A. 外关、风池　　B. 太溪、行间　　C. 太溪、外关　　D. 太冲、曲池　　E. 太冲、阳溪
3. 治疗胃火牙痛，除选取主穴外，还应加用的腧穴是
    A. 太溪、行间　　B. 太溪、外关　　C. 太冲、曲池　　D. 太冲、阳溪　　E. 内庭、二间

A2 型题
4. 患者，男，30岁。右下齿痛，疼痛剧烈，齿龈红肿，无龋齿，身热，舌红，苔薄黄，脉浮数。针灸治疗本病的取穴是
    A. 合谷、颊车、下关、外关、风池　　　　B. 合谷、颊车、下关、内庭、二间
    C. 合谷、颊车、下关、太溪、行间　　　　D. 合谷、颊车、下关、风池、侠溪
    E. 合谷、颊车、下关、风池、太冲

B1 型题
    A. 内庭、二间　　B. 大杼、束骨　　C. 肾俞、太溪　　D. 外关、风池　　E. 太溪、行间
5. 胃火牙痛，应加用的配穴是

6. 虚火牙痛，应加用的配穴是

7. 风火牙痛，应加用的配穴是

【参考答案】

1. A   2. B   3. E   4. A   5. A   6. E   7. D

【知识纵横比较】

经验效穴总结

病证	经验效穴	病证	经验效穴
痰证	丰隆	清热	曲池、大椎
水湿	阴陵泉	少乳	少泽
瘀血	血海、膈俞	胆蛔证	迎香
高血压	曲池	奔豚气	期门、公孙、涌泉
外感有汗或无汗	合谷	痞积	鱼际
汗证	复溜	咽喉肿痛	少商
止呕	内关	牙痛	合谷
心绞痛	内关	息风止痉	合谷、太冲（开四关）
调经	三阴交	滞产（孕妇忌用）	合谷、三阴交、昆仑、至阴
痛经	次髎	舌强不语	通里
治便秘	支正、支沟	双向调节大便	天枢

辨证配穴总结

证候	穴位	证候	穴位
祛风	带风字的穴位、合谷、列缺、外关	气滞	太冲、期门、膻中、气海
风寒	风池、风门、合谷、列缺	食积	足三里、中脘
风热	曲池、大椎、外关	气血虚	脾俞、胃俞、足三里、气海、血海
痰湿	丰隆、阴陵泉、中脘	阴虚	太溪、三阴交、肾俞
痰热	丰隆、曲池、大椎，或荥穴	阳虚	肾俞、命门、关元
肝阳	太冲、太溪	里热	井穴、荥穴
血瘀	血海、膈俞、三阴交	寒湿	命门、腰阳关

西医综合

诊断学基础

【本章通关攻略】

诊断学基础是西医基础知识与临床的桥梁，是一门非常重要的学科。在历年的中西医结合执业助理医师资格考试中，实践技能考试，考查临床判读，大约占 5 分（实践技能总分 100 分）；综合笔试考试，平均每年出题约 20 道，大约占 20 分（综合笔试总分 300 分）。

本科目重点考查的章节有症状学、检体诊断、实验室检查、心电图检查、影像学检查。

本科目的特点是在理解的基础上需要记忆的内容很多，所以要想掌握本科目的要点，不能死记硬背。此外，虽然西医诊断学基础部分的考题量不多，但是因为本科为临床课的基础，所以应重点复习。

第一单元 症状学

细目一 发热

【考点突破攻略】

要点一 发热的概念

发热是指机体在致热原的作用下，体温调节中枢调定点上移而引起的产热增加和（或）散热减少，导致体温升高，超出正常范围值。

要点二 发热的病因

1. 感染性发热 临床最多见，各种病原体所引起的急、慢性感染均能引起感染性发热，包括细菌、病毒、支原体、立克次体、螺旋体、真菌、寄生虫等。

2. 非感染性发热

（1）无菌性坏死物质吸收：如大手术、内出血、大面积烧伤、恶性肿瘤、白血病、急性溶血、急性心肌梗死或肢体坏死等。

（2）抗原-抗体反应：如风湿热、血清病、药物热、结缔组织疾病等。

（3）内分泌与代谢障碍：如甲状腺功能亢进症、重度脱水等。

（4）皮肤散热减少：如广泛性皮炎、鱼鳞癣、慢性心功能不全等。

（5）体温调节中枢功能失常：如脑出血、脑外伤、中暑、安眠药中毒等直接损害体温调节中枢，使其功能失常而发热。

（6）自主神经功能紊乱：影响正常的体温调节过程，使产热大于散热，属功能性发热，多为低热。

要点三 发热的临床表现

1. 发热的临床分度 以口腔温度为标准，可将发热分为：低热：37.3～38℃；中等度热：38.1～39℃；高热：39.1～41℃；超高热：41℃以上。

2. 发热的临床经过

（1）体温上升期：临床表现为疲乏无力、肌肉酸痛、畏寒或寒战、皮肤苍白、干燥、无汗等。体温上升有两种方式：①骤升型：体温在几小时内达39～40℃或以上，常伴有寒战，小儿易伴有惊厥。见于肺炎球菌性肺炎、疟疾、败血症、流感、急性肾盂肾炎、输液反应或某些药物反应等。②缓升型：体温于数日内缓慢上升达高峰，多不伴寒战。见于伤寒、结核病等。伤寒初期体温以阶梯状上升为特征。

（2）高热持续期：临床表现为皮肤潮红而灼热，呼吸加快加强，心率增快，常出汗。此期可持续数小时（如疟疾）、数日（如肺炎、流感）或数周（如伤寒极期）。

（3）体温下降期：表现为出汗多、皮肤潮湿。降温的方式有两种：①骤降：体温于数小时内迅速下降至正常，有时甚至可低于正常，伴有大汗。见于疟疾、肺炎链球菌肺炎、急性肾盂肾炎及输液反应等。②渐降：体温于数日内逐渐降至正常，如伤寒缓解期、风湿热等。

3. 热型与临床意义

（1）稽留热：体温持续于39～40℃以上，24小时波动范围不超过1℃，达数日或数周。见于肺炎球菌性肺炎、伤寒和斑疹伤寒的高热期。

（2）弛张热：体温在39℃以上，但波动幅度大，24小时内体温波动在2℃以上，最低时一般仍高于正常水平。常见于败血症、风湿热、重症肺结核、化脓性炎症等。

（3）间歇热：高热期与无热期交替出现，即体温骤升达高峰后持续数小时，又迅速降至正常水平。无热期（间歇期）可持续1日至数日，如此反复发作。见于疟疾、急性肾盂肾炎等。

（4）回归热：体温骤然升至39℃以上，持续数日后又骤然下降至正常水平，高热期与无热期各持续若干日后即有规律地交替一次。见于回归热、霍奇金病等。

（5）波状热：体温逐渐升高达39℃或以上，数天后逐渐下降至正常水平，数天后再逐渐升高，如此反复多次。见于布鲁菌病。

（6）不规则热：发热无一定规律。可见于结核病、风湿热、支气管肺炎、渗出性胸膜炎、感染性心内膜炎等。

［常考考点］热型的表现及临床意义。

要点四　发热的问诊要点及临床意义

1. 病史　有无传染病接触史、外伤史、药物或毒物接触史、手术史等。

2. 临床特点　起病缓急、发热程度、持续时间等。

3. 伴随症状

（1）伴寒战：见于肺炎球菌性肺炎、败血症、急性溶血性疾病、急性胆囊炎、疟疾等。

（2）伴头痛、呕吐或昏迷：见于乙型脑炎、流行性脑脊髓膜炎、脑型疟疾、脑出血、蛛网膜下腔出血、中毒性痢疾等。

（3）伴关节痛：常见于结核病、结缔组织病等。

（4）伴淋巴结及肝脾肿大：可见于血液病、恶性肿瘤、布鲁菌病、黑热病、传染性单核细胞增多症等。

（5）伴尿频、尿急、尿痛：提示尿路感染。

（6）伴咳嗽、咳痰、胸痛：常见于支气管炎、肺炎、胸膜炎、肺结核等。

（7）伴恶心、呕吐、腹痛、腹泻：见于急性胃肠炎、细菌性痢疾等。

（8）伴皮肤黏膜出血：见于流行性出血热、钩端螺旋体病、急性白血病、急性再生障碍性贫血、败血症、重型麻疹和病毒性肝炎等。

（9）伴结膜充血：见于流行性出血热、斑疹伤寒、钩端螺旋体病等。

（10）伴口唇单纯疱疹：见于肺炎球菌性肺炎、流行性脑脊髓膜炎、间日疟、流行性感冒等。

［常考考点］发热的常见伴随症状及临床意义。

【知识纵横比较】

各种热型比较

热型	体温曲线	常见疾病
稽留热	持续于 39～40℃以上，24 小时波动范围不超过 1℃，达数日或数周	肺炎球菌性肺炎、伤寒和斑疹伤寒的高热期
弛张热	体温在 39℃以上，但波动幅度大，24 小时内体温差达 2℃以上，最低时一般仍高于正常水平	败血症、风湿热、重症肺结核、化脓性炎症
间歇热	高热期与无热期交替出现，即体温骤升达高峰后持续数小时，又迅速降至正常水平，无热期（间歇期）可持续 1 日至数日，反复发作	疟疾、急性肾盂肾炎
回归热	骤然升至 39℃以上，持续数日后又骤然下降至正常水平，高热期与无热期各持续若干日后即有规律地交替一次	回归热、霍奇金病
波状热	逐渐升高达 39℃或以上，数天后逐渐下降至正常水平，数天后再逐渐升高，如此反复多次	布鲁菌病
不规则热	无一定规律	结核病、风湿热、支气管肺炎、渗出性胸膜炎、感染性心内膜炎

细目二　胸痛

【考点突破攻略】

要点一　胸痛的概念

胸痛是指颈部与上腹之间的不适或疼痛，主要是由胸部疾病引起，有时腹腔疾病也可引起胸痛。胸痛的程度因个体痛阈差异而不同，与病情轻重程度不完全一致。

要点二　胸痛的病因

1.胸壁疾病

（1）皮肤及皮下组织病变：如蜂窝织炎、乳腺炎等。

（2）肌肉病变：如外伤、劳损、肌炎等。

（3）肋骨病变：如肋软骨炎、肋骨骨折等。

（4）肋间神经病变：如肋间神经炎、带状疱疹等。

2.心血管疾病

（1）心绞痛、心肌梗死等。

（2）急性心包炎、肥厚型心肌病等。

（3）血管病变，如胸主动脉瘤、主动脉夹层、肺梗死等。

（4）心脏神经症。

3.呼吸系统疾病

（1）支气管及肺部病变：如支气管肺癌、肺炎、肺结核累及胸膜。

（2）胸膜病变：如急性胸膜炎、自发性气胸、胸膜肿瘤等。

4.其他

（1）食管疾病：如食管炎、食管癌等。

（2）纵隔疾病：如纵隔气肿、纵隔肿瘤。

（3）腹部疾病：如肝脓肿、胆囊炎、胆石症、膈下脓肿等。

要点三 胸痛的问诊要点及临床意义

1. 发病年龄与病史

（1）青壮年患者：可见于胸膜炎、自发性气胸、心肌病等。

（2）40岁以上患者：多考虑心绞痛、心肌梗死与肺癌等。

注意询问患者有无高血压、心脏病、动脉硬化、肺及胸膜疾病、胸部手术史、外伤史以及有无大量吸烟史等。

2. 胸痛的部位　不同疾病对应的胸痛部位不一，见下表。

常见疾病与其胸痛部位的对应关系

疾病	胸痛部位
带状疱疹	成簇的水疱沿一侧肋间神经分布，伴剧痛
非化脓性肋软骨炎	第1、2肋软骨
心绞痛与急性心肌梗死	胸骨后或心前区，常牵涉左肩背、左臂内侧
食管、膈和纵隔肿瘤	胸骨后疼痛，伴进食或吞咽时加重
自发性气胸、急性胸膜炎	患侧的腋前线及腋中线附近

3. 胸痛的性质　不同疾病对应的胸痛性质不一，见下表。

常见疾病与其胸痛性质的对应关系

疾病	性质
带状疱疹	阵发性的灼痛或刺痛
肌痛	酸痛
骨痛	刺痛
食管炎	灼痛或灼热感
心绞痛	压榨样痛，可伴有窒息感
心肌梗死	疼痛更为剧烈并有恐惧、濒死感
干性胸膜炎	尖锐刺痛或撕裂痛，呼吸时加重，屏气时消失
原发性肺癌、纵隔肿瘤	胸部闷痛
肺梗死	突然剧烈刺痛或绞痛，常伴有呼吸困难与发绀

4. 胸痛持续时间

（1）平滑肌痉挛或血管狭窄缺血所致得疼痛——阵发性。

（2）心绞痛——发作时间短暂，常为数分钟。

（3）心肌梗死——疼痛持续时间长且不易缓解。

（4）炎症、肿瘤、栓塞或梗死所致的疼痛——呈持续性。

5. 胸痛的诱因与缓解因素

（1）心绞痛：常因劳力后诱发，含服硝酸甘油可迅速缓解，而心肌梗死的胸痛含服硝酸甘油不能缓解。

（2）心脏神经症的胸痛：在体力活动后反而减轻。

（3）胸膜炎、自发性气胸的胸痛：可因深呼吸或咳嗽而加剧。

（4）胸壁疾病所致的胸痛：局部有压痛。

（5）食管疾病的胸痛：常在吞咽时出现或加剧。

（6）反流性食管炎的胸骨后烧灼痛：在服用抗酸剂后减轻或消失。

6. 伴随症状

（1）伴咳嗽、咳痰：见于急慢性支气管炎、肺炎、支气管扩张、肺脓肿等。

（2）伴咯血：见于<u>肺结核、肺炎、肺脓肿、肺梗死或支气管肺癌</u>。

（3）伴呼吸困难：见于<u>肺炎球菌性肺炎、自发性气胸、渗出性胸膜炎、心绞痛、心肌梗死、急性心包炎、主动脉夹层</u>等。

（4）伴吞咽困难：见于<u>食管癌</u>。

（5）伴面色苍白、大汗、血压下降或休克：多考虑<u>急性心肌梗死、主动脉夹层或大块肺栓塞</u>等。

［常考考点］胸痛的特点及临床意义。

细目三　腹痛

【考点突破攻略】

要点一　腹痛的概念

腹痛为临床常见症状，多由腹部脏器疾病所致，少数也可由腹腔外及全身性疾病引起。腹痛按性质可分为器质性和功能性两种，按病情缓急可分为急性腹痛和慢性腹痛。属外科范畴的急性腹痛也称"急腹症"，<u>其特点是发病急、进展快、变化多、病情重</u>，诊断延误或治疗不当会给病人带来生命危险。

要点二　腹痛的病因

1.腹部疾病

（1）急性腹膜炎：由胃、肠穿孔引起者最常见，伴有腹部压痛、反跳痛与腹肌紧张、肠鸣音减弱或消失。

（2）腹腔脏器炎症：如急性或慢性胃炎、肠炎、胰腺炎、阑尾炎、盆腔炎等。一般腹痛的部位与病变脏器的体表投影相符。

（3）空腔脏器痉挛或梗阻：如胆石症、胆道蛔虫病、泌尿道结石、肠梗阻等。

（4）脏器扭转或破裂：如肠扭转、肠系膜或大网膜扭转、卵巢囊肿蒂扭转、急性脏器破裂（如肝脾破裂、异位妊娠破裂等）。

（5）腹膜粘连或脏器包膜牵张：如手术后或炎症后腹膜粘连；实质性脏器因病变肿胀，导致包膜张力增加而发生腹痛（如肝炎、肝淤血、肝癌等）。

（6）化学性刺激：消化性溃疡，可因胃酸作用而发生刺痛或灼痛。

（7）肿瘤压迫与浸润：如胃癌、结肠癌、直肠癌等。

（8）腹腔内血管疾病：如缺血性肠病、腹主动脉瘤及门静脉血栓形成等。

2.胸腔疾病的牵涉痛　如肺炎、心绞痛、急性心肌梗死、急性心包炎、肺梗死、胸膜炎等，疼痛可牵涉腹部，类似急腹症。

3.全身性疾病　如尿毒症时毒素刺激腹腔浆膜而引起腹痛。少数糖尿病酮症酸中毒可引起腹痛，酷似急腹症。铅中毒时则引起肠绞痛。

4.其他原因　如荨麻疹时胃肠黏膜水肿，腹型过敏性紫癜时的肠管浆膜下出血等。

要点三　腹痛的问诊要点及临床意义

1.既往史及年龄　消化性溃疡常有反复发作的节律性上腹痛病史，多发生于青壮年；胆绞痛、肾绞痛常有胆道、泌尿道结石史；腹部粘连性腹痛常与结核性腹膜炎腹部手术史有关；儿童腹痛多见于肠道蛔虫症及肠套叠；急性阑尾炎多见于青壮年；中老年人腹痛应警惕恶性肿瘤。

2.腹痛的部位　不同疾病对应的腹痛部位不一，见下表。

腹痛部位与常见疾病的对应关系

疼痛部位	常见疾病
中上腹部	胃、十二指肠疾病，急性胰腺炎
右上腹部	肝脓肿、胆石症、胆囊炎
右下腹部	急性阑尾炎
下腹或左下腹	结肠疾病
下腹部	膀胱炎、盆腔炎、异位妊娠破裂
脐周	小肠绞痛
全腹痛	空腔脏器穿孔后引起的弥漫性腹膜炎
弥漫性或不定位性疼痛	结核性腹膜炎、腹膜转移癌、腹膜粘连、结缔组织病
牵涉性腹痛	肺炎、心肌梗死

3. 腹痛的性质与程度 不同疾病对应的腹痛性质和程度不一，见下表。

腹痛性质和程度与常见疾病的对应关系

腹痛性质和程度	常见疾病
慢性、周期性、节律性中上腹隐痛或灼痛，如突然呈剧烈的刀割样、烧灼样持续性疼痛，可能并发急性穿孔	消化性溃疡
胀痛，于呕吐后减轻或缓解	幽门梗阻
剧烈绞痛	胆石症、泌尿道结石及肠梗阻
剑突下钻顶样痛	胆道蛔虫梗阻
进行性锐痛	肝癌
持续性胀痛	慢性肝炎与淤血性肝肿大（如右心衰竭、缩窄性心包炎）
隐痛或绞痛	肠寄生虫病
剧烈绞痛或持续性疼痛	肝、脾破裂，异位妊娠破裂
持续性、广泛性剧烈腹痛伴腹肌紧张或板状腹	急性弥漫性腹膜炎

4. 诱发、加重或缓解腹痛的因素

（1）胆囊炎或胆石症发作前常有进食油腻食物史。

（2）急性胰腺炎发作前常有暴饮暴食、酗酒史。

（3）十二指肠溃疡腹痛多发生在空腹时，进食或服碱性药可缓解。

（4）胃溃疡的腹痛发生在进食后半小时左右，至下次进餐前缓解。

（5）反流性食管炎在直立时可减轻。

（6）肠炎引起的腹痛多于排便后减轻。

（7）肠梗阻腹痛于呕吐或排气后缓解。

5. 腹痛的伴随症状 不同疾病导致的腹痛的伴随症状不一，见下表。

腹痛的伴随症状与常见疾病的对应关系

伴随症状	常见疾病
寒战、高热	急性化脓性胆管炎、肝脓肿、腹腔脏器脓肿
黄疸	肝、胆、胰腺疾病，急性溶血等
血尿	泌尿系统疾病（如尿路结石）
休克	急性腹腔内出血、急性胃肠穿孔、急性心肌梗死、中毒性菌痢
呕吐、腹胀、停止排便排气	胃肠梗阻

续表

伴随症状	常见疾病
腹泻	肠道炎症、吸收不良，亦见于慢性胰腺及肝脏疾病
反酸、嗳气	慢性胃炎或消化性溃疡
血便	急性者：急性菌痢、肠套叠、绞窄性肠梗阻、急性出血性坏死性结肠炎、过敏性紫癜
	慢性者：慢性菌痢、肠结核、结肠癌
	柏油样便——上消化道出血
	鲜血便——下消化道出血
里急后重	直肠病变

［常考考点］腹痛的问诊要点及临床意义。

细目四　咳嗽与咳痰

【考点突破攻略】

要点一　咳嗽的概念

咳嗽是机体的防御性神经反射，有利于清除呼吸道分泌物、吸入物和异物。痰是气管、支气管的分泌物或肺泡内渗出液，借助咳嗽反射将其排出体外称为咳痰，属病态现象。

要点二　咳嗽的病因

1.呼吸道疾病　如急慢性咽炎、扁桃体炎、喉炎、急慢性支气管炎、肺炎、肺结核、肺肿瘤、支气管扩张、气道异物以及其他化学性气味刺激等，均可刺激呼吸道黏膜的迷走神经、舌咽神经和三叉神经的感觉纤维而引起咳嗽。

2.胸膜疾病　胸膜炎或胸膜受刺激，如自发性气胸、胸膜炎。

3.心血管疾病　如二尖瓣狭窄或其他原因所致的肺淤血与肺水肿。

4.中枢神经因素　如脑炎、脑膜炎、脑出血、脑肿瘤等也可出现咳嗽。

要点三　咳嗽与咳痰的问诊要点及临床意义

1.咳嗽的性质

（1）干性咳嗽：见于急性咽喉炎、急性支气管炎初期、气管受压、支气管异物、支气管肿瘤、胸膜炎、二尖瓣狭窄、肺癌等。

（2）湿性咳嗽：见于慢性支气管炎、支气管扩张症、肺炎、肺脓肿、空洞型肺结核等。

2.咳嗽的时间与节律

（1）突然发生的咳嗽：常见于吸入刺激性气体所致的急性咽喉炎、气管与支气管异物。

（2）阵发性咳嗽：见于支气管异物、支气管哮喘、支气管肺癌、百日咳等。

（3）长期慢性咳嗽：见于慢性支气管炎、支气管扩张、慢性肺脓肿、空洞型肺结核等。

（4）晨咳或夜间平卧时（即改变体位时）加剧并伴咳痰：见于慢性支气管炎、支气管扩张症和肺脓肿等。

（5）夜间咳嗽明显：见于左心衰竭、肺结核等。

3.咳嗽的音色

（1）声音嘶哑：多见于声带炎、喉炎、喉癌，以及喉返神经受压迫。

（2）犬吠样咳嗽：多见于喉头炎症水肿或气管受压。

（3）无声（或无力）咳嗽：见于极度衰弱或声带麻痹的患者。

（4）咳嗽带有鸡鸣样吼声：多见于<u>百日咳</u>。

（5）金属调的咳嗽：<u>可见于纵隔肿瘤或支气管肺癌等直接压迫气管所致</u>。

4. 痰的性质与量

痰的性质可分为黏液性、浆液性、脓性、黏液脓性、浆液血性、血性等。

（1）<u>支气管扩张症与肺脓肿患者痰量多时，痰可出现分层现象：上层为泡沫，中层为浆液或浆液脓性，下层为坏死性物质</u>。

（2）痰有恶臭气味者，提示有厌氧菌感染。

（3）<u>黄绿色痰提示铜绿假单胞菌感染</u>。

（4）<u>粉红色泡沫痰是肺水肿的特征</u>。

5. 伴随症状

（1）伴发热：多见于<u>呼吸道感染、胸膜炎、肺结核</u>等。

（2）伴胸痛：见于<u>肺炎、胸膜炎、支气管肺癌、自发性气胸</u>等。

（3）伴喘息：见于<u>支气管哮喘、喘息型慢性支气管炎、心源性哮喘</u>等。

（4）伴呼吸困难：见于喉头水肿、喉肿瘤、慢性阻塞性肺病、重症肺炎以及重症肺结核、大量胸腔积液、气胸、肺淤血、肺水肿等。

（5）伴咯血：常见于<u>肺结核、支气管扩张症、肺脓肿、支气管肺癌及风湿性二尖瓣狭窄</u>等。

［常考考点］咳嗽与咳痰的问诊要点及临床意义。

细目五　咯血

【考点突破攻略】

要点一　咯血的概念

喉及喉部以下的呼吸道及肺脏等任何部位的出血，经咳嗽动作从口腔咯出称为咯血。少量咯血可表现为痰中带血，大咯血时血液从口鼻涌出，常可阻塞呼吸道，造成窒息死亡，是内科急症之一。

要点二　咯血的病因

1. 支气管疾病　常见于支气管扩张症、支气管肺癌、支气管内膜结核和慢性支气管炎等。

2. 肺部疾病　如肺结核、肺炎球菌性肺炎、肺脓肿等。<u>肺结核为我国最常见的咯血原因</u>。

3. 心血管疾病　如风湿性心脏病二尖瓣狭窄所致的咯血等。

4. 其他　如血小板减少性紫癜、白血病、血友病、肺出血型钩端螺旋体病、流行性出血热等。

要点三　咯血的问诊要点及临床意义

1. 病史及年龄　有无心、肺、血液系统疾病，有无结核病接触史、吸烟史等；中年以上，咯血痰或小量咯血，特别是有多年吸烟史者，除考虑慢性支气管炎外，应高度注意支气管肺癌的可能。

2. 咯血的量及其性状

咯血的量或性状	常见疾病
大量咯血（每日超过 500mL）	空洞型肺结核、支气管扩张症和肺脓肿
中等量咯血（每日 100～500mL）	二尖瓣狭窄
小量咯血（每日在 100mL 内）	其他原因
粉红色泡沫痰	急性左心衰竭
铁锈色血痰	典型的肺炎球菌性肺炎
痰中带血	浸润型肺结核
多次少量反复咯血	支气管肺癌

3. 咯血的伴随症状

（1）伴发热：见于肺结核、肺炎球菌性肺炎、肺脓肿、肺出血型钩端螺旋体病、流行性出血热等。

（2）伴胸痛：见于肺炎球菌性肺炎、肺梗死、肺结核、支气管肺癌等。

（3）伴脓痰：见于支气管扩张、肺脓肿、空洞型肺结核并发感染、化脓性肺炎等。

（4）伴皮肤黏膜出血：见于钩端螺旋体病、流行性出血热、血液病等。

［常考考点］咯血的问诊要点及临床意义。

要点四 咯血与呕血的鉴别

咯血与呕血的鉴别

鉴别要点	咯血	呕血
病史	肺结核、支气管扩张、肺癌、心脏病等	消化性溃疡、肝硬化等
出血前症状	喉部痒感、胸闷、咳嗽等	上腹不适、恶心、呕吐
出血方式	咯出	呕出，可为喷射状
出血颜色	鲜红	棕黑色或暗红色，有时鲜红色
血内混有物	泡沫和（或）痰	食物残渣、胃液
黑便	无（如咽下血液时可有）	有，可在呕血停止后仍持续数日
酸碱反应	碱性	酸性

［常考考点］咯血与呕血的鉴别要点。

细目六 呼吸困难

【考点突破攻略】

要点一 呼吸困难的概念

呼吸困难是指患者主观上感到空气不足，呼吸费力；客观上表现为呼吸频率、节律与深度的异常，严重时出现鼻翼扇动、发绀、端坐呼吸及辅助呼吸肌参与呼吸活动。

要点二 呼吸困难的病因

1. 呼吸系统疾病

（1）呼吸道疾病：如急性喉炎、喉头水肿、喉部肿瘤、气道异物、气管与支气管的炎症或肿瘤、双侧扁桃体Ⅲ度肿大等。

（2）肺部疾病：如支气管哮喘、肺炎、肺结核、喘息型慢性支气管炎、阻塞性肺气肿、肺心病、肺性脑病、弥漫性肺间质纤维化、肺癌、肺栓塞、肺部疾病导致的呼吸衰竭等。

（3）胸膜、胸壁疾病：如气胸、胸腔积液、胸膜肥厚、胸部外伤、肋骨骨折以及胸廓畸形等。

2. 循环系统疾病 各种原因所致的急慢性左心衰竭、心包填塞、原发性动脉高压等。

3. 全身中毒 如一氧化碳中毒、亚硝酸盐中毒、使用镇静剂或麻醉剂过量、糖尿病酮症酸中毒及尿毒症等。

4. 血液系统疾病 如重度贫血、高铁血红蛋白血症。

5. 神经精神及肌肉病变

（1）中枢神经系统疾病：如各种脑炎、脑膜炎、脑外伤、脑出血、脑肿瘤等。

（2）周围神经疾病：如脊髓灰质炎累及颈部脊髓、急性感染性多发性神经炎等。

（3）精神疾患：如癔症。

（4）肌肉病变：常见的有重症肌无力、药物导致的呼吸肌麻痹等。

6. 腹部病变 如急性弥漫性腹膜炎、腹腔巨大肿瘤、大量腹水、麻痹性肠梗阻等。

要点三 呼吸困难的临床表现

1. 肺源性呼吸困难 肺源性呼吸困难可分为吸气性、呼气性和混合性呼吸困难，其表现形式不同，往往也提示不同的疾病，见下表。

呼吸困难的表现及其与常见疾病的对应关系

	临床表现	常见疾病
吸气性呼吸困难	"三凹征"，伴有频繁干咳及高调的吸气性喘鸣音	急性喉炎、喉水肿、喉痉挛、白喉、喉癌、气管异物、支气管肿瘤或气管受压等
呼气性呼吸困难	呼气显著费力，呼气时间延长而缓慢，伴有广泛哮鸣音	支气管哮喘、喘息性慢性支气管炎、慢性阻塞性肺气肿等
混合性呼吸困难	吸气与呼气均感费力，呼吸频率浅而快	重症肺炎、重症肺结核、大面积肺不张、大块肺梗死、大量胸腔积液和气胸等

2. 心源性呼吸困难 主要由左心衰引起。临床上主要有三种表现形式：

（1）劳累性呼吸困难：在体力活动时出现或加重，休息时减轻或缓解。

（2）端坐呼吸：常表现为平卧时加重，端坐位时减轻，故被迫采取端坐位或半卧位以减轻呼吸困难的程度。

（3）夜间阵发性呼吸困难：左心衰竭时，因急性肺淤血常出现阵发性呼吸困难，多在夜间入睡后发生。发作时，患者因胸闷被憋醒而被迫坐起喘气和咳嗽，重者面色青紫、大汗、呼吸有哮鸣声，咳浆液性粉红色泡沫样痰，两肺底湿啰音，心率增快，可出现奔马律，此种呼吸又称为心源性哮喘。常见于高血压性心脏病、冠状动脉粥样硬化性心脏病、风湿性心瓣膜病、心肌炎等引起的左心衰竭。

3. 中毒性呼吸困难

（1）代谢性酸中毒：呼吸深大而规则，可伴有鼾声，称 Kussmaul 呼吸。见于尿毒症、糖尿病酮症酸中毒。

（2）药物及毒物：如吗啡、巴比妥类等药物及有机磷农药中毒时，可抑制呼吸中枢，致呼吸减慢，也可呈潮式呼吸。一氧化碳、氰化物中毒时均可引起呼吸加快。

4. 中枢性呼吸困难 脑出血、颅内压增高、颅脑外伤等，呼吸变慢而深，并常伴有呼吸节律的异常。

5. 精神或心理性呼吸困难 见于癔症和抑郁症患者。其特点是呼吸非常频速和表浅，常因换气过度而发生呼吸性碱中毒，出现口周、肢体麻木和手足搐搦，经暗示疗法，可使呼吸困难减轻或消失。

［常考考点］肺源性呼吸困难的表现及其与常见疾病的对应关系。

要点四 呼吸困难的问诊及临床意义

1. 发病情况 注意询问是突发性还是渐进性，是吸气困难、呼气困难、吸气和呼气均困难，还应询问有无药物、毒物摄入及外伤史。

2. 发病诱因 劳力后出现呼吸困难，常见于心力衰竭早期、慢性阻塞性肺疾病、尘肺和先天性心脏病；呼吸困难于卧位时加重见于心力衰竭，直立时加重而仰卧位时缓解见于左房黏液瘤，健侧卧位时加重见于胸腔积液。

3. 伴随症状

（1）伴发热：见于肺炎、肺脓肿、胸膜炎、肺结核、急性心包炎等。

（2）伴咳嗽、咳痰：见于慢性支气管炎、阻塞性肺气肿合并感染、肺脓肿等。

（3）伴咳粉红色泡沫样痰：见于急性左心衰竭。

（4）伴大量咯血：常见于肺结核、支气管扩张症、肺癌等。

（5）伴胸痛：见于肺炎球菌性肺炎、渗出性胸膜炎、自发性气胸、支气管肺癌、肺梗死、急性心肌梗死、纵隔肿瘤等。

（6）伴意识障碍：见于脑出血、脑膜炎、尿毒症、肝性脑病、肺性脑病、各种中毒等。

［常考考点］呼吸困难的问诊要点及临床意义。

细目七 水肿

【考点突破攻略】

要点一 水肿的概念

人体组织间隙有过多液体积聚，导致组织肿胀称为水肿。可分为全身性水肿和局部性水肿。过多液体在体内组织间隙呈弥漫性分布时，称全身性水肿；而液体积聚在局部组织间隙时，称局部性水肿。当体腔内有液体积聚时称为积液，如胸腔积液、心包积液、腹腔积液等，是水肿的特殊形式。

要点二 水肿的病因

1. 全身性水肿

（1）心源性水肿：见于右心衰竭、慢性缩窄性心包炎等。

（2）肾源性水肿：见于各种肾炎、肾病综合征等。

（3）肝源性水肿：见于肝硬化、重症肝炎等。

（4）营养不良性水肿：见于低蛋白血症和维生素 B_1 缺乏。

（5）内分泌源性水肿：见于甲状腺功能减退症、垂体前叶功能减退症等。

2. 局部性水肿 见于各种组织炎症、静脉回流受阻（静脉血栓形成、静脉炎等）、淋巴回流受阻（丝虫病、淋巴管炎、肿瘤压迫等）及血管神经性水肿。

要点三 水肿的临床表现

1. 全身性水肿

（1）心源性水肿：特点是下垂性水肿，严重者可出现胸水、腹水等，常伴有呼吸困难、心脏扩大、心率加快、颈静脉怒张、肝颈静脉回流征阳性等表现。

（2）肾源性水肿：特点为早期晨起时眼睑或颜面水肿，以后发展为全身水肿，伴有血尿、少尿、蛋白尿、管型尿、高血压、贫血等表现。

（3）肝源性水肿：主要表现为腹水，也可出现下肢踝部水肿并向上蔓延，头、面部及上肢常无水肿。常伴有肝功能受损及门静脉高压等表现，可见肝掌、蜘蛛痣等。

（4）营养不良性水肿：患者往往有贫血、乏力、消瘦等营养不良的表现。

（5）内分泌源性水肿：见于甲状腺功能减退症等黏液性水肿，特点是非凹陷性，颜面及下肢较明显，病人常伴有精神萎靡、食欲不振。

2. 局部性水肿 见于局部组织炎症，如丹毒等，常伴红、热、痛；也见于静脉回流受阻，如血栓性静脉炎、静脉血栓形成等。水肿主要出现在病变局部或病变侧肢体，可见局部肿胀明显，或伴有静脉曲张。丝虫病可引起淋巴液回流受阻，表现为象皮肿，以下肢常见。

［常考考点］各类全身性水肿的特征临床表现。

细目八 呕血与黑便

【考点突破攻略】

要点一 呕血与黑便的概念

呕血是因上消化道及其邻近器官／组织疾病，或全身性疾病导致上消化道出血，血液经口腔呕出。

黑便是血液经过肠道时，血红蛋白中的铁与肠内硫化物结合，生成硫化铁而使粪便呈黑色。呕血和黑便是上消化道出血的主要症状，呕血均伴有黑便，但黑便不一定伴有呕血。

要点二 呕血与黑便的病因

1. 食管疾病 食管炎、食管癌、食管贲门黏膜撕裂、食管异物、食管裂孔疝等。食管异物刺穿主动脉可造成大量呕血，危及生命。

2. 胃及十二指肠疾病 最常见的原因是消化性溃疡。非甾体类抗炎药及应激所致的急性胃黏膜病变出血也较常见。其他病因有胃癌、急性及慢性胃炎、胃黏膜脱垂症、十二指肠炎等。

3. 肝、胆、胰的疾病 肝硬化、门静脉高压引起的食管与胃底静脉曲张破裂是引起上消化道出血的常见病因。胆道感染、胆石症、胆道肿瘤可引起胆道出血。胰腺癌、急性重症胰腺炎也可引起上消化道出血，但均少见。

4. 全身性疾病

（1）血液疾病：如白血病、再生障碍性贫血、血小板减少性紫癜、过敏性紫癜、弥散性血管内凝血（DIC）等。

（2）急性传染病：肾综合征出血热、钩端螺旋体病、急性重型肝炎等。

（3）其他：尿毒症、肺源性心脏病、结节性多动脉炎等。

上消化道出血前四位的病因是：消化性溃疡、食管 - 胃底静脉曲张破裂、急性胃黏膜病变及胃癌。

［常考考点］呕血与黑便的常见病因。

要点三 呕血与黑便的临床表现

1. 幽门以上的出血 常表现为呕血和黑便，出血量大，呕吐物呈鲜红色或暗红色，常混有血块；出血量少，呕吐物呈咖啡色或棕褐色，或只有黑便。

2. 幽门以下的出血 常无呕血，只表现为黑便。上消化道大出血时，可出现头昏、心悸、乏力、口渴、出冷汗、心率加快、血压下降等循环衰竭的表现。

要点四 呕血与黑便的问诊要点及临床意义

1. 是否为上消化道出血 呕血应与咯血及口、鼻、咽喉部位出血鉴别。黑便应与进食动物血、铁剂、铋剂等造成的黑便鉴别。

2. 出血量的估算

临床表现或检查结果	出血量估计
大便隐血试验阳性	5mL 以上
黑便	60mL 以上
呕血	胃内蓄积血量达 300mL
头昏、眼花、口干乏力、皮肤苍白、心悸不安、出冷汗，甚至昏倒	一次达 500mL 以上
周围循环衰竭	800～1000mL 以上

3. 诱因 如饮食不节、饮酒及服用某些药物、严重创伤等。

4. 既往病史 重点询问有无消化性溃疡、肝炎、肝硬化以及长期服药史。

5. 伴随症状

（1）伴慢性、周期性、节律性上腹痛，见于消化性溃疡。

（2）伴蜘蛛痣、肝掌、黄疸、腹壁静脉曲张、腹水、脾肿大，见于肝硬化门静脉高压。

（3）伴皮肤黏膜出血，见于血液病及急性传染病。

（4）伴右上腹痛、黄疸、寒战高热，见于急性梗阻性化脓性胆管炎。

［常考考点］呕血与黑便的出血量的估计。

细目九　黄疸

【考点突破攻略】

要点一　黄疸的概念

<u>血清总胆红素浓度升高致皮肤、黏膜、巩膜黄染称黄疸</u>。总胆红素在 17.1 ～ 34.2μmol/L，虽然浓度升高，但无黄疸出现，叫隐性黄疸；总胆红素浓度超过 34.2μmol/L，则可出现皮肤、黏膜、巩膜黄染，称为显性黄疸。

要点二　各型黄疸的病因、临床表现及实验室检查特点

1. 溶血性黄疸

（1）病因：①先天性溶血性贫血：如遗传性球形红细胞增多症、珠蛋白生成障碍性贫血、蚕豆病等。②后天获得性溶血性贫血：自身免疫性溶血性贫血；同种免疫性溶血性贫血，如误输异型血、新生儿溶血；非免疫性溶血性贫血，如败血症、疟疾、毒蛇咬伤、毒蕈中毒、阵发性睡眠性血红蛋白尿等。

（2）临床表现：<u>黄疸较轻，呈浅柠檬色</u>。急性溶血时，起病急骤，出现寒战、高热、头痛、腰痛、呕吐，尿呈酱油色或茶色。严重者出现周围循环衰竭及急性肾功能衰竭。慢性溶血常反复发作，有贫血、黄疸、脾肿大三大特征。

（3）实验室检查特点：<u>血清总胆红素增多，以非结合胆红素为主，结合胆红素基本正常或轻度增高，尿胆原增多，尿胆红素阴性，大便颜色变深</u>。具有溶血性贫血的改变，如贫血、网织红细胞增多、血红蛋白尿、骨髓红细胞系增生旺盛等。

2. 肝细胞性黄疸

（1）病因：<u>病毒性肝炎、中毒性肝炎、肝硬化、肝癌、钩端螺旋体病、败血症、伤寒等</u>。

（2）临床表现：<u>黄疸呈浅黄至深黄色</u>，有乏力、食欲下降、恶心呕吐，甚至出血等肝功能受损的症状及肝脾肿大等体征。

（3）实验室检查特点：<u>血清结合及非结合胆红素均增多。尿中尿胆原通常增多，尿胆红素阳性</u>。<u>大便颜色通常改变不明显</u>。有转氨酶升高等肝功能受损的表现。

3. 胆汁淤积性黄疸（阻塞性黄疸）

（1）病因：①肝外梗阻：如胆道结石、胆管癌、胰头癌、胆道炎症水肿、胆道蛔虫、胆管狭窄等引起的梗阻。②肝内胆汁淤积：胆汁排泄障碍所致，而无机械性梗阻，常见于内科疾病，如毛细胆管炎型病毒性肝炎、药物性胆汁淤积、原发性胆汁性肝硬化、妊娠期特发性黄疸等。

（2）临床表现：<u>黄疸深而色泽暗，甚至呈黄绿色或褐绿色</u>。胆酸盐反流入血，刺激皮肤可引起瘙痒，刺激迷走神经可引起心动过缓，<u>粪便颜色变浅或呈白陶土色</u>。

（3）实验室检查特点：<u>血清结合胆红素明显增多。尿胆原减少或阴性，尿胆红素阳性。尿色深，大便颜色变浅</u>。反映胆道梗阻的指标改变，如血清碱性磷酸酶及总胆固醇增高等。

［常考考点］溶血性黄疸、肝细胞性黄疸和阻塞性黄疸的鉴别。

【知识纵横比较】

三种类型黄疸的鉴别

鉴别要点	溶血性黄疸	肝细胞性黄疸	阻塞性黄疸
病因	先天或后天因素引起的溶血	肝细胞破坏	胆汁排泄受阻
常见疾病	异型输血、新生儿溶血、遗传性球形红细胞增多症、珠蛋白生成障碍性贫血、蚕豆病、败血症、疟疾、毒蛇咬伤、毒蕈中毒等	病毒性肝炎、中毒性肝炎、肝硬化、肝癌、钩端螺旋体病、败血症、伤寒	胆道结石、胆管癌、胰头癌、胆道炎症水肿、胆道蛔虫、胆道狭窄、毛细胆管性病毒性肝炎、毛细胆管炎型毒性肝炎、药物性胆汁淤积、原发性胆汁性肝硬化、妊娠期特发性黄疸

续表

鉴别要点		溶血性黄疸	肝细胞性黄疸	阻塞性黄疸
临床表现		贫血相关症状	肝功能受损相关症状	梗阻相关症状
实验室检查	STB	↑↑	↑↑	↑↑
	CB	轻度↑或正常	↑	↑↑
	UCB	↑↑	↑	轻度↑或正常
	CB/STB	< 20%	20%～50%	> 50%
	尿胆原	强（+）	（+）或（－）	（－）
	尿胆红素	（－）	（+）	强（+）

细目十　抽搐

【考点突破攻略】

要点一　抽搐的概念

抽搐是指一块或一组肌肉快速、重复性、不自主地阵挛性或强直性收缩。抽搐发作时一般是全身性的，伴有或不伴有意识丧失。

要点二　抽搐的病因

1. 颅脑疾病

（1）感染性疾病：如各种脑炎及脑膜炎、脑脓肿、脑寄生虫病等。

（2）非感染性疾病：①外伤：如产伤、脑挫伤、脑血肿等。②肿瘤：如原发性肿瘤（如脑膜瘤、神经胶质瘤等）及转移性脑肿瘤。③血管性疾病：如脑血管畸形、高血压脑病、脑栓塞、脑出血等。④癫痫。

2. 全身性疾病

（1）感染性疾病：如中毒性肺炎、中毒性菌痢、败血症、狂犬病、破伤风、小儿高热惊厥等。

（2）非感染性疾病：①缺氧：如窒息、溺水等。②中毒：外源性中毒，如药物、化学物；内源性中毒，如尿毒症、肝性脑病等。③代谢性疾病：如低血糖、低血钙等。④心血管疾病：如阿-斯综合征。⑤物理损伤：如中暑、触电等。⑥癔症性抽搐。

细目十一　意识障碍

【考点突破攻略】

要点一　意识障碍的概念

意识障碍是指当弥漫性大脑皮质或脑干网状结构发生损害或功能抑制时，机体对自身状态和客观环境的识别与觉察能力出现障碍。

要点二　意识障碍的临床表现

1. 嗜睡　是最轻的意识障碍，患者处于病理的睡眠状态，表现为持续性的睡眠。轻刺激如推动或呼唤患者，可被唤醒，醒后能回答简单的问题或做一些简单的活动，但反应迟钝，刺激停止后，又迅速入睡。

2. 昏睡　是一种比嗜睡重的意识障碍。患者处于熟睡状态，不易唤醒。虽在强刺激下（如压迫眶上神经）可被唤醒，但不能回答问题或答非所问，而且很快又再入睡。

3. 昏迷 指意识丧失，任何强大的刺激都不能唤醒，是最严重的意识障碍。按程度不同可分为：

（1）浅昏迷：意识大部分丧失，强刺激也不能唤醒，但对疼痛刺激有痛苦表情及躲避反应。角膜反射、瞳孔对光反射、吞咽反射、眼球运动等都存在。

（2）中度昏迷：意识全部丧失，对强刺激的反应减弱，角膜反射、瞳孔对光反射迟钝，眼球活动消失。

（3）深昏迷：对疼痛等各种刺激均无反应，全身肌肉松弛，角膜反射、瞳孔对光反射、眼球活动均消失，可出现病理反射。

4. 意识模糊 是一种常见的轻度意识障碍，意识障碍程度较嗜睡重。具有简单的精神活动，但定向力有障碍，表现为对时间、空间、人物失去了正确的判断力。

5. 谵妄 是一种以兴奋性增高为主的急性高级神经中枢活动失调状态。表现为意识模糊，定向力障碍，伴错觉、幻觉、躁动不安、谵语。谵妄常见于急性感染的高热期，也可见于某些中毒（急性酒精中毒）、代谢障碍（肝性脑病）等。

［常考考点］意识障碍的临床表现。

【例题实战模拟】

A1 型题

1. 下列各项，可见间歇热的是
    A. 急性肾盂肾炎　　B. 肺炎　　C. 风湿热　　D. 渗出性胸膜炎　　E. 霍奇金病

2. 体温在 39℃ 以上，一日内波动范围超过 2℃ 者，多见于
    A. 风湿热　　B. 伤寒　　C. 疟疾　　D. 大叶性肺炎　　E. 中暑

3. 下列疾病，表现为弛张热的是
    A. 肺炎球菌性肺炎　　B. 疟疾　　C. 布鲁菌病　　D. 渗出性胸膜炎　　E. 风湿热

4. 下列不符合胸壁疾患所致胸痛特点的是
    A. 疼痛部位较固定　　B. 局部有压痛　　C. 举臂动作时可加剧
    D. 因情绪激动而诱发　　E. 深呼吸或咳嗽可加剧

5. 下列哪种病变引起的胸痛常沿一侧肋间神经分布
    A. 胸肌劳损　　B. 流行性胸痛　　C. 颈椎病　　D. 带状疱疹　　E. 皮下蜂窝织炎

6. 下列不会出现胸痛症状的是
    A. 带状疱疹　　B. 肺癌　　C. 气胸　　D. 心包炎　　E. 哮喘

7. 犬吠样咳嗽，可见于
    A. 急性喉炎　　B. 急性支气管炎　　C. 支气管哮喘　　D. 肺结核　　E. 肺癌

8. 肺炎球菌性肺炎的痰液特征是
    A. 粉红色泡沫样痰　　B. 鲜红色痰　　C. 棕褐色痰　　D. 铁锈色痰　　E. 灰黄色痰

9. 引起吸气性呼吸困难的疾病是
    A. 气管肿瘤　　B. 慢性阻塞性肺疾病　　C. 支气管哮喘　　D. 气胸　　E. 大块肺不张

10. 左心功能不全发生夜间阵发性呼吸困难的机制是
    A. 通气功能障碍　　B. 换气功能障碍　　C. 呼吸中枢受抑制
    D. 外周化学感受器调节紊乱　　E. 酸中毒

11. 支气管哮喘呼吸困难的类型是
    A. 呼气性　　B. 吸气性　　C. 混合性　　D. 阵发性　　E. 腹式呼吸消失

12. 夜间阵发性呼吸困难，可见于
    A. 急性脑血管疾病　　B. 癔症　　C. 急性感染所致的毒血症
    D. 慢性阻塞性肺疾病　　E. 左心功能不全

13. 上消化道出血可单纯表现为呕血或黑便，也可两者兼有，这取决于

    A. 原发病   B. 出血部位   C. 出血量   D. 血在胃内的停留时间   E. 胃的解剖位置

14. 呕血呈暗红色，是由于

    A. 血在胃中停留时间长，被氧化   B. 是静脉血，非动脉血   C. 血红蛋白与胃酸结合而变性

    D. 患者在缺氧情况下发生呕血   E. 血红蛋白与硫化物结合而变性

15. 下列关于溶血性黄疸的叙述，正确的是

    A. 直接迅速反应阳性   B. 尿中结合胆红素阴性   C. 血中非结合胆红素不增加

    D. 尿胆原阴性   E. 大便呈灰白色

16. 下列不能引起阻塞性黄疸的是

    A. 疟疾   B. 胆管癌   C. 肝癌   D. 胆道蛔虫症   E. 总胆管结石

17. 下列不属于意识障碍的是

    A. 嗜睡   B. 抽搐   C. 意识模糊   D. 谵妄   E. 昏迷

18. 下列不属于谵妄表现的是

    A. 意识大部分丧失   B. 谵语   C. 躁动不安   D. 意识模糊   E. 错觉

A2 型题

19. 患者，女，70 岁。冠心病史 5 年。今日突然心悸气短，不能平卧，咳嗽，咳粉红色泡沫样痰。应首先考虑的是

    A. 肺癌   B. 肺脓肿   C. 肺结核   D. 急性肺水肿   E. 支气管扩张

20. 患者，食欲减退，乏力。查体：全身及巩膜黄染，胆囊明显肿大，无压痛。应首先考虑的是

    A. 胰腺癌   B. 胰腺炎   C. 胆道蛔虫症   D. 胆囊炎   E. 胆结石

21. 患者，65 岁。皮肤、巩膜黄染呈进行性加重，大便持续变白，病后消瘦明显。应首先考虑的是

    A. 急性病毒性肝炎   B. 肝硬化   C. 肝癌   D. 胰头癌   E. 胆总管结石

B1 型题

    A. 急性发热   B. 黄疸   C. 呕吐   D. 腹泻   E. 血便

22. 肠梗阻可见腹痛，并伴有

23. 肠套叠可见腹痛，并伴有

    A. 慢性规律性的上腹痛   B. 无规律性的上腹痛   C. 右上腹绞痛

    D. 左上腹剧痛   E. 全腹剧痛

24. 胆道结石，常表现

25. 消化性溃疡，常表现

    A. 癔症   B. 破伤风   C. 脑血管疾病   D. 中毒性菌痢   E. 细菌性脑膜炎

26. 抽搐伴高血压、肢体瘫痪，见于

27. 抽搐伴苦笑面容，见于

【参考答案】

1. A 2. A 3. E 4. D 5. D 6. E 7. A 8. D 9. A 10. B 11. A 12. E 13. C 14. C 15. B

16. A 17. B 18. A 19. D 20. A 21. D 22. C 23. E 24. C 25. A 26. C 27. B

第二单元 问 诊

【考点突破攻略】

要点　问诊的内容

1. 一般项目　包括姓名、性别、年龄、婚否、出生地、民族、工作单位、职业、现住址、就诊或入院日期、病史记录日期、病史叙述者等。

2. 主诉　病人就诊的主要原因，即感觉最明显、最痛苦的症状或体征及持续时间。确切的主诉常可提供对某系统疾病的诊断线索。记录主诉要简明，尽可能用患者自己的言词，不用诊断用语。如"反复上腹隐痛 8 年，解黑大便 2 天""活动后心慌、气短 2 年，下肢水肿 1 周""进行性吞咽困难 1 月余"等。对当前无症状表现，诊断资料和入院目的又十分明确的患者，也可用以下方式记录主诉。如"血糖升高 2 个月，入院进一步检查""发现胆囊结石 2 个月，入院接受手术治疗"。

3. 现病史　包括以下几个方面：①起病情况：起病时间、起病急缓、有无病因或诱因等。②主要症状特征：包括症状的部位、性质、持续时间和程度等。③病因和诱因：应询问与本次发病有关的病因（如外伤、中毒、感染、遗传、过敏等）和诱因（如气候变化、环境改变、情绪激动或抑郁、饮食起居失调等）。④病情发展与演变过程：起病后主要症状的变化，缓解或加重的因素等。⑤伴随症状。⑥诊治经过。⑦患者的一般情况。

4. 既往史　包括患者既往的健康状况和过去曾经患过的疾病（包括各种传染病）、外伤手术、预防接种、过敏史等，尤其是与现病有密切关系的疾病的历史。如冠心病的患者，应当询问以往有无过高血压病、血脂异常、糖尿病等；对风湿性心脏病患者，应询问过去有无反复咽痛、游走性关节痛等；对肝硬化的患者，应询问过去有无黄疸、营养障碍及酗酒史；气胸患者，应询问既往有无肺结核、慢性阻塞性肺疾病等。

5. 个人史　包括：①社会经历：出生地、居住地区和居留时间、受教育程度、经济生活和业余爱好。②职业和工作条件：工种、劳动环境、对工业毒物的接触情况及时间。③习惯与嗜好：起居与卫生习惯、饮食的规律与质量、烟酒嗜好与摄入量，以及异嗜癖和麻醉毒品等。④冶游史。

6. 婚姻史　询问患者的婚姻状况，是未婚、已婚，还是离异等。

7. 月经生育史　女性应询问其月经初潮年龄、月经周期和经期天数，经血量和颜色，有无痛经，闭经日期或绝经年龄。记录如下：

$$初潮年龄 \frac{行经期（天）}{月经周期（天）} 末次月经时间（或绝经年龄）$$

生育史包括妊娠、生育次数，人工或自然流产次数，有无早产、剖宫产、死胎、产褥热及计划生育情况等。

8. 家族史　询问患者家族中是否有相同疾病患者，有无患遗传相关的疾病，如血友病、糖尿病、高血压病、中风、癫痫、恶性肿瘤、哮喘、精神病等。

［常考考点］问诊的内容。

【例题实战模拟】

B1 型题

　　A. 呼吸困难　　　B. 呕吐　　　C. 腰痛　　　D. 肌肉震颤　　　E. 腹泻

1. 属呼吸系统疾病问诊内容的是

2. 属循环系统疾病问诊内容的是

【参考答案】
1. A　2. A

第三单元　检体诊断

细目一　基本检查法

【考点突破攻略】

要点一　视诊的内容和方法

视诊是检查者用眼睛来观察被检者全身或局部表现的检查方法。视诊既能观察全身的一般状态，如年龄、发育、营养、意识状态、面容与表情、体位、姿态、步态等，又能观察局部体征，如皮肤、黏膜、五官、头颈、胸廓、腹部、脊柱、肌肉、骨骼、关节等外形特点。但对特殊部位则需借助特殊仪器进行检查。

在体格检查中，视诊适用范围广，使用器械少，得到的体征最多，常能提供重要的诊断资料和线索。视诊时应注意：①应在间接日光下或灯光下进行，但观察皮疹或黄疸时必须在自然光线下进行，观察搏动、肿物、某些器官的轮廓时以侧面光线为宜；②在温暖环境中进行，被检者采取适宜的体位，裸露全身或检查部位，如需要可配合做某些动作；③应按一定顺序，系统、全面而细致地对比观察；④应结合触诊、叩诊、听诊、嗅诊等检查方法，综合分析、判断，使检查结果更具有临床意义。

要点二　常用触诊方法及检查范围和注意事项

常用触诊手法适用范围总结，见下表。

常用触诊手法的适用范围

触诊使用部位	检查部位	触诊方法		举例
指腹和掌指关节掌面的皮肤	体表浅在病变	浅部触诊		关节，软组织，浅部的血管、神经，阴囊和精索等
	腹腔内病变和脏器的检查	深部触诊	深部滑行触诊	腹腔深部包块和胃肠病变的检查
			双手触诊	肝、脾、肾、子宫和腹腔肿物的检查
			深压触诊	探测腹部深在病变部位或确定腹腔压痛点
			冲击触诊（浮沉触诊法）	大量腹水而肝、脾难以触及时

要点三　叩诊的方法及常见叩诊音

1. 叩诊方法

（1）间接叩诊法：叩诊时左手中指第 2 指节紧贴于叩诊部位，其余手指稍微抬起，勿与体表接触；右手各指自然弯曲，以右手中指指端叩击左手中指第 2 指骨的前端。叩击方向应与叩诊部位的体表垂直，主要以活动腕关节与掌指关节进行叩诊，避免肘关节及肩关节参加活动。叩击动作要灵活、短促并富有弹性。叩击后右手中指应立即抬起，以免影响音响的振幅与频率。在一个部位每次只需连续叩击 2～3 下，如印象不深，可再连续叩击 2～3 下，不间断地连续叩击反而不利于对叩诊音的分辨。叩击用力要均匀适中，使产生的音响一致，才能正确判断叩诊音的变化。叩击力量的轻重，应根据不同的检查部位、病变组织的性质、范围大小、位置深浅等具体情况而定。

（2）直接叩诊法：适用于胸部或腹部面积较广泛的病变，如胸膜粘连或增厚、气胸、大量胸水或腹水等。

2. 常见叩诊音

常见叩诊音及临床意义

叩诊音	生理情况	病理状态
清音	正常肺部的叩诊音	—
浊音	被肺的边缘所覆盖的心脏或肝脏部分	肺组织含气量减少（如肺炎）
鼓音	胃泡区及腹部	肺空洞、气胸或气腹
过清音	—	肺气肿
实音	心脏、肝脏	大量胸腔积液或肺实变或肺实变

［常考考点］常见叩诊音及临床意义。

要点四　嗅诊常见异常气味及临床意义

1. 痰液　血腥味，见于大咯血的患者；痰液恶臭，提示支气管扩张症或肺脓肿。

2. 脓液　恶臭味应考虑气性坏疽的可能。

3. 呕吐物　粪臭味见于肠梗阻，酒味见于饮酒和醉酒等，浓烈的酸味见于幽门梗阻或狭窄等。

4. 呼气味　浓烈的酒味见于酒后或醉酒，刺激性蒜味见于有机磷农药中毒，烂苹果味见于糖尿病酮症酸中毒，氨味见于尿毒症，腥臭味见于肝性脑病。

［常考考点］常见异常气味及临床意义。

细目二　全身状态检查及临床意义

【考点突破攻略】

要点一　生命体征检查的内容及临床意义

1. 体温测量

（1）口腔温度：正常值为 36.3 ～ 37.2℃。

（2）肛门温度：正常值为 36.5 ～ 37.7℃。

（3）腋下温度：正常值为 36 ～ 37℃。

2. 脉搏检查

（1）脉率：正常成人，在安静状态下脉率为 60 ～ 100 次/分钟。儿童较快，婴幼儿可达 130 次/分钟。病理状态下：①脉率增快，见于发热、疼痛、贫血、甲状腺功能亢进症、心力衰竭、休克、心肌炎等；②脉率减慢，见于颅内高压、病态窦房结综合征、二度及以上窦房或房室传导阻滞，或服用强心苷、钙拮抗剂、β受体阻滞剂等药时；③脉率少于心率，称脉搏短绌，见于房颤、频发早搏等。

（2）节律：房颤和早搏时，脉律不整齐。房颤时，脉搏节律完全无规律，同时有脉搏强弱不一和脉搏短绌，称为脉搏绝对不齐。

3. 血压

（1）直接测量法。

（2）间接测量法：目前广泛采用袖带加压法。

根据《中国高血压防治指南》（2010 年修订版），血压水平的定义和分类标准见下表。

血压水平的定义和分类

分类	收缩压（mmHg）		舒张压（mmHg）
正常血压	< 120	和	< 80
正常高值血压	120 ～ 139	和/或	80 ～ 89

续表

分类	收缩压（mmHg）		舒张压（mmHg）
高血压	≥ 140	和 / 或	≥ 90
1 级高血压（轻度）	140 ～ 159	和 / 或	90 ～ 99
2 级高血压（中度）	160 ～ 179	和 / 或	100 ～ 109
3 级高血压（中度）	≥ 180	和 / 或	≥ 110
单纯收缩期高血压	≥ 140	和	< 90

（3）血压变异的临床意义

①高血压：未服抗高血压药的情况下，收缩压≥ 140mmHg 和（或）舒张压≥ 90mmHg，即为高血压。如果只有收缩压达到高血压标准，则称为单纯收缩期高血压。高血压绝大多数见于高血压病（亦称原发性高血压）；继发性高血压少见（约< 5%），见于肾脏疾病、肾上腺皮质或髓质肿瘤、肢端肥大症、甲状腺功能亢进症、妊娠高血压综合征等所致的血压增高。

②低血压：血压低于 90/60mmHg 时，称为低血压。常见于休克、急性心肌梗死、心力衰竭、心包填塞、肾上腺皮质功能减退等，也可见于极度衰竭的病人。

③脉压增大和减小：脉压> 40mmHg 称为脉压增大，见于主动脉瓣关闭不全、动脉导管未闭、动静脉瘘、高热、甲状腺功能亢进症、严重贫血、动脉硬化等。脉压< 30mmHg 称为脉压减小，见于主动脉瓣狭窄、心力衰竭、休克、心包积液、缩窄性心包炎等。

［常考考点］血压水平的定义和分类标准。

要点二　发育与体型

发育的正常与否，通常以年龄与体格成长状态（身高、体重）、智力和性征（第一、第二性征）之间的关系来判断。发育正常时，年龄与体格、智力和性征的成长状态是相应的。

体型分为：均称型、矮胖型、瘦长型。

要点三　营养状态检查

1. 判定方法　营养状态的好坏，可根据皮肤、毛发、皮下脂肪、肌肉的发育情况来综合判断，临床上常用良好、中等、不良三个等级来概括。

2. 常见的营养异常状态

（1）营养不良：体重减轻到低于标准体重的 90% 时称为消瘦。

（2）肥胖：超过标准体重 20% 以上者为肥胖。

要点四　意识状态

检查者可通过与患者交谈来了解其思维、反应、情感活动、计算能力、记忆力、注意力、定向力（即对时间、人物、地点，以及对自己本身状态的认识能力）等方面的情况。对较为严重者应同时做痛觉试验（如重压患者眶上缘）、瞳孔对光反射、角膜反射、腱反射等，以判断有无意识障碍及其程度。对昏迷患者，重点注意生命体征，尤其是呼吸的频率和节律，瞳孔大小，眼底有无视乳头水肿、出血，有无偏瘫、锥体束征、脑膜刺激征等。

要点五　面容与表情

面容与表情	表现	临床意义
急性（热）病容	面色潮红，兴奋不安，呼吸急促，表情痛苦，有鼻翼扇动，口唇疱疹	肺炎球菌性肺炎、流行性脑脊髓膜炎、急性化脓性阑尾炎
慢性病容	面容憔悴，面色晦暗或苍白无华，双目无神，表情淡漠	恶性肿瘤、肝硬化、严重肺结核等慢性消耗性疾病

面容与表情	表现	临床意义
肾病面容	面色苍白，眼睑、颜面浮肿	慢性肾炎、慢性肾盂肾炎、慢性肾功能衰竭
肝病面容	面颊瘦削，面色灰褐，额部、鼻背、双颊有褐色色素沉着	慢性肝炎、肝硬化
甲状腺功能亢进面容	眼裂增大，眼球突出，目光闪烁，呈惊恐貌，兴奋不安，烦躁易怒	甲状腺功能亢进症
黏液性水肿面容	面色苍白，睑厚面宽，颜面浮肿，目光呆滞，反应迟钝，眉毛、头发稀疏	甲状腺功能减退症
二尖瓣面容	面色晦暗，双颊紫红，口唇轻度发绀	风湿性心瓣膜病二尖瓣狭窄
伤寒面容	表情淡漠，反应迟钝，呈无欲状态	伤寒、脑脊髓膜炎、脑炎等
苦笑面容	发作时牙关紧闭，面肌痉挛，呈苦笑状	破伤风
满月面容	面圆如满月，皮肤发红，常伴痤疮和小须	库欣综合征及长期应用肾上腺皮质激素的患者
肢端肥大症面容	头颅增大，脸面变长，下颌增大并向前突出，眉弓及两颧隆起，唇舌肥厚，耳鼻增大	肢端肥大症
面具面容	面部呆板、无表情，似面具样	帕金森病、脑炎
贫血面容	面色苍白，口唇色淡，表情疲惫	各种原因所致的贫血

[常考考点] 常见的面容及临床意义。

要点六 体位及步态

1. 体位检查

（1）自动体位：身体活动自如，不受限制，见于正常人、轻病或疾病早期。

（2）被动体位：患者不能随意调整或变换体位，需别人帮助才能改变体位。见于极度衰弱或意识丧失的患者。

（3）强迫体位：患者为减轻疾病所致的痛苦，被迫采取的某些特殊体位。常见的体位有以下几种：

①强迫仰卧位：患者仰卧，双腿蜷曲，借以减轻腹部肌肉紧张。见于急性腹膜炎等。

②强迫俯卧位：通过俯卧位减轻脊背肌肉的紧张程度，常见于脊柱疾病。

③强迫侧卧位：通过侧卧于患侧，以减轻疼痛，且有利于健侧代偿呼吸。见于一侧胸膜炎及大量胸腔积液。

④强迫坐位：患者坐于床沿，以两手置于膝盖上或扶持床边。见于心、肺功能不全者。

⑤强迫蹲位：活动中因呼吸困难和心悸而采取蹲位以缓解症状。见于发绀型先天性心脏病。

⑥辗转体位：患者坐卧不安，辗转反侧。见于胆绞痛、肾绞痛、肠绞痛等。

⑦角弓反张位：患者颈及脊背肌肉强直，头向后仰，胸腹前凸，背过伸，躯干呈反弓形。见于破伤风、小儿脑膜炎等。

2. 步态检查

（1）痉挛性偏瘫步态：瘫痪侧上肢呈内收、旋前，指、肘、腕关节屈曲，无正常摆动；下肢伸直并外旋，举步时将患侧骨盆抬高以提起瘫痪侧下肢，然后以髋关节为中心，脚尖拖地，向外划半个圆圈并跨前一步，故又称划圈样步态。多见于急性脑血管疾病的后遗症。

（2）醉酒步态：行走时重心不稳，左右摇晃，状如醉汉。见于小脑病变、酒精中毒等。

（3）慌张步态：步行时头及躯干前倾，步距较小，起步动作慢，但行走后越走越快，有难以止步之势。见于帕金森病，又称震颤麻痹。

（4）蹒跚步态（鸭步）：走路时身体左右摇摆似鸭行。见于佝偻病、大骨节病、进行性肌营养不良、先天性双髋关节脱位等。

（5）共济失调步态：起步时一脚高抬，骤然垂落，且双目向下注视，两脚间距很宽，以防身体倾斜，闭目时不能保持平衡。见于<u>小脑或脊髓后索病变，如脊髓痨</u>。

（6）剪刀步态：双下肢肌张力过高，行走时两腿交叉呈剪刀状。见于<u>脑瘫或截瘫患者</u>。

（7）间歇性跛行：行走时，因下肢突发疼痛而停止前行，休息后继续前行。见于<u>闭塞性动脉硬化、高血压动脉硬化等</u>。

（8）跨阈步态：患足下垂，行走时先将膝关节、髋关节屈曲，使患肢抬很高才能起步，如跨越门槛之势。见于<u>腓总神经麻痹出现的足下垂患者</u>。

［常考考点］体位与步态异常的表现及临床意义。

细目三　皮肤检查及临床意义

【考点突破攻略】

要点　皮疹、皮下出血、蜘蛛痣、水肿检查

1. 皮疹　检查时应注意皮疹出现与消失的时间、发展顺序、分布部位、形状及大小、颜色、压之是否褪色、平坦或隆起、有无瘙痒和脱屑等。常见的皮疹有以下几种：

（1）斑疹：只是局部皮肤发红，一般不高出皮肤。见于<u>麻疹初起、斑疹伤寒、丹毒、风湿性多形性红斑</u>等。

（2）玫瑰疹：是一种鲜红色的圆形斑疹，直径 2～3mm，由病灶周围的血管扩张所形成，压之褪色，松开时又复现，多出现于胸腹部。<u>对伤寒或副伤寒具有诊断意义</u>。

（3）丘疹：直径小于 1cm，除局部颜色改变外还隆起皮面，为局限、充实的浅表损害，见于<u>药物疹、麻疹、猩红热及湿疹等</u>。

（4）斑丘疹：在丘疹周围合并皮肤发红的底盘，称为斑丘疹。见于<u>风疹、猩红热、湿疹及药物疹</u>等。

（5）荨麻疹：又称风团块，是由于皮肤、黏膜的小血管反应性扩张及渗透性增加而产生的一种局限性暂时性水肿。主要表现为边缘清楚的红色或苍白色的瘙痒性皮肤损害，出现快，消退快，消退后不留痕迹。见于<u>各种异性蛋白性食物或药物等过敏</u>。

2. 皮下出血

（1）瘀点：皮肤或黏膜下出血，出血面的直径小于 2mm 者，称为瘀点；小的出血点容易和小红色皮疹或小红痣相混淆，皮疹压之褪色，而出血点压之不褪色，小红痣加压虽不褪色，但触诊时可稍高出平面，并且表面发亮。

（2）紫癜：皮下出血直径在 3～5mm 者，称为紫癜。

（3）瘀斑：皮下出血直径 > 5mm 者，称为瘀斑。

（4）血肿：片状出血并伴有皮肤显著隆起者，称为血肿。

<u>皮肤黏膜出血常见于造血系统疾病重症感染、某些血管损害的疾病，以及某些毒物或药物中毒等</u>。

3. 蜘蛛痣　蜘蛛痣是<u>皮肤小动脉末端分支扩张所形成的血管痣</u>。蜘蛛痣出现部位多在上腔静脉分布区，如面、颈、手背、上臂、前胸和肩部等处。检查时除观察其形态外，可用铅笔尖或火柴杆等压迫蜘蛛痣的中心，如周围辐射状的小血管随之消退，解除压迫后又复出现，则证明为蜘蛛痣。蜘蛛痣的发生与雌激素增多有关，<u>常见于慢性肝炎、肝硬化</u>，是肝脏对体内雌激素的灭活能力减弱所致。健康妇女在妊娠期间、月经前或月经期偶尔也可出现蜘蛛痣。<u>慢性肝病患者手掌大、小鱼际处常发红，加压后褪色，称为肝掌</u>，其发生机制与蜘蛛痣相同。

4. 水肿　皮下组织间隙液体积聚过多使组织肿胀，称为水肿。<u>手指按压后凹陷不能很快恢复者，称为凹陷性水肿</u>。黏液性水肿及象皮肿指压后无组织凹陷，称非凹陷性水肿。<u>黏液性水肿见于甲状腺功能减退症，象皮肿见于丝虫病</u>。全身性水肿常见于肾炎、肾病综合征、心力衰竭（尤其是右心衰竭）、失代偿期肝硬变和营养不良等；局部性水肿可见于局部炎症、外伤、过敏、血栓形成所致的毛细血管通透性增加，静脉或淋巴回流受阻。

［常考考点］皮疹、皮下出血、蜘蛛痣、水肿的表现及临床意义。

【知识纵横比较】

皮疹表现及其常见疾病小结

皮疹	表现	常见疾病
斑疹	局部皮肤发红，不高出皮肤	麻疹初起、斑疹伤寒、丹毒、风湿性多形性红斑
丘疹	直径小于1cm，除局部颜色改变外还隆起皮面	药物疹、湿疹、猩红热、麻疹
斑丘疹	丘疹周围合并皮肤发红的底盘	药物疹、湿疹、猩红热、风疹
玫瑰疹	鲜红色的圆形斑疹，压之褪色，松开时复现	伤寒或副伤寒
荨麻疹（风团块）	边缘清楚的红色或苍白色的瘙痒性皮肤损害	过敏

细目四 淋巴结检查

【考点突破攻略】

要点一 浅表淋巴结检查方法

检查某部淋巴结时，应使该部皮肤和肌肉松弛，以利于触摸。如发现有肿大的浅表淋巴结，应记录<u>其位置、数目、大小、质地、移动度，表面是否光滑，有无粘连，局部皮肤有无红肿、压痛和波动，是否有瘢痕、溃疡和瘘管等</u>，同时应注意寻找引起淋巴结肿大的病灶。

［常考考点］浅表淋巴结检查顺序和方法。

要点二 局部和全身浅表淋巴结肿大的临床意义

1.局限性淋巴结肿大的原因

（1）非特异性淋巴结炎：一般炎症所致的淋巴结肿大多有触痛，表面光滑，无粘连，质不硬。<u>颌下淋巴结肿大常由口腔内炎症所致；颈部淋巴结肿大常由化脓性扁桃体炎、齿龈炎等急慢性炎症所致；上肢、胸壁及乳腺的炎症常引起腋窝淋巴结肿大；下肢、会阴及臀部的炎症常引起腹股沟淋巴结肿大。</u>

（2）淋巴结结核：肿大淋巴结常发生在颈部<u>血管周围，多发性，质地较硬，大小不等，可互相粘连或与邻近组织、皮肤粘连，移动性稍差</u>。如组织发生干酪性坏死，则可触到波动感；晚期破溃后形成瘘管，愈合后可形成瘢痕。

（3）转移性淋巴结肿大：恶性肿瘤转移所致的淋巴结肿大，质硬或有橡皮样感，一般无压痛，表面光滑或有突起，与周围组织粘连而不易推动。<u>左锁骨上窝淋巴结肿大，多为腹腔脏器癌肿（胃癌、肝癌、结肠癌等）转移；右锁骨上窝淋巴结肿大，多为胸腔脏器癌肿（肺癌等）转移。鼻咽癌易转移到颈部淋巴结；乳腺癌最早经胸大肌外侧缘淋巴管侵入同侧腋下淋巴结。</u>

2.全身淋巴结肿大 常见于<u>传染性单核细胞增多症、淋巴细胞白血病、淋巴瘤和系统性红斑狼疮</u>。

［常考考点］转移性淋巴结肿大的部位及临床意义。

细目五 头部检查

【考点突破攻略】

要点一 头颅形状、大小检查

1.小颅 婴幼儿前囟过早闭合可引起小头畸形，同时伴有智力发育障碍（痴呆症）。

2. 方颅　前额左右突出，头顶平坦呈方颅畸形。见于<u>小儿佝偻病、先天性梅毒</u>。

3. 巨颅　额、头顶、颞和枕部膨大呈圆形，颜面部相对很小，头皮静脉明显怒张。由于颅内高压，压迫眼球，形成双目下视、巩膜外露的特殊面容，称为<u>落日现象</u>，见于<u>脑积水</u>。

要点二　眼部检查

1. 眼睑　检查时注意观察有无红肿、浮肿，睑缘有无内翻或外翻，睫毛排列是否整齐及生长方向，两侧眼睑是否对称，上睑抬起及闭合功能是否正常。

（1）上睑下垂：<u>双上眼睑下垂见于重症肌无力、先天性上眼睑下垂；单侧上眼睑下垂常见于各种疾病引起的动眼神经麻痹，如脑炎、脑脓肿、蛛网膜下腔出血、白喉、外伤等。</u>

（2）眼睑水肿：眼睑组织疏松，初发或轻度水肿常先出现在眼睑。眼睑水肿多见于肾炎、慢性肝病、贫血、营养不良、血管神经性水肿等。

（3）眼睑闭合不全：<u>双侧眼睑闭合不全常见于甲状腺功能亢进症；单侧眼睑闭合不全常见于面神经麻痹</u>。

2. 结膜　分为睑结膜、穹隆结膜和球结膜三部分。检查时应注意有无充血、水肿、乳头增生、结膜下出血、滤泡和异物等。

（1）结膜发红、水肿、充血，见于结膜炎、角膜炎、沙眼早期。

（2）结膜苍白，见于贫血。

（3）结膜发黄，见于黄疸。

（4）睑结膜有滤泡或乳头，见于沙眼。

（5）结膜有散在出血点，见于亚急性感染性心内膜炎。

（6）结膜下片状出血，见于外伤及出血性疾病，亦可见于高血压、动脉硬化。

（7）球结膜下水肿，见于脑水肿或输液过多。

3. 巩膜　检查巩膜有无黄染应在自然光线下进行。病人出现黄疸时，巩膜黄染均匀，血液中其他黄色色素增多时（如胡萝卜素与阿的平等），一般黄染只出现于角膜周围。

4. 角膜　检查时应注意角膜的透明度，有无白斑、云翳、溃疡、角膜软化和血管增生等。<u>角膜边缘出现灰白色混浊环，称为老年环，是类脂质沉着所致，多见于老年人或早老症。角膜边缘出现黄色或棕褐色环，环外缘清晰，内缘模糊，是铜代谢障碍的体征，称为凯－费环（角膜色素环），见于肝豆状核变性（Wilson病）</u>。

5. 瞳孔　正常瞳孔直径 2～5mm，两侧等大等圆。检查瞳孔时，应注意其大小、形态、双侧是否相同、对光反射和调节反射是否正常。

（1）瞳孔大小：病理情况下，<u>瞳孔缩小（＜2mm）常见于虹膜炎、有机磷农药中毒、毒蕈中毒，以及吗啡、氯丙嗪、毛果芸香碱等药物影响；瞳孔扩大（＞5mm）见于外伤、青光眼绝对期、视神经萎缩、完全失明、濒死状态、颈交感神经刺激和阿托品、可卡因等药物影响</u>。

（2）瞳孔大小不等：双侧瞳孔大小不等，常见于<u>脑外伤、脑肿瘤、脑疝及中枢神经梅毒等颅内病变</u>。

（3）对光反射：分为<u>直接对光反射</u>（即电筒光直接照射一侧瞳孔立即缩小，移开光线后瞳孔迅速复原）与间接对光反射（即用手隔开双眼，电筒光照射一侧瞳孔后，另一侧瞳孔也立即缩小，移开光线后瞳孔迅速复原）。<u>瞳孔对光反射迟钝或消失，见于昏迷病人</u>。

（4）调节反射与集合反射：<u>嘱被检查者注视 1m 以外的目标（通常为检查者的示指尖），然后逐渐将目标移至距被检查者眼球约 10cm 处，同时观察双眼瞳孔的变化情况。由看远逐渐变为看近，即由不调节状态到调节状态时，正常反应是双侧瞳孔逐渐缩小（调节反射）、双眼球向内聚合（集合反射）。当动眼神经受损害时，调节和集合（辐辏）反射消失</u>。

［常考考点］瞳孔缩小，瞳孔散大，瞳孔对光反射、调节反射与集合反射的检查方法及临床意义。

6. 眼球　检查时注意眼球的外形和运动。

（1）眼球突出：<u>双侧眼球突出见于甲状腺功能亢进症</u>；单侧眼球突出，多见于局部炎症或眶内占位性病变，偶见于颅内病变。

（2）眼球凹陷：双侧眼球凹陷见于重度脱水，老年人由于眶内脂肪萎缩而有双侧眼球后退；单侧眼球凹陷见于 Horner 综合征或眶尖骨折。

（3）眼球运动：医师左手置于被检查者头顶并固定头部，使头部不能随眼转动，右手指尖（或棉签）放在被检查者眼前 30～40cm 处，嘱被检查者两眼随医师右手指尖的移动方向运动。一般按被检查者的左侧→左上→左下，右侧→右上→右下，共 6 个方向进行，注意眼球运动幅度、灵活性、持久性，两眼是否同步，并询问病人有无复视出现。眼球运动受动眼神经（Ⅲ）、滑车神经（Ⅳ）和展神经（Ⅵ）支配，这些神经麻痹时，会引起眼球运动障碍，并伴有复视。

嘱被检查者眼球随医师手指所示方向（水平或垂直）运动数次，观察是否出现一系列有规律的往返运动。双侧眼球出现一系列快速水平或垂直的往返运动，称为眼球震颤。运动方向以水平方向多见，垂直和旋转方向很少见。自发的眼球震颤见于耳源性眩晕及小脑疾患等。

［常考考点］眼球运动的检查顺序以及眼球震颤的检查方法和意义。

要点三　鼻部检查

鼻窦　共 4 对，分别是额窦、筛窦、上颌窦和蝶窦，统称为鼻窦。鼻窦区压痛多为鼻窦炎。蝶窦因解剖位置较深，不能在体表检查到压痛。

［常考考点］鼻窦的检查方法。

要点四　口腔、腮腺检查

1. 口唇　正常人的口唇红润、光泽。口唇苍白见于贫血、主动脉瓣关闭不全或虚脱。唇色深红见于急性发热性疾病。口唇单纯疱疹常伴发于肺炎球菌性肺炎、感冒、流行性脑脊髓膜炎、疟疾等。口唇干燥并有皲裂，见于重度脱水患者。口角糜烂见于核黄素缺乏。口唇发绀见于以下几种情况：①心脏内外有异常动、静脉分流通道，如法洛四联症、先天性肺动静脉瘘。②呼吸衰竭、肺动脉栓塞等。③心力衰竭、休克及暴露在寒冷环境。④真性红细胞增多症。

2. 口腔黏膜　正常人的口腔黏膜光洁呈粉红色。出现蓝黑色的色素沉着多见于肾上腺皮质功能减退。在相当于第二磨牙处的颊黏膜出现直径约 1mm 的灰白色小点，外有红色晕圈，为麻疹黏膜斑，是麻疹的早期（发疹前 24～48 小时）特征。在黏膜下出现大小不等的出血点或瘀斑，见于各种出血性疾病或维生素 C 缺乏。口腔黏膜溃疡见于慢性复发性口疮，无痛性黏膜溃疡可见于系统性红斑狼疮。乳白色薄膜覆盖于口腔黏膜、口角等处，为鹅口疮（白色念珠菌感染），多见于体弱重症的病儿或老年患者，或长期使用广谱抗生素的患者。

［常考考点］麻疹黏膜斑和鹅口疮的特点。

3. 牙齿及牙龈　检查时应注意有无龋齿、缺齿、义齿、残根，牙齿颜色及形状。牙齿呈黄褐色为斑釉牙，见于长期饮用含氟量高的水或服用四环素等药物后。切牙切缘凹陷呈月牙形伴牙间隙过宽，见于先天性梅毒。单纯性牙间隙过宽，见于肢端肥大症。

正常人的牙龈呈粉红色并与牙颈部紧密贴合。齿龈水肿及流脓（挤压牙龈容易查见），见于慢性牙周炎。牙龈萎缩，见于牙周病。牙龈出血可见于牙石、牙周炎、血液系统疾病及坏血病等。齿龈的游离缘出现灰黑色点线为铅线，见于慢性铅中毒。在铋、汞、砷中毒时，也可出现类似黑褐色点线状的色素沉着。

4. 舌　正常舌呈粉红色，大小厚薄适中，活动自如，舌面湿润，并覆盖着一层薄白苔。

（1）草莓舌：舌乳头肿胀、发红如同草莓，见于猩红热或长期发热的患者。

（2）牛肉舌：舌面绛红如同生牛肉，见于糙皮病（烟酸缺乏）。

（3）镜面舌：亦称光滑舌，舌体小，舌面光滑，呈粉红色或红色，无苔。见于恶性贫血（内因子缺乏）、缺铁性贫血或慢性萎缩性胃炎。

（4）运动异常：舌体不自主偏斜见于舌下神经麻痹；舌体震颤见于甲状腺功能亢进症。

（5）其他：舌色淡红见于营养不良或贫血；舌色深红见于急性感染性疾病；舌色紫红见于心、肺功能不全。

5. 咽部及扁桃体　咽部充血红肿，多见于急性咽炎；咽部充血，表面粗糙，并有淋巴滤泡呈簇状增生，见于慢性咽炎；扁桃体红肿增大，可伴有黄白色分泌物或苔片状易剥离假膜，是扁桃体炎。扁桃体肿大分为三度：Ⅰ度肿大时扁桃体不超过咽腭弓；Ⅱ度肿大时扁桃体超过咽腭弓，介于Ⅰ度与Ⅲ度之间；Ⅲ度肿大时扁桃体达到或超过咽后壁中线。扁桃体充血红肿，并有不易剥离的假膜（强行剥离时出血），见于白喉。

［常考考点］扁桃体肿大的分度。

6. 腮腺　腮腺位于耳屏、下颌角与颧弓所构成的三角区内。腮腺导管开口在与上颌第二磨牙牙冠相对的颊黏膜上。正常的腮腺腺体软薄，不能触清其轮廓。腮腺肿大时可出现以耳垂为中心的隆起，并可触及包块。一侧或双侧腮腺肿大，触诊边缘不清，有轻压痛，腮腺导管口红肿，见于流行性腮腺炎。

［常考考点］流行性腮腺炎腮腺肿大的特点。

细目六　颈部检查

【考点突破攻略】

要点一　颈部血管检查

1. 颈静脉　正常人安静坐位或立位时，颈外静脉不显露，平卧时可见稍充盈。如果在坐位或半卧位（上半身与水平面形成45°）见到明显颈静脉充盈，称为颈静脉怒张，提示体循环静脉血回流受阻或上腔静脉压增高，见于右心衰竭、缩窄性心包炎、心包积液及上腔静脉阻塞综合征等。颈静脉搏动可见于三尖瓣关闭不全。

2. 颈动脉　安静状态下出现明显的颈动脉搏动，提示心排血量增加或脉压增大，常见于主动脉瓣关闭不全、高血压、甲状腺功能亢进症及严重贫血等。

［常考考点］颈静脉怒张及颈动、静脉搏动的临床意义。

要点二　甲状腺检查

1. 检查方法　视诊注意观察甲状腺有无肿大，是否对称。检查时可让病人头后仰、双手放于枕后再观察，并嘱其做吞咽动作，可将甲状腺与颈前其他包块相鉴别。除视诊外，还应进行触诊检查以明确甲状腺的大小、轮廓和性质，注意甲状腺的肿大程度、硬度，是否对称、光滑，有无结节、压痛及震颤，有无粘连及血管杂音。触诊包括甲状腺峡部和甲状腺侧叶的检查。

2. 甲状腺肿大的临床意义　甲状腺肿大分为三度：不能看出肿大但能触及者为Ⅰ度；能看见肿大又能触及，但在胸锁乳突肌以内者为Ⅱ度；超出胸锁乳突肌外缘者为Ⅲ度。生理性甲状腺肿大见于女性青春期、妊娠或哺乳期；病理性甲状腺轻度肿大见于单纯性甲状腺肿、甲状腺功能亢进症、甲状腺炎及甲状腺肿瘤。

［常考考点］甲状腺肿大的检查方法及临床分度。

要点三　气管检查

正常人的气管位于颈前正中部。大量胸腔积液、气胸或纵隔肿瘤及单侧甲状腺肿大，可将气管推向健侧；肺不张、肺硬化、胸膜粘连等，可将气管拉向患侧。

［常考考点］气管检查的方法及临床意义。

细目七　胸壁及胸廓检查

【考点突破攻略】

要点一　胸部体表标志

1. 骨骼标志

（1）胸骨角　两侧胸骨角分别与左、右第2肋软骨相连接，通常以此作为标记来计数前胸壁上的肋骨和肋间隙。

（2）第7颈椎棘突为背部颈、胸交界部的骨性标志，其下即为第1胸椎棘突。

（3）肩胛下角　被检查者取直立位，两手自然下垂时，肩胛下角平第7肋骨或第7肋间隙，或相当于第8胸椎水平。

2. 胸部体表标志线

（1）前正中线。

（2）锁骨中线（左、右）通过锁骨胸骨端与锁骨肩峰端连线的中点所引的垂直线，成年男性和儿童，此线一般通过乳头。

（3）腋前线（左、右）。

（4）腋后线（左、右）。

（5）腋中线（左、右）。

（6）肩胛线（左、右）。

（7）后正中线。

要点二　常见异常胸廓

1. 桶状胸　表现为胸廓前后径增大，以至与横径几乎相等，胸廓呈圆桶形。可见肋间隙增宽，锁骨上、下窝展平或突出，颈短肩高，腹上角增大呈钝角，胸椎后凸。桶状胸常见于慢性阻塞性肺气肿及支气管哮喘发作时，亦可见于一部分老年人。

2. 扁平胸　表现为胸廓扁平，前后径常不到横径的一半。颈部细长，锁骨突出，锁骨上、下窝凹陷，腹上角呈锐角。见于瘦长体型者，也可见于慢性消耗性疾病，如肺结核等。

3. 鸡胸（佝偻病胸）　此为佝偻病所致的胸部病变，多见于儿童。外观胸骨特别是胸骨下部显著前凸，两侧肋骨凹陷，胸廓前后径增大而横径缩小，胸廓上下径较短，形似鸡胸。有时肋骨与肋软骨交接处增厚隆起呈圆珠状，在胸骨两侧排列成串珠状，称为佝偻病串珠。前胸下部膈肌附着处，因肋骨质软，长期受膈肌牵拉可向内凹陷，而下部肋缘则外翻，形成一水平状深沟，称肋膈沟。

4. 漏斗胸　胸骨下端剑突处内陷，有时连同依附的肋软骨一起内陷而形似漏斗，称为漏斗胸。见于佝偻病、胸骨下部长期受压者，也有原因不明者。

5. 胸廓一侧或局限性变形　胸廓一侧膨隆多见于大量胸腔积液、气胸等；一侧平坦或下陷见于肺不张、肺纤维化、广泛性胸膜增厚和粘连等；胸廓局限性隆起见于心脏明显增大、大量心包积液、肋骨骨折等。

6. 脊柱畸形引起的胸廓改变　常见于脊柱结核、强直性脊柱炎、胸椎疾患等。

［常考考点］常见异常胸廓的表现及临床意义。

要点三　胸壁压痛检查

用手指轻压或轻叩胸壁，正常人无疼痛感觉。胸壁炎症、肿瘤浸润、肋软骨炎、肋间神经痛、带状疱疹、肋骨骨折等，可有局部压痛。骨髓异常增生时，常有胸骨压痛或叩击痛，见于白血病患者。

要点四　乳房检查

检查时光线应充足，前胸充分暴露，被检查者取坐位或仰卧位，必要时取前倾位。先视诊后触诊，除检查乳房外还应检查引流乳房部位的淋巴结。

1. 视诊 注意两侧乳房的大小、对称性、外表、乳头状态及有无溢液等。

（1）乳房外表发红、肿胀并伴疼痛、发热者，见于急性乳房炎。

（2）乳房皮肤表皮水肿隆起，毛囊及毛囊孔明显下陷，皮肤呈"橘皮样"，多为浅表淋巴管被乳癌细胞堵塞后局部皮肤出现淋巴性水肿所致。

（3）乳房溃疡和瘘管见于乳腺炎、结核或脓肿。

（4）单侧乳房表浅静脉扩张常是晚期乳癌或肉瘤的征象。妊娠、哺乳也可引起乳房表浅静脉扩张，但常是双侧性的。

（5）近期发生的乳头内陷或位置偏移，可能为癌变。

（6）乳头有血性分泌物见于乳管内乳头状瘤、乳腺癌。

2. 触诊 被检查者取坐位，先两臂下垂，然后双臂高举超过头部或双手叉腰再进行检查。先触诊检查健侧乳房，再检查患侧。检查者以并拢的手指掌面略施压力，以旋转或来回滑动的方式进行触诊，切忌用手指将乳房提起来触摸。检查按外上（包括角状突出）、外下、内下、内上、中央（乳头、乳晕）的顺序进行，然后检查淋巴引流部位（腋窝，锁骨上、下窝等处淋巴结）。

（1）触诊乳房变为较坚实而无弹性，提示皮下组织受肿瘤或炎症浸润。

（2）乳房压痛多系炎症所致，恶性病变一般无压痛。

（3）触及乳房包块时，应注意其部位、大小、外形、硬度、压痛及活动度。

（4）急性乳腺炎时乳房红、肿、热、痛，常局限于一侧乳房的某一象限。触诊有明显压痛的硬块，患侧腋窝淋巴结肿大并有压痛，伴寒战、发热及出汗等全身中毒症状。

（5）乳房肿块见于乳癌、乳房纤维腺瘤、乳管内乳头状瘤、乳房肉瘤等。良性肿块一般较小，形状规则，表面光滑，边界清楚，质不硬，无粘连而活动度大。恶性肿瘤以乳癌最为常见，多见于中年以上的妇女，肿块形状不规则，表面凹凸不平，边界不清，压痛不明显，质坚硬，早期恶性肿瘤可活动，但晚期可与皮肤及深部组织粘连而固定，易向腋窝等处淋巴结转移，尚可有"橘皮样"、乳头内陷及血性分泌物。

［常考考点］乳房触诊的检查顺序及临床意义。

细目八 肺和胸膜检查

【考点突破攻略】

要点一 肺和胸膜视诊

1. 呼吸类型 以胸廓（肋间外肌）运动为主的呼吸，称为胸式呼吸；以腹部（膈肌）运动为主的呼吸，称为腹式呼吸。一般说来，成年女性以胸式呼吸为主，儿童及成年男性以腹式呼吸为主。

（1）患肺炎、重症肺结核、胸膜炎、肋骨骨折、肋间肌麻痹等胸部疾患时，因肋间肌运动受限可使胸式呼吸减弱而腹式呼吸增强，即胸式呼吸变为腹式呼吸。

（2）腹膜炎、腹水、巨大卵巢囊肿、肝脾极度肿大、胃肠胀气等腹部疾病及妊娠晚期，因膈肌向下运动受限可使腹式呼吸减弱而胸式呼吸增强，即腹式呼吸变为胸式呼吸。

2. 呼吸频率、深度及节律

（1）呼吸频率：成人呼吸频率为12～20次/分钟。成人呼吸频率超过20次/分钟，称为呼吸过速，见于剧烈体力活动、发热、疼痛、贫血、甲状腺功能亢进症、心力衰竭、肺炎、胸膜炎、精神紧张等；成人呼吸频率低于12次/分钟，称为呼吸频率过缓，见于深睡、颅内高压、黏液性水肿、吗啡及巴比妥中毒等。

（2）呼吸深度：呼吸幅度加深见于严重代谢性酸中毒时，病人可以出现节律匀齐，呼吸深而大（吸气慢而深，呼气短促），不感呼吸困难的呼吸，称为库斯莫尔呼吸（酸中毒大呼吸），见于尿毒症、糖尿病酮症酸中毒等；呼吸浅快可见于肺气肿、胸膜炎、胸腔积液、气胸、呼吸肌麻痹、大量腹水、肥胖、鼓肠等。

（3）呼吸节律：正常人呼吸节律匀齐，呼吸与脉搏之比为1:4。常见的呼吸节律异常有潮式呼吸及间停呼吸：①潮式呼吸（Cheyne-Stokes 呼吸），特点是呼吸由浅慢逐渐变为深快，由深快逐渐变为浅慢，直至呼吸停止片刻（5～30秒），再开始上述周期性呼吸，形成如潮水涨落的节律，见于脑炎、脑膜炎、颅内压增高、脑干损伤等；②间停呼吸（Biot 呼吸），表现为有规律的深度相等的几次呼吸之后，突然停止呼吸，间隔一个短时间后又开始深度相同的呼吸，如此周而复始，间停呼吸的发生机制与潮式呼吸一样，但病情较潮式呼吸更为严重，常为临终前的危急征象。

3.呼吸运动　健康人在平静状态下呼吸运动平稳而有节律，胸廓两侧动度一致、对称。

（1）呼吸运动减弱或消失：①一侧或局部：见于大叶性肺炎、中等量以上胸腔积液或气胸、胸膜增厚或粘连、一侧肺不张等。②双侧：见于慢性阻塞性肺气肿、两侧肺纤维化、双侧大量胸腔积液、呼吸肌麻痹等。

（2）呼吸运动增强：①局部或一侧：见于健侧的代偿。②双侧：见于酸中毒大呼吸、剧烈运动。

［常考考点］常见的呼吸类型及呼吸频率、深度和节律变化的临床意义。

要点二　肺和胸膜触诊

1.触觉语颤　也称语音震颤。正常情况下，前胸上部的语颤较下部强；后胸下部较上部强；右上胸较左上胸强。

（1）语颤增强：见于以下几种情况：①肺实变：见于肺炎球菌性肺炎、肺梗死、肺结核、肺脓肿及肺癌等。②压迫性肺不张：见于胸腔积液上方受压而萎陷的肺组织及受肿瘤压迫的肺组织。③较浅而大的肺空洞：见于肺结核、肺脓肿、肺肿瘤所致的空洞。

（2）语颤减弱或消失：主要见于以下几种情况：①肺泡内含气量增多：如肺气肿及支气管哮喘发作时。②支气管阻塞：如阻塞性肺不张、气管内分泌物增多。③胸壁距肺组织距离加大：如胸腔积液、气胸、胸膜高度增厚及粘连、胸壁水肿或高度肥厚、胸壁皮下气肿。④体质衰弱：因发音较弱而语颤减弱。大量胸腔积液、严重气胸时，语颤可消失。

2.胸膜摩擦感　急性胸膜炎时，两层胸膜因有纤维蛋白沉着而变得粗糙，呼吸时壁层和脏层胸膜相互摩擦而产生震动，引起胸膜摩擦感。触诊时，检查者用手掌轻贴胸壁，令病人反复做深呼吸，此时若有皮革相互摩擦的感觉，即为胸膜摩擦感。胸膜的任何部位均可出现胸膜摩擦感，但以腋中线第5～7肋间隙最易感觉到。

［常考考点］语颤增强或减弱的临床意义。

要点三　肺部叩诊

1.正常肺部叩诊音　正常肺部叩诊音呈清音。

2.肺下界叩诊　平静呼吸时，右肺下界在右侧锁骨中线、腋中线、肩胛线，分别为第6、第8、第10肋间水平。左肺下界除在左锁骨中线上变动较大（因有胃泡鼓音区）外，其余与右侧大致相同。矮胖体型或妊娠时，肺下界可上移1肋；消瘦体型者，肺下界可下移1肋；卧位时肺下界可比直立时升高1肋。病理情况下，肺下界下移见于肺气肿、腹腔内脏下垂；肺下界上移见于肺不张、肺萎缩、胸腔积液、气胸，以及腹压增高所致的膈肌上抬（如腹水、鼓肠、肝脾肿大、腹腔肿瘤、膈肌麻痹）。下叶肺实变、胸膜增厚时，肺下界不易叩出。

［常考考点］肺下界的叩诊方法及临床意义。

3.胸部病理性叩诊音

（1）浊音或实音：见于以下几种情况：①肺组织含气量减少或消失，如肺炎、肺结核、肺梗死、肺不张、肺水肿、肺硬化等；②肺内不含气的病变，如肺肿瘤、肺包囊虫病、未穿破的肺脓肿；③胸膜腔病变，如胸腔积液、胸膜增厚粘连等；④胸壁疾病，如胸壁水肿、肿瘤等。

（2）鼓音：产生鼓音的原因是肺部有大的含气腔，见于气胸及直径大于4cm的浅表肺大疱、肺空洞，如空洞型肺结核、液化破溃了的肺脓肿或肺肿瘤。

（3）过清音：为介于鼓音和清音之间的音响，见于肺内含气量增加且肺泡弹性减退者，如肺气肿、支气管哮喘发作时。

［常考考点］肺部病理性叩诊音及其临床意义。

要点四　呼吸音听诊

1. 正常呼吸音

（1）支气管呼吸音：<u>正常人在喉部、胸骨上窝、背部第6颈椎至第2胸椎附近均可听到</u>，如在肺部其他部位听到支气管呼吸音则为病理现象。

（2）肺泡呼吸音：此为气体进出肺泡产生的声音，正常人除了可听到支气管呼吸音及支气管肺泡呼吸音的部位外，其余肺部任何区域都可听到。

（3）支气管肺泡呼吸音：<u>正常人在胸骨角附近，肩胛间区的第3、4胸椎水平及右肺尖可以听到</u>，如在肺部其他部位听到则为病理现象。

2. 病理性呼吸音

（1）病理性肺泡呼吸音：①<u>肺泡呼吸音减弱或消失</u>：可为双侧、单侧或局部的肺泡呼吸音减弱或消失，由进入肺泡内的空气量减少或声音传导障碍引起。常见于呼吸运动障碍，<u>如全身衰弱、呼吸肌瘫痪、腹压过高、胸膜炎、肋骨骨折、肋间神经痛等</u>；呼吸道阻塞，如<u>支气管炎、支气管哮喘、喉或大支气管肿瘤等</u>；<u>肺顺应性降低</u>，可使肺泡壁弹性减退，充气受限而使呼吸音减弱，如<u>肺气肿、肺淤血、肺间质炎症等</u>；胸腔内肿物，如<u>肺癌、肺囊肿等</u>，因肺组织受压，空气不能进入肺泡或进入肺泡减少引起；<u>胸膜疾患，如胸腔积液、气胸、胸膜增厚及粘连等</u>，由于胸廓呼吸运动受限，均可使肺泡呼吸音减弱。②<u>肺泡呼吸音增强</u>：与呼吸运动及通气功能增强，进入肺泡的空气流量增多有关。双侧肺泡呼吸音增强见于<u>运动、发热、甲状腺功能亢进症</u>；肺脏或胸腔病变使一侧或一部分肺的呼吸功能减弱或丧失，则健侧或无病变部分的肺泡呼吸音可出现代偿性增强。

（2）病理性支气管呼吸音：在正常肺泡呼吸音部位听到支气管呼吸音，亦称管状呼吸音。主要见于：<u>肺组织实变，如大叶性肺炎实变期等</u>；<u>肺内大空洞，如肺结核、肺脓肿、肺癌形成空洞时</u>；<u>压迫性肺不张，见于胸腔积液、肺部肿块等使肺组织受压发生肺不张时</u>。

（3）病理性支气管肺泡呼吸音：在正常肺泡呼吸音的区域听到支气管肺泡呼吸音。常见于肺实变区域较小且与正常肺组织掺杂存在，或肺实变部位较深并被正常肺组织所遮盖。

［常考考点］病理性呼吸音的临床意义。

要点五　啰音听诊

1. 干啰音

（1）听诊特点：①吸气和呼气都可听到，<u>但常在呼气时更加清楚</u>，因为呼气时管腔更加狭窄。②<u>性质多变且部位变换不定</u>，如咳嗽后可以增多、减少、消失或出现，多为黏稠分泌物移动所致。③<u>音调较高</u>，每个音响持续时间较长。④<u>几种不同性质的干啰音可同时存在</u>。⑤发生于主支气管以上的干啰音，有时不用听诊器都可听到，称喘鸣，可分为鼾音、哨笛音等。鼾音是由气流通过有黏稠分泌物的较大支气管或气管时发生的振动和移动所产生，为一种粗糙的、音调较低的、类似熟睡时的鼾声的干啰音；哨笛音为气流通过狭窄或痉挛的小支气管时发生的一种高音调的干啰音。有的似吹口哨或吹笛声，称为哨笛音；有的呈嗖嗖声，称为飞箭音。

（2）临床意义：<u>干啰音是支气管有病变的表现</u>。如两肺都出现干啰音，见于<u>急慢性支气管炎、支气管哮喘、支气管肺炎、心源性哮喘等</u>。局限性干啰音是由局部支气管狭窄所致，常见于<u>支气管局部结核、肿瘤、异物或黏稠分泌物附着</u>。局部而持久的干啰音见于肺癌早期或支气管内膜结核。

2. 湿啰音（水泡音）

（1）听诊特点：①吸气和呼气都可听到，以吸气终末时多而清楚，因吸气时气流速度较快且较强，吸气末气泡大，容易破裂。常有多个水泡音成串或断续发生。②<u>部位较恒定，性质不易改变</u>。③<u>大、中、小水泡音可同时存在</u>。④<u>咳嗽后湿啰音可减少、增多或消失</u>。

（2）临床意义：湿啰音是肺与支气管有病变的表现。湿啰音两肺散在性分布，常见于支气管炎、支气管肺炎、血行播散型肺结核、肺水肿；两肺底分布，多见于肺淤血、肺水肿早期及支气管肺炎；一侧或局限性分布，常见于肺炎、肺结核、支气管扩张症、肺脓肿、肺癌及肺出血等；捻发音常见于肺炎或肺结核早期、肺淤血、肺泡炎等，也可见于正常老年人或长期卧床者。

［常考考点］肺部听诊干、湿啰音的临床意义。

要点六 胸膜摩擦音听诊

胸膜摩擦音在吸气和呼气时皆可听到，一般以吸气末或呼气开始时较为明显，屏住呼吸时胸膜摩擦音消失，可借此与心包摩擦音区别。深呼吸或在听诊器体件上加压时胸膜摩擦音常更清楚。胸膜摩擦音可发生于胸膜的任何部位，但最常见于脏层胸膜与壁层胸膜发生位置改变最大的部位——胸廓下侧沿腋中线处。

胸膜摩擦音是干性胸膜炎的重要体征，主要见于以下几种情况：①胸膜炎症，如结核性胸膜炎、化脓性胸膜炎以及其他原因引起的胸膜炎症；②原发性或继发性胸膜肿瘤；③肺部病变累及胸膜，如肺炎、肺梗死等；④胸膜高度干燥，如严重脱水等；⑤其他，如尿毒症等。

［常考考点］胸膜摩擦音听诊的方法及临床意义。

要点七 听觉语音检查

听觉语音减弱见于过度衰弱、支气管阻塞、肺气肿、胸腔积液、气胸、胸膜增厚或水肿。听觉语音增强见于肺实变、肺空洞及压迫性肺不张；听觉语音增强、响亮，且字音清楚，称为支气管语音，见于肺组织实变。此时常伴有触觉语颤增强、病理性支气管呼吸音等肺实变的体征，但以支气管语音出现最早。耳语音增强见于肺实变、肺空洞及压迫性肺不张；耳语音增强且字音清晰者，为胸耳语音，是肺实变较广泛的征象。

要点八 呼吸系统常见疾病的体征

1.肺实变

（1）视诊：两侧胸廓对称，患侧呼吸动度可局限性减弱或消失

（2）触诊：气管居中，患侧语音震颤增强。

（3）叩诊：患侧呈实音。

（4）听诊：患侧肺泡呼吸音消失，可听到病理性支气管呼吸音，支气管语音增强。

2.肺气肿

（1）视诊：胸廓呈桶状，两侧呼吸动度减弱。

（2）触诊：气管居中，语音震颤减弱。

（3）叩诊：两肺过清音，严重者心界叩不出；肺下界下降，肺下界移动度减低。

（4）听诊：两肺肺泡呼吸音减弱，呼气延长，听觉语音减弱，心音较遥远。

3.胸腔积液

（1）视诊：患侧胸廓饱满，呼吸动度减弱或消失。

（2）触诊：气管移向对侧，患侧语音震颤减弱或消失。

（3）叩诊：患侧叩诊浊音或实音。

（4）听诊：患侧呼吸音减弱或消失，液面上方可听到病理性支气管呼吸音。

4.气胸

（1）视诊：患侧胸廓饱满，肋间隙增宽，呼吸动度减弱或消失。

（2）触诊：气管移向对侧，患侧语音震颤减弱或消失。

（3）叩诊：患侧呈鼓音。左侧气胸时，心界叩不出；右侧气胸时，肝浊音界下移。

（4）听诊：患侧呼吸音减弱或消失。

［常考考点］呼吸系统常见疾病的体征。

【知识纵横比较】

触觉语颤异常与其对应的常见疾病

触觉语颤	常见疾病
增强	①肺实变：肺炎、肺梗死、肺结核、肺脓肿及肺癌； ②压迫性肺不张：胸腔积液上方受压而萎瘪的肺组织及受肿瘤压迫的肺组织； ③较浅而大的肺空洞：肺结核、肺脓肿、肺肿瘤所致的空洞
减弱或消失	①肺泡内含气量增多：如肺气肿及支气管哮喘发作时； ②支气管阻塞：如阻塞性肺不张、气管内分泌物增多； ③胸壁距肺组织距离加大：如胸腔积液、气胸、胸膜高度增厚及粘连、胸壁水肿或高度肥厚、胸壁皮下气肿； ④体质衰弱

细目九　心脏、血管检查

【考点突破攻略】

要点一　心脏视诊

1. 心前区隆起　心前区隆起见于以下几种情况：①某些先天性心脏病，如法洛四联症、肺动脉瓣狭窄等；②儿童时期患慢性风湿性心脏瓣膜病伴右心室增大者。

2. 心尖搏动

（1）正常成人心尖搏动位于左侧第5肋间隙、锁骨中线内侧0.5～1cm处，搏动范围的直径2～2.5cm。

（2）心尖搏动位置改变：①生理因素：卧位时心尖搏动可稍上移；左侧卧位时，心尖搏动可向左移2～3cm；右侧卧位时可向右移1～2.5cm。小儿及妊娠时心脏常呈横位，心尖搏动可向上外方移位；瘦长体型者，心脏呈垂直位，心尖搏动可向下、向内移至第6肋间隙。②病理因素：左心室增大时，心尖搏动向左下移位；右心室增大时，心尖搏动向左移位；肺不张、粘连性胸膜炎时，心尖搏动移向患侧；胸腔积液、气胸时，心尖搏动移向健侧；大量腹水、肠胀气、腹腔巨大肿瘤或妊娠等，心尖搏动位置向上外移位。

（3）心尖搏动强度及范围改变：左心室肥大、甲状腺功能亢进症、重症贫血、发热等疾病时心尖搏动增强；心包积液、左侧气胸或胸腔积液、肺气肿等，心尖搏动减弱甚或消失；负性心尖搏动见于粘连性心包炎，也可见于显著右心室肥大。

［常考考点］心尖搏动强度及范围改变的临床意义。

要点二　心脏触诊

1. 心尖搏动异常　左心室肥大时，心尖搏动呈抬举性。

2. 心脏震颤（猫喘）　此为器质性心血管病的体征。震颤出现的时期、部位和临床意义见下表。

心脏常见震颤的临床意义

时期	部位	临床意义
收缩期	胸骨右缘第2肋间（右2）	主动脉瓣狭窄
	胸骨左缘第2肋间	肺动脉瓣狭窄
	胸骨左缘第3、4肋间	室间隔缺损
舒张期	心尖部	二尖瓣狭窄
连续性	胸骨左缘第2肋间及其附近	动脉导管未闭

3. 心包摩擦感 此为干性心包炎的体征，见于结核性、化脓性心包炎，也可见于风湿热、急性心肌梗死、尿毒症、系统性红斑狼疮等引起的心包炎。通常在胸骨左缘第 4 肋间最易触及，心脏收缩期和舒张期均可触及，以收缩期明显。坐位稍前倾或深呼气末更易触及。

［常考考点］心脏震颤出现的时期、部位和临床意义。

要点三 心脏叩诊

1. 叩诊方法 采用间接叩诊法，沿肋间隙从外向内、自下而上叩诊，板指与肋间隙平行并紧贴胸壁。叩诊心脏左界时，从心尖搏动外 2～3cm 处由外向内进行叩诊。如心尖搏动不明显，则自第 6 肋间隙左锁骨中线外的清音区开始，然后按肋间隙逐一上移，至第 2 肋间隙为止；叩诊心脏右界时，自肝浊音界的上一肋间隙开始，逐一叩诊至第 2 肋间隙。

2. 心脏浊音界改变的临床意义

（1）心脏与血管本身病变：①左心室增大：心脏浊音界向左下扩大，使心脏外形呈靴形，见于主动脉瓣关闭不全、高血压性心脏病。②右心室增大：显著增大时，心界向左、右两侧扩大，以向左增大较为显著。常见于二尖瓣狭窄、肺心病。③左心房增大或合并肺动脉段扩大：心腰部饱满或膨出，心脏浊音区呈梨形，见于二尖瓣狭窄。④左、右心室增大：心界向两侧扩大，称为普大型心脏，见于扩张型心肌病等。⑤心包积液：坐位时心脏浊音界呈烧瓶形，卧位时心底部浊音界增宽。

（2）心脏以外因素：大量胸腔积液、积气时，心浊音界向健侧移位；胸膜增厚粘连、肺不张则使心界移向患侧；肺气肿时心浊音界变小。

［常考考点］心脏浊音界叩诊的方法及浊音界改变的临床意义。

要点四 心脏瓣膜听诊区

各瓣膜听诊区总结见下表。

心脏各瓣膜听诊区

听诊区	最响部位
二尖瓣区	心尖搏动最强处，又称心尖区
三尖瓣区	胸骨下端左缘，即胸骨左缘第 4、5 肋间处
主动脉瓣区	胸骨右缘第 2 肋间隙
主动脉瓣第二听诊区	胸骨左缘第 3、4 肋间隙（主动脉瓣关闭不全时的舒张期杂音在此区最响）
肺动脉瓣区	胸骨左缘第 2 肋间

［常考考点］各瓣膜听诊区的位置。

要点五 心率听诊、心律听诊

1. 心率 正常成人心率为 60～100 次/分钟，超过 100 次/分钟为心动过速，临床意义同脉率增快；低于 60 次/分钟为心动过缓，临床意义同脉率减慢。

2. 心律 正常人的心律基本规则。呼吸性窦性心律不齐常见于健康青少年及儿童，表现为吸气时心率增快，呼气时心率减慢，屏住呼吸时节律变规整；期前收缩（过早搏动）见于情绪激动、酗酒、饮浓茶以及各种心脏病、心脏手术、心导管检查、低血钾等；心房颤动（房颤）多见于二尖瓣狭窄、冠心病、甲状腺功能亢进症，具有心律绝对不规则、第一心音强弱不等、脉搏短绌的听诊特点。

要点六 正常心音及其产生机制

正常心音：正常心音有 4 个。按其在心动周期中出现的顺序，依次命名为第一心音（S_1）、第二心音（S_2）、第三心音（S_3）及第四心音（S_4）。S_1 主要是二尖瓣、三尖瓣关闭振动而产生，标志心室收缩的开始；S_2 主要是主动脉瓣、肺动脉瓣关闭振动而产生，标志心脏舒张期的开始。

要点七　心音听诊

1. 正常心音　如上所述，正常心音有4个，成年人可以听到 S_1 和 S_2，儿童和部分青少年可听到 S_3，一般听不到 S_4。见下表。

第一心音和第二心音的区别

区别点	第一心音	第二心音
声音特点	音强，调低，时限较长	音弱，调高，时限较短
最强部位	心尖部	心底部
与心尖搏动及颈动脉搏动的关系	与心尖搏动和颈动脉搏动同时出现	心尖搏动之后出现
与心动周期的关系	S_1 和 S_2 之间的间隔（收缩期）较短	S_2 到下一心动周期 S_1 的间隔（舒张期）较长

2. 心音改变及其临床意义

（1）两个心音同时增强：见于胸壁较薄、情绪激动、甲状腺功能亢进症、发热、贫血等。

（2）两个心音同时减弱：见于肥胖、胸壁水肿、左侧胸腔积液、肺气肿、心包积液、缩窄性心包炎、甲状腺功能减退症、心肌炎、心肌病、心肌梗死、心功能不全等。

（3）S_1 增强见于发热、甲状腺功能亢进症、二尖瓣狭窄等，完全性房室传导阻滞可产生极响亮的 S_1，称为"大炮音"。S_1 减弱见于心肌炎、心肌病、心肌梗死、二尖瓣关闭不全等。S_1 强弱不等见于早搏、心房颤动、Ⅱ度房室传导阻滞、高度房室传导阻滞。

（4）A_2 增强见于高血压病、主动脉粥样硬化等；A_2 减弱见于低血压、主动脉瓣狭窄和关闭不全。

（5）P_2 增强见于肺动脉高压、二尖瓣狭窄、左心衰竭、室间隔缺损、动脉导管未闭、肺心病；P_2 减弱见于肺动脉瓣狭窄或关闭不全。

（6）心音性质改变：心肌有严重病变时，心肌收缩力明显减弱，致使 S_1 失去其原有特征而与 S_2 相似，同时因心搏加速使舒张期明显缩短致收缩期与舒张期时间几乎相等，此时听诊 S_1、S_2 酷似钟摆的"滴答"声，称为钟摆律。如钟摆律时心率超过120次/分，酷似胎儿心音，称为胎心律，提示病情严重。以上两者可见于大面积急性心肌梗死和重症心肌炎等。

（7）心音分裂：①S_1 分裂：当左、右心室收缩明显不同步时，可出现 S_1 分裂，在二、三尖瓣听诊区都可听到，但以胸骨左下缘较清楚，多见于二尖瓣狭窄等，偶见于儿童及青少年。②S_2 分裂：临床上较常见，由主、肺动脉瓣关闭明显不同步所致，在肺动脉瓣区听诊较明显。可见于青少年，尤以深吸气更明显。临床上最常见的 S_2 分裂，见于右室排血时间延长，肺动脉瓣关闭明显延迟（如完全性右束支传导阻滞、肺动脉瓣狭窄、二尖瓣狭窄等），或左心室射血时间缩短，主动脉关闭时间提前（如二尖瓣关闭不全、室间隔缺损等）时。

3. 喀喇音　是心脏收缩期的额外心音，可发生于收缩早、中、晚期。

（1）收缩早期喀喇音（收缩早期喷射音）：心底部听诊最清楚。肺动脉瓣区的收缩早期喀喇音见于肺动脉高压、轻中度肺动脉瓣狭窄、房间隔缺损、室间隔缺损等疾病；主动脉瓣收缩早期喀喇音见于高血压、主动脉瓣狭窄、主动脉瓣关闭不全、主动脉瘤等。

（2）收缩中、晚期喀喇音：在心尖部及其稍内侧最清楚。多见于二尖瓣脱垂。

4. 奔马律及开瓣音

（1）舒张早期奔马律：最常见，是病理性第三心音，又称 S_3 奔马律或室性奔马律，以左室奔马律占多数，所以，在心尖部容易听到。舒张早期奔马律的出现，提示心脏有严重的器质性病变，见于各种原因的心力衰竭、急性心肌梗死、重症心肌炎等。

（2）开瓣音（二尖瓣开放拍击音）：见于二尖瓣狭窄而瓣膜弹性尚好时，是二尖瓣分离术适应证的重要参考条件。

［常考考点］心音改变及其临床意义。

要点八　心脏杂音产生机制

1. 血流加速　见于剧烈运动后、发热、贫血、甲亢等。

2. 瓣膜口、大血管通道狭窄　如二尖瓣狭窄、主动脉瓣狭窄、肺动脉瓣狭窄、梗阻性肥厚型心肌病等。

3. 瓣膜关闭不全　如二尖瓣关闭不全、主动脉瓣关闭不全、主动脉硬化、扩张型心肌病、二尖瓣脱垂等。

4. 异常通道　如室间隔缺损、动脉导管未闭及动静脉瘘等。

5. 心腔内漂浮物　如心内膜炎时赘生物产生的杂音等。

6. 大血管腔瘤样扩张　如动脉瘤。

要点九　心脏杂音的特征

1. 最响部位　一般来说，杂音最响的部位，就是病变所在的部位。

2. 出现的时期　按杂音出现的时期不同，将杂音分为：收缩期杂音、舒张期杂音、连续性杂音、双期杂音。舒张期杂音及连续性杂音均为器质性，收缩期杂音可为功能性。

3. 杂音的性质　分为吹风样、隆隆样（或雷鸣样）、叹气样、机器样及乐音样等，进一步分为粗糙、柔和。

4. 收缩期杂音强度　采用 Levine 6 级分级法。

1 级：杂音很弱，所占时间很短，须仔细听诊才能听到。

2 级：较易听到，杂音柔和。

3 级：中等响亮的杂音。

4 级：响亮的杂音，常伴有震颤。

5 级：很响亮的杂音，震耳，但听诊器如离开胸壁则听不到，伴有震颤。

6 级：极响亮，听诊器稍离胸壁时亦可听到，有强烈的震颤。

杂音强度的表示法：4 级杂音记为"4/6 级收缩期杂音"。一般而言，3/6 级及以上的收缩期杂音多为器质性。但应注意，杂音的强度不一定与病变的严重程度成正比。病变较重时，杂音可能较弱；相反，病变较轻时也可能听到较强的杂音。

5. 传导方向

（1）二尖瓣关闭不全的收缩期杂音：在心尖部最响，并向左腋下及左肩胛下角处传导。

（2）主动脉瓣关闭不全的舒张期杂音：在主动脉瓣第二听诊区最响，并向胸骨下端或心尖部传导。

（3）主动脉瓣狭窄的收缩期杂音：以主动脉瓣区最响，可向上传至胸骨上窝及颈部。

（4）肺动脉瓣关闭不全的舒张期杂音：在肺动脉瓣区最响，可传至胸骨左缘第 3 肋间。

（5）较局限的杂音：二尖瓣狭窄的舒张期杂音常局限于心尖部；肺动脉瓣狭窄的收缩期杂音常局限于胸骨左缘第 2 肋间；室间隔缺损的收缩期杂音常局限于胸骨左缘第 3、4 肋间。

6. 杂音与体位的关系

（1）左侧卧位：可使二尖瓣狭窄的舒张中晚期隆隆样杂音更明显。

（2）前倾坐位：可使主动脉瓣关闭不全的舒张期杂音更易于听到。

（3）仰卧位：则使肺动脉瓣、二尖瓣、三尖瓣关闭不全的杂音更明显。

7. 杂音与呼吸的关系　深吸气时可使右心相关瓣膜（三尖瓣、肺动脉瓣）的杂音增强；深呼气时可使左心相关瓣膜（二尖瓣、主动脉瓣）的杂音增强。

8. 杂音与运动的关系　运动后心率加快，增加循环血流量及流速，在一定的心率范围内可使杂音增强。例如，运动可使二尖瓣狭窄的舒张中晚期杂音增强。

［常考考点］心脏杂音的特征。

要点十　各瓣膜区常见杂音听诊

1. 二尖瓣区收缩期杂音

（1）见于二尖瓣关闭不全、二尖瓣脱垂、冠心病乳头肌功能不全等，杂音为吹风样，较粗糙、响亮，多在 3/6 级以上，可占全收缩期。

（2）左心室扩张引起的二尖瓣相对关闭不全（如高血压心脏病、扩张型心肌病、风湿热、贫血性心脏病等），杂音为 3/6 级以下柔和的吹风样，传导不明显。

（3）运动、发热、贫血、妊娠、甲亢等产生的杂音一般为 2/6 级以下，性质柔和，较局限，病因去除后杂音消失。

2. 二尖瓣区舒张期杂音　二尖瓣狭窄时，心尖部可闻及舒张中晚期隆隆样杂音，呈递增型，音调较低而局限，左侧卧位呼气末时较清楚，常伴有 S_1 亢进、二尖瓣开放拍击音及舒张期震颤，P_2 亢进及分裂。主动脉瓣关闭不全所致的相对性二尖瓣狭窄的杂音，称为奥 – 弗杂音（Austin–Flint 杂音），性质柔和，不伴有 S_1 亢进、开瓣音，无震颤。

3. 主动脉瓣区收缩期杂音　见于各种病因的主动脉瓣狭窄。杂音为喷射性，响亮而粗糙，呈递增 – 递减型，沿大血管向颈部传导，常伴有收缩期震颤及 A_2 减弱；主动脉粥样硬化、高血压性心脏病等引起的相对性主动脉瓣狭窄，杂音柔和，常有 A_2 增强。

4. 主动脉瓣区舒张期杂音　在主动脉瓣第二听诊区深呼气末最易听到，为叹气样，递减型，可传至胸骨下端左侧或心尖部，常伴有 A_2 减弱及周围血管征，见于先天性或风湿性主动脉瓣关闭不全、梅毒性升主动脉炎等。

5. 肺动脉瓣区收缩期杂音　多见于先天性肺动脉瓣狭窄，杂音粗糙，呈喷射性，强度在 3/6 级以上，常伴收缩期震颤及 P_2 减弱；二尖瓣狭窄、房间隔缺损等引起的相对性肺动脉瓣狭窄时，杂音限较短，较柔和，伴 P_2 增强亢进。

6. 肺动脉瓣区舒张期杂音　器质性极少，多由相对性肺动脉瓣关闭不全所引起，常见于二尖瓣狭窄、肺心病等，伴明显肺动脉高压，杂音为叹气样，柔和，递减型，卧位吸气末增强，常伴 P_2 亢进，称为格 – 斯杂音（Graham–Steell 杂音）。

7. 三尖瓣区收缩期杂音　器质性者极少见。多为右心室扩大导致的相对性三尖瓣关闭不全，见于二尖瓣狭窄、肺心病等，杂音柔和，在 3/6 级以下。

8. 其他部位的收缩期杂音　胸骨左缘第 3、4 肋间响亮而粗糙的收缩期杂音，该杂音或伴收缩期震颤，不向左腋下传导，见于室间隔缺损或肥厚型梗阻性心肌病。

9. 连续性杂音　这是一种连续、粗糙、类似机器转动的声音，在胸骨左缘第 2 肋间隙及其附近听到，见于动脉导管未闭。

［常考考点］各瓣膜区常见杂音听诊。

【知识纵横比较】

1. 最响部位与病变部位的关系　总结见下表。

最响部位与病变部位的关系

最响部位	提示病变部位
心尖部	二尖瓣
胸骨下剑突偏左或偏右处	三尖瓣
主动脉瓣区	主动脉瓣
肺动脉瓣区	肺动脉瓣
胸骨左缘第 3、4 肋间	室间隔缺损

2. 杂音的性质与所提示的病变　总结见下表。

杂音的性质与所提示的病变

杂音性质	提示病变
心尖区粗糙的吹风样收缩期杂音	二尖瓣关闭不全
心尖区柔和而高调的吹风样杂音	相对性二尖瓣关闭不全
心尖区舒张中晚期隆隆样杂音	二尖瓣狭窄的特征性杂音
主动脉瓣第二听诊区叹气样舒张期杂音	主动脉瓣关闭不全（主闭）
胸骨左缘第2肋间及其附近机器声样连续性杂音	动脉导管未闭
乐音样杂音听诊时其音色如海鸥鸣或鸽鸣样	感染性心内膜炎及梅毒性主闭

要点十一　心包摩擦音听诊

在胸骨左缘第3、4肋间隙较易听到，病人坐位稍前倾，深呼气后屏住呼吸时易于听到，见于急性心包炎。

［常考考点］心包摩擦音听诊的最佳部位在胸骨左缘第3、4肋间隙处。

要点十二　周围血管征

1.毛细血管搏动征　用手指轻压病人指甲床末端，或以干净玻片轻压病人口唇黏膜，如见到红白交替的、与病人心搏一致的节律性微血管搏动现象，称为毛细血管搏动征。

2.水冲脉　脉搏骤起骤降，急促而有力。检查者用手紧握患者手腕掌面，将患者的前臂高举过头，则水冲脉更易触知。

3.枪击音与杜氏双重杂音　将听诊器体件放在肱动脉等外周较大动脉的表面，可听到与心跳一致的"嗒——嗒——"音，称为枪击音。如再稍加压力，则可听到收缩期与舒张期双重杂音，即杜氏双重杂音。

［常考考点］周围血管征的临床意义。

细目十　腹部检查

【考点突破攻略】

要点一　腹部视诊

1.腹部外形　正常腹部平坦。腹部明显膨隆或凹陷见于以下几种情况：

（1）全腹膨隆：①腹内积气：胃肠道内积气，腹部呈球形，两侧腰部膨出不明显，变换体位时其形状无明显改变，见于各种原因所致的肠梗阻或肠麻痹。积气在肠道外腹腔内者，称为气腹，见于胃肠穿孔或治疗性人工气腹。②腹腔积液：当腹腔内大量积液时，在仰卧位腹部外形呈宽而扁状，称为蛙腹。常见于肝硬化门脉高压症、右心衰竭、缩窄性心包炎、肾病综合征、结核性腹膜炎、腹膜转移癌等。结核性腹膜炎症、肿瘤浸润时，腹形常呈尖凸状，也称为尖腹。③腹腔巨大肿块：以巨大卵巢囊肿最常见，腹部呈球形膨隆而以囊肿部位较明显。

（2）局部膨隆：常见于腹部炎性包块、胃肠胀气、脏器肿大、腹内肿瘤、腹壁肿瘤和疝等。左上腹膨隆见于脾肿大、巨结肠或结肠脾曲肿瘤；上腹中部膨隆见于肝左叶肿大、胃扩张、胃癌、胰腺囊肿或肿瘤；右上腹膨隆见于肝肿大（淤血、脓肿、肿瘤）、胆囊肿大及结肠肝曲肿瘤；腰部膨隆见于大量肾盂积水或积脓、多囊肾、巨大肾上腺瘤；左下腹部膨隆见于降结肠肿瘤、干结粪块；下腹部膨隆多见于妊娠、子宫肌瘤、卵巢囊肿、尿潴留等；右下腹膨隆见于阑尾周围脓肿、回盲部结核或肿瘤等。

（3）全腹凹陷：见于严重脱水、明显消瘦及恶病质等。严重者呈舟状腹，见于恶性肿瘤、结核、糖尿病、甲状腺功能亢进症等消耗性疾病。

2. 呼吸运动　腹式呼吸减弱见于各种原因的急腹症、大量腹水、腹腔巨大肿瘤等；腹式呼吸消失见于急性弥漫性腹膜炎等。

3. 腹壁静脉　正常时腹壁静脉一般不显露。当门静脉高压或上、下腔静脉回流受阻导致侧支循环形成时，腹壁静脉呈现扩张、迂曲状态，称为腹壁静脉曲张。

（1）门脉高压时，腹壁曲张的静脉以脐为中心向周围伸展，肚脐以上腹壁静脉血流方向从下向上，肚脐以下腹壁静脉血流方向自上向下。

（2）上腔静脉梗阻时，胸腹壁静脉血流方向自上向下，流入下腔静脉。

（3）下腔静脉梗阻时，腹壁浅静脉血流方向向上，进入上腔静脉。

4. 胃肠型和蠕动波　正常人腹部一般看不到蠕动波及胃型和肠型，有时在腹壁菲薄或松弛的老年人、极度消瘦者或经产妇可能见到。

幽门梗阻时，可见到胃蠕动波自左肋缘下向右缓慢推进（正蠕动波），有时可见到逆蠕动波及胃型；脐部出现肠蠕动波见于小肠梗阻，严重梗阻时，脐部可见横行排列呈多层梯形的肠型和较大的肠蠕动波；结肠梗阻时，宽大的肠型多出现于腹壁周边，同时盲肠多胀大呈球形。

要点二　腹部触诊

1. 腹壁紧张度

（1）腹壁紧张度增加（腹肌紧张）：①弥漫性腹肌紧张，多见于胃肠道穿孔或实质脏器破裂所致的急性弥漫性腹膜炎，此时腹壁常强直，硬如木板，故称为板状腹。②局限性腹肌紧张，多系局限性腹膜炎所致，如右下腹腹壁紧张多见于急性阑尾炎，右上腹腹壁紧张多见于急性胆囊炎；腹膜慢性炎症时，触诊如揉面团一样，不易压陷，称为揉面感，常见于结核性腹膜炎、癌性腹膜炎。

（2）腹壁紧张度减低或消失：全腹紧张度减低见于慢性消耗性疾病或刚放出大量腹水者，也可见于身体瘦弱的老年人和经产妇；全腹紧张度消失见于脊髓损伤所致的腹肌瘫痪和重症肌无力等。

2. 压痛及反跳痛

（1）压痛：①广泛性压痛见于弥漫性腹膜炎。②局限性压痛见于局限性腹膜炎或局部脏器的病变。明确而固定的压痛点是诊断某些疾病的重要依据。如麦氏（Mc Burney）点（右髂前上棘与脐连线中外1/3 交界处）压痛多考虑急性阑尾炎；胆囊点（右腹直肌外缘与肋弓交界处）压痛考虑胆囊病变。

（2）反跳痛：反跳痛表示炎症已波及腹膜壁层，腹肌紧张伴压痛、反跳痛称为腹膜刺激征，是急性腹膜炎的可靠体征。

［常考考点］腹壁触诊中压痛、反跳痛的检查方法及临床意义。

要点三　腹内器官触诊

1. 肝脏

（1）检查方法：采用单手或双手触诊法，分别在右侧锁骨中线延长线和前正中线上触诊肝脏右叶和左叶。检查时患者取仰卧位，双腿稍屈曲，使腹壁松弛，医师位于患者右侧。

（2）正常肝脏：正常成人的肝脏一般触不到，但腹壁松弛的消瘦者于深吸气时可触及肝下缘，多在肋弓下 1cm 以内，剑突下如能触及肝左叶，多在 3cm 以内。2 岁以下小儿的肝脏相对较大，易触及。正常肝脏质地柔软，边缘较薄，表面光滑，无压痛和叩击痛。

（3）肝脏触诊的注意事项：触及肝脏时，应仔细感觉并详细描述其大小、质地、表面光滑度及边缘情况、有无压痛及搏动等。

（4）肝脏大小变化的临床意义：弥漫性肝肿大见于肝炎、脂肪肝、肝淤血、早期肝硬化、白血病、血吸虫病等；局限性肝肿大见于肝脓肿、肝囊肿（包括肝包虫病）、肝肿瘤等；肝脏缩小见于急性和亚急性重型肝炎、晚期肝硬化。

（5）肝脏质地分级：分为质软、质韧（中等硬度）和质硬三级。正常肝脏质地柔软，如触口唇；急性肝炎及脂肪肝时质地稍韧；慢性肝炎质韧，如触鼻尖；肝硬化质硬，肝癌质地最硬，如触前额；肝脓肿或囊肿有积液时呈囊性感。

（6）肝脏常见疾病的临床表现：见下表。

肝脏常见疾病的临床表现

项目	大小	质地	表面	边缘	压痛
急性肝炎	轻度肿大	质稍韧	光滑	钝	有
慢性肝炎	明显肿大	质韧或稍硬	—	—	较轻
肝硬化	早期肝常肿大，晚期则缩小变硬	质硬	结节状	薄	无
肝癌	进行性肿大	坚硬如石	大小不等的结节状或巨块状	不整	明显
脂肪肝	肿大	质软或稍韧	光滑	—	无
肝淤血	明显肿大	质韧	光滑	圆钝	有

［常考考点］肝脏触诊的检查方法及常见疾病的临床表现。

2. 胆囊

（1）墨菲征的检查方法：医生将左手掌平放在被检者的右肋，拇指放在胆囊点，用中等压力按压腹壁，然后嘱被检者缓慢深呼吸，如果深吸气时被检者因疼痛而突然屏气，则称墨菲征阳性，见于急性胆囊炎。

（2）临床意义：正常胆囊不能触到。急性胆囊炎时胆囊肿大，呈囊性感，压痛明显，常有墨菲征阳性；胰头癌压迫胆总管导致胆囊显著肿大时无压痛，但有逐渐加深的黄疸，称库瓦济埃征阳性；胆囊肿大，有实性感者，见于胆囊结石或胆囊癌。

［常考考点］墨菲征的检查方法和临床意义。

3. 脾脏

（1）检查方法：仰卧位或右侧卧位，右下肢伸直，左下肢屈髋、屈膝进行检查。

（2）注意事项：正常脾脏不能触及。内脏下垂、左侧大量胸腔积液或积气时，脾向下移而可触及。除此之外能触及脾脏，则提示脾肿大。触及脾脏后应注意其大小、质地、表面形态、有无压痛及摩擦感等。

（3）脾肿大的分度方法：深吸气时脾脏在肋下不超过 2cm 者为轻度肿大；超过 2cm 但在脐水平线以上，为中度肿大；超过脐水平线或前正中线为高度肿大，又称巨脾。中度以上脾肿大时其右缘常可触及脾切迹，这一特征可与左肋下其他肿块相鉴别。

（4）脾肿大的测量方法：用三线记录法（单位：厘米），甲乙线测量左锁骨中线与左肋缘交点（甲点）至脾下缘（乙点）之间的距离；甲丙线是测量甲点至脾脏最远端（丙点）之间的距离；丁戊线是测量脾右缘丁点与前正中线之间的距离；如脾脏高度增大，向右越过前正中线，则测量脾右缘至前正中线的最大距离，以"＋"表示；未超过前正中线，则测量脾右缘与前正中线的最短距离，以"－"表示。

（5）脾肿大的临床意义：轻度脾大见于慢性肝炎、粟粒型肺结核、伤寒、感染性心内膜炎、败血症和急性疟疾等，一般质地较柔软。中度脾大见于肝硬化、慢性溶血性黄疸、慢性淋巴细胞性白血病、系统性红斑狼疮、疟疾后遗症及淋巴瘤等，一般质地较硬。高度脾大，表面光滑者见于慢性粒细胞性白血病、慢性疟疾和骨髓纤维化症等。表面不平而有结节者见于淋巴瘤和恶性组织细胞病等。脾脓肿、脾梗死和脾周围炎时，可触到摩擦感且压痛明显。

［常考考点］脾肿大的测量方法及临床意义。

要点四　正常腹部可触及的结构和腹部肿块触诊

1. 正常腹部可触及的结构　除瘦弱者和多产妇可触到右肾下极，儿童可触及肝脏下缘外，正常腹部可触及到腹主动脉、腰椎椎体与骶骨岬、横结肠、乙状结肠、盲肠等结构。

2. 腹部肿块触诊　腹腔脏器的肿大、异位、肿瘤、囊肿或脓肿、炎性组织粘连或肿大的淋巴结等均可形成肿块。如触到肿块要鉴别其来源于何种脏器：上腹中部肿块多来源于胃或胰腺的肿瘤，右肋下肿块常与肝胆有关，两侧腹部的肿块常为结肠肿瘤；是炎症性还是非炎症性：炎性肿块压痛明显，如阑炎、肝脓肿、阑尾周围脓肿等，而非炎性肿块压痛轻微或不明显；是实质性还是囊性：实质性肿块质地可柔软、中等硬或坚硬，见于炎症、结核和肿瘤，而囊性肿块触之柔软，见于脓肿或囊肿等；是良性还是恶性：良性肿块多为圆形且表面光滑，而形态不规整、表面凹凸不平及坚硬者多为恶性；在腹腔内还是在腹壁上。还须注意肿块的部位、大小、形态、质地、压痛、搏动、移动度、与邻近器官的关系等。

要点五　腹部叩诊

1.肝脏叩诊

（1）正常表现：肝脏叩诊匀称体型者的正常肝上界在右锁骨中线上，第5肋间，下界位于右季肋下缘。右锁骨中线上，肝浊音区上下径之间的距离为9～11cm；在右腋中线上，肝上界在第7肋间，下界相当于第10肋骨水平；在右肩胛线上，肝上界为第10肋间，下界不易叩出。瘦长型者肝上下界均可低一个肋间，矮胖型者则可高一个肋间。

（2）病理表现：总结见下表。

肝脏叩诊的病理表现及临床意义

肝浊音界	临床意义
向上移位	见于右肺不张、气腹及鼓肠
向下移位	见于肺气肿、右侧张力性气胸
扩大	肝炎、肝脓肿、肝淤血、肝癌和多囊肝
缩小	急性肝坏死、晚期肝硬化和胃肠胀气
消失代之以鼓音	急性胃肠穿孔、人工气腹

〔常考考点〕肝浊音界的叩诊方法及临床意义。

2.脾脏叩诊　脾浊音区宜采用轻叩法，在左腋中线自上而下进行叩诊。正常脾浊音区在左腋中线上第9～11肋间，宽4～7cm，前方不超过腋前线。脾浊音区缩小或消失见于左侧气胸、胃扩张及鼓肠等；脾浊音区扩大见于脾肿大。

〔常考考点〕脾浊音界的叩诊方法及临床意义。

3.移动性浊音　当腹腔内有1000mL以上游离液体时，患者仰卧位叩诊，脐部呈鼓音，腹部两侧呈浊音；侧卧位时，叩诊上侧腹部转为鼓音，下侧腹部呈浊音。这种因体位不同而出现浊音区变动的现象称为移动性浊音阳性，见于肝硬化门静脉高压症、右心衰竭、肾病综合征、严重营养不良以及渗出性腹膜炎（如结核性或自发性）等引起的腹水。

〔常考考点〕移动性浊音的叩诊方法及临床意义。

要点六　腹部听诊

1.肠鸣音（肠蠕动音）　正常肠鸣音大约每分钟4～5次，在脐部或右下腹部听得最清楚。

（1）肠鸣音活跃：指肠鸣音超过每分钟10次，但音调不特别高亢。见于服泻药后、急性肠炎或胃肠道大出血等。

（2）肠鸣音亢进：指肠鸣音次数多，且呈响亮、高亢的金属音。见于机械性肠梗阻。

（3）肠鸣音减弱或稀少：指肠鸣音明显少于正常，或3～5分钟以上才听到一次。见于老年性便秘、电解质紊乱（低血钾）及胃肠动力低下等。

（4）肠鸣音消失或静腹：指持续听诊3～5分钟未闻及肠鸣音。见于急性腹膜炎或各种原因所致的麻痹性肠梗阻。

〔常考考点〕肠鸣音听诊的临床意义。

2.振水音　患者仰卧，医师用耳凑近患者上腹部或将听诊器体件放于此处，然后用稍弯曲的手指以冲击触诊法连续迅速冲击患者上腹部，如果听到胃内液体与气体相撞击的声音为振水音。正常人餐后或饮入多量液体时，振水音阳性。若空腹或餐后6～8小时以上仍有此音，则提示胃内有液体潴留，见于胃扩张、幽门梗阻及胃液分泌过多等。

［常考考点］振水音的听诊及临床意义。

3. 血管杂音

（1）上腹部的两侧出现收缩期血管杂音常提示肾动脉狭窄。

（2）左叶肝癌压迫肝动脉或腹主动脉时，可在包块部位闻及吹风样血管杂音。

（3）脐部收缩期血管杂音提示腹主动脉瘤或腹主动脉狭窄。

（4）肝硬化门脉高压侧支循环形成时，在脐周可闻及连续性的嗡鸣音。

细目十一　肛门和直肠检查及临床意义

【考点突破攻略】

要点一　肛门、直肠视诊

根据病情需要采取肘膝位、仰卧位、截石位、左侧卧位或蹲位等体位，观察患者肛门及周围情况。正常肛门周围皮肤色较黑，可见皮肤皱褶自肛门向外周放射。视诊肛门时注意观察肛门有无闭锁或狭窄、有无伤口及感染、有无肛瘘及肛裂、有无直肠脱垂、有无痔疮，并注意区分是外痔（肛门齿状线以下的紫红色包块，表面为皮肤）、内痔（肛门齿状线以上的紫红色包块，表面为黏膜），还是混合痔。

要点二　肛门、直肠指诊

肛门、直肠指诊对肛门直肠疾病的诊断有重要价值。

1. 指诊有剧烈触痛见于肛裂与感染。

2. 触痛并有波动感见于肛门、直肠周围脓肿。

3. 触及柔软光滑而有弹性的包块见于直肠息肉。

4. 触及质地坚硬、表面凹凸不平的包块应考虑直肠癌。

5. 指诊后指套带有黏液、脓液或血液，说明存在炎症并有组织破坏。

［常考考点］肛门、直肠指诊的方法及临床意义。

细目十二　脊柱与四肢检查及临床意义

【考点突破攻略】

要点一　脊柱检查

1. 脊柱弯曲度

（1）检查方法：患者取立位或坐位，先从侧面观察脊柱有无过度的前凸与后凸；然后从后面用手指沿脊椎棘突用力从上向下划压，划压后的皮肤出现一条红色充血线，观察脊柱有无侧弯。

（2）临床意义：①脊柱后凸多发生于胸段，见于佝偻病、脊柱结核、强直性脊柱炎、脊柱退行性变等。②脊柱前凸多发生于腰段，见于大量腹水、腹腔巨大肿瘤、髋关节结核及髋关节后脱位等。③脊柱侧凸：姿势性侧凸的特点为弯曲度多不固定，如平卧或向前弯腰时可使侧弯消失，多见于儿童发育期坐立位姿势不良、椎间盘突出症、脊髓灰质炎等；器质性侧凸时，改变体位不能使侧凸得到纠正，见于佝偻病、脊椎损伤、胸膜肥厚等。

［常考考点］脊柱弯曲度的检查方法和临床意义。

2. 脊柱活动度

（1）检查方法：检查颈段活动时，固定被检查者的双肩，让其做颈部的前屈、后伸、侧弯、旋转等动作；检查腰段活动时，固定被检查者的骨盆，让其做腰部的前屈、后伸、侧弯、旋转等动作。若已有外伤性骨折或关节脱位时，应避免做脊柱活动度检查，以防损伤脊髓。

（2）临床意义：脊柱活动受限常见于软组织损伤、骨质增生、骨质破坏、脊椎骨折或脱位、腰椎间盘突出。

［常考考点］脊柱活动度的检查方法和临床意义。

3. 脊柱压痛与叩击痛

（1）检查方法：①检查脊柱压痛时，患者取坐位，身体稍向前倾，医师用右手拇指自上而下逐个按压脊椎棘突及椎旁肌肉。②脊柱叩击痛检查：患者取坐位，医师用手指或用叩诊锤直接叩击各个脊椎棘突，了解患者是否有叩击痛，此为直接叩诊法；或患者取坐位，医师将左手掌置于患者头顶部，右手半握拳，以小鱼际肌部位叩击左手背，了解患者的脊柱是否有疼痛，此为间接叩诊法。

（2）临床意义：正常人脊柱无压痛与叩击痛，若某一部位有压痛与叩击痛，提示该处有病变，如脊椎结核、脊椎骨折、脊椎肿瘤、椎间盘突出等。

［常考考点］脊柱压痛和叩击痛的检查方法和临床意义。

要点二　四肢、关节检查

1. 四肢、关节形态改变及其临床意义

（1）匙状甲（反甲）：常见于缺铁性贫血，偶见于风湿热。

（2）杵状指（趾）：常见于支气管扩张、支气管肺癌、慢性肺脓肿、脓胸以及发绀型先天性心脏病、亚急性感染性心内膜炎等。

（3）指关节变形：以类风湿关节炎引起的梭形关节最常见。

（4）膝内翻、膝外翻：膝内翻为"O"形腿，膝外翻为"X"形腿。常见于佝偻病及大骨节病。

（5）膝关节变形：常见于风湿性关节炎活动期、结核性关节炎、关节积液等。

（6）足内翻、足外翻：多见于先天畸形、脊髓灰质炎后遗症等。

（7）肢端肥大：见于腺垂体功能亢进、生长激素分泌过多引起的肢端肥大症。

（8）下肢静脉曲张：多见于小腿，是下肢浅静脉血液回流受阻或静脉瓣功能不全所致。表现为下肢静脉如蚯蚓状怒张、弯曲，久立位更明显，严重时有小腿肿胀感，局部皮肤颜色暗紫红色或有色素沉着，甚至形成溃疡。常见于从事站立性工作者或栓塞性静脉炎患者。

2. 运动功能检查　关节活动障碍见于相应部位骨折、脱位、炎症、肿瘤、退行性变，及肌腱、软组织损伤等。

［常考考点］四肢、关节形态改变及其临床意义。

细目十三　神经系统检查及临床意义

【考点突破攻略】

要点一　脑神经检查

面神经

（1）面神经主要支配面表情肌和分管舌前 2/3 味觉。面神经核位于脑桥，分上、下两部分：上部受双侧大脑皮质运动区支配，下部仅受对侧大脑皮质运动区支配。

（2）中枢性与周围性面神经麻痹的鉴别方法，见下表。

中枢性面神经麻痹与周围性面神经麻痹的鉴别方法

	中枢性面神经麻痹	周围性面神经麻痹
病因	核上组织（包括皮质、皮质脑干纤维、内囊、脑桥等）受损	面神经核或面神经受损
临床表现	病灶对侧颜面下部肌肉麻痹，可见鼻唇沟变浅，露齿时口角下垂（或称口角歪向病灶侧），不能吹口哨或鼓腮	病灶同侧全部面肌瘫痪，从上到下表现为不能皱额、皱眉、闭眼，角膜反射消失，鼻唇沟变浅，不能露齿、鼓腮、吹口哨，口角下垂（或称口角歪向病灶对侧）

续表

	中枢性面神经麻痹	周围性面神经麻痹
临床意义	多见于脑血管病变、脑肿瘤和脑炎	多见于受寒、耳部或脑膜感染、神经纤维瘤引起的周围型面神经麻痹，此外，还可出现舌前 2/3 味觉障碍等

要点二　感觉功能检查、感觉障碍及常见类型

1. 感觉功能检查

（1）浅感觉：包括痛觉、触觉、温度觉。

（2）深感觉：包括运动觉、位置觉、振动觉。

（3）复合感觉（皮质感觉）：包括定位觉、两点辨别觉、立体觉和图形觉。

2. 感觉障碍　感觉障碍的形式有：疼痛、感觉减退、感觉异常、感觉过敏、感觉过度和感觉分离。

3. 感觉障碍的类型

（1）末梢型：表现为肢体远端对称性完全性感觉缺失，呈手套状、袜子状分布，也可有感觉异常、感觉过度和疼痛等。常见于多发性神经炎。

（2）神经根型：感觉障碍范围与某种神经根的节段分布一致，呈节段型或带状，在躯干呈横轴走向，在四肢呈纵轴走向。疼痛较剧烈，常伴有放射痛或麻木感，是脊神经后根损伤所致，见于椎间盘突出症、颈椎病、髓外肿瘤和神经根炎等。

（3）脊髓型：根据脊髓受损程度分为：①脊髓横贯型：为脊髓完全被横断，其特点为病变平面以上完全正常，病变平面以下各种感觉均缺失，并伴有截瘫或四肢瘫，排尿排便障碍，多见于急性脊髓炎、脊髓外伤等。②脊髓半横贯型：仅脊髓一半被横断，又称布朗－塞卡尔综合征。其特点为病变同侧损伤平面以下深感觉丧失及痉挛性瘫痪，对侧痛、温觉丧失。见于脊髓外肿瘤和脊髓外伤等。

（4）内囊型：表现为病灶对侧半身感觉障碍、偏瘫、同向偏盲，常称为三偏征。常见于脑血管疾病。

（5）脑干型：特点是同侧面部感觉缺失和对侧躯干及肢体感觉缺失。见于炎症、肿瘤和血管病变。

（6）皮质型：特点为上肢或下肢感觉障碍，并有复合感觉障碍。见于大脑皮层感觉区损害。

［常考考点］中枢性面神经麻痹和周围性面神经麻痹的鉴别方法。

要点三　运动功能检查

1. 随意运动　是指受意识支配的动作，由大脑皮质通过锥体束支配骨骼肌来完成。检查的重点是肌力。

（1）肌力分级：<u>分为 6 级</u>。

0 级：<u>无肢体活动，也无肌肉收缩，为完全性瘫痪</u>。

1 级：<u>可见肌肉收缩，但无肢体活动</u>。

2 级：<u>肢体能在床面上做水平移动，但不能抬起</u>。

3 级：<u>肢体能抬离床面，但不能抵抗阻力</u>。

4 级：<u>能做抵抗阻力的动作，但较正常差</u>。

5 级：<u>正常肌力</u>。

其中，0 级为全瘫，1～4 级为不完全瘫痪（轻瘫），5 级为正常肌力。

（2）瘫痪的表现形式：①单瘫：单一肢体瘫痪，多见于脊髓灰质炎。②偏瘫：为一侧肢体（上、下肢）瘫痪，常伴有同侧脑神经损害，多见于颅内病变或脑卒中。③交叉性偏瘫：为一侧偏瘫及对侧脑神经损害，见于脑干病变。④截瘫：为双下肢瘫痪，是脊髓横贯性<u>损伤</u>，见于脊髓外伤、炎症等。

［常考考点］肌力 6 级表现。

2. 被动运动　是检查肌张力强弱的方法。肌张力是肌肉在松弛状态下的紧张度和被动运动时的阻力。张力过低或缺失见于周围神经、脊髓灰质前角及小脑病变。<u>折刀样张力过高见于锥体束损害；铅管样肌张力过高及齿轮样肌张力过高见于锥体外系损害，如帕金森病</u>。

要点四　神经反射检查

1. 浅反射

（1）角膜反射：直接角膜反射存在，间接角膜反射消失，为受刺激对侧的面神经瘫痪；直接角膜反射消失，间接角膜反射存在，为受刺激侧的面神经瘫痪；直接、间接角膜反射均消失为受刺激侧三叉神经病变；深昏迷患者角膜反射也消失。

（2）腹壁反射：上部腹壁反射消失说明病变在胸髓 7～8 节；中部腹壁反射消失说明病变在胸髓 9～10 节；下部腹壁反射消失说明病变在胸髓 11～12 节；一侧腹壁反射消失，多见于同侧锥体束受损；上、中、下腹壁反射均消失见于昏迷或急腹症患者；肥胖、老年人、经产妇也可见腹壁反射消失。

（3）提睾反射：一侧反射减弱或消失见于锥体束损害，或腹股沟疝、阴囊水肿、睾丸炎等；双侧反射消失见于腰髓 1～2 节病损。

［常考考点］浅反射的检查方法及临床意义。

2. 深反射

（1）检查内容：肱二头肌反射、肱三头肌反射、桡骨骨膜反射、膝反射、踝反射、阵挛（髌阵挛、踝阵挛）。

（2）临床意义：①深反射减弱或消失：多为器质性病变，是相应脊髓节段或所属的脊神经的病变，常见于末梢神经炎、神经根炎、脊髓灰质炎、脑或脊髓休克状态等。②深反射亢进：见于锥体束的病变，如急性脑血管病、急性脊髓炎休克期过后等。

［常考考点］深反射的检查方法及临床意义。

3. 病理反射

（1）检查内容：巴宾斯基（Babinski）征、奥本海姆（Oppenheim）征、戈登（Gordon）征、查多克（Chaddock）征、霍夫曼（Hoffmann）征。

（2）临床意义：锥体束病变时，大脑失去对脑干和脊髓的抑制而出现的异常反射，称为病理反射。一岁半以内的婴幼儿由于锥体束尚未发育完善，可以出现上述反射现象。成人出现则为病理反射。

［常考考点］病理反射的检查方法及临床意义。

4. 脑膜刺激征

（1）检查内容：颈强直、凯尔尼格（kernig）征、布鲁津斯基（Brudziuski）征。

（2）临床意义：脑膜刺激征阳性见于各种脑膜炎、蛛网膜下腔出血等。颈强直也可见于颈椎病、颈部肌肉病变。凯尔尼格征也可见于坐骨神经痛、腰骶神经根炎等。

［常考考点］脑膜刺激征的检查方法及临床意义。

5. 拉塞格征　为坐骨神经根受刺激的表现，又称坐骨神经受刺激征。阳性见于腰椎间盘突出症、坐骨神经痛、腰骶神经根炎等。

［常考考点］拉塞格征的检查方法和临床意义。

【知识纵横比较】

神经反射检查及其意义

种类	反射名称	临床意义
浅反射	①角膜反射	①直接存在，间接消失——对侧面神经瘫痪； ②直接消失，间接存在——同侧面神经瘫痪； ③直接、间接均消失——同侧三叉神经病变
	②腹壁反射	①上、中、下腹壁反射减弱或消失分别对应于同侧胸髓 7～8、9～10、11～12 病损； ②一侧上、中、下腹壁反射同时消失——一侧锥体束病损； ③双侧——昏迷和急性腹膜炎
	③提睾反射	①双侧——腰髓 1～2 节病损； ②一侧——锥体束损害

种类	反射名称		临床意义
深反射	①桡骨骨膜反射	颈髓5～6节	①减弱或消失——相应脊髓节段或所属脊神经的病变； ②亢进——锥体束病变，如急性脑血管病、急性脊髓炎休克期过后
	②肱二头肌反射		
	③肱三头肌反射	颈髓7～8节	
	④膝反射	腰髓2～4节	
	⑤踝反射	骶髓1～2节	
病理反射	①巴宾斯基征	①锥体束病变，其中巴宾斯基征意义最大； ②霍夫曼征多见于颈髓病变（上肢）	
	②奥本海姆征		
	③戈登征		
	④查多克征		
	⑤霍夫曼征		
	⑥肌阵挛		
脑膜刺激征	①颈强直	①见于各种脑膜炎、蛛网膜下腔出血、脑脊液压力增高； ②颈强直也可见于颈椎病、颈部肌肉病变； ③凯尔尼格征也可见于坐骨神经痛、腰骶神经根炎	
	②凯尔尼格征		
	③布鲁津斯基征		
拉塞格征		为坐骨神经根受刺激的表现，又称坐骨神经受刺激征。见于坐骨神经痛、腰椎间盘突出或腰骶神经根炎	

【例题实战模拟】

A1 型题

1. 下列除哪项外，均可为正常的叩诊音
   A. 震水音　　B. 清音　　C. 鼓音　　D. 浊音　　E. 实音

2. 下列哪种疾病触诊语音震颤消失
   A. 肺炎性浸润　　B. 肺梗死　　C. 肺结核空洞　　D. 肺纤维化　　E. 支气管阻塞

3. 正常成人腋测法体温应是
   A. 36～37℃　　B. 36.2～37℃　　C. 36.2～37.2℃　　D. 36.4～37.4℃　　E. 36.5～37.5℃

4. 下列各项，属于被动体位的是
   A. 角弓反张　　B. 翻动体位　　C. 肢体瘫痪　　D. 端坐呼吸　　E. 强迫蹲位

5. 蜘蛛痣罕见于下列哪个部位
   A. 面颊　　B. 手背　　C. 前胸　　D. 上臂　　E. 下肢

6. 两侧瞳孔大小不等，多见于
   A. 有机磷农药中毒　　　　B. 阿托品类药物影响　　　　C. 吗啡类药物影响
   D. 濒死状态　　　　E. 脑肿瘤

7. 下列各项，可出现双侧瞳孔散大的是
   A. 阿托品影响　　B. 氯丙嗪影响　　C. 有机磷农药中毒　　D. 毒蕈中毒　　E. 毛果芸香碱中毒

8. 下列疾病中常使气管移向患侧的是
   A. 胸膜粘连　　B. 大量胸腔积液　　C. 胸腔积气　　D. 肺气肿　　E. 纵隔肿瘤

9. 胸骨明显压痛或叩击痛常见的疾病是
   A. 上呼吸道感染　　B. 肺炎　　C. 慢性支气管炎　　D. 肺结核　　E. 白血病

10. 心包摩擦音和胸膜摩擦音的鉴别要点是
    A. 有无心脏病史　　B. 呼吸是否增快　　C. 改变体位后摩擦音是否消失
    D. 屏住呼吸后摩擦音是否消失　　E. 咳嗽后摩擦音是否消失

11.胸腔大量积气患者触觉语颤的表现是

    A.增强   B.减弱或消失   C.稍增强   D.正常   E.无变化

12.肺部叩诊出现实音应考虑的疾病是

    A.肺炎   B.胸膜炎   C.肺空洞   D.肺气肿   E.大量胸腔积液

13.下列可以提示左心功能不全的是

    A.脉搏强而大   B.舒张早期奔马律   C.奇脉   D.脉搏过缓   E.脉搏绝对不齐

14.心包摩擦音通常听诊最清楚的部位是

    A.心尖部   B.心底部   C.胸骨左缘第 3、4 肋间

    D.胸骨右缘第 3、4 肋间   E.左侧腋前线 3、4 肋间

15.在胸骨左缘第 3、4 肋间触及收缩期震颤，应考虑为

    A.主动脉瓣关闭不全   B.室间隔缺损   C.二尖瓣狭窄   D.三尖瓣狭窄   E.肺动脉瓣狭窄

16.高血压心脏病左心室增大，其心脏浊音界呈

    A.靴形   B.梨形   C.烧瓶形   D.普大形   E.心腰部凸出

17.下列哪项体征最能提示腹膜炎的存在

    A.肠鸣音减弱   B.叩出移动性浊音   C.腹部压痛   D.腹部触及肿块   E.反跳痛

18.胆道疾病引起的腹痛多放射至

    A.左肩部   B.右肩部   C.背部   D.左腰背部   E.右股内侧

19.空腹听诊出现振水音，可见于

    A.肝硬化腹水   B.肾病综合征   C.结核性腹膜炎   D.幽门梗阻   E.急性肠炎

20.腹部叩诊出现移动性浊音，应首先考虑的是

    A.尿潴留   B.幽门梗阻   C.右心功能不全   D.巨大卵巢囊肿   E.急性胃炎

21.下列各项中可出现金属样肠蠕动音的是

    A.麻痹性肠梗阻   B.机械性肠梗阻   C.低血钾   D.急性肠炎   E.败血症

22.下列脊椎病变中脊椎叩痛常为阳性，除外

    A.脊椎结核   B.棘间韧带损伤   C.骨折   D.骨质增生   E.椎间盘脱出

23.中枢性瘫痪的特点是

    A.肌张力降低   B.腱反射减弱   C.浅反射消失   D.不出现病理反射   E.肌张力增强

24.上肢锥体束征是指

    A.巴宾斯基征   B.奥本海姆征   C.戈登征   D.霍夫曼征   E.查多克征

25.下列不属于深反射的是

    A.肱二头肌反射   B.肱三头肌反射   C.膝腱反射   D.腹壁反射   E.跟腱反射

26.下列不属于锥体束病变时的病理反射的是

    A.巴宾斯基征   B.查多克征   C.戈登征   D.拉塞格征   E.奥本海姆征

A2 型题

27.患者，女，18 岁。2 周前患扁桃体炎，近日心悸，气短，发热，出汗，踝、膝关节游走性疼痛。查体：心率 110 次 / 分，第 1 心音减弱，上肢内侧皮肤有环形红斑。应首先考虑的是

    A.病毒性心肌炎   B.类风湿关节炎   C.风湿热

    D.亚急性感染性心内膜炎   E.系统性红斑狼疮

28.患者咳嗽。查体：气管向左侧偏移，右侧胸廓较左侧饱满；叩诊出现鼓音。应首先考虑的是

    A.右侧气胸   B.左侧肺不张   C.右下肺炎   D.肺气肿   E.右侧胸腔积液

29.患者胸骨下部显著前突，左、右胸廓塌陷，肋骨与肋软骨交界处变厚增大，上下相连呈串珠状。其诊断是

    A.肺结核   B.佝偻病   C.肺气肿   D.支气管哮喘   E.肺纤维化

30.患者咳嗽。查体：右侧呼吸动度减弱，右下肺叩诊出现浊音；听诊可闻及支气管呼吸音。应首先考虑的是

  A. 右下肺不张   B. 右下肺实变   C. 右侧胸腔积液   D. 右侧气胸   E. 肺气肿

31. 患者，女，20 岁。突然发作上腹痛，按压后疼痛程度减轻。应首先考虑的是

  A. 胃溃疡   B. 胃痉挛   C. 胃炎   D. 急性胃扩张   E. 胃穿孔

32. 患者，男，58 岁。腰痛，腰部活动受限。查体：脊柱叩击痛，坐骨神经刺激征（＋）。应首先考虑的是

  A. 腰肌劳损   B. 脑膜炎   C. 蛛网膜下腔出血   D. 腰椎间盘突出   E. 肾下垂

B1 型题

  A. 苦笑面容   B. 伤寒面容   C. 甲亢面容   D. 二尖瓣面容   E. 慢性病面容

33. 消瘦，两眼球突出，兴奋不安，呈惊恐貌，多见于

34. 两颧紫红，口唇发绀，多见于

  A. 指关节梭状畸形   B. 杵状指   C. 匙状甲   D. 浮髌现象   E. 肢端肥大

35. 支气管扩张，常表现为

36. 类风湿关节炎，常表现为

【参考答案】

1. A   2. E   3. A   4. C   5. E   6. E   7. A   8. A   9. E   10. D   11. B   12. E   13. B   14. C   15. B
16. A   17. E   18. B   19. D   20. C   21. B   22. D   23. E   24. D   25. D   26. D   27. C   28. A   29. B
30. B   31. B   32. D   33. C   34. D   35. B   36. A

第四单元　实验室诊断

细目一　血液的一般检查及临床意义

【考点突破攻略】

要点一　血红蛋白测定和红细胞计数、红细胞形态的变化

（一）参考值

血红蛋白（Hb）：男性 130 ～ 175g/L；女性 115 ～ 150g/L。

红细胞（RBC）：男性（4.3 ～ 5.8）$\times 10^{12}$/L；女性（3.8 ～ 5.1）$\times 10^{12}$/L。

（二）临床意义

1. 红细胞及血红蛋白减少　单位容积循环血液中血红蛋白量、红细胞数低于参考值低限称为贫血。以血红蛋白为标准，成年男性 Hb ＜ 130g/L，成年女性 Hb ＜ 115g/L，即为贫血。

  临床上根据血红蛋白减低程度将贫血分为 4 级：①轻度：Hb ＜参考值低限，但＞ 90g/L。②中度：Hb 90 ～ 60g/L。③重度：Hb 60 ～ 30g/L。④极重度：Hb ＜ 30g/L。

  （1）生理性减少：见于妊娠中、后期，6 个月至 2 岁的婴幼儿，老年人。

  （2）病理性减少：①红细胞生成减少：如叶酸及（或）维生素 B_{12} 缺乏所致的巨幼细胞贫血；血红蛋白合成障碍所致的缺铁性贫血、铁粒幼细胞性贫血等；骨髓造血功能障碍，如再生障碍性贫血、白血病；慢性系统性疾病，如慢性感染、恶性肿瘤、慢性肾病等。②红细胞破坏过多：见于各种原因引起的溶血性贫血，如异常血红蛋白病、珠蛋白生成障碍性贫血、阵发性睡眠性血红蛋白尿、免疫性溶血性贫血、脾功能亢进等。③红细胞丢失过多：如各种失血性贫血等。

  2. 红细胞及血红蛋白增多　单位容积循环血液中血红蛋白量、红细胞数高于参考值高限。诊断标准：成年男性 Hb ＞ 180g/L，RBC ＞ 6.5$\times 10^{12}$/L；成年女性 Hb ＞ 170g/L，RBC ＞ 6.0$\times 10^{12}$/L。

（1）相对性增多：因血浆容量减少，血液浓缩所致。见于严重腹泻、频繁呕吐、大量出汗、大面积烧伤、糖尿病酮症酸中毒、尿崩症等。

（2）绝对性增多：①继发性：组织缺氧所致，生理性见于新生儿及高原生活者；病理性见于严重的慢性心、肺疾病，如阻塞性肺气肿、肺源性心脏病、发绀型先天性心脏病等。②原发性：见于真性红细胞增多症。

3. 红细胞形态异常

（1）大小改变：①小红细胞：红细胞直径< 6μm，见于小细胞低色素性贫血，主要为缺铁性贫血。②大红细胞：红细胞直径> 10μm，见于溶血性贫血、急性失血性贫血、巨幼细胞贫血。③巨红细胞：红细胞直径> 15μm，见于巨幼细胞贫血。④红细胞大小不均：红细胞大小悬殊，直径可相差一倍以上，见于增生性贫血，如溶血性贫血、失血性贫血、巨幼细胞贫血，尤其以巨幼细胞贫血更为显著。

（2）形态改变：①球形红细胞：主要见于遗传性球形红细胞增多症，也可见于自身免疫性溶血性贫血。②椭圆形红细胞：主要见于遗传性椭圆形红细胞增多症，巨幼细胞贫血时可见巨椭圆形红细胞。③靶形红细胞：常见于珠蛋白生成障碍性贫血、异常血红蛋白病，也可见于缺铁性贫血等。④口形红细胞：主要见于遗传性口形红细胞增多症，少量可见于DIC及乙醇中毒。⑤镰形红细胞：见于镰形细胞性贫血（血红蛋白S病）。⑥泪滴形红细胞：主要见于骨髓纤维化，为本病的特点之一，也可见于珠蛋白生成障碍性贫血、溶血性贫血等。

［常考考点.］血红蛋白测定和红细胞计数、红细胞形态的变化。

要点二　白细胞计数及白细胞分类计数，中性粒细胞数核象变化

（一）参考值

白细胞计数：成人：（3.5 ～ 9.5）×10⁹/L。

5 种白细胞的百分比和绝对值见下表。

5 种白细胞的百分比和绝对值

细胞类型		百分比（%）	绝对值（×10⁹/L）
中性粒细胞	杆状核	1 ～ 5	0.04 ～ 0.5
	分叶核	50 ～ 70	2 ～ 7
嗜酸性粒细胞		0.5 ～ 5	0.05 ～ 0.5
嗜碱性粒细胞		0 ～ 1	0 ～ 0.1
淋巴细胞		20 ～ 40	0.8 ～ 4
单核细胞		3 ～ 8	0.12 ～ 0.8

（二）临床意义

成人白细胞数> 9.5×10⁹/L 称白细胞增多；< 3.5×10⁹/L 称白细胞减少。白细胞计数的增减主要受中性粒细胞数量的影响。

1. 中性粒细胞

（1）增多：生理性增多见于新生儿、妊娠后期、分娩、剧烈运动或劳动后。病理性增多分为反应性增多和异常增生性增多两种。

反应性增多见于：①急性感染：化脓性感染最常见，如流行性脑脊髓膜炎、肺炎球菌性肺炎、阑尾炎等；也可见于某些病毒感染，如肾综合征出血热、流行性乙型脑炎、狂犬病等；某些寄生虫感染，如急性血吸虫病、肺吸虫病等。②严重组织损伤：如大手术后、大面积烧伤、急性心肌梗死等。③急性大出血及急性溶血：如消化道大出血、脾破裂或输卵管妊娠破裂等。④急性中毒：如代谢性酸中毒（尿毒症、糖尿病酮症酸中毒）、化学药物中毒（安眠药中毒）、有机磷农药中毒等。⑤恶性肿瘤：各种恶性肿瘤的晚期，特别是消化道肿瘤（如胃癌、肝癌等）。⑥其他：如器官移植术后排斥反应、类风湿关节炎、自身免疫性溶血性贫血、痛风、严重缺氧及应用某些药物（如皮质激素、肾上腺素等）。

异常增生性增多见于：①急、慢性粒细胞白血病。②骨髓增殖性疾病：如真性红细胞增多症、原发性血小板增多症和骨髓纤维化等。

（2）减少：中性粒细胞绝对值 $< 1.5 \times 10^9/L$ 称为粒细胞减少症，$< 0.5 \times 10^9/L$ 称为粒细胞缺乏症。

病理性减少见于：①感染性疾病：病毒感染最常见，如流行性感冒、病毒性肝炎、麻疹、风疹、水痘等；某些革兰阴性杆菌感染，如伤寒及副伤寒等；某些原虫感染，如恙虫病、疟疾等。②血液病：如再生障碍性贫血、粒细胞减少症、粒细胞缺乏症、非白血性白血病、恶性组织细胞病等。③自身免疫性疾病：如系统性红斑狼疮等。④单核 – 巨噬细胞系统功能亢进：如脾功能亢进，见于各种原因引起的脾脏肿大（如肝硬化等）。⑤药物及理化因素的作用：物理因素如 X 线、γ 射线、放射性核素等；化学物质如苯、铅、汞等；化学药物如氯霉素、磺胺类药、抗肿瘤药、抗糖尿病药物及抗甲状腺药物等，均可引起白细胞及中性粒细胞减少。

（3）中性粒细胞的核象变化

1）核左移：当周围血中杆状核粒细胞增多（$> 5\%$），并出现晚幼粒、中幼粒、早幼粒等细胞时，称为核左移，常见于感染，特别是急性化脓性感染，也可见于急性大出血、急性溶血反应、急性中毒等。核左移伴白细胞计数增高，称为再生性左移，表示机体反应性强，骨髓造血功能旺盛。核左移而白细胞计数不增高，甚至减少，称为退行性左移，表示机体反应性低下，骨髓造血功能减低，见于再生障碍性贫血、粒细胞缺乏症。

2）核右移：正常人血中的中性粒细胞以 3 叶者为主，若 5 叶者超过 3% 时称为核右移。常伴有白细胞计数减少，为骨髓造血功能减低或缺乏造血物质所致。常见于巨幼细胞贫血、恶性贫血，也可见于应用抗代谢药物（如阿糖胞苷、6– 巯基嘌呤）之后。在感染的恢复期出现一过性核右移是正常现象；若在疾病进展期突然出现核右移，提示预后不良。

2. 嗜酸性粒细胞

（1）增多：①变态反应性疾病：如支气管哮喘、血管神经性水肿、荨麻疹、药物过敏反应、血清病等。②皮肤病：如湿疹、剥脱性皮炎、天疱疮、银屑病等。③寄生虫病：如血吸虫病、蛔虫病、钩虫病、丝虫病等。④血液病：如慢性粒细胞白血病、淋巴瘤、多发性骨髓瘤等。

（2）减少：见于伤寒的极期、应激状态（如严重烧伤、大手术）、休克、库欣综合征及长期应用肾上腺皮质激素后等。

3. 嗜碱性粒细胞

（1）增多：见于慢性粒细胞白血病、骨髓纤维化、转移癌、慢性溶血、嗜碱性粒细胞白血病（临床上罕见）等。

（2）减少：一般无临床意义。

4. 淋巴细胞

（1）增多：①感染性疾病：主要为病毒感染，如麻疹、风疹、水痘、流行性腮腺炎、传染性单核细胞增多症、病毒性肝炎、肾综合征出血热等；某些杆菌感染，如结核病、百日咳、布氏杆菌病等。②某些血液病：急性和慢性淋巴细胞白血病、淋巴瘤等。③急性传染病的恢复期。再生障碍性贫血和粒细胞缺乏症时，由于中性粒细胞减少，淋巴细胞比例相对增高，但绝对值并不增高。

（2）减少：主要见于应用肾上腺皮质激素、烷化剂、抗淋巴细胞球蛋白等的治疗，接触放射线，免疫缺陷性疾病，丙种球蛋白缺乏症等。

（3）异形淋巴细胞正常人外周血中偶可见到（$< 2\%$）。增多主要见于病毒感染性疾病，如传染性单核细胞增多症、流行性出血热等。

5. 单核细胞

（1）增多：见于：①某些感染：如感染性心内膜炎、活动性结核病、疟疾、急性感染的恢复期等。②某些血液病：单核细胞白血病、粒细胞缺乏症恢复期、恶性组织细胞病、淋巴瘤、骨髓增生异常综合征等。

（2）减少：一般无临床意义。

［常考考点］白细胞计数及白细胞分类计数；中性粒细胞数核象变化。

要点三　网织红细胞计数

1. 参考值　百分数 0.005 ～ 0.015（0.5% ～ 1.5%），绝对值（24 ～ 84）×10^9/L。

2. 临床意义

（1）反映骨髓造血功能状态：①增多：表示骨髓红细胞系增生旺盛。溶血性贫血、急性失血性贫血时网织红细胞显著增多；缺铁性贫血和巨幼细胞贫血时可轻度增多。②减少：表示骨髓造血功能减低，见于再生障碍性贫血、骨髓病性贫血（如急性白血病）。

（2）贫血治疗的疗效判断指标：缺铁性贫血及巨幼细胞贫血患者，治疗前网织红细胞可轻度增多，给予铁剂或叶酸治疗 3 ～ 5 天后，网织红细胞开始升高，7 ～ 10 天达到高峰。治疗后 2 周逐渐下降。

（3）观察病情变化：溶血性贫血和失血性贫血患者在治疗过程中，网织红细胞逐渐减低，表示溶血或出血已得到控制；反之，如持续不减低，甚至增高者，表示病情未得以控制，甚至还在加重。

［常考考点］网织红细胞计数及临床意义。

要点四　血小板计数

1. 参考值　（125 ～ 350）×10^9/L。

2. 临床意义　血小板＞ 350×10^{9}L 称为血小板增多，＜ 125×10^{9}L 称为血小板减少。

（1）增多：①反应性增多：见于急性大出血及溶血之后、脾切除术后等。②原发性增多：见于原发性血小板增多症、真性红细胞增多症、慢性粒细胞白血病、骨髓纤维化早期等。

（2）减少：①生成障碍：见于再生障碍性贫血、急性白血病、急性放射病、骨髓纤维化晚期等。②破坏或消耗增多：见于原发性血小板减少性紫癜、脾功能亢进、系统性红斑狼疮、淋巴瘤、DIC、血栓性血小板减少性紫癜等。③分布异常：见于脾肿大，如肝硬化。

［常考考点］血小板计数及临床意义。

要点五　红细胞沉降率测定

红细胞沉降率（血沉）是指在一定条件下红细胞沉降的速度。

1. 参考值　成年男性 0 ～ 15mm/h；成年女性 0 ～ 20mm/h。

2. 临床意义

（1）生理性增快：见于妇女月经期、妊娠 3 个月以上、60 岁以上高龄者。

（2）病理性增快：①各种炎症：细菌性急性炎症、结核病和风湿热活动期。②组织损伤及坏死：较大的组织损伤或手术创伤时血沉增快。急性心肌梗死血沉增快；而心绞痛时血沉则正常。③恶性肿瘤：恶性肿瘤血沉增快，良性肿瘤血沉多正常。④各种原因导致的高球蛋白血症：如慢性肾炎、多发性骨髓瘤、肝硬化、感染性心内膜炎、系统性红斑狼疮等。⑤贫血和高胆固醇血症时血沉可增快。

［常考考点］红细胞沉降率测定及临床意义。

要点六　C 反应蛋白（CRP）检测

CRP 是一种能与肺炎链球菌 C- 多糖发生反应的急性时相反应蛋白。主要由肝脏产生，广泛存在于血清和其他体液中，具有激活补体、促进吞噬和免疫调理的作用。CRP 测定对炎症、组织损伤、恶性肿瘤等疾病的诊断及疗效观察有重要意义。

1. 参考值　免疫扩散法：血清＜ 10mg/L。

2. 临床意义

（1）CRP 增高：见于各种急性化脓性炎症、菌血症、组织坏死、恶性肿瘤等的早期。

（2）可作为细菌感染与非细菌感染、器质性与功能性疾病的鉴别指标，一般细菌性感染、器质性疾病 CRP 增高。

［常考考点］C 反应蛋白（CRP）检测及临床意义。

【知识纵横比较】

白细胞分类计数增多和减少的临床意义

	增多	减少
嗜酸性粒细胞	过敏＋寄生虫＋血液病	伤寒、副伤寒、应激状态
嗜碱性粒细胞	慢性粒细胞白血病	无临床意义
淋巴细胞	（1）感染性疾病：①病毒感染，如麻疹、风疹等；②某些杆菌感染，如结核病、百日咳、布鲁菌病； （2）某些血液病； （3）急性传染病的恢复期	应用肾上腺皮质激素、烷化剂、抗淋巴细胞球蛋白，接触放射线，免疫缺陷性疾病，丙种球蛋白缺乏症
单核细胞	（1）某些感染：感染性心内膜炎、活动性结核病、疟疾、急性感染的恢复期； （2）某些血液病：单核细胞白血病、粒细胞缺乏症恢复期、恶性组织细胞病、淋巴瘤、骨髓增生异常综合征	无临床意义

细目二　血栓与止血检查

【考点突破攻略】

要点一　出血时间测定

1. 参考值　6.9±2.1 分钟（测定器法），超过 9 分钟为异常。

2. 临床意义　出血时间（BT）延长见于：①血小板显著减少：如原发性或继发性血小板减少性紫癜。②血小板功能异常：如血小板无力症、巨大血小板综合征。③毛细血管壁异常：如遗传性出血性毛细血管扩张症、维生素 C 缺乏症。④某些凝血因子严重缺乏：如血管性血友病、DIC。

［常考考点］出血时间测定及临床意义。

要点二　凝血因子检测

（一）活化部分凝血活酶原时间（APTT）测定

APTT 是反映内源性凝血系统各凝血因子总的凝血状况的筛选试验。

1. 参考值　32 ～ 43 秒（手工法），较正常对照延长 10 秒以上为异常。

2. 临床意义

（1）APTT 延长：①血浆 Ⅷ、Ⅸ、Ⅺ 因子缺乏：如重症 A、B 型血友病和遗传性因子Ⅺ缺乏症。②凝血酶原严重减少：如先天性凝血酶原缺乏症。③纤维蛋白原严重减少：如先天性纤维蛋白缺乏症。④纤溶亢进：DIC 后期继发纤溶亢进。⑤ APTT 又是监测肝素治疗的首选指标。

（2）APTT 缩短：见于血栓性疾病和血栓前状态，如 DIC 早期、脑血栓形成、心肌梗死等，但灵敏度、特异度差。

（二）血浆凝血酶原时间（PT）测定

1. 参考值　11 ～ 13 秒。应有正常对照，超过正常对照 3 秒以上为异常。

2. 临床意义

（1）PT 延长：①先天性凝血因子异常：如因子Ⅱ、Ⅴ、Ⅶ、Ⅹ减少及纤维蛋白原减少。②后天性凝血因子异常：如严重肝病、维生素 K 缺乏、DIC 后期及应用抗凝药物。

（2）PT 缩短：主要见于血液高凝状态，如 DIC 早期、脑血栓形成、心肌梗死、深静脉血栓形成、多发性骨髓瘤等。

（三）血浆纤维蛋白原（Fg）测定

1. 参考值　2 ～ 4g/L（凝血酶比浊法）。

2. 临床意义

（1）Fg 增高：见于<u>糖尿病、急性心肌梗死、急性肾炎、多发性骨髓瘤、休克、大手术后、急性感染、妊娠高血压综合征、恶性肿瘤及血栓前状态</u>等。

（2）Fg 减低：见于 <u>DIC、原发性纤溶症、重症肝炎和肝硬化</u>等。

［常考考点］凝血因子检测的临床意义。

细目三　肝脏病实验室检查

【考点突破攻略】

要点一　蛋白质代谢检查

血清蛋白测定

1. 参考值　<u>血清总蛋白（STP）60～80g/L；白蛋白（A）40～55g/L；球蛋白（G）20～30g/L；AG（1.5～2.5）：1</u>。

2. 临床意义　<u>STP ＜ 60g/L 或 A ＜ 25g/L，称为低蛋白血症；STP ＞ 80g/L 或 G ＞ 35g/L，称为高蛋白血症或高球蛋白血症</u>。

（1）血清总蛋白及白蛋白减低：见于肝脏疾病：①<u>慢性肝病</u>：如慢性肝炎、肝硬化、肝癌时可有白蛋白减少，球蛋白增加，A/G 比值减低。②<u>A/G 比值倒置</u>：表示肝功能严重损害，如<u>重度慢性肝炎、肝硬化</u>。

低蛋白血症也可见于肝外疾病：①<u>蛋白质摄入不足或消化吸收不良</u>：如营养不良。②<u>蛋白质丢失过多</u>：如肾病综合征、大面积烧伤、急性大出血等。③<u>消耗增加</u>：见于<u>慢性消耗性疾病</u>，如重症结核、甲状腺功能亢进症、恶性肿瘤等。低蛋白血症时患者易出现严重水肿及胸、腹水。

（2）血清总蛋白及白蛋白增高：主要由于血清水分减少，使单位容积总蛋白浓度增加，见于<u>各种原因引起的严重脱水</u>，如腹泻、呕吐、肠梗阻、肠瘘、肾上腺皮质功能减退症等。

（3）血清总蛋白及球蛋白增高：主要是因球蛋白增高引起，其中以 γ 球蛋白增高为主。高蛋白血症见于：①<u>慢性肝病</u>：如肝硬化、慢性肝炎等。②<u>M 球蛋白血症</u>：如多发性骨髓瘤、淋巴瘤、原发性巨球蛋白血症等。③<u>自身免疫性疾病</u>：如系统性红斑狼疮、类风湿关节炎、风湿热等。④<u>慢性炎症与慢性感染</u>：如结核病、疟疾、黑热病等。

要点二　胆红素代谢检查

（一）血清总胆红素、结合胆红素、非结合胆红素测定

1. 参考值　<u>血清总胆红素（STB）3.4～17.1μmol/L；结合胆红素（CB）0～6.8μmol/L；非结合胆红素（UCB）1.7～10.2μmol/L</u>。

2. 临床意义

（1）判断有无黄疸：①<u>STB ＞ 17.1μmol/L，可诊断为黄疸</u>。②<u>STB 17.1～34.2μmol/L 为隐性黄疸；STB ＞ 34.2μmol/L 为显性黄疸</u>。

（2）反映黄疸程度：①<u>轻度黄疸：STB 34.2～171μmol/L</u>。②<u>中度黄疸：STB 171～342μmol/L</u>。③<u>高度黄疸：STB ＞ 342μmol/L</u>。

（3）鉴别黄疸类型：①<u>溶血性黄疸：STB 及 UCB 增高，以 UCB 增高为主，见于新生儿黄疸、溶血性贫血</u>，如蚕豆病、珠蛋白生成障碍性贫血等。②<u>肝细胞性黄疸：STB、UCB、CB 均增高，见于病毒性肝炎、中毒性肝炎、肝癌、肝硬化</u>等。③<u>阻塞性黄疸：STB 及 CB 增高，以 CB 增高为主，见于胆石症、胰头癌、肝癌</u>等。

（二）尿胆红素定性试验

1. 参考值　<u>正常定性为阴性</u>。

2. 临床意义　<u>尿胆红素定性试验阳性提示血液中 CB 增高。肝细胞性黄疸为阳性；阻塞性黄疸为强</u>

阳性；溶血性黄疸为阴性。

（三）尿胆原检查

1. 参考值　定性：阴性或弱阳性反应（阳性稀释度在 1：20 以下）。定量：$0.84 \sim 4.2\mu mol/L/24h$。

2. 临床意义

（1）尿胆原增高：①溶血性黄疸时明显增高。②肝细胞黄疸时可增高。③其他：如发热、心力衰竭、肠梗阻、顽固性便秘等尿胆原也可增高。

（2）尿胆原减低：①阻塞性黄疸时尿胆原减低和缺如。②新生儿及长期应用广谱抗生素者，由于肠道菌群受抑制，使肠道尿胆原生成减少。

胆红素代谢检查对黄疸诊断和鉴别诊断具有重要的价值。3 种类型黄疸实验室检查鉴别见下表。

3 种类型黄疸实验室检查的鉴别

类型	STB	CB	UCB	CB/STB	尿胆原	尿胆红素
溶血性黄疸	↑↑	轻度↑或正常	↑↑↑	＜20%	（+++）	（−）
阻塞性黄疸	↑↑↑	↑↑↑	轻度↑或正常	＞50%	（−）	（+++）
肝细胞性黄疸	↑↑	↑↑	↑↑	20%～50%	（+）	（++）

［常考考点］3 种类型黄疸实验室检查的鉴别。

要点三　血清酶及同工酶检查

肝脏病常用的血清酶及同工酶检查包括：①血清氨基转氨酶：丙氨酸氨基转移酶（ALT）、天门冬氨酸氨基转移酶（AST）及其同工酶（ASTs、ASTm）。②碱性磷酸酶（ALP）及其同工酶（$ALP_1 \sim ALP_6$）。③ γ – 谷氨酰转移酶（γ–GT）。④乳酸脱氢酶（LDH）及其同工酶（$LDH_1 \sim LDH_5$）。

（一）血清氨基转移酶测定

ALT 主要分布在肝脏，其次是骨骼肌、肾脏、心肌等组织中。AST 主要分布在心肌，其次是肝脏、骨骼肌、肾脏等组织中。AST 在肝细胞中有 2 种同工酶，分别是 ASTm（存在于线粒体中）和 ASTs（存在于线粒体以外的胞质中）。正常血清中 ASTs 含量多，ASTm 仅占 10% 以下。

1. 参考值　连续监测法（37℃）：ALT $5 \sim 40U/L$，AST $8 \sim 40U/L$。ALT/AST ≤ 1。

2. 临床意义

（1）肝脏疾病：①急性病毒性肝炎：ALT 与 AST 均显著增高，ALT 增高更明显，ALT/AST ＞ 1。急性重型肝炎 AST 增高明显，但在病情恶化时，黄疸进行性加深，酶活性反而降低，称为胆 – 酶分离，提示肝细胞严重坏死，预后不良。在急性肝炎恢复期，如血清氨基转移酶活性不能降至正常或再增高，提示急性病毒性肝炎转为慢性。②慢性病毒性肝炎：ALT 与 AST 轻度增高或正常，ALT/AST ＞ 1；若 AST 增高明显，ALT/AST ＜ 1，提示慢性肝炎进入活动期。③肝硬化：血清氨基转移酶活性取决于肝细胞进行性坏死程度，终末期肝硬化血清氨基转移酶活性正常或降低。④肝内、外胆汁淤积：血清氨基转移酶轻度增高或正常。⑤其他肝病：如脂肪肝、肝癌等，血清氨基转移酶正常或轻度增高；酒精性肝病时 ALT 基本正常，AST 显著增高，ALT/AST ＜ 1。

（2）急性心肌梗死：发病后 $6 \sim 8$ 小时 AST 增高，$18 \sim 24$ 小时达高峰，$4 \sim 5$ 天恢复正常，若再次增高提示梗死范围扩大或有新的梗死发生。

（3）AST 同工酶变化：①肝细胞轻度损害：如轻、中度急性肝炎时血清 AST 轻度增高，且以 ASTs 增高为主，ASTm 正常。②肝细胞严重损害：如重型肝炎、暴发性肝炎、严重酒精性肝病时，血清 ASTm 增高。③其他肝病：中毒性肝炎、妊娠脂肪肝、肝动脉栓塞术后及急性心肌梗死等，血清 ASTm 也增高。

（二）碱性磷酸酶及其同工酶测定

ALP 主要分布在肝脏、骨骼、肾、小肠及胎盘中，血清中大部分 ALP 来源于肝脏和成骨细胞，ALP 随胆汁排入小肠。ALP 有 6 种同工酶，分别是 $ALP_1 \sim ALP_6$。

1. 参考值 酸对硝基苯酚连续监测法（30℃）：成人 40 ~ 110U/L，儿童 < 250U/L。ALP 同工酶：正常人血清中以 ALP_2 为主，占总 ALP 的 90%，有少量 ALP_3。发育期儿童 ALP_3 增高，占总 ALP 的 60% 以上；妊娠晚期 ALP_4 增高，占总 ALP 的 40% ~ 65%。

2. 临床意义

（1）胆道阻塞：各种肝内、外胆道阻塞性疾病，如胰头癌、胆道结石、原发性胆汁性肝硬化、肝内胆汁淤积等，ALP 明显升高，以 ALP_1 为主。尤其是癌性梗阻时，100% 出现 ALP_1，且 $ALP_1 > ALP_2$。

（2）肝脏疾病：急性肝炎时 ALP_2 明显增高，ALP_1 轻度增高，且 $ALP_1 < ALP_2$；肝硬化患者 80%以上 ALP_5 明显增高，可达总 ALP 的 40% 以上。

（3）黄疸的鉴别诊断：①阻塞性黄疸：ALP 和胆红素水平明显增高。②肝细胞性黄疸：ALP 轻度增高。③肝内局限性胆道阻塞：如原发性肝癌、转移性肝癌、肝脓肿等，ALP 明显增高，血清胆红素大多正常。

（4）骨骼疾病：如纤维性骨炎、骨肉瘤、佝偻病、骨软化症、骨转移癌及骨折愈合期等，ALP 均可增高。

（三）γ- 谷氨酰转移酶

γ-GT 主要存在于细胞膜和微粒体上，肾脏、肝脏和胰腺含量丰富，但血清中 γ-GT 主要来自肝胆系统。

1. 参考值 硝基苯酚连续监测法（37℃）： < 50U/L。

2. 临床意义

（1）胆道阻塞性疾病：见于原发性胆汁性肝硬化、硬化性胆管炎等。

（2）肝脏疾病：①肝癌：γ-GT 明显增高。②急性病毒性肝炎：γ-GT 中度增高。③慢性肝炎、肝硬化：非活动期 γ-GT 活性一般正常；若 γ-GT 活性持续增高，提示病变活动或病情恶化。④急性和慢性酒精性肝炎、药物性肝炎：γ-GT 明显或中度以上增高。

（3）其他疾病：脂肪肝、胰腺炎、胰腺肿瘤、前列腺肿瘤等，γ-GT 可轻度增高。

（四）乳酸脱氢酶及其同工酶测定

LDH 以心肌、骨骼肌、肾脏和红细胞中含量丰富。LDH 有 5 种同工酶，即 LDH_1 ~ LDH_5。

1. 参考值 LDH 总活性：连续检测法为 104 ~ 245U/L，速率法（30℃）为 95 ~ 200U/L。LDH 同工酶：正常人 $LDH_2 > LDH_1 > LDH_3 > LDH_4 > LDH_5$。圆盘电泳法：$LDH_1$ 32.7% ±4.6%；LDH_2 45.1% ±3.53%；LDH_3 18.5%±2.96%；LDH_4 2.9%±0.89%；LDH_5 0.85% ±0.55%。

2. 临床意义

（1）急性心肌梗死：发病后 8 ~ 18 小时开始增高，24 ~ 72 小时达高峰，6 ~ 10 天恢复正常。病程中 LDH 持续增高或再次增高，提示梗死面积扩大或再次出现梗死。急性心肌梗死早期 LDH_1 和 LDH_2 均增高，LDH_1 增高更明显，$LDH_1/LDH_2 > 1$。

（2）肝胆疾病：急性和慢性活动性肝炎、肝癌（尤其是转移性肝癌），LDH 明显增高。肝细胞损伤时 LDH_5 增高明显，LDH_5 是诊断肝细胞坏死的敏感指标，肝细胞坏死时 $LDH_5 > LDH_4$。阻塞性黄疸 $LDH_4 > LDH_5$。

（3）其他疾病：①恶性肿瘤：LDH 增高程度与肿瘤增长速度有一定的关系，如恶性肿瘤转移至肝脏，常伴有 LDH_4 及 LDH_5 增高。②恶性贫血：LDH 极度增高，LDH_1 增高明显，且 $LDH_1 > LDH_2$。

［常考考点］血清酶及同工酶检查的正常值及临床意义。

要点四 甲、乙病毒性肝炎标志物检查

（一）甲型肝炎病毒标志物检测

甲型肝炎病毒（HAV）属嗜肝 RNA 病毒，存在于被感染者的肝细胞、血浆、胆汁和粪便中，通过粪 - 口途径传播。机体感染 HAV 后可产生抗 -HAV IgM、抗 -HAV IgA、抗 -HAV IGg 3 种抗体。抗 -HAV IgM 是 HAV 常规检查项目。

1. 参考值

（1）甲型肝炎病毒抗原检测：ELISA 法、RIA 法和 RT-PCR 法：HAVAg、HAV-RNA 阴性。

（2）甲型肝炎病毒抗体检测：ELISA 法：抗 -HAV IgM、抗 -HAV IgA、抗 -HAV IgG 均阴性。

2. 临床意义

（1）HAVAg 阳性：证实 HAV 在体内的存在，出现于感染后 10 ～ 20 天的粪便中，见于甲型肝炎。

（2）HAV-RNA 阳性：对甲型肝炎的诊断具有特异性，对早期诊断的意义更大。

（3）抗 -HAV IgM 阳性：说明机体正在感染 HAV，感染 1 周后产生，是早期诊断甲肝的特异性指标。

（4）抗 -HAV IgA 阳性：抗 -HAV IgA 为局部抗体，是机体感染 HAV 后由肠道黏膜细胞所分泌，出现在甲肝早期、急性期患者的粪便中。

（5）抗 -HAV IgG 阳性：抗 -HAV IgG 较抗 -HAV IgM 产生晚，是保护性抗体，一般在感染 HAV 3 周后出现在血清中，且持久存在，是获得免疫力的标志，提示既往感染，可作为流行病学调查的指标。

　　［常考考点］HAV-RNA 阳性对甲型肝炎的诊断具有特异性，对早期诊断的意义更大。抗 HAV-IgM 阳性是早期诊断甲肝的特异性指标。

（二）乙型肝炎病毒标志物检测

　　乙型肝炎病毒（HBV）属嗜肝 DNA 病毒。HBV 主要通过血液途径传播，也可由性接触传播和母婴垂直传播。机体感染 HBV 后产生相应的免疫反应，形成三种不同的抗原抗体系统。

1. 参考值　ELISA 法、RIA 法：健康人检测结果均为阴性。

2. 临床意义

（1）HBsAg 阳性：是感染 HBV 的标志，见于乙型肝炎患者、HBV 携带者和与乙肝病毒感染相关的肝硬化、肝癌患者。

（2）抗 -HBs 阳性：感染后 3 ～ 6 个月出现，是一种保护性抗体，见于注射过乙型肝炎疫苗、曾经感染过 HBV 和乙肝恢复期。

（3）HBeAg 阳性：是病毒复制的标志，传染性强。急性乙肝病毒感染者，如果 HBeAg 持续阳性，则有转为慢性感染的趋势。

（4）抗 -HBe 阳性：表示乙肝病毒复制减少，传染性降低，但并非保护性抗体。

（5）HBcAg 阳性：HBcAg 阳性提示病人血清中有 HBV 存在，表示病毒复制活跃，传染性强。HBcAg 主要存在于受感染的肝细胞核内，HBcAg 外面被 HBsAg 包裹，故一般情况下血清中测不到游离的 HBcAg。

（6）抗 -HBc 阳性：抗 -HBc 不是中和抗体，而是反映肝细胞受到 HBV 感染的可靠指标。①抗 -HBc IgG：反映抗 -HBc 总抗体的情况。抗 -HBc IgG 在体内长期存在，为 HBV 感染的标志，包括正在感染和既往感染。②抗 -HBc IgM：是机体感染 HBV 后在血液中最早出现的抗体，在感染急性期滴度高，抗 -HBc IgM 阳性是诊断急性乙型肝炎和判断病毒复制活跃的重要指标，并提示患者血液有强传染性。

　　［常考考点］乙型肝炎病毒标志物检测的指标及临床意义。

【知识纵横比较】

乙肝病毒的检测项目及意义

检测项目	阳性（+）的意义
HBsAg（表面抗原）	感染 HBV，见于 HBV 携带者或乙肝患者，无传染性
抗 HBs（表面抗体）	注射过乙肝疫苗或曾感染过 HBV，目前 HBV 已被清除——保护性抗体
HBeAg（e 抗原）	有 HBV 复制，传染性强
抗 HBe（e 抗体）	HBV 大部分被清除或抑制，传染性降低
抗 HBc（核心抗体）	曾经或正在感染 HBV，是诊断急性乙肝和判断病毒复制的重要指标

大三阳与小三阳的临床意义

大三阳			小三阳		
HbsAg（表面抗原）	阳性	HBV 正在大量复制，有较强的传染性	HbsAg（表面抗原）	阳性	HBV 复制减少，传染性降低
HbeAg（e 抗原）			抗 –Hbe（e 抗体）		
抗 –HBc（核心抗体）			抗 –HBc（核心抗体）		

细目四　肾功能检查

【考点突破攻略】

要点一　肾小球功能检测

（一）内生肌酐清除率（Ccr）测定

Ccr 是指肾脏在单位时间内把若干毫升血浆中的内生肌酐全部清除出去。Ccr 是测定肾小球滤过功能最常用的方法，也是反映肾小球滤过功能的主要指标。

1. 参考值　成人（体表面积以 $1.73m^2$ 计算）80 ～ 120mL/min。

2. 临床意义

（1）判断肾小球损害的敏感指标：当肾小球滤过率（GFR）降低至正常值 50％ 时，Ccr 测定值可低至 50mL/min，但血肌酐、血尿素氮测定仍可在正常范围内，故 Ccr 能较早地反映 GFR。

（2）评估肾功能损害的程度：Ccr 一般可将肾功能分为 4 期：①肾衰竭代偿期：Ccr 51 ～ 80mL/min。②肾衰竭失代偿期：Ccr 50 ～ 20mL/min。③肾衰竭期：Ccr 19 ～ 10mL/min。④肾衰竭终末期（尿毒症期）：Ccr < 10mL/min。

（3）指导临床用药：Ccr 30 ～ 40mL/min 应限制蛋白质的摄入；Ccr < 30mL/min，用噻嗪类利尿剂无效，改用袢利尿剂；Ccr ≤ 10mL/min，袢利尿剂无效，应做透析治疗。亦用于指导由肾代谢或经肾排出药物的合理使用。

［常考考点］内生肌酐清除率（Ccr）参考值及临床意义。

（二）血清肌酐（Cr）测定

血中 Cr 浓度取决于肾小球的滤过能力，当肾实质损害，GFR 降低至正常人的 1/3 时，血 Cr 浓度就会明显上升，故测定血中 Cr 浓度可作为 GFR 受损的指标。

1. 参考值　全血 Cr：88 ～ 177μmol/L。血清或血浆 Cr：男性 53 ～ 106μmol/L，女性 44 ～ 97μmol/L。

2. 临床意义

（1）评估肾功能损害的程度：血 Cr 增高的程度与慢性肾衰竭呈正相关。①肾衰竭代偿期：血 Cr < 178μmol/L。②肾衰竭失代偿期：血 Cr178 ～ 445μmol/L。③肾衰竭期：血 Cr > 445μmol/L。

（2）鉴别肾前性和肾实质性少尿：①肾前性少尿：血 Cr 增高一般 ≤ 200μmol/L。②肾实质性少尿：血 Cr 增高常 > 200μmol/L。

［常考考点］血清肌酐（Cr）测定参考值及临床意义。

（三）血清尿素氮（BUN）测定

BUN 是血中非蛋白氮类物质的主要成分，约占 50％。90％ 的 BUN 经肾小球滤过随尿排出体外，当肾实质受损害时，GFR 降低，使 BUN 增高。BUN 测定能反映肾小球滤过功能，但不是敏感和特异性指标。

1. 参考值　成人 3.2 ～ 7.1mmol/L。

2. 临床意义　BUN 增高见于以下几种情况：

（1）肾前性因素：①肾血流量减少：见于心功能不全、水肿、脱水、休克等。②蛋白质分解增加：见于急性传染病、上消化道出血、大面积烧伤、大手术后、甲状腺功能亢进症等。

（2）肾性因素：见于严重肾脏疾病引起的慢性肾衰竭，如慢性肾炎、慢性肾盂肾炎、肾结核、肾肿瘤、肾动脉硬化症等的晚期。BUN 增高的程度与尿毒症病情的严重性成正比，故 BUN 测定对尿毒症的诊断及预后估计有重要意义。

（3）肾后性因素：见于尿路结石、前列腺增生、泌尿系肿瘤等引起的尿路梗阻。

（4）BUN/Cr 的意义：同时测定血 Cr 和 BUN 的临床意义更大，正常时 BUN/Cr（单位均应为 mg/dL）为 20∶1。①肾前性少尿：BUN 上升较快，但 Cr 不相应上升，故 BUN/Cr 常 > 10∶1。②器质性肾衰竭：因 BUN 与 Cr 同时增高，故 BUN/Cr ≤ 10∶1。

［常考考点］血清尿素氮（BUN）测定参考值及临床意义。

（四）血 β_2- 微球蛋白（β_2-MG）测定

β_2-MG 主要分布在血浆、尿、脑脊液、唾液及初乳中。正常人血中 β_2-MG 浓度很低，可自由通过肾小球，然后在近端肾小管内几乎全部被重吸收。在 GFR 下降时，血中 β_2-MG 增高。故 β_2-MG 测定可反映肾小球的滤过功能。

1. 参考值　正常人血中 β_2-MG 为 1～2mg/L。

2. 临床意义

（1）血 β_2-MG 测定是反映肾小球滤过功能的敏感指标。在评估肾小球滤过功能上，血 β_2-MG 增高比血 Ccr 更灵敏，在 Ccr < 80mL/min 时即可出现，而此时血 Cr 浓度多无改变。若同时出现血和尿 β_2-MG 增高，但血 β_2-MG < 5mg/L，则说明肾小球和肾小管功能可能均受损。

（2）任何使 β_2-MG 合成增多的疾病也可导致 β_2-MG 增高，如恶性肿瘤、IgG 肾病及各种炎症性疾病。

（3）近端肾小管功能受损时，对 β_2-MG 重吸收减少，尿液中 β_2-MG 排出量增加。

［常考考点］血 β_2- 微球蛋白（β_2-MG）测定参考值及临床意义。

（五）肾小球滤过率（GFR）测定

1. 参考值　男性：125±15mL/min；女性：约低 10%。

2. 临床意义

（1）GFR 减低：见于各种原发性、继发性肾脏疾病。GFR 是反映肾功能最灵敏、最准确的指标。

（2）GFR 增高：常见于肢端肥大症、巨人症、糖尿病肾病早期等。

［常考考点］肾小球滤过率（GFR）测定参考值及临床意义。

要点二　肾小管功能检测

（一）尿 β_2 微球蛋白（β_2-MG）测定

正常人 β_2-MG 可自由经肾小球滤过入原尿，但原尿中 99.9% 的 β_2-MG 在近端肾小管内被重吸收，仅微量自尿中排出。尿 β_2-MG 测定可反映近端肾小管的重吸收功能。

1. 参考值　正常成人尿 β_2-MG < 0.3mg/L。

2. 临床意义

（1）尿 β_2-MG 增高：见于肾小管 - 间质性疾病、药物或毒物所致的早期肾小管损伤、肾移植后急性排斥反应早期。

（2）应同时检测血和尿 β_2-MG：只有血 β_2-MG < 5mg/L 时，尿 β_2-MG 增高才反映肾小管损伤。

［常考考点］尿 β_2 微球蛋白测定正常值及临床意义。

（二）昼夜尿比密试验（莫氏试验）

莫氏试验可了解肾脏的稀释 - 浓缩功能，是反映远端肾小管和集合管功能状态的敏感试验。

1. 参考值　成人尿量 1000～2000mL/24h；昼尿量 / 夜尿量比值为（3～4）∶1；夜尿量 < 750mL；至少 1 次尿比密 > 1.018；昼尿中最高与最低尿比密差值 > 0.009。

2. 临床意义　莫氏试验用于诊断各种疾病对远端肾小管稀释 - 浓缩功能的影响。

（1）尿少、比密高：①肾前性少尿：见于各种原因引起的肾血容量不足。②肾性少尿：见于急性肾炎及其他影响 GFR 的情况。

（2）夜尿多、比密低：提示肾小管功能受损，见于慢性肾炎、间质性肾炎、高血压肾病等。由于慢性肾脏病变致肾小管稀释 – 浓缩功能受损，患者夜尿量增多，尿最高比密< 1.018，尿最高与最低比密差< 0.009。

（3）尿比密低而固定：尿比密固定在 1.010 ～ 1.012，称为等渗尿，见于肾脏病变晚期，提示肾小管重吸收功能很差，浓缩稀释功能丧失。

（4）尿量明显增多（> 4L/24h）而尿比密均< 1.006，为尿崩症的典型表现。

［常考考点］昼夜尿比密试验的正常值及临床意义。

要点三　血尿酸测定

血尿酸（UA）可自由经肾小球滤过入原尿，但原尿中 90% 左右的 UA 在近端肾小管处被重吸收。血尿酸浓度受肾小球滤过功能和肾小管重吸收功能的影响。

1. 参考值　男性 149 ～ 416μmol/L，女性 89 ～ 357μmol/L。

2. 临床意义

（1）血 UA 增高：①肾小球滤过功能损伤：见于急性或慢性肾炎、肾结核等。在反映早期肾小球滤过功能损伤方面，血 UA 比血 Cr 和 BUN 敏感。②痛风：血 UA 明显增高是诊断痛风的主要依据，主要是由于嘌呤代谢紊乱而使体内 UA 生成异常增多所致。③恶性肿瘤、糖尿病、长期禁食等血 UA 也可增高。

（2）血 UA 减低：①各种原因所致的肾小管重吸收 UA 功能损害。②肝功能严重损害所致的 UA 生成减少。

［常考考点］血尿酸测定的参考值及临床意义。

【知识纵横比较】

血清尿素氮升高的因素

分类	疾病
肾前性因素	①肾血流量不足：脱水、心功能不全、休克、水肿、腹水等； ②体内蛋白质分解过盛：急性传染病、脓毒血症、上消化道出血、大面积烧伤、大手术后和甲亢
肾脏疾病	慢性肾炎、肾动脉硬化症、严重肾盂肾炎、肾结核和肾肿瘤的晚期
肾后性因素	尿路结石、前列腺肥大、泌尿生殖系统肿瘤等

细目五　常用生化检查

【考点突破攻略】

要点一　糖代谢检查

（一）空腹血糖（FPG）测定

1. 参考值　葡萄糖氧化酶法：3.9 ～ 6.1mmol/L。

2. 临床意义　FPG > 7.0mmol/L 称为高糖血症；FPG > 9.0mmol/L 时尿糖阳性；FPG < 3.9mol/L 时为血糖减低；FBG < 2.8mmol/L 称为低糖血症。

（1）FPG 增高：生理性增高见于餐后 1 ～ 2 小时、高糖饮食、剧烈运动、情绪激动等。病理性增高见于：①各型糖尿病。②内分泌疾病：如甲状腺功能亢进症、肢端肥大症、巨人症、嗜铬细胞瘤、肾上腺皮质功能亢进症、胰高血糖素瘤等。③应激性因素：如颅脑外伤、急性脑血管病、中枢神经系统感染、心肌梗死、大面积烧伤等。④肝脏和胰腺疾病：如严重肝损害、坏死性胰腺炎、胰腺癌等。⑤其他：如呕吐、脱水、缺氧、麻醉等。

（2）FPG 减低：生理性减低见于饥饿、长时间剧烈运动等。病理性减低见于：①胰岛素分泌过多：

如胰岛 β 细胞增生或肿瘤、胰岛素用量过大、口服降糖药等。②对抗胰岛素的激素缺乏：如生长激素、肾上腺皮质激素、甲状腺激素缺乏等。③肝糖原储存缺乏：如重型肝炎、肝硬化、肝癌等严重肝病。④急性酒精中毒。⑤消耗性疾病：如严重营养不良、恶病质等。

[常考考点] 空腹血糖的正常参考值及临床意义。

（二）葡萄糖耐量试验（GTT）

GTT 是检测葡萄糖代谢功能的试验，主要用于诊断症状不明显或血糖增高不明显的可疑糖尿病。现多采用 WHO 推荐的 75g 葡萄糖标准口服葡萄糖耐量试验（OGTT）。

1. OGTT 的适应证

（1）无糖尿病症状，随机血糖或 FPG 异常。

（2）无糖尿病症状，但有糖尿病家族史。

（3）有糖尿病症状，但 FPG 未达到诊断标准。

（4）有一过性或持续性糖尿者。

（5）分娩巨大胎儿的妇女。

（6）原因不明的肾脏疾病或视网膜病变。

2. 参考值

（1）FPG 3.9 ～ 6.1mmol/L。

（2）服糖后 0.5 ～ 1 小时血糖达高峰，一般在 7.8 ～ 9.0mmol/L，峰值 < 11.1mmol/L。

（3）服糖后 2 小时血糖（2h PG）< 7.8mmol/L。

（4）服糖后 3 小时血糖恢复至空腹水平。

（5）每次尿糖均为阴性。

3. 临床意义

（1）诊断糖尿病（DM）：FPG ≥ 7.0mmol/L；OGTT 2h PG ≥ 11.1mmol/L；随机血糖 ≥ 11.1mmol/L。

（2）判断糖耐量异常（IGT）：FPG < 7.0mmol/L，2h PG 7.8 ～ 11.1mmol/L，且血糖到达高峰时间延长至 1 小时后，血糖恢复正常时间延长至 2 ～ 3 小时后，同时伴尿糖阳性者为糖耐量异常，其中 1/3 最终转为糖尿病。糖耐量异常常见于 2 型糖尿病、肢端肥大症、甲状腺功能亢进症等。

（3）确定空腹血糖受损（IFG）：FPG 6.1 ～ 6.9mmol/L，2h PG < 7.8mmol/L。

[常考考点] 葡萄糖耐量试验（GTT）的参考值及临床意义。

（三）血清糖化血红蛋白（GHb）检测

GHb 是血红蛋白 A_1（HbA_1）与糖类非酶促反应的产物。GHb 分为 3 种，其中 HbA_1c（HbA_1 与葡萄糖结合）含量最高，占 60% ～ 80%，是临床最常检测的部分。GHb 不受血糖浓度暂时波动的影响，是糖尿病诊断和监控的重要指标。GHb 对高血糖，特别是血糖和尿糖波动较大时有特殊的诊断意义。

1. 参考值 HbA_1 5% ～ 8%，HbA_1c 4% ～ 6%。

2. 临床意义 GHb 水平取决于血糖水平、高血糖持续时间，其生成量与血糖浓度成正比，且反映的是近 2 ～ 3 个月的平均血糖水平。

（1）评价糖尿病的控制程度：GHb 增高提示近 2 ～ 3 个月糖尿病控制不良，故 GHb 水平可作为糖尿病长期控制程度的监控指标。

（2）鉴别诊断：糖尿病性高血糖 GHb 增高，应激性高血糖 GHb 则正常。

[常考考点] 血清糖化血红蛋白测定正常值及临床意义。

要点二 血脂测定

血脂是血清中脂质的总称，包括总胆固醇、甘油三酯、磷脂、游离脂肪酸等。血脂检测的适应证：①早期识别动脉粥样硬化的危险性。②使用降脂药物治疗的监测。

（一）血清总胆固醇（TC）测定

1. 参考值 合适水平 < 5.18mmol/L。边缘水平：5.18 ～ 6.19mmol/L。增高：> 6.22mmol/L。

2. 临床意义

（1）TC 增高：① TC 增高是动脉粥样硬化的危险因素之一，常见于动脉粥样硬化所致的心、脑血管疾病。②各种高脂蛋白血症、甲状腺功能减退症、糖尿病、肾病综合征、阻塞性黄疸、类脂性肾病等。③长期高脂饮食、精神紧张、吸烟、饮酒等。

（2）TC 减低：①严重肝脏疾病，如急性重型肝炎、肝硬化等。②甲状腺功能亢进症。③严重贫血、营养不良和恶性肿瘤等。

［常考考点］血清总胆固醇（TC）测定参考值及临床意义。

（二）血清甘油三酯（TG）测定

1. 正常值　合适范围 < 1.70mmol/L（150mg/dL）。边缘升高：1.70 ~ 2.25mmol/L（150 ~ 199mg/dL）。升高：≥ 2.26mmol/L（200mg/dL）。

2. 临床意义

（1）TG 增高：① TG 增高是动脉粥样硬化的危险因素之一，常见于动脉粥样硬化症、冠心病。②原发性高脂血症、肥胖症、糖尿病、肾病综合征、甲状腺功能减退症、痛风、阻塞性黄疸和高脂饮食等。

（2）TG 减低：见于甲状腺功能亢进症、肾上腺皮质功能减退症、严重肝脏疾病等。

［常考考点］血清甘油三酯（TG）测定参考值及临床意义。

（三）血清脂蛋白测定

1. 高密度脂蛋白（HDL）测定　临床上通过检测高密度脂蛋白 - 胆固醇（HDL-C）的含量来反映 HDL 水平。

（1）参考值：合适范围：≥ 1.04mmoL/L（40mg/dL）。升高：≥ 1.55mmol/L（60mg/dL）。降低：< 1.04mmol/L（40mg/dL）。

（2）临床意义：① HDL-C 增高：HDL-C 水平增高有利于外周组织清除胆固醇，防止动脉粥样硬化的发生。HDL-C 与 TG 呈负相关，也与冠心病发病呈负相关，故 HDL-C 水平高的个体患冠心病的危险性小。② HDL-C 减低：常见于动脉粥样硬化症、心脑血管疾病、糖尿病、肾病综合征等。

2. 低密度脂蛋白（LDL）测定　临床上通过检测低密度脂蛋白 - 胆固醇（LDL-C）的含量来反映 LDL 水平。

（1）参考值：合适范围：< 3.37mmol/L（130mg/dL）。边缘升高：3.37 ~ 4.12mmol/L（130 ~ 159mg/dL）。升高：≥ 4.14mmol/L（160mg/dL）。

（2）临床意义：① LDL-C 增高：判断发生冠心病的危险性，LDL-C 是动脉粥样硬化的危险因素之一，LDL-C 水平增高与冠心病发病呈正相关；还可见于肥胖症、肾病综合征、甲状腺功能减退症、阻塞性黄疸等。② LDL-C 减低：见于无 β - 脂蛋白血症、甲状腺功能亢进症、肝硬化和低脂饮食等。

［常考考点］血清脂蛋白测定参考值及临床意义。

要点三　电解质检查

（一）血清钾测定

1. 参考值　3.5 ~ 5.3mmol/L。

2. 临床意义

（1）增高：血钾 > 5.3mmol/L 称为高钾血症。高钾血症见于：①排出减少：如急性或慢性肾衰竭少尿期、肾上腺皮质功能减退症。②摄入过多：如高钾饮食、静脉输注大量钾盐、输入大量库存血液。③细胞内钾外移增多：如严重溶血、大面积烧伤、挤压综合征、组织缺氧和代谢性酸中毒等。

（2）减低：血钾 < 3.5mmol/L 称为低钾血症。低钾血症见于：①摄入不足：如长期低钾饮食、禁食。②丢失过多：如频繁呕吐、腹泻、胃肠引流等；肾上腺皮质功能亢进症、原发性醛固酮增多症、肾衰竭多尿期等；长期应用排钾利尿剂。③分布异常：细胞外液稀释，如心功能不全、肾性水肿等；细胞外钾内移，如大量应用胰岛素、碱中毒等。

［常考考点］血清钾测定参考值及临床意义。

（二）血清钠测定

1. 参考值　137～147mmol/L。

2. 临床意义

（1）增高：血钠＞147mmol/L 称为高钠血症。高钠血症见于：①摄入过多：如输注大量高渗盐水。②水分丢失过多：如大量出汗、长期腹泻、呕吐。③尿排出减少：见于肾上腺皮质功能亢进症、醛固酮增多症患者，以及脑外伤、急性脑血管病等引起抗利尿激素分泌过多，排尿排钠减少。

（2）减低：血钠＜137mmol/L 称为低钠血症。低钠血症见于：①胃肠道失钠：如幽门梗阻、严重呕吐、腹泻、胃肠引流。②尿钠排出增多：如慢性肾衰竭多尿期、大量应用利尿剂，以及尿崩症、肾上腺皮质功能减退症等。③皮肤失钠：如大量出汗、大面积烧伤。④消耗性低钠：如肺结核、肿瘤等慢性消耗性疾病等。

［常考考点］血清钠测定参考值及临床意义。

（三）血清氯测定

1. 参考值　96～108mmol/L。

2. 临床意义

（1）增高：血氯＞108mmol/L 称为高氯血症。高氯血症见于：①排出减少：如急性或慢性肾衰竭少尿期、尿路梗阻。②血液浓缩：如反复腹泻、大量出汗。③吸收增加：如肾上腺皮质功能亢进症。④摄入过多：如过量输入生理盐水。

（2）减低：血氯＜96mmol/L 称为低氯血症。低氯血症见于：①丢失过多：如严重呕吐、腹泻、胃肠引流。②排出过多：如肾上腺皮质功能减退症、慢性肾衰竭、糖尿病、应用利尿剂。③呼吸性酸中毒等。

［常考考点］血清氯测定参考值及临床意义。

（四）血清钙测定

1. 参考值　2.2～2.7mmol/L；离子钙1.10～1.34mmol/L。

2. 临床意义

（1）增高：血钙＞2.7mmol/L 称为高钙血症。高钙血症见于：①溶骨作用增强：如甲状旁腺功能亢进症、多发性骨髓瘤等。②吸收增加：如大量应用维生素 D。③摄入过多：如静脉输入钙过多。

（2）减低：血钙＜2.2mmol/L 称为低钙血症。低钙血症见于：①成骨作用增强：如甲状旁腺功能减退症、恶性肿瘤骨转移等。②摄入不足：如长期低钙饮食。③吸收减少：如维生素 D 缺乏症、手足搐搦症、骨质软化症、佝偻病等。④肾脏疾病：如急性或慢性肾衰竭、肾病综合征等。⑤急性坏死性胰腺炎。⑥代谢性碱中毒等。

［常考考点］血清钙测定参考值及临床意义。

（五）血清磷测定

1. 参考值　0.97～1.61mmol/L。

2. 临床意义

（1）血清磷增高：①磷排出减少：如肾衰竭、甲状旁腺功能减退症时肾脏排磷减少。②吸收增加：如维生素 D 中毒时，小肠磷吸收增加，肾小管对磷的重吸收增加。③磷从细胞内释出：如酸中毒、急性肝坏死或白血病、淋巴瘤等化疗后。④多发性骨髓瘤及骨折愈合期等血磷升高。

（2）血清磷减低：①摄入不足：如慢性酒精中毒、长期腹泻、长期静脉营养而未补磷等。②吸收减少和排出增加：如维生素 D 缺乏，肠道吸收磷减少而肾脏排磷增加。③磷丢失过多：如甲状旁腺功能亢进症时，磷从肾脏排出增多。血液透析、肾小管性酸中毒及应用噻嗪类利尿剂等。

［常考考点］血清磷测定参考值及临床意义。

【知识纵横比较】

血液电解质正常值以及异常的常见原因

电解质	参考值	增高	降低
钾	3.5～5.3mmol/L	①肾脏排钾减少，如急性或慢性肾衰竭少尿期、肾上腺皮质功能减退症； ②摄入或注射大量钾盐，超过肾脏排钾能力； ③严重溶血或组织损伤； ④组织缺氧或代谢性酸中毒时大量细胞内的钾转移至细胞外	①钾盐摄入不足，如长期低钾饮食、禁食或厌食。 ②钾丢失过多，如严重呕吐、腹泻或胃肠减压，应用排钾利尿剂及肾上腺皮质激素
钠	137～147mmol/L	过多输入含钠盐的溶液、肾上腺皮质功能亢进、脑外伤或急性脑血管病	①胃肠道失钠：如幽门梗阻、呕吐、腹泻，胃肠道、胆道、胰腺手术后造瘘、引流； ②尿钠排出增多：见于严重肾盂肾炎、肾小管严重损害、肾上腺皮质功能不全、糖尿病及应用利尿剂治疗
钙	2.2～2.7mmol/L	①摄入钙过多及静脉用钙过量； ②溶骨作用增强，如甲状旁腺功能亢进症、多发性骨髓瘤、骨转移癌及骨折后	①钙摄入不足和吸收不良； ②成骨作用增加：甲状旁腺功能减退症； ③钙吸收障碍：维生素D缺乏； ④肾脏疾病：慢性肾炎累及肾小管时影响钙的吸收，血磷升高而血钙降低
血清氯	96～108mml/L	①过量补充NaCl等含氯溶液； ②高钠血症性脱水； ③肾功能不全、尿路梗阻或心力衰竭等所致的肾脏排氯减少	①大量损失胃液时，失氯为主而失钠很少； ②大量丢失肠液时，失钠甚多而失氯较少； ③大量出汗、长期应用利尿剂引起氯离子丢失过多

细目六　酶学检查

【考点突破攻略】

要点一　血、尿淀粉酶测定

1. 参考值　碘–淀粉比色法：血清800～1800U/L，尿液1000～12000U/L。

2. 临床意义　淀粉酶（AMS）活性增高见于以下几种情况：

（1）急性胰腺炎：发病后2～3小时血清AMS开始增高，12～24小时达高峰，2～5天后恢复正常。如达3500U/L应怀疑此病，超过5000U/L即有诊断价值。尿AMS于发病后12～24小时开始增高，尿中AMS活性可高于血清中的1倍以上，多数患者2～10天后恢复到正常。

（2）其他胰腺疾病：如慢性胰腺炎急性发作、胰腺囊肿、胰腺癌早期、胰腺外伤等。

（3）非胰腺疾病：急性胆囊炎、流行性腮腺炎、胃肠穿孔、胆管梗阻等。

［常考考点］血、尿淀粉酶测定及临床意义。

要点二　心肌损伤常用酶检测

心肌酶包括血清肌酸激酶（CK）及其同工酶（CK-MB）、乳酸脱氢酶（LDH）及其同工酶。

（一）血清肌酸激酶（CK）测定

CK主要存在于骨骼肌、心肌，其次存在于脑、平滑肌等细胞的胞质和线粒体中。正常人血清中CK含量甚微，当上述组织受损时血液中的CK含量可明显增高。

1. 参考值　酶偶联法（37℃）：男性38～174U/L，女性26～140U/L。

2. 临床意义　CK活性增高见于以下几种情况：

（1）急性心肌梗死（AMI）：CK在发病后3～8小时开始增高，10～36小时达高峰，3～4天后恢复正常，是 AMI 早期诊断的敏感指标之一。在 AMI 病程中，如 CK 再次升高，提示心肌再次梗死。

（2）心肌炎和肌肉疾病：病毒性心肌炎时 CK 明显增高。各种肌肉疾病，如进行性肌营养不良、多发性肌炎、骨骼肌损伤、重症肌无力时 CK 明显增高。

（二）血清肌酸激酶同工酶测定

CK 有 3 种同工酶，其中 CK-MB 主要存在于心肌，CK-MM 主要存在于骨骼肌和心肌，CK-BB 主要存在于脑、前列腺、肺、肠组织中。正常人血清中以 CK-MM 为主，CK-MB 少量，CK-BB 极少。CK-MB 对 AMI 的诊断具有重要意义。

1. 参考值　CK-MM：94% ～ 96%。CK-MB：< 5%。CK-BB 极少。

2. 临床意义　CK-MB 增高见于以下几种情况：

（1）AMI：CK-MB 对 AMI 早期诊断的灵敏度明显高于 CK，且具有高度的特异性，阳性检出率达100%。CK-MB 一般在 AMI 发病后 3 ～ 8 小时增高，9 ～ 30 小时达高峰，2 ～ 3 天恢复正常，因此对诊断发病较长时间的 AMI 有困难。

（2）其他心肌损伤：如心肌炎、心脏手术、心包炎、慢性心房颤动等 CK-MB 也可增高。

（三）乳酸脱氢酶（LDH）及其同工酶

乳酸脱氢酶（LDH）及其同工酶的详细内容见肝脏病实验室检查部分。

［常考考点］血清肌酸激酶（CK）及其同工酶（CK-MB）的测定及临床意义。

要点三　心肌蛋白检测

（一）心肌肌钙蛋白 T（cTnT）测定

1. 参考值　0.02 ～ 0.13μg/L；0.2μg/L 为诊断临界值；> 0.5μg/L 可诊断 AMI。

2. 临床意义

（1）诊断 AMI：cTnT 是诊断 AMI 的确定性标志物。AMI 发病后 3 ～ 6 小时开始增高，10 ～ 24 小时达高峰，10 ～ 15 天恢复正常。对诊断 AMI 的特异性优于 CK-MB 和 LDH；对亚急性及非 Q 波性心肌梗死或 CK-MB 无法诊断的心肌梗死患者更有诊断价值。

（2）判断微小心肌损伤：用于判断不稳定型心绞痛是否发生了微小心肌损伤，这种心肌损伤只有检测 cTnT 才能确诊。

（3）其他：对判断 AMI 后溶栓治疗是否出现再灌注，以及预测血液透析病人心血管事件的发生都有重要价值。

（二）心肌肌钙蛋白 I（cTnI）测定

1. 参考值　< 0.2μg/L；1.5μg/L 为诊断临界值。

2. 临床意义

（1）诊断 AMI。

（2）用于判断是否有微小心肌损伤，如不稳定型心绞痛、急性心肌炎。

［常考考点］心肌肌钙蛋白 T（cTnT）和 I（cTnI）的测定参考值及临床意义。

要点四　脑钠肽测定

脑钠肽 (BNP) 主要由心肌细胞分泌的利尿钠肽家族的成员，又称 B 型利钠肽，具有排钠、排尿，舒张血管作用。心功能障碍能够极大地激活利钠肽系统，心室负荷增加导致 BNP 释放，形成 BNP 前体 (pro-BNP)，再裂解为无活性的、半衰期为 60 ～ 120 分钟的氨基末端 BNP 前体（NT-pro-BNP）和有活性的、半衰期仅为 20 分钟的 BNP 释放入血。BNP 的释放与心衰程度密切相关。

1. 参考值　BNP1.5 ～ 9.0pmol/L，判断值> 22pmol/L（100ng/L）；NT-pro-BNP < 125pg/mL。

2. 临床意义

（1）心衰的诊断、监测和预后评估：BNP 升高对心衰具有极高的诊断价值。临床上，NT-pro-BNP > 2000pg/mL，可以确定心衰。治疗有效时，BNP 水平可明显下降。若 BNP 水平持续升高或不降，提示心衰未得到纠正或进一步加重。

（2）鉴别呼吸困难：通过测定 BNP 水平可以准确筛选出非心衰患者（如肺源性）引起的呼吸困难，BNP 在心源性呼吸困难升高，肺源性呼吸困难不升高。

（3）指导心力衰竭的治疗：BNP 对心室容量敏感，半衰期短，可以用于指导利尿剂及血管扩张剂的临床应用；还可以用于心脏手术患者的术前、术后心功能的评价，帮助临床选择最佳手术时机。

［常考考点］脑钠肽测定的参考值及临床意义。

细目七　免疫学检查

【考点突破攻略】

要点一　血清免疫球蛋白及补体测定

（一）血清免疫球蛋白测定

1.参考值　成人血清 IgG 7.0 ～ 16.0g/L；IgA 0.7 ～ 5.0g/L；IgM 0.4 ～ 2.8g/L；IgD 0.6 ～ 2mg/L；IgE 0.1 ～ 0.9mg/L。

2.临床意义

（1）单克隆增高：表现为 5 种 Ig 中仅有某一种增高。见于以下几种情况：①原发性巨球蛋白血症：IgM 单独明显增高。②多发性骨髓瘤：可分别见到 IgG、IgA、IgD、IgE 增高，并以此分型。③各种过敏性疾病：如支气管哮喘、过敏性鼻炎、寄生虫感染时 IgE 增高。

（2）多克隆增高：表现为 IgG、IgA、IgM 均增高。见于各种慢性炎症、慢性肝病、肝癌、淋巴瘤及系统性红斑狼疮、类风湿关节炎等自身免疫性疾病。

（3）Ig 减低：见于各类先天性和获得性体液免疫缺陷、联合免疫缺陷以及长期使用免疫抑制剂的患者，血清中 5 种 Ig 均有降低。

［常考考点］血清免疫球蛋白测定参考值及临床意义。

（二）血清补体的测定

1.总补体溶血活性（CH50）测定

（1）参考值：试管法 50 ～ 100kU/L。

（2）临床意义：①增高：见于各种急性炎症、组织损伤和某些恶性肿瘤。②减低：见于各种免疫复合物性疾病，如肾小球肾炎；自身免疫性疾病，如系统性红斑狼疮、类风湿关节炎、强直性脊柱炎以及同种异体移植排斥反应、血清病等；补体大量丢失，如外伤、手术、大失血；补体合成不足，如慢性肝炎、肝硬化等。

2.补体 C_3 测定

（1）参考值：单向免疫扩散法 0.85 ～ 1.7g/L。

（2）临床意义：①增高：见于急性炎症、传染病早期、某些恶性肿瘤及排斥反应等。②减低：见于大部分急性肾炎、狼疮性肾炎、系统性红斑狼疮、类风湿关节炎等。

［常考考点］血清补体的测定参考值及临床意义。

要点二　感染免疫检测

（一）抗链球菌溶血素"O"（ASO）测定

1.参考值　乳胶凝集法（LAT）：< 500U。

2.临床意义　ASO 增高见于以下几种情况：

（1）活动性风湿热、风湿性关节炎、链球菌感染后急性肾小球肾炎、急性上呼吸道感染、皮肤或软组织感染等。

（2）曾有溶血性链球菌感染：在感染溶血性链球菌 1 周后 ASO 开始升高，4 ～ 6 周达高峰，可持续数月甚至数年。所以，ASO 升高不一定是近期感染链球菌的证据。若动态升高，且 C 反应蛋白阳性、血沉增快，有利于风湿热的诊断。

[常考考点] 抗链球菌溶血素"O"（ASO）测定的参考值及临床意义。

（二）肥达反应

肥达反应是检测血清中有无伤寒、副伤寒沙门菌抗体的一种凝集试验。

1. 参考值　直接凝集法：伤寒"O"＜1∶80，"H"＜1∶160；副伤寒甲、乙、丙均＜1∶80。

2. 临床意义

（1）诊断伤寒副伤寒：血清抗体效价"O"＞1∶80、"H"＞1∶160，考虑伤寒；血清抗体效价"O"＞1∶80，副伤寒甲＞1∶80，考虑诊断副伤寒甲；血清抗体效价"O"＞1∶80，副伤寒乙＞1∶80，考虑诊断副伤寒乙；血清抗体效价"O"＞1∶80，副伤寒丙＞1∶80，考虑诊断副伤寒丙。

（2）"O"不高、"H"增高：可能曾接种过伤寒疫苗或既往感染过。

（3）"O"增高、"H"不高：可能为感染早期或其他沙门菌感染。

[常考考点] 肥达反应的参考值及临床意义。

要点三　肿瘤标志物检测

（一）血清甲胎蛋白（AFP）测定

AFP是人胎儿时期肝脏合成的一种特殊的糖蛋白，出生后1个月降至正常成人水平。在肝细胞或生殖腺胚胎组织恶变时，血中AFP含量明显升高，因此AFP测定常用于肝细胞癌及滋养细胞癌的诊断。

1. 参考值　放射免疫法（RIA）、化学发光免疫测定（CLIA）、酶联免疫吸附试验（ELISA）：血清＜25μg/L。

2. 临床意义

（1）原发性肝癌：AFP是目前诊断原发性肝细胞癌最特异的标志物，血清中AFP＞300μg/L可作为诊断阈值。

（2）病毒性肝炎、肝硬化：AFP可有不同程度的增高，但常＜300μg/L。

（3）生殖腺胚胎肿瘤、胎儿神经管畸形：AFP可增高。

[常考考点] 血清甲胎蛋白（AFP）测定的参考值及临床意义。

（二）癌胚抗原（CEA）测定

CEA是一种富含多糖的蛋白复合物，胚胎期主要存在于胎儿的消化管、胰腺及肝脏，出生后含量极低。CEA测定有助于肿瘤的诊断及判断预后。

1. 参考值　RIA、CLIA、ELISA：血清＜5μg/L。

2. 临床意义

（1）用于消化器官癌症的诊断：CEA增高见于结肠癌、胃癌、胰腺癌等，但无特异性。

（2）鉴别原发性和转移性肝癌：原发性肝癌CEA增高者不超过9%，而转移性肝癌CEA阳性率高达90%，且绝对值明显增高。

（3）其他：肺癌、乳腺癌、膀胱癌、尿道癌、前列腺癌等CEA也可增高。

[常考考点] 癌胚抗原（CEA）测定的参考值及临床意义。

【知识纵横比较】

肿瘤标志物检测小结

肿瘤标志物	肿瘤种类
血清甲胎蛋白（AFP）	原发性肝细胞癌最特异的标志物
癌胚抗原（CEA）	消化器官癌 + 转移性肝癌

要点四　自身抗体检查

（一）类风湿因子（RF）测定

RF是变性IgG刺激机体产生的一种自身抗体，主要存在于类风湿关节炎患者的血清和关节液内。

1. 参考值　乳胶凝集法：阴性；血清稀释度＜1：10。

2. 临床意义

（1）类风湿关节炎：未经治疗的类风湿关节炎患者，RF 阳性率80%，且滴度＞1：160。临床上动态观察滴定度变化，可作为病变活动及药物治疗后疗效的评价。

（2）其他自身免疫性疾病：如多发性肌炎、硬皮病、干燥综合征、系统性红斑狼疮等，RF 也可呈阳性。

（3）某些感染性疾病：如传染性单核细胞增多症、结核病、感染性心内膜炎等，RF 也可呈阳性。

［常考考点］类风湿因子（RF）测定的参考值及临床意义。

（二）抗核抗体（ANA）测定

ANA 是血清中存在的一组抗多种细胞核成分的自身抗体的总称，无器官和种族特异性。

1. 参考值　免疫荧光测定（IFA）：阴性；血清滴度＜1：40。

2. 临床意义

（1）ANA 阳性：①多见于未经治疗的系统性红斑狼疮（SLE），阳性率可达95%以上，但特异性较差。②药物性狼疮、混合性结缔组织病、原发性胆汁性肝硬化、全身性硬皮病、多发性肌炎等患者的阳性率也较高。③其他自身免疫性疾病：如类风湿关节炎、桥本甲状腺炎等也可呈阳性。

（2）荧光类型：根据细胞核染色后的荧光类型，ANA 可分为均质型、边缘型、颗粒型、核仁型 4 种。

［常考考点］抗核抗体（ANA）测定参考值及临床意义。

细目八　尿液检查

【考点突破攻略】

要点一　一般性状检查

1. 尿量　正常成人尿量为 1000 ～ 2000mL/24h。

（1）多尿：尿量＞2500mL/24h。病理性多尿见于糖尿病、尿崩症、有浓缩功能障碍的肾脏疾病（如慢性肾炎、慢性肾盂肾炎等）及精神性多尿等。

（2）少尿或无尿：尿量＜400mL/24h 或＜17mL/h 为少尿；尿量＜100mL/24h 为无尿。见于以下几种情况：①肾前性少尿：休克、脱水、心功能不全等所致的肾血流量减少。②肾性少尿：急性肾炎、慢性肾炎急性发作、急性肾衰竭少尿期、慢性肾衰竭终末期等。③肾后性少尿：尿道结石、狭窄、肿瘤等引起的尿道梗阻。

2. 颜色　正常新鲜的尿液清澈透明，呈黄色或淡黄色。

（1）血尿：每升尿液中含血量＞1mL，即可出现淡红色，称为肉眼血尿。血尿见于泌尿系统炎症、结石、肿瘤、结核等；也可见于血液系统疾病，如血小板减少性紫癜、血友病等。

（2）血红蛋白尿呈浓茶色或酱油色，镜检无红细胞，但隐血试验为阳性。见于蚕豆病、阵发性睡眠性血红蛋白尿、恶性疟疾和血型不合的输血反应等。

（3）胆红素尿：见于肝细胞性黄疸和阻塞性黄疸。

（4）乳糜尿：见于丝虫病。

（5）脓尿和菌尿：见于泌尿系统感染，如肾盂肾炎、膀胱炎等。

3. 气味　正常尿液的气味来自尿中挥发酸的酸性物质，久置后可出现氨味。排出的新鲜尿液即有氨味，提示慢性膀胱炎及尿潴留。糖尿病酮症酸中毒时尿呈烂苹果味。有机磷中毒时尿带蒜臭味。

4. 比重　正常人在普通膳食的情况下，尿比重为 1.015 ～ 1.025。

（1）增高：见于急性肾炎、糖尿病、肾病综合征及肾前性少尿等。

（2）减低：见于慢性肾炎、慢性肾衰竭、尿崩症等。

［常考考点］尿液一般性状。

要点二　化学检查

1. 尿蛋白　健康成人经尿排出的蛋白质总量为 0 ～ 80mg/24h。尿蛋白定性试验阳性或定量试验≥150mg/24h 称为蛋白尿。

（1）生理性蛋白尿：见于剧烈运动、寒冷、精神紧张等，为暂时性，尿中蛋白含量少。

（2）病理性蛋白尿：①肾小球性蛋白尿：见于肾小球肾炎、肾病综合征等。②肾小管性蛋白尿：见于肾盂肾炎、间质性肾炎等。③混合性蛋白尿：见于肾小球肾炎或肾盂肾炎后期、糖尿病、系统性红斑狼疮等。④溢出性蛋白尿：见于多发性骨髓瘤、巨球蛋白血症、严重骨骼肌创伤、急性血管内溶血等。⑤组织性蛋白尿：肾组织破坏或肾小管分泌蛋白增多所致的蛋白尿，多为低分子量蛋白尿，肾脏炎症、中毒时排出量增多。

2. 尿糖　正常人尿内可有微量葡萄糖，定性试验为阴性；定量为 0.56 ～ 5.0mmol/24h 尿。当血糖增高超过肾糖阈值 8.89mmol/L（160mg/dL）或血糖正常而肾糖阈值降低时，则定性检测尿糖呈阳性，称为糖尿。

（1）暂时性糖尿：见于强烈精神刺激、全身麻醉、颅脑外伤、急性脑血管病等，可出现暂时性高血糖和糖尿（应激性糖尿）。

（2）血糖增高性糖尿：糖尿病最常见；还可见于其他使血糖增高的内分泌疾病，如甲状腺功能亢进症、库欣综合征、嗜铬细胞瘤等。

（3）血糖正常性糖尿：又称肾性糖尿，见于慢性肾炎、肾病综合征、间质性肾炎、家族性糖尿等。

3. 尿酮体　正常人定性检查尿酮体为阴性。尿酮体阳性见于糖尿病酮症酸中毒、妊娠剧吐、重症不能进食等脂肪分解增强的疾病。

［常考考点］尿蛋白、尿糖、尿酮体的参考值及临床意义。

要点三　显微镜检查

（一）细胞

1. 红细胞

（1）参考值：玻片法 0 ～ 3/HP（高倍视野），定量检查 0 ～ 5/μL。

（2）临床意义：尿沉渣镜检红细胞＞3/HP，称镜下血尿。见于急性肾炎、急进性肾炎、慢性肾炎、急性膀胱炎、肾结核、肾盂肾炎、肾结石、泌尿系肿瘤等。

2. 白细胞和脓细胞

（1）参考值：玻片法 0 ～ 5/HP，定量检查 0 ～ 10/μL。

（2）临床意义：尿沉渣镜检白细胞或脓细胞＞5 个/HP，称镜下脓尿。多为泌尿系统感染，见于肾盂肾炎、膀胱炎、尿道炎及肾结核等。

3. 上皮细胞

（1）扁平上皮细胞：成年女性尿中多见，临床意义不大。尿中大量出现或片状脱落且伴有白细胞、脓细胞，见于尿道炎。

（2）大圆上皮细胞：偶见于正常人尿内，大量出现见于膀胱炎。

（3）尾形上皮细胞：见于肾盂肾炎、输尿管炎。

（4）小圆上皮细胞（肾小管上皮细胞）：提示肾小管病变，常见于急性肾炎，成堆出现表示有肾小管坏死，也可见于肾移植术后急性排斥反应。

［常考考点］尿中细胞检查的正常值及意义。

（二）管型

1. 透明管型　偶见于健康人；少量出现见于剧烈运动、高热等；明显增多提示肾实质病变，如肾病综合征、慢性肾炎等。

2. 细胞管型

（1）红细胞管型：见于急性肾炎、慢性肾炎急性发作、狼疮性肾炎、肾移植术后急性排斥反应等。

（2）**白细胞管型**：提示肾实质感染性疾病，见于肾盂肾炎、间质性肾炎。

（3）**肾小管上皮细胞管型**：提示肾小管病变，见于急性肾小管坏死、慢性肾炎晚期、肾病综合征等。

3. 颗粒管型

（1）**粗颗粒管型**：见于慢性肾炎、肾盂肾炎、药物毒性所致的肾小管损害。

（2）**细颗粒管型**：见于慢性肾炎、急性肾炎后期。

4. 蜡样管型　提示肾小管病变严重，预后不良。见于慢性肾炎晚期、慢性肾衰竭、肾淀粉样变性。

5. 脂肪管型　见于肾病综合征、慢性肾炎急性发作、中毒性肾病。

6. 肾衰竭管型　常出现于慢性肾衰竭少尿期，提示预后不良；急性肾衰竭多尿早期也可出现。

［常考考点］尿中常见管型及临床意义。

要点四　尿沉渣计数

尿沉渣计数，指 1 小时尿细胞计数。

1. 参考值　红细胞：男性 $< 3 \times 10^4$/h，女性 $< 4 \times 10^4$/h。白细胞：男性 $< 7 \times 10^4$/h，女性 $< 14 \times 10^4$/h。

2. 临床意义　白细胞数增多见于泌尿系感染，如肾盂肾炎及急性膀胱炎；红细胞数增多见于急慢性肾炎。

［常考考点］尿沉渣计数参考值及临床意义。

【知识纵横比较】

尿液的一般性状及原因

尿液的性状	常见疾病
血尿	泌尿系统的炎症、结核、结石、肿瘤及出血性疾病
血红蛋白尿（浓茶色或酱油色）	蚕豆病、阵发性睡眠性血红蛋白尿、血型不合的输血反应及恶性疟疾
胆红素尿	肝细胞性黄疸及阻塞性黄疸
乳糜尿	丝虫病
脓尿和菌尿	泌尿系统感染，如肾盂肾炎、膀胱炎

细目九　粪便检查

【考点突破攻略】

要点一　一般性状检查

1. 量　正常成人每日排便 1 次，100 ～ 300g。胃肠、胰腺病变或其功能紊乱时，粪便次数及粪量可增多或减少。

2. 颜色及性状　正常成人的粪便为黄褐色圆柱状软便，婴儿粪便呈金黄色。

大便颜色或性状的改变及提示的疾病

大便颜色或性状	提示疾病
水样或粥样稀便	腹泻，如急性胃肠炎、甲状腺功能亢进症
米泔样便	霍乱
黏液脓样或黏液脓血便	痢疾、溃疡性结肠炎、直肠癌
暗红色果酱样	阿米巴痢疾
冻状便	肠易激综合征、慢性菌痢

续表

大便颜色或性状	提示疾病
鲜血便	肠道下段出血
柏油样便	上消化道出血
灰白色便	阻塞性黄疸
细条状便	直肠癌
绿色粪便	乳儿消化不良
羊粪样便	老年人及经产妇排便无力者

3. 气味

（1）恶臭味：见于慢性肠炎、胰腺疾病、结肠或直肠癌溃烂。

（2）腥臭味：见于阿米巴痢疾。

（3）酸臭味：见于脂肪和碳水化合物消化或吸收不良。

［常考考点］粪便的一般性状。

要点二　显微镜检查

1. 细胞

（1）红细胞：见于下消化道出血、痢疾、溃疡性结肠炎、结肠或直肠癌、痔疮、直肠息肉等。

（2）白细胞：正常粪便中不见或偶见，大量出现见于细菌性痢疾、溃疡性结肠炎。

（3）巨噬细胞：见于细菌性痢疾、溃疡性结肠炎。

2. 寄生虫　肠道有寄生虫时可在粪便中找到相应的病原体，如虫体或虫卵、原虫滋养体及其包囊。

要点三　化学检查

隐血试验　正常为阴性。阳性见于消化性溃疡活动期、胃癌、钩虫病、消化道炎症、出血性疾病等。消化道癌症呈持续阳性，消化性溃疡呈间断阳性。

细目十　浆膜腔穿刺液检查

【考点突破攻略】

要点一　浆膜腔积液分类及形成原因

浆膜腔包括胸腔、腹腔和心包腔。根据浆膜腔积液的形成原因及性质不同，可分为漏出液和渗出液。

1. 漏出液　漏出液为非炎症性积液。形成的原因主要有：①血浆胶体渗透压降低：如肝硬化、肾病综合征、重度营养不良等。②毛细血管内压力增高：如慢性心力衰竭、静脉栓塞等。③淋巴管阻塞：常见于肿瘤压迫或丝虫病引起的淋巴回流受阻。

2. 渗出液　渗出液为炎性积液。形成的主要原因有：①感染性：如胸膜炎、腹膜炎、心包炎等。②化学因素：如血液、胆汁、胃液、胰液等化学性刺激。③恶性肿瘤。④风湿性疾病及外伤等。

要点二　漏出液与渗出液的鉴别要点

渗出液与漏出液的鉴别

	漏出液	渗出液
原因	非炎症所致	炎症、肿瘤或物理、化学刺激
外观	淡黄，浆液性	不定，可为黄色、脓性、血性、乳糜性

续表

	漏出液	渗出液
透明度	透明或微混	多混浊
比重	< 1.015	> 1.018
凝固	不自凝	能自凝
黏蛋白定性（Rivalta）	阴性	阳性
蛋白质定量	25g/L 以下	30g/L 以上
葡萄糖定量	与血糖相近	常低于血糖水平
细胞计数	常 < 100×10⁶L	常 > 500×10⁶L
细胞分类	以淋巴细胞为主	根据不同的病因，分别以中性粒细胞或淋巴细胞为主，恶性肿瘤患者可找到癌细胞
细菌检查	阴性	可找到致病菌
乳酸脱氢酶	< 200U/L	> 200U/L

［常考考点］漏出液与渗出液的鉴别要点。

细目十一　脑脊液检查

【考点突破攻略】

要点一　脑脊液检查的适应证、禁忌证

1. 适应证

（1）有脑膜刺激症状需明确诊断者。

（2）疑有颅内出血。

（3）疑有中枢神经系统恶性肿瘤。

（4）有剧烈头痛、昏迷、抽搐及瘫痪等表现而原因未明者。

（5）中枢神经系统手术前的常规检查。

2. 禁忌证

（1）颅内压明显增高或伴显著视乳头水肿者。

（2）有脑疝先兆者。

（3）处于休克、衰竭或濒危状态者。

（4）局部皮肤有炎症者。

（5）颅后窝有占位性病变者。

［常考考点］脑脊液检查的适应证和禁忌证。

要点二　常见中枢神经系统疾病的脑脊液特点

常见中枢神经系统疾病的脑脊液特点，见下表。

常见中枢神经系统疾病的脑脊液特点

	压力（mmH₂O）	外观	细胞数（×10⁶/L）及分类	蛋白质定性	蛋白质定量（g/L）	葡萄糖（mmol/L）	氯化物（mmol/L）	细菌
正常	侧卧位80～180	无色透明	0～8，多为淋巴细胞	阴性	0.2～0.4	2.5～4.5	120～130	无
化脓性脑膜炎	↑↑↑	混浊，脓性，可有脓块	显著增加，以中性粒细胞为主	+++以上	↑↑↑	↓↓↓	↓	有致病菌

续表

	压力 （mmH₂O）	外观	细胞数（×10⁶/L） 及分类	蛋白质 定性	蛋白质定量 （g/L）	葡萄糖 （mmol/L）	氯化物 （mmol/L）	细菌
结核性脑膜炎	↑↑	微浊，毛玻璃样，静置后有薄膜形成	增加，以淋巴细胞为主	++	↑↑	↓↓	↓↓↓	抗酸染色可找到结核杆菌
病毒性脑膜炎	↑	清晰或微浊	增加，以淋巴细胞为主	+	↑	正常	正常	无
蛛网膜下腔出血	↑	血性为主	增加，以红细胞为主	+～++	↑	正常	正常	无
脑脓肿（未破裂）	↑↑	无色或黄色微浊	稍增加，以淋巴细胞为主	+	↑	正常	正常	有或无
脑肿瘤	↑↑	黄色或无色	正常或稍增加，以淋巴细胞为主	±～+	↑	正常	正常	无

［常考考点］常见中枢神经系统疾病的脑脊液特点。

【例题实战模拟】

A1 型题

1. 血白细胞计数增多，可见于
　　A. 伤寒杆菌感染　　　　　　　B. 再生障碍性贫血　　　　　C. 急性失血
　　D. 使用氯霉素的影响　　　　　E. 脾功能亢进

2. 下列可引起中性粒细胞生理性增多的是
　　A. 睡眠　　　B. 妊娠末期　　　C. 休息　　　D. 缺氧　　　E. 情绪激动

3. 下列疾病，可以出现凝血时间缩短的是
　　A. 先天性凝血酶原缺乏症　　　B. 纤维蛋白原缺乏症　　　　C. DIC 早期
　　D. 血小板减少性紫癜　　　　　E. 严重肝病

4. 血清总胆红素、结合胆红素、非结合胆红素均中度增加，可见于
　　A. 蚕豆病　　　B. 胆石症　　　C. 珠蛋白生成障碍性贫血　　　D. 急性黄疸性肝炎　　　E. 胰头癌

5. 下列关于内生肌酐清除率的叙述，正确的是
　　A. 肾功能严重损害时，开始升高　　　B. 高于 80mL 预后不良
　　C. 肾功能损害愈重，其清除率愈低　　　D. 肾功能损害愈重，其清除率愈高
　　E. 其测定与肾功能损害程度无关

6. 下列关于血尿素氮的改变及临床意义的叙述，正确的是
　　A. 上消化道出血时，血尿素氮减少　　　B. 大面积烧伤时，血尿素氮减少
　　C. 严重的肾盂肾炎，血尿素氮减少　　　D. 血尿素氮对早期肾功能损害的敏感性差
　　E. 血尿素氮对早期肾功能损害的敏感性强

7. 下列检查结果中，最能反映慢性肾炎患者肾实质严重损害的是
　　A. 尿蛋白明显增多　　　　　　B. 尿中白细胞明显增多　　　C. 尿中红细胞明显增多
　　D. 尿中出现管型　　　　　　　E. 尿比重固定于 1.010 左右

8. 成人血清钠的正常值是
　　A. 110～120mmol/L　　　B. 121～130mmol/L　　　C. 137～147mmol/L
　　D. 150～155mmol/L　　　E. 156～160mmol/L

9. 下列除哪项外，均可引起血清钾增高
　　A. 急、慢性肾功能衰竭　　　　B. 静脉滴注大量钾盐　　　C. 严重溶血
　　D. 代谢性酸中毒　　　　　　　E. 代谢性碱中毒

10.下列不是引起病理性血糖升高原因的疾病是

    A. 甲状腺功能亢进症   B. 嗜铬细胞瘤   C. 糖尿病

    D. 肾上腺皮质功能亢进症   E. 胰岛细胞瘤

11.对心肌缺血与心内膜下梗死的鉴别，最有意义的是

    A. 淀粉酶   B. 血清转氨酶   C. γ–谷氨酰转肽酶

    D. 肌酸磷酸激酶   E. 血清碱性磷酸酶

12.下列关于急性胰腺炎酶学检查的叙述，正确的是

    A. 血清淀粉酶多在发病 1～2 小时开始增高   B. 尿淀粉酶多在发病 3～4 小时开始增高

    C. 胰腺广泛坏死时，尿淀粉酶可增高不明显   D. 尿淀粉酶的增高多早于血清淀粉酶

    E. 尿、血淀粉酶常同时开始增高

13.病理性蛋白尿，可见于

    A. 剧烈活动后   B. 严重受寒   C. 直立性蛋白尿   D. 妊娠中毒   E. 精神紧张

14.下列情况不出现尿酮体阳性的是

    A. 饥饿状态   B. 暴饮暴食   C. 妊娠剧烈呕吐   D. 糖尿病酮症酸中毒   E. 厌食症

15.粪便中查到巨噬细胞，多见于

    A. 阿米巴痢疾   B. 细菌性痢疾   C. 急性胃肠炎   D. 血吸虫病   E. 霍乱

16.出现大便隐血试验阳性，其上消化道出血量至少达到

    A. 5mL   B. 10mL   C. 20mL   D. 50mL   E. 60mL

17.下列符合漏出液特点的是

    A. 外观呈血性   B. 比重 > 1.018   C. 能自凝   D. 白细胞计数 > $0.5×10^9$/L   E. 无病原菌

A2 型题

18.患者，男，50 岁。乙肝病史 6 年，呕血 1 天。检查：腹壁静脉曲张。肝肋未触及，脾肋下 3cm，腹水征（＋）。HBsAg（＋），白蛋白降低，A/G < 1，丙氨酸转氨酶升高。其诊断为

    A. 慢性肝炎   B. 肝硬化合并上消化道出血   C. 消化性溃疡合并上消化道出血

    D. 白血病   E. 原发性肝癌

B1 型题

    A. HBsAg（＋）   B. 抗–HBs（＋）   C. HBeAg（＋）   D. 抗–HBe（＋）   E. 抗–HBc（＋）

19.表明机体获得对 HBV 免疫力及乙型肝炎患者痊愈的指标是

20.HBV 感染进入后期与传染减低的指标是

    A. 淀粉酶   B. 血清转氨酶   C. 谷氨酰转肽酶   D. 血清碱性磷酸酶   E. 肌酸磷酸激酶

21.对诊断骨质疏松最有意义的是

22.对诊断心肌梗死最有意义的是

    A. 红细胞管型   B. 白细胞管型   C. 上皮细胞管型   D. 透明管型   E. 蜡样管型

23.正常人尿中可见

24.主要见于肾盂肾炎的管型是

【参考答案】

1. C 2. B 3. C 4. D 5. C 6. D 7. E 8. C 9. E 10. E 11. D 12. C 13. D 14. B 15. B

16. A 17. E 18. B 19. B 20. D 21. D 22. E 23. D 24. B

第五单元 心电图诊断

细目一 心电图基本知识

【考点突破攻略】

要点一 常用心电图导联

（一）肢体导联

包括标准导联Ⅰ、Ⅱ、Ⅲ及加压单极肢体导联。标准导联为双极肢体导联，反映两个肢体之间的电位差。加压单极肢体导联为单极导联，基本上代表检测部位的电位变化。

1. 标准导联

Ⅰ导联：正极接左上肢，负极接右上肢。

Ⅱ导联：正极接左下肢，负极接右上肢。

Ⅲ导联：正极接左下肢，负极接左上肢。

2. 加压单极肢体导联

（1）加压单极右上肢导联（aVR）：探查电极置于右上肢并与心电图机正极相连，左上、下肢连接构成无关电极并与心电图机负极相连。

（2）加压单极左上肢导联（aVL）：探查电极置于左上肢并与心电图机正极相连，右上肢与左下肢连接构成无关电极并与心电图机负极相连。

（3）加压单极左下肢导联（aVF）：探查电极置于左下肢并与心电图机正极相连，左、右上肢连接构成无关电极并与心电图机负极相连。

（二）胸导联

胸导联属单极导联，包括 $V_1 \sim V_6$ 导联。将负极与中心电端连接，正极与放置在胸壁一定位置的探查电极相连。

V_1：胸骨右缘第 4 肋间。

V_2：胸骨左缘第 4 肋间。

V_3：V_2 与 V_4 两点连线的中点。

V_4：左锁骨中线与第 5 肋间相交处。

V_5：左腋前线 V_4 水平处。

V_6：左腋中线 V_4 水平处。

临床上为诊断后壁心肌梗死，需加做 $V_7 \sim V_9$ 导联；诊断右心病变，需加做 $V_3R \sim V_6R$ 导联。

要点二 心电图各波段的意义

每个心动周期在心电图上可表现为四个波（P 波、QRS 波群、T 波和 U 波）、三个段（PR 段、ST 段和 TP 段）、两个间期（PR 间期和 QT 间期）和一个 J 点（即 QRS 波群终末部与 ST 段起始部的交接点）。

P 波：为心房除极波，反映左、右心房除极过程中的电位和时间变化。

PR 段：是电激动过程在房室交界区以及希氏束、室内传导系统所产生的微弱电位变化，一般呈零电位，显示为等电位线（基线）。

PR 间期：自 P 波的起点至 QRS 波群的起点，反映激动从窦房结发出后经心房、房室交界、房室束、束支及普肯耶纤维网传到心室肌所需要的时间。

QRS 波群：为左、右心室除极的波，反映左、右心室除极过程中的电位和时间变化。

ST 段：从 QRS 波群终点至 T 波起点的一段平线，反映心室早期缓慢复极的电位和时间变化。

T 波：为心室复极波，反映心室晚期快速复极的电位和时间变化。

QT 间期：从 QRS 波群的起点至 T 波终点，代表左、右心室除极与复极全过程的时间。

U 波：为 T 波后的一个小波，产生机制未明。

细目二　心电图测量，正常心电图及临床意义

要点一　心率计算及各波段测量

1. 心率计算　心率（次/分钟）= 60/R–R（或 P–P）间距值（s）。心律不齐者，取 5 ～ 10 个 R–R 或 P–P 间距的平均值，然后算出心率。

2. 心电图各波段测量

（1）测量时间：一般规定，测量各波时距应自波形起点的内缘起测至波形终点的内缘。

（2）测量振幅（电压）：测量正向波形的高度，以基线上缘至波形顶点之间的垂直距离为准；测量负向波形的深度，以基线的下缘至波形底端的垂直距离为准。

（3）测量 R 峰时间：从 QRS 波群起点量到 R 波顶点与等电位线的垂直线之间的距离。有切迹或 R′ 波，则以 R′ 波顶点为准。一般只测 V_1 和 V_5。

（4）测量间期：① PR 间期：应选择有明显 P 波和 Q 波的导联（一般多选 II 导联），自 P 波的起点量至 QRS 波群起点。② QT 间期：选择 T 波比较清晰的导联，测量 QRS 波起点到 T 波终点的间距。

（5）ST 段移位的测量：ST 段是否移位，一般应与 TP 段相比较；如因心动过速等原因而 TP 段不明显时，可与 PR 段相比较；亦可以前后两个 QRS 波群起点的连线作为基线与之比较。斜行向上的 ST 段，以 J 点作为判断 ST 段移位的依据；斜行向下的 ST 段，以 J 点后 0.06 ～ 0.08s 处作为判断 ST 段移位的依据。① ST 段抬高：从等电位线上缘垂直量到 ST 段上缘。② ST 段下移：从等电位线下缘垂直量到 ST 段下缘。

要点二　心电轴测定

1. 测量方法　平均 QRS 心电轴（简称心电轴）是心室除极过程中全部瞬间综合向量形成的总向量。心电轴的测量方法有目测法、振幅法、查表法 3 种。

（1）目测法：根据 I、III 导联 QRS 波群的主波方向进行判断。如果 I、III 导联 QRS 波群的主波方向均向上，则电轴不偏；若 I 导联 QRS 波群的主波方向向上，而 III 导联 QRS 波群的主波方向向下，则心电轴左偏；若 I 导联 QRS 波群的主波方向向下，而 III 导联 QRS 波群的主波方向向上，则为心电轴右偏；如果 I、III 导联 QRS 波群的主波方向均向下，则为心电轴极度右偏或不确定电轴。

（2）振幅法：分别测算出 I、III 导联 QRS 波群振幅的代数和（R 波为正，Q 与 S 波为负），然后将其标记于六轴系统中 I、III 导联轴的相应位置，并由此分别做出与 I、III 导联轴的垂直线，两垂直线相交点与电偶中心点的连线即为所求之心电轴。测出该连线与 I 导联轴正侧段的夹角即为心电轴的度数。

（3）查表法：根据计算出来的 I、III 导联 QRS 振幅的代数和直接查表，即可得出心电轴的度数。

2. 临床意义　正常心电轴一般在 0°～ +90°。心电轴在 +30°～ +90°，表示电轴不偏。0°～ +30° 为电轴轻度左偏，0°～ −30° 为中度左偏，−30°～ −90° 为电轴显著左偏，+90°～ +120° 为电轴轻度或中度右偏，+120°～ +180° 为电轴显著右偏，−90°～ −180° 为不确定性电轴。心电轴轻度、中度左偏或右偏不一定是病态。左前分支阻滞、左心室肥大、大量腹水、肥胖、妊娠、横位心脏等，可使心电轴显著左偏。左后分支阻滞、右心室肥大、广泛心肌梗死、肺气肿、垂直位心脏等，可使心电轴显著右偏。

要点三　心电图各波段正常范围及其变化的临床意义

1. P 波　正常 P 波在多数导联呈钝圆形，有时可有切迹，但切迹双峰之间的距离 < 0.04s。窦性 P 波在 aVR 导联倒置，I、II、AVF、V_3 ～ V_6 导联直立，其余导联（III、aVL、V_1、V_2）可直立、低平、

双向或倒置。正常 P 波的时间 ≤ 0.11s；电压在肢导联 < 0.25mV，胸导联 < 0.2mV。

P 波在 aVR 导联直立，Ⅱ、Ⅲ、aVF 导联倒置时，称为逆行型 P′波，表示激动起源于房室交界区或心房下部。P 波时间 > 0.11s，有切迹，且切迹双峰间的距离 ≥ 0.04s，提示左心房异常；P 波电压在肢导联 ≥ 0.25mV、胸导联 ≥ 0.2mV，常表示右心房异常；P 波低平无病理意义。

2. PR 间期　正常成年人心率为正常范围时，PR 间期为 0.12～0.20s。PR 间期受年龄和心率的影响，年龄小或心率快时 PR 间期较短，老年人或心动过缓时较长，但一般不超过 0.22s。

PR 间期固定且超过 0.20s（老年人 > 0.22s），见于Ⅰ度房室传导阻滞。PR 间期 < 0.12s，而 P 波形态、方向正常，见于预激综合征；PR 间期 < 0.12s，同时伴有逆行型 P′波，见于房室交界区心律。

3. QRS 波群

（1）时间：正常成人 QRS 波群时间为 0.06～0.10s，V_1 导联 R 峰时间 < 0.03s，V_5 导联 R 峰时间 < 0.05s。QRS 波群时间或 R 峰时间延长，见于心室肥大、心室内传导阻滞及预激综合征。

（2）形态与电压：正常人 V_1、V_2 导联为 rS 型，R/S < 1，R_{V1} < 1.0mV，如超过此值提示右心室肥大。V_3、V_4 导联为过渡区图形，呈 RS 型，R/S 比值接近于 1。V_5、V_6 导联呈 qR、qRs、Rs 型，R/S > 1，RV_5 < 2.5mV，如超过这些值提示左心室肥大。正常人的胸导联，自 V_1 至 V_5，R 波逐渐增高至最大，S 波逐渐变小。如果过渡区图形出现于 V_1、V_2 导联，表示心脏有逆钟向转位；如果过渡区图形出现在 V_5、V_6 导联，表示心脏有顺钟向转位。

如果 6 个肢体导联中，每个 QRS 波群中向上及向下波电压的绝对值之和都小于 0.5mV 或（和）每个胸导联 QRS 波群中向上及向下波电压的绝对值之和都小于 0.8mV 称为低电压，多见于肺气肿、心包积液、全身水肿、心肌梗死、心肌病、黏液性水肿、缩窄性心包炎等，也见于少数正常人。个别导联的 QRS 波群振幅很小，无病理意义。

（3）Q 波：正常人除 aVR 导联可呈 QS 或 QR 型外，其他导联 Q 波的振幅不得超过同导联 R 波的 1/4，时间 < 0.04s。正常情况下，V_1、V_2 导联不应有 q 波，但可呈 QS 型，V_3 导联极少有 q 波。超过正常范围的 Q 波称为异常 Q 波，常见于心肌梗死。

4. J 点　QRS 波群的终末与 ST 段起始的交接点称为 J 点。J 点大多在等电位线上，通常随着 ST 段的偏移而发生移位。

5. ST 段　正常情况下，ST 段表现为一等电位线。在任何导联，ST 段下移不应超过 0.05mV；ST 段抬高在 V_2、V_3 导联男性不超过 0.2mV，女性不超过 0.15mV，其他导联均不应超过 0.1mV。

ST 段水平型及下垂型压低见于心肌缺血；ST 段压低也见于低血钾、洋地黄作用、心室肥厚及室内传导阻滞等。相邻 ST 段上抬超过正常范围且弓背向上，见于急性心肌梗死、变异型心绞痛、室壁瘤；弓背向下的抬高见于急性心包炎。

6. T 波　正常 T 波是一个不对称的宽大而光滑的波，前支较长，后支较短；T 波的方向与 QRS 波群主波方向一致；在 R 波为主的导联中，T 波电压不应低于同导联 R 波的 1/10。

在 QRS 波群主波向上的导联中，T 波低平、双向或倒置见于心肌缺血、心肌损害、低血钾、低血钙、洋地黄效应、心室肥厚及心室内传导阻滞等。T 波高耸见于急性心肌梗死早期和高血钾。

7. QT 间期　QT 间期的正常范围为 0.32～0.44s。通常情况下，心率越快，QT 间期越短，反之越长。QT 间期延长见于心肌损害、心肌缺血、心室肥大、心室内传导阻滞、心肌炎、心肌病、低血钙、低血钾、QT 间期延长综合征以及药物（如奎尼丁、胺碘酮）作用等；QT 间期缩短见于高血钙、高血钾、洋地黄效应。

8. U 波　在胸导联上（尤其 V_3），U 波较清楚，方向与 T 波方向一致。U 波增高常见于低血钾。

［常考考点］心电图各波段正常范围及其变化的临床意义。

细目三　常见异常心电图及临床意义

要点一　心房、心室肥大

1. 心房肥大的心电图表现　正常 P 波的前 1/3 为右房除极，中 1/3 为左、右心房同除极，后 1/3 为左房除极。在 V_1 导联上，首先见到右房除极的低幅度的正向波，其高度与宽度的乘积称为起始 P 波指数（IPI），正常 < 0.03mm·s；随后见到左房除极的负向波，其深度与宽度的乘积称为 P 波终末电势（Ptf），正常 ≥ −0.02mm·s。

（1）左心房肥大：心电图表现为 P 波增宽（> 0.11s），常呈双峰型，双峰间期 ≥ 0.04s，以 I、Ⅱ、aVL 导联上最为显著；在 V1 导联上，Ptf ≤ −0.04mm·s。上述 P 波改变多见于二尖瓣狭窄，故称"二尖瓣型 P 波"，也可见于各种原因引起的左心衰竭、心房内传导阻滞等。

（2）右心房肥大：心电图表现为 P 波高尖，其幅度 ≥ 0.25mV，以 Ⅱ、Ⅲ、aVF 导联表现最为突出。常见于慢性肺源性心脏病，故称"肺型 P 波"，也可见于某些先天性心脏病。

2. 心室肥大的心电图表现

（1）左心室肥大的心电图表现：① QRS 波群电压增高：R_{V5} 或 R_{V6} > 2.5mV，R_{V5} 或 $R_{V6}+S_{V1}$ > 4.0mV（男）或 > 3.5mV（女）。②心电轴轻、中度左偏。③ QRS 波群时间延长到 0.10 ~ 0.11s，V_5 或 V_6 导联 R 峰时间 > 0.05s。④ ST-T 改变：以 R 波为主的导联中，ST 段下移 ≥ 0.05mV，T 波低平、双向或倒置。左心室肥大常见于高血压心脏病、二尖瓣关闭不全、主动脉瓣病变、心肌病等。

上述左心室肥大的指标中，以 QRS 波群高电压最为重要，是诊断左心室肥大的基本条件。若仅有 QRS 波群电压增高表现而无其他阳性指标者，称为左室高电压，可见于左心室肥大或经常进行体力锻炼者；而仅有 V_5 导联或以 R 波为主的导联 ST 段下移 > 0.05mV，T 波低平、双向或倒置者，为左心室劳损；同时有 QRS 波群电压增高及 ST-T 改变者，称为左室肥大伴劳损。

（2）右心室肥大的心电图表现：① QRS 波群形态改变：V_1R/S > 1，V_5R/S < 1，V_1 或 V_3R 的 QRS 波群呈 RS、rSR′、R 或 qR 型。②心电轴右偏 ≥ +90°，重症可 > +110°。③ $R_{V1}+S_{V5}$ > 1.05mV（重症 > 1.2mV），aVR 导联的 R/Q 或 R/S > 1，R_{aVR} > 0.5mV。④ V_1 或 V_3R 等右胸导联 ST 段下移 > 0.05mV，T 波低平、双向或倒置。⑤ V_1 导联 R 峰时间 > 0.03s。右心室肥大常见于慢性肺源性心脏病，风心病二尖瓣狭窄、先天性心脏病等。

［常考考点］心房、心室肥大心电图的特点。

要点二　心肌梗死与心肌缺血

（一）心肌梗死

1. 基本图形

（1）缺血型 T 波改变：缺血发生于心内膜上，T 波高而直立；若发生于心外膜面，出现对称性 T 波倒置。

（2）损伤型 ST 段改变：面向损伤心肌的导联出现 ST 明显抬高，可形成单向曲线。

（3）坏死型 Q 波改变：出现面向坏死区的导联出现异常 Q 波（宽度 ≥ 0.04s，深度 ≥ 1/4R）或者呈 QS 波。

2. ST 段抬高型心肌梗死的图形演变及分期

（1）进展期：心肌梗死数分钟后出现 T 波高耸，ST 段斜行上移或弓背向上抬高，时间在 6 小时以内。

（2）急性期：心肌梗死后数小时或数日，可持续 6 小时至 7 天。ST 段逐渐升高呈弓背型，并可与 T 波融合成单向曲线，此时可出现异常 Q 波，继而 ST 段逐渐下降至等电位线，直立的 T 波开始倒置，并逐渐加深。此期坏死型 Q 波、损伤型 ST 段抬高及缺血性 T 波倒置可同时并存。

（3）愈合期：心肌梗死后 7 ~ 28 天，抬高的 ST 段基本恢复至基线，坏死型 Q 波持续存在，缺血型 T 波由倒置较深逐渐变浅，直到恢复正常或趋于恒定不变的下波倒置。

（4）陈旧期：急性心肌梗死后数月或数年。以异常图形稳定不变为进入陈旧期的标志。ST 段和 T 波不再变化，常遗留下坏死的 Q 波持续存在终生，亦可能逐渐缩小。

3. 心肌梗死的定位诊断　根据坏死图形（异常 Q 波或 QS 波）出现于哪些导联而作出定位诊断，见下表。

心肌梗死的心电图定位诊断

部位	特征性 ECG 改变导联	对应性改变导联
前间壁	$V_1 \sim V_3$	
前壁	$V_3 \sim V_5$	
广泛前壁	$V_1 \sim V_6$	
下壁	Ⅱ、Ⅲ、aVF	Ⅰ、aVL
右室	$V_3R \sim V_6R$	多伴下壁梗死

4. 非 ST 段抬高型心肌梗死　常见于急性心内膜下心肌梗死、小灶性心肌梗死等。心电图常表现为只有 ST 段压低和（或）T 波倒置或无 ST-T 异常。

［常考考点］心肌梗死的典型心电图特点及定位诊断。

（二）心肌缺血

1. 稳定型心绞痛　面对缺血区的导联上出现 ST 段水平型或下垂型下移≥ 0.1mV，T 波低平、双向或倒置，时间一般小于 15 分钟。

2. 变异型心绞痛　常于休息或安静时发病，心电图可见 ST 段抬高，常伴有 T 波高耸，对应导联 ST 段下移。

3. 慢性冠状动脉供血不足　在 R 波占优势的导联上，ST 段呈水平型或下垂型压低≥ 0.05mV；T 波低平、双向或倒置。

［常考考点］心肌缺血心电图的特点。

要点三　心律失常

1. 窦性心动过速的心电图表现

（1）窦性 P 波，即 P 波在Ⅰ、Ⅱ、aVF、$V_3 \sim V_6$ 导联直立，aVR 导联倒置。

（2）PR 间期 0.12 ～ 0.20s。

（3）心率 100 ～ 160 次 / 分。

（4）可伴有继发性 ST-T 改变。

2. 窦性心动过缓的心电图表现

（1）窦性心律。

（2）心率在 60 次 / 分以下，通常不低于 40 次 / 分。

3. 窦性心律不齐的心电图表现

（1）窦性心律。

（2）同一导联上最长的 PP 间期与最短的 PP 间期之差＞ 0.12s。

4. 窦性停搏（窦性静止）的心电图表现

（1）在心电图记录中，规则的 PP 间距中突然出现 P 波脱落形成长 PP 间距，且长 PP 间距与正常 PP 间距之间无倍数关系。

（2）窦性停搏后常出现逸搏或逸搏心律。

5. 病态窦房结综合征（病窦综合征）的主要心电图表现

（1）持续的窦性心动过缓（心率＜ 50 次 / 分），不易被阿托品等药物纠正。

（2）窦性停搏或窦房阻滞。

（3）显著的窦性心动过缓同时常伴室上性快速心律失常（房速、房扑、房颤），称为慢 - 快综合征。

（4）若病变同时累及房室交界区，则窦性停搏时，长时间无交界性逸搏出现，或出现房室传导障碍，称为双结病变。

6. 室性期前收缩的心电图表现

（1）提早出现宽大畸形的 QRS 波群，其前无相关的 P 波或 P' 波。

（2）QRS 时限常 ≥ 0.12s。

（3）T 波方向与 QRS 主波方向相反。

（4）有完全性代偿间歇。

7. 阵发性室上性心动过速的心电图表现

（1）相当于一系列连续很快的房性或交界性早搏，QRS 波频率为 150 ~ 250 次 / 分，节律规则。

（2）QRS 波群形态基本正常，时间 ≤ 0.10s。

（3）ST-T 无变化，或呈继发性 ST 段下移和 T 波倒置。

8. 心房颤动的心电图表现

（1）P 波消失，代以大小不等、间距不均、形状各异的心房颤动波（f 波），频率为 350 ~ 600 次 / 分，以 V₁ 导联最为明显。

（2）RR 间距绝对不匀齐，即心室律绝对不规则。

（3）QRS 波群形态通常正常，当心室率过快时，发生室内差异性传导，QRS 波群增宽畸形。

9. 房室传导阻滞的心电图表现

（1）一度房室传导阻滞：①窦性 P 波规律出现，其后均有 QRS 波群。②PR 间期延长 ≥ 0.21s（老年人 >0.22s）。

（2）二度 I 型房室传导阻滞：①窦性 P 波规律出现。②PR 间期进行性延长，直至出现一次 QRS 波群脱落（P 波后无 QRS 波群），其后 PR 间期又趋缩短，之后又逐渐延长，直至 QRS 脱落，周而复始。③QRS 脱落所致的最长 RR 间期，短于任何两个最短的 RR 间期之和。④QRS 波群时间、形态大多正常。

（3）二度 II 型房室传导阻滞：①窦性 P 波规律出现，PR 间期恒定（正常或延长）。②部分 P 波后无 QRS 波群（发生心室漏搏）。③房室传导比例一般为 3：2、4：3 等。

（4）三度房室传导阻滞（完全性房室传导阻滞）：① P 波和 QRS 波群无固定关系，PP 与 RR 间距各有其固定的规律性。②心房率 > 心室率。③ QRS 波群形态正常或宽大畸形。

要点四　血钾异常

1. 高钾血症的心电图表现

（1）早期出现 QT 时间缩短，T 波高尖，双支对称，基底部变窄，即"帐篷状"T 波。

（2）随着高钾血症的加重，可出现 QRS 波增宽，幅度下降，P 波形态逐渐消失，可出现"窦性传导"。

（3）ST 段下降 ≥ 0.05mV。

（4）严重高血钾时，可出现房室传导阻滞、室内传导阻滞、窦性停搏、室速、室扑、室颤及心脏停搏等。

2. 低钾血症的心电图表现

（1）ST 段压低，T 波低平或倒置。

（2）U 波增高，以 V₂、V₃ 导联上最明显，可 > 0.1mV。U 波振幅可与 T 波等高，呈驼峰状，或 U > T，或 T、U 波融合。

（3）T 波与 U 波融合时，QU 间期明显延长。

（4）严重低血钾时，可出现各种心律失常，如房室传导阻滞，频发、多源室性期前收缩、甚至室速和尖端扭转性室速等。

要点五　心电图的临床应用价值

1. 分析与鉴别各种心律失常。心电图是诊断心律失常最简单、最经济的方法，不但可确诊体格检查中所发现者，且可确诊体格检查无法发现者。

2. 确诊心肌梗死及急性冠状动脉供血不足。心电图可明确心肌梗死的病变部位、范围、演变及分期；确定有无心肌缺血、部位及持续时间。

3. 协助诊断慢性冠状动脉供血不足、心肌炎及心肌病。

4. 判定有无心房、心室肥大，从而协助某些心脏病的诊断，如风湿性、肺源性、高血压性及先天性心脏病等。

5. 协助诊断心包疾病，包括急性及慢性心包炎。

6. 观察某些药物对心肌的影响，包括治疗心血管病的药物（如强心苷、抗心律失常药物）及对心肌有损害的药物。

7. 对某些电解质紊乱（如血钾、血钙的过高或过低）不仅有助于诊断，还对治疗有重要参考价值。

8. 心电图监护已广泛应用于心脏外科手术、心导管检查、人工心脏起搏、电击复律、心脏复苏及其他危重病症的抢救，以便及时发现心律和心率的变化、心肌供血情况，从而做出相应的处理。

但心电图检查也存在其局限性，表现在以下几个方面：①心电图对心脏病的病因不能作出诊断。②心电图正常也不能排除有心脏病变存在，如轻度的心脏瓣膜病或某些心血管疾病的早期可能病变未达一定程度而心电图正常，双侧心室肥大时因电力互相抵消而心电图正常。③心电图不正常也不能肯定有心脏病，因为影响心电图改变的原因很多，如内分泌失调、电解质紊乱、药物作用等都可引起心电图异常，偶发早搏亦常见于健康人。④某些心电图改变并无特异性，故只能提供诊断参考，如左心室肥大可见于高血压心脏病、主动脉瓣疾病、二尖瓣关闭不全，亦可见于冠心病。⑤心电图亦不能反映心脏的储备功能。

【例题实战模拟】

A1 型题

1. 反映左、右心房电激动过程的是

　　A. P 波　　　B. PR 段　　　C. QRS 波群　　　D. ST 段　　　E. T 波

2. 下列属于典型心绞痛的心电图改变的是

　　A. 面对缺血区导联 ST 段水平压低 ≥ 0.1mV，T 波倒置

　　B. 面对缺血区导联 ST 段抬高，T 波高尖

　　C. 面对缺血区导联 Q 波加深，深度 ≥ R 波的 1/4

　　D. 面对缺血区导联 Q 波加宽，宽度 > 0.04s

　　E. QRS 波群宽大畸形

A2 型题

3. 患者，男，70 岁。今日胸痛发作频繁，2 小时前胸痛再次发作，含化硝酸甘油不能缓解。检查：血压 90/60mmHg，心律不齐。心电图 Ⅱ、Ⅲ、aVF 导联 ST 段抬高呈弓背向上的单向曲线。应首先考虑的是

　　A. 心绞痛　　　　　　　　B. 急性心包炎　　　　　　　　C. 急性前间壁心肌梗死

　　D. 急性下壁心肌梗死　　　E. 急性广泛前壁心肌梗死

B1 型题

　　A. P 波　　　B. QRS 波群　　　C. ST 段　　　D. T 波　　　E. QT 间期

4. 代表心室除极和复极总时间的是

5. 代表心房除极波形的是

【参考答案】

1. A　2. A　3. D　4. E　5. A

第六单元　影像诊断

细目一　超声诊断

【考点突破攻略】

要点一　超声诊断的临床应用

1. 检测实质性脏器（如肝、肾、脾、胰腺、子宫及卵巢等）的大小、形态、边界及脏器内部回声等，帮助判断有无病变及病变情况。

2. 检测某些囊性器官（如胆囊、膀胱、胃等）的形态、走向及功能状态。

3. 检测心脏、大血管和外周血管的结构、功能及血流动力学状态，包括对各种先天性和后天性心脏病、血管畸形及闭塞性血管病等的诊断。

4. 鉴别脏器内局灶性病变的性质，是实质性还是囊性，还可鉴别部分病例的良、恶性。

5. 检测积液（如胸腔积液、腹腔积液、心包积液、肾盂积液及脓肿等）的存在与否，对积液量的多少作出初步估计。

6. 对一些疾病的治疗后动态随访。如急性胰腺炎、甲状腺肿块、子宫肌瘤等。

7. 介入性诊断与治疗。如超声引导下进行穿刺，或进行某些引流及药物注入治疗等。

要点二　二尖瓣、主动脉瓣病变声像图及心功能评价

1. 二尖瓣狭窄的异常声像图及功能评价

（1）二维超声心动图表现：①二尖瓣增厚，回声增强，以瓣尖为主，有时可见赘生物形成的强光团。②二尖瓣活动僵硬，运动幅度减小。③二尖瓣口面积缩小（正常二尖瓣口面积约$4cm^2$，轻度狭窄时，瓣口面积$1.5 \sim 2.0cm^2$；中度狭窄时，瓣口面积$1.0 \sim 1.5cm^2$；重度狭窄时，瓣口面积$< 1.0cm^2$）。④腱索增粗缩短，乳头肌肥大。⑤左心房明显增大，肺动脉高压时则右心室增大，肺动脉增宽。

（2）M型超声心动图表现：①二尖瓣曲线增粗，回声增强。②二尖瓣前叶曲线双峰消失，呈城墙样改变，EF斜率减低。③二尖瓣前、后叶呈同向运动，后叶曲线套入前叶。④左心房增大。

（3）多普勒超声心动图表现：①彩色多普勒血流量显像：二尖瓣口见五彩镶嵌的湍流信号。②频谱多普勒：二尖瓣频谱呈单峰宽带充填形，峰值血流速度大于1.5m/s，可达$6 \sim 8m/s$。

2. 主动脉瓣关闭不全的异常声像图及心功能评价

（1）二维超声心动图：表现在左室长轴及主动脉根部短轴切面上，可见主动脉瓣反射增强、舒张期主动脉瓣闭合不良、左室容量负荷过重的表现。

（2）M型超声心动图表现：①心底部探查，主动脉根部前后径增宽，运动幅度增大，舒张期闭合线呈双线，距离>2mm。若闭合线出现扑动现象，是血液反流的有力证据。②左室探查，可见左室容量负荷过重的改变，表现为左心室内径扩大，流出道增宽，室间隔和左室后壁呈反向运动。

（3）多普勒超声心动图表现：舒张期可见五彩反流束自主动脉瓣口流向左室流出道。

[常考考点]二尖瓣、主动脉瓣膜病变声像图及功能评价。

要点三　胆囊结石、泌尿系结石的异常声像图

1. 胆囊结石的异常声像图　典型胆囊结石的特征如下：①胆囊内见一个或数个强光团、光斑，其后方伴声影或彗星尾。②强光团或光斑可随体位改变而依重力方向移动。但当结石嵌顿在胆囊颈部，或结石炎性粘连在胆囊壁中（壁间结石）时，看不到光团或光斑随体位改变。不典型者如充填型胆结石，胆

囊内充满大小不等的结石，声像图上看不见胆囊回声，胆囊区见一条强回声弧形光带，后方伴直线形宽大声影。

2. 泌尿系结石的异常声像图　泌尿系结石超声可见结石部位有强回声光团或光斑，后伴声影或彗星尾征。输尿管结石多位于输尿管狭窄处；膀胱结石可随体位依重力方向移动。膀胱结石的检出率最高，肾结石次之，输尿管结石因腹腔内肠管胀气干扰而显示较差。肾结石、输尿管结石时，可伴有肾盂积水。

［常考考点］胆囊结石、泌尿系结石的异常声像图。

要点四　脂肪肝、肝硬化的异常声像图

1. 脂肪肝的异常声像图

（1）弥漫性脂肪肝的声像图表现：整个肝均匀性增大，表面圆钝，边缘角增大；肝内回声增多增强，前半细而密，呈一片云雾状改变。彩色多普勒超声显示肝内血流的灵敏度降低，尤其对于较深部位的血管，血流信号较正常减少。

（2）局限性脂肪肝的声像图表现：通常累及部分肝叶或肝段，超声表现为脂肪浸润区部位的高回声区与正常肝组织的相对低回声区，两者分界较清，呈花斑状或不规则的片状。彩色多普勒超声可显示不均匀回声区内无明显彩色血流，或正常肝内血管穿入其中。

2. 肝硬化的异常声像图　①肝体积缩小，逐步向右上移行。②肝包膜回声增强，呈锯齿样改变；肝内光点增粗增强，分布紊乱。③脾肿大。④胆囊壁增厚毛糙，有腹水时可呈双边。⑤可见腹水的无回声暗区。⑥门静脉内径增宽 > 1.3cm，门静脉血流信号减弱，血流速度常在 15 ~ 25cm/s 以下；可见脐静脉重新开放。⑦癌变时在肝硬化基础上出现肝癌声像图特征，以弥漫型为多见。

［常考考点］脂肪肝、肝硬化的异常声像图表现。

细目二　放射诊断

【考点突破攻略】

要点一　X线的特性及成像原理

1. X线的特性

（1）穿透性：X线的波长很短，具有很强的穿透力，能穿透一般可见光不能穿透的各种不同密度的物质。X线的穿透力与X线管电压密切相关，电压越高，所产生的X线波长越短，穿透力就越强；反之，电压越低，所产生的X线波长越长，其穿透力就越弱。另一方面，X线的穿透力还与被照物体的密度和厚度相关。密度高、厚度大的物体吸收的X线多，通过的X线少。X线穿透性是X线成像的基础。

（2）荧光效应：荧光效应是进行透视检查的基础。

（3）感光效应：感光效应是X线摄影的基础。

（4）电离效应：X线通过任何物质都可产生电离效应。X线进入人体，可产生电离作用，使人体产生生物学方面的改变，即生物效应。它是放射防护学和放射治疗学的基础。

2. X线的成像原理　X线之所以能使人体组织在荧光屏上或胶片上形成影像，一是基于X线的穿透性、荧光和感光效应，二是基于人体组织之间有密度和厚度的差别。当X线穿过人体后，由于人体各部组织的密度和厚度不同，在荧光屏和X线片上显出黑白阴影，相互间形成明显的对比。这样才使我们有可能通过X线检查来识别各种组织，并根据阴影的形态和黑白变化来分析它们是否正常。由此可见，组织结构和器官密度、厚度的差别是产生影像对比的基础，是X线成像的基本条件。人体组织结构和器官形态不同，厚度也不一样，厚的部分吸收X线多，透过的X线少，薄的部分则相反，于是在X线片和荧光屏上显示出黑白对比和明暗差别的影像。

要点二　X线检查方法

1. 普通检查　普通检查包括透视和摄影。

（1）透视：这是常用的检查方法，除可观察内脏的解剖形态和病理改变外，还可观察人体器官的动态，如膈肌的呼吸运动、心脏大血管的搏动、胃肠道的蠕动和排空功能等。透视的缺点是不能显示细微病变，不能留下永久记录，不便于复查对比。

（2）X线摄影（又称平片）：这是目前最常用的X线检查方法。优点是影像清晰，对比度及清晰度均较好，可使密度与厚度较大或密度差异较小部位的病变显影，并可留作客观记录，便于复查对比。其缺点是不能观察人体器官的动态功能改变。

2. 特殊检查

（1）软X线摄影：用钼作靶面的X线管所产生的X线波长较长，穿透力较弱，称之为软X线。主要用以检查软组织（如乳腺）。

（2）其他特殊检查：如放大摄影、荧光摄影等。

3. 造影检查　指将密度高于或低于受检器官的物质引入需要检查的体内器官，使之产生对比，以显示受检器官的形态与功能的办法。引入的物质称为对比剂或造影剂，常用的造影剂有：①高密度造影剂：常用的为钡剂和碘剂。钡剂主要用于食管和胃肠造影。碘剂分离子型和非离子型，非离子型造影剂性能稳定，毒性低，适用于血管造影、CT增强；离子型如泛影葡胺，用于肾盂及尿路造影。②低密度造影剂：如空气、二氧化碳、氧等，常用于关节囊、腹腔造影等。

要点三　CT、磁共振成像（MRI）的临床应用

1. CT的临床应用　随着CT成像技术的不断改进，其影像学效果越来越好，许多过去靠普通X线检查难以发现的疾病，目前通过CT检查多可以明确诊断，尤其是癌症及微小病变的早期发现和诊断，因此，在临床被广泛运用。CT对头颅病变、脊椎与脊髓、纵隔、肺脏、肝、胆、胰、肾与肾上腺及盆部器官的疾病诊断都有良好的运用价值。双源CT下的冠脉造影，可以帮助判断冠状动脉有无狭窄及狭窄程度，指导临床治疗；CT对中枢神经系统疾病的诊断价值更高，对颅内肿瘤、脓肿与肉芽肿、寄生虫病、外伤性血肿与脑损伤、脑梗死与脑出血、椎管内肿瘤等疾病诊断效果很好，结果可靠；对脊椎病变及椎间盘脱出也有良好的诊断价值；对眶内占位病变、鼻窦早期癌、中耳小的胆脂瘤、听骨破坏与脱位、内耳骨迷路的轻微破坏以及早期鼻咽癌的发现都有帮助；对肺癌、纵隔肿瘤以及腹部及盆部器官肿瘤的早期发现也有重要意义。

2. MRI诊断的临床应用　与CT相比，MRI检查具有无X线辐射、无痛苦、无骨性伪影的特点，非常适用于多次随访检查。MRI高度的软组织分辨能力，不用对比剂就能清楚显示心脏、血管、体内腔道、肌肉、韧带以及脏器之间的关系等，是颅脑、体内脏器、脊髓、骨与关节软骨、肌肉、滑膜、韧带等部位病变的首选检查方法，临床适应证广泛。

但MRI对钙化与颅骨病变的诊断能力较差；难以发现新鲜出血，不能显示外伤性蛛网膜下腔出血；MRI检查时间长，容易产生运动伪影；体内有金属植入物或金属异物者（如安装有心脏起搏器的病人），以及身体带有监护仪的病人不能做MRI检查。

要点四　呼吸系统常见病的影像学表现

1. 慢性支气管炎　早期X线可无异常发现。典型慢支表现为两肺纹理增多、增粗、紊乱，肺纹理伸展至肺野外带。

2. 支气管扩张症　确诊主要靠胸部CT检查，尤其是高分辨力CT（HRCT）。柱状扩张时可见"轨道征"或"戒指征"；囊状扩张时可见葡萄串样改变；扩张的支气管腔内充满黏液栓时，可见"指状征"。

3. 大叶性肺炎

（1）X线检查：①充血期：X线无明显变化，或仅可见肺纹理增粗。②实变期：肺野出现均匀性密度增高的片状阴影，病变范围呈肺段性或大叶性分布，在大片密实阴影中常可见到透亮的含气支气管

影，即支气管充气征。③消散期：X线可见实变区密度逐渐减退，表现为散在性的斑片状影，大小不等，继而可见到增粗的肺纹理，最后可完全恢复正常。

（2）CT检查：①充血期：即可见病变区磨玻璃样阴影，边缘模糊。②实变期：可见呈肺段性或大叶性分布的密实阴影，支气管充气征较X线检查更为清楚。

4. 支气管肺炎（小叶性肺炎） 常见于两中下肺野的中、内带，X线表现为沿肺纹理分布的、散在密度不均的小斑片状阴影，边界模糊。CT见两中下肺支气管血管束增粗，有大小不等的结节状及片状阴影，边缘模糊。

5. 间质性肺炎 病变常同时累及两肺，以中、下肺最为显著。X线表现为两肺门及两中下肺纹理增粗、模糊，可呈网状，并伴有小点状影，肺门影轻度增大，轮廓模糊，密度增高。

病变早期HRCT可见两侧支气管血管束增粗、不规则，伴有磨玻璃样阴影。较重者可有小叶性实变导致的小斑片影，肺门、纵隔淋巴结可增大。

6. 肺脓肿 急性肺脓肿X线可见肺内大片致密影，边缘模糊，密度较均匀，可侵及一个肺段或一叶的大部。在致密的实变区中可见含有液面的空洞，内壁不规整。慢性肺脓肿可见空洞壁变薄，周围有较多紊乱的纤维条索状阴影。多房性空洞则显示为多个大小不等的透亮区。CT较平片能更早、更清楚地显示肺脓肿，因此，有利于早期诊断和指导治疗。

7. 肺结核

（1）原发性肺结核：表现为原发综合征及胸内淋巴结结核。①原发综合征：是由肺内原发灶、淋巴管炎及淋巴结炎三者组成的哑铃状双极现象。②胸内淋巴结结核：表现为肺门和（或）纵隔淋巴结肿大而突向肺野。

（2）血型播散型肺结核：①急性粟粒型肺结核：X线可见两肺大小、密度、分布都均匀一致的粟粒状阴影，正常肺纹理显示不清。②亚急性与慢性血型播散型肺结核：X线可见以两上、中肺野为主的大小不一、密度不同、分布不均的多种性质（渗出、增殖、钙化、纤维化、空洞等）病灶。

（3）继发性肺结核：包括浸润型肺结核（成人最常见）、慢性纤维空洞型肺结核。病变多在肺尖和锁骨下区开始，X线可见渗出、增殖、播散、纤维和空洞等多种性质的病灶同时存在。慢性纤维空洞型肺结核X线主要表现为两肺上部多发厚壁的慢性纤维病变及空洞，周围有广泛的纤维索条影及散在的新老病灶，常伴有明显的胸膜增厚，病变的肺因纤维化而萎缩，出现肺不张征象，上叶萎缩使肺门影向上移位，下肺野血管纹理牵引向上及下肺叶的代偿性肺气肿，使膈肌下降、平坦，肺纹理被拉长呈垂柳状。

（4）结核性胸膜炎：多见于儿童与青少年，可单独存在，或与肺结核同时出现。少量积液时X线可见患侧肋膈角变钝，大量积液时X线可见患侧均匀的密度增高阴影，阴影上方呈外高内低状，积液随体位变化而改变。后期可引起胸膜增厚、粘连、钙化。

肺结核的CT表现与平片相似，但可更早、更细微地显示病变情况，发现平片难以发现的病变，有助于鉴别诊断。

8. 肺肿瘤 肺肿瘤分原发性与转移性两类。原发性肿瘤有良性与恶性之分。良性少见，恶性中98%为原发性支气管肺癌，少数为肺肉瘤。

（1）原发性支气管肺癌（肺癌）：按发生部位可分为三型。①中心型：早期局限于黏膜内时X线无异常发现，引起管腔狭窄时可出现阻塞性肺气肿、阻塞性肺炎、阻塞性肺不张三种肺癌的间接征象；肿瘤同时向腔外生长或（和）伴肺门淋巴结转移时形成肺门肿块影，肺门肿块影是肺癌的直接征象。发生于右上叶的肺癌，肺门肿块及右肺上叶不张连在一起可形成横行"S"状下缘。有时肺癌发展迅速，中心可坏死形成内壁不规则的偏心性空洞。CT可见支气管壁不规则增厚，管腔狭窄；分叶状或不规则的肺门肿块，可同时伴有阻塞性肺炎、肺不张；肺门、纵隔淋巴结肿大等。MRI更有利于明确肿瘤与支气管、纵隔血管的关系，以及肺门、纵隔淋巴结有无转移等。②周围型：X线表现为密度增高，轮廓模糊的结节状或球形病灶，逐渐发展可形成分叶状肿块；发生于肺尖的癌称为肺沟癌。HRCT有利于显示结节或肿块的形态、边缘、周围状况以及内部结构等，可见分叶征、毛刺征、胸膜凹陷征、空泡征或支气管充气征（直径小于3cm以下的癌，肿块内见到的小圆形或管状低密度影），同时发现肺门或纵隔淋巴结肿大更有助于肺癌的诊断。增强 CT 能更早发现肺门、纵隔淋巴结转移。③细支气管肺泡癌（弥漫型肺癌）：表现为两肺广泛的细小结节，边界不清，分布不对称，进一步发展可融合成大片肿块，形成癌性实变。

CT 可见两肺不规则分布的 1cm 以下结节，边缘模糊，常伴有肺门、纵隔淋巴结转移；融合后的大片实变影中靠近肺门处可见支气管充气征，实变区密度较低呈毛玻璃样，其中可见到高密度的隐约血管影是其重要特征。

（2）转移性肿瘤：X 线可见在两肺中、下肺野外带，密度均匀、大小不一、轮廓清楚的棉絮样低密度影。血供丰富的肿瘤发生粟粒状转移时，可见两中、下肺野轮廓光滑、密度均匀的粟粒影。淋巴转移至肺的肿瘤，则主要表现为肺门和（或）纵隔淋巴结肿大。CT 发现肺部转移较平片敏感；HRCT 对淋巴转移的诊断具有优势，可见肺门及纵隔淋巴结肿大、支气管血管束增粗、小叶间隔增厚以及沿两者分布的细小结节影。

9. 胸膜病变

（1）胸腔积液：①游离性胸腔积液：当积液达 250mL 左右时，站立位 X 线检查可见外侧肋膈角变钝；中等量积液时，患侧胸中、下部呈均匀性致密影，其上缘形成自外上斜向内下的凹面弧形，同侧膈和心缘下部被积液遮蔽；大量积液时，除肺尖外，患侧全胸呈均匀的致密增高阴影，与纵隔连成一片，患侧肋间隙增宽，膈肌下降，气管纵隔移向健侧。②包裹性胸腔积液：X 线表现为圆形或半圆形密度均匀影，边缘清晰。包裹性积液局限在叶间裂时称为叶间积液。

（2）气胸及液气胸：气胸时 X 线显示胸腔顶部和外侧高度透亮，其中无肺纹理，透亮带内侧可见被压缩的肺边缘。液气胸时，立位检查可见上方为透亮的气体影，下方为密度增高的液体影，且随体位改变而流动。

（3）胸膜增厚、粘连、钙化：胸膜轻度增厚时，X 线表现为肋膈角变钝或消失，沿胸壁可见密度增高或条状阴影，还可见膈上幕状粘连，膈运动受限。广泛胸膜增厚则呈大片不均匀性密度增高影，患侧肋间隙变窄或胸廓塌陷，纵隔向患侧移位，膈肌升高，活动减弱，严重时可见胸部脊柱向健侧凸起。胸膜钙化的 X 线表现为斑块状、条状或片状高密度钙化影，切线位观察时，可见其包在肺的外围。

［常考考点］呼吸系统常见病的影像学表现。

要点五　循环系统常见病的影像学表现

1. 风湿性心脏病

（1）单纯二尖瓣狭窄：X 线表现为左心房及右心室增大，左心耳部凸出，肺动脉段突出，主动脉结及左心室变小，心脏呈梨形。

（2）二尖瓣关闭不全：典型患者的 X 线表现是左心房和左心室明显增大。

（3）主动脉瓣狭窄：X 线可见左心室增大，或伴左心房增大，升主动脉中段局限性扩张，主动脉瓣区可见钙化。

（4）主动脉瓣关闭不全：左心室明显增大，升主动脉、主动脉弓普遍扩张，心脏呈靴形。

2. 高血压性心脏病　X 线表现为左心室扩大，主动脉增宽、延长、迂曲，心脏呈靴形。

3. 慢性肺源性心脏病　病 X 线表现为右下肺动脉增宽≥ 15mm，右心室增大等。

4. 心包积液　300mL 以下者，X 线难以发现。中等量积液时，后前位可见心脏形态呈烧瓶形，上腔静脉增宽，心缘搏动减弱或消失等。

［常考考点］循环系统常见病的影像学表现。

要点六　消化系统疾病影像学检查及常见疾病的影像学表现

（一）消化系统疾病影像学检查方法

1. 普通 X 线检查　包括透视和腹部平片，常用于急腹症的诊断。

2. 造影

（1）食管吞钡，观察食管黏膜、轮廓、蠕动和食管扩张度及通畅性。

（2）上消化道钡餐（气钡双重造影）检查，包括食管、胃、十二指肠和上段空肠。

（3）小肠系钡剂造影。

（4）结肠钡剂灌肠造影等。

3. 肝、胆、胰的影像检查方法

（1）肝脏：①CT平扫。②CT增强扫描：增加正常肝组织与病灶之间的密度差，显示平扫不能发现的或可疑的病灶，帮助鉴别病灶的性质。③MRI检查。

（2）胆道系统：①X线平片检查：可观察有无不透X线的结石、胆囊壁钙化或异常的气体影。②造影检查：如口服胆囊造影、静脉胆道造影以及内镜逆行性胆胰管造影（ERCP）。③CT检查。④MRI检查。

（3）胰腺检查：①X线平片可了解胰腺有无钙化、结石。ERCP对诊断慢性胰腺炎、胰头癌和壶腹癌有一定的帮助。②CT检查可显示胰腺的大小、形态、密度和结构，区分病变属囊性或实性，是胰腺疾病最重要的影像学检查方法。③MRI检查。

（二）消化系统常见病的影像学表现

1. 食管静脉曲张　X线钡剂造影可见：食管中、下段的黏膜皱襞明显增宽、迂曲，呈蚯蚓状或串珠状充盈缺损，管壁边缘呈锯齿状。

2. 食管癌　X线钡剂造影可见：①黏膜皱襞改变：由于肿瘤破坏黏膜层，使正常皱襞消失、中断、破坏，形成表面杂乱的不规则影像。②管腔狭窄。③腔内充盈缺损。④不规则的龛影，早期较浅小，较大者表现为长径与食管长轴一致的长形龛影。⑤受累食管呈局限性僵硬。

3. 消化性溃疡

（1）胃溃疡：上消化道钡剂造影检查的直接征象是龛影，多见于胃小弯；龛影口周围有一圈黏膜水肿造成的透明带，这种黏膜水肿带是良性溃疡的特征性表现。胃溃疡引起的功能性改变包括：①痉挛性改变。②分泌增加。③胃蠕动增强或减弱。

（2）十二指肠溃疡：绝大部分发生在球部，溃疡易造成球部变形；球部龛影或球部变形是十二指肠溃疡的直接征象。间接征象有：①激惹征。②幽门痉挛，开放延迟。③胃分泌增多和胃张力及蠕动方面的改变。④球部固定压痛。

4. 胃癌　上消化道钡剂造影检查可见：①胃内形态不规则的充盈缺损，多见于蕈伞型癌。②胃腔狭窄，胃壁僵硬，多见于浸润型癌。③形状不规则、位于胃轮廓之内的龛影，多见于溃疡型癌。④黏膜皱襞破坏、消失或中断。⑤肿瘤区蠕动消失。CT或MRI检查可直接观察肿瘤侵犯胃壁、周围浸润及远处转移情况，其影像表现直接反映了胃癌的大体形态，但检查时需用清水或对比剂将胃充分扩张。

5. 溃疡性结肠炎　气钡双重对比造影检查可见：病变肠管结肠袋变浅、消失，黏膜皱襞多紊乱，粗细不一，其中可见溃疡龛影。晚期病例X线表现为肠管从下向上呈连续性的向心性狭窄，边缘僵直，同时肠管明显缩短，肠腔舒张或收缩受限，形如硬管状。

6. 结肠癌　结肠气钡双重对比造影可见：①肠腔内肿块，形态不规则，黏膜皱襞消失。病变处肠壁僵硬，结肠袋消失。②较大的龛影，形状不规则，边缘不整齐，周围有不同程度的充盈缺损和狭窄，肠壁僵硬，结肠袋消失。③肠管狭窄，肠壁僵硬。

7. 胃肠道穿孔　最多见于胃或十二指肠穿孔，立位X线透视或腹部平片可见：两侧膈下有弧形或半月形透亮气体影。若并发急性腹膜炎则可见肠管充气积液膨胀，肠壁间隔增宽，在腹平片上可见腹部肌肉与脂肪层分界不清。

8. 肠梗阻　典型X线表现为：梗阻上段肠管扩张，积气、积液，立位或侧卧位水平位摄片可见肠管扩张，呈阶梯状气液平，梗阻以下的肠管闭合，无气体或仅有少量气体。CT（尤其是螺旋CT）适用于一些危重患者、不能配合检查者以及肥胖者，有助于发现腹腔包裹性或游离性气体、液体及肠坏死，帮助判断梗阻部位及病因。

［常考考点］消化系统常见病的影像学表现。

要点七　泌尿系统常见病的影像学表现

1. 泌尿系结石　X线平片可显示的结石称为阳性结石，约占90%。疑为肾或输尿管结石时，首选腹部平片检查；必要时，选用CT。

（1）肾结石：发生于单侧或双侧，可单个或多个，主要位于肾盂或肾盏内。阳性结石X线平片可见圆形、卵圆形或桑椹状致密影，密度高而均匀或浓淡不等，或呈分层状。阴性结石平片不能显影，造影可见肾盂内圆形或卵圆形密度减低影或充盈缺损，还可引起肾盂、肾盏积水扩张等。阳性结石需与腹腔内淋巴结钙化、肠内粪石、胆囊或胰腺结石鉴别，肾结石时腹部侧位片上结石与脊柱影重叠。CT检查表现基本同平片。

（2）输尿管结石：阳性结石平片或CT可见输尿管走行区域内米粒大小的高密度影，CT可见结石上方输尿管、肾盂积水扩张；静脉肾盂造影可见造影剂中止在结石处，其上方尿路扩张。

（3）膀胱结石：多为阳性，X线平片可见耻骨联合上方圆形或卵圆形致密影，边缘光滑或毛糙，密度均匀或不均匀，可呈层状，大小不一。结石可随体位而改变位置，但总是在膀胱最低处。阴性结石排泄性尿路造影可见充盈缺损影。CT可见膀胱内致密影。MRI检查呈非常低的信号。

2. 肾癌　较大肾癌X线平片可见肾轮廓局限性外突；尿路造影可见肾盏伸长、狭窄、受压变形，或肾盏封闭、扩张。CT可见肾实质内肿块，密度不定，可略高于周围肾实质，也可低于或接近于周围肾实质，肿块较大时可突向肾外，少数肿块内可有钙化影；增强扫描早期肿块有明显、不均一的强化，之后表现为相对低密度。

［常考考点］泌尿系统常见病的影像学表现。

要点八　骨与关节常见病的影像学表现

1. 长骨骨折　X线检查是诊断骨折最常用、最基本的方法，可见骨皮质连续性中断、骨小梁断裂和歪曲，有边缘光滑锐利的线状透亮阴影，即骨折线。根据骨折程度把骨折分为完全性骨折和不完全性骨折。完全性骨折时，骨折线贯穿骨全径；不完全性骨折时，骨折线不贯穿骨全径。根据骨折线的形状和走行，将骨折分为横行、斜行和螺旋形。

CT不是诊断骨折的常规检查方法，但对解剖结构比较复杂部位（如骨盆、髋关节、肩关节、脊柱、面部等）骨折的诊断、诊断骨折碎片的数目等较普通X线有优势。

MRI显示骨折不如CT，但可清晰显示骨折周围软组织的损伤情况以及骨折断端出血、水肿等。

2. 脊柱骨折　主要发生在胸椎下段和腰椎上段，以单个椎体损伤多见。多因受到纵轴性暴力冲击而发生椎体压缩性骨折。X线可见骨折椎体压缩呈楔形，前缘骨皮质嵌压。由于断端嵌入，所以不仅不见骨折线，反而可见横行不规则的线状致密影。有时，椎体前上方可见分离的骨碎片，上、下椎间隙保持正常。严重时并发脊椎后突成角、侧移，甚至发生椎体错位，压迫脊髓而引起截瘫；常并发棘突间韧带撕裂，使棘突间隙增宽，或并发棘突撕脱骨折，也可发生横突骨折。

CT对脊椎骨折的定位、骨折类型、骨折片移位程度以及椎管有无变形、狭窄等的诊断优于普通平片。

MRI对脊椎骨折及有无椎间盘突出、韧带撕裂等有较高的诊断价值。

3. 椎间盘突出　青壮年多发，下段腰椎最容易发生。

（1）X线平片：①椎间隙变窄或前窄后宽。②椎体后缘唇样肥大增生、骨桥形成或游离骨块。③脊柱生理曲度变直或侧弯。Schmorl结节表现为椎体上或下面的圆形或半圆形凹陷，其边缘有硬化线，常对称见于相邻椎体的上、下面且常累及数个椎体。

（2）CT检查：根据椎间盘变形的程度，分为椎间盘变性、椎间盘膨出、椎间盘突出3种，以椎间盘突出最为严重，其CT直接征象是：椎间盘后缘变形，有局限性突出，其内可有钙化。间接征象是：①硬膜外脂肪层受压、变形甚至消失，两侧硬膜外间隙不对称。②硬膜囊受压变形和移位。③一侧神经根鞘受压。

（3）MRI检查：能很好地显示各部位椎间盘突出的图像，是诊断椎间盘突出的最好方法。在矢状面可见突出的椎间盘向后方或侧后方伸出；横断面上突出的椎间盘局限突出于椎体后缘；可见硬膜外脂肪层受压、变形甚至消失和神经根鞘受压图像。

4. 急性化脓性骨髓炎

（1）X线表现：①发病后2周内，可见肌间隙模糊或消失，皮下组织与肌间分界模糊等。②发病2周后可见骨改变，开始在干骺端骨松质中出现骨质疏松，进一步出现骨质破坏，破坏区边缘模糊；骨质破坏逐渐向骨干延伸，小的破坏区可融合形成大的破坏区，骨皮质也受到破坏，皮质周围出现骨膜增生，表现为一层密度不高的新生骨，新生骨广泛时可形成包壳；骨皮质供血障碍时可发生骨质坏死，出现沿骨长轴形成的长条形死骨，有时可引起病理性骨折。

（2）CT表现：能较清楚地显示软组织感染、骨膜下脓肿以及骨破坏和死骨，尤其有助于发现平片不能显示的小的破坏区和死骨。

（3）MRI检查：对显示骨髓腔内改变和软组织感染优于平片和CT。

5. 慢性化脓性骨髓炎

（1）X线表现：X线可见明显的修复，即在骨破坏周围有骨质增生硬化现象；骨膜的新生骨增厚，并同骨皮质融合，呈分层状，外缘呈花边状；骨干增粗，轮廓不整，骨密度增高，甚至骨髓腔发生闭塞；可见骨质破坏和死骨。

（2）CT表现与X线表现相似，并容易发现X线不能显示的死骨。

6. 骨关节结核　多继发于肺结核，儿童和青年多见，发病部位以椎体、骺和干骺端为多，X线主要表现为骨质疏松和骨质破坏，部分可出现冷脓肿。

（1）长骨结核：①好发于骺和干骺端。X线早期可见骨质疏松；在骨松质中可见局限性类圆形、边缘较清楚的骨质破坏区，邻近无明显骨质增生现象；骨质破坏区有时可见碎屑状死骨，密度不高，边缘模糊，称之为"泥沙"状死骨；骨膜反应轻微；病变发展易破坏骺而侵入关节，形成关节结核，但很少向骨干发展。②CT检查可显示低密度的骨质破坏区，内部可见高密度的小斑片状死骨影，病变周围软组织发生结核性脓肿，密度低于肌肉。

（2）关节结核：分为继发于骺、干骺端结核的骨型关节结核和结核菌经血行累及关节滑膜的滑膜型结核。①骨型关节结核的X线表现较为明显，即在原有病变征象的基础上，又有关节周围软组织肿胀、关节间隙不对称性狭窄或关节骨质破坏等。滑膜型结核以髋关节和膝关节较为常见，早期X线表现为关节囊和关节软组织肿胀，密度增高，关节间隙正常或增宽，周围骨骼骨质疏松；病变进展侵入关节软骨及软骨下骨质时，X线可见关节面及邻近骨质模糊及有虫蚀样不规则破坏，这种破坏多在关节边缘，而且上下两端相对应存在；晚期发生关节间隙变窄甚至消失，关节强直。②CT检查可见肿胀的关节囊、关节周围软组织和关节囊内积液，骨关节面毛糙，可见虫蚀样骨质缺损；关节周围冷脓肿密度较低，注射对比剂后可见边缘强化。③MRI检查：滑膜型结核早期可见关节周围软组织肿胀，肌间隙模糊。依据病变组织密度不同而显示不同的信号。

（3）脊椎结核：好发于腰椎，可累及相邻的两个椎体，附件较少受累。①X线表现：病变椎体骨松质破坏，发生塌陷变形或呈楔形变，椎间隙变窄或消失，严重时椎体互相嵌入融合而难以分辨；病变椎体旁因大量坏死物质流入而形成冷脓肿，表现为病变椎体旁软组织梭形肿胀，边缘清楚；病变部位脊柱后突畸形。②CT对显示椎体及其附件的骨质破坏、死骨、冷脓肿均优于平片。③MRI对病变部位、大小、形态和椎管内病变的显示优于平片和CT。

7. 骨肿瘤　骨肿瘤分为原发性和转移性两种，转移性骨肿瘤在恶性骨肿瘤中最为常见。原发性骨肿瘤分为良性与恶性。X线检查不仅可以发现骨肿瘤，还可帮助鉴别肿瘤的良恶以及是原发还是转移。一般原发性骨肿瘤好发于长骨，转移性骨肿瘤好发于躯干骨与四肢近侧骨的近端。原发性骨肿瘤多为单发，转移性骨肿瘤常为多发。良性骨肿瘤多无骨膜增生，恶性骨肿瘤常有骨膜增生，并且骨膜新生骨可被肿瘤破坏，形成恶性骨肿瘤的特征性X线表现——Codman三角。

（1）骨巨细胞瘤（破骨细胞瘤）：多见于20～40岁的青壮年，股骨下端、胫骨上端以及桡骨远端多发，良性多见。①X线平片：在长骨干骺端可见到偏侧性的膨胀性骨质破坏透亮区，边界清楚。多数病例破坏区内可见数量不等的骨嵴，将破坏区分隔成大小不一的小房征，称为分房型；少数破坏区无骨峰，称为溶骨型。当肿瘤边缘出现筛孔状或虫蚀状骨破坏，骨峰残缺紊乱，环绕骨干出现软组织肿块影时，提示恶性骨巨细胞瘤。②CT 平扫可见骨端的囊性膨胀性骨破坏区，骨壳基本完整，骨破坏与正常骨小梁的交界处多没有骨增生硬化带。骨破坏区内为软组织密度影，无钙化和骨化影。增强扫描肿瘤组织有较明显的强化，而坏死囊变区无强化。

（2）骨肉瘤：多见于 11～20 岁的男性，好发于股骨下端、胫骨上端及肱骨上端的干骺端。① X 线主要表现为骨髓腔内不规则的骨破坏和骨增生，骨皮质破坏，不同形式的骨膜增生和骨膜新生骨的再破坏，可见软组织肿块以及其中的云絮状、斑块状肿瘤骨形成等，肿瘤骨存在是诊断骨肉瘤的重要依据。根据 X 线表现的不同，骨肉瘤分为溶骨型、成骨型和混合型三种类型，混合型最为多见。溶骨型骨肉瘤以骨质破坏为主要表现，破坏偏于一侧，呈不规则斑片或大片状溶骨性骨质破坏，边界不清；可见骨膜增生被破坏形成的骨膜三角。成骨型骨肉瘤以肿瘤骨形成为主要的 X 线表现，可见大片致密的骨质硬化改变，称为象牙质变；骨膜增生明显；软组织肿块中多有肿瘤骨形成。混合型骨肉瘤兼有以上两者的骨质改变。②CT 表现为松质骨的斑片状缺损，骨皮质内表面的侵蚀或全层的虫蚀状、斑片状破坏或大片缺损。骨质增生表现为松质骨内不规则斑片状高密度影和骨皮质增厚。软组织肿块围绕病变骨骼生长或偏于一侧，边缘模糊，与周围正常组织界限不清，其内常见大小不等的坏死囊变区；CT 发现肿瘤骨较平片敏感，并能显示肿瘤与邻近结构的关系。③MRI 能清楚地显示骨肿瘤与周围正常组织的关系，以及肿瘤在髓腔内的情况等；但对细小、淡薄的骨化或钙化的显示不如 CT。一般典型骨肉瘤平片即可诊断，而判断骨髓病变 MRI 更好。

（3）转移性骨肿瘤：乳腺癌、甲状腺癌、前列腺癌、肾癌、肺癌及鼻咽癌等癌细胞通过血行可转移至胸椎、腰椎、肋骨、股骨上段，以及髋骨、颅骨和肱骨等处。①根据 X 线表现的不同将其分为溶骨型、成骨型和混合型三种，以溶骨型最为多见。②CT 显示骨转移瘤不仅比普通平片敏感，而且还能清楚显示骨外局部软组织肿块的范围、大小、与相邻脏器的关系等。③MRI 对骨髓中的肿瘤组织及其周围水肿非常敏感，比 CT 能更早地发现骨转移瘤，从而为临床诊断、治疗等提供更早而可靠的依据。

8. 颈椎病 X 线表现为颈椎生理曲度变直或向后反向成角，椎体前缘唇样骨质增生或后缘骨质增生、后翘，相对关节面致密，椎间隙变窄，椎间孔变小，钩突关节增生、肥大、变尖，前、后纵韧带及项韧带钙化。CT、MRI 对颈椎病的诊断优于普通 X 线平片，尤其对平片不能确诊的颈椎病，MRI 诊断更具有优势。

9. 类风湿关节炎 X 线表现为：早期手、足小关节多发对称性梭形软组织肿胀，关节间隙可因积液而增宽，出现软骨破坏后关节间隙变窄；发生在关节边缘的关节面骨质侵蚀（边缘性侵蚀）是类风湿关节炎的重要早期征象；进一步发展可见骨性关节面模糊、中断，常有软骨下囊性病灶，呈多发、边缘不清楚的小透亮区（血管翳侵入所致）；骨质疏松早期发生在受累关节周围，以后可累及全身骨骼；晚期可见四肢肌肉萎缩，关节半脱位或脱位，指间、掌指间关节半脱位明显，常造成手指向尺侧偏斜、畸形。

10. 退行性骨关节病 依靠普通平片就可诊断。

（1）四肢关节（髋与膝关节）退行性骨关节病的 X 线表现：由于关节软骨破坏，而使关节间隙变窄，关节面变平，边缘锐利或有骨赘突出。软骨下骨质致密，关节面下方骨内出现圆形或不规整形透明区。晚期还可见关节半脱位和关节内游离骨体，但多不造成关节强直。

（2）脊椎关节病（脊椎小关节和椎间盘退行性变）的 X 线表现：脊椎小关节改变包括上下关节突变尖、关节面骨质硬化和关节间隙变窄。椎间盘退行性变表现为椎体边缘出现骨赘，相对之骨赘可连成骨桥；椎间隙前方可见小骨片，但不与椎体相连，为纤维环及邻近软组织骨化后形成；髓核退行性变则出现椎间隙变窄，椎体上下骨缘硬化。

［常考考点］骨和关节常见病的影像学表现。

要点九　常见中枢神经系统疾病的影像学表现

（一）脑血管病

1. 脑出血 高血压性脑出血是最常见的病因，出血部位多为基底节、丘脑、脑桥和小脑。根据血肿演变分为急性期、吸收期和囊变期。CT、MRI 可以确诊。

CT 表现：①急性期血肿呈圆形、椭圆形或不规则形均匀密度增高影，边界清楚；周围有环形密度减低影（水肿带）；局部脑室受压移位；血液进入脑室或蛛网膜下腔时，可见脑室或蛛网膜下腔内有积血影。②吸收期（发病后 3～7 天）可见血肿缩小、密度降低，小的血肿可以完全吸收，血肿周围变模糊，水肿带增宽。③发病 2 个月后进入囊变期，较大的血肿吸收后常留下大小不等的囊腔，同时伴有不同程度的脑萎缩。

2. 蛛网膜下腔出血 CT 表现为脑沟、脑池、脑裂内密度增高影，脑沟、脑裂、脑池增大，少数严重病例周围脑组织受压移位。出血一般 7 天左右吸收，此时 CT 检查无异常发现，但 MRI 仍可见高信号出血灶痕迹。

3. 脑梗死 常见的原因有脑血栓形成、脑栓塞、低血压和凝血状态等。病理上分为缺血性脑梗死、出血性脑梗死、腔隙性脑梗死。

（1）CT 表现：①缺血性脑梗死：发病 12～24 小时之内，CT 无异常所见；少数病例在血管闭塞 6 小时即可显示大范围低密度区，其部位、范围与闭塞血管供血区一致，皮质与髓质同时受累，多呈三角形或扇形，边界不清，密度不均，在等密度区内散在较高密度的斑点影代表梗死区内脑质的相对无损害区；2～3 周后，病变处密度越来越低，最后变为等密度而不可见；1～2 个月后可见边界清楚的低密度囊腔。②出血性脑梗死：在密度减低的脑梗死灶内，见到不规则斑点状或片状高密度出血灶影；由于占位，脑室轻度受压，中线轻度移位；2～3 周后，病变处密度逐渐变低。③腔隙性脑梗死：发病 12～24 小时之内，CT 无异常所见；典型者可见小片状密度减低影，边缘模糊；无占位效应。

（2）MRI 检查：MRI 对脑梗死灶发现早、敏感性高，发病后 1 小时即可见局部脑回肿胀，脑沟变浅。

（二）脑肿瘤

影像检查的目的在于确定肿瘤的有无，并对其作出定位、定量乃至定性诊断。颅骨平片的诊断价值有限，CT、MRI 是主要的诊断手段。

（三）颅脑外伤

1. 脑挫裂伤 CT 可见低密度脑水肿区内散在斑点状高密度出血灶，伴有占位效应。有的表现为广泛性脑水肿或脑内血肿。

2. 颅内出血 包括硬膜外、硬膜下、脑内、脑室和蛛网膜下腔出血等。CT 可见相应部位的高密度影。

［常考考点］中枢神经系统常见病的影像学表现。

【例题实战模拟】

A1 型题

1. 对腹部实质性脏器病变，最简便易行的检查方法是
　　A. X 线摄片　　B. CT 扫描　　C. 同位素扫描　　D. B 型超声波检查　　E. 纤维内窥镜检查

2. 对二尖瓣狭窄程度的判定最有价值的检查是
　　A. 听诊　　B. 胸部 X 线片　　C. 心电图检查　　D. 胸部 CT 扫描　　E. 二维超声心动图检查

3. 主动脉瓣关闭不全时，左心室扩大，心影外形应是
　　A. 梨形　　B. 靴形　　C. 里横位　　D. 烧瓶形　　E. 心腰部突出

4. 下列疾病，立位 X 线透视可见膈下游离气体影的是
　　A. 急性胃穿孔　　B. 肠梗阻　　C. 肠套叠　　D. 肝破裂　　E. 结肠肿瘤

5. 下列疾病，立位 X 线透视可见阶梯状气液平的是
　　A. 急性胃穿孔　　B. 肠梗阻　　C. 肠套叠　　D. 肝破裂　　E. 结肠肿瘤

【参考答案】

1. D　2. E　3. B　4. A　5. B

第七单元　病历与诊断方法

【考点突破攻略】

要点一　病历书写的格式和内容

（一）门诊病历

1. 门诊病历首页要逐项填写，要注明科别，如有错误或遗漏应予更正及补充。

2. 每次诊疗均写明年、月、日。必要时注明时刻。

3. 初诊病历的书写要注意以下事项：

（1）病史内容连贯书写，不必冠以"主诉"等字。病历重点为主诉、现病史，而对既往史、家族史等仅扼要记录与此次发病有关的内容。

（2）系统体格检查（一般状况、心、肺、肝、脾、四肢、神经反射等），逐项简要记载，对病人的阳性体征及有关的阴性体征，应重点记载。对专科情况，应详细记载。

（3）辅助检查应根据病情而选择进行。

（4）结合病史、体检、辅助检查，提出初步诊断。

（5）处理包括所有药品（品名、剂量、用法及所给总量），特殊治疗，生活注意点，休息方式及期限，预约诊疗日期及随访要求等。

4. 复诊病历重点记录上次就诊后病情变化、药物疗效与反应及送检结果。复查上次曾发现的阳性体征及有无新的变化。诊断无改变者不再填写。最后为复诊后的处理。

5. 每次记录医师均需签署全名。

（二）住院病历

1. 主要内容包括以下几个方面：

（1）一般情况，如姓名、性别、年龄、婚姻、民族、职业、住址（工作单位）、出生地、入院日期、记录日期、病史陈述者、可靠程度。

（2）病史，包括主诉、现病史、既往史、个人史、婚姻史、月经生育史、家族史。

（3）体格检查。

（4）实验室及其他检查。

（5）病历摘要。

（6）初步诊断。

（7）记录者签名。

2. 入院记录的内容同住院病历，但应简明、重点突出。

3. 病程记录。

4. 会诊记录。

5. 转科记录。

6. 出院记录。

7. 死亡记录。

要点二　确立诊断的步骤及原则

建立正确的诊断，一般要经过"调查研究、搜集资料""综合分析、初步诊断"和"反复实践、验证诊断"3个步骤。

1. 调查研究，搜集临床资料。正确诊断来源于周密的调查研究。包括询问病史、体格检查、实验室及其他检查等，了解和搜集资料，并做到真实、全面、系统。

2.分析整理，得出初步诊断。在分析、判断和推理过程中必须注意：现象与本质、局部与整体、共性与个性、动态的观点等思维方法。

3.反复实践、验证诊断。

要点三　诊断内容及书写

1.诊断内容　完整的诊断应能反映病人所患的全部疾病，其内容应包括病因诊断、病理解剖诊断和病理生理诊断。如同时患多种疾病，则应分清主次，顺序排列，主要疾病排在前面，次要疾病则根据其重要性依次后排。原发疾病的进一步发展或是在原发病的基础上产生和导致机体脏器的进一步损害称为并发症，列于主要疾病之后。与主要疾病无关而同时存在的疾病称为伴发病，应依序后排。一般本科疾病在前，他科疾病在后。

2.病历书写的基本要求

（1）病历编写必须态度认真，实事求是地反映病情和诊治经过。

（2）病历编写应内容确切，系统完确，条理清楚，重点突出，层次分明，词句精练，标点正确，字迹清楚，不得随意涂改和剪贴。

（3）各项、各次记录要注明记录日期，危、急、重病人的病历还应注明记录时间。记录结束时须签全名并易辨认。凡修改和补充之处，应用红色墨水书写并签全名。

（4）病历摘要必须简练，有概括性与系统性，能确切反映病情的特点，无重要遗漏或差错，可作为初步诊断和鉴别诊断的依据。

【例题实战模拟】

A1 型题

1.下列除哪项外，均是采录既往史所要求的内容

  A. 过去健康情况　　　　　　　B. 预防接种情况　　　　　C.传染病史

  D. 过敏史　　　　　　　　　　E. 是否到过传染病的流行地区

2.下列除哪项外，均属于现病史的内容

  A. 起病情况　　　　　　　　　B. 主要症状及伴随症状　　　C. 诊疗经过

  D. 病程中的一般情况　　　　　E. 家族成员患同样疾病的情况

3.下列各项，最符合主诉书写要求的是

  A. 患高血压病 3 年　　　　　　B. 心绞痛反复发作 3 年　　　C.3 年前开始多饮、多食、多尿

  D. 吞咽困难，进行性加重 1 月余　E. 某医院确诊为肺癌，介绍患者来诊

【参考答案】

1. E　　2. E　　3. D

药 理 学

【本章通关攻略】

药理学是中西医结合专业一门重要的基础课程，为中西医结合临床内、外、妇、儿各科的治疗用药提供了理论支撑，在中西医结合执业助理医师资格考试中平均每年出题15道，约占15分。

该科目重点考查拟胆碱药、抗胆碱药、拟肾上腺素药、抗肾上腺素药、镇静催眠药、抗癫痫药、抗精神失常药、镇痛药、抗组胺药、利尿药、抗高血压药、抗心律失常药、抗慢性心功能不全药、血液系统药、消化系统药、呼吸系统药、糖皮质激素、降糖药、合成抗菌药和抗生素等。

复习中注意掌握各类重点药物的药理作用及应用，关注其不良反应，并联系内、外、妇、儿各科的临床实际，采取理解记忆、比较记忆、图表记忆、对比记忆、歌诀记忆等方法，力求达到事半功倍的效果。

第一单元　药物作用的基本规律

细目一　药物效应动力学

【考点突破攻略】

要点一　药物作用与药理效应（选择性、量－效关系）

药物进入体内后与机体细胞上的靶位结合时引起的初始反应称为药物的作用（action）。药理效应（effect）是药物作用的结果，是机体生理生化机能或形态变化的表现。药物作用是药物对机体的初始作用，是动因。药理效应是药物作用的结果，是机体反应的表现。如阿托品对眼的作用是阻断虹膜环状肌上的M受体，其效应是阻断受体后产生的环状肌松弛及瞳孔扩大。

（一）药物作用的选择性

药物作用的选择性（selectivity）是指多数药物在适当剂量时，只对少数器官或组织产生明显作用，而对其他器官或组织的作用较小或不产生作用。如碘主要作用于甲状腺，对其他器官或组织影响很小。选择性高的药物大多药理活性较强，使用针对性强；选择性低的药物，应用时针对性不强，不良反应较多，但作用范围广。选择性是相对的，与剂量密切相关。一般药物在较小剂量或常用量时选择性较高，随着剂量增大，选择性降低，中毒量时可产生更广泛的作用（包括严重的中毒反应）。如苯巴比妥随着剂量增加，可依次产生镇静、催眠、抗惊厥、抗癫痫、麻醉作用，最后麻痹中枢，可引起死亡。

［常考考点］药物选择性的概念：多数药物在适当剂量时，只对少数器官或组织产生明显作用，而对其他器官或组织的作用较小或不产生作用。

（二）药物作用的量－效关系

药物作用的量－效关系（dose-effect relationship）是指剂量与效应之间的关系。药物的效应在一定范围内随着剂量的增加（变化）而增强（变化）。

1. 剂量与反应

（1）剂量（dose）：一般是指药物每天的用量，是决定血药浓度和药物效应的主要因素。包括：①无效量，指不出现效应的剂量。②最小有效量或称阈剂量，指刚引起药理效应的剂量。③治疗量或称常用量，比阈剂量大而又小于极量的剂量，临床使用时对大多数病人有效而又不会出现中毒。④最小中毒量，指刚引起中毒的剂量。⑤致死量，指达到导致死亡的剂量。⑥最大有效量或称极量，指引起最大效应而不出现中毒的剂量，极量有一次量、一日量、疗程总量及单位时间内用药量之分。《中国药典》对剧毒药的极量有明确规定，用药时一般不得超过极量，否则可能发生医疗事故，医护人员对此应负法律责任。

（2）反应（效应）：按性质可分为量反应和质反应两种。①量反应是指药物效应的强弱用数量表示的反应，如血压、心率、血脂、平滑肌收缩或舒张程度等。②质反应也称全或无反应，是指药物效应的强弱用阳性或阴性反应率来表示的反应，如死亡、惊厥、麻醉等。

2. 量－效曲线（dose-effect curve） 是以药物的效应为纵坐标，剂量（或血药浓度）为横坐标所作的曲线图。分量反应量－效曲线和质反应量－效曲线。通过量－效曲线，可获得下列药效学参数。

（1）效价强度（potency）：指药物作用强弱的程度。常用一定效应所需的剂量或一定剂量产生的效应来表示。能引起同等效应的两个药物的剂量称"等效剂量"，等效剂量大者效价强度小，等效剂量小者效价强度大。

（2）效能（efficacy）：指药物产生的最大效应。此时已达最大有效量，若再增加剂量，效应不再增加。效能常用药物效应指标的最大数值来表示，如氢氯噻嗪的每日最大排钠量为150mmol。

药物的强度和效能不一定一致，如环戊氯噻嗪、氢氯噻嗪和呋塞米都是利尿剂，等效剂量分别为0.6、30、90mg，强度之比为1：0.02：0.0067，环戊氯噻嗪的强度约为后两药的50、150倍，但前两药的最大效应只能达到每日排钠150mmol，后者可达到250mmol，说明呋塞米的效能最高。临床应用时，要综合考虑同类药的强度和效能，强度高的药用量小，而效能高的药物效应强，效能高的药物可取得更强的治疗效果。

（3）量－效变化速度：是以曲线的斜率（slope）来表示，斜率大的药物剂量稍有增减，效应即有明显变化，斜率小的药物效应较温和。

3. 半数效应量 表示在一定范围内药物效应随着剂量的变化而变化的规律，药理效应可以是治疗作用、毒性反应或致死。S形曲线在效应50%处的剂量为半数效应量。如效应为疗效，则称为半数有效量（median effective dose，ED_{50}），即引起50%最大反应强度或引起50%实验对象出现阳性反应时的药物剂量；如效应为中毒反应，则为半数中毒剂量（median toxic dose，TD_{50}）；如效应为死亡，则为半数致死量（median lethal dose，LD_{50}）。

4. 治疗指数（therapeutic index，TI） 表示药物安全性的指标，$TI=LD_{50}/ED_{50}$或$TI=TD_{50}/ED_{50}$。此数值越大，表示有效剂量与致死剂量（或中毒剂量）间距离越大，越安全。TI只适用于治疗效应和致死效应的量－效曲线相互平行的药物。TI是粗略的、相对的理论参数，不能完全反映药物的医疗价值。评价药物的安全性时，还应参考安全指数（safety index，SI），$SI=LD_1/ED_{99}$，或安全范围（margin of safety）即ED_{95}与LD_5之间的距离。

［常考考点］半数有效量的概念：引起50%最大反应强度或引起50%实验对象出现阳性反应时的药物剂量。

要点二　药物的不良反应

药物不良反应（adverse reaction）是指药物产生的不符合用药目的或对病人不利的反应。

1. 副作用（side reaction） 指药物在治疗剂量时产生与治疗目的无关的作用。由于药物的选择性低，副作用可随治疗目的而改变。当某一作用作为治疗作用时，其他作用则成为副作用。是治疗剂量下与治疗作用同时发生的药物固有的作用，通常不可避免，可给病人带来不适或痛苦，大多是可自行恢复的功能性变化。

2. 毒性反应（toxic reaction） 指药物剂量过大或用药时间过长引起的机体损害性反应，一般较严重，是可以预知的。毒性反应主要是对神经、消化、血液、循环系统及肝、肾等重要器官造成功能性或器质性的损害，甚至可危及生命。因剂量过大而立即发生，称为急性毒性；或因长期使用而逐渐发生，称为慢性毒性。试图用增加剂量或疗程来增强疗效，其有效性有限，甚至是很危险的。

3. 变态反应（allergic reaction） 也称过敏反应（anaphylaxis），是指少数人对某些药物产生的病理性免疫反应。只发生于少数过敏体质者，与原药理作用、使用剂量及疗程无明显关系，在远远低于治疗量或第一次治疗应用时也可发生严重反应。变态反应通常分为 4 种类型，即速发型变态反应、细胞毒型变态反应、免疫复合体型变态反应和迟发型变态反应。临床表现有药热、皮疹、哮喘、溶血性贫血、类风湿关节炎等，严重时也可引起过敏性休克。

4. 后遗效应（residual effect） 是指停药后血药浓度已降至阈浓度以下时仍残存的药理效应。如服用巴比妥类催眠药后，次晨仍有困倦、头昏、乏力等反应。

5. 继发反应（secondary reaction） 是指药物发挥治疗作用所引起的不良后果，又称治疗矛盾。如长期服用广谱抗生素后，肠道内一些敏感的细菌被抑制或杀灭，使肠道菌群的共生平衡状态遭到破坏，而一些不敏感的细菌如耐药葡萄球菌、白色念珠菌等大量繁殖，导致葡萄球菌性肠炎或白色念珠菌病等。

6. 致畸作用（teratogenesis）、致癌作用（carcinogenesis）、致突变作用（mutagenesis） 有些药物能影响胚胎正常发育而引起畸胎，在怀孕的头 3 个月内（胚胎发育分化很快）尽量以不用药为宜；某些药物可能有致癌作用、致突变作用，应予警惕。

7. 特异质反应（idiocrasy） 是指少数患者对某些药物特别敏感，其产生的作用性质可能与常人不同。但其反应性质与药物的固有药理作用相关，且严重程度与剂量成正比。目前认为，这是一类先天性遗传异常所致的反应。如红细胞葡萄糖 –6– 磷酸脱氢酶缺损者服用伯氨喹时可发生严重的溶血性贫血；维生素 K 环氧化物还原酶变异者对华法林的抗凝血作用耐受；先天性血浆胆碱酯酶缺乏者在使用骨骼肌松弛药时可产生呼吸肌麻痹、严重窒息的特异质反应。这些都是遗传因素决定的异常。

8. 药物依赖性（drug dependence） 是指病人连续使用某些药物以后，产生的一种不可停用的渴求现象。可分为生理依赖性和精神依赖性。

（1）生理依赖性（physiological dependence）：也称躯体依赖性或成瘾性，是指反复使用某些药物后造成的一种身体适应状态。其特点是一旦中断用药，即可出现强烈的戒断症状，如剧烈疼痛、严重失眠等，使患者变得身不由己，甚至为获取这些药物而不顾一切，走向严重犯罪。其原因可能是机体已产生了某些生理生化的变化。

（2）心理依赖性（psychological dependence）：也称精神依赖性或习惯性，是指使用某些药物以后可产生快乐满足的感觉，并在精神上形成周期性不间断使用的欲望。其特点是一旦中断使用，不产生明显的戒断症状，可出现身体多处不舒服的感觉，但可以自制。其原因可能只是一种心理渴求，是主观精神上的渴望，机体无生理生化改变。

根据国际禁毒公约规定，依赖性药物分为三大类：①麻醉药品（包括阿片类、可卡因类、大麻类，可产生生理依赖性）。②精神药品（包括镇静催眠药和抗焦虑药、中枢兴奋药、致幻剂）。③其他（包括烟草、酒精等，可产生心理依赖性）。我国对前两类药品的生产、供应和使用均有严格规定，严禁滥用。

［常考考点］药物不良反应的概念及类型。

细目二　药物代谢动力学

【考点突破攻略】

要点　药物的吸收、分布、转化、排泄及其影响因素

（一）吸收

吸收（absorption）指药物由给药部位进入血液循环的过程。静脉注射和静脉滴注，药物直接进入血液，没有吸收过程。不同给药途径吸收快慢依次为：吸入＞肌内注射＞皮下注射＞舌下＞口服＞直肠＞

皮肤。常用的给药途径有：

1. 消化道给药

（1）口服给药（oral administration）：是常用的给药途径，吸收部位为胃肠道。影响吸收的主要因素有药物理化性质（脂溶性、解离度等），剂型（包括赋形剂），溶出度（包括崩解度）；消化道稳定性；胃肠功能（蠕动功能、血流量）；首过消除；其他（如胃肠内 pH、食物、肠内细菌对药物的代谢等）。

首过消除（first-pass elimination）或首过效应（first pass effect），是指药物在胃肠道吸收后都要先经门静脉进入肝脏，再进入体循环，其在肠黏膜和肝脏中极易被代谢灭活，使进入体循环的药量减少的现象。首过消除明显的药物不宜口服给药（如硝酸甘油，首过消除约 95%）。但首过消除现象也有饱和性，若剂量加大，口服仍可使血中药物浓度明显升高。

小肠是绝大多数药物吸收的主要场所，这是因为小肠 pH 范围较广（pH 4.8～8.2），能满足绝大多数药物吸收对 pH 值的要求；小肠黏膜表面有丰富的绒毛，绒毛上皮细胞为单细胞，吸收面积大（约 300m²）；药物在小肠中移动速度较慢（4～5 小时才达回盲部）而停留时间长，故吸收充分。一般情况下，非解离型药物的吸收率远较解离型的为高；因胃黏膜表面积小（约 1m²）、表层有较厚的黏液膜、药物在胃中停留时间短，故吸收较少；即使药物在肠内完全解离，小肠吸收的量也比非解离型药物在胃内吸收的量多。大肠黏膜无环形皱襞和绒毛，主要功能是贮存食物残渣和吸收水分及无机盐，与药物吸收关系不大。

（2）舌下给药（sublingual）：吸收面积较小，但因血流丰富，吸收较快。药物经舌下静脉，不经肝脏而直接进入体循环，在一定程度上可避免首过消除。特别适合口服吸收时易于被破坏或首过消除明显的药物，如硝酸甘油、异丙肾上腺素等。

（3）直肠给药（per rectum）：优点是防止药物对上消化道的刺激性。因吸收表面积很小，肠腔液体量少，pH 约 8.0，对许多药物溶解不利，吸收反不如口服给药迅速和规则。

2. 注射给药

（1）皮下注射（subcutaneous injection）、肌内注射（intramuscular injection）：是最常用的两种注射给药途径，特点是吸收迅速而完全。注射后药物可沿结缔组织迅速扩散，再经毛细血管及淋巴内皮细胞进入血液循环。该处毛细血管壁的细胞间隙宽大（600～1200nm），一般药物均可直接通过，按膜孔扩散或脂溶扩散方式迅速吸收。

（2）与口服给药相比，注射给药具有以下特点：①适用于在胃肠中易破坏或不易吸收的药物，如青霉素 G、庆大霉素。②适用于肝脏首过消除明显的药物，如利多卡因。③吸收速度取决于局部血液循环。

3. 吸入给药 即一些气体及挥发性药物经呼吸道直接由肺泡表面吸收的给药方式。由于肺泡表面积大（约 200m²），与血液只隔肺泡上皮及毛细血管内皮各一层，血流量大，药物只要能到达肺泡，吸收极其迅速。气体及挥发性药物（如吸入麻醉药及亚硝酸异戊酯等）可直接进入肺泡被迅速吸收；液体药物及固体药物则需要经过雾化以后成极细颗粒方能有效吸收（颗粒直径 3～5μm 的药物可达细支气管，小于 2μm 才可进入肺泡）；较大雾粒的喷雾剂只能用于鼻咽部或气管的局部治疗（如抗菌、消炎、祛痰、通鼻塞等）。

4. 经皮给药 完整皮肤吸收较差，仅脂溶性极强的有机溶剂和有机磷酸酯类可以经皮吸收而发生中毒。一些皮肤较单薄部位（如耳后、胸前区、阴囊皮肤部位）或有炎症等病理改变的皮肤，不少药物仍能经皮吸收。儿童的皮肤含水量高，经皮肤吸收速度比成年人快。特别是当药物中加入了促皮吸收药如氮酮、二甲基亚砜、月桂酸等制成贴皮药或软膏，经皮给药（transdermal）后都可到达局部或全身，如硝苯地平、雌二醇、芬太尼等制成的贴皮剂。

［常考考点］首过消除的概念：口服给药时，有些药物在进入体循环之前首先在胃肠道、肠黏膜细胞和肝脏被灭活代谢，导致进入体循环的药量减少，药效降低。

（二）分布

药物分布（distribution）指药物吸收后随血液循环到各组织器官的过程。各组织器官药物的分布是不均匀和动态变化的。药物作用的快慢和强弱，主要取决于药物分布进入靶器官的速度和浓度。而药物消除的快慢，则主要取决于药物分布进入代谢和排泄器官（肝脏、肾脏）的速度。

影响药物分布的因素

（1）血浆蛋白结合率：药物吸收后都可不同程度地与血浆蛋白结合，不同药物的结合率差异较大。药物与血浆蛋白结合后，不能透出血管到达靶器官，也不会到达代谢器官被代谢，暂时失去活性，可视为药物在体内的一种暂时贮存形式，只有游离型的药物才有药理活性。药物与血浆蛋白的结合是疏松可逆的，当血液中游离型药物减少时，结合型药物又可转化为游离型，透出血管，恢复其药理活性。游离和非游离型药物在血管中始终处于一种动态变化过程。

由于血浆蛋白总量和结合能力有限，药物与血浆蛋白的结合是非特异性的（即多种药物均可竞争性地与血浆蛋白结合）。当同时使用两种或两种以上的药物时，因相互间竞争与血浆蛋白结合，使其中某些药物游离型增加，药理作用或不良反应明显增强。如口服抗凝药香豆素类与解热镇痛药阿司匹林合用时，将导致抗凝过度，发生出血倾向。对于血浆蛋白结合率高、分布容积小、消除慢或治疗指数低的药物，临床上应注意调整剂量；当血液中血浆蛋白过少（如慢性肾炎、肝硬化）或变质（如尿毒症）时，可与药物结合的血浆蛋白减少，也容易发生药物作用的增强或中毒。

（2）体内屏障

①血脑屏障（blood-brain barrier）：指脑的血液与脑细胞外液及脑脊液间的屏障。对药物的通过具有重要屏障作用，有利于维持中枢神经系统内环境的相对稳定。脑内的毛细血管内皮细胞间连接紧密，间隙较小，基底膜外还有一层星状胶质细胞包围，药物一般很难进入脑脊液和脑细胞内。只有脂溶性高、分子量较小及少数水溶性药物可以通过血脑屏障。治疗脑病可选用极性低的脂溶性药物，如硫喷妥钠。

②胎盘屏障（placental barrier）：指胎盘绒毛与子宫血窦间的屏障，能将母体与胎儿的血液隔开。但对药物而言，其通透性和毛细血管无明显区别，几乎所有药物都能穿过胎盘屏障进入胎儿体内，只是程度和快慢不同。妊娠期间应特别注意某些药物进入胎儿循环的毒性作用和妊娠早期引起畸胎的危险。

（3）体液 pH 值：药物的 pK_a 及体液的 pH 是决定药物分布的另一因素。细胞内液 pH（约 7.0）略低于细胞外液（约 7.4），一般弱碱性药物在细胞内浓度较高，而弱酸性药物则在细胞外液中浓度高。弱酸性药物苯巴比妥中毒时，用碳酸氢钠碱化血液及尿液不仅可使脑细胞中药物迅速向血浆转移，并可减少药物在肾小管中的重吸收，加速自尿中的排泄，使病人迅速脱离危险。

（4）器官血流量：肝、肾、脑、肺等高血流量器官，药物分布快且含量较多，皮肤、肌肉等低血流量器官，药物分布慢且含量较少。有些药物首先向血流量大的器官分布，然后向血流量少的组织转移，如静注硫喷妥钠后，先在血流量丰富的脑中迅速发挥麻醉效应，然后迅速向体内血流较少的脂肪组织转移，使其麻醉作用在数分钟内又迅速消失。此现象称为药物的再分布。其他如局部器官的血流量及药物与某些组织器官的亲和力（如碘可集中分布于甲状腺组织中）等因素也会影响药物的分布。

[常考考点] 血脑屏障和胎盘屏障的作用。

（三）转化

药物的转化或生物转化（biotransformation）是指药物作为外源性活性物质在体内发生的化学结构改变。体内能够使药物发生转化的器官主要是肝脏，其次是肠、肾、肺等组织。

1. 药物转化的方式与步骤 转化过程一般分两个时相：第Ⅰ时相是氧化、还原、水解过程，该过程使药物分子结构中引入或暴露出极性基团，如产生羟基、羧基、巯基、氨基等；第Ⅱ时相是结合过程，该过程在药物分子结构中暴露出的极性基团与体内的化学物质如葡萄糖醛酸、硫酸、甘氨酸、谷胱甘肽等经共价键结合。

2. 药物转化的意义 绝大多数药物经过转化后，药理活性都减弱或消失，称为灭活（inactivation）。但也有极少数药物经转化后才出现药理活性，称为活化（activation），如阿司匹林（乙酰水杨酸钠）只有在体内脱去乙酰基，转化为水杨酸才具有药理活性。大多数脂溶性药物经过转化生成易溶于水且极性高的代谢物，以利迅速排出体外。

3. 药物转化酶系统 药物在体内的转化必须在酶的催化下才能进行。催化酶分为两类：①专一性酶，如胆碱酯酶、单胺氧化酶等，分别转化乙酰胆碱和单胺类等一些特定的药物或物质。②非专一性酶，是混合功能氧化酶系统，一般称为肝脏微粒体细胞色素 P_{450} 酶系统（简称肝微粒体酶），因存在于肝细胞内质网上而又称"肝药酶"。细胞色素 P_{450}（cytochrome P_{450}，CYP）酶系是一个超家族，包含多种异构酶，能催化数百种药物的转化，现已在人体中分离出几十种具有功能活性的 P_{450} 酶系。根据氨基酸序列的同一性分为 17 个家族和许多亚型。肾上腺、肾、肺、胃肠黏膜及皮肤等组织中也有少量存在。肝药酶系统主要由 3 部分组成：血红蛋白类（包括细胞色素 P_{450}、细胞色素 b_5）、黄素蛋白类（包括还原型辅酶Ⅱ – 细胞色素 P_{450} 还原酶、还原型辅酶Ⅰ – 细胞色素 b_5 还原酶）、磷脂类（主要是磷脂酰胆碱）。其中最关键的酶为细胞色素 P_{450}。

4. 药酶诱导药和抑制药　肝药酶是药物在机体内转化的主要酶系统，特点是：①选择性低，能同时催化多种药物。②变异性较大，常因遗传、年龄、营养状态、机体状态、疾病的影响，而出现明显的个体差异。③药酶活性易受药物的影响而出现增强或减弱。凡能够增强药酶活性的药物称为药酶诱导药（enzyme inducer）；能够减弱药酶活性的药物称为药酶抑制药（enzyme inhibitor）。常见药酶诱导剂有：苯巴比妥、保泰松、苯妥英钠等；常见药酶抑制剂有：异烟肼、双香豆素，西咪替丁等。药酶诱导药和药酶抑制药不仅可增强或减弱药物自身的转化，导致药物本身效应强弱的变化。当合并使用其他药物时，药酶诱导药和抑制药还可使其他药物的效应比单用时增强或减弱。

〔常考考点〕肝药酶的特点。药酶诱导药和药酶抑制药的概念。

（四）排泄及其影响因素

药物的排泄（excretion）是指药物及其代谢物被排出体外的过程。排泄是药物最后被彻底消除的过程。肾脏是最主要的排泄器官，非挥发性药物主要由肾脏随尿排出；气体及挥发性药物则主要由肺随呼气排出；某些药物还可从胆汁、乳腺、汗腺、唾液腺及泪腺等排出体外。

1. 肾脏　药物及其代谢产物经肾脏排泄主要决定于肾小球滤过、肾小管被动重吸收和肾小管主动分泌。肾小球毛细血管的基底膜通透性较大，绝大多数游离型药物及其代谢产物均可滤过进入肾小管腔内。其中脂溶性高、非解离型的药物和代谢产物又可经肾小管上皮细胞重吸收入血。尿液 pH 值影响药物的解离度从而影响排泄。当苯巴比妥、水杨酸等弱酸性药物中毒时，碱化尿液可使药物的重吸收减少、排泄增加而解救药物中毒。

少数药物经肾小管主动分泌排泄，属于主动转运过程。肾小管上皮细胞有两类转运系统，分别转运弱酸性或弱碱性药物。分泌机制相同的两类药合用并经同一载体转运时，可发生竞争性抑制，如丙磺舒可抑制青霉素的主动分泌，依他尼酸可抑制尿酸的主动分泌等。肾脏排泄药物的多少，还与药物和血浆蛋白的结合率及肾血流量等因素有关。

2. 胆汁　某些药物经肝脏转化为极性较强的水溶性代谢产物，也可自胆汁排泄，由胆汁排入肠腔并随粪便排出。有些药物可经肠黏膜上皮细胞吸收，经门静脉、肝脏重新进入体循环。这种小肠、肝脏、胆汁间的循环过程称为肝 – 肠循环（hepato–enteral circulation）。某些肝 – 肠循环明显的药物（如洋地黄毒苷、地高辛、地西泮），其药物的作用时间会延长。

3. 其他途径　药物还可通过唾液、乳汁、汗液、泪液等排泄。乳汁 pH 略低于血浆，弱碱性药物（如吗啡、阿托品）可以较多地自乳汁排泄，哺乳婴儿可能因此受影响。胃液中酸度高，某些生物碱（如吗啡等）即使注射给药也可向胃液扩散，洗胃是该类药物中毒的治疗措施。由于药物可自唾液排泄，现在临床上可用唾液代替血液标本进行血药浓度的监测。

〔常考考点〕非挥发性药物主要由肾脏随尿排出；气体及挥发性药物则主要由肺随呼气排出。

细目三　影响药物效应的因素

【考点突破攻略】

要点　药物的相互作用（药动学因素、药效学因素、特殊人群因素）

药物相互作用（drug interaction）指同一时间或间隔一定时间两种或两种以上药物合用，药物与药物之间或药物与机体之间产生的相互影响。广义上讲，药物相互作用应包括发生在体外的药剂学上的配伍禁忌和发生在体内的药理学上的疗效及毒性的增强或减弱。用药种数越多，不良反应发生率也越高。如

2～5 种药合用，不良反应发生率为 4%，6～10 种时则为 10%。

药物在体内的相互作用包括药动学因素和药效学因素及特殊人群因素。

（一）药动学因素

1. 妨碍吸收

（1）改变胃肠道 pH：如抗酸药可增加弱酸性药物如磺胺类、氨苄青霉素的解离度，因而吸收减少，但可促进某些弱碱性药物的吸收。

（2）吸附、络合或结合：①氢氧化铝凝胶可吸附氯丙嗪。②考来烯胺能与洋地黄、性激素、甲状腺素、四环素、保泰松、苯巴比妥、口服抗凝血药、噻嗪类利尿药等结合；③四环素类与钙、镁或铝等离子能形成不溶性络合物。④浓茶中含大量鞣酸，可与铁制剂或生物碱发生沉淀，因而阻碍吸收。

（3）影响胃排空和肠蠕动：多数药物主要在小肠上段吸收，抗胆碱药能延缓胃排空，减慢肠蠕动，使同服的对乙酰氨基酚吸收减慢，也可使部分在胃肠道破坏的左旋多巴吸收量大大减少。

（4）改变肠壁功能：如细胞毒类药物会损伤肠黏膜，减少其他药的吸收。

2. 竞争血浆蛋白结合 许多药物能与血浆蛋白呈可逆性结合，酸性药物与血浆蛋白的结合要比碱性药物的结合更强。如乙酰水杨酸、对乙酰氨基酚与血浆蛋白结合力强，可将双香豆素类从血浆蛋白结合部位置换出来，抗凝血作用增强。早产儿或新生儿服用磺胺类或水杨酸类，由于药物与血浆蛋白结合，可将胆红素从血浆蛋白结合部位置换出来，引起核黄疸。

3. 影响生物转化

（1）影响肝药酶：许多药物诱导或抑制肝药酶而影响其他药物在体内的生物转化，从而使其半衰期、药理作用及不良反应等发生改变。如异烟肼能抑制肝药酶，可使同时合用的甲苯磺丁脲的药理作用和毒性增加；别嘌呤醇能抑制黄嘌呤氧化酶，使 6- 巯基嘌呤及硫嘌呤的代谢减慢、毒性增加。

（2）影响非微粒体酶：改变受此酶代谢的药物生物转化，如单胺氧化酶抑制药可延缓单胺类药物代谢，使这些药物的升压作用和毒性反应增加。

4. 影响药物排泄

（1）影响尿液 pH：有些药物影响尿液 pH，从而影响药物的解离度，尿液呈酸性时可使弱碱性药解离型增多，使抗组胺药等在肾小管的重吸收减少，排出量增加。同样，尿液呈碱性时可使弱酸性药排出量增多。

（2）竞争转运载体：许多弱酸性药物及其代谢产物可从肾近曲小管主动转运分泌，如水杨酸类、丙磺舒、噻嗪类、乙酰唑胺、呋塞米、对氨基水杨酸、青霉素、头孢噻啶等。当这些药物合用时，排泄均可减少，使作用或毒性增加。

［常考考点］药动学因素。

（二）药效学因素

1. 协同作用（synergism） 指药物合用后原有作用或毒性增加，可分为 3 种情况。

（1）相加作用（additive effect，summation）：两药合用后的作用是两药分别作用的代数和，如阿司匹林与对乙酰氨基酚合用时，解热镇痛作用相加；链霉素、庆大霉素、卡那霉素或新霉素之间联合用药时，对听神经和肾脏的毒性反应相加。

（2）增强作用（potentiation）：两药合用后的作用大于它们分别作用的代数和，如磺胺甲唑与甲氧苄啶合用，使抗菌作用增加数倍至数十倍，甚至出现杀菌作用。

（3）增敏作用（sensitization）：指一种药可使组织或受体对另一种药的敏感性增强，如可卡因可抑制交感神经末梢对去甲肾上腺素的再摄取，使去甲肾上腺素或肾上腺素作用增强。

2. 拮抗作用（antagonism） 指药物合用后原有作用或毒性减弱。根据其产生机制可分为 4 种情况，即药理性、生理性、生化性、化学性拮抗，前两种情况较重要。

（1）药理性拮抗（pharmacological antagonism）：即一种药物与特异性受体结合，阻止激动药与此种受体结合，如纳洛酮可拮抗吗啡的作用，普萘洛尔可拮抗异丙肾上腺素的作用。

（2）生理性拮抗（physiological antagonism）：即两个激动药分别作用于生理作用相反的两个特异性受体，如组胺可作用于 H_1 受体，引起支气管平滑肌收缩；肾上腺素可作用于 β 受体，使支气管平滑肌松弛。

（3）化学性拮抗（chemical antagonism）：如重金属或类金属可与二巯基丙醇结合成络合物而排泄，中毒时可用其解救；肝素是抗凝血药，带强大负电荷，过量可引起出血，此时可静脉注射鱼精蛋白，后者是带强正电荷的蛋白，能与肝素形成稳定的复合物，使肝素的抗凝血作用迅速消失。

（4）生化性拮抗（biochemical antagonism）：即拮抗作用通过生化反应而产生，如苯巴比妥能诱导肝药酶，使苯妥英钠等药的代谢加速，作用减弱。

［常考考点］药物的协同作用和拮抗作用。

（三）特殊人群因素

1. 儿童　人体的许多生理功能、体液或脂肪与体重的比例、血浆蛋白含量、代谢酶的活性等，因年龄不同可出现较大差异，从而影响药物的药效学和药动学。

①药物的吸收：新生儿胃液的 pH 较低，胃内容物的排出也比较需要时间，药物的吸收比较慢。但 β-内酰胺类抗生素药物也因此在胃内的分解减少，吸收反而较成人为好。②药物的分布：新生儿的血浆蛋白低于成年人，因此当给予蛋白质结合率高的药物时，游离型药物的浓度会增加，易引起毒性反应。③药物的代谢：新生儿期肝脏功能尚未完全发育好，但随后一年内即可发育成熟，而其肝脏的重量占体重的比例较成人为高（1～2岁最高），因此对某些药物来说（如茶碱类），婴儿期以后的肝脏代谢功能按体重计算，则相对较成人为高。新生儿期的硫酸结合功能与成人无异，但甘氨酸和葡萄糖醛酸的结合功能还比较差，因此新生儿对胆红素、氯霉素结合代谢不足，易发生高胆红素血症和灰婴综合征。④药物的排泄：新生儿的肾小球滤过率和肾小管分泌功能都比较差，因此对氨基糖苷类和青霉素类的清除率比较低，需要 6 个月才能达到成人水平。

2. 老年人　老年人由于生理功能逐渐减退，血浆蛋白浓度降低，肝血流和肝药酶的活性降低，肾血流、肾小球滤过和肾小管功能减弱而使药物的消除减慢，虽然对药物的吸收功能也降低，但综合结果是血中的游离型药物浓度增多，作用或毒性增强。

3. 女性　女性有月经、妊娠、分娩、哺乳期等特点，用药时应注意。月经期和妊娠期禁用剧泻药和抗凝血药，以免月经过多、流产、早产或出血不止。有些药物能通过胎盘进入胎儿体内，对胎儿生长发育和活动造成影响，严重的可导致畸胎，故妊娠期用药应十分慎重。临产前禁用吗啡，以免抑制胎儿的呼吸。哺乳期用药应注意某些药物从乳汁排出影响乳儿。

［常考考点］特殊人群药物代谢的特点。

【例题实战模拟】

A1 型题

1. 药物在适当剂量时只对少数器官或组织产生明显作用，这种特性称为

　　A. 安全性　　B. 有效性　　C. 耐受性　　D. 选择性　　E. 敏感性

2. 下列关于药物不良反应的叙述，错误的是

　　A. 治疗量时出现的与治疗目的无关的反应　　　　B. 难以避免，停药后可恢复

　　C. 常因剂量过大引起　　　　　　　　　　　　　D. 常因药物作用选择性低引起

　　E. 副作用与治疗目的是相对的

3. 机体对青霉素最易产生的不良反应是

　　A. 后遗效应　　B. 停药反应　　C. 特异质反应　　D. 副反应　　E. 变态反应

4. 下列有关胎盘屏障的叙述，错误的是

　　A. 是胎盘绒毛与子宫血窦间的屏障　　　　B. 通透性与一般毛细血管相同

　　C. 几乎所有药物均可通过　　　　　　　　D. 可阻止药物从母体进入胎儿血循环中

　　E. 妊娠妇女原则上应禁用一切影响胎儿发育的药物

5. 下列关于药物代谢的说法，正确的是

　　A. 只有排出体外才能消除其活性　　　　　B. 药物代谢后肯定会增加水溶性

　　C. 肝脏代谢和肾脏排泄是两种主要消除途径　　D. 药物代谢后肯定会减弱其药理活性

E. 药物只有分布到血液外才会消除效应

6. 血脑屏障的作用是

A. 阻止所有细菌进入大脑　　　　B. 使药物不易穿透，保护大脑

C. 阻止药物进入大脑　　　　　　D. 阻止外来物进入脑组织

E. 只有脂溶性低、分子量较大及少数水溶性药物可以通过血脑屏障

7. 半数有效量是指

A. 引起 50% 动物死亡的剂量　　　B. 达到 50% 有效血浓度的剂量

C. 引起 50% 动物产生阳性反应的剂量　　D. 和 50% 受体结合的剂量

E. 引起 50% 动物中毒的剂量

8. 副作用是指

A. 与治疗目的无关的作用　　　　B. 用药量过大或用药时间过久引起的

C. 用药后给病人带来的不舒适反应　　D. 停药后，残存药物引起的反应

E. 在治疗剂量出现与治疗目的无关的作用

9. 酸性药物过量中毒，为加速排泄，可以

A. 碱化尿液，减少重吸收　　B. 酸化尿液，促进吸收　　C. 碱化尿液，促进肾小管重吸收

D. 酸化尿液，减少吸收　　　E. 以上都不对

10. 下列给药途径存在首过效应的是

A. 口服　　B. 静脉注射　　C. 直肠给药　　D. 肌内注射　　E. 舌下给药

【参考答案】

1. D　2. C　3. E　4. D　5. C　6. B　7. C　8. E　9. A　10. A

第二单元　拟胆碱药

细目一　M 受体兴奋药

【考点突破攻略】

M 受体兴奋（激动）药，又称节后拟胆碱药，主要激动 M 受体，产生 M 样作用，如毛果芸香碱。

要点　毛果芸香碱的作用、应用

毛果芸香碱（pilocarpine，匹罗卡品）是从美洲毛果芸香属植物叶中提取的生物碱，现已能人工合成。

1. 作用　对眼和腺体的选择性较高。

（1）缩瞳、降低眼内压和调节痉挛

①缩瞳：虹膜内有两种平滑肌，一是瞳孔括约肌（受动眼神经的副交感神经纤维—胆碱能神经支配），二是瞳孔扩大肌（受肾上腺素能神经支配）。毛果芸香碱可激动瞳孔括约肌的 M 胆碱受体，使瞳孔括约肌收缩，瞳孔缩小。

②降低眼内压：房水是由睫状体上皮细胞分泌及血管渗出而产生，由眼后房经瞳孔流入前房，使眼球内具有一定压力（即眼内压）。房水回流障碍可使眼内压升高，导致青光眼。毛果芸香碱使瞳孔括约肌收缩，虹膜向眼球中心方向拉紧，虹膜根部变薄，从而使处在虹膜周围部分的前房角间隙扩大，房水易于通过巩膜静脉窦进入循环，房水回流通畅，使眼内压下降。

③调节痉挛：眼睛能使晶状体聚焦以适应近视或远视的需要，称为调节。这种调节功能主要取决于晶状体的曲度变化。悬韧带受睫状肌控制，睫状肌由环状和辐射状两种平滑肌纤维组成，其中以胆碱能

神经（动眼神经）支配的环状肌纤维为主。动眼神经兴奋时，环状肌向瞳孔中心方向收缩，结果使悬韧带松弛，晶状体变凸，屈光度增加，调节于近视。毛果芸香碱作用于睫状肌 M 受体，使远物难以清晰地成像于视网膜上，故看近物清楚，看远物模糊，这一作用称为<u>调节痉挛</u>。

（2）促进腺体分泌：<u>尤以增加汗腺和唾液腺的分泌最为明显</u>，对泪腺、胃腺、胰腺、小肠腺体和呼吸道腺体分泌也有增加作用。

（3）兴奋平滑肌：能兴奋肠道平滑肌，支气管平滑肌，子宫、膀胱及胆道平滑肌。

2. 应用

（1）青光眼：分为闭角型和开角型两种，主要特征是由于眼内压升高而引起头痛、视力减退，严重时可致失明。闭角型为急性或慢性充血性青光眼，表现为前房角狭窄，房水回流受阻而使眼内压升高。毛果芸香碱能使前房角间隙扩大，房水回流通畅，眼内压迅速降低，因而<u>主要用于治疗闭角型青光眼</u>。开角型为慢性单纯性青光眼，主要是因小梁网本身及巩膜静脉窦发生变性或硬化，阻碍了房水循环，引起眼内压升高。<u>毛果芸香碱对此型疗效较差</u>，其机制可能是通过扩张巩膜静脉窦周围的小血管及收缩睫状肌，使小梁网结构发生改变而使眼内压下降。

<u>临床常配成 1% ～ 2% 溶液滴眼</u>。滴眼后易透过角膜进入眼前房，作用迅速，10 分钟起效，0.5 小时缩瞳作用达高峰，降低眼内压作用可维持 4 ～ 8 小时，调节痉挛作用在 2 小时左右消失。作用温和而短暂，用药间隔时间宜短。水溶液比较稳定，易于保存。

（2）虹膜睫状体炎：与扩瞳药交替使用，使瞳孔时扩时缩，可防止虹膜与晶状体粘连。

（3）其他：用阿托品扩瞳后，可用毛果芸香碱缩瞳，以促进视力恢复。口服可用于<u>缓解放疗后的口腔干燥</u>，但增加唾液分泌同时也会增加汗腺分泌。<u>全身给药用于抗胆碱药阿托品中毒的抢救</u>。

［常考考点］毛果芸香碱对眼睛的调节作用是缩瞳、降低眼内压、调痉挛；主要适应证是闭角型青光眼。

细目二 抗胆碱酯酶药

【考点突破攻略】

抗胆碱酯酶药是指通过抑制胆碱酯酶，使胆碱能神经末梢所释放的 Ach 水解减少，造成突触间隙 Ach 浓度增高而发挥间接拟胆碱的作用。根据与胆碱酯酶结合形成复合物后水解速度的快慢分两类：①易逆性抗胆碱酯酶药，如新斯的明等。②难逆性抗胆碱酯酶药，如有机磷酸酯类。

要点 新斯的明的作用、应用

新斯的明（neostigmine）是人工合成品，属二甲氨基甲酸酯类。脂溶性低，口服吸收少且不规则，一般口服剂量为皮下注射量的 10 倍以上。不易透过血脑屏障，无明显的中枢作用。不易透过角膜进入前房，对眼的作用较弱。

1. 作用 抑制胆碱酯酶活性。其特点为<u>对骨骼肌作用最强，对胃肠道和膀胱平滑肌作用较强，对心血管、腺体、眼和支气管平滑肌的作用较弱</u>。

（1）兴奋骨骼肌：抑制神经肌肉接头处胆碱酯酶活性，还能直接兴奋骨骼肌运动终板上的 N_2 胆碱受体以及促进运动神经末梢释放 Ach。

（2）兴奋平滑肌：收缩胃肠道和膀胱等平滑肌。新斯的明可与 Ach 竞争与胆碱酯酶的结合，结合后形成的复合物可进一步裂解为二甲氨基甲酰化胆碱酯酶，其水解速度较乙酰化胆碱酯酶慢，故酶被抑制的时间较长，使作用维持时间延长，但较有机磷酸酯类短，属易逆性类药。

2. 应用

（1）重症肌无力：是一种自身免疫性疾病，体内产生抗 N_2 受体的抗体，使神经肌肉传递功能障碍，骨骼肌呈进行性收缩无力。表现为眼睑下垂、肢体无力、咀嚼和吞咽困难，严重者呼吸困难。皮下或肌内注射新斯的明后，15 分钟即可使症状减轻，维持 2 ～ 4 小时。除紧急情况需注射外，一般口服给药，因需经常、反复给药，应掌握好剂量，以免引起"胆碱能危象"，反使肌无力症状加重。

（2）手术后腹气胀及尿潴留：能增加胃肠蠕动和膀胱张力，从而促进排气、排尿。

（3）阵发性室上性心动过速：通过拟胆碱作用使心室频率减慢，多用于压迫眼球或颈动脉窦等兴奋迷走神经措施无效时的阵发性室上性心动过速。

（4）肌松药过量的解救：用于非去极化型骨骼肌松弛药（如筒箭毒碱）过量时的解救。

[常考考点] 新斯的明治疗重症肌无力的机制是抑制胆碱酯酶和兴奋骨骼肌 N_2 胆碱受体。

【例题实战模拟】

A1 型题

1. 毛果芸香碱的主要适应证是

　　A. 青光眼　　　B. 角膜炎　　　C. 结膜炎　　　D. 视神经水肿　　　E. 晶状体混浊

2. 毛果芸香碱对眼睛作用的表现是

　　A. 松弛瞳孔括约肌、降低眼内压、收缩睫状肌

　　B. 收缩瞳孔括约肌、降低眼内压、松弛睫状肌

　　C. 松弛瞳孔括约肌、升高眼内压、松弛睫状肌

　　D. 收缩瞳孔括约肌、升高眼内压、松弛睫状肌

　　E. 收缩瞳孔括约肌、降低眼内压、收缩睫状肌

3. 新斯的明治疗重症肌无力的机制是

　　A. 兴奋大脑皮质　　　　　　　B. 激动骨骼肌 M 胆碱受体　　　　C. 促进乙酰胆碱合成

　　D. 抑制胆碱酯酶和激动骨骼肌 N_2 胆碱受体　　　　E. 促进骨骼肌细胞 Ca^{2+} 内流

A2 型题

4. 患者，男，45 岁。双眼睑下垂 6～7 天，逐渐加重，近一两天四肢或活动无力，晨起轻，下午重，休息后减轻，活动后加重。诊断：重症肌无力。治疗该病人最适宜的药物是

　　A. 毛果芸香碱　　　B. 毒扁豆碱　　　C. 新斯的明　　　D. 阿托品　　　E. 加兰他敏

B1 型题

　　A. 青光眼　　　　　　　　　　B. 阵发性室上性心动过速　　　　C. 有机磷酸酯类中毒

　　D. 琥珀胆碱过量中毒　　　　　E. 房室传导阻滞

5. 毛果芸香碱可治疗

6. 新斯的明可治疗

【参考答案】

1. A　2. E　3. D　4. C　5. A　6. B

第三单元　有机磷酸酯类中毒与胆碱酯酶复活药

细目　有机磷酸酯类中毒与胆碱酯酶复活药

【考点突破攻略】

有机磷酸酯类（organophosphates）为难逆性、持久性抗胆碱酯酶药，多易挥发，脂溶性高，与胆碱酯酶结合牢固，不易水解，使酶的活性很难恢复，造成体内 Ach 大量、持久地堆积引起中毒，作用强大而持久，可经呼吸道、消化道黏膜，甚至完整的皮肤吸收而中毒。在农业生产使用过程中，皮肤吸收是主要的中毒途径。

[常考考点] 有机磷酸酯类中毒产生 M 样症状的原因是胆碱能神经递质破坏减少。

要点一 药物解救原则

1. 急性中毒 轻度中毒以 M 样症状为主；中度中毒时除 M 样症状加重外，还出现 N 样症状；严重中毒者除 M 样和 N 样症状外，还出现中枢神经系统症状。死亡原因主要是呼吸麻痹。

除按一般的急性中毒解救原则处理外，要及早、足量、反复地使用阿托品及氯解磷定等胆碱酯酶复活药。

（1）消除毒物：将患者移离毒物现场。经皮肤中毒者，立即用温水、肥皂水清洗皮肤；经口中毒者，先抽出胃液和毒物，并用微温的 1% 盐水、1:5000 高锰酸钾或 2%～5%NaHCO$_3$ 洗胃至不再有农药味，然后再用硫酸镁导泻。敌百虫中毒时，不宜用肥皂及碱性溶液洗胃，以免转化为敌敌畏而增加毒性；对硫磷中毒时不可用高锰酸钾洗胃，以防氧化成毒性更强的对氧磷。

（2）对症治疗：吸氧、人工呼吸、输液、用升压药及抗惊厥药等。

（3）解毒药物：①阿托品为特异性、高效能解毒药物，能迅速对抗体内 Ach 的 M 样作用，大剂量能解除一部分中枢症状，并兴奋呼吸中枢，故应尽早、大剂量给药。先用阿托品 2～4mg 静脉或肌内注射；如无效，每隔 5～10 分钟注射 2mg，直至 M 样症状消失或出现阿托品轻度中毒症状（阿托品化）。第 1 天用量常超过 200mg，维持 48 小时。② AchE 复活药是一类能使被有机磷酸酯类抑制的 AchE 恢复活性的药物。不但能使单用阿托品所不能控制的严重中毒病例得以解救，也可显著缩短一般中毒的病程。常用药物有氯解磷定和双复磷。中度及重度中毒时，阿托品常与胆碱酯酶复活药合用，以彻底消除病因与症状。但胆碱酯酶复活后，机体可恢复对阿托品的敏感性，易发生阿托品过量中毒，因此应适当减少阿托品的剂量。

2. 慢性中毒 可发生于长期接触农药的工人或农民。主要表现为头痛、头晕、失眠、乏力等神经衰弱症状和腹胀、多汗，偶有肌束颤动及瞳孔缩小。

目前尚缺乏有效的治疗措施，阿托品及胆碱酯酶复活药治疗都不满意。只有定期测定血中胆碱酯酶活性，如下降达 50%，应暂时避免与有机磷酸酯类接触，加强防护，对症治疗。在慢性中毒的基础上，一次稍大剂量的吸收，即可能引起急性毒性发作。

［常考考点］抢救有机磷农药中毒的常用药物为阿托品与胆碱酯酶复活药。

要点二 胆碱酯酶复活药的作用

胆碱酯酶复活药有氯解磷定、碘解磷定、双复磷等，以氯解磷定为首选药。碘解磷定为最早应用的 AchE 复活药，不良反应较多，作用较弱。双复磷（obidoxime chloride）作用与氯解磷定相似，作用较强而持久，且较易进入血脑屏障，对 M、N 样及中枢症状都有一定疗效，对大多数有机磷酸酯中毒有效。

氯解磷定（pralidoxime chloride，PAM-Cl）溶解度大，溶液稳定，无刺激性，制成注射剂供肌内或静脉注射，不良反应少，价格低廉，为首选药。

氯解磷定进入有机磷酸酯类中毒者体内，分子中带正电荷的季铵氮与被磷酰化的胆碱酯酶的阴离子以静电引力相结合，肟基以共价键与中毒酶的磷酰基相结合，所形成的复合物经裂解形成无毒的磷酰化氯解磷定从尿中排出，使胆碱酯酶游离出来而恢复水解 Ach 的活性。氯解磷定还能与体内游离的有机磷酸酯类直接结合，形成磷酰化氯解磷定由尿排出，从而阻止其继续与胆碱酯酶结合，避免了中毒过程的发展。

要点三 氯解磷定的应用

主要用于中度和重度有机磷酸酯类中毒的解救。对酶复活的效果随不同的有机磷酸酯类而异，对内吸磷、马拉硫磷和对硫磷中毒的疗效较好；对敌百虫、敌敌畏中毒的疗效稍差；对乐果中毒无效，因乐果中毒时所形成的磷酰化胆碱酯酶比较稳定，酶活性不易恢复，加之乐果乳剂还含有苯，可能同时有苯中毒。

氯解磷定恢复酶活性作用在骨骼肌的神经肌肉接头处最为明显，可使肌束颤动消失或明显减轻；因不易透过血脑屏障，需较大剂量才对中枢中毒症状有一定疗效；不能直接对抗体内已积聚的 Ach，必须与阿托品合用。对中毒过久"老化"的磷酰化胆碱酯酶解毒效果差，应及早使用。生物半衰期约 1.5 小时，抢救时需反复用药。不良反应较少，但剂量过大，可直接与胆碱酯酶结合而抑制其活性，加剧中毒。

［常考考点］氯解磷定的优点及药理作用。

【例题实战模拟】

A1 型题

1. 有机磷酸酯类中毒时，产生 M 样症状的原因是
　　A. 胆碱能神经递质释放增加　　B. M 胆碱受体敏感性增强　　C. 直接兴奋 M 受体
　　D. 胆碱能神经递质破坏减少　　E. 抑制 Ach 摄取

2. 可使磷酰化胆碱酯酶复活的药物是
　　A. 阿托品　　B. 毒扁豆碱　　C. 毛果芸香碱　　D. 新斯的明　　E. 氯解磷定

3. 抢救有机磷酸酯类中毒时，下列描述不正确的是
　　A. 及时带离中毒现场　　B. 配合注射新斯的明　　C. 及早、足量注射阿托品
　　D. 清洗皮肤　　E. 使用胆碱酯酶复活药

4. 有机磷农药中毒的抢救措施是
　　A. 阿托品 +AchE 复活剂　　B. 毛果芸香碱 +AchE 抑制剂　　C. 阿托品 +AchE 抑制剂
　　D. 毛果芸香碱 +AchE 复活剂　　E. 单用阿托品

A2 型题

5. 患者，女，40 岁。2 小时前口服 50% 敌敌畏 60mL，大约 10 分钟后出现呕吐、大汗，随后昏迷，急送入院。检查：呼吸急促，32 次 / 分，血压 18.7/13.3kPa（140/100mmHg），心律失常，肠鸣音亢进，双侧瞳孔 1 ～ 2mm，有肌颤，全血 AchE 活力为 30%。病人入院后，除给洗胃和氯解磷定治疗外，还应立即注射的抢救药物是
　　A. 阿托品　　B. 普萘洛尔　　C. 氯丙嗪　　D. 毛果芸香碱　　E. 新斯的明

【参考答案】

1. D　2. E　3. B　4. A　5. A

第四单元　抗胆碱药

细目一　阿托品类生物碱

【考点突破攻略】

本类药物从茄科植物中提取，有阿托品、山莨菪碱、东莨菪碱及樟柳碱等，化学结构均相似，能选择性地阻断节后胆碱能神经所支配的效应器细胞膜上的 M 胆碱受体，产生抗 M 样作用。主要用于内脏绞痛，又称平滑肌解痉药。

要点一　阿托品的作用、应用、不良反应

1. 作用　阻断 M 受体，较大剂量阻断神经节 N_1 受体。对各种 M 受体亚型的选择性低，作用广泛。

（1）松弛平滑肌：能松弛多种内脏平滑肌，对过度活动或痉挛的平滑肌作用更明显。可抑制胃肠道平滑肌的强烈痉挛，对膀胱逼尿肌也有解痉作用，对胆管、输尿管和支气管平滑肌的作用较弱，对子宫平滑肌影响较小。

（2）抑制腺体分泌：对唾液腺与汗腺的作用最为明显，小剂量阿托品（0.3 ～ 0.5mg）即能引起口干

和皮肤干燥，同时引起泪腺及呼吸道分泌大为减少。较大剂量阿托品可减少胃液分泌，但对胃酸的分泌影响较小，因为胃酸分泌主要受胃泌素等调节。

（3）扩瞳、升高眼内压和调节麻痹

①扩瞳：阻断瞳孔括约肌上的 M 受体，环状肌松弛，退向四周边缘，瞳孔扩大。

②升高眼内压：瞳孔扩大后虹膜退向周围边缘，根部增厚，前房角间隙变窄，房水回流受阻，房水积聚而升高眼内压。

③调节麻痹：睫状肌松弛退向外缘，悬韧带向周围拉紧，晶状体变扁，屈光度降低，不能将近距离的物体清晰地成像于视网膜上，看近物模糊不清，只适于看远物，这种作用称调节麻痹。

（4）兴奋心脏、扩张小血管

①兴奋心脏：阿托品对心脏的作用是加快心率。但治疗量 0.4 ～ 0.6mg 可使部分病人心率轻度短暂减慢，是因为阻断了副交感神经节后纤维上的 M_1 受体（即突触前膜 M_1 受体）抑制负反馈，使 Ach 释放增加所致。较大剂量 1 ～ 2mg 时，可通过阻断外周 M 胆碱受体，解除了迷走神经对窦房结的抑制而加快心率。心率加快的程度取决于迷走神经的张力，迷走神经张力高的青壮年，心率加快较明显。

②扩张小血管：多数血管缺乏胆碱能神经支配。阿托品较大剂量能解除外周及内脏小血管痉挛，尤其以皮肤血管的扩张最显著，表现为皮肤潮红和温热。当微循环的小血管痉挛时，能改善微循环，增加组织的血流灌注量。此作用机制尚未完全阐明，但与抗胆碱作用无关。

（5）兴奋中枢：较大剂量 1 ～ 2mg 可轻度兴奋大脑和延髓；2 ～ 5mg 则中枢兴奋明显加强，出现烦躁不安、谵语等；中毒剂量（10mg 以上）产生幻觉、定向障碍甚至惊厥。严重中毒则易由兴奋转入抑制，出现昏迷及呼吸麻痹而死亡。

2. 应用

（1）内脏绞痛：能迅速缓解胃肠绞痛，对胆绞痛及肾绞痛疗效较差，常需与阿片类镇痛药如哌替啶合用。对遗尿症及膀胱刺激症状有较好疗效。

（2）腺体分泌过多：用于全身麻醉前给药，以减少呼吸道腺体的分泌，防止分泌物阻塞呼吸道而引起的窒息或吸入性肺炎。也可用于严重的盗汗和流涎症。

（3）眼科

①虹膜睫状体炎：0.5% ～ 1% 阿托品滴眼可使瞳孔括约肌及睫状肌松弛，得以充分休息，有利于炎症的消退。同时还可预防虹膜与晶状体的粘连，常与缩瞳药交替应用。

②检查眼底：阿托品滴眼扩瞳作用维持 1 ～ 2 周，调节麻痹作用维持 2 ～ 3 天，视力恢复较慢。目前常以作用时间较短的后马托品代替。

③验光配眼镜：阿托品使睫状肌的调节功能充分麻痹，晶状体固定，可准确检验出晶状体的屈光度。由于视力恢复较慢，现已少用，但儿童验光仍需应用阿托品，因为儿童的睫状肌调节机能较强，需用阿托品发挥其充分的调节麻痹作用。

（4）缓慢型心律失常：临床上常用于迷走神经过度兴奋所致的窦房阻滞、房室阻滞等缓慢型心律失常，也用于窦房结功能低下而出现的室性异位节律。

（5）休克：在补充血容量的前提下，大剂量阿托品通过解除血管痉挛、扩张外周血管、改善微循环作用而使回心血量及有效循环血量增加，血压回升，用于治疗暴发型流行性脑脊髓膜炎、中毒型菌痢、中毒性肺炎等所致的感染性休克。当休克伴有心率过速或高热时一般不用。

（6）解救有机磷酸酯类中毒：见"第三单元"。

3. 不良反应　因作用广泛，副作用较多。①常见口干、视力模糊、心悸、便秘、皮肤潮红、体温升高、眩晕等，停药后消失。②剂量过大或误服颠茄果、曼陀罗果、洋金花及莨菪的根茎时可出现中毒，出现烦躁不安、多言、谵妄、幻觉及惊厥等中枢兴奋症状，严重中毒可由兴奋转入抑制而出现昏迷、呼吸麻痹而致死。中毒的解救主要是对症处理。用镇静药或抗惊厥药对抗中枢兴奋症状，如呼吸已转入抑制，则采用人工呼吸和吸氧；同时使用毛果芸香碱、毒扁豆碱对抗其外周作用。毒扁豆碱为非季铵类，能透过血脑屏障对抗其中枢症状，故效果比新斯的明好。

[常考考点] 阿托品对眼睛的调节作用是扩瞳、升高眼内压、调节麻痹。

【知识纵横比较】

毛果芸香碱与阿托品的作用比较

药品名称		毛果芸香碱	阿托品
药物种类		拟胆碱药	抗胆碱药
作用机制		激动 M 受体	阻断 M 受体
作用	瞳孔	使瞳孔括约肌收缩，瞳孔缩小	环状肌松弛，瞳孔扩大
	眼压	降低眼内压	升高眼内压
	眼睛调节	调节痉挛	调节麻痹
	腺体	促进腺体分泌（汗腺、唾液腺）	抑制腺体分泌（唾液腺、汗腺）
	平滑肌	兴奋平滑肌（肠道、支气管）	松弛平滑肌（胃肠道、膀胱）

要点二 山莨菪碱的作用、应用

山莨菪碱（anisodamine）是从茄科植物山莨菪（唐古特莨菪）中分离出的一种生物碱。目前常用其人工合成品 654-2。

1. 作用 解痉作用选择性高，可改善微循环，抑制唾液分泌、扩瞳作用较阿托品弱。

2. 应用 <u>感染性休克、内脏平滑肌绞痛、血管神经性头痛、眩晕症</u>。

［常考考点］山莨菪碱的作用及应用。

细目二 阿托品的人工合成代用品

【考点突破攻略】

阿托品用于眼科因作用持久而视力恢复太慢，用作解痉药时副作用较多。通过化学结构改造，合成了选择性较高的代用品，如合成扩瞳药（后马托品）、合成解痉药（溴丙胺太林、胃复康等）。

要点一 合成散瞳药

<u>后马托品</u>（homatropine） 扩瞳和调节麻痹作用比阿托品快、短暂，但调节麻痹作用不如阿托品完全。<u>用于一般眼科检查、验光</u>。不良反应较阿托品轻微。

要点二 合成解痉药

1. 溴丙胺太林（普鲁本辛，propantheline bromide） 对胃肠平滑肌解痉作用强而持久，抑制胃液分泌。不易透过血脑屏障，中枢作用弱。<u>用于胃及十二指肠溃疡、胃肠痉挛、胃炎、胰腺炎、多汗症及妊娠呕吐</u>。

2. 贝那替秦（胃复康，benactyzine） 具有解痉、抑制胃液分泌、中枢安定作用。用于<u>兼有焦虑症的溃疡病，也用于胃酸过多、肠蠕动亢进、膀胱刺激症状</u>。

【例题实战模拟】

A1 型题

1. 阿托品滴眼可引起
    A. 扩瞳、升高眼内压、调节麻痹   B. 扩瞳、升高眼内压、调节痉挛
    C. 扩瞳、降低眼内压、调节麻痹   D. 缩瞳、降低眼内压、调节麻痹
    E. 缩瞳、降低眼内压、调节痉挛

2. 阿托品对下列疾病疗效最好的是

　　A. 支气管哮喘　　　B. 胃肠绞痛　　　C. 胆绞痛　　　D. 肾绞痛　　　E. 胃幽门括约肌痉挛
3. 阿托品对胆碱受体的作用是
　　A. 对 M、N 胆碱受体有同样阻断作用
　　B. 对 N₁、N₂ 胆碱受体有同样阻断作用
　　C. 对 M 胆碱受体具有高度选择性的阻断作用，大剂量也阻断 N 胆碱受体
　　D. 对 N 胆碱受体具有高度选择性的阻断作用，大剂量也阻断 M 胆碱受体
　　E. 对 M 胆碱受体具有高度选择性的阻断作用，对 N 胆碱受体无影响
4. 阿托品禁用于
　　A. 膀胱刺激征　　　B. 中毒性休克　　　C. 青光眼　　　D. 房室传导阻滞　　　E. 麻醉前给药
5. 山莨菪碱可用于治疗
　　A. 青光眼　　　B. 晕动病　　　C. 感染中毒性休克　　　D. 麻醉前给药　　　E. 震颤麻痹

A2 型题

6. 患者，男，20 岁。急性上腹部剧烈疼痛，临床诊断为"急性胃痉挛"。其解痉药物应选用
　　A. α 受体阻断剂　　　　　　B. β 受体阻断剂　　　　　　C. H₁ 受体阻断剂
　　D. M 受体阻断剂　　　　　　E. N 受体阻断剂

【参考答案】
1. A　2. B　3. C　4. C　5. C　6. D

第五单元　拟肾上腺素药

细目一　间羟胺

【考点突破攻略】

间羟胺为 α 受体激动药。拟肾上腺素药是一类化学结构和药理作用与肾上腺素、去甲肾上腺素相似的胺类药物，又称拟交感胺类。

要点　间羟胺的作用、应用

间羟胺（metaraminol）又名阿拉明（aramine），性质较稳定。
1. 作用　<u>直接兴奋 α 受体，对 β₁ 受体作用较弱</u>。除对受体的直接作用外，还可被肾上腺素能神经末梢摄取入囊泡，通过置换作用促使囊泡中的去甲肾上腺素释放而间接发挥作用。不易被单胺氧化酶（MAO）破坏，作用较持久。短时间内连续应用使囊泡内 NA 递质减少而产生快速耐受性，效应逐渐减弱。由于升压作用持久，对肾血管收缩作用较 NA 弱，且较少引起心律失常及少尿等不良反应，可肌内注射。
2. 应用　临床上<u>可代替 NA 用于各种休克早期</u>等。
［常考考点］间羟胺是去甲肾上腺素的良好代用品，代替 NA 用于各种休克早期。

细目二　肾上腺素

【考点突破攻略】

要点　肾上腺素的作用、应用

肾上腺素（adrenaline，epinephrine，AD）是肾上腺髓质的主要递质，可从家畜肾上腺提取或人工

合成。口服后在碱性肠液、肠黏膜和肝内破坏，吸收很少，不能达到有效血药浓度。皮下注射能收缩血管，吸收缓慢，维持时间长，约1小时。肌内注射吸收较快，作用强但维持时间短，为30分钟。一般以皮下注射为宜。

1. 作用 激动 α、β 受体。

（1）兴奋心脏：作用于心肌、传导系统和窦房结的 β₁ 受体，加强心肌收缩性，加速传导，加快心率，增加心输出量，还能舒张冠状血管，改善心肌的血液供应，是一个快速而强效的心脏兴奋剂。不利的方面是提高心肌代谢，使心肌耗氧量增加，加之心肌兴奋性提高，如剂量大或静脉注射过快，可引起心律失常，出现期前收缩，甚至心室纤颤。

（2）收缩血管：肾上腺素主要影响小动脉及毛细血管前括约肌，能同时激动血管上的 α 和 β₂ 受体，激动 α 受体产生缩血管作用，激动 β₂ 受体则产生扩血管作用。皮肤、肾和胃肠道等器官的血管 α 受体占优势，故皮肤黏膜血管收缩最为强烈。内脏血管尤其是肾血管也显著收缩。对脑和肺血管收缩作用则十分微弱，有时由于血压升高反而被动地舒张。骨骼肌和肝脏的血管 β₂ 受体占优势，小剂量的肾上腺素可使这些血管舒张。肾上腺素也能舒张冠状血管，除可激动冠脉 β₂ 受体外，其他机制同去甲肾上腺素。

（3）升高血压：肾上腺素对血压的影响因剂量和给药途径而异。治疗量或慢速静脉滴注时（10μg/min），心脏兴奋，心输出量增加，收缩压升高。由于 β₂ 受体比 α 受体对低浓度肾上腺素更敏感，骨骼肌血管的扩张抵消或超过皮肤黏膜血管的收缩作用，外周总阻力不变或降低，舒张压不变或下降，脉压加大，身体各部位的血液重新分配，有利于满足紧急状态下机体能量供应的需要。大剂量或快速静滴时，除了强烈兴奋心脏外，因 α 受体的作用占优势，皮肤、黏膜以及内脏血管的强烈收缩，超过了对骨骼肌血管的扩张作用，外周总阻力明显升高，收缩压和舒张压均升高。

肾上腺素静脉注射的典型血压变化是双向反应，即给药后迅速出现明显的升压作用，而后出现微弱的降压作用，后者作用持续时间较长。如事先给予 α 受体阻断药，则 α 受体的作用被阻断，β₂ 受体作用占优势，肾上腺素的升压作用可被翻转，呈现明显的降压反应。

（4）舒张平滑肌：激动支气管平滑肌的 β₂ 受体而使支气管平滑肌舒张；作用于支气管黏膜层和黏膜下层肥大细胞上的 β₂ 受体，抑制肥大细胞释放组胺和其他过敏介质；还可激动支气管黏膜血管的 α 受体，使之收缩，降低毛细血管的通透性，有利于消除支气管黏膜水肿。

（5）促进代谢：治疗剂量时可使耗氧量升高20%～30%。在人体，由于 α 受体和 β₂ 受体兴奋都可使肝糖原分解，而肾上腺素兼具 α、β 作用，故其升高血糖作用较去甲肾上腺素显著。此外，其尚可降低组织对葡萄糖的摄取，部分原因与抑制胰岛素的释放有关。还能激活甘油三酯酶加速脂肪分解，使血液中游离脂肪酸升高，可能与兴奋 β 受体有关。

2. 应用

（1）心脏骤停：用于溺水、麻醉和手术意外、药物中毒、传染病和心脏传导阻滞等引起的心脏骤停。在进行心脏按摩、人工呼吸时，应用肾上腺素做心室内注射，具有起搏作用。对电击引起的心搏骤停，应配合使用除颤器及利多卡因等抗心律失常药物。

（2）过敏性休克：药物或输液等可引起过敏性休克，表现为心肌收缩力减弱，小血管扩张和毛细血管通透性增强，循环血量降低，血压下降，同时伴有支气管痉挛及黏膜水肿，出现呼吸困难等症状。肾上腺素激动 α 受体，收缩小动脉和毛细血管，消除黏膜水肿，激动 β 受体，改善心功能，升高血压，缓解支气管痉挛，减少过敏介质释放，可迅速缓解过敏性休克的临床症状，为治疗过敏性休克的首选药。应用时一般皮下或肌内注射给药，严重病例亦可用生理盐水稀释后缓慢静脉注射，但需注意速度和用量，以免发生血压剧升和心律失常等危险。

（3）支气管哮喘：能解除哮喘时的支气管平滑肌痉挛，还可以抑制组织和肥大细胞释放过敏介质，并且通过对支气管黏膜血管的收缩作用，减轻支气管水肿和渗出，从而使支气管哮喘的急性发作缓解。皮下或肌内注射数分钟内奏效。

（4）与局麻药配伍及局部止血：肾上腺素加入局麻药注射液中可延缓局麻药的吸收，减少吸收中毒的可能性，同时又可延长局麻药的麻醉时间。一般局麻药中肾上腺素的浓度为1∶250000，一次用量不超过 0.3mg。当鼻黏膜和齿龈出血时，可将浸有 0.1% 盐酸肾上腺素的纱布填塞出血处。

［常考考点］肾上腺素的作用及应用。过敏性休克抢救时首先选用肾上腺素。

细目三　异丙肾上腺素

【考点突破攻略】

要点　异丙肾上腺素的作用、应用

异丙肾上腺素（isoprenaline）是人工合成品，药用其盐酸盐，是经典的 β_1、β_2 受体兴奋剂。口服无效，气雾剂吸入或注射给药，均易吸收。舌下给药可从黏膜下的舌下静脉丛迅速吸收。

1. 作用　对 β 受体有很强的激动作用，对 β_1 和 β_2 受体选择低。对 α 受体几乎无作用。

（1）兴奋心脏：对 β_1 受体具有强大的激动作用，表现为正性肌力和正性频率作用。与肾上腺素比较，加快心率及加速传导的作用较强，对正位起搏点的作用比异位强，而肾上腺素则对正位及异位的作用都强，故较肾上腺素不易引起心律失常。

（2）影响血压：激动血管平滑肌的 β_2 受体，骨骼肌血管明显扩张，肾和肠系膜血管和冠状血管不同程度扩张，外周总阻力下降。因其对心脏和血管的作用，导致收缩压升高而舒张压下降，脉压明显加大，器官的血液灌注量增加。大剂量静脉注射也使静脉强烈扩张，有效血容量下降，回心血量减少，心输出量减少，导致血压下降，此时收缩压与舒张压均降低。

（3）舒张支气管：激动支气管平滑肌的 β_2 受体，有强大的舒张支气管平滑肌作用，支气管平滑肌处于痉挛状态时，效果尤为显著，此作用强于肾上腺素；也可抑制组胺等过敏性介质释放。但对支气管黏膜血管无收缩作用，故消除黏膜水肿作用不如肾上腺素，久用可产生耐受性。

（4）促进代谢：激动 β 受体，促进糖和脂肪的分解，增加组织耗氧量。升高血糖作用比肾上腺素弱。

2. 应用

（1）支气管哮喘：用于控制支气管哮喘急性发作，舌下或喷雾给药，起效快，作用强。

（2）房室传导阻滞：治疗二、三度房室传导阻滞，舌下含药或静脉滴注给药。

（3）心脏骤停：适用于心室自身节律缓慢，高度房室传导阻滞或窦房结功能衰竭而并发的心搏骤停，常与去甲肾上腺素或间羟胺合用作心室内注射。

［常考考点］异丙肾上腺素为 β 受体激动药。其作用及应用。

细目四　多巴胺

【考点突破攻略】

要点　多巴胺的作用、应用

多巴胺（dopamine，DA）是去甲肾上腺素生物合成的前体，药用的是人工合成品。与肾上腺素相似，在体内迅速被儿茶酚氧位甲基转移酶（COMT）与 MAO 代谢破坏，代谢产物 3，4- 二羟苯乙酸和 3- 甲氧四羟苯乙酸由尿排出，作用短暂。不易透过血脑屏障，几无中枢作用。

1. 作用　主要激动 α、β 受体及多巴胺受体。

（1）兴奋心脏：激动心脏 β_1 受体，还可促进去甲肾上腺素递质的释放，使心肌收缩力加强，心输出量增加；一般剂量对心率影响不大，大剂量加快心率。

（2）影响血管：小剂量激动血管多巴胺受体，肾脏、肠系膜、冠脉血管舒张，其他血管阻力微升，总外周阻力变化不大。收缩压因心输出量的增加而升高，舒张压不变，脉压增大。大剂量时激动血管 α 受体，血管收缩，外周阻力加大，血压升高。

（3）影响肾脏：激动血管多巴胺受体，扩张肾血管，肾血流量和肾小球滤过率增加。尚有排钠利尿作用，可能是其直接作用于肾小管多巴胺受体的结果。大剂量时激动肾血管的 α 受体，可使肾血管明显收缩，肾血流量减少。

2. 应用　主要用于治疗各种休克，如心源性休克、感染性休克和出血性休克等，尤其适用于伴有心肌收缩力减弱、尿量减少而血容量已补足的休克。此外，还可与利尿药等合用治疗急性肾功能衰竭。

［常考考点］多巴胺的作用机制及应用。

【例题实战模拟】

A1 型题

1. 多巴胺最适用于治疗的是

　　A. 伴有心肌收缩力减弱、尿量减少而血容量已补足的休克病人

　　B. 青霉素 G 引起的过敏性休克

　　C. 心源性哮喘

　　D. 支气管哮喘

　　E. 缓慢型心律失常

2. 多巴胺舒张肾血管的机制是兴奋了

　　A. β 受体　　　B. α 受体　　　C. DA 受体　　　D. M 受体　　　E. H 受体

3. 大剂量静脉注射可引起心率减慢的是

　　A. 肾上腺素　　　B. 去甲肾上腺素　　　C. 异丙肾上腺素　　　D. 多巴胺　　　E. 间羟胺

4. 用药剂量过大或时间过长时，可引起急性肾功能衰竭的拟肾上腺素药是

　　A. 肾上腺素　　　B. 去甲肾上腺素　　　C. 异丙肾上腺素　　　D. 间羟胺　　　E. 多巴胺

5. 间羟胺临床主要用于

　　A. 急性心衰　　　B. 休克晚期　　　C. 高血压危象　　　D. 窦性心动过缓　　　E. 低血压

6. 不属于肾上腺素对心脏作用的是

　　A. 收缩力增强　　　B. 传导加快　　　C. 自律性增加　　　D. 耗氧量增加　　　E. 减少心肌血供

7. 主要兴奋 β 受体的拟肾上腺素药是

　　A. 去甲肾上腺素　　　B. 肾上腺素　　　C. 间羟胺　　　D. 异丙肾上腺素　　　E. 多巴胺

8. 可治疗支气管哮喘的拟肾上腺素药是

　　A. 氨茶碱　　　B. 去甲肾上腺素　　　C. 甲氧明　　　D. 异丙肾上腺素　　　E. 多巴胺

9. 异丙肾上腺素不宜用于

　　A. 房室传导阻滞　　　B. 心脏骤停　　　C. 支气管哮喘　　　D. 冠心病　　　E. 感染性休克

A2 型题

10. 患者，男，18 岁。因寒战、高热经细菌培养确诊为肺炎球菌性肺炎，来诊时青霉素皮试阴性，但静滴青霉素几分钟后即出现头昏、面色苍白、呼吸困难、血压下降等症状。诊断为青霉素过敏性休克，对该病人首选的抢救药物是

　　A. 多巴胺　　　B. 异丙嗪　　　C. 地塞米松　　　D. 肾上腺素　　　E. 去甲肾上腺素

【参考答案】

1. A　2. C　3. B　4. B　5. E　6. E　7. D　8. D　9. D　10. D

第六单元 抗肾上腺素药

细目一 α 受体阻滞药

【考点突破攻略】

α 受体阻滞药能选择性地与 α 受体结合，阻断神经递质或拟肾上腺素药与 α 受体的结合，从而产生抗肾上腺素作用。对 α_1 受体和 α_2 受体的选择性低，分为短效类（如酚妥拉明）与长效类（如酚苄明）。

要点 酚妥拉明的作用、应用

酚妥拉明（phentolamine）又名立其丁，属人工合成品，药用其磺酸盐。口服生物利用度低，效果仅为注射给药的 20%。常作肌内或静脉注射，静脉注射后 2～5 分钟起效，作用维持 10～15 分钟。口服 30 分钟后血药浓度达高峰，作用维持 1.5 小时。

1. 作用

（1）舒张血管、兴奋心脏：通过阻断 α_1 受体以及对血管的直接作用而使血管扩张，血压下降。而血管扩张、血压下降可反射性兴奋交感神经，同时由于阻断了突触前膜 α_2 受体，去甲肾上腺素释放增加，故心脏兴奋，心率加快，心输出量增加。

（2）其他：有拟胆碱作用，胃肠平滑肌张力增加；有拟组胺样作用，胃酸分泌增加，皮肤潮红等。

2. 应用

（1）外周血管痉挛性疾病：如肢端动脉痉挛性疾病及血栓闭塞性脉管炎。

（2）静滴 NA 药液外漏：当静脉滴注去甲肾上腺素发生外漏时，可用本品 5～10mg 溶于 10～20mL 生理盐水中做局部浸润注射，防止组织坏死。

（3）急性心肌梗死和顽固性充血性心力衰竭：能解除心功能不全时小动脉和小静脉的反射性收缩，降低心脏前、后负荷和左心室充盈压，增加心输出量，使肺水肿和全身性水肿得以改善。通过减轻心脏负荷，降低左室舒张末期压力，增加冠脉血供，可改善急性心绞痛的心肌供血。

（4）休克：酚妥拉明能扩张血管，降低外周阻力，增加心输出量，故可改善休克时的内脏血液灌注，解除微循环障碍，并能降低肺循环阻力，防止肺水肿的发生，但用药前必须补足血容量。<u>目前主张与 NA 合用，以对抗 NA 兴奋 α 受体的收缩血管作用，保留其 β_1 受体兴奋心脏、增加血输出量的作用，也可防止酚妥拉明扩张血管过度，血压过低。</u>

（5）诊断嗜铬细胞瘤：也用于骤发高血压危象的治疗以及手术前的准备。做鉴别诊断试验时有致死报道，应慎用。

[常考考点] 酚妥拉明的作用及应用。

细目二 β 受体阻滞药

【考点突破攻略】

β 受体阻滞药是一类能选择性地和 β 受体结合，竞争性阻断神经递质或拟肾上腺素药物 β 受体效应的药物。

要点 β 受体阻滞药的分类、作用、应用、不良反应

1. 分类 根据对 β_1 和 β_2 受体选择性的不同，可分为非选择性（β_1、β_2 受体阻滞药）和选择性

（β₁受体阻滞药）两类，常用药物有普萘洛尔等。有些药物除具有 β 受体阻断作用外，还具有一定的内在拟交感活性，如美托洛尔，因此又可将药物分为有内在拟交感活性和无内在拟交感活性两类。

2. 作用

（1）β 受体阻断作用

①抑制心脏：阻断心脏 β₁ 受体，使心率减慢、心肌收缩力减弱、心输出量减少、心肌耗氧量下降、血压稍降低。还能减慢心房和房室结的传导。因对血管 β₂ 受体的阻断作用，使 α 受体作用占优势，加上心脏抑制后反射性兴奋交感神经，所以血管收缩，外周阻力增加，肝、肾和骨骼肌等血流量减少。

②收缩支气管：阻断支气管 β₂ 受体而使支气管平滑肌收缩，呼吸道阻力增加。对正常人表现较弱，但对支气管哮喘的病人，可诱发或加重哮喘的急性发作。

③减慢代谢：人类脂肪的分解主要与激动 α₂、β₁、β₂ 受体有关，而肝糖原的分解与激动 α₁ 和 β₂ 受体有关。因此 β 受体阻滞药可通过阻断 β 受体而抑制交感神经兴奋所引起的脂肪分解，当与 α 受体阻滞药合用时可拮抗肾上腺素升高血糖的作用，可减少组织耗氧量。本类药物不影响正常人的血糖水平，也不影响胰岛素降低血糖的作用，但能延缓用胰岛素后血糖水平的恢复，可能是其抑制了低血糖引起儿茶酚胺释放所致的糖原分解。β 受体阻滞药往往还会掩盖低血糖症状如心悸等，从而延误低血糖的及时发觉。

④抑制肾素释放：通过阻断肾小球旁器细胞的 β₁ 受体而抑制肾素的释放，这可能是其降血压作用的原因之一。

（2）内在拟交感活性（ISA）：是指有些 β 肾上腺受体阻滞药与 β 受体结合后除能阻断受体外，还对 β 受体具有部分激动作用。由于这种作用较弱，一般被其 β 受体阻断作用所掩盖。如预先给予利血平以耗竭体内儿茶酚胺，再用 β 受体阻滞药，其激动受体的作用便可表现出来，可致心率加快，心输出量增加。ISA 较强的药物其抑制心肌收缩力、减慢心率和收缩支气管作用一般较不具 ISA 的药物弱。

（3）膜稳定作用：有些 β 受体阻滞药具有局部麻醉作用和奎尼丁样作用，与其降低细胞膜对离子的通透性有关。但对人离体心肌细胞的膜稳定作用在高于临床有效浓度几十倍时才能发挥，而且无膜稳定性作用的 β 受体阻滞药也有抗心律失常的作用。因此认为这一作用在常用量时与其治疗作用的关系不大。

3. 应用

（1）心律失常：用于快速型心律失常，如窦性心动过速等（见抗心律失常药）。

（2）心绞痛和心肌梗死：对心绞痛有良好的疗效。心肌梗死者长期应用可降低复发和猝死率。

（3）高血压：对 1、2 级高血压有良好的疗效，伴有心率减慢（见抗高血压药）。

（4）充血性心力衰竭：在心肌状况严重恶化之前早期应用。

（5）其他：偏头痛、嗜铬细胞瘤和肥厚型心肌病及甲状腺功能亢进症的辅助治疗等。噻吗心安可用于青光眼。

4. 不良反应 严重的表现为心功能不全、诱发或加重支气管哮喘。选择性 β₁ 受体阻滞药及具有内在拟交感活性的药物上述不良反应较轻，但哮喘病人仍应慎用。另外长期应用 β 受体阻滞药如突然停药，可引起原来病情加重，即反跳现象。其机制与受体向上调节有关，应逐渐减量停药。偶见眼－皮肤黏膜综合征及幻觉、失眠和抑郁症状。

〔常考考点〕β 受体阻滞药的作用及应用。

【例题实战模拟】

A1 型题

1. 下列适用于诊断嗜铬细胞瘤的药物是

　　A. 阿托品　　　B. 肾上腺素　　　C. 酚妥拉明　　　D. 普萘洛尔　　　E. 山莨菪碱

2. 酚妥拉明可用于治疗顽固性充血性心力衰竭的主要原因是

　　A. 兴奋心脏，增强心肌收缩力，使心率加快、心输出量增加

　　B. 抑制心脏，使其得到休息

  C. 扩张肺动脉，减轻右心后负荷

  D. 扩张外周小动脉，减轻心脏后负荷

  E. 扩张外周小静脉，减轻心脏前负荷

3. 下列不属于酚妥拉明作用的是

  A. 竞争性阻断 α 受体　　　　　B. 扩张血管，降低血压　　　　C. 抑制心肌收缩力，心率减慢

  D. 具有拟胆碱作用　　　　　　E. 具有组胺样作用

4. β 肾上腺素受体阻断药能引起

  A. 房室传导加快　　　　　　　B. 脂肪分解增加　　　　　　　C. 肾素释放增加

  D. 心肌细胞膜对离子通透性增加　E. 心肌耗氧量下降

5. β 受体阻断药治疗心律失常疗效最好的是

  A. 心房颤动　　　　　　　　　B. 心房扑动　　　　　　　　　C. 窦性心动过速

  D. 室性心动过速　　　　　　　E. 阵发性室上性心动过速

6. 下列不是肾上腺素受体阻断药适应证的是

  A. 心绞痛　　　　　　　　　　B. 甲状腺功能亢进症　　　　　C. 窦性心动过速

  D. 高血压　　　　　　　　　　E. 支气管哮喘

A2 型题

7. 患者，男，50 岁。右下肢跛行 5 年，诊断为雷诺综合征。首选的治疗药物为

  A. 间羟胺　　　B. 阿拉明　　　C. 酚妥拉明　　　D. 普萘洛尔　　　E. 多巴胺

【参考答案】

1. C　2. D　3. C　4. E　5. C　6. E　7. C

第七单元　镇静催眠药

细目　苯二氮䓬类

【考点突破攻略】

要点　地西泮的作用、应用、不良反应

1. 作用

（1）抗焦虑：选择性地缓和焦虑患者的精神紧张、忧虑、恐惧等症状。小于镇静剂量即可产生此作用。

（2）镇静：催眠随着剂量增加，依次出现镇静及催眠作用。可明显缩短入睡时间，延长睡眠持续时间，减少觉醒次数。特点是基本不影响非快动眼睡眠（NREMS）时相和快动眼睡眠（REMS）时相出现的频率，具有缩短深睡期而延长浅睡期的倾向，因此可减少发生于此期的夜惊和夜游症。本类药物的优点包括：①对 REMS 影响较小，停药后"反跳"现象较轻。②安全范围大，对呼吸影响小，进一步增加剂量不引起全身麻醉作用。③无肝药酶诱导作用，不影响其他药物的代谢。④依赖性和戒断症状较轻，醒后无明显后遗效应。

（3）抗惊厥和抗癫痫：缓解、消除惊厥或癫痫症状。

（4）中枢性肌松弛：抑制脊髓多突触反射而呈现中枢性肌松弛作用。

2. 应用

（1）焦虑症：急性焦虑状态。

（2）失眠：睡眠持续障碍者宜选用中、长效药物，入睡困难者一般选择短效药物。

（3）麻醉前给药：减轻患者对手术的恐惧情绪，减少麻醉药用量，增强麻醉药的作用。

（4）惊厥和癫痫：用于小儿高热、破伤风、子痫和药物中毒所致惊厥的辅助治疗。地西泮起效快，安全性大，<u>静脉注射为癫痫持续状态首选</u>。

（5）肌痉挛：缓解由中枢神经系统病变引起的肌张力增强，缓解由局部病变如腰肌劳损所致的肌肉痉挛和内窥镜检查所致的肌肉痉挛。

3. 不良反应　常规用量下少有严重不良反应。常见有服药次日出现头昏、嗜睡、乏力等"宿醉"现象。长期使用可产生耐受性，亦可产生依赖性，突然停药可出现反跳或戒断症状如失眠、焦虑、震颤等。<u>过量中毒时的特效拮抗药为氟马西尼</u>。

［常考考点］地西泮的作用及应用。

【例题实战模拟】

A1 型题

1. 地西泮的镇静催眠作用机制
　　A. 作用于 DA 受体　　　B. 作用于 GABA 受体　　　C. 作用于 5-HT 受体
　　D. 作用于 M 受体　　　E. 作用于 α_2 受体

2. 地西泮的药理作用不包括
　　A. 抗焦虑　　　B. 镇静催眠　　　C. 抗惊厥　　　D. 中枢性肌肉松弛　　　E. 抗晕动

3. 癫痫持续状态的首选药物是
　　A. 苯巴比妥钠　　　B. 戊巴比妥钠　　　C. 异戊巴比妥钠　　　D. 苯妥英钠　　　E. 地西泮

4. 不属于地西泮不良反应的是
　　A. "宿醉"现象　　　B. 耐药性　　　C. 心脏骤停　　　D. 依赖性　　　E. 戒断症状

【参考答案】

1. B　　2. E　　3. E　　4. C

第八单元　抗癫痫药

细目　抗癫痫药

【考点突破攻略】

要点一　苯妥英钠的作用、应用

1. 作用　<u>抗癫痫。不能抑制癫痫病灶的高频放电</u>，但<u>可阻止高频放电向病灶周围正常脑组织的扩散</u>。

此外，尚有镇痛作用和抗心律失常作用。

2. 应用

（1）癫痫：<u>治疗癫痫强直 - 阵挛性发作</u>。起效慢，故常先用苯巴比妥等作用较快的药物控制发作，改用本药后，再逐步撤除前药，不宜长期合用。

（2）外周神经痛：三叉神经、舌咽神经和坐骨神经等的疼痛。

（3）室性心律失常：<u>对强心苷中毒所致室性心律失常疗效显著</u>。

［常考考点］苯妥英钠治疗癫痫强直 - 阵挛性发作。

要点二 常用抗癫痫药的应用

1. 苯巴比妥（phenobarbital） 是催眠镇静药，具有抗癫痫作用。对除小发作以外的各型癫痫，包括癫痫持续状态都有效。因中枢抑制作用明显，一般不作首选。

2. 卡马西平（carbamazepine） 是一种有效的广谱抗癫痫药，对精神运动性发作疗效较好，对强直–阵挛性发作和单纯部分性发作也有效。对小发作效果较差。卡马西平对外周神经痛的疗效优于苯妥英钠。

3. 乙琥胺（ethosuximide） 是治疗小发作的首选药。

4. 丙戊酸钠（sodium valproate） 为广谱抗癫痫药，对各种类型的癫痫都有一定疗效。对小发作疗效优于乙琥胺，但由于肝毒性，一般不作为首选药物。对强直–阵挛性发作有效，但不及苯妥英钠和卡马西平。对精神运动性发作的疗效近似卡马西平。对其他药物未能控制的顽固性癫痫有时也可能奏效。

5. 苯二氮䓬类（benzodiazepine，BZD） 地西泮是治疗癫痫持续状态的首选药，静脉注射显效快，且较其他药物安全。硝西泮主要用于小发作、肌阵挛性发作及幼儿阵挛性发作。氯硝西泮对癫痫小发作疗效比地西泮好，静脉注射也可治疗癫痫持续状态；对肌阵挛性发作、幼儿阵挛性发作也有很好疗效。

［常考考点］不同类型癫痫的常用药物。

【知识纵横比较】

不同类型癫痫的首选药物比较

首选药物	癫痫类型
苯妥英钠	大发作
卡马西平	精神运动发作
乙琥胺	小发作
丙戊酸钠	大＋小（混合型）
地西泮	癫痫持续状态

【例题实战模拟】

A1 型题

1. 苯妥英钠是哪种癫痫发作的首选药
   A. 单纯部分性发作   B. 癫痫大发作   C. 复杂部分性发作
   D. 癫痫持续状态   E. 失神小发作

2. 治疗三叉神经痛疗效最好的药物是
   A. 苯妥英钠   B. 卡马西平   C. 苯巴比妥   D. 乙琥胺   E. 阿司匹林

3. 治疗癫痫复杂部分性发作最有效的药物是
   A. 苯妥英钠   B. 苯巴比妥   C. 卡马西平   D. 丙戊酸钠   E. 氯硝西泮

4. 治疗癫痫失神发作的首选药物是
   A. 苯妥英钠   B. 卡马西平   C. 苯巴比妥   D. 乙琥胺   E. 阿司匹林

【参考答案】

1. B   2. B   3. C   4. D

第九单元　抗精神失常药

细目一　抗精神分裂症药

【考点突破攻略】

要点　氯丙嗪的作用、应用、不良反应

1. 作用

（1）中枢神经系统

①镇静：表现为安定、镇静、感情淡漠，对周围事物不感兴趣，有嗜睡感，在安静环境中易诱导入睡，但易觉醒。

②抗精神病：使精神分裂症的躁狂、幻觉、妄想等症状逐渐消失，理智恢复，情绪安定，生活自理。但其作用一般需连续用药6周至6个月才能充分显效。

③镇吐：可以抑制延髓的催吐化学感受区（CTZ）和呕吐中枢，而呈现镇吐作用。但不能对抗前庭刺激引起的呕吐。

④调节体温：抑制下丘脑的体温调节中枢，从而抑制机体随环境温度变化而调节体温的能力，使体温随环境温度的变化而升降。能降低发热者的体温，也能降低正常人的体温。配合物理降温可使体温降低至34℃甚至更低。反过来，在高温环境中，则可使体温升高。

⑤加强中枢抑制药的作用：与全身麻醉药、镇静催眠药、镇痛药有协同作用，因此，在与上述药物合用时，应减少后者的用量，避免对中枢神经系统的过度抑制。

（2）自主神经系统

①α受体阻断：可使肾上腺素的升压作用翻转；能抑制血管运动中枢或直接舒张血管平滑肌，使血管扩张、外周阻力降低而产生降压作用。

②阿托品样作用：大剂量氯丙嗪可阻断M受体，出现口干、视物模糊、尿潴留及便秘等副作用。

（3）内分泌：氯丙嗪能阻断结节－漏斗通路的D_2样受体，使垂体内分泌的调节受到抑制。如抑制下丘脑催乳素抑制因子的分泌而使腺垂体分泌催乳素增加等。

2. 应用

（1）精神分裂症：用于Ⅰ型精神分裂症，对急性患者疗效好，但并无根治作用，必须长期用药。

（2）呕吐：治疗多种疾病（如癌症、放射病等）及药物所引起的呕吐，但对刺激前庭或胃肠道所引起的晕动性呕吐无效。氯丙嗪还可制止顽固性呃逆。

（3）低温麻醉及人工冬眠：配合物理降温（如冰浴等），用于低温麻醉，降低心、脑等重要生命器官的耗氧量，以利于某些手术的实施。常与其他中枢抑制药合用，使患者深睡，体温、代谢及组织耗氧量均降低，进入人工冬眠状态，有利于机体渡过危险的缺氧缺能阶段，争取时间进行其他有效地对因治疗。例如氯丙嗪、异丙嗪和哌替啶合用，组成冬眠合剂，用于严重感染、高热惊厥及休克等病症的辅助治疗。

3. 不良反应

（1）一般反应：嗜睡、困倦、视物模糊、口干、鼻塞、心悸、便秘及尿潴留等。少数患者注射给药时，可出现体位性低血压，注射后应卧床1～2小时。

（2）锥体外系反应：系长期大量使用氯丙嗪治疗精神分裂症时最常见的副作用。表现为：①帕金森综合征：主要表现为肌张力增高、面容呆板、动作迟缓、肌肉震颤、流涎等。②急性肌张力障碍：一般出现于用药后1～5天，表现为强迫性张口、伸舌、斜颈、呼吸运动障碍及吞咽困难等。③静坐不能：

表现为坐立不安、反复徘徊等。上述 3 种反应的发生率与药物的剂量、疗程及个体因素有关。可通过减少药量、停药来减轻或消除，也可用中枢抗胆碱药来治疗。④迟发性运动障碍：部分患者长期服用氯丙嗪后可出现一种特殊而持久的运动障碍，表现为口面部不自主的吸吮、舔舌、咀嚼等刻板运动以及广泛性舞蹈样手足徐动症，停药后仍长期不消失。

（3）内分泌：长期用药可致乳房肿大及泌乳、排卵延迟、闭经及生长减慢等。

［常考考点］氯丙嗪的作用、应用及不良反应。

细目二　抗抑郁症药

【考点突破攻略】

要点　氟西汀、丙咪嗪的作用、应用、不良反应

1. 氟西汀（fluoxetine，百忧解）　属于选择性 5-HT 再摄取抑制剂，升高突触间隙 5-HT 的浓度而发挥抗抑郁作用。

（1）应用：用于抑郁症，能明显改善抑郁心情及伴随的焦虑症状，提高睡眠质量。也可用于强迫症和贪食症。

（2）不良反应：主要有口干、食欲减退、恶心、失眠、乏力等，少数患者可见焦虑、头痛。肝肾功能不良者应慎用。禁止合用单胺氧化酶抑制剂。

2. 丙咪嗪（imipramine）　为三环类抗抑郁药，属于非选择性单胺摄取抑制剂，通过抑制神经元对 NA 和 5-HT 的再摄取而产生抗抑郁作用。正常人服用丙咪嗪后，情感活动并无增强，可出现镇静、思睡、血压稍降、头晕，并表现出口干、视物模糊等阿托品样作用。连续用药后，会出现类似于服用氯丙嗪后产生的注意力不集中、思考能力低下等症状。抑郁症患者连续服用 2～3 周后，则可明显地改善患者抑郁症状，情绪提高、精神振奋。

（1）应用：用于内源性抑郁症，伴有躁狂状态的抑郁症；也可用于反应性抑郁症、酒精依赖症、慢性疼痛、遗尿症等，但对精神分裂症的抑郁状态疗效较差。本药起效缓慢，一般需连续服用 2～3 周才能显效，故不能作为应急时使用。

（2）不良反应：包括同时阻断组胺受体、M 受体及 α_1 受体，故有镇静、抗胆碱作用及心血管作用。某些患者用药后可自抑郁状态转为躁狂，剂量过大时尤易发生，应予以注意。极少数患者可出现皮疹、粒细胞减少及黄疸等。

［常考考点］氟西汀和丙咪嗪的作用及应用。

【例题实战模拟】

1. 用于人工冬眠的药物是
   A. 吗啡　　B. 丙咪嗪　　C. 氯丙嗪　　D. 苯海索　　E. 左旋多巴

2. 下列对氯丙嗪的叙述，错误的是
   A. 可对抗阿扑吗啡的催吐作用　　B. 抑制呕吐中枢　　C. 能阻断 CTZ 的 DA 受体
   D. 可治疗各种原因所致的呕吐　　E. 制止顽固性呃逆

3. 氯丙嗪抗精神病的作用机制是
   A. 阻断中枢 DA_2 受体　　B. 激动中枢 DA_1 受体　　C. 阻断肾上腺素受体
   D. 阻断 GABA 受体　　E. 激动 GABA 受体

4. 不属于氯丙嗪作用的是
   A. 调节体温　　B. 阻断 M 受体　　C. 镇静、安定　　D. 激动 α 受体　　E. 减少生长激素分泌

5. 氯丙嗪不用于
   A. 低温麻醉　　B. 抑郁症　　C. 人工冬眠　　D. 精神分裂症　　E. 尿毒症呕吐

6. 氯丙嗪长期大剂量应用最严重的不良反应是

A. 胃肠道反应　　B. 体位性低血压　　C. 中枢神经系统反应　　D. 锥体外系反应　　E. 变态反应

【参考答案】

1. C　2. D　3. A　4. D　5. B　6. D

第十单元　抗中枢神经系统退行性疾病药

细目　抗帕金森病药

【考点突破攻略】

要点一　左旋多巴的作用、应用

左旋多巴（levodopa，L-dopa）是多巴胺（DA）递质合成的前体物质。

1. 作用　左旋多巴在脑内多巴胺脱羧酶的作用下<u>生成 DA，补充纹状体 DA 不足，产生抗帕金森病作用</u>。

2. 应用

（1）帕金森病：用药 1～6 个月后出现体征的明显改善，获得最大疗效；一般对<u>轻症及年轻患者</u>疗效较好，而对<u>重症及年老患者疗效较差</u>；<u>对肌肉强直及运动困难者疗效较好，而对肌肉震颤者疗效较差</u>。

（2）左旋多巴对吩噻嗪类抗精神病药引起的锥体外系症状无效，因吩噻嗪类药物阻断了中枢 DA 受体，使 DA 无法发挥作用。

（3）用于<u>急性肝功能衰竭所致的肝昏迷辅助治疗</u>。左旋多巴在脑内转化成 DA，并进一步转化成 NA，与伪递质相竞争，纠正神经传导功能的紊乱，使患者由昏迷转为苏醒。

［常考考点］左旋多巴治疗帕金森的机制是补充纹状体多巴胺。

要点二　卡比多巴的作用、应用

1. 作用　卡比多巴（carbidopa）有较强的脱羧酶抑制作用，和左旋多巴合用，<u>可减少左旋多巴在外周组织的脱羧作用，使较多的左旋多巴进入中枢而发挥作用</u>。不仅可减少左旋多巴的用量和提高左旋多巴的疗效，加快左旋多巴起效时间，还可明显减轻和防止左旋多巴外周的副作用。

2. 应用　单独应用卡比多巴无治疗作用。临床上卡比多巴是左旋多巴治疗帕金森病的重要辅助药，它<u>常与左旋多巴合用，按剂量比 1：10 组成复方多巴制剂</u>。

［常考考点］卡比多巴治疗帕金森的机制是减少左旋多巴在外周组织的脱羧作用，使较多的左旋多巴进入中枢，从而增强左旋多巴的疗效。

【例题实战模拟】

A1 型题

1. 左旋多巴抗帕金森病的机制是

　　A. 抑制多巴胺的再摄取　　　　B. 激动中枢胆碱受体　　　　C. 阻断中枢胆碱受体

　　D. 补充纹状体中多巴胺的不足　　E. 直接激动中枢的多巴胺受体

2. 治疗肝昏迷的抗帕金森药是

　　A. 左旋多巴　　B. 苯海索　　C. 溴隐亭　　D. 金刚烷胺　　E. 司来吉兰

3. 卡比多巴与左旋多巴合用的理由是

　　A. 提高脑内多巴胺的浓度，增强左旋多巴的疗效

B. 减慢左旋多巴由肾脏排泄，增强左旋多巴的疗效

C. 卡比多巴直接激动多巴胺受体，增强左旋多巴的疗效

D. 抑制多巴胺的再摄取，增强左旋多巴的疗效

E. 卡比多巴阻断胆碱受体，增强左旋多巴的疗效

4. 卡比多巴治疗帕金森病的机制是

A. 激动中枢多巴胺受体　　　　B. 抑制外周多巴胺脱羧酶活性　　　C. 阻断中枢胆碱受体

D. 抑制多巴胺的再摄取　　　　E. 使多巴胺受体增敏

【参考答案】

1. D　2. A　3. A　4. B

第十一单元　镇痛药

细目一　吗啡

【考点突破攻略】

要点　吗啡的作用、应用、不良反应、禁忌证

吗啡（morphine）是阿片类镇痛药的经典代表。

1. 作用

（1）中枢作用

①镇痛、镇静：吗啡有强大的镇痛作用。皮下注射 5 ～ 10mg 能明显减轻和消除疼痛，作用大约持续 6 小时。此外，还有明显的镇静和欣快作用，能消除由疼痛所引起的焦虑、紧张、恐惧等情绪反应，提高疼痛的耐受力。并可伴随出现内心世界得到满足的飘飘然的感觉，称为欣快感（euphoria）。在外界环境安静的情况下甚至可诱导入睡。但欣快感也是诱使病人反复使用，最终成瘾的原因之一。

②抑制呼吸：治疗剂量的吗啡明显降低呼吸中枢对 CO_2 的敏感性，使呼吸频率减慢，潮气量减小。呼吸抑制是吗啡急性中毒致死的主要原因。

③其他作用：治疗量吗啡抑制延髓咳嗽中枢产生强大的镇咳作用；兴奋支配瞳孔的副交感神经而缩瞳，中毒时瞳孔可缩小为针尖样；兴奋延髓催吐化学感受区而引起恶心和呕吐；抑制促性腺激素释放激素、促肾上腺皮质激素释放激素的释放；另一方面，催乳素、生长激素和抗利尿激素释放增加。

（2）外周作用

①胃肠道：治疗剂量吗啡兴奋胃肠道平滑肌，使胃窦张力增加，减慢胃排空速度；增加小肠和结肠的张力，使推进性蠕动减弱；同时因抑制胆汁、胰液和肠液分泌，加之对中枢的抑制作用，使便意迟钝，因而可引起便秘。吗啡还能兴奋胆道 Oddi's 括约肌，使胆道和胆囊内压增加，致上腹部不适，甚至诱发或加重胆绞痛，阿托品可部分缓解。

②心血管：吗啡可扩张全身血管，引起体位性低血压。抑制呼吸致 CO_2 积聚，可使脑血管扩张，颅内压增高。

③其他：治疗量吗啡能提高膀胱括约肌张力，导致尿潴留；也可使分娩期子宫肌张力、收缩频率和幅度减弱，而延长产程；大剂量还可收缩支气管。吗啡对细胞免疫和体液免疫均有抑制作用，使机体免疫功能低下，易患感染性疾病。

［常考考点］吗啡的作用。

2. 应用

（1）疼痛：吗啡可用于各种原因引起的疼痛，特别是对其他镇痛药无效的疼痛，如手术后伤口痛、

骨折、严重创伤、烧伤和晚期恶性肿瘤疼痛等。对心肌梗死引起的剧痛，血压正常者也可用吗啡止痛；对胆绞痛和肾绞痛需加用解痉剂，如阿托品等；但对神经压迫性疼痛疗效较差。

（2）心源性哮喘：心源性哮喘是因左心衰竭，引起突发性的急性肺水肿而导致的呼吸困难、气促和窒息感。临床常需进行综合性治疗（包括强心、利尿、扩张血管等）。静脉注射吗啡也是治疗的主要措施，这是因为：①吗啡具有镇静作用，可消除病人的紧张和恐惧情绪。②吗啡抑制呼吸中枢对 CO_2 敏感性，使呼吸由浅快变得深慢。③吗啡还能扩张外周血管，降低外周阻力，减少了回心血量，有利于左心衰竭的缓解和肺水肿的消除。但若病人伴有休克、昏迷、严重肺部疾患或痰液过多者应禁用。

［常考考点］吗啡的应用。

3. 不良反应

（1）一般反应：治疗量吗啡可有恶心、呕吐、呼吸抑制、嗜睡、眩晕、便秘、排尿困难等副作用。

（2）耐受性及依赖性：前者是指阿片类药物反复使用后，其药效逐渐减弱，需增加剂量和缩短给药间隔才可获得原来的作用。后者又分为躯体依赖性和精神依赖性。躯体依赖性表现为机体对药物产生适应性改变，一旦停药则可出现兴奋、失眠、流泪、流涕、出汗、震颤、呕吐、腹泻，甚至虚脱、意识丧失等戒断症状；若再给以治疗量吗啡，则上述症状立即消失。精神依赖性则使患者产生一种继续需求药物的病态心理。成瘾者为追求吗啡的欣快感及避免停药所致戒断症状的痛苦，常不择手段、千方百计来获取和使用药物，称为"强迫性觅药行为"，对社会造成极大的危害。

成瘾的治疗：临床观察发现，停用阿片类 7 天左右，可基本脱瘾。但停用期间病人的戒断症状较为严重，不用药物控制，很难坚持。因此成瘾的治疗常用"替代递减疗法"帮助患者脱瘾。"替代递减疗法"是指先使用依赖性程度较低以及作用较持久的阿片类药来代替成瘾性强的吗啡或海洛因，使成瘾者平稳渡过戒断症状发作期，然后递减替代药的剂量，直至完全撤除。如用半衰期长的阿片受体激动药美沙酮，治疗开始时每天 1 次口服 10～20mg，病情稳定后剂量逐渐递减，一般先递减 50%，至剂量达到每天 5mg 时，以每日 1mg 递减；也有人推荐每日递减 10%～20% 直至结束。后期出现戒断症状可用地西泮、东莨菪碱和可乐定治疗。但美沙酮也有成瘾性。

（3）急性中毒：表现为昏迷、针尖样瞳孔（严重缺氧时则瞳孔可散大）、呼吸高度抑制、血压降低，甚至休克。呼吸麻痹是中毒致死的主要原因，需用吗啡拮抗药、人工呼吸、吸氧抢救。阿片受体拮抗剂纳洛酮能快速对抗阿片类药物过量中毒，对吗啡致呼吸抑制有显著效果，是最常用的抢救药物。

［常考考点］急性吗啡中毒的拮抗剂是纳洛酮。

4. 禁忌证 吗啡能通过胎盘进入胎儿体内或经乳汁分泌抑制新生儿呼吸，同时能对抗催产素对子宫的兴奋作用而延长产程，故分娩止痛及哺乳妇女止痛禁用。由于抑制呼吸和致支气管收缩，故支气管哮喘及肺心病患者禁用。因致颅内压增高，故颅脑损伤的患者禁用。肝功能严重减退患者亦禁用。

［常考考点］分娩止痛及哺乳妇女止痛禁用吗啡。

细目二　人工合成镇痛药

【考点突破攻略】

要点一　哌替啶的作用特点、应用

哌替啶（pethidine）又名度冷丁，药理作用与吗啡基本相同，主要激动 μ 型阿片受体，有镇痛、镇静、欣快、呼吸抑制、扩张血管和免疫抑制作用。镇痛效力弱于吗啡，常用量 100mg 与 10mg 吗啡的作用强度基本相似。亦能提高胃肠道张力和减少推进性蠕动，但因作用时间短，无明显止泻和引起便秘作用，也无明显中枢性止咳作用。可代替吗啡用于剧痛和心源性哮喘，还可用于麻醉前给药和人工冬眠。

［常考考点］哌替啶代替吗啡用于剧痛和心源性哮喘，还可用于麻醉前给药和人工冬眠。

要点二　其他常用镇痛药

其他常用镇痛药有：美沙酮（methadone）；芬太尼（fentanyl）；喷他佐辛（pentazocine，又名镇痛新）；二氢埃托啡（dihydroetorphine）。

【例题实战模拟】

A1 型题

1. 吗啡的外周作用是
    A. 松弛胃肠道平滑肌   B. 促进肠道腺体分泌   C. 收缩膀胱括约肌
    D. 收缩外周血管引起血压升高   E. 收缩脑血管引起颅内压降低

2. 缓解急性心肌梗死疼痛的最有效药物是
    A. 硝酸异山梨醇酯（消心痛）   B. 硝酸甘油   C. 吗啡   D. 地西泮   E. 硝苯地平（心痛定）

3. 下列对阿片类药物的叙述，错误的是
    A. 镇痛作用强大   B. 作用机制与激动阿片受体有关
    C. 反复多次应用易产生耐受性及成瘾性   D. 镇痛的同时可产生意识丧失
    E. 又称麻醉性镇痛药

4. 吗啡可用于治疗
    A. 阿司匹林哮喘   B. 心源性哮喘   C. 支气管哮喘
    D. 喘息型慢性支气管哮喘   E. 其他原因引起的过敏性哮喘

5. 急性吗啡中毒的拮抗剂是
    A. 肾上腺素   B. 曲马朵   C. 可乐定   D. 阿托品   E. 纳洛酮

6. 下列有关吗啡与哌替啶的叙述，错误的是
    A. 哌替啶的等效量效价强度是吗啡的 1/10 ～ 1/7
    B. 哌替啶等效量时对呼吸的抑制作用与吗啡基本相等
    C. 吗啡的镇咳作用比哌替啶强
    D. 吗啡的成瘾性比哌替啶强
    E. 两药对平滑肌的作用相同，都可用于止泻

7. 下列成瘾性极小的镇痛药是
    A. 哌替啶   B. 可待因   C. 美沙酮   D. 喷他佐辛   E. 芬太尼

8. 在药政管理上已列入非麻醉品的药是
    A. 美沙酮   B. 哌替啶   C. 二氢埃托啡   D. 吗啡   E. 喷他佐辛

9. 哌替啶不用于慢性钝痛的最主要原因是
    A. 维持时间短   B. 镇痛效果弱于吗啡   C. 抑制呼吸
    D. 有成瘾性   E. 易导致便秘

10. 下列关于哌替啶各种临床应用的叙述，错误的是
    A. 可用于支气管哮喘   B. 可用于麻醉前给药   C. 可代替吗啡用于各种剧痛
    D. 可与氯丙嗪、异丙嗪组成冬眠合剂   E. 可用于治疗肺水肿

【参考答案】

1. C   2. C   3. D   4. B   5. E   6. E   7. D   8. E   9. D   10. A

第十二单元 解热镇痛药

细目一 阿司匹林

【考点突破攻略】

要点 阿司匹林的作用、应用、不良反应

阿司匹林（aspirin，乙酰水杨酸，acetylsalicylic acid），临床应用历史悠久。

1. 作用

（1）解热、镇痛：有较强的解热、镇痛作用，能有效降低发热患者的体温。

（2）抗炎作用：较强，且随剂量增加而增强。

（3）抗血栓形成：小剂量阿司匹林抑制环氧酶活性，从而减少血小板中血栓素 A_2（TXA_2）的生成，有抗血小板聚集和抗血栓形成作用。但较大剂量的阿司匹林可抑制血管内皮细胞中环氧酶活性，减少 PGI_2 的合成。PGI_2 是 TXA_2 的生理拮抗剂，它的合成减少可能促进血栓形成。

2. 应用

（1）疼痛：对钝痛特别是伴有炎症者效果较好，用于治疗头痛和短暂肌肉骨骼痛，也常用于牙痛、关节痛、神经痛及痛经等。

（2）发热：用于感冒发热，对体温过高、持久发热或小儿高热者可降低体温，缓解并发症。

（3）风湿性、类风湿关节炎：可使急性风湿热患者于 24～48 小时内退热，关节红、肿、疼痛缓解，血沉减慢，症状迅速减轻。对类风湿关节炎也可迅速镇痛，使关节炎症消退，减轻及延缓关节损伤的发展。剂量比一般解热镇痛用量大 1～2 倍，且疗效与剂量成比例增加，因此最好用至最大耐受剂量，但要注意防止中毒。一般成人每日 3～5g，分 4 次于饭后服。

（4）防止血栓形成：小剂量（50～100mg）阿司匹林用于预防冠状动脉及脑血管血栓形成。

［常考考点］阿司匹林解热镇痛的机制，抗血栓形成的机制。阿司匹林的适应证。

3. 不良反应

（1）胃肠道反应：<u>最为常见。口服可直接刺激胃黏膜，引起上腹不适、恶心、呕吐，水杨酸钠尤易发生。</u>血药浓度高则刺激延髓催吐化学感受区（CTZ），可致恶心、呕吐。较大剂量口服（抗风湿治疗）可加重、诱发溃疡，引起胃出血。其原因主要是阿司匹林对胃黏膜的直接刺激作用引起胃黏膜损害。另外，内源性 PG 有抑制胃酸分泌及增强胃黏膜屏障的作用。本药抑制胃黏膜 PG 合成，增加了胃酸分泌，削弱了屏障作用。饭后服药，将药片嚼碎，同服抗酸药，或服用肠溶片可减轻或避免上述反应。<u>胃溃疡患者禁用。</u>

（2）凝血障碍：能抑制血小板聚集，延长出血时间；大剂量（5g/d 以上）或长期服用，还能抑制凝血酶原形成，延长凝血酶原时间，<u>维生素 K 可以预防</u>。严重肝损害、低凝血酶原血症、维生素 K 缺乏等均应避免服用。手术前 1 周也应停用。

（3）水杨酸反应：剂量过大（5g/d 以上）或敏感者，可出现头痛、眩晕、恶心、呕吐、耳鸣以及视、听力减退，总称为水杨酸反应，是水杨酸类中毒的表现。严重者可出现高热、过度呼吸、酸碱平衡失调，甚至精神错乱，应立即停药，<u>静脉滴入碳酸氢钠溶液碱化尿液，加速水杨酸盐自尿排泄。</u>

（4）过敏反应：少数患者可出现荨麻疹、血管神经性水肿、过敏性休克等。某些哮喘患者服阿司匹林或其他解热镇痛药后可诱发哮喘，称为"阿司匹林哮喘"。其发病机制为阿司匹林抑制环氧酶，PG 合成受阻，使白三烯及其他脂氧酶代谢产物增多，内源性支气管收缩物质居于优势，导致支气管痉挛，诱发哮喘。<u>故哮喘、鼻息肉及荨麻疹患者禁用。</u>肾上腺素仅部分对抗阿司匹林所致的支气管收缩。可用抗组胺药和糖皮质激素治疗。

（5）瑞氏综合征（Reye's syndrome）：病毒感染性疾病伴有发热的儿童和青少年服用阿司匹林后，偶致瑞氏综合征，表现为<u>肝损害和脑病，可致死</u>。因此，<u>病毒感染时应慎用</u>，<u>可用对乙酰氨基酚代替</u>。

［常考考点］阿司匹林的不良反应。

细目二 其他解热镇痛药

【考点突破攻略】

要点 对乙酰氨基酚、布洛芬、塞来昔布、日夜百服宁的作用特点、应用

1. 对乙酰氨基酚（acetaminophen） 又名扑热息痛（paracetamol），解热镇痛作用缓和持久，解热作用与阿司匹林相似，镇痛作用较强，抗炎作用很弱，用于<u>感冒发热、头痛、牙痛、神经痛、肌肉痛、关节痛、痛经</u>等。

2. 布洛芬（ibuprofen，异丁苯丙酸） 抗炎镇痛比阿司匹林强 16～32 倍，用于<u>风湿性及类风湿关节炎、疼痛、发热</u>。

3. 塞来昔布（celecoxib） 选择性抑制 COX-2，在治疗剂量时对人体内 COX-1 无明显影响，也不影响 TXA_2 的合成，但可抑制 PGI_2 合成。<u>主要用于风湿性、类风湿关节炎和骨关节炎</u>，一般在用药 2 周后疼痛和关节功能状态明显改善；也用于<u>手术后疼痛、牙痛、痛经</u>等。

4. 日夜百服宁 是含有对乙酰氨基酚的复方解热镇痛药，主要用于减轻感冒发热、头痛、鼻塞、咳嗽等症状。

［常考考点］对乙酰氨基酚、布洛芬、塞来昔布、日夜百服宁的作用特点及应用。

【例题实战模拟】

A1 型题

1. 阿司匹林解热作用机制是
　　A. 抑制环氧酶（COX），减少 PG 合成　　　B. 抑制下丘脑体温调节中枢
　　C. 抑制各种致炎因子的合成　　　　　　　D. 药物对体温调节中枢的直接作用
　　E. 中和内毒素

2. 小剂量阿司匹林预防血栓形成的作用机制是
　　A. 抑制凝血酶原的形成　　　　　B. 直接抑制血小板聚集　　　C. 抑制 PGEs 的生成
　　D. 抑制 TXA_2（血栓素）的合成　　E. 直接溶解血栓

3. 最宜选用阿司匹林治疗的是
　　A. 胃肠痉挛性绞痛　　B. 月经痛　　C. 心绞痛　　D. 肾绞痛　　E. 胆绞痛

4. 下列不属于阿司匹林不良反应的是
　　A. 瑞氏（Reye）综合征　　　　　　B. 荨麻疹　　　　　　C. 水钠潴留，引起水肿
　　D. 诱发胃溃疡和胃出血　　　　　　E. 水杨酸反应

5. 临床常选用对乙酰氨基酚治疗的是
　　A. 感冒发热　　B. 急性痛风　　C. 类风湿关节炎　　D. 急性风湿热　　E. 预防血栓形成

【参考答案】

1. B　2. D　3. B　4. C　5. A

第十三单元　抗组胺药

细目　H_1 受体阻滞药

【考点突破攻略】

要点　常用 H_1 受体阻滞药作用、应用

本类药物品种较多，第一代 H_1 受体阻滞药中枢抑制作用强，应用受到限制，尤其是异丙嗪和苯海拉明等。第二代 H_1 受体阻滞药有吡啶类、羟嗪类及其他类，如阿司咪唑、西替利嗪、氯雷他定等，多数药物不易透过血脑屏障，无中枢抑制作用或较弱，作用较持久，广泛用于临床。

1. 作用

（1）抗 H_1 受体：可完全对抗组胺引起的支气管、胃肠道平滑肌收缩。对组胺引起的局部毛细血管扩张和通透性增加有较强的抑制作用，可部分对抗组胺引起的血管扩张和血压降低，要完全对抗需同时应用 H_1 和 H_2 受体阻滞药。

（2）抑制中枢：多数药物可通过血脑屏障，产生不同程度的镇静、嗜睡等中枢抑制作用，以苯海拉明和异丙嗪最强；中枢抑制作用可能是由于中枢 H_1 受体被阻断，拮抗了内源性组胺介导的觉醒反应所致。第二代药物如阿司咪唑无中枢抑制作用。

（3）其他：多数药物具有较弱的阿托品样抗胆碱作用，苯海拉明、异丙嗪、布克利嗪和美克洛嗪止吐和防晕作用较强，可能与中枢抗胆碱作用有关。某些药有较弱的局麻作用。

2. 应用

（1）皮肤黏膜变态反应性疾病：对荨麻疹、花粉症、过敏性鼻炎等疗效较好，中枢抑制作用弱的第二代 H_1 受体阻滞药常作为首选药。对昆虫叮咬所致的皮肤瘙痒和水肿亦有良效。对血清病、药疹和接触性皮炎也有一定疗效。对变态反应性支气管哮喘效果差，但酮替芬能抑制肥大细胞和嗜碱性粒细胞释放组胺和白三烯，可用于支气管哮喘的预防性治疗。

（2）晕动病和呕吐：晕动病、放射病、妊娠等引起的呕吐，常用茶苯海明、苯海拉明、异丙嗪、布克利嗪和美克洛嗪等。

此外，有些抗组胺药可用于镇静、催眠及术前给药，或作为复方抗感冒药和复方镇咳平喘药的成分。

［常考考点］H_1 受体阻滞药的作用及应用。

【例题实战模拟】

A1 型题

1. H_1 受体阻断药疗效差的疾病是
　　A. 血管神经性水肿　　B. 过敏性鼻炎　　C. 过敏性皮炎　　D. 过敏性哮喘　　E. 荨麻疹

2. H_1 受体阻断药产生中枢抑制作用的机制是
　　A. 阻断中枢 H_1 受体　　　　B. 兴奋中枢胆碱受体　　　　C. 和奎尼丁样作用有关
　　D. 和中枢抗胆碱作用有关　　E. 阻断中枢 5-HT 受体

3. 异丙嗪不具备的药理作用是
　　A. 镇静　　B. 减少胃酸分泌　　C. 抗胆碱作用　　D. 局麻作用　　E. 止吐

4. 雷尼替丁治疗十二指肠溃疡的作用机制是
　　A. 中和胃酸　　　　　　　　　　　　　　B. 直接抑制胃蛋白酶活性

C. 阻断胃腺细胞的 H_2 受体，抑制胃酸分泌　　D. 形成保护膜，覆盖溃疡面

E. 加速胃蛋白酶的分解

【参考答案】

1. D　2. A　3. B　4. C

第十四单元　利尿药、脱水药

细目一　利尿药

【考点突破攻略】

要点一　利尿药的分类和常用药

利尿药（diuretics）是一类直接作用于肾脏，影响尿生成过程，促进电解质和水的排出，增加尿量，消除水肿的药物。亦用于高血压、肾结石等的治疗。

常用利尿药按其效能及作用机制可分为以下 3 类：

1. 高效利尿药　即 Na^+-K^+-$2Cl^-$ 同向转运抑制剂，也称为髓袢利尿药，主要作用于髓袢升支粗段。减少 Na^+、Cl^- 重吸收，降低肾脏稀释功能；同时影响肾脏浓缩功能，减少对水的重吸收，从而产生强大的利尿作用。常用药物有呋塞米、依他尼酸、布美他尼、托拉塞米等。

2. 中效利尿药　即 Na^+-Cl^- 同向转运抑制剂，主要作用于近曲小管近端。减少 Na^+、Cl^- 的重吸收，影响肾脏的稀释功能而产生利尿作用，对尿液的浓缩过程无影响。常用药物为氢氯噻嗪、氢氟噻嗪等。

3. 低效利尿药　包括碳酸酐酶抑制药和 K^+-Na^+ 交换抑制药，主要作用于近曲小管和集合管。前者主要有乙酰唑胺（醋唑磺胺），通过抑制碳酸酐酶，抑制 H^+-Na^+ 交换，Na^+ 排出增多而产生利尿作用；后者主要有螺内酯和氨苯蝶啶，表现为留钾利尿。

［常考考点］利尿剂的分类，以及各类的代表药物及作用机制。

要点二　呋塞米的作用、应用、不良反应

呋塞米（furosemide，速尿）　作用于髓袢升支粗段，选择性地抑制 Na^+、Cl^- 的重吸收而产生强利尿作用。口服吸收迅速，约 30 分钟起效，1～2 小时达高峰，持续 6～8 小时；静脉注射 5～10 分钟起效，30 分钟达高峰，维持 4～6 小时。反复给药不易蓄积。

1. 作用

（1）利尿：作用强大、迅速而短暂。利尿时 Na^+、K^+ 和 Cl^- 排出增多，可促进 Ca^{2+}、Mg^{2+} 排出，减少尿酸排出。

（2）扩张血管：能扩张肾血管，降低肾血管阻力，增加肾血流量，改变肾皮质内血流分布；扩张小静脉，降低左心室充盈压，减轻肺水肿。其机制可能与促进前列腺素 E 合成，抑制其分解有关。

2. 应用

（1）严重水肿：对心、肝、肾性各类水肿均有效，主要用于其他利尿药无效的顽固性水肿和严重水肿。

（2）急性肺水肿和脑水肿：静脉注射能迅速扩张容量血管，使回心血量减少，在利尿作用发生之前即可缓解急性肺水肿，是急性肺水肿快速有效的治疗药物。由于利尿，使血液浓缩，血浆渗透压增高，也有利于消除脑水肿，对脑水肿合并心衰者尤为适用。

（3）急慢性肾功能衰竭：通过扩张肾血管，增加肾血流量，从而改善急性肾衰早期的少尿及肾缺血；通过强大的利尿作用冲洗肾小管，防止萎缩和坏死，用于急性肾衰早期的防治。大剂量治疗慢性肾

衰，使尿量增加。但禁用于无尿病人。

（4）药物中毒：配合输液使尿量在 1 天内达到 5L 以上，可加速毒物排泄。主要用于经肾排泄的药物中毒的抢救，如苯巴比妥、水杨酸类、溴化物、氟化物等急性中毒。

（5）高钾血症和高钙血症：可增加 K^+ 排出，抑制 Ca^{2+} 重吸收，降低血钾和血钙。

3. 不良反应

（1）水和电解质紊乱：长期用药、利尿过度可引起低血容量、低血钠、低血钾、低血镁及低氯性碱中毒。以低血钾最为常见，注意及时补钾，加服留钾利尿药有一定预防作用。

（2）耳毒性：眩晕、耳鸣、听力下降、暂时性耳聋。肾功能减退或大剂量静脉注射时易发生，应避免与有耳毒性的氨基糖苷类抗生素合用。

（3）胃肠道反应：恶心、呕吐、上腹不适及腹泻，大剂量可致胃肠道出血。

（4）高尿酸血症：长期用药竞争性抑制尿酸，减少尿酸排泄而致高尿酸血症。

（5）其他：过敏反应，偶致骨髓抑制。严重肝肾功能不全、糖尿病、痛风及小儿慎用，高氮质血症及孕妇忌用。

［常考考点］呋塞米的作用机制及应用。

要点三　氢氯噻嗪的作用、应用、不良反应

1. 作用

（1）利尿：作用温和而持久。促进尿中 Na^+、Cl^- 排出，也促进 K^+、Mg^{2+} 及 HCO_3^- 排出；增强远曲小管对钙的重吸收，使 Ca^{2+} 从肾排出减少；减少尿酸排泄。

（2）抗利尿：能明显减少尿崩症患者的尿量，作用机制尚不明，可能是因排出 Na^+、Cl^-，使血浆渗透压下降，减轻病人渴感而减少饮水量，从而使尿量减少。

（3）降压：用药初期通过利尿作用减少血容量，后期因排钠较多，降低血管平滑肌对儿茶酚胺等加压物质的敏感性而降压。

2. 应用

（1）轻、中度水肿：是心性水肿的首选药；对肾性水肿的疗效与肾功能有关，肾功能不良者疗效差；对肝性水肿，与螺内酯合用可增效，避免血钾过低诱发肝昏迷，但因抑制碳酸酐酶，减少 H^+ 分泌，使 NH_3 排出减少，可致血氨升高，有加重肝昏迷的危险，应慎用。

（2）轻、中度高血压：单用或与其他利尿药合用。

（3）尿崩症：用于肾性尿崩症及加压素无效的垂体性尿崩症，轻症效佳，重症效差。

（4）特发性高钙尿症和肾结石：治疗量可显著降低正常人、原发性甲状旁腺功能亢进及高钙尿症病人尿钙，防止肾钙结石的形成。

［常考考点］氢氯噻嗪的作用机制及应用。

3. 不良反应

（1）电解质紊乱：长期用药引起低血钾、低血镁、低氯性碱中毒及低钠血症。低钾血症较多见，表现为疲倦、软弱、眩晕，合用留钾利尿药可预防。

（2）代谢异常：①血糖升高，用药 2～3 个月后出现，停药后自行恢复，可能因其抑制胰岛素的分泌，减少组织利用葡萄糖。②高脂血症，升高 TG、TC 和 LDL，降低 HDL。糖尿病患者和高脂血症者慎用。

（3）高尿酸血症：因减少细胞外液容量，增加近曲小管对尿酸的重吸收，竞争性抑制尿酸从肾小管分泌，痛风者慎用。

（4）加重肾功能不良：降低肾小球滤过率，增高血尿素氮，肾功能不良者慎用。

（5）过敏：偶有过敏性皮炎、粒细胞减少、血小板减少等过敏反应。

要点四　螺内酯的作用、应用、不良反应

1. 作用　具有排钠留钾的利尿作用。螺内酯结构与醛固酮相似，与醛固酮竞争远曲小管远端和集合

管细胞浆内的醛固酮受体，产生与醛固酮相反的作用，作用特点为：①作用弱，起效慢，维持时间长。口服 1 天起效，2～3 天达高峰，停药后持续 2～3 天。②作用的发挥依赖于体内醛固酮的存在，对切除肾上腺的动物无效。

2. 应用　螺内酯配伍中、高效利尿剂，治疗伴有醛固酮升高的顽固性水肿，如肝硬化、充血性心衰、肾病综合征。

3. 不良反应　长期服用可致高血钾，肝肾功能不全及血钾过高者禁用。螺内酯因具类固醇结构而产生性激素样副作用，如男性乳房发育、性功能障碍，女性多毛、声音变粗、月经不调等，停药后消失。

[常考考点] 螺内酯的作用特点：排钠保钾。螺内酯的适应证：治疗与醛固酮升高有关的顽固性水肿。

【知识纵横比较】

利尿药的作用机制及应用比较

药品	类别	作用机制	应用
呋塞米	高效利尿药	作用于髓袢升支粗段。减少 Na^+、Cl^- 重吸收，降低肾脏稀释功能；同时影响肾脏浓缩功能，减少对水的重吸收，从而产生强大的利尿作用	严重水肿；急性肺水肿和脑水肿；急慢性肾功能衰竭；药物中毒；高钾血症和高钙血症
氢氯噻嗪	中效利尿药	作用于近曲小管近端。减少 Na^+、Cl^- 的重吸收，影响肾脏的稀释功能而产生利尿作用，对尿液的浓缩过程无影响	轻、中度水肿；是心性水肿的首选药；轻、中度高血压；尿崩症；用于肾性尿崩症及加压素无效的垂体性尿崩症；特发性高钙尿症和肾结石
螺内酯	低效利尿药	与醛固酮竞争远曲小管远端和集合管细胞浆内的醛固酮受体，产生与醛固酮相反的作用	配伍中、高效利尿剂，治疗伴有醛固酮升高的顽固性水肿，如肝硬化、充血性心衰、肾病综合征

细目二　脱水药

【考点突破攻略】

脱水药（dehydrant agents）又称渗透性利尿药，是能提高血浆渗透压而使组织脱水的药物。

要点　脱水药的特点及常用药

脱水药具备以下特点：①静脉注射后不易透过毛细血管，迅速提高血浆渗透压，对机体无毒性作用和过敏反应。②易经肾小球滤过，但不易被肾小管重吸收。③在体内不易被代谢。④不易从血管透入组织液中。临床常用药为甘露醇、山梨醇、高渗葡萄糖等。

【例题实战模拟】

A1 型题

1. 呋塞米的不良反应，不包括
　　A. 高血钾　　B. 耳毒性　　C. 胃肠道反应　　D. 高尿酸血症　　E. 低氯性碱中毒

2. 有关噻嗪类利尿药的叙述，错误的是
　　A. 具有降压作用　　　　　　B. 可升高血脂　　　　　　C. 使尿酸排出增加
　　D. 可升高血糖　　　　　　　E. 可促进远曲小管对钙离子的重吸收

3. 通过竞争醛固酮受体而发挥利尿作用的药物
　　A. 氨苯蝶啶　　B. 乙酰唑胺　　C. 阿米洛利　　D. 布美他尼　　E. 螺内酯

4. 下列利尿药的作用强度与肾上腺皮质功能有关的是
　　A. 呋塞米　　B. 螺内酯　　C. 氨苯蝶啶　　D. 阿米洛利　　E. 氢氯噻嗪

5. 下列病人不适宜使用脱水药的是
　　A. 慢性心功能不全　　B. 青光眼　　C. 脑水肿　　D. 肾功能衰竭　　E. 肺水肿

6. 长期应用易使血钾升高的药物是

　　A. 氢氯噻嗪　　　B. 呋塞米　　　C. 螺内酯　　　D. 乙酰唑胺　　　E. 脱水药

7. 高钾血症病人禁用的利尿药是

　　A. 氢氯噻嗪　　　B. 苄氟噻嗪　　　C. 布美他尼　　　D. 氨苯蝶啶　　　E. 呋塞米

8. 下列疾病中，不属于氢氯噻嗪适应证的是

　　A. 尿崩症　　　B. 轻度高血压　　　C. 心源性水肿　　　D. 糖尿病　　　E. 特发性高尿钙

9. 呋塞米的利尿作用机制是

　　A. 抑制肾脏的稀释功能　　　　　B. 抑制肾脏的浓缩功能　　　　　C. 阻滞 Na^+ 重吸收

　　D. 对抗醛固酮的作用　　　　　E. 抑制肾脏的稀释和浓缩功能

B1 型题

　　A. 呋塞米　　　B. 螺内酯　　　C. 乙酰唑胺　　　D. 氨苯蝶啶　　　E. 氢氯噻嗪

10. 治疗急性肾功能衰竭早期少尿，应选用的是

11. 治疗高醛固酮型水肿，应选用的是

【参考答案】

1. A　　2. C　　3. E　　4. B　　5. A　　6. C　　7. D　　8. D　　9. E　　10. A　　11. B

第十五单元　抗高血压药

细目一　利尿降压药

【考点突破攻略】

　　利尿降压药是 WHO 推荐的一线药物，常作为治疗高血压的基础药物。许多其他降压药在长期使用过程中，可引起不同程度的水钠潴留。合用利尿药能消除水钠潴留，加强降压效果，以噻嗪类最为常用，代表药为氢氯噻嗪。

要点　氢氯噻嗪的降压作用、应用

1. 作用　降压缓慢、温和、持久，对卧位和立位血压均能降低。排钠利尿，使血容量减少是利尿药初期的降压机制。长期应用降低血管张力而降低血压。不易发生耐受性，有增强其他降压药的作用。

2. 应用　单用于Ⅰ级（轻度）高血压，或与其他降压药合用治疗各型高血压，联合用药可增强降压作用，并防止其他药物引起的水钠潴留。

　　[常考考点] 氢氯噻嗪初期的降压机制是排钠利尿，使血容量减少，长期使用通过降低血管张力而降低血压。

细目二　肾素–血管紧张素系统抑制药

【考点突破攻略】

　　肾素–血管紧张素系统（RAS）在血压调节中起着重要的作用。作用于该系统的药物主要影响血管紧张素转化酶（ACE）、血管紧张素Ⅱ受体（AT）和肾素而产生降压作用。

要点一　肾素–血管紧张素系统抑制药分类特点及常用药

1. RAS 抑制药分类　主要分为三类：①血管紧张素转化酶抑制剂：卡托普利、依那普利、赖诺普利、喹那普利等。②血管紧张素Ⅱ受体拮抗剂：氯沙坦、缬沙坦、厄贝沙坦等。③肾素抑制药：瑞米吉

仑等。

2. 作用特点　①降压时不伴有反射性心率加快，对心输血量无明显影响。②可防止或逆转高血压患者的血管壁和心室重构。③能增加肾血流量，保护肾脏。④能改善胰岛素抵抗，不引起电解质紊乱和脂质代谢改变。⑤久用不易产生耐受性。

要点二　卡托普利的作用、应用、不良反应

卡托普利（captopril）是第一个用于临床口服有效的含巯基 ACE 抑制药（1977 年）。

1. 作用　降低血压。通过抑制 ACE，使血管紧张素 I 转化为血管紧张素 II 减少，降低循环与血管组织 RAS 活性。主要作用机制：①抑制循环和血管局部 RAS 的 Ang II 形成。②减少缓激肽降解，缓激肽是血管内皮 L- 精氨酸 -NO 途径的重要激活剂，可发挥强大的扩血管效应；刺激细胞膜磷脂游离出花生四烯酸（AA），促进前列腺素合成，增强扩血管效应。③减少肾脏组织中 Ang II 的生成，使醛固酮分泌减少，促进水钠排泄。

2. 应用　①各型高血压：如原发性高血压及肾性高血压，对血浆肾素活性高者疗效更好；II、III 级高血压需合用利尿药。②充血性心力衰竭：基础治疗药物。

3. 不良反应　高血钾、低血压。ACEI 抑制激肽酶，使缓激肽、P 物质堆积，引起咳嗽及血管神经性水肿；久用降低血锌而出现皮疹、味觉及嗅觉改变及脱发等。高血钾者和妊娠初期禁用。

［常考考点］卡托普利的作用机制及应用。

要点三　厄贝沙坦的作用、应用、不良反应

厄贝沙坦（irbesartan）为长效、强效的 Ang II 受体拮抗药。作用比氯沙坦强约 10 倍，持续 24 小时以上。

1. 作用　降低血压。选择性地与 AT$_1$ 受体结合，阻断 Ang II 引起的血管收缩及促进醛固酮分泌。长期用药还能抑制心肌肥厚和血管壁增厚。

2. 应用　各型高血压，也可用于高血压合并糖尿病肾病患者，能减轻肾损害。

3. 不良反应　头晕、高血钾和与剂量相关的体位性低血压。孕妇及哺乳期妇女禁用。

［常考考点］厄贝沙坦的作用机制及应用。

细目三　β 受体阻滞药

【考点突破攻略】

β 受体阻滞药除用于心律失常、心绞痛外，亦是疗效确切的抗高血压药。

要点　美托洛尔的降压作用、应用、不良反应

1. 作用　降低血压。作用机制可能是：①减少心输出量：本品为选择性 β$_1$ 受体阻断药，通过阻断心脏 β$_1$ 受体，使心肌收缩力减弱。②抑制肾素分泌：通过阻断肾小球旁器部位的 β$_1$ 受体，抑制肾素 - 血管紧张素系统。

2. 应用　用于高血压，对伴有心输出量偏高或血浆肾素活性增高者以及伴有冠心病者更适宜。

3. 不良反应　神经系统常见眩晕、精神抑郁等；心血管系统常见心率减慢、传导阻滞、心衰加重等。

［常考考点］美托洛尔的作用机制及应用。

细目四　钙通道阻滞药

【考点突破攻略】

该类药物的基本作用是抑制细胞外 Ca^{2+} 的内流，使血管平滑肌细胞内缺乏足够的 Ca^{2+}，导致血管平滑肌松弛、血管扩张、血压下降。

要点一　钙通道阻滞药的作用及常用药

钙通道阻滞药主要为 L 型钙通道阻滞剂，其中 L 型钙通道阻滞剂又分为二氢吡啶类和非二氢吡啶类。二氢吡啶类的常用药有：硝苯地平、尼卡地平、尼莫地平、拉西地平等；非二氢吡啶类的常用药有：维拉帕米、地尔硫草等。

作用特点：①降压时不减少心、脑、肾的血流，尼莫地平、尼索地平还能增加脑、冠脉血流。②逆转高血压患者的心肌肥厚，但效果不如 ACEI。③有排钠利尿作用，在降压时不引起水钠潴留。④一般不影响脂质代谢及葡萄糖耐量，伊拉地平、尼群地平还可轻度提高 HDL。

要点二　硝苯地平控释剂（拜新同）的降压作用、应用、不良反应

1. 作用　降低血压。通过抑制细胞外 Ca^{2+} 的内流，使血管平滑肌细胞内缺乏足够的 Ca^{2+}，导致血管平滑肌松弛、血管扩张、血压下降。控释剂可减少血药浓度波动，减轻迅速降压造成的反射性交感活性增加，降低不良反应的发生率，延长作用时间，减少用药次数。

2. 应用　各型高血压，尤以低肾素性高血压疗效好，可单用或与利尿药、β 受体阻滞药、ACEI 合用。

3. 不良反应　较轻，常见面部潮红、头痛、眩晕、心悸、踝部水肿。踝部水肿系毛细血管前血管扩张所致。本品短效制剂有可能加重心肌缺血，伴心肌缺血的高血压患者慎用。

［常考考点］硝苯地平的作用机制及应用。

细目五　抗高血压药物的合理应用

【考点突破攻略】

要点　抗高血压药物的选药、联合用药

1. 根据高血压程度选药　①Ⅰ级高血压：采用体育活动、控制体重、低盐、低脂肪饮食等措施未奏效时，首选作用温和的降压药，如噻嗪类利尿药、ACEI、二氢吡啶类钙拮抗药或 β 受体阻滞药等一种药物。②Ⅱ级高血压：采用两种药物联用，常用的四类一线降压药的任何两类均可。③Ⅲ级高血压：联合用药基础上，改用或加用作用更强的米诺地尔、直接血管扩张药、中枢性降压药等。④高血压危象：宜采用静脉滴注或肌注快速起效的药物，如硝普钠。

2. 根据病情特点及并发症选药　①伴有心绞痛者宜用硝苯地平。②伴有心力衰竭者宜用利尿药、ACEI、哌唑嗪等，不宜用 β 受体阻滞药。③伴有肾功能不全者宜用 ACEI、硝苯地平、α–甲基多巴等。④伴有消化性溃疡者，宜用可乐定，禁用利血平。⑤伴有心动过速者宜用美托洛尔等 β 受体阻滞药。⑥伴有支气管哮喘者不宜用 β 受体阻滞药。⑦伴有糖尿病及痛风者不宜用噻嗪类利尿药。⑧伴有精神抑郁者，不宜用利血平。

3. 联合用药　高血压病的治疗需要长期系统用药甚至终生用药，力求控制在 138/83mmHg（目标血压）以下，要注意平稳持续降压，以避免血压波动过大致靶器官损害。现有药物长期单用常引起耐受性，加大剂量又易致不良反应。联合用药可从不同环节协同降压，又能减轻不良反应，药物用量也相应减少。但要注意同类药物不宜合用。

【知识纵横比较】

抗高血压药物的种类、作用机制和应用比较

种类		降压机制	应用	代表药物
利尿降压药		初期排钠利尿，使血容量减少，长期应用降低血管张力而降低血压	Ⅰ级（轻度）高血压，或与其他降压药合用治疗各型高血压	氢氯噻嗪
肾素－血管紧张素系统抑制药	血管紧张素转化酶抑制剂	通过抑制ACE，使血管紧张素Ⅰ转化为血管紧张素Ⅱ减少，降低循环与血管组织RAS活性	①各型高血压：如原发性高血压及肾性高血压，对血浆肾素活性高者疗效更好；Ⅱ、Ⅲ级高血压需合用利尿药。②充血性心力衰竭：基础治疗药物	卡托普利、依那普利、赖诺普利、喹那普利
	血管紧张素Ⅱ受体拮抗剂	选择性地与AT_1受体结合，阻断AngⅡ引起的血管收缩及促进醛固酮分泌	各型高血压，也可用于高血压合并糖尿病肾病患者，能减轻肾损害	氯沙坦、缬沙坦、厄贝沙坦
β受体阻滞药		①减少心输出量：通过阻断心脏$β_1$受体，使心肌收缩力减弱。②抑制肾素分泌：通过阻断肾小球旁器部位的$β_1$受体，抑制肾素－血管紧张素系统	用于高血压，对伴有心输出量偏高或血浆肾素活性增高者以及伴有冠心病者更适宜	美托洛尔
钙通道阻滞药	二氢吡啶类	抑制细胞外Ca^{2+}的内流，使血管平滑肌细胞内缺乏足够的Ca^{2+}，导致血管平滑肌松弛、血管扩张、血压下降	各型高血压，尤以低肾素性高血压疗效好	硝苯地平、尼卡地平、尼莫地平、拉西地平

抗高血压药物的选择

伴随疾病	抗高血压药物选择	不宜选用或禁用
心绞痛	硝苯地平	—
心力衰竭	利尿药、ACEI、哌唑嗪	不宜用β受体阻滞药
肾功能不全	ACEI、硝苯地平、α－甲基多巴	—
消化性溃疡	可乐定	禁用利血平
心动过速	美托洛尔等β受体阻滞药	—
支气管哮喘	—	不宜用β受体阻滞药
糖尿病及痛风	—	不宜用噻嗪类利尿药
精神抑郁	—	不宜用利血平

【例题实战模拟】

A1型题

1.高血压合并窦性心动过速的年轻患者宜首选的抗高血压药是
　　A.硝普钠　　B.甲基多巴　　C.普萘洛尔　　D.可乐定　　E.氯沙坦

2.下列有关硝苯地平降压时伴随状况的描述，正确的是
　　A.心率不变　　B.心排血量下降　　C.血浆肾素活性增高　　D.尿量增加　　E.肾血流量降低

3.普萘洛尔不适用于
　　A.高血压伴心绞痛　　　　B.高血压伴支气管哮喘　　C.高血压伴心动过速
　　D.高血压伴脑血管病　　　E.高血压伴心输出量下降

4.有关血管紧张素转化酶抑制药（ACEI）的叙述，错误的是
　　A.可增强醛固酮的生成　　B.可抑制缓激肽降解　　C.可减轻心室扩张
　　D.可减少血管紧张素Ⅱ的生成　　E.可降低心脏前、后负荷

5.长期应用氢氯噻嗪可引起的不良反应是

A.升高血脂　　B.升高血糖　　C.升高血尿酸　　D.增加血浆肾素活性　　E.以上均是

6.长期使用利尿药的降压机制是

A.抑制醛固酮的分泌　　　　B.降低血浆肾素活性　　　C.增加血浆肾素活性

D.减少血管平滑肌细胞内 Na^+　　E.排 Na^+、利尿、血容量减少

【参考答案】

1.C　2.C　3.B　4.A　5.E　6.D

第十六单元　抗心律失常药

细目　抗心律失常药

【考点突破攻略】

心律失常是严重的心脏疾病，由于心肌自律性异常或冲动传导障碍引起心动频率或节律发生改变，并影响心脏的泵血功能。根据心率的快慢，心律失常分为缓慢性和快速性。临床上多将快速性心律失常简称为心律失常，主要包括室上性和室性早搏及心动过速、心房颤动和心房扑动、心室颤动等。

要点一　抗心律失常药的分类及常用药

依据药物对心肌电生理的影响，抗心律失常药分为四大类：

Ⅰ类　钠通道阻滞药分为 A、B、C 三个亚类。①ⅠA 类：适度阻滞钠通道：奎尼丁、普鲁卡因胺等。②ⅠB 类：轻度阻滞钠通道：利多卡因、苯妥英钠等。③ⅠC 类：重度阻滞钠通道：普罗帕酮等。

Ⅱ类　β 肾上腺素受体阻滞药普萘洛尔等。

Ⅲ类　延长动作电位时程药胺碘酮、溴苄铵等。

Ⅳ类　钙通道阻滞药维拉帕米、地尔硫草等。

【知识纵横比较】

抗心律失常药分类及作用

分类		作用	药物
Ⅰ类　钠通道阻滞药	ⅠA 类	适度阻滞钠通道	奎尼丁、普鲁卡因胺等
	ⅠB 类	轻度阻滞钠通道	利多卡因、苯妥英钠等
	ⅠC 类	重度阻滞钠通道	普罗帕酮
Ⅱ类　β 肾上腺素受体阻滞药		阻断 β 受体	普萘洛尔
Ⅲ类　延长动作电位时程药		延长 APD 及 ERP	胺碘酮、溴苄铵
Ⅳ类　钙通道阻滞药		阻滞钙通道而抑制 Ca^{2+} 内流	维拉帕米、地尔硫草

要点二　奎尼丁的作用、应用

1.作用　抗心律失常，与心肌细胞膜的钠通道蛋白结合而阻滞钠通道，适度抑制 Na^+ 内流，对 K^+ 外流和 Ca^{2+} 内流也有抑制作用。

（1）降低自律性：抑制 Na^+ 内流，使 4 相舒张期自动除极化速率减慢，坡度减小，使心房肌、心室肌和浦肯野纤维的自律性降低，其中对心房肌的作用更强。在治疗剂量下对正常窦房结的自律性影响较小，但在窦房结功能低下时，则可产生明显的抑制。

（2）减慢传导：抑制 0 相 Na^+ 内流，使 0 相上升的速率和振幅降低，从而使心房肌、心室肌、浦肯

野纤维的传导减慢，对病理状态下部分除极的心肌细胞的传导有更强的抑制作用，使单向阻滞变为双向阻滞，消除折返激动。对 Ca^{2+} 内流也有一定的抑制作用，略减慢房室结的传导。

（3）延长有效不应期：<u>减慢 2 相 Ca^{2+} 内流和 3 相 K^+ 外流，延长 APD 和 ERP</u>。对 ERP 的延长作用更明显，使 ERP/APD 比值加大，因此可使异位冲动或折返冲动落入 ERP 中而被消除。

（4）其他：竞争性地阻滞 M 受体，具有抗胆碱作用，对抗其抑制房室传导的作用；阻滞 α 受体，扩张血管，降低血压；对心房肌、心室肌有负性肌力作用。

2. 应用　<u>心房颤动、心房扑动、室上性及室性早搏和心动过速</u>。在治疗心房颤动、心房扑动时，应先用强心苷抑制房室传导，以控制心室率。

要点三　利多卡因、苯妥英钠的作用、应用

（一）利多卡因

1. 作用　抗心律失常。

（1）降低自律性：抑制 4 相 Na^+ 内流，促进 K^+ 外流，从而降低浦肯野纤维的自律性，提高心室肌的阈电位水平，提高其致颤阈。治疗剂量对心房肌和窦房结无明显影响。

（2）对传导的影响：治疗量对正常心肌的传导性影响小；但在低血钾或心肌受损而部分去极化时，促进 K^+ 外流，使舒张电位负值加大，提高 0 相除极化速率和幅度，从而促进病区的传导，消除单向阻滞而中止折返；在心肌缺血部位，也可因抑制 Na^+ 内流而减慢传导，变单向阻滞为双向阻滞，消除折返。大剂量时，因可明显抑制 0 相除极速率而使传导明显减慢，甚至出现完全性传导阻滞。

（3）相对延长有效不应期：促进 K^+ 外流，缩短心室肌和浦肯野纤维的 APD 和 ERP，但缩短 APD 更为显著，使 ERP/APD 比值加大，相对延长 ERP，有利于消除折返。

2. 应用　<u>室性心律失常，特别适用于危急病例，是治疗急性心肌梗死引起的室性心律失常的首选药</u>，对强心苷中毒所致者也有效。

（二）苯妥英钠

1. 作用　抗心律失常，作用与利多卡因相似。降低浦肯野纤维自律性，相对延长 ERP，与强心苷竞争 Na^+-K^+-ATP 酶，抑制强心苷中毒所致室性心律失常，改善被强心苷抑制的房室传导。

2. 应用　<u>室性心律失常，对强心苷中毒所致室性心律失常疗效显著</u>。

要点四　美托洛尔的作用、应用

1. 作用　抗心律失常，通过阻滞心脏的 $β_1$ 受体而发挥抗心律失常作用。

（1）降低自律性：对窦房结、心房内传导组织及浦肯野纤维，可减慢 4 相自动除极化速率，降低自律性，在运动和情绪激动时作用明显。也能抑制儿茶酚胺引起的滞后除极而防止触发活动。

（2）减慢传导：大剂量时，除 β 受体阻滞作用外，还有膜稳定作用，减慢 0 相 Na^+ 内流，使 0 相除极化速率降低，减慢房室结及浦肯野纤维的传导速度。

（3）延长房室结 ERP：明显延长房室结的 ERP，与减慢房室结传导的作用构成其抗室上性心律失常的作用基础。

2. 应用

（1）室上性心律失常，如心房颤动、心房扑动及阵发性室上性心动过速等。

（2）焦虑、甲状腺功能亢进等引起的窦性心动过速。

（3）室性心律失常，特别是对由于运动和情绪激动引起的疗效显著。

（4）急性心肌梗死，长期使用可减少心律失常的发生及再梗死率，从而降低病死率。

要点五　胺碘酮的作用、应用

1. 作用　抗心律失常。<u>通过阻滞心肌细胞膜钾通道，阻滞钠通道和钙通道，并可轻度非竞争性地阻滞 α 受体和 β 受体</u>。

（1）延长 ERP：明显延长房室结、心房肌、心室肌和浦肯野纤维的 APD 和 ERP。这一作用较其他

类抗心律失常药为强，与其阻滞钾通道、抑制 K^+ 外流、明显抑制复极过程有关。

（2）降低自律性：降低窦房结和浦肯野纤维的自律性，与阻滞钠、钙通道和 β 受体有关。

（3）减慢传导：减慢房室结和旁路以及浦肯野纤维的传导速度，与阻滞钠、钙通道有关。

（4）拮抗 T_3、T_4 与受体结合。

（5）扩张血管：扩张冠状动脉，增加冠脉血流量，改善心肌营养；扩张外周血管，降低心脏做功，减少心肌耗氧量。

2. 应用　广谱抗心律失常药，用于各种室上性和室性心律失常，对心房扑动、心房颤动和室上性心动过速疗效好，对合并预激综合征者有效率达 90% 以上。因可减少心肌耗氧量，适用于冠心病并发的心律失常。

要点六　维拉帕米的作用、应用

1. 作用　抗心律失常，通过阻滞心肌细胞膜的钙通道，抑制 Ca^{2+} 内流，对属于慢反应细胞的窦房结和房室结具有以下作用：

（1）降低自律性：因 4 相自动除极化速率减慢而使自律性降低。也减少或取消后除极所引起的触发活动。

（2）减慢传导：因 0 相除极上升速率减慢、振幅减小而使冲动传导减慢，可变单向阻滞为双向阻滞，从而消除折返。终止房室结的折返激动，减慢心房颤动、心房扑动时的心室率。

（3）延长 APD 和 ERP：对房室结的作用明显，高浓度时也延长浦肯野纤维的 APD 和 ERP。

（4）抑制心肌收缩力、扩张冠脉、扩张外周血管。

2. 应用

（1）阵发性室上性心动过速，特别是房室交界区心动过速，常在静脉注射数分钟内停止发作。

（2）强心苷中毒引起的室性早搏。

（3）对冠心病、高血压伴发心律失常者尤其适用。

［常考考点］抗心律失常药的种类及其不同药物的应用。

【知识纵横比较】

抗心律失常药的作用及应用比较

药物	作用	应用
奎尼丁	适度阻塞钠通道，同时也抑制 Ca^{2+} 内流和 K^+ 外流。①降低自律性；②减慢传导速度；③延长有效不应期；④外周抗胆碱作用	广谱的抗心律失常。对房性、室性及房室结性心律失常均有效，也可用于心房纤颤及心房扑动，但需先用强心苷抑制房室传导，控制心室率
利多卡因	轻度阻塞钠通道，并促进 K^+ 外流。①降低心室自律性；②相对延长有效不应期；③减慢传导	用于各种原因致危及生命的室性心律失常，是防治急性心肌梗死并发的室性心律失常的首选药。还可用于强心苷中毒引起的心律失常
苯妥英钠	抗心律失常作用与利多卡因相似，并可与强心苷竞争 Na^+-K^+-ATP 酶	主要用于室性心律失常，尤其适用于洋地黄中毒等所致的室性心律失常
美托洛尔	阻断心脏 $β_1$ 受体，可降低自律性、减慢传导、延长房室结的有效不应期	适用于交感神经过度兴奋所致的各种心律失常，如窦性心动过速、心房纤颤、心房扑动及室性期前收缩
胺碘酮	抑制 K^+ 外流，延长动作电位时程和有效不应期	属广谱抗心律失常药，适用于各种室上性及室性心律失常
维拉帕米	钙通道阻滞药（钙拮抗药），抑制心肌细胞膜 Ca^{2+} 内流	主要用于室上性心律失常，是治疗阵发性室上性心动过速的首选药；强心苷中毒引起的室早；尤其适用于伴有冠心病、高血压伴有心律失常者

【例题实战模拟】

A1 型题

1.阵发性室上性心动过速并发变异型心绞痛，治疗宜采用

　　A.奎尼丁　　　B.利多卡因　　　C.普鲁卡因胺　　　D.维拉帕米　　　E.普萘洛尔

2.下列不能用于治疗心律失常的是

　　A.奎尼丁　　　B.氢氯噻嗪　　　C.维拉帕米　　　D.普萘洛尔　　　E.胺碘酮

3.利多卡因治疗无效的心律失常是

　　A.心肌梗死致室性心律失常　　　B.强心苷中毒致室性心律失常　　　C.心室纤颤

　　D.室性早搏　　　E.心房纤颤

4.治疗强心苷中毒引起的快速型心律失常的最佳药物是

　　A.胺碘酮　　　B.普萘洛尔　　　C.苯妥英钠　　　D.维拉帕米　　　E.奎尼丁

5.治疗阵发性室上性心动过速的最佳药物是

　　A.奎尼丁　　　B.维拉帕米　　　C.苯妥英钠　　　D.普鲁卡因胺　　　E.利多卡因

6.某甲亢患者，出现窦性心动过速，用药时首选

　　A.普萘洛尔　　　B.奎尼丁　　　C.苯妥英钠　　　D.胺碘酮　　　E.美西律

【参考答案】

1.D　2.B　3.E　4.C　5.B　6.A

第十七单元　抗慢性心功能不全药

　　慢性心功能不全又称充血性心力衰竭（congestive heart failure，CHF），是多种病因所致心脏泵血功能降低，不能排出足够的血液以满足全身组织代谢需要的一种临床综合征。CHF 治疗目的：①缓解症状。②防止或延缓心肌重构，延缓病理进展。临床常用药物有增强心肌收缩力药（强心苷类及非强心苷类正性肌力药）、减轻心脏负荷药和血管紧张素 I 转化酶抑制药等。

细目一　强心苷类

【考点突破攻略】

　　强心苷类（cardiac glycosides）是一类主要作用于心脏，能增强心肌收缩力的苷类药物，用于治疗慢性心功能不全及某些心律失常，又称洋地黄类（digitalis）药物。

要点　强心苷类的常用药物、作用、应用、不良反应

　　强心苷类的常用药物有地高辛、去乙酰毛花苷（西地兰）、毒毛花苷 K（毒毛旋花子苷 K）等，以地高辛最为常用。

1.作用

（1）心脏

　　①正性肌力：治疗剂量的强心苷选择性地直接作用于心脏，加强心肌收缩力，使心肌收缩更加敏捷，加快心肌收缩速度；增加衰竭心脏的心输出量；但因其收缩外周血管、增加心脏射血阻力，故对正常人心输出量增加并不明显。强心苷可使衰竭心脏的心率减慢及心室壁肌张力降低而降低心肌耗氧量，且这一作用的结果超过其正性肌力作用所增加的耗氧量，因而心肌总耗氧量减少；但对正常心脏因可使心肌收缩力增强而使耗氧量增加。

　　强心苷增强心肌收缩力的机制与增加心肌细胞内 Ca^{2+} 量有关。强心苷可与心肌细胞膜上的 Na^+-K^+-

ATP 酶结合，抑制酶的活性使 Na^+-K^+ 交换减少，细胞内 Na^+ 增多，进而通过 Na^+-Ca^{2+} 交换而使细胞内 Ca^{2+} 量增加，从而使心肌收缩力增强。同时，导致心肌细胞内 K^+ 量减少，若剂量过大，则使心肌细胞的自律性提高，此为强心苷中毒时发生心律失常的机制之一。

②负性频率：强心苷减慢窦性频率的作用主要出现在心功能不全而心率加快的病人。心功能不全时，心率加快是心输出量减少，反射性兴奋交感神经而引起的一种代偿性反应。当心率加快超过一定限度，使舒张期过短，心室充盈不足，心输出量将更趋减少。治疗剂量的强心苷增强心肌收缩力，使心输出量增加，反射性兴奋迷走神经，从而减慢心率。

③对心肌电生理特性的影响：主要是负性传导、缩短心房不应期、提高浦肯野纤维的自律性等。治疗量强心苷增加心输出量，反射性兴奋迷走神经，从而延长房室结的有效不应期，减慢房室结的传导速度；中毒量强心苷则直接抑制房室结，减慢房室传导。缩短心房不应期的作用亦与反射性兴奋迷走神经有关。强心苷抑制心肌细胞膜的 Na^+-K^+-ATP 酶，致心肌细胞内缺钾，最大舒张电位（MDP）负值减小，浦肯野纤维自律性升高，并使其有效不应期缩短而易诱发心律失常。

④对心电图的影响：治疗量强心苷影响心肌电生理，引起的心电图改变有：T 波幅度变小、低平甚至倒置，此变化出现得最早；S-T 段降低呈鱼钩状（动作电位复极化 2 相缩短），此为临床上判断是否应用强心苷的依据之一；P-R 间期延长（房室传导减慢）；Q-T 间期缩短（心室 APD 缩短）及 P-P 间期延长（心率减慢）。强心苷中毒时，可出现各种心律失常的心电图变化。

（2）其他

①影响神经系统：主要是兴奋迷走神经、影响交感神经系统的兴奋性、兴奋中枢神经系统等。强心苷兴奋迷走神经，除与上述反射机制有关外，还参与多种作用机制，如兴奋迷走神经中枢、敏化窦弓压力感受器等，这些作用是强心苷治疗室上性心律失常的基础。治疗量强心苷降低交感神经兴奋性，部分是反射机制作用的结果，部分是直接抑制作用的结果；中毒量强心苷则通过对交感神经中枢及外周的作用，增强交感神经的兴奋性，这与中毒时心律失常的发生有关。中毒量强心苷可兴奋延脑催吐化学感受区而引起呕吐，引起中枢神经系统兴奋症状。

②抑制肾素 - 血管紧张素 - 醛固酮系统（RAAS）：血管紧张素 Ⅱ 收缩血管，醛固酮引起水钠潴留，两者都可加重心脏负荷。血管紧张素 Ⅱ 和醛固酮都有促进心肌细胞肥大、增殖，引起心室重构与肥厚，加剧心衰恶化的作用。强心苷可使血浆肾素活性降低，减少血管紧张素 Ⅱ 的生成及醛固酮的分泌，从而产生对心脏的保护作用。

③利尿：强心苷对 CHF 患者除能通过正性肌力作用，增加心输出量，使肾血流量、肾小球滤过率增加外，还通过抑制肾小管上皮细胞膜 Na^+-K^+-ATP 酶而抑制肾小管对 Na^+ 的重吸收，产生排 Na^+ 利尿作用。

［常考考点］强心苷类药物（地高辛）的作用特点。

2. 应用

（1）慢性心功能不全（CHF）：用于多种原因引起的 CHF。强心苷可通过增强心肌收缩力、增加心输出量、改善动脉系统供血及缓解静脉系统淤血而取得疗效。对不同原因所致 CHF 的疗效不同，对高血压、心脏瓣膜病、先天性心脏病所致者疗效好，对伴心房颤动且心室率过快者疗效更好；对继发于甲状腺功能亢进、重度贫血等疾病者，由于心肌能量代谢障碍而疗效较差；对肺源性心脏病、活动性心肌炎等有心肌缺氧和损害者，不仅疗效差，且易发生强心苷中毒，引起心律失常；对机械因素所致者，如缩窄性心包炎、严重二尖瓣狭窄等，因心室舒张和充盈受限而疗效很差或无效。

（2）某些心律失常

①心房颤动：由于心房异位节律点多源性快速去极化，引起心房发生大量细弱且不规则的冲动（350～600 次 / 分）。过多的冲动传入心室，引起过快的心室率，妨碍心室的泵血功能，可导致严重的循环障碍。强心苷的作用不在于中止心房颤动，而是通过抑制房室传导，延长房室结的有效不应期，使过多的冲动不能穿过房室结下传到心室而隐匿在房室结中，减慢心室率，从而改善心室的泵血功能，增加心输出量，缓解和消除心房颤动时的血流动力学障碍。

②心房扑动：虽然其异位节律较心房颤动少且规则（250～350 次 / 分），但却更容易穿过房室结传

入心室，引起难以控制的过快的心室率。强心苷可缩短心房不应期，使心房扑动转为心房颤动，进而通过治疗心房颤动的机制产生疗效。部分病人停用强心苷后，可恢复窦性节律。

③阵发性室上性心动过速：包括房性、房室交界处阵发性心动过速，强心苷兴奋迷走神经而使其终止发作。但由强心苷本身引起的室上性心动过速禁用。

［常考考点］强心苷类药物的应用。

3. 不良反应　安全范围小，一般治疗量已接近中毒量的60%。病人对强心苷的敏感性和耐受性个体差异大，诱发强心苷中毒的因素多（低血钾、低血镁、高血钙、心肌缺血缺氧、肾功能不全等），中毒发生率高。

（1）胃肠道反应：较常见，亦是中毒时的早期反应，可见厌食、恶心、呕吐、腹泻、腹痛等。应注意与强心苷用量不足、心衰未被控制、仍有胃肠道静脉淤血所引起的症状相区别。

（2）中枢反应：眩晕、头痛、疲倦、失眠、幻觉等，偶见惊厥。

（3）视觉障碍：表现为黄视、绿视及视物模糊，此为强心苷中毒的特征。

（4）心脏反应：<u>是强心苷中毒最严重的反应</u>，临床所见的各种心律失常都有可能出现，如室性早搏、室性或室上性心动过速、房室传导阻滞、窦性心动过缓等。<u>其中室性早搏最多见且早见；室性心动过速最为严重</u>，应及时救治，以免发展为致命的室颤。

［常考考点］强心苷类药物的不良反应。

细目二　减负荷药

【考点突破攻略】

要点一　利尿药的作用特点、常用药物

1. 作用特点　CHF患者多有体内水钠潴留，血容量增加，加重了心脏的前负荷；血管壁平滑肌细胞内 Na^+ 含量增加，通过 Na^+–Ca^{2+} 交换，增加了细胞内 Ca^{2+} 含量，使血管平滑肌张力升高，外周阻力加大，加重了心脏的后负荷。利尿药特点是<u>可促进 Na^+ 和水的排出，从而减轻心脏的负荷，改善CHF患者的心脏功能</u>。

2. 常用药物　<u>首选噻嗪类药物</u>，如氢氯噻嗪等，必要时选用强效髓袢利尿药呋塞米等。注意补钾或与保钾利尿药合用。

［常考考点］利尿药治疗心衰的机制是既减轻前负荷，又减轻后负荷。

要点二　血管扩张药的作用特点、常用药物

1. 作用特点　<u>能扩张小静脉或小动脉，减轻心脏前负荷或后负荷，改善心脏功能</u>。各种血管扩张药对血管作用有所不同，根据患者血流动力学变化选用，应用于正性肌力药和利尿药无效的难治病例。

2. 常用药物　<u>硝酸甘油、肼屈嗪、硝普钠、哌唑嗪等。硝酸甘油扩张静脉，适用于前负荷加重为主，肺淤血明显者；肼屈嗪扩张动脉，适用于后负荷加重为主，心输出量明显减少者</u>，长期单独应用难以持续生效；<u>硝普钠扩张静脉、动脉，适用于前后负荷均加重者，常用于急性心肌梗死及高血压时的CHF；哌唑嗪扩张静脉、动脉，适用于前后负荷均加重者</u>，因有快速耐受现象而难以长期有效。

［常考考点］血管扩张药物治疗心衰的机制是降低前、后负荷。

细目三　血管紧张素转化酶抑制药（ACEI）

【考点突破攻略】

要点　ACEI 的作用特点

1. 作用特点　①通过抑制循环及局部组织中的ACE，降低代偿性升高的肾素–血管紧张素系统的活

性，扩张血管以减轻心脏负荷。②抑制 CHF 时的心肌重构，逆转心室肥厚，改善心肌的顺应性和舒张功能。

2.临床疗效 表现为缓解或消除症状、提高患者运动耐力、改进生活质量、显著降低病死率。目前是治疗 CHF 的一线药物。常用药物有卡托普利等。

细目四　β 受体阻滞药

【考点突破攻略】

要点　常用的 β 受体阻滞药及其应用意义

1. 常用药物　美托洛尔、卡维地洛等。

2. 应用意义　通过阻断 β 受体，可以降低心肌耗氧量，抑制 RAAS 激活，上调 β 受体，恢复心肌对儿茶酚胺的敏感性，减少心室重构。

【例题实战模拟】

A1 型题

1.下列不属于强心苷类药物药理作用的是
    A.减慢心率　　　　　　　　　B.增加衰竭心脏的耗氧量　　C.增加衰竭心脏的心输出量
    D.缩短收缩期，相对延长舒张期　E.抑制心肌细胞膜上的 Na^+–K^+–ATP 酶

2.强心苷治疗慢性心功能不全的最基本作用是
    A.使已扩大的心室容积缩小　　B.增加心肌收缩力　　　C.增加心室工作效率
    D.降低心率　　　　　　　　　E.增加心率

3.强心苷降低心房纤颤患者的心室率，是因为
    A.降低心室自律性　　　　　　B.改善心肌缺血状态　　C.降低心房自律性
    D.兴奋迷走神经和抑制房室传导　E.抑制迷走神经

4.强心苷主要用于治疗的疾病是
    A.完全性心脏传导阻滞　　　　B.心室纤维颤动　　　　C.心包炎
    D.二尖瓣重度狭窄　　　　　　E.充血性心力衰竭

5.强心苷最严重的毒性反应是
    A.失眠　　B.心脏毒性　　C.黄视　　D.惊厥　　E.腹泻

6.利尿药抗心衰的作用机制是
    A.只减轻前负荷　　　　　　　B.只减轻后负荷　　　　C.既减轻前负荷又减轻后负荷
    D.改善心脏泵血功能　　　　　E.正性肌力作用

7.抗心衰血管扩张药中属于直接扩张血管的是
    A.硝普钠　　B.卡托普利　　C.硝苯地平　　D.哌唑嗪　　E.普萘洛尔

8.强心苷中毒最常见的早期症状是
    A.Q–T 间期缩短　　B.胃肠道反应　　C.头痛　　D.房室传导阻滞　　E.低血钾

9.下列有关强心苷药理作用的描述，正确的是
    A.正性频率作用　　　　　　　B.利尿作用　　　　　C.负性肌力作用
    D.兴奋交感神经中枢　　　　　E.正性传导作用

10.血管扩张药治疗心衰的主要药理依据是
    A.扩张冠脉，增加心肌供氧　　B.减少心肌耗氧　　　C.降低心输出量
    D.降低血压，反射性兴奋交感神经　E.减轻心脏的前、后负荷

【参考答案】
1.B　2.B　3.D　4.E　5.B　6.C　7.A　8.B　9.B　10.E

第十八单元　抗心绞痛药

心绞痛是由多种原因引起的暂时性心肌缺血所导致的一种症候群，表现为突发性心前区及胸骨后阵发性绞痛或闷痛。最常见的病因是冠状动脉粥样硬化性心脏病（简称冠心病）。

心绞痛分为三类：①劳累性心绞痛：特点是疼痛由体力劳累、情绪激动等增加心肌耗氧量的情况所诱发，包括稳定型心绞痛、初发型心绞痛、恶化型心绞痛。②自发性心绞痛：特点为疼痛发生与体力或脑力活动引起心肌耗氧量增加无明显关系，与冠状动脉血流贮备量减少有关。疼痛程度较重，时间较长。包括卧位型心绞痛、变异型心绞痛、急性冠状动脉功能不全、梗死后心绞痛。③混合性心绞痛：特点是在心肌耗氧量增加或无明显增加时均可发生，为冠状动脉狭窄使冠状动脉血流贮备量减少所致。

细目一　硝酸酯类

【考点突破攻略】

硝酸酯类代表药硝酸甘油于 1846 年合成，置于舌上可引起严重头痛；1847 年经舌下含服治疗多种疾病；1857 年采用吸入亚硝酸异戊酯（amylnitrite）治疗心绞痛可在 30 ～ 60 秒控制症状，但作用短暂、剂量难掌握；1879 年以舌下含服硝酸甘油替代亚硝酸异戊酯防治心绞痛，疗效显著。

要点一　硝酸酯类药物的常用药

硝酸酯类常用药物包括硝酸甘油（nitroglycerin）、硝酸异山梨酯（isosorbide dinitrate）、单硝酸异山梨酯（isosorbide mononitrate）、戊四硝酯（pentaerithrityl tetranitrate，硝酸戊四醇酯）。该类药物作用相似，显效快慢和维持时间有所不同，其中以硝酸甘油最为常用。此类药物舌下含服较口服吸收好，生物利用度高，起效快且用量小。

要点二　硝酸甘油的作用、应用

1.作用　抗心绞痛。作用机制与舒张血管作用有关，具体如下：

（1）降低心肌耗氧量：①扩张静脉，使回心血量减少（即降低心脏后负荷），降低心室壁张力，减少心肌耗氧量。②扩张动脉，降低心脏射血阻力（即降低心脏前负荷），减少心脏做功而降低心肌耗氧量。扩张血管后血压降低所致的反射性心率加快和心肌收缩力增加，可增加心肌耗氧量，心率加快所致的心脏舒张期冠脉灌流时间缩短不利于心绞痛治疗，合用 β 受体阻滞药可对抗之。

（2）改善缺血区心肌供血：①增加心内膜下的血液供应：心外膜血管垂直穿过心肌延伸成心内膜血管，故心内膜下区域的血液灌注易受心室壁张力及室内压的影响。心绞痛急性发作时，左心室舒张末期压力增高，使心内膜下区域缺血加重。硝酸酯类能扩张静脉使回心血量减少，扩张动脉降低心脏射血阻力而使排血充分，结果使心室容积或心室壁张力下降，减少了对心内膜下血管的压力，因而增加了心内膜下区域的血液供应。②选择性扩张心外膜较大的输送血管：因心肌缺血区小动脉受缺氧代谢产物腺苷等影响而高度扩张，而非缺血区血管阻力相对较高，本类药物能舒张较大的血管，增加对缺血区的血液灌注。③开放侧支循环：可刺激侧支生成或开放侧支循环，以增加缺血区的血液供应。

此外，硝酸酯类本身以及释放出的 NO 还能抑制血小板聚集和黏附，具有抗血栓形成的作用，有利于心绞痛的治疗。

[常考考点]硝酸甘油治疗心绞痛的机制：通过降低心肌耗氧量和改善缺血区心肌供血而缓解心绞痛，并可松弛血管平滑肌，扩张血管。

2.应用

（1）心绞痛：用于治疗各类型心绞痛，为稳定型心绞痛的首选药。①预防发作，宜选用硝酸异山梨酯或单硝酸异山梨酯口服，也可选用硝酸甘油贴剂。②控制急性发作，应舌下含服或气雾吸入，如需多次含服可采用口服制剂，选用硝酸异山梨酯口服、单硝酸异山梨酯缓释片以及透皮制剂。③发作频繁的重症心绞痛患者，首选硝酸甘油静脉滴注，症状减轻后改为口服给药。

（2）急性心肌梗死：急性心肌梗死早期应用可缩小心室容积，降低前壁心肌梗死的病死率，减少心肌梗死并发症的发生。

（3）心功能不全：急性左心衰时采用静脉给药，慢性心功能不全可采用长效制剂，需与强心药物合用。

本类药物与 β 受体阻滞药比较，无加重心衰和诱发哮喘的危险；与钙通道阻滞药比较，无心脏抑制作用。

［常考考点］硝酸甘油的应用。

细目二 β 受体阻滞药

【考点突破攻略】

要点 β 受体阻滞药抗心绞痛的作用、应用、常用药物

1. 作用

（1）降低心肌耗氧量：心绞痛发作时，交感神经活性增强，心肌局部和血液中儿茶酚胺的含量增高，激动 β 受体，增加心肌收缩力、加快心率和收缩血管，使心脏做功增加，其结果增加了心肌耗氧量。应用 β 受体阻滞药后，其 β_1 受体的阻断作用可使心率减慢，心脏舒张期延长而增加冠脉灌流时间；抑制心肌收缩力，减少心脏做功，降低心肌耗氧量而发挥抗心绞痛作用。但心肌收缩力减弱，使射血时间延长，心排血不完全，左室舒张末压升高，心室容积扩大又可增加心肌耗氧量，与硝酸酯类药物合用可提高疗效，减少不良反应。

（2）改善心肌代谢：心肌缺血时，肾上腺素分泌增加，使游离脂肪酸（FFA）增多。FFA 代谢消耗大量的氧而加重心肌缺氧。β 受体的阻断作用可使 FFA 的水平下降，减少心肌对其摄取，通过加强糖代谢，使心肌耗氧量降低。

（3）增加缺血区血液供应：β 受体阻滞药使非缺血区的血管阻力增高，而缺血区的血管则由于缺氧呈现代偿性扩张状态，促使血液更多地流向缺血区；减慢心率而延长心脏的舒张期，增加冠脉的灌注时间，有利于血液向缺血区流动。

（4）促进氧合血红蛋白解离：可增加全身组织包括心脏的供氧。

2. 应用 用于稳定型心绞痛和不稳定型心绞痛，可减少发作次数，对伴有高血压和快速性心律失常者效果更好。对变异型心绞痛，因本类药物阻断 β 受体后，使 α 受体作用占优势，易致冠脉痉挛，从而加重心肌缺血症状，不宜应用。心动过缓、低血压、严重心功能不全、哮喘或慢性阻塞性肺疾病患者禁用。

3. 常用药物 普萘洛尔、美托洛尔、阿替洛尔。

［常考考点］普萘洛尔治疗心绞痛的机制及应用。

细目三 钙通道阻滞药

【考点突破攻略】

要点 钙通道阻滞药抗心绞痛的作用、应用、常用药物

1. 作用 通过阻滞 Ca^{2+} 通道，抑制 Ca^{2+} 内流而舒张血管。

（1）降低心肌耗氧量：①阻滞 Ca^{2+} 流入血管平滑肌细胞，使外周血管扩张，外周阻力降低，减轻心脏后负荷。②阻滞 Ca^{2+} 流入心肌细胞，使心肌收缩力减弱，心率减慢；③阻滞 Ca^{2+} 进入神经末梢，抑制递质释放，从而对抗交感神经活性增高所引起的心肌耗氧量增加。上述三方面综合作用使心肌耗氧量降低。

（2）增加心肌供血：通过阻滞 Ca^{2+} 流入血管平滑肌细胞、直接松弛血管平滑肌和刺激血管内皮细胞合成和释放 NO，使冠脉舒张，以增加心肌血液供应；亦可通过开放侧支循环，增加对缺血区的血液灌注；拮抗心肌缺血时儿茶酚胺诱导的血小板聚集，有利于保持冠脉血流通畅。

（3）保护缺血心肌：心肌缺血或再灌注时细胞内"钙超载"可造成心肌细胞尤其是线粒体功能严重受损。钙通道阻滞药可由于阻滞 Ca^{2+} 内流而减轻"钙超载"，起到保护心肌细胞的作用。此外，有些药物还具有抑制交感神经末梢释放递质，对心绞痛治疗有利。

2. 常用药物与应用　常用钙通道阻滞药有硝苯地平（nifedipine）、维拉帕米（verapamil）、地尔硫草（diltiazem）、普尼拉明（prenylamine）及哌克昔林（perhexiline）等。

（1）硝苯地平：<u>对变异型心绞痛最有效，对稳定型心绞痛也有效</u>。对急性心肌梗死，能促进侧支循环，缩小梗死范围，与 β 受体阻滞药合用有协同作用。也用于高血压、心衰等。

（2）维拉帕米：<u>对变异型和稳定型心绞痛都有较好的疗效</u>。与 β 受体阻滞药类同，都能抑制心肌收缩性和传导性，合用时应慎重。也用于心律失常、高血压等。

（3）地尔硫草：<u>适用于变异型、不稳定型、稳定型心绞痛</u>，也用于心律失常、高血压、心肌梗死等。

（4）普尼拉明：还有儿茶酚胺递质耗竭作用，<u>适用于各型心绞痛，也用于室性早搏、室性心动过速</u>等。

（5）哌克昔林：还有一定的利尿和扩张支气管作用，<u>适用于伴有心衰或支气管哮喘的心绞痛</u>。

［常考考点］变异型心绞痛的首选药物为硝苯地平。

【例题实战模拟】

A1 型题

1. 心绞痛发作时，首选的速效药物是
　　A. 普萘洛尔（心得安）　　　　B. 硝苯地平（心痛定）　　　　C. 硝酸异山梨醇酯（消心痛）
　　D. 硝酸甘油　　　　　　　　　E. 阿司匹林

2. 下列关于硝酸甘油的叙述，错误的是
　　A. 扩张容量血管　　　　　　　B. 降低左心室舒张末期压力　　C. 舒张冠状血管侧支血管
　　D. 改善心内膜供血作用较差　　E. 能降低心肌耗氧量

3. 下列属于硝酸甘油常见不良反应的是
　　A. 皮肤湿冷　　B. 搏动性头痛　　C. 心率减慢　　D. 室性期前收缩　　E. 反射性血压增高

4. 关于普萘洛尔抗心绞痛的作用叙述，错误的是
　　A. 阻断 β 受体，抑制心脏活动，降低心肌耗氧量
　　B. 增大心室容积，延长射血时间，能相对增加心肌耗氧量，部分抵消其降低心肌耗氧量的有利作用
　　C. 促进氧合血红蛋白的解离，增加组织供氧
　　D. 抑制心肌收缩力，从而减小心室容积，缩短射血时间，降低心肌耗氧量
　　E. 改善缺血区心肌的供血

5. 变异型心绞痛，不宜使用
　　A. 硝酸甘油软膏　　B. 硝酸甘油贴片　　C. 普萘洛尔　　D. 硝苯地平　　E. 硝酸戊四醇酯

6. 变异型心绞痛最适宜选用的治疗药物是
　　A. 普萘洛尔　　B. 吲哚洛尔　　C. 硝苯地平　　D. 硝酸异山梨酯　　E. 洛伐他汀

A2 型题

7. 患者，女，55 岁。由于劳累、过度兴奋而突发心绞痛。其适宜的治疗药物是

A. 口服硫酸奎尼丁　　　　B. 舌下含服硝酸甘油　　　C. 注射盐酸利多卡因
D. 口服盐酸普鲁卡因胺　　E. 注射苯妥英钠

【参考答案】

1. D　2. D　3. B　4. D　5. C　6. C　7. B

第十九单元　血液系统药

细目一　抗贫血药

【考点突破攻略】

贫血是指循环血液中红细胞数量或血红蛋白含量低于参考值。临床常见贫血为缺铁性贫血、巨幼红细胞贫血和再生障碍性贫血，而再生障碍性贫血难以治疗。缺铁性贫血可补充铁剂治疗；巨幼红细胞贫血可用叶酸和维生素 B_{12} 治疗。

要点一　铁制剂的应用

<u>临床用于预防和治疗缺铁性贫血</u>，尤其用于生长发育期需求增加和慢性失血而引起的贫血。常用口服铁剂有硫酸亚铁、琥珀酸亚铁等，注射用铁剂有<u>右旋糖酐铁</u>等。

［常考考点］铁制剂用于预防和治疗缺铁性贫血；口服铁剂有硫酸亚铁、琥珀酸亚铁；注射用铁剂有右旋糖酐铁。

要点二　叶酸、维生素 B_{12} 的作用、应用

（一）叶酸

叶酸（folic acid）属水溶性 B 族维生素，广泛存在于动、植物性食品中，少量由结肠细菌合成。人体必须从食物中获得叶酸。

1. 作用　<u>促进红细胞的生成</u>。叶酸对细胞的分裂生长及核酸、氨基酸、蛋白质的合成起着重要的作用。叶酸在体内以四氢叶酸的形式起作用，食物中的叶酸进入体内后，在二氢叶酸还原酶作用下形成具有活性的四氢叶酸，四氢叶酸在体内参与嘌呤核酸和嘧啶核苷酸的合成和转化。人体缺少叶酸可导致红细胞的异常，未成熟细胞的增加，贫血以及白细胞减少。叶酸是胎儿生长发育不可缺少的营养素。孕妇缺乏叶酸有可能导致胎儿出生时出现低体重、唇腭裂、心脏缺陷等。

2. 应用　①<u>各种原因所致的巨幼红细胞贫血，尤其对营养性巨幼红细胞贫血、妊娠期和婴儿期巨幼红细胞贫血等疗效好</u>。②对叶酸拮抗剂甲氨蝶呤、肝脏因素等造成二氢叶酸还原酶功能或产生障碍所致的巨幼红细胞贫血，应用一般叶酸制剂无效，需直接选用亚叶酸钙（calcium folinate）治疗。③对恶性贫血、维生素 B_{12} 缺乏所致的巨幼红细胞贫血，应用叶酸治疗可改善血象，但不能减轻甚至可加重神经症状。

（二）维生素 B_{12}

维生素 B_{12}（vitamin B_{12}）富含于动物的肝、肾、心脏等以及蛋、乳类食物。人体所需维素 B_{12} 必须从外界摄取。

1. 作用　①<u>促进红细胞的发育和成熟</u>，使机体造血机能处于正常状态。②以辅酶的形式存在，促进四氢叶酸的循环利用，增加叶酸的利用率，改善叶酸代谢障碍。③保持神经系统功能健全，可消除 B_{12} 缺乏时合成的异常脂肪酸，维持正常神经鞘磷脂的合成，改善神经症状。

2. 应用　临床主要用于<u>治疗恶性贫血及巨幼红细胞贫血，以及神经炎、神经萎缩等神经系统疾病</u>。

［常考考点］叶酸和维生素 B_{12} 的应用。

细目二 止血药

【考点突破攻略】

止血药主要是用于治疗凝血因子缺乏、纤溶功能过强或血小板减少等原因所致凝血功能障碍的一类药物，按其作用机制可分为促进凝血因子活性的药物、凝血因子制剂和抗纤溶药等。

要点 维生素 K 的作用、应用

维生素 K（vitamin K）是一族具有甲萘醌基本结构的物质，其中 K_1 存在于绿色植物中，K_2 来自肠道细菌或腐败鱼粉，二者均为脂溶性维生素，需胆汁协助吸收；K_3（menadione sodium bisulfite，亚硫酸氢钠甲萘醌）、K_4（menadiol diacetate，醋酸甲萘氢醌）系人工合成品，为水溶性维生素，不需胆汁协助可直接吸收。

1. 作用 止血。凝血因子 Ⅱ、Ⅶ、Ⅸ、Ⅹ 是在肝脏内合成的，为依赖维生素 K 的凝血因子。维生素 K 是肝脏中羧化酶的辅酶，在肝脏合成的凝血因子 Ⅱ、Ⅶ、Ⅸ、Ⅹ 的前体物质，在氢醌型维生素 K 存在条件下，羧化酶使这些凝血因子前体物氨基末端谷氨酸残基 γ 羧化，成为凝血因子，与 Ca^{2+} 结合而具有凝血活性。氢醌型维生素 K 转变为环氧型维生素 K，后者又可经环氧还原酶（香豆素类可抑制此酶）的作用还原为氢醌型，继续参与羧化反应。

2. 应用 ①维生素 K 缺乏引起的出血：如口服抗凝血药过量、长期应用广谱抗生素、梗阻性黄疸、胆瘘、慢性腹泻和广泛肠段切除后因吸收不良所致的低凝血酶原血症，以及早产儿、新生儿因维生素 K 产生不足所致出血。可口服、肌内注射和静脉注射给药。但对先天性或严重肝病所致的低凝血酶原血症无效。②其他：维生素 K_1 或 K_3 肌注有解痉止痛作用，可用于胆道蛔虫所致的胆绞痛。大剂量维生素 K_1 可用于抗凝血类灭鼠药中毒的解救。

［常考考点］维生素 K 的应用。

细目三 抗凝血药

【考点突破攻略】

抗凝血药（anticoagulants）是指能通过干扰机体生理性凝血过程的某些环节而阻止血液凝固的药物，临床主要用于防止血栓的形成和阻止血栓的进一步发展。

要点一 肝素的作用、应用

肝素（heparin）因首先源于动物肝脏而得名，现多自猪肠黏膜或牛肺脏中提取。肝素是一种带负电荷的硫酸化糖胺聚糖，因与硫酸和羧酸共价结合而具有酸性。

1. 作用

（1）抗凝：体内、体外均具有抗凝作用，作用迅速，能延长凝血酶原时间。带负电荷的肝素可与带正电荷的 AT Ⅲ 的赖氨酸残基形成可逆性复合物，使 AT Ⅲ 发生构型的改变，更充分地暴露出其活性中心，AT Ⅲ 则以精氨酸残基迅速与丝氨酸蛋白酶活性中心的丝氨酸残基结合，从而加速 AT Ⅲ 对凝血因子 Ⅱ a、Ⅸ a、Ⅹ a、Ⅺ a 和Ⅻ a 等的灭活。肝素可加速此过程达 1000 倍以上。

（2）抗血栓作用：肝素还具有抗血小板聚集的作用，能抑制由凝血酶诱导的血小板聚集。

2. 应用

（1）血栓栓塞性疾病：尤其适用于快速抗凝治疗，如静脉血栓、无明显血流动力学改变的肺栓塞和外周动脉血栓形成等。

（2）缺血性心脏病：不稳定型心绞痛一般可有冠脉内血栓形成，抗凝血药和抗血小板药有一定疗效。经皮冠状动脉成形术（PTCA）术中给予肝素能防止急性冠脉闭塞的发生。

（3）弥散性血管内凝血（DIC）：早期应用，可防止因纤维蛋白原和其他凝血因子耗竭所致的出血。

（4）体外抗凝：如心血管手术、血液透析和心导管检查时防止血栓形成。

[常考考点] 体外循环抗凝宜选用肝素。肝素抗凝的作用机制：加速 AT Ⅲ 对多种凝血因子特别是凝血酶（凝血因子Ⅱa）的灭活，并可抑制血小板聚集。

要点二　香豆素类药物的作用及代表药

香豆素类是一类含有 4- 羟基香豆素基本结构的口服抗凝血药，包括华法林（warfarin）、双香豆素（dicoumarol）和醋硝香豆素（acenocoumarol）等，其药理作用为抗凝，是维生素 K 的拮抗剂。

肝脏合成含谷氨酸残基的凝血因子Ⅱ、Ⅶ、Ⅸ、Ⅹ的前体物质，必须在氢醌型维生素 K 存在的条件下，经羧化酶作用，才能使谷氨酸的残基 γ 羧化而活化上述凝血因子。经过羧化反应，氢醌型维生素 K 转变为环氧型维生素 K，后者可经环氧还原酶作用还原为氢醌型，继续参与羧化反应。本类药物能抑制肝脏的维生素 K 环氧还原酶，阻止维生素 K 的环氧型向氢醌型的转变，从而阻碍维生素 K 的再利用，影响凝血因子Ⅱ、Ⅶ、Ⅸ、Ⅹ的 γ 羧化，阻止了其活化，产生抗凝作用。肝脏存在两种维生素 K 的环氧还原酶，而香豆素类只能抑制其中一种，故给予大剂量维生素 K，可使维生素 K 的转化继续进行，逆转香豆素类药物的作用。此外，本类药物还具有抑制凝血酶诱导的血小板聚集作用。

香豆素类无体外抗凝作用，只能抑制凝血因子的合成，对已经形成的凝血因子无抑制作用，需待凝血因子耗竭后才出现疗效，故起效缓慢，用药后 1～3 天作用达高峰；停药后凝血因子恢复正常水平尚需一定时间，故药物作用维持时间长，停药后作用可维持 2～5 天；维生素 K 可逆转其作用。

细目四　纤维蛋白溶解药

【考点突破攻略】

纤维蛋白溶解药（fibrinolytics）可直接或间接激活纤溶酶原成为纤溶酶，促进纤维蛋白溶解，又称为溶栓药。特点是：①对血浆和血栓中纤溶酶原选择性低，溶解血栓同时可呈现全身纤溶状态而易引起出血。②作用时间短：$t_{1/2}$ 多在 25 分钟以下。③临床主要用于血栓栓塞性疾病。④对新形成的血栓疗效好，对陈旧性血栓溶解作用差。

要点　常用纤维蛋白溶解药的作用、应用

常用纤维蛋白溶解药有链激酶、尿激酶、组织型纤溶酶原激活剂、阿尼普酶、葡萄球菌激酶等。

（一）链激酶

链激酶（streptokinase，SK）从 C 组 β- 溶血性链球菌培养液分离或基因重组技术制备。与纤溶酶原结合形成 SK- 纤溶酶原复合物，促进纤溶酶原转变为纤溶酶。

1. 作用　具有促进体内纤维蛋白溶解系统活性作用。能使纤维蛋白溶酶原激活因子前体物转变为激活因子，后者再使纤维蛋白原转变为有活性的纤维蛋白溶酶，使血栓溶解。

2. 应用　用于治疗血栓栓塞性疾病，如深静脉栓塞、周围动脉栓塞、急性肺栓塞、血管外科手术后的血栓形成、导管给药所致血栓形成等。

（二）尿激酶

尿激酶（urokinase，UK）从胚胎肾细胞培养液分离或基因重组技术制备。使纤溶酶原从 Arg560-Val561 处断裂成纤溶酶。

1. 作用　可直接使纤维蛋白溶酶原转变为纤维蛋白溶酶，因而可溶解血栓。

2. 应用　用于急性心肌梗死、肺栓塞、脑血管栓塞、周围动脉或静脉栓塞等；也可用于眼部炎症、外伤性组织水肿、血肿等。

（三）组织型纤溶酶原激活剂

组织型纤溶酶原激活剂（tissue-type plasminogen activator，t-PA）从人胎盘中提取纯化或基因重组

技术制备。使血栓中纤维蛋白发生构型改变，易于与纤溶酶原结合，激活纤溶酶原成为纤溶酶。

1. 作用 使血栓中纤维蛋白发生构型改变，易于与纤溶酶原结合，激活纤溶酶原成为纤溶酶，促使纤维蛋白血块溶解。

2. 应用 用于心肌梗死、肺栓塞。

［常考考点］链激酶、尿激酶和组织纤溶酶原激活剂的临床应用。

细目五　抗血小板药

【考点突破攻略】

要点　常用抗血小板药的作用、应用

抗血小板药物能抗血小板黏附性和聚集性，防止血栓形成，有助于防止动脉粥样硬化和心肌梗死。常用药物有阿司匹林、氯吡格雷、双嘧达莫、依前列醇等。

（一）阿司匹林（aspirin）

1. 作用 抑制环氧酶，减少 TXA_2 生成，抑制血小板聚集而防止血栓形成。

2. 应用 小剂量用于防治心脑血栓形成、心绞痛、心肌梗死、一过性脑缺血发作等。

（二）氯吡格雷（clopidogrel）

1. 作用 血小板聚集抑制剂。与血小板膜表面 ADP 受体结合，使纤维蛋白原无法与糖蛋白 Gp II b/ III a 受体结合，从而抑制血小板相互聚集。

2. 应用 用于防治心肌梗死、缺血性脑血栓、闭塞性脉管炎和动脉粥样硬化及血栓栓塞引起的并发症。

（三）双嘧达莫（dipyridamole，潘生丁）

1. 作用 具有抗血栓形成及扩张冠脉作用。抑制磷酸二酯酶，抑制腺苷摄取而激活腺苷酸环化酶，使血小板内 cAMP 升高，防止血小板黏附于血管壁损伤部位。

2. 应用 与口服抗凝药合用治疗血栓栓塞性疾病，如急性心肌梗死，防止心瓣膜置换术血栓形成。

（四）依前列醇（epoprostenol）

1. 作用 具有抗血小板和舒张血管作用。为 PGI_2 的制剂，激活腺苷酸环化酶，使血小板内 cAMP 升高，防止血小板聚集，舒张血管作用明显。

2. 应用 用于治疗某些心血管疾病以防高凝状态，防止血栓形成；也用于严重外周血管性疾病、缺血性心脏病、原发性肺动脉高压、血小板消耗性疾病等。

【例题实战练习】

A1 型题

1. 治疗慢性失血所致的贫血应选用
   　A. 枸橼酸铁胺　　　B. 硫酸亚铁　　　C. 叶酸　　　D. 维生素 B_{12}　　　E. 甲酰四氢叶酸钙

2. 体外循环抗凝血，宜选用
   　A. 肝素　　B. 新抗凝　　C. 华法林　　　D. 双香豆素　　　E. 新双香豆

3. 与华法林药合用应加大剂量的药物是
   　A. 阿司匹林　　　B. 四环素　　　C. 苯巴比妥　　　D. 吲哚美辛　　　E. 双嘧达莫

4. 下列对华法林作用的描述，错误的是
   　A. 防止静脉血栓栓塞　　　　　　B. 可用于治疗脑出血　　　　C. 防止外周动脉血栓栓塞
   　D. 防止心房纤颤伴有附壁血栓　　　E. 心肌梗死辅助用药

5. 链激酶用于治疗血栓性疾病，是由于
   　A. 扩张血管　　　　　　　　　　B. 抑制凝血因子　　　　　　C. 抑制血小板聚集
   　D. 促进纤溶酶原合成　　　　　　E. 启动纤溶酶原

6. 阿司匹林的抗血小板作用机制为
    A. 抑制血小板中 TXA_2 的合成　　B. 抑制内皮细胞中 TXA_2 的合成
    C. 启动环氧酶　　　　　　　　　D. 促进内皮细胞中 PGI_2 的合成
    E. 促进血小板中 PGI_2 的合成

7. 肝素抗凝作用的主要机制是
    A. 直接灭活凝血因子　　　　B. 与血中 Ca^{2+} 结合　　　　C. 抑制肝脏合成凝血因子
    D. 激活纤溶酶原　　　　　　E. 激活血浆中的 AT Ⅲ

【参考答案】
1. B　2. A　3. C　4. B　5. E　6. A　7. E

第二十单元　消化系统药

细目一　抗消化性溃疡药

【考点突破攻略】

消化性溃疡发病是由于损伤胃肠黏膜的攻击因子增强或防御因子减弱所致。攻击因子包括胃酸、胃蛋白酶、幽门螺杆菌（Hp）、溶血卵磷脂、促胃液素、酒精和非类固醇抗炎药等；防御因子包括胃黏液与胃黏膜屏障、黏膜修复和前列腺素等。抗消化性溃疡药可通过减弱攻击因子的影响、增强防御因子的作用而促进溃疡愈合。常用的抗消化性溃疡药有抗酸药、抑制胃酸分泌药、黏膜保护药和抗幽门螺杆菌药。

要点一　抗酸药常用药物

抗酸药（antacids）是一类无机弱碱性药物，口服能中和胃酸，抑制胃蛋白酶活性，降低或消除胃酸、胃蛋白酶对胃、十二指肠黏膜的侵蚀和对溃疡面的刺激，缓解疼痛和促进溃疡面愈合，药物有氢氧化铝、氢氧化镁、三硅酸镁等。

单一抗酸药很难达到满意效果，临床常用胃舒平（氢氧化铝、三硅酸镁、颠茄流浸膏）、胃得乐（次硝酸铋、碳酸镁、碳酸氢钠等）等复方制剂。

要点二　H_2 受体阻断药的作用、应用

H_2 受体阻断药的药理作用、应用相似，常用药物有西咪替丁（cimetidine，甲氰咪胍）、雷尼替丁（ranitidine）、法莫替丁（famotidine）、尼扎替丁（nizatidine）、罗沙替丁（roxatidine）等。

1. 作用

（1）抑制胃酸分泌：H_2 受体阻断药能选择性阻断壁细胞 H_2 受体，拮抗组胺引起的胃酸分泌。不仅能抑制基础胃酸分泌，对促胃液素、咖啡因、进食和刺激迷走神经等引起的胃酸分泌均有抑制作用。

（2）调节免疫：H_2 受体阻断药能拮抗组胺引起的免疫抑制，其机制为：阻断 T 细胞上的 H_2 受体，减少组胺诱生抑制因子（HSF）生成，使淋巴细胞增殖，促进淋巴因子如白细胞介素 –2、γ – 干扰素和抗体生成。

（3）其他：西咪替丁有抗雄性激素和药酶抑制作用，能延缓华法林、苯妥英钠、茶碱、苯巴比妥、地西泮、卡马西平、普萘洛尔等药物的代谢，合用时应调整合用药的剂量，雷尼替丁有弱的药酶抑制作用，法莫替丁、尼扎替丁不影响药酶活性。

2. 应用　消化性溃疡、胃肠道出血、胃酸分泌过多症（卓 – 艾综合征，Zolinger-Ellison syndrome）和食管炎等与胃酸分泌相关的疾病。本类药物抑制胃酸分泌作用较 M 胆碱受体阻断药强而持久，治疗溃疡病的疗程短，溃疡愈合率较高，且不良反应发生率低，但突然停药可引起胃酸分泌反跳性的增加。

[常考考点] H$_2$ 受体阻断药的作用及应用。

要点三 常用质子泵抑制药

常用药物有奥美拉唑（omeprazole，洛赛克）、兰索拉唑（lansoprazole）、泮托拉唑（pantoprazole）和雷贝拉唑（rabeprazole）等。本类药物能与质子泵不可逆地结合，产生强大持久的抑制胃酸分泌作用。

要点四 常用黏膜保护药

常用黏膜保护药有前列腺素衍生物、硫糖铝和铋制剂等。前列腺素衍生物代表药物为米索前列醇（misoprostol）。铋制剂常用的药物有枸橼酸铋钾（bismuth potassium citrate）、胶体果胶铋（colloidal bismuth pectin）等。

要点五 抗幽门螺杆菌药常用药

常用的抗幽门螺杆菌药分为以下两类：

1. 抗菌药 阿莫西林、庆大霉素、甲硝唑、四环素、罗红霉素、克拉霉素和呋喃唑酮等在体内有抗 Hp 作用。

2. 抗溃疡病药 质子泵抑制药、铋制剂、硫糖铝等有弱的抗幽门螺杆菌作用，单用疗效较差。

[常考考点] 抗幽门螺杆菌的常用药。

细目二 止吐药

【考点突破攻略】

要点 常用止吐药

常用止吐药可分为以下 5 类：

1. 抗胆碱药 东莨菪碱用于防治晕动病和内耳眩晕症。

2. 抗组胺药 常用药物有苯海拉明、茶苯海明、异丙嗪、美克洛嗪、羟嗪和布克利嗪等，主要用于晕动病，或内耳眩晕症、手术、妊娠呕吐。

3. 吩噻嗪类药物 氯丙嗪（chloropromazine）、硫乙拉嗪（thiethylperazine，吐来抗）能阻断 D$_2$ 受体，对各种原因的呕吐有止吐作用，但对晕动病无效。

4. 胃肠促动力药 常用药物有多潘立酮（domperidone，吗丁啉）、甲氧氯普胺（metoclopramide，胃复安）和西沙必利（cisapride）等，其中甲氧氯普胺能阻断中枢 D$_2$ 受体而止吐，阻断胃肠肌 D$_2$ 受体而加强胃肠蠕动。西沙必利能激动胃肠平滑肌 5-HT$_4$ 受体，促乙酰胆碱释放，促进胃肠蠕动。用于胃食管反流病，慢性功能性、非溃疡性消化不良，胃轻瘫及便秘等。

5. 5-HT$_3$ 受体阻断药 如昂丹司琼（ondansetron，枢复宁）、格拉司琼（granisetron，康泉）、托烷司琼（tropisetron，呕必停）等能阻断中枢及迷走神经传入纤维的 5-HT$_3$ 受体，止吐作用强大。对一些强致吐作用的化疗药（如顺铂、环磷酰胺、阿霉素等）引起的呕吐有迅速强大的预防和抑制作用，但对晕动病及阿扑吗啡引起的呕吐无效。

[常考考点] 止呕药的种类及应用。

【例题实战模拟】

A1 型题

1. 下列药物中，抑制胃酸分泌作用最强的是

    A. 西咪替丁   B. 法莫替丁   C. 奥美拉唑   D. 碳酸氢钠   E. 丙谷胺

2. 下列药物具有抑制胃酸分泌作用的是

A. 碳酸钙　　　B. 三硅酸镁　　　C. 氢氧化铝　　　D. 西咪替丁　　　E. 氢氧化镁

3. 奥美拉唑治疗消化性溃疡的作用机制为

A. 抑制胃黏膜壁细胞上 Na^+–K^+–ATP 酶　　　B. 抑制胃黏膜壁细胞上 H^+–K^+–ATP 酶

C. 阻断胃黏膜壁细胞上胃泌素受体　　　D. 促进胃黏液的分泌

E. 杀灭幽门螺杆菌

4. 迅速减轻卓 – 艾综合征症状，应首选

A. 尼扎替丁　　　B. 法莫替丁　　　C. 奥美拉唑　　　D. 哌仑西平　　　E. 硫糖铝

5. 常用的抗幽门螺杆菌的药物是

A. 阿莫西林　　　B. 青霉素　　　C. 氯霉素　　　D. 红霉素　　　E. 先锋霉素

【参考答案】

1. C　2. D　3. B　4. C　5. A

第二十一单元　呼吸系统药

咳嗽、咳痰及哮喘是呼吸系统疾病的主要症状，三者往往互为因果，因此通常将祛痰药、镇咳药、平喘药配合使用。但这三类药物均为对症治疗，因此应合用抗感染、抗过敏等对因治疗的药物。

细目一　镇咳药

【考点突破攻略】

要点　镇咳药分类、常用药作用

镇咳药（antitussives）是一类能抑制咳嗽反射，减轻咳嗽频度和强度的药物。按其作用部位可分为中枢性镇咳药和外周性镇咳药，前者直接抑制延髓咳嗽中枢，后者可抑制咳嗽反射弧中的末梢感受器、传入神经或传出神经以及效应器中任一环节而镇咳。

常用镇咳药的特点见下表。

常用镇咳药的特点

	药物	镇咳强度	作用和应用特点	耐受性	成瘾性	呼吸抑制	不良反应
中枢性镇咳药	可待因（甲基吗啡）（codeine）	约为吗啡的 1/4	各种原因引起的剧烈干咳，尤其是其他药物无效者、胸膜炎干咳伴胸痛者	+	+	+	偶致恶心、呕吐、便秘；多痰者禁用；久用成瘾
	喷托维林（咳必清）（pentoxyverine）	为可待因的 1/3	有镇咳、局麻及轻度阿托品样作用。用于呼吸道炎症引起的干咳、阵咳，尤宜于小儿百日咳	–	–	–	轻度头昏、口干、恶心、腹胀、便秘；青光眼禁用
中枢性镇咳药	氯哌斯汀（咳平）（cloperastine）	仅次于可待因	主要抑制咳嗽中枢，兼具组胺 H_1 受体阻断作用。用于急性上呼吸道炎症、慢性支气管炎、结核、肺癌所致的频繁无痰干咳				轻度口干、嗜睡
	右美沙芬（dextromethorphan）	与可待因相当	临床应用最广的镇咳药，用于干咳，常与抗组胺药合用	–	–	–	嗜睡、恶心、眩晕等；孕妇、哮喘、肝病及痰多者慎用，青光眼患者、有精神病史者禁用

续表

药物		镇咳强度	作用和应用特点	耐受性	成瘾性	呼吸抑制	不良反应
外周性镇咳药	苯佐那酯（退嗽）（benzonatate）	略低于可待因	有较强的局麻作用，抑制牵张感受器及感觉神经末梢。用于干咳、阵咳、支气管镜检查	－	－	－	轻度嗜睡、头痛；服时勿嚼碎
	那可丁（narcotine）	与可待因相似	解除支气管平滑肌痉挛，用于干咳	－	－	－	偶见恶心、嗜睡、头痛
	苯丙哌林（咳快好）（benproperine）	为可待因的2～4倍	镇咳、祛痰及平滑肌解痉作用，应用同上	－	－	－	口干、嗜睡、头晕、厌食等；服用时勿嚼碎

细目二　祛痰药

【考点突破攻略】

要点　祛痰药分类、常用药作用

祛痰药（expectorants）是指能稀释痰液或溶解黏痰使之液化，或增加呼吸道黏膜纤毛运动，使痰液易于咳出的药物。

常用祛痰药按其作用机制可分为两类：

1. 促进黏液分泌药　常用药物有氯化铵、愈创甘油醚、碘化钾、酒石酸锑钾等。本类药物口服后能刺激胃黏膜引起轻度恶心，反射性地促进支气管腺体分泌；另外碘离子还可以由呼吸道腺体排出，直接刺激呼吸道腺体分泌增加，使痰液稀释，易于咳出。由于剂量大可引起呕吐，故宜空腹服用。

2. 溶解黏痰药　常用药物有溴己新、糜蛋白酶、乙酰半胱氨酸、氨溴索、羧甲司坦、泰洛沙泊等。本类药物具有改变痰中黏性成分、降低痰的黏滞度使之易于咳出的作用，主要用于促进黏液分泌药无效者，如急、慢性呼吸系统疾病所致痰液稠厚或手术后咳痰困难等。

［常考考点］祛痰药的作用机制。

细目三　平喘药

【考点突破攻略】

平喘药（antiasthmatics）是指具有预防、缓解或消除喘息症状的药物。常用药物有：①气道扩张药：如 β_2 受体激动药、茶碱类、M 受体阻断药、钙通道阻滞药等。各类药物通过不同的机制使支气管平滑肌细胞内的 cAMP/cGMP 比值升高，支气管平滑肌扩张，缓解哮喘。②抗炎抗过敏平喘药：如糖皮质激素、抗过敏平喘药和炎症介质拮抗药。

要点一　常用 β_2 受体兴奋药平喘作用特点、应用

1. β_2 受体激动药　分为选择性和非选择性两类，前者常用药物有沙丁胺醇、特布他林、氯丙那林、丙卡特罗、吡布特罗、克仑特罗、非诺特罗、沙美特罗等，能选择性地激动呼吸道 β_2 受体，已取代了非选择性药物用于支气管哮喘、喘息型支气管炎和伴有支气管痉挛的呼吸道疾病。后者有肾上腺素、异丙肾上腺素和麻黄碱，除激动 β_2 受体外还能激动 α、β_1 受体，不良反应较多。

2. 平喘作用特点、应用　β_2 受体广泛分布于呼吸道不同的效应细胞上，调节呼吸道多方面的功能，如呼吸道平滑肌上的 β_2 受体兴奋后能使平滑肌松弛；纤毛上皮细胞的 β_2 受体兴奋可增加纤毛的运动，加速黏液运送速度；肥大细胞上的 β_2 受体兴奋能抑制组胺、SRS-A 等过敏介质的释放。这些作用均有

利于缓解或消除哮喘。

沙丁胺醇（salbutamol，舒喘灵）为中效 β_2 受体激动药，对 β_2 受体的选择性高。用药后支气管明显扩张，产生平喘效果。作用强度与异丙肾上腺素相近，持续时间明显延长。

特布他林（terbutaline，博利康尼，间羟舒喘灵）为中效 β_2 受体激动药，对 β_2 受体选择性高。支气管扩张作用弱于沙丁胺醇，吸入后 5 分钟内即能出现明显的支气管扩张作用，迅速缓解喘息，作用持续 4 ～ 6 小时。

克仑特罗（clenbuterol，氨哮素，克喘素）亦为中效 β_2 受体激动药。

福莫特罗（formoterol）、沙美特罗（salmeterol）为长效 β_2 受体激动药，作用可维持 8 ～ 12 小时，主要用于慢性哮喘与慢性阻塞性肺疾病，能缓解症状。

［常考考点］常用 β_2 受体兴奋药的平喘作用特点、应用。

要点二　氨茶碱的作用、应用、不良反应

茶碱类为甲基黄嘌呤类的衍生物，代表药物是氨茶碱（aminophylline）。

1. 作用

（1）松弛支气管平滑肌：氨茶碱舒张支气管的作用机制有：①抑制磷酸二酯酶活性，升高气道平滑肌细胞内 cAMP 水平。②促进内源性儿茶酚胺类物质释放，但作用弱。③阻断腺苷受体，可预防腺苷诱发哮喘患者的呼吸道平滑肌收缩。④干扰呼吸道平滑肌的钙离子转运，抑制细胞外 Ca^{2+} 内流和细胞内质网贮 Ca^{2+} 的释放。

（2）其他：本品还具有利尿、强心、兴奋中枢及促进胃酸分泌等药理作用。

2. 应用　用于各型哮喘以及急性心功能不全、肾性水肿、胆绞痛等。

3. 不良反应　常见有兴奋不安、失眠和消化道刺激反应，剂量过大可致心悸、心律失常等。

［常考考点］氨茶碱的作用、应用。

要点三　色甘酸二钠平喘药作用、应用

抗过敏平喘药通过稳定肥大细胞膜，抑制过敏介质释放而对速发型过敏反应具有明显保护作用。常用药物有色甘酸钠（sodium cromoglicate）、扎普司特（zaprinast）、酮替芬（ketotifen）等。

1. 作用　本类药物的平喘作用机制与下列因素有关：①与敏感的肥大细胞膜外侧的钙通道结合，阻止钙内流，抑制肥大细胞脱颗粒，减少组胺、慢反应物质、白三烯等多种炎症介质的释放。②降低病人过高的支气管反应性。抑制由二氧化硫、冷空气等刺激引起的支气管痉挛。

2. 应用　色甘酸钠对外源性哮喘疗效好，对内源性哮喘次之，需预防性给药，发作后给药无效。扎普司特较色甘酸钠强 20 ～ 50 倍，口服有效，对过敏性哮喘疗效较好，对过敏性鼻炎和皮炎有效。酮替芬既能抑制过敏介质释放，又有抗组胺和抗 5–HT 作用，还能上调 β 受体数量，疗效优于色甘酸钠，对儿童哮喘效果好。

［常考考点］色甘酸钠的作用特点：通过稳定肥大细胞膜，防止膜裂解和脱颗粒，从而抑制过敏介质的释放，防止哮喘的发作，对外源性哮喘疗效好。

要点四　糖皮质激素的平喘作用、应用

糖皮质激素类药物的药理作用广泛（详见第二十二单元），是目前治疗哮喘最有效的抗炎抗过敏药物。

1. 平喘作用　本类药物通过抑制哮喘时炎症反应多个环节，如：①抑制多种参与哮喘发病炎性细胞因子和黏附分子的生成。②抑制变态反应，减少过敏介质释放。③降低气道血管通透性，加强儿茶酚胺对腺苷酸环化酶的激活作用。④非特异的抗炎作用，能抑制气道高反应性。

2. 应用　由于长期全身使用糖皮质激素类药物能引起许多严重的不良反应。一些新型吸入用的糖皮质激素类药物，如曲安西龙（triamcinolone）、倍他米松（betamethasone）、二丙酸倍氯米松（beclometasone dipropionate）、布地奈德（budesonide）、曲安奈德（triamcinolone acetonide）、氟尼缩松

（flunisolide）等用于临床，有强大的局部抗炎作用，主要用于气道扩张药不能有效控制的慢性支气管哮喘、反复发作的顽固性哮喘和哮喘持续状态。

［常考考点］目前治疗哮喘最有效的药物是糖皮质激素类药物。

【例题实战模拟】

A1 型题

1.关于喷托维林的描述，正确的是
　　A.中枢性镇咳　　　　　　　　B.久用成瘾　　　　　　　　C.镇咳作用与可待因相当
　　D.具有胆碱能作用　　　　　　E.不具有外周镇咳作用

2.能刺激胃黏膜，反射性引起呼吸道分泌，使痰液变稀，易于咳出的药物是
　　A.溴己新　　B.氯化铵　　C.氨茶碱　　D.乙酰半胱氨酸　　E.可待因

3.色甘酸钠预防哮喘发作的主要机制是
　　A.直接松弛支气管平滑肌　　B.稳定肥大细胞膜，抑制过敏介质释放　　C.阻断 β_2 受体
　　D.促进儿茶酚胺释放　　　　E.激动 β_2 受体

4.对哮喘发作无效的药物是
　　A.沙丁胺醇　　B.地塞米松　　C.色甘酸钠　　D.氨茶碱　　E.异丙托溴铵

5.对反复发作的顽固性哮喘或哮喘持续状态疗效较好的药物是
　　A.哌替啶　　B.异丙肾上腺素　　C.色甘酸钠　　D.氯化铵　　E.二丙酸倍氯米松

6.下面关于氨茶碱药理作用的描述，错误的是
　　A.拮抗腺苷的作用　　　　　　B.增加膈肌的收缩力　　　　　C.促进肾上腺素释放
　　D.抑制磷酸二酯酶的活性　　　E.增加腺苷酸环化酶的活性

7.对支气管哮喘和心源性哮喘均有效的药物是
　　A.氨茶碱　　B.哌替啶　　C.吗啡　　D.异丙肾上腺素　　E.沙丁胺醇

8.预防过敏性哮喘发作的平喘药是
　　A.沙丁胺醇　　B.特布他林　　C.氨茶碱　　D.色甘酸钠　　E.异丙肾上腺素

9.茶碱类主要用于
　　A.支气管哮喘　　B.支气管扩张　　C.气管炎　　D.肺不张　　E.慢性阻塞性肺疾病

A2 型题

10.患者，男，21 岁。呼吸困难、咳嗽、汗出 1 小时而就诊。查体：端坐呼吸，呼吸急促，口唇微绀，心率 114 次 / 分，律齐，双肺满布哮鸣音。为迅速缓解症状，应立即采取的最佳治法是
　　A.口服氨茶碱　　B.肌注氨茶碱　　C.喷吸沙丁胺醇　　D.口服泼尼松　　E.口服阿托品

【参考答案】

1. A　2. B　3. B　4. C　5. E　6. E　7. A　8. D　9. A　10. C

第二十二单元　糖皮质激素

细目　糖皮质激素

要点　糖皮质激素的药理作用、应用、不良反应

1.作用

（1）物质代谢的影响：①升高血糖：能增加肝糖原、肌糖原含量并升高血糖。其机制为促进糖原异生，减慢葡萄糖分解，减少机体组织对葡萄糖的利用。②负氮平衡：能促进多种组织如胸腺、淋巴结、

肌肉、皮肤、骨组织等蛋白质分解，大剂量抑制蛋白质合成，使血清氨基酸含量升高及尿氮排出量增加，引起负氮平衡。③促进脂肪分解及重新分布：促进脂肪分解，并抑制其合成，使大量游离脂肪酸进入肝组织氧化分解，对糖尿病患者可诱发酮症酸血症。长期大量应用，还能提高血清胆固醇含量，并能激活四肢皮下的酯酶，使四肢脂肪减少，脂肪重新分布在面、上胸、颈、背、腹部和臀部，形成向心性肥胖。④核酸代谢：通过影响敏感组织中的核酸代谢，实现其对各种代谢的影响。如氢化可的松可诱导某些特殊 mRNA 的合成，并转录出抑制细胞膜转运功能的蛋白质，从而抑制细胞对葡萄糖、氨基酸等物质的摄取，最终使细胞合成代谢受抑，分解代谢增强。同时亦能促进肝细胞中多种 RNA 及酶蛋白的合成，影响糖和脂肪代谢。⑤水钠潴留及低 K^+、Ca^{2+}：其影响与醛固酮相似但极弱，长期大量应用则作用明显。若与噻嗪类合用，易引起低钾血症。糖皮质激素还能促进肾脏对钙的排出，抑制小肠对钙的吸收，长期使用可引起低血钙，导致骨质疏松。

（2）抗炎：有强的非特异性的抗炎作用，对细菌、病毒等病原微生物无影响，但能抑制感染性炎症和非感染性（如物理性、化学性、机械性、过敏性）炎症。在急性炎症早期，可抑制局部血管扩张，降低毛细血管通透性，使血浆渗出减少、白细胞浸润及吞噬作用减弱，改善红、肿、热、痛等症状；对于慢性炎症或急性炎症的后期，能抑制毛细血管和成纤维细胞的增生及肉芽组织的形成，减轻炎症引起的瘢痕和粘连。但须注意，炎症反应是机体的一种防御功能，炎症后期的反应更是机体组织修复的重要过程。因此这种抗炎作用同时也降低了机体的防御功能，会引起感染扩散，伤口愈合迟缓。

糖皮质激素可通过以下机制产生抗炎作用：①抑制磷脂酶 A_2（PLA_2）：糖皮质激素可抑制 PLA_2 活性，使细胞膜上的磷脂不能释放出花生四烯酸及血小板活化因子（PAF），因而减少前列腺素类（PGs）和白三烯类（LTs）等炎症介质的生成。②稳定溶酶体膜：糖皮质激素可增加溶酶体膜的稳定性，使之不易破裂，阻止溶酶体内如组织蛋白酶、多种水解酶的释出，减轻细胞和组织的损伤性反应。③降低毛细血管通透性：糖皮质激素能提高血管对儿茶酚胺的敏感性，收缩血管；也能抑制透明质酸酶的活性，使毛细血管通透性降低，炎症减轻。④抑制吞噬细胞功能：糖皮质激素抑制巨噬细胞的趋化性和巨噬细胞移动抑制因子（MIF），故可抑制免疫反应，减轻炎症。⑤抑制炎症细胞功能：抑制中性粒细胞、单核细胞和巨噬细胞向炎症区域的聚集，减少其在炎症区域血管内皮细胞上的黏附和聚集。⑥抑制炎症后期肉芽组织的增生：糖皮质激素可抑制成纤维细胞 DNA 的合成，也能抑制胶原蛋白及人结缔组织中黏多糖的合成，因而能阻碍细胞分裂和增生，减少胶原的沉积，抑制肉芽组织的形成。⑦抑制某些细胞因子及黏附分子的产生：糖皮质激素与其受体结合，能影响细胞因子如白介素 –1（IL–1）、白介素 –3（IL–3）、巨噬细胞集落刺激因子（M–CSF）、肿瘤坏死因子（TNF）等的转录，强烈抑制细胞因子介导的炎症反应。糖皮质激素还能在转录水平上直接抑制黏附分子如 E– 选择素和细胞间黏附分子（ICAM）等的表达，也能通过改变细胞对细胞因子的反应性而间接抑制黏附分子的表达，从而减轻由此介导的炎症反应。

（3）抑制免疫：糖皮质激素对免疫过程的许多环节都有抑制作用。可抑制巨噬细胞对抗原的吞噬和处理，阻碍淋巴母细胞的增殖，加速致敏淋巴细胞的破坏和解体，使血中淋巴细胞迅速降低。不影响淋巴因子的合成，但能抑制淋巴因子引起的炎症反应，故对皮肤迟发型变态反应和异体组织脏器移植的排斥反应具有抑制作用。小剂量主要抑制细胞免疫，大剂量也抑制 B 细胞转化为浆细胞，使抗体生成减少，抑制体液免疫。糖皮质激素可抑制抗原 – 抗体反应所致的肥大细胞脱颗粒现象，从而减少组胺、5–羟色胺、慢反应物质（SRS–A）、缓激肽等过敏介质的释放，减轻过敏性症状。

（4）抗内毒素：能提高机体对细菌内毒素的耐受力，缓和机体对内毒素的反应，减轻细胞损伤，缓解败血症症状。但不能破坏内毒素，对细菌外毒素亦无效。

（5）抗休克：超大剂量的糖皮质激素常用于严重休克的抢救，对中毒性休克疗效尤好，对过敏性休克、心源性休克、低血容量性休克也有一定的疗效，但对其评价尚有争论。一般认为抗休克的机制除与它的抗炎、免疫抑制及抗内毒素作用有关外，还与下列因素相关：①降低血管对某些缩血管活性物质（如肾上腺素、去甲肾上腺素、加压素、血管紧张素）的敏感性，解除小血管痉挛，改善微循环。②稳定溶酶体膜，减少形成心肌抑制因子（MDF）的酶进入血液，从而阻止或减少 MDF 的产生。

（6）影响血液与造血系统：糖皮质激素能刺激骨髓造血功能，使血液中红细胞和血红蛋白含量增加，大剂量亦使血小板和纤维蛋白原增多，缩短凝血时间。刺激骨髓中的中性粒细胞释放入血而使嗜中性粒细胞增多，但降低其游走、吞噬等功能。亦可使淋巴组织退化，抑制淋巴细胞分裂，使血中淋巴细胞减少。此外，也能减少血中单核细胞和嗜酸性粒细胞，这可能是由于细胞转移至肺、脾、肠等组织的缘故。

（7）其他：①解热作用：对严重的中毒性感染如肝炎、伤寒、脑膜炎、急性血吸虫病、败血症及晚期癌症的发热，常具有迅速而良好的退热作用。可能与其能抑制体温中枢对致热原的反应、稳定溶酶体膜、减少内源性致热原的释放有关。但在发热诊断未明确之前，不可滥用糖皮质激素类药物，以免掩盖症状使诊断困难。②兴奋中枢：氢化可的松可减少脑中抑制性递质 γ - 氨基丁酸的浓度，提高中枢神经系统的兴奋性。用药后患者出现欣快、激动、失眠等，偶可诱发精神失常。大剂量对儿童可致惊厥或癫痫样发作。③促进消化：能使胃酸和胃蛋白酶分泌增多，增加食欲，促进消化。

［常考考点］糖皮质激素的药理作用。

2. 应用

（1）肾上腺皮质功能不全：小剂量替代疗法适用于腺垂体功能减退症、肾上腺皮质功能减退症（艾迪生病）、肾上腺危象和肾上腺次全切除术后。

（2）严重感染：大剂量突击疗法用于中毒性感染或同时伴有休克者，如中毒性菌痢、中毒性肺炎、严重伤寒、流行性脑脊髓膜炎、结核性脑膜炎及败血症等。可短期应用大剂量糖皮质激素作辅助治疗，利用其抗炎、抗内毒素、抗休克作用，迅速缓解症状，有助于病人度过危险期。但应用时必须合用有效而足量的抗菌药物，以免感染病灶扩散。待急性症状缓解后，先停用糖皮质激素，直至感染完全控制，再停用抗菌药物。严重传染性肝炎、流行性腮腺炎、乙型脑炎及麻疹等病毒性感染，糖皮质激素有缓解症状的作用。但一般病毒性感染不宜使用，因目前缺乏理想有效的抗病毒药物，用后可降低机体的防御功能，反使感染病灶扩散而恶化。

（3）休克：大剂量糖皮质激素对各种休克均有一定的疗效，是抢救休克的重要药物，但必须同时采用综合性治疗措施。对感染性休克，在有效足量的抗菌药物治疗下，及早大量突击使用糖皮质激素，产生效果后即可停药。对过敏性休克，因本药起效较慢，应先采用肾上腺素，随后合用糖皮质激素。对心源性休克，须结合病因治疗。对低血容量性休克，在补液、补电解质或输血后效果不显著者，可合用超大剂量的糖皮质激素。

大剂量突击治疗一般采用静脉滴注给药，疗程不超过 3 天。

（4）防止某些炎症的后遗症：某些炎症，如结核性脑膜炎、胸膜炎、腹膜炎、心包炎、风湿性心瓣膜炎、睾丸炎及烧伤等，早期使用糖皮质激素可减轻炎症渗出，减轻由于粘连及瘢痕形成而引起的功能障碍。

对于眼科炎症，如虹膜炎、角膜炎、视网膜炎、视神经炎等，有迅速消炎止痛、防止角膜混浊和瘢痕粘连的作用。对眼前部炎症，可局部用药；眼后部炎症需全身用药；急性炎症收效快，复发少，慢性炎症复发较多。有角膜溃疡者禁用。

（5）免疫性疾病、过敏性疾病和器官移植：一般剂量长期疗法用于：①免疫性疾病：如风湿性关节炎、类风湿关节炎、风湿热、风湿性心肌炎、系统性红斑狼疮、结节性动脉周围炎、皮肌炎、硬皮病、肾病综合征、自身免疫性贫血等，应用糖皮质激素可缓解症状，但不能根治。一般采用综合疗法，不宜单用，以免引起不良反应。②过敏性疾病：支气管哮喘、血清病、血管神经性水肿、过敏性鼻炎、严重输血反应、药物性皮炎、过敏性紫癜、顽固性荨麻疹及过敏性休克等用其他药物治疗无效者，加用糖皮质激素可缓解症状，达到治疗效果。③器官移植：异体器官移植手术后也可使用糖皮质激素抑制免疫性排斥反应，与环孢素等免疫抑制剂合用，疗效更好，并可减少两药的剂量。

一般采用起初口服泼尼松 10～20mg 或相应剂量的其他糖皮质激素制剂，每日 3 次，获效后逐渐减量至最小维持量，持续数月。

（6）血液病：一般剂量用于治疗急性淋巴细胞白血病、再生障碍性贫血、粒细胞减少症、血小板减少症和过敏性紫癜等，能改善症状，但停药后易复发。

（7）皮肤病：局部应用可治疗接触性皮炎、湿疹、银屑病、肛门瘙痒等，但对天疱疮及剥脱性皮炎等较严重的皮肤病仍需全身用药。

［常考考点］糖皮质激素的应用。

3. 不良反应

（1）医源性肾上腺皮质功能亢进症（库欣综合征）：长期大剂量应用糖皮质激素时可引起物质代谢和水盐代谢紊乱，表现为满月脸、水牛背、向心性肥胖、皮肤变薄、痤疮、多毛、浮肿、血钾降低、高血压、高血脂、高血糖等。一般不需特殊治疗，停药后可自行消退，必要时可对症治疗，如用降压药、降血糖药，并采用低盐、低糖、高蛋白饮食及加用氯化钾可减轻症状。高血压、动脉硬化、水肿、糖尿病、心及肾功能不全者禁用或慎用。

（2）诱发或加重感染：由于糖皮质激素抗炎不抗菌，且降低机体的防御功能，细菌易乘虚而入，诱发感染或促使体内原有病灶如结核、化脓性病灶等扩散恶化，必要时应合用抗菌药。抵抗力已经低下的白血病、再生障碍性贫血、肾病综合征及肝病患者则更易引起这一不良反应。

（3）消化系统反应：糖皮质激素可刺激胃酸和胃蛋白酶的分泌，抑制胃黏液分泌，降低胃肠黏膜对胃酸的抵抗力，可诱发或加重胃、十二指肠溃疡，甚至引起出血或穿孔。如与水杨酸类药物合用则更易发生。少数病人可诱发胰腺炎或脂肪肝。

（4）骨质疏松、延缓伤口愈合：糖皮质激素减少钙、磷在肠道的吸收并增加其排泄，且长期应用抑制骨细胞活力，造成骨质疏松。儿童、绝经期妇女、老年人较多见，严重者可引起自发性骨折，可补充维生素 D 和钙剂。大剂量应用糖皮质激素可引起股骨头坏死。由于糖皮质激素能抑制蛋白质合成，故可使伤口愈合迟缓。

（5）肾上腺皮质萎缩和功能不全（停药反应）：长期应用尤其是连日给药的病人，体内糖皮质激素浓度高，通过负反馈抑制下丘脑 - 垂体 - 肾上腺皮质轴，使 ACTH 分泌减少，引起肾上腺皮质萎缩和功能不全。突然停药或减量过快或停药后半年内遇到严重应激情况（如严重感染、创伤、出血），可发生肾上腺危象，表现为肌无力、低血压、低血糖，甚至昏迷或休克等症状。因此长期用药需缓慢减量，停药前加用 ACTH 或采用隔日给药法。在停药后可连续使用适量 ACTH，停药后半年内遇应激情况时，应及时给予足量的糖皮质激素。

由于糖皮质激素的分泌具有昼夜节律性，上午 8 ～ 10 时分泌最多。临床用药可配合这种生理的节律性，即对某些慢性病采用隔日疗法，即将 2 日的总量隔日上午 7 ～ 8 时一次服完，可减轻此不良反应。

（6）反跳现象：指患者症状基本控制后，突然停药或减量过快，引起原病复发或恶化的现象。其原因可能是患者对糖皮质激素产生依赖性或病情尚未完全控制所致。常需加大剂量再行治疗，待症状缓解后逐渐减量，直至停药。

（7）其他：由于糖皮质激素抑制生长激素分泌和造成负氮平衡，故可影响儿童生长发育。对孕妇偶可引起畸胎。个别患者可诱发精神病或癫痫；儿童大量应用可致惊厥。大剂量长期应用可引起前房角小梁网结构胶原束肿胀，诱发青光眼；还可致晶状体混浊引起白内障。局部及全身用药均可发生，用药期间应定期进行眼科检查。

［常考考点］糖皮质激素的不良反应。

【例题实战模拟】

A1 型题

1. 糖皮质激素抗炎作用的基本机制在于

　　A. 诱导血管紧张素转化酶而降解缓激肽

　　B. 可减少炎性介质白三烯等的生成

　　C. 抑制细胞因子介导的炎症

　　D. 抑制巨噬细胞中的一氧化氮合酶（NOS）

　　E. 与靶细胞浆内的糖皮质激素受体（GR）结合而影响参与炎症的一些基因转录

2. 下列有皮肤损害的疾病中，禁用糖皮质激素的是

　　A. 牛皮癣　　B. 接触性皮炎　　C. 天疱疮　　D. 湿疹　　E. 水痘

3. 下列可用糖皮质激素辅助治疗的是
    A. 角膜溃疡   B. 真菌感染   C. 抗菌药不能控制的感染
    D. 中毒性感染或同时伴有休克   E. 二重感染

4. 长期大剂量应用糖皮质激素可引起的不良反应是
    A. 高血钾   B. 高血钙   C. 高血糖   D. 低血压   E. 以上均非

5. 应用糖皮质激素，与脂质代谢无关的不良反应是
    A. 向心性肥胖   B. 四肢纤细   C. 水牛背   D. 满月脸   E. 高血压

A2 型题

6. 患者，女，60 岁。因全身关节疼痛，长期服用某药，昨日出现自发性骨折。导致该不良反应的药物是
    A. 强的松   B. 阿司匹林   C. 消炎痛   D. 保泰松   E. 布洛芬

7. 患者，女，30 岁。患系统性红斑狼疮，长期大量服用糖皮质激素治疗。其不良反应是
    A. 血糖降低   B. 血压降低   C. 红细胞数目减少   D. 淋巴细胞增多   E. 体内脂肪重新分布

8. 患儿，男，5 岁。突发高热、呕吐、惊厥，数小时后出现面色苍白、四肢厥冷、脉搏细速、血压下降至休克水平。经实验室检查诊断为暴发型流脑所致的感染中毒性休克，应采取的抗休克药物为
    A. 肾上腺素   B. 右旋糖酐   C. 阿托品   D. 酚妥拉明   E. 糖皮质激素

B1 型题

    A. 糖皮质激素大剂量冲击疗法   B. 糖皮质激素一般剂量长期疗法
    C. 糖皮质激素小剂量替代疗法   D. 糖皮质激素大剂量长期疗法
    E. 维持量疗法

9. 垂体前叶功能减退，治疗应选用

10. 肾病综合征，治疗应选用

11. 中毒型菌痢，治疗应选用

【参考答案】
1. E   2. E   3. D   4. C   5. E   6. A   7. E   8. E   9. C   10. B   11. A

第二十三单元　抗甲状腺药

细目　抗甲状腺药

【考点突破攻略】

抗甲状腺药是指能阻止或减少甲状腺激素的合成和（或）分泌，用于治疗甲状腺功能亢进症的药物。常用的有硫脲类、碘和碘化物、放射性碘、β-肾上腺素受体阻断药等。

要点　常用硫脲类药物作用、应用、不良反应

常用的硫脲类药物有：①硫氧嘧啶类，包括甲硫氧嘧啶（methylthiouracil）、丙硫氧嘧啶（propylthiouracil）。②咪唑类，包括甲巯咪唑（thiamazole，他巴唑）、卡比马唑（carbimazole，甲亢平）。

1. 作用

（1）抗甲状腺：硫脲类具有抗甲状腺的作用，其主要作用机制是抑制过氧化物酶，从而阻止酪氨酸的碘化及耦联，而药物本身则作为过氧化物酶的底物被碘化。硫脲类并不抑制贮存在腺泡内的甲状腺激素的释放，也不能拮抗甲状腺激素的作用，故须待甲状腺内贮存的激素消耗到一定程度才能呈现疗效。丙硫氧嘧啶还能抑制周围组织内 T_4 脱碘生成 T_3 的过程，故作用较其他药物快。

（2）抑制免疫：甲亢的发病与异常免疫反应有关。硫脲类药物还有免疫抑制作用，能轻度抑制免疫球蛋白的生成，使血中甲状腺刺激性免疫球蛋白（TSI）减少，除能控制甲亢症状外，对病因也有一定的治疗作用。

［常考考点］丙硫氧嘧啶治疗甲状腺功能亢进症的机制是抑制甲状腺激素的合成。

2. 应用

（1）甲状腺功能亢进症：<u>适用于轻症和不适宜手术或放射性碘治疗者</u>。也可作为放射性碘治疗之辅助用药。若剂量适当，症状可望在 1～2 个月内得到控制，基础代谢基本恢复，此时可递减至维持量，继续用药 1～2 年。

（2）甲状腺手术前准备：对需做甲状腺部分切除手术的病人，宜先用硫脲类将甲状腺功能控制到正常或接近正常，以减少发生麻醉意外、手术并发症及甲状腺危象的可能。但由于用硫脲类后甲状腺增生充血，不利于手术进行，需在手术前两周左右加服碘剂。

（3）甲状腺危象的辅助治疗：感染、外伤、手术、情绪激动等应激诱因，可致大量甲状腺激素突然释放入血，使患者发生高热、心衰、肺水肿、水和电解质紊乱等，严重时可导致死亡，称为甲状腺危象。应立即给大量碘剂，阻止甲状腺激素释放，并采取其他综合措施消除诱因、控制症状。应用大量硫脲类（较一般用量增大 1 倍）作辅助治疗，首选丙硫氧嘧啶，大剂量应用一般不超过 1 周。

［常考考点］硫脲类药物的应用。

3. 不良反应 甲硫氧嘧啶不良反应较多，丙硫氧嘧啶和甲巯咪唑较少。

（1）过敏反应：常见的有皮疹、发热、荨麻疹等轻度过敏反应，多数情况下不需停药也可消失，少数发生剥脱性皮炎等严重反应，可用糖皮质激素处理。

（2）消化道反应：可有厌食、呕吐、腹痛、腹泻等消化道反应，曾报道有黄疸和肝炎。

（3）粒细胞减少：<u>严重的不良反应是粒细胞缺乏症</u>，发生率约 0.2%，老年人较易发生，应定期检查血象。甲状腺功能亢进症本身也可使白细胞数目偏低，须加鉴别。妊娠及哺乳期妇女禁用。

（4）甲状腺肿及甲状腺功能减退：药物过量可致甲状腺肿及甲状腺功能减退，一般多不严重，及时发现并停药常可自愈。

［常考考点］硫脲类药物的不良反应。

【例题实战模拟】

A1 型题

1. 丙硫氧嘧啶治疗甲状腺功能亢进症的机制是
　A. 抑制食物中碘的吸收　　　　B. 抑制甲状腺激素的合成　　　C. 抑制甲状腺激素的释放
　D. 减少甲状腺激素的贮存　　　E. 对抗甲状腺激素的作用

2. 有关硫脲类药物临床应用的叙述，错误的是
　A. 用于轻症和不宜手术的甲亢的治疗
　B. 用于甲状腺次全切除手术病人的术前准备
　C. 甲状腺危象的治疗
　D. 用于甲状腺次全切除手术病人术前准备应与碘剂配合使用
　E. 用于甲状腺危象治疗时不能使用碘剂

3. 下列不属于硫脲类药物临床应用不良反应的是
　A. 过敏反应　　　　　　　　　B. 胃肠道反应　　　　　　　　C. 粒细胞减少
　D. 甲状腺危象　　　　　　　　E. 甲状腺肿及甲状腺功能减退

A2 型题

4. 患者，女，43 岁。患甲状腺功能亢进症 3 年，经多方治疗病情仍难控制，需行甲状腺部分切除术。正确的术前准备应包括
　A. 术前两周给予丙硫氧嘧啶＋普萘洛尔　　　　B. 术前两周给予丙硫氧嘧啶＋小剂量碘剂
　C. 术前两周给予丙硫氧嘧啶＋大剂量碘剂　　　D. 术前两周给予丙硫氧嘧啶

E. 术前两周给予卡比马唑

【参考答案】

1. B　2. E　3. D　4. C

第二十四单元　降血糖药

细目一　降血糖药的分类

【考点突破攻略】

要点　降血糖药分类及常用药物

糖尿病是由于胰岛素绝对或相对不足所引起的以高血糖为主要表现的代谢紊乱性疾病。

常用的降血糖药主要有胰岛素和口服降血糖药两类，后者包括磺酰脲类、双胍类、α-葡萄糖苷酶抑制药、胰岛素增敏药等。口服降血糖药使用方便，但作用慢而弱，只适用于轻、中度糖尿病，不能完全代替胰岛素。

细目二　胰岛素

【考点突破攻略】

要点　胰岛素的常用制剂、作用、应用

胰岛素（insulin）是酸性蛋白质，口服易被消化酶破坏而无效，必须注射给药，常用皮下注射。皮下注射吸收快，作用持续数小时。为延长作用时间，常加入碱性蛋白质（如精蛋白、珠蛋白）和锌，制成中、长效制剂。

常用的胰岛素制剂有短效（速效）类，如普通胰岛素（regular insulin）、半慢胰岛素锌混悬液（semilente insulin）；中效类，如低精蛋白锌胰岛素（isophane insulin）、珠蛋白锌胰岛素（globin zinc insulin）、慢胰岛素锌混悬液（lente insulin）；长效（慢效）类，如精蛋白锌胰岛素（protamine zinc insulin）、特慢胰岛素锌混悬液（ultralente insulin）等。

1. 作用

（1）降血糖：胰岛素主要通过两种途径降低血糖：①增加葡萄糖进入细胞，加速葡萄糖的有氧氧化和无氧酵解，促进糖原的合成和贮存，使血糖的去路增加。②抑制糖原分解和异生，使血糖来源减少。

（2）脂肪代谢：胰岛素促进脂肪合成，抑制脂肪分解，能减少游离脂肪酸和酮体的生成，防止酮症酸中毒的发生。

（3）正氮平衡：胰岛素增加氨基酸进入细胞而促进蛋白质合成，并能抑制蛋白质分解，所以对人体生长过程有促进作用。

（4）促钾转运：胰岛素促进 K^+ 进入细胞内，增加细胞内 K^+ 浓度，有利于纠正细胞缺钾症状。

（5）促生长：胰岛素样生长因子（IGF）由生长激素诱导生成，其中 IGF-1 与机体组织生长过程有关。胰岛素的结构与 IGF 相似，可激动 IGF-1 受体而发挥促细胞生长作用。

［常考考点］胰岛素的作用。

2. 应用

（1）糖尿病：胰岛素是治疗糖尿病的最主要药物，对各型糖尿病均有效。临床上主要用于：①1型糖尿病，需终身用药。②糖尿病发生急性并发症者，如酮症酸中毒及高渗性高血糖状态。③合并有严重感染、高热、甲亢、妊娠、分娩、创伤及手术的各型糖尿病。因这种情况下，机体代谢增强，对胰岛素需要量增加，给药后应随时根据血糖、尿糖的变化，调整用量。④2型糖尿病经饮食控制、口服降血糖药治疗效果不佳或对口服降糖药有禁忌而不能耐受者，需合用胰岛素治疗。

胰岛素治疗糖尿病时应注意：①治疗剂量因人而异，从小剂量开始逐渐增至血糖、尿糖控制满意。②1型糖尿病需终身用药，不得自行停用。③熟悉胰岛素的种类、主要给药途径，以便根据病情选择合适的制剂及给药途径。④了解胰岛素主要不良反应的表现及其防治方法，将药物的有害作用降到最低。⑤坚持血糖监测，适时调整治疗方案，使糖尿病得到理想控制。

（2）其他：合用葡萄糖、氯化钾静滴可促进钾内流，纠正细胞内缺钾，同时提供能量，防治心肌梗死后的心律失常，降低病死率。胰岛素与ATP、辅酶A组成能量合剂，用于心、肝、肾等疾病的辅助治疗。

［常考考点］胰岛素的应用。

细目三　口服降血糖药

【考点突破攻略】

要点一　常用磺酰脲类药物的作用、应用、不良反应

第一代的磺酰脲类药物有甲苯磺丁脲（tolbutamide）、氯磺丙脲（chlorpropamide），第二代药物有格列本脲（glibenclamide，优降糖）、格列吡嗪（glipizide，美吡达）、格列喹酮（gliquidone，糖适平）、格列齐特（gliclazide，达美康）、格列波脲（glibornuride）等。第二代药物的降血糖作用较第一代增强数十倍至数百倍。

1. 作用

（1）降血糖：<u>直接作用于胰岛β细胞，刺激内源性胰岛素释放</u>。可降低正常人和胰岛功能尚存患者的血糖，但对胰岛功能完全丧失或切除胰腺者无效。作用机制：与胰岛β细胞膜上特异性受体结合，抑制ATP敏感的钾通道，开放电压依赖性钙通道，使胞内钙浓度增加，直接刺激胰岛β细胞释放胰岛素。长期用药其降血糖作用与增加靶细胞膜上胰岛素受体的数目和亲和力，从而增强对胰岛素的敏感性和胰岛素的作用有关。磺酰脲类还能减少胰高血糖素的分泌，也有利于降血糖。

（2）抗利尿：格列本脲、氯磺丙脲能促进抗利尿激素分泌并增强其作用，从而发挥抗利尿作用。

（3）影响凝血功能：格列齐特可抑制血小板的黏附和聚集，刺激纤溶酶原的合成，恢复纤溶酶活力，并降低微血管对活性胺类（如去甲肾上腺素）的敏感性，改善微循环。对预防或减轻糖尿病微血管并发症有一定作用。

［常考考点］格列齐特不仅降血糖，还可抑制血小板的黏附和聚集。格列本脲、氯磺丙脲能促进抗利尿激素分泌并增强其作用，从而发挥抗利尿作用。

2. 应用

（1）糖尿病：<u>用于胰岛功能尚存的2型糖尿病单用饮食控制无效者</u>。产生胰岛素耐受性的患者用后可通过刺激内源性胰岛素分泌而减少胰岛素的用量。

（2）尿崩症：<u>氯磺丙脲可使病人尿量减少，与氢氯噻嗪合用可提高疗效</u>。

［常考考点］氯磺丙脲不仅降血糖，还有抗利尿作用，适用于尿崩症。

3. 不良反应

（1）胃肠道反应：胃肠不适、恶心、腹痛、腹泻等，减量或连续用药可消失。

（2）过敏反应：出现皮疹、粒细胞减少、血小板减少、胆汁淤积性黄疸及肝损害。多在用药后1～2个月内发生，需定期查肝功能和血象。

（3）低血糖：可引起持久性的低血糖，造成不可逆性脑损伤，为较严重的不良反应。常因药物过量所致，尤以格列本脲和氯磺丙脲为甚。老人及肝肾功能不良者较易发生，新型磺酰脲类较少引起低血糖。

［常考考点］常用磺酰脲类药物的不良反应。

要点二　二甲双胍的作用、应用、不良反应

1. 作用　二甲双胍（metformin，降糖片）的降糖作用不依赖于胰岛 β 细胞的功能，可能机制包括：①增加肌肉组织中的无氧糖酵解。②促进组织对葡萄糖的摄取。③减少肝细胞糖异生。④减慢葡萄糖在肠道的吸收。⑤增加胰岛素与其受体结合。⑥降低血中胰高血糖素水平。此外，还可改善血脂代谢，降低 LDL 及 VLDL、甘油三酯及胆固醇水平。

2. 应用　用于单用饮食控制无效的轻、中度 2 型糖尿病，尤其肥胖且伴胰岛素抵抗者。常与磺酰脲类或胰岛素合用，如单用磺酰脲类无效者，加用本类药物常可获效。

3. 不良反应　二甲双胍的不良反应较磺酰脲类多见，如厌食、口苦、口腔金属味、胃肠刺激等胃肠道反应。低血糖症、维生素 B_{12} 和叶酸缺乏、乳酸血症及酮血症。慢性心、肝、肾疾病患者及孕妇禁用。

［常考考点］二甲双胍的药理作用、应用、不良反应。

要点三　常用 α-葡萄糖苷酶抑制药

α-葡萄糖苷酶抑制药是一类新型口服降血糖药，可延缓葡萄糖的吸收而降低餐后血糖峰值。药物有阿卡波糖（acarbose，拜糖平）及伏格列波糖（voglibose）。

要点四　常用胰岛素增效药

本类药物主要通过增加肌肉和脂肪组织对胰岛素的敏感性而发挥降低血糖功能。常用药物有罗格列酮（rosiglitazone）、环格列酮（ciglitazone）、吡格列酮（pioglitazone）、恩格列酮（englitazone）等。

【知识纵横比较】

口服降血糖药的作用及应用比较

药品类别	作用机制	应用	代表药物
磺酰脲类	①直接作用于胰岛 β 细胞，刺激内源性胰岛素释放；②格列本脲、氯磺丙脲能促进抗利尿激素分泌并增强其作用，从而发挥抗利尿作用；③格列齐特可抑制血小板的黏附和聚集，刺激纤溶酶原的合成，恢复纤溶酶活力，并降低微血管对活性胺类的敏感性，改善微循环	①糖尿病：用于胰岛功能尚存的 2 型糖尿病单用饮食控制无效者；②尿崩症：氯磺丙脲可使病人尿量减少，与氢氯噻嗪合用可提高疗效	第一代：甲苯磺丁脲、氯磺丙脲；第二代：格列本脲（优降糖）、格列吡嗪（美吡达）、格列喹酮（糖适平）、格列齐特（达美康）、格列波脲
双胍类	①增加肌肉组织中的无氧糖酵解；②促进组织对葡萄糖的摄取；③减少肝细胞糖异生；④减慢葡萄糖在肠道的吸收；⑤增加胰岛素与其受体结合；⑥降低血中胰高血糖素水平	用于单用饮食控制无效的轻、中度 2 型糖尿病，尤其适用于肥胖且伴胰岛素抵抗者	二甲双胍
α-葡萄糖苷酶抑制药	在小肠竞争性抑制 α-葡萄糖苷酶，阻止 1, 4-糖苷键水解，使淀粉等碳水化合物水解产生葡萄糖速度减慢，从而延缓葡萄糖的吸收，降低餐后血糖峰值	用于轻、中度 2 型糖尿病	阿卡波糖（拜糖平）及伏格列波糖
胰岛素增效药	通过竞争性刺激过氧化物酶增殖活化受体（PPARγ）起作用。PPARγ 是转录基因的一部分，被结合后可调节胰岛素反应性基因的转录，从而控制血糖的生成、转运和利用	用于 2 型糖尿病，特别是有胰岛素抵抗者，可单用，也可与其他治疗糖尿病的药物合用	罗格列酮、环格列酮、吡格列酮、恩格列酮

【例题实战模拟】

A1 型题

1. 下列哪种情况不首选胰岛素

　　A. 2 型糖尿病患者经饮食控制治疗无效　　　B. 1 型糖尿病　　　C. 糖尿病并发严重感染

  D. 妊娠糖尿病   E. 酮症酸中毒

2. 罗格列酮的作用是

  A. 促进肝糖原合成   B. 促进脂肪组织摄取葡萄糖

  C. 增强靶组织对胰岛素的敏感性 D. 刺激胰岛 β 细胞释放胰岛素

  E. 促进储存胰岛素释放

3. α - 葡萄糖苷酶抑制药的作用机制是

  A. 刺激胰岛 β 细胞释放胰岛素 B. 促进肝糖原合成

  C. 增加肌肉组织中糖的无氧酵解 D. 增加肌肉组织中糖的有氧氧化

  E. 与碳水化合物竞争水解碳水化合物的酶

A2 型题

4. 患者，男，68 岁。有糖尿病史多年，长期服用磺酰脲类降糖药。近日因血糖明显升高，口服降糖药控制不理想改用胰岛素，本次注射胰岛素后突然出现出汗、心悸、震颤，继而出现昏迷。此时应对该患者采取的抢救措施是

  A. 加用一次胰岛素   B. 口服糖水   C. 静脉注射 50% 葡萄糖溶液

  D. 静脉注射糖皮质激素   E. 心内注射肾上腺素

B1 型题

  A. 甲苯磺丁脲 B. 格列本脲 C. 格列齐特 D. 格列吡嗪 E. 氯磺丙脲

5. 可用于治疗尿崩症的是

6. 可改变血小板功能，改善糖尿病病人血小板并发症的是

【参考答案】

1. A 2. C 3. E 4. C 5. E 6. C

第二十五单元 合成抗菌药

细目一 氟喹诺酮类药物

【考点突破攻略】

要点 常用氟喹诺酮类药物抗菌作用、应用、不良反应

  1. 抗菌作用 氟喹诺酮类药物为广谱杀菌药。除对革兰阴性菌有良好的抗菌活性外，对金黄色葡萄球菌、肺炎链球菌、溶血性链球菌等革兰阳性球菌，衣原体，支原体，军团菌及结核菌均有较强活性；特别是提高了对厌氧菌如脆弱类杆菌、梭杆菌属、消化链球菌属和厌氧芽孢梭菌属等的抗菌活性。对于铜绿假单胞菌以环丙沙星的杀灭作用最强。还存在抗菌作用后效应，革兰阳性或阴性菌与药物接触后，未被立即杀灭的也在其后的 2 ~ 6 小时内失去繁殖能力。DNA 回旋酶是氟喹诺酮类抗革兰阴性菌的重要靶点。一般认为 DNA 回旋酶 A 亚基是喹诺酮类的作用靶点，通过形成 DNA 回旋酶 -DNA- 喹诺酮三元复合物，抑制酶的切口活性，阻碍细菌 DNA 复制而达到杀菌作用。拓扑异构酶Ⅳ是氟喹诺酮类抗革兰阳性菌的重要靶点。喹诺酮类通过对拓扑异构酶Ⅳ的抑制作用，干扰细菌 DNA 复制。

  2. 应用 氟喹诺酮类具有抗菌谱广、抗菌活性强、口服吸收良好、与其他类别的抗菌药之间无交叉耐药等特点。但是临床存在滥用的倾向。

  （1）呼吸系统感染：左氧氟沙星、莫西沙星与万古霉素合用，首选用于治疗青霉素高度耐药的肺炎链球菌感染。氟喹诺酮类（除诺氟沙星外）可代替大环内酯类用于肺炎支原体肺炎、肺炎衣原体肺炎、嗜肺军团菌引起的军团病。

  （2）泌尿生殖道感染：环丙沙星、氧氟沙星与 β - 内酰胺类同为首选药。环丙沙星是铜绿假单胞

菌性尿道炎的首选药。氟喹诺酮类对敏感菌所致的急、慢性前列腺炎以及复杂性前列腺炎，均有较好疗效。

（3）肠道感染与伤寒：首选用于治疗志贺菌引起的急、慢性菌痢和中毒型菌痢，以及鼠伤寒沙门菌、猪霍乱沙门菌、肠炎沙门菌引起的胃肠炎。对沙门菌引起的伤寒或副伤寒，应首选氟喹诺酮或头孢曲松。本类药物也可用于旅行性腹泻。

（4）对脑膜炎奈瑟菌具有强大的杀菌作用，其在鼻咽分泌物中浓度高，可用于鼻咽部带菌者的根除治疗。对其他抗菌药物无效的儿童重症感染可选用氟喹诺酮类；囊性纤维化患儿感染铜绿假单胞菌时，应选用环丙沙星。

3. 不良反应

（1）胃肠道反应：可见胃部不适、恶心、腹痛、腹泻等症状。一般不严重，患者可耐受。

（2）中枢神经系统毒性：轻症者表现失眠、头昏、头痛，重度可出现精神异常、抽搐、惊厥等。

（3）光敏反应（光毒性）：表现为光照部位皮肤出现瘙痒性红斑，严重者出现皮肤溃烂、脱落。

（4）心脏毒性：罕见但后果严重。可见 QT 间期延长、尖端扭转型室性心动过速（TdP）、室颤等。

（5）软骨损害：在软骨组织中，药物分子中 C-3 羧基以及 C-4 羰基与 Mg^{2+} 形成络合物，并沉积于关节软骨，造成局部 Mg^{2+} 缺乏而致软骨损伤。

（6）其他不良反应：包括跟腱炎、肝毒性、替马沙星综合征、过敏等反应。

［常考考点］氟喹诺酮类药物的作用、应用及不良反应。

细目二　磺胺类药物

【考点突破攻略】

要点　磺胺类药物的特点

磺胺类药物是第一类能有效防治全身性细菌感染的人工合成抗菌药物。常用药物有磺胺甲噁唑（SMZ）、磺胺异噁唑（SIZ）、磺胺嘧啶（SD）等。为广谱抑菌药，对多数革兰阳性菌和阴性菌、沙眼衣原体、疟原虫及放线菌有抑制作用。但对病毒、立克次体、支原体、螺旋体无效。细菌对磺胺类易产生耐药。

磺胺类药物的结构与对氨苯甲酸（PABA）相似，可与 PABA 竞争二氢叶酸合成酶，妨碍二氢叶酸的合成，进而妨碍四氢叶酸的合成，影响核酸的合成，从而抑制细菌的生长繁殖。

主要不良反应：①泌尿系统损害。②过敏反应。③血液系统反应。④肝损害：黄疸，肝功能减退，严重者可见急性肝坏死。⑤其他反应：如恶心、呕吐、头痛、头晕、乏力等，一般反应较轻，无须停药。

［常考考点］治疗流行性脑脊髓膜炎的首选药物之一是磺胺嘧啶。

细目三　甲氧苄啶（TMP）

【考点突破攻略】

要点　甲氧苄啶的抗菌增效作用、复方制剂

甲氧苄啶（trimethoprim，TMP）又称抗菌增效剂，属二氢嘧啶类化合物。$t_{1/2}$ 为 $10 \sim 12$ 小时，与 SMZ 相近。抗菌谱与磺胺类相似，抗菌作用较强，但单用易产生抗药性。其抗菌机制是干扰细菌叶酸代谢而影响细菌生长繁殖。TMP 主要是抑制细菌二氢叶酸还原酶，阻碍四氢叶酸合成。与磺胺合用可使细菌叶酸代谢受到双重阻断而使抗菌作用增加数倍至数十倍，甚至出现杀菌作用，而且可减少耐药性的产生，对已耐药菌亦有作用。TMP 还可以增强四环素、庆大霉素等多种抗生素的抗菌作用。

TMP 常与 SMZ 和（或）SD 制成复合片剂，以发挥协同抗菌作用，如复方甲噁唑片（复方新诺明、

SMZ+TMP）、双嘧啶片（SD+TMP）、增效联磺片（SD+SMZ+TMP）；还与其他抗菌药合用，治疗呼吸道、泌尿道、软组织感染，败血症，脑膜炎，以及伤寒、副伤寒、菌痢等肠道感染。

〔常考考点〕甲氧苄啶能增强磺胺类药物的抗菌作用。

细目四　硝咪唑类

【考点突破攻略】

要点　甲硝唑、替硝唑的作用、应用

1. 甲硝唑（metronidazole，灭滴灵） 是目前临床治疗各种厌氧菌感染的重要药物之一。广泛用于敏感厌氧菌所致腹腔、盆腔感染，牙周脓肿，鼻旁窦炎，骨髓炎，脓毒性关节炎，脓胸，肺脓肿等；幽门螺杆菌所致消化性溃疡等；与广谱青霉素或氨基糖苷类合用预防术后厌氧菌感染；还可用于治疗肠内外阿米巴病及阴道滴虫病。

2. 替硝唑 抗厌氧菌和原虫的活性较甲硝唑为强，临床应用与甲硝唑相同。

〔常考考点〕甲硝唑的应用。

【例题实战模拟】

A1 型题

1. 氟喹诺酮类药物的抗菌作用机制是
　　A. 抑制细菌二氢叶酸合成酶　　　B. 抑制细菌二氢叶酸还原酶　　　C. 抑制细菌细胞壁合成
　　D. 抑制细菌蛋白质合成　　　E. 抑制细菌 DNA 螺旋酶

2. 属治疗流行性脑脊髓膜炎首选药物之一的是
　　A. 磺胺甲噁唑　　B. 磺胺嘧啶　　C. 磺胺异噁唑　　D. 甲氧苄啶　　E. 磺胺米隆

3. 能增强磺胺类药物抗菌作用的药物
　　A. 呋喃唑酮　　B. 甲氧苄啶　　C. 氧氟沙星　　D. 磺胺嘧啶　　E. 甲硝唑

4. 能够抗阿米巴、抗滴虫的药物是
　　A. 青霉素　　B. 红霉素　　C. 四环素　　D. 甲硝唑　　E. 先锋霉素

【参考答案】

1. E　2. B　3. B　4. D

第二十六单元　抗生素

细目一　青霉素类

【考点突破攻略】

要点一　青霉素 G 的抗菌作用、应用、不良反应及过敏性休克的防治

1. 抗菌作用 青霉素对繁殖期敏感病菌有强大的杀菌作用，对宿主无明显毒性。抗菌谱为：①革兰阳性球菌：如对溶血性链球菌、肺炎链球菌、草绿色链球菌等作用强，但对肠球菌的作用较差。②革兰阳性杆菌：如白喉杆菌、炭疽杆菌及革兰阳性厌氧杆菌（如产气荚膜杆菌、破伤风梭菌、难辨梭菌、丙酸杆菌、真杆菌、乳酸杆菌等）均对青霉素敏感。③革兰阴性球菌：对脑膜炎球菌和淋球菌敏感，但易耐药。④其他：如对梅毒螺旋体、钩端螺旋体、回归热螺旋体、鼠咬热螺菌、放线杆菌等高度敏感。对真菌、立克次体、病毒和原虫无效。金葡菌、肺炎球菌、脑膜炎球菌和淋球菌对本品易耐药。其抗菌作用机制主要是作用于细菌细胞膜上的青霉素结合蛋白（PBPs），通过抑制菌体细胞壁的合成，使细菌失去渗透屏障而膨胀裂解。

　　［常考考点］青霉素抗菌作用机制主要是作用于细菌细胞膜上的青霉素结合蛋白（PBPs），通过抑制菌体细胞壁的合成，使细菌失去渗透屏障而膨胀裂解。

　　2. 应用　对敏感的革兰阳性球菌、阴性球菌、螺旋体感染，可作为首选治疗药。如溶血性链球菌引起的咽炎、扁桃体炎、猩红热、蜂窝织炎、败血症等；草绿色链球菌引起的心内膜炎；肺炎链球菌所致的大叶性肺炎、中耳炎等；脑膜炎球菌引起的流行性脑脊髓膜炎；还可作为治疗放线菌病、钩端螺旋体病、梅毒、回归热等及预防感染性心内膜炎发生的首选药。亦可与抗毒素合用治疗破伤风、白喉等。

　　3. 不良反应

　　（1）变态反应：为青霉素类最常见的不良反应，在各种药物中居首位，各种类型的变态反应均可出现，以皮肤过敏（荨麻疹、药疹等）和血清病样反应多见。最严重的是过敏性休克。

　　（2）赫氏反应：青霉素在治疗梅毒、钩端螺旋体病、雅司、鼠咬热或炭疽时，可有症状加剧现象，称赫氏反应（Herxheimer reaction）或治疗矛盾。

　　（3）水电解质紊乱：钾、钠盐大量静脉注射易引起高血钾、高血钠症。

　　（4）其他：肌注局部可发生周围神经炎，钾盐肌注疼痛较钠盐明显；鞘内注射和全身大剂量应用可引起青霉素脑部疼痛。

　　4. 过敏性休克的防治

　　（1）详细询问病史，有过敏史者禁用。

　　（2）皮试，初次使用、用药间隔3天以上、药品批号或厂家改变时均应做皮试，阳性禁用。

　　（3）不在无急救药物（如肾上腺素）和抢救设备的条件下使用。

　　（4）避免滥用和局部用药。

　　（5）避免在饥饿时注射。

　　（6）注射液应当新鲜配制，立即使用。

　　（7）注射后观察30分钟；一旦休克发生，立即皮下或肌内注射肾上腺素0.5～1.0mg，严重者静脉注射或心腔内注射，必要时可加用糖皮质激素和抗组胺药。

　　［常考考点］青霉素最重要的不良反应是过敏性休克。青霉素治疗梅毒或钩端螺旋体病时易出现"赫氏反应"。

要点二　常用半合成青霉素抗菌作用、应用

　　1. 青霉素V（penicillin V）　耐酸，口服吸收好，但不耐酶，抗菌谱与青霉素G相同，抗菌活性较青霉素弱，主要用于革兰阳性球菌引起的轻度感染，如化脓性链球菌引起的咽炎、扁桃体炎等上呼吸道感染，也常用于风湿热的预防。

　　2. 苯唑西林（oxacillin）、氯唑西林（cloxacillin）、双氯西林G（dicloxacillin）和氟氯西林（flucloxacillin）　它们对革兰阳性细菌的作用不及青霉素，对革兰阴性肠道杆菌或肠道球菌也没有明显作用，主要用于耐青霉素的金黄色葡萄球菌感染的治疗。

　　3. 氨苄西林（ampicillin）　耐酸，可口服，对革兰阴性杆菌有较强的抗菌作用。如对伤寒沙门菌、副伤寒沙门菌、百日咳鲍特菌、痢疾志贺菌等均有较强的抗菌作用，对铜绿假单胞菌无效，对球菌、革兰阳性杆菌、螺旋体的抗菌作用不及青霉素G，但对粪链球菌作用优于青霉素G。临床用于治疗敏感菌所致的呼吸道感染、伤寒、副伤寒、尿路感染、胃肠道感染、软组织感染、脑膜炎、败血症、心内膜炎等。

　　4. 阿莫西林（amoxycillin，羟氨苄西林）　口服吸收好，抗菌谱与抗菌活性与氨苄西林相似，但对肺炎链球菌、肠球菌、沙门菌属、幽门螺旋杆菌的杀菌作用比氨苄西林强。主要用于敏感菌所致的呼吸道、尿道、胆道感染以及伤寒的治疗。此外也可用于活动性胃炎和消化性溃疡的治疗。

　　5. 羧苄西林（carbenicillin）　不耐酸，不能口服，抗菌谱与氨苄西林相似，对G⁻杆菌作用强，尤

其是<u>对铜绿假单胞菌有特效，对耐氨苄西林的大肠埃希菌仍有效。常用于治疗烧伤继发铜绿假单胞菌感染</u>。

［常考考点］常用半合成青霉素的应用。

【知识纵横比较】

青霉素类药物的应用比较

药品名称	抗菌谱	应用
青霉素 G	G$^+$ 球菌、杆菌，G$^-$ 球菌，对梅毒螺旋体、钩端螺旋体、回归热螺旋体、鼠咬热螺菌、放线杆菌等高度敏感	对敏感的革兰阳性球菌、阴性球菌、螺旋体感染，可作为首选治疗药。还可作为治疗放线菌病、钩端螺旋体病、梅毒、回归热等及预防感染性心内膜炎发生的首选药。亦可与抗毒素合用治疗破伤风、白喉等
青霉素 V	同青霉素，但活性弱	主要用于革兰阳性球菌引起的轻度感染，如化脓性链球菌引起的咽炎、扁桃体炎等上呼吸道感染，也常用于风湿热的预防
苯唑西林、氯唑西林、双氯西林 G 和氟氯西林	对革兰阳性细菌的作用不及青霉素，对革兰阴性肠道杆菌或肠道球菌也没有明显作用	主要用于耐青霉素的金黄色葡萄球菌感染的治疗
氨苄西林	对革兰阴性杆菌有较强的抗菌作用，对粪链球菌作用优于青霉素 G	临床用于治疗敏感菌所致的呼吸道感染、伤寒、副伤寒、尿路感染、胃肠道感染、软组织感染、脑膜炎、败血症、心内膜炎等
阿莫西林	抗菌谱与抗菌活性与氨苄西林相似	主要用于敏感菌所致的呼吸道、尿道、胆道感染以及伤寒的治疗。此外也可用于活动性胃炎和消化性溃疡的治疗
羧苄西林	抗菌谱与氨苄西林相似，对 G$^-$ 杆菌作用强，尤其是对铜绿假单胞菌有特效，对耐氨苄西林的大肠埃希菌仍有效	常用于治疗烧伤继发铜绿假单胞菌感染

细目二　头孢菌素类

【考点突破攻略】

要点　常用头孢菌素类药物抗菌作用、应用、不良反应

1. 抗菌作用　第一代头孢菌素对革兰阳性菌抗菌作用较第二、三代强，但对革兰阴性菌作用弱。可被细菌产生的 β - 内酰胺酶所破坏。

第二代头孢菌素对革兰阳性菌作用略逊于第一代，对革兰阴性菌有明显作用，对厌氧菌有一定作用，但对铜绿假单胞菌无效。对多种 β - 内酰胺酶比较稳定。

第三代头孢菌素对革兰阳性菌的作用不及第一、二代，对革兰阴性菌包括肠杆菌类、铜绿假单胞菌及厌氧菌有较强的作用。对 β - 内酰胺酶有较高的稳定性。

第四代头孢菌素对革兰阳性菌、革兰阴性菌均有高效，对 β - 内酰胺酶高度稳定。

2. 应用

（1）第一代头孢菌素：<u>主要用于革兰阳性菌所致呼吸道和尿路感染以及皮肤、软组织感染等。头孢唑啉肌注血药浓度最高，是第一代中应用最为广泛的品种之一。</u>

（2）第二代头孢菌素：<u>主要用于治疗革兰阴性杆菌，如大肠杆菌、克雷伯菌、肠杆菌、吲哚阳性变形杆菌等所致的肺炎、胆道感染、菌血症、尿路感染和其他组织器官感染。应用较多的是头孢呋辛及头孢孟多</u>等。

（3）第三代头孢菌素：主要用于多种革兰阳、阴性菌所致的<u>尿路感染及危及生命的败血症、脑膜炎、骨髓炎、肺炎</u>等，均可获满意疗效；<u>头孢他啶是目前临床上用于抗铜绿假单胞菌最强的抗生素</u>；头孢曲松和头孢噻肟对肠杆菌科细菌的作用相仿；新生儿脑膜炎和肠杆菌科细菌所致的成人脑膜炎也可选用第三代头孢菌素。

（4）第四代头孢菌素：主要用于耐第三代头孢菌素的革兰阴性杆菌所致的严重感染和耐药金黄色葡萄球菌感染。主要有头孢匹罗、头孢吡肟等。

［常考考点］四代头孢菌素的应用特点。

3. 不良反应 不良反应较少，常见有：

（1）过敏反应：皮疹及荨麻疹、发热等，偶见过敏性休克，5%～10%与青霉素类抗生素有交叉过敏现象。

（2）肾脏毒性：第一代大剂量可出现肾近曲小管坏死，第二代肾脏毒性降低，第三代更低，第四代对肾脏基本无毒。

（3）神经系统：大剂量应用偶可发生头痛、头晕、抽搐、可逆性中毒性精神病反应等。

（4）血液系统：第二代的头孢孟多和第三代的头孢哌酮可有凝血酶原或血小板减少。

（5）二重感染：第三、四代头孢菌素偶见二重感染或肠球菌、铜绿假单胞菌和念珠菌的增殖现象。

（6）其他：静脉给药可发生静脉炎，口服可引起胃肠反应，大量静脉注射还应注意高钠血症的发生。

［常考考点］四代头孢菌素的不良反应。

【知识纵横比较】

四代头孢菌素的比较

头孢菌素	抗菌谱	应用	代表药物	肾毒性
第一代	革兰阳性菌	呼吸道和尿路感染，以及皮肤、软组织感染	头孢唑啉	肾近曲小管坏死
第二代	革兰阴性杆菌	肺炎、胆道感染、菌血症、尿路感染和其他组织器官感染	头孢呋辛 头孢孟多	肾脏毒性降低
第三代	多种革兰阳、阴性菌	尿路感染及危及生命的败血症、脑膜炎、骨髓炎、肺炎	头孢他啶 头孢曲松 头孢噻肟	基本无毒
第四代	耐第三代头孢菌素的革兰阴性杆菌	严重感染和耐药金黄色葡萄球菌感染	头孢匹罗 头孢吡肟	基本无毒

细目三　大环内酯类

【考点突破攻略】

要点一　大环内酯类药物

大环内酯类抗生素包括红霉素（erythromycin）、竹桃霉素（oleandomycin）、克拉霉素（clarithromycin）、罗红霉素（roxithromycin）、地红霉素（dirithromycin）、阿奇霉素（azithromycin）、麦迪霉素（medecamycin）、螺旋霉素（spiramycin）、交沙霉素（josamycin）等。

要点二　阿奇霉素的抗菌作用、应用、不良反应

阿奇霉素（azithromycin，阿奇红霉素）为第二代半合成大环内酯类抗生素。

1. 抗菌作用 抗菌谱较红霉素广，增加了对革兰阴性菌的抗菌作用，对红霉素敏感菌的抗菌活性与其相当，而对革兰阴性菌明显强于红霉素，对某些细菌表现为快速杀菌作用。口服吸收快、组织分布广、半衰期长。

2. 应用 临床上主要用于化脓性链球菌引起的急性咽炎、急性扁桃体炎以及敏感菌引起的急性支气管炎、慢性支气管炎急性发作，用于肺炎链球菌、流感杆菌以及肺炎支原体所致的肺炎，用于衣原体引

起的泌尿道感染和宫颈炎，也用于敏感菌所致的皮肤软组织感染。

3. 不良反应　不良反应发生率较红霉素低，主要有胃肠道反应，偶见肝功能异常与外周白细胞下降等。

［常考考点］阿奇霉素的作用及不良反应。

细目四　林可霉素类

【考点突破攻略】

要点　林可霉素与克林霉素的抗菌作用、应用、不良反应

1. 林可霉素、克林霉素的抗菌作用　两药的抗菌谱与红霉素类似。克林霉素的抗菌活性比林可霉素强 4～8 倍。主要特点是对各类厌氧菌有强大的抗菌作用。对需氧革兰阳性菌有显著活性，对部分需氧革兰阴性球菌、人型支原体和沙眼衣原体也有抑制作用，但肠球菌、革兰阴性杆菌、MRSA、肺炎支原体对本类药物不敏感。

2. 林可霉素、克林霉素的应用　主要用于厌氧菌，包括脆弱类杆菌、产气荚膜梭菌、放线菌等引起的口腔、腹腔和妇科感染。治疗需氧革兰阳性球菌引起的呼吸道、骨及软组织、胆道感染及败血症、心内膜炎等。对金黄色葡萄球菌引起的骨髓炎为首选药。

3. 林可霉素、克林霉素的不良反应

（1）胃肠道反应：表现为恶心、呕吐、腹泻。长期给药也可引起二重感染、伪膜性肠炎。

（2）过敏反应：轻度皮疹、瘙痒或药热，也可出现一过性中性粒细胞减少和血小板减少。

（3）其他：偶见黄疸及肝损伤。

［常考考点］林可霉素与克林霉素的应用及不良反应。

细目五　氨基糖苷类

【考点突破攻略】

要点　常用氨基糖苷类药物的抗菌作用、应用、不良反应

1. 抗菌作用　氨基糖苷类对各种需氧革兰阴性杆菌包括大肠埃希菌、铜绿假单胞菌、变形杆菌、克雷伯菌属、肠杆菌属、志贺菌属和枸橼酸杆菌属具有强大的抗菌活性；部分品种对分枝杆菌属等也有一定的抗菌作用；对淋球奈瑟菌、脑膜炎奈瑟菌等革兰阴性球菌作用较差；对革兰阳性球菌中各组链球菌作用微弱，对厌氧菌不敏感。抗菌机制主要是抑制细菌蛋白质合成，并能破坏细菌胞浆膜的完整性，为静止期杀菌剂。

［常考考点］氨基糖苷类对各种需氧革兰阴性杆菌具有强大的抗菌活性；其机制是抑制细菌蛋白质合成，并能破坏细菌胞浆膜的完整性，为静止期杀菌剂。

2. 应用　氨基糖苷类主要用于敏感需氧革兰阴性杆菌所致的全身感染，如脑膜、呼吸道、泌尿道、皮肤软组织、胃肠道、烧伤、创伤及骨关节感染等；但对于败血症、肺炎、脑膜炎等严重感染，需联合应用其他抗革兰阴性杆菌的抗菌药，如广谱半合成青霉素、第三代头孢菌素、氟喹诺酮等；口服可用于治疗消化道感染、肠道术前准备、肝性脑病，如新霉素；制成外用软膏或眼膏或冲洗液可治疗局部感染。此外，链霉素、卡那霉素可作为结核病治疗药物。

3. 不良反应

（1）耳毒性：由于药物在内耳蓄积，对前庭神经功能和耳蜗听神经有损害作用。对前庭神经功能的损害表现为头昏、视力减退、眼球震颤、眩晕、恶心、呕吐、共济失调。对耳蜗神经的损害表现为耳鸣、听力减退和永久性耳聋。氨基糖苷类的耳毒性直接与其在内耳淋巴液中较高药物浓度有关，可损害内耳柯蒂器内、外毛细胞的能量产生及利用，引起细胞膜上 Na^+-K^+-ATP 酶功能障碍，造成毛细胞损伤。

（2）肾毒性：氨基糖苷类可诱发药源性肾衰。通常表现为蛋白尿、管型尿、血尿等，严重者可导致无尿、氮质血症和肾衰。停药后一般可恢复。老年人及肾功能不全者慎用，忌与肾毒性药物合用。

（3）过敏反应：可见皮疹、发热、血管神经性水肿、口周发麻等过敏反应。接触性皮炎是局部应用新霉素最常见的反应。链霉素可引起过敏性休克，其发生率虽较青霉素低，但死亡率高，应引起警惕。

（4）神经肌肉阻断作用：常见于大剂量腹膜内或胸膜内应用后或静脉滴注剂量过大、速度过快，出现急性肌肉麻痹，四肢无力，甚至呼吸停止。可用钙剂或新斯的明等胆碱酯酶抑制剂治疗。临床用药时应避免合用肌肉松弛药、全麻药等。血钙过低、重症肌无力患者禁用或慎用该类药物。

［常考考点］氨基糖苷类的不良反应包括过敏反应、耳毒性、肾毒性、神经肌肉阻断作用。

细目六　四环素类及氯霉素

【考点突破攻略】

要点　四环素、氯霉素的抗菌作用特点及不良反应

1. 抗菌作用

（1）四环素：为广谱抗生素，能抑制敏感细菌的蛋白质合成。对革兰阳性菌的抑制作用强于阴性菌，但作用不如青霉素类和头孢菌素类；对革兰阴性菌的作用不如氨基糖苷类及氯霉素类。极高浓度时具有杀菌作用。对伤寒杆菌、副伤寒杆菌、铜绿假单胞菌、结核分枝杆菌、真菌和病毒无效。

（2）氯霉素：为广谱抗菌药，对革兰阴性菌的抑制作用强于革兰阳性菌，一般为抑菌药，但对流感嗜血杆菌、肺炎链球菌、脑膜炎奈瑟菌具有杀灭作用；氯霉素对伤寒杆菌、流感杆菌、副流感杆菌和百日咳杆菌的作用比其他抗生素强，对立克次体属、支原体、螺旋体和沙眼衣原体等也有抑制作用，但对革兰阳性球菌的作用不及青霉素和四环素，对结核分枝杆菌、真菌、原虫和病毒无效。

［常考考点］四环素和氯霉素对结核杆菌无效。

2. 不良反应

（1）四环素：①局部刺激：口服常引起消化道症状，饭后服用可减轻症状；肌内注射可致剧痛及局部坏死，禁用；易致静脉炎，应稀释后静脉滴注。②二重感染：常见的有白色念珠菌引起的鹅口疮、难辨梭菌引起的伪膜性肠炎等。③影响骨、牙的生长：四环素类能造成恒齿永久性棕色色素沉着，还可抑制婴幼儿的骨骼生长。孕妇、哺乳期妇女及 8 岁以下儿童禁用本类药物。④其他：长期大量（＞4g/d）静脉滴注可造成严重肝损害，亦可加剧原有的肾功能不全。偶见过敏反应。

（2）氯霉素的不良反应：①抑制骨髓造血功能：是氯霉素的主要毒性反应，包括可逆性的血细胞减少、再生障碍性贫血。用药期间应定期检查血象。②灰婴综合征：大剂量使用氯霉素易引起腹胀、呕吐、呼吸抑制乃至皮肤灰白、发绀，最后循环衰竭、休克，称灰婴综合征。③其他：胃肠道反应，长期应用也会引起二重感染。少数病人可出现神经炎、中毒性神经病或皮疹、药物热、血管神经性水肿等过敏反应。

【例题实战模拟】

A1 型题

1. 治疗梅毒、钩端螺旋体病的首选药物是
　　A. 红霉素　　B. 四环素　　C. 氯霉素　　D. 青霉素　　E. 诺氟沙星

2. 机体对青霉素最易产生以下何种不良反应
　　A. 后遗效应　　B. 停药反应　　C. 特异质反应　　D. 副反应　　E. 变态反应

3. 青霉素治疗何种疾病时可引起赫氏反应
　　A. 大叶性肺炎　　　　　　B. 梅毒或钩端螺旋体病　　　　　　C. 草绿色链球菌心内膜炎

D. 回归热　　　　　　　　　E. 破伤风

4. 抗铜绿假单胞菌作用最强的头孢菌素是
　　A. 头孢西丁　　B. 头孢拉定　　C. 头孢孟多　　D. 头孢噻吩　　E. 头孢呋辛

5. 不属于大环内酯类抗生素的是
　　A. 阿奇霉素　　B. 林可霉素　　C. 克拉霉素　　D. 罗红霉素　　E. 螺旋霉素

6. 治疗急、慢性金黄色葡萄球菌骨髓炎的首选药物是
　　A. 林可霉素　　B. 乙酰螺旋霉素　　C. 四环素　　D. 阿奇霉素　　E. 妥布霉素

7. 氨基糖苷类药物的抗菌作用机制是
　　A. 增加胞质膜通透性　　　　B. 抑制细菌蛋白质合成　　　　C. 抑制胞壁粘肽合成酶
　　D. 抑制二氢叶酸合成酶　　　E. 抑制 DNA 螺旋酶

8. 下列不属于氨基糖苷类药物不良反应的是
　　A. 变态反应　　B. 神经肌肉阻断作用　　C. 肾毒性　　D. 骨髓抑制　　E. 耳毒性

9. 下列致病菌对链霉素敏感的是
　　A. 鼠疫杆菌　　B. 绿脓杆菌　　C. 脑膜炎链球菌　　D. 肺炎链球菌　　E. 溶血性链球菌

10. 庆大霉素对下列哪种感染无效
　　A. 大肠埃希菌致尿路感染　　B. 肠球菌心内膜炎　　　　　C. 结核性脑膜炎
　　D. 革兰阴性菌感染的败血症　　E. 口服用于肠道感染或肠道术前准备

11. 对四环素不敏感的病原体是
　　A. 革兰阳性球菌　　B. 结核杆菌　　C. 革兰阴性菌　　D. 肺炎支原体　　E. 立克次体

12. 治疗伤寒、副伤寒、流感杆菌脑膜炎，应首选
　　A. 多西环素　　B. 四环素　　C. 链霉素　　D. 氯霉素　　E. 头孢菌素类

A2 型题

13. 患者，男，18 岁。因寒战、高热经细菌培养确诊为肺炎球菌性肺炎，来诊时青霉素皮试阴性，但静滴青霉素几分钟后即出现头昏、面色苍白、呼吸困难、血压下降等症状。诊断为青霉素过敏性休克，其首选的抢救药物是
　　A. 多巴胺　　B. 异丙嗪　　C. 地塞米松　　D. 肾上腺素　　E. 去甲肾上腺素

【参考答案】
1. D　2. E　3. B　4. B　5. B　6. A　7. B　8. D　9. A　10. C　11. B　12. D　13. D

第二十七单元　抗真菌药与抗病毒药

细目一　抗真菌药

【考点突破攻略】

要点　常用抗真菌药作用特点及应用

1. 两性霉素 B（amphotericin B，二性霉素，庐山霉素） 为广谱抗真菌药，对各种深部真菌如念珠菌、新隐球菌、荚膜组织胞浆菌及皮炎芽生菌等有强大抑制作用。高浓度有杀菌作用。两性霉素 B 可选择性地与真菌细胞膜上固醇类结合，在细胞膜上形成孔道，增加细胞膜通透性，导致细胞内核苷酸、氨基酸等重要物质外漏，使真菌死亡。细菌细胞膜不含类固醇，故对细菌无效。静脉滴注用于深部真菌感染，脑膜炎时还可配合鞘内注射。口服仅用于肠道真菌感染。局部应用可治疗浅部真菌感染。

2. 制霉菌素（nystatin） 对白色念珠菌及隐球菌有抑制作用。毒性大。局部用于防治皮肤、口腔及

阴道念珠菌感染；口服用于胃肠道感染；可与广谱抗生素合用防止真菌引起的二重感染。

3. 咪康唑（miconazole，双氯苯咪唑） 为咪唑类广谱抗真菌药。对大多数真菌都有抑制作用，目前临床主要局部应用<u>治疗五官、皮肤、阴道的念珠菌感染</u>。

4. 特比萘芬（terbinafine） 是丙烯类广谱抗真菌药。对皮肤癣菌有杀菌作用，对念珠菌有抑菌作用。临床用于<u>治疗由皮肤癣菌引起的甲癣、体癣、股癣、手癣及足癣</u>。

5. 氟胞嘧啶（flucytosine） 为人工合成抗真菌药，抗菌谱窄，仅对酵母菌（新型隐球菌属）和酵母样菌（念珠菌属）有较强的抑制活性，另对着色霉菌、烟曲菌等也有抗菌作用。<u>主要用于敏感菌引起的深部感染</u>。

［常考考点］两性霉素 B 的抗菌机制是选择性地与真菌细胞膜上固醇类结合，在细胞膜上形成孔道，增加细胞膜通透性，导致细胞内核苷酸、氨基酸等重要物质外漏，使真菌死亡。

细目二　抗病毒药

【考点突破攻略】

要点　阿昔洛韦、利巴韦林的作用、应用

（一）阿昔洛韦（aciclovir，ACV，无环鸟苷）

1. 作用 <u>为核苷类抗 DNA 病毒药物</u>。属广谱高效抗病毒药，其中<u>对单纯疱疹病毒（HSV）的作用最强</u>，对乙型肝炎病毒也有一定作用。阿昔洛韦在被感染的细胞内，在病毒腺苷激酶和细胞激酶的催化下，转化为三磷酸无环鸟苷，<u>对病毒 DNA 多聚酶呈强大的抑制作用，阻止病毒 DNA 的合成</u>。<u>阿昔洛韦对 RNA 病毒无效</u>。

2. 应用 <u>治疗 HSV 感染的首选药</u>。局部应用治疗 HSV 引起的皮肤和黏膜感染，如角膜炎、皮肤黏膜感染、带状疱疹病毒感染，口服或静注治疗生殖器疱疹、单纯疱疹脑炎等。对乙型肝炎有明显近期效果。

［常考考点］阿昔洛韦为抗病毒药的代表，属于核苷类抗 DNA 病毒药物。

（二）利巴韦林（ribavirin，病毒唑，三唑核苷）

1. 作用 <u>属广谱抗病毒药，对多种 DNA、RNA 病毒有效</u>，如 A 型流感病毒、B 型流感病毒、呼吸道合胞病毒、沙粒病毒、麻疹病毒、甲型肝炎病毒、流行性出血热病毒等。

2. 应用 临床用于治疗流感病毒引起的呼吸道感染、单纯疱疹性角膜炎、结膜炎、口腔炎、小儿病毒性肺炎等。对甲型肝炎也有一定疗效。

【例题实战模拟】

A1 型题

1. 氟康唑抗真菌的作用机制是
　　A. 阻止核酸合成　　　　　　B. 抑制细胞膜类固醇合成，使其通透性增加
　　C. 抑制二氢叶酸合成酶　　　D. 抑制二氢叶酸还原酶
　　E. 抑制蛋白质合成

2. 抗病毒药的代表药是
　　A. 克霉唑　　B. 阿昔洛韦　　C. 氟康唑　　D. 酮康唑　　E. 咪康唑

A2 型题

3. 患儿，男，6 岁。口腔黏膜、牙龈、舌及口唇周围皮肤黏膜充血，并出现成簇的小水疱。诊断为急性疱疹性口腔炎，治疗应首选的药物是
　　A. 阿昔洛韦　　B. 利巴韦林　　C. 金刚烷胺　　D. 酮康唑　　E. 灰黄霉素

【参考答案】

1. B　　2. B　　3. A

第二十八单元 抗菌药物的耐药性

细目 抗菌药物的耐药性

【考点突破攻略】

要点一 抗菌药耐药性产生的原因

耐药性又称抗药性，是指细菌与抗菌药物反复接触后对药物的敏感性降低甚至消失。由于细菌耐药性的产生，如耐药金黄色葡萄球菌、耐甲氧西林金黄色葡萄球菌（MRSA），耐万古霉素肠球菌（VRE）等，给感染性疾病的治疗造成极大的困难，这加快了临床对新抗菌药物的需求速度。细菌耐药性产生的主要方式有：

1. 产生灭活酶 通过产生灭活酶将药物灭活是微生物产生耐药性的重要机制。如细菌产生的 β－内酰胺酶可以水解破坏青霉素类和头孢菌素类的抗菌活性结构 β－内酰胺环，使他们失去杀菌活性。革兰阴性菌产生的乙酰转移酶可以使氨基糖苷类的抗菌必需结构—NH_2 乙酰化而失去对细菌的作用。

2. 靶位的修饰和变化 抗菌药物影响细菌生化代谢过程的某环节、某部位，从而抑制或杀灭细菌。该环节或部位即为抗菌药作用的靶位。耐药菌可以通过多种途径影响靶位，从而产生耐药性，如：①降低靶蛋白与抗生素的亲和力。②增加靶蛋白的数量，使自身在药物存在的情况下仍有足够量的靶蛋白可以维系生存。③合成新的、敏感菌没有的、功能正常但与抗菌药亲和力低的靶蛋白。④产生靶位酶代谢拮抗物（对药物有拮抗作用的底物），通过这些方式抵御抗菌药的作用。如耐链霉素菌株的核蛋白体 30S 亚基上的 P_{10} 蛋白质（链霉素结合位点）发生结构改变后，链霉素与之结合力下降，作用减弱。又如耐喹诺酮类细菌由于基因突变引起自身 DNA 回旋酶 A 亚基变异，降低了喹诺酮类与 DNA 回旋酶的亲和力，使其失去杀菌作用。再如耐磺胺菌株经突变或质粒转移使二氢叶酸合成酶（靶位酶）与磺胺亲和力降低；金黄色葡萄球菌则增加自身产生对氨基苯甲酸（合成四氢叶酸的底物）的量，竞争性地与磺胺药竞争二氢叶酸合成酶，这两种耐药方式均使磺胺的抗菌作用降低甚至消失。

3. 降低外膜的通透性 耐药菌的这种改变使药物不易进入靶部位。如革兰阴性菌外膜孔蛋白的量减少或孔径减小，将减少经这些通道进入的物质的量。又如耐喹诺酮类细菌基因突变，使喹诺酮进入菌体的特异孔道蛋白的表达减少，使喹诺酮类不易进入菌体，在菌体内蓄积量减少。

4. 加强主动流出系统 大肠杆菌、金黄色葡萄球菌、铜绿假单胞菌和空肠弯曲杆菌等均有主动流出系统，流出系统由运输子、附加蛋白和外膜蛋白三个蛋白组成。三种蛋白的联合作用可将药物泵出细菌体外。细菌由于加强主动流出系统外排而致耐药的抗菌药物有四环素类、氯霉素、氟喹诺酮类、大环内酯类和 β－内酰胺类，如耐四环素细菌由质粒编码的排出因子（泵蛋白）在细菌细胞膜上表达，介导了 Mg^{2+} 依赖性药物外排，使四环素不能在菌体内蓄积而产生耐药性。

［常考考点］抗菌药物耐药性的机制。

要点二 抗菌药的合理应用

由于抗菌药的广泛应用，各种抗菌药物的耐药发生率逐渐增加。为了减少和避免耐药性的产生，应严格控制抗菌药物的使用，合理使用抗菌药物；可用一种抗菌药物控制的感染绝不使用多种抗菌药联合；窄谱抗菌药可控制的感染不用广谱抗菌药物；严格控制抗菌药物预防应用、局部使用的适应证，避免滥用；医院内应对耐药菌感染的患者采取相应的消毒隔离措施，防止细菌的院内交叉感染；对抗菌药物要加强管理，使用或购买抗菌药物必须凭医生处方。

［常考考点］降低抗菌药耐药性的措施。

【例题实战模拟】

A1 型题

1. 下列不属于抗菌药耐药性产生原因的是

    A. 产生灭活酶　　　　　　　B. 靶位的修饰和变化　　　　C. 降低外膜的通透性

    D. 细菌的变异　　　　　　　E. 加强主动流出系统

2. 下列不属于抗菌药的合理应用措施的是

    A. 可用一种抗菌药物控制的感染绝不使用多种抗菌药联合

    B. 感染性疾病尽早使用广谱抗菌药物，以求迅速控制感染

    C. 严格控制抗菌药物预防应用、局部使用的适应证，避免滥用

    D. 医院内应对耐药菌感染的患者采取相应的消毒隔离措施，防止细菌的院内交叉感染

    E. 对抗菌药物要加强管理，使用或购买抗菌药物必须凭医生处方。

【参考答案】

1. A　2. B

第二十九单元　抗结核病药

细目　抗结核病药

【考点突破攻略】

要点一　抗结核病药物

目前临床上应用抗结核病药（antituberculous drugs）的品种较多，主要分为一线抗结核药和二线抗结核药两大类。前者包括异烟肼、利福平、链霉素、乙胺丁醇、吡嗪酰胺，以及近年开发的喹诺酮类的环丙沙星、氧氟沙星、利福喷汀、利福定和司帕沙星等；后者包括氨基水杨酸、乙硫异烟胺、卡那霉素、卷曲霉素、阿米卡星等药物。一线抗结核药的抗结核疗效高、不良反应较少，在治疗中首选。二线抗结核药毒性较大或疗效较低，主要用于对一线抗结核药产生耐药性时的替换治疗。

要点二　异烟肼的应用、不良反应

异烟肼（isoniazid，INH），又名雷米封，是治疗结核病的主要药物。

1. 应用　异烟肼是治疗各种类型结核病的首选药。除早期轻症肺结核或预防应用可单用外，均需与其他一线抗结核药合用，对急性粟粒型结核和结核性脑膜炎应加大剂量，必要时静脉滴注给药。

2. 不良反应

（1）神经系统反应：常见周围神经炎，表现为手脚震颤、麻木、步态不稳等。剂量过大时可引起中枢神经系统反应，出现头痛、头晕、惊厥、精神异常。同服维生素 B_6 可以防治。

（2）肝脏毒性：可引起药物性肝损害，可见转氨酶升高、黄疸，严重者可致死亡。

（3）其他：易发生胃肠反应，偶见过敏反应，如药物热、皮疹。

［常考考点］异烟肼是治疗各类结核病的首选药物。

要点三　利福平的抗菌作用、应用

利福平（rifampicin）又名甲哌利福霉素，是人工半合成的利福霉素的衍生物。

1. 抗菌作用　具有广谱抗菌作用，对结核杆菌和麻风杆菌作用强，对繁殖期和静止期的结核杆菌都

<u>有效</u>。由于穿透力强，对细胞内、外的结核杆菌均有作用。抗结核效力与异烟肼相当。此外，该药对多种革兰阳性和阴性球菌有强大抗菌作用；对革兰阴性菌如大肠杆菌、变形杆菌、流感杆菌等，以及沙眼衣原体和某些病毒也有抑制作用。<u>利福平的抗菌作用机制是特异性抑制细菌依赖于 DNA 的 RNA 多聚酶，阻碍 mRNA 合成</u>，但对动物细胞的 RNA 多聚酶无影响。

2. 应用 <u>单用容易产生耐药性，故主要与其他抗结核药合用治疗各种结核病及重症患者</u>。也可用于耐药金黄色葡萄球菌及其他敏感细菌所致的感染。还可<u>用于治疗麻风病</u>。此外利福平局部用药可用于沙眼、急性结膜炎及病毒性角膜炎的治疗。

［常考考点］利福平的抗菌机制是阻碍了 RNA 的合成。

要点四　乙胺丁醇的应用、不良反应

乙胺丁醇（ethambutol）为人工合成的一线抗结核药。

1. 应用 <u>选择性对结核杆菌有较强的抑制作用，对异烟肼或链霉素耐药的结核杆菌也有效，对其他细菌无效</u>。本药不单独使用，常与异烟肼或利福平合用治疗各型结核病。

2. 不良反应 治疗剂量不良反应较少。长期大量应用可致球后视神经炎，表现为弱视、视野缩小、红绿色盲或分辨能力减退，偶见胃肠道反应、过敏反应和肝损伤。

［常考考点］乙胺丁醇的不良反应包括视神经炎、胃肠道反应、过敏反应和肝损伤。

【例题实战模拟】

A1 型题

1. 异烟肼与利福平合用治疗结核病，应定期检查
　　A. 心电图　　B. 肾功能　　C. 肝功能　　D. 血象　　E. 骨髓象

2. 应用异烟肼抗结核，合用维生素 B_6 的目的是
　　A. 增强疗效　　　　　　　　B. 延缓耐药性产生　　　　　　C. 延长异烟肼的作用时间
　　D. 减轻神经系统不良反应　　E. 预防过敏反应

3. 利福平的抗菌作用机制是
　　A. 抑制细菌分枝菌酸的合成　　B. 抑制细菌叶酸的合成
　　C. 抑制细菌 DNA 螺旋酶　　　　D. 抑制细菌依赖于 DNA 的 RNA 多聚酶
　　E. 抑制细菌蛋白质的合成

4. 属广谱抗生素，兼有抗结核和抗麻风病作用的药物是
　　A. 异烟肼　　B. 利福平　　C. 乙胺丁醇　　D. 吡嗪酰胺　　E. 对氨基水杨酸

5. 下列不属于异烟肼不良反应的是
　　A. 过敏反应　　B. 胃肠道反应　　C. 肝损害　　D. 周围神经炎　　E. 流感综合征

6. 乙胺丁醇的主要不良反应是
　　A. 结晶尿　　B. 球后视神经炎　　C. 周围神经炎　　D. 肝脏损害　　E. 耳毒性

【参考答案】

1. C　2. D　3. D　4. B　5. E　6. B

第三十单元 抗恶性肿瘤药

细目 抗恶性肿瘤药

【考点突破攻略】

要点一 抗恶性肿瘤药物常用药物

1. 烷化剂 又称烃化剂，是一类化学性质很活泼的化合物。它们具有活泼的烷化基团，能与细胞的多种功能成分起作用，从而影响肿瘤细胞的增殖。该类药属周期非特异性抗肿瘤药，能直接破坏 DNA 并阻止其复制。如氮芥类、乙烯亚胺类、亚硝脲类等。

2. 抗代谢药 多是模拟正常机体代谢物质的化学结构而合成的类似物。该类药属周期特异性抗肿瘤药，可阻止核酸代谢。如二氢叶酸还原酶抑制药、嘧啶类核苷酸拮抗药、嘌呤类核苷酸拮抗药。

3. 抗肿瘤抗生素 该类药主要干扰转录过程及阻止 RNA 合成，属周期非特异性抗肿瘤药。如蒽环类抗生素、普卡霉素类、放线菌素类。

4. 抗肿瘤植物药 该类药属周期特异性抗肿瘤药，影响蛋白质的合成。如鬼臼毒素类、长春碱类、喜树碱类。

5. 激素 该类药主要调节体内激素的水平。如肾上腺皮质激素、雌激素及其拮抗药、雄激素等激素。

6. 铂类配合物 该类药属周期非特异性抗肿瘤药，能阻止核酸代谢。如顺铂及卡铂等。

要点二 抗恶性肿瘤药物的主要不良反应

1. 骨髓抑制 大多数抗恶性肿瘤药物均有不同程度的骨髓抑制。寿命短的外周血细胞数量容易减少，通常先见白细胞减少，后出现血小板减少。

2. 消化道反应 恶心、呕吐是常见的毒性反应，系药物直接刺激胃肠道、作用于延脑呕吐中枢以及刺激呕吐化学感受区所致。

3. 脱发 正常人头发中的 10% ～ 15% 生发细胞处于静止期，其他大部分处于活跃生长期，因此多数抗恶性肿瘤药物都能引起不同程度的脱发。

4. 重要器官及神经系统损害 心脏毒性以阿霉素常见；博来霉素长期大量应用可引起肺纤维化；门冬酰胺酶、环磷酰胺等可引起肝损害；大剂量环磷酰胺可引起出血性膀胱炎；铂损害肾小管；长春碱类、顺铂有神经毒性。

5. 过敏反应 凡属于多肽类化合物或蛋白质类的抗恶性肿瘤药物如门冬酰胺酶、博来霉素等静脉注射后容易引起过敏反应。

6. 第二原发恶性肿瘤 烷化剂等抗恶性肿瘤药物具有致癌性、致突变性及免疫抑制作用，产生与化学治疗相关的第二原发恶性肿瘤。

7. 不育和致畸 烷化剂等抗恶性肿瘤药物可影响生殖细胞的产生和内分泌功能，产生不育和致畸作用。男性患者睾丸生殖细胞的数量明显减少，导致男性不育；女性患者可产生永久性卵巢功能障碍和闭经，孕妇则可引起流产或畸胎。

［常考考点］抗恶性肿瘤药物的不良反应。

【例题实战模拟】

A1 型题

1. 羟基脲的抗肿瘤作用机制是

 A. 抑制二氢叶酸还原酶 B. 阻止嘧啶核苷酸生成 C. 阻止嘌呤核苷酸生成

 D. 抑制核苷酸还原酶 E. 抑制 DNA 多聚酶

2. 甲氨蝶呤抗肿瘤的主要机制是

 A. 抑制二氢叶酸合成酶 B. 抑制二氢叶酸还原酶 C. 破坏 DNA 结构和功能

 D. 嵌入 DNA 干扰转录 RNA E. 干扰蛋白质合成

3. 最容易引起出血性膀胱炎的抗癌药是

 A. 氟尿嘧啶 B. 环磷酰胺 C. 争光霉素 D. 阿霉素 E. 紫杉醇

【参考答案】

1. D 2. B 3. B

传染病学

【本章通关攻略】

　　传染病在中西医结合执业助理医师资格考试中占据重要地位，历年出题约10分，各单元均有涉及。然考题浅显，知识点容易理解、记忆，与临床结合紧密，故应在全面复习的基础上注重对传染病学总论、病毒感染、细菌感染所致各种疾病的传染源、传播途径、易感人群、流行病学特征、临床表现、诊断、治疗及预防等知识熟悉掌握。其中病毒性肝炎、流行性感冒、人感染高致病性禽流感、艾滋病、流行性出血热、狂犬病、流行性乙型脑炎、流行性脑脊髓膜炎、伤寒、细菌性痢疾、霍乱等应重点掌握。

第一单元　传染病学总论

细目一　感染与免疫

【考点突破攻略】

要点一　感染的概念

　　传染病（communicable diseases）是由各种病原微生物和寄生虫感染人体后产生的有传染性的疾病。感染性疾病（infectious diseases）是由病原微生物和寄生虫侵入人体引起的疾病，较之传染病不同点在于感染性疾病包括传染病，但范围更广泛，且不一定具有传染性。传染病学是一门临床学科，是研究传染病在人体发生、发展、传播、诊断、治疗和预防的科学。

　　（一）概念

　　感染（infection）是病原体与人体相互作用的过程。病原体主要是病原微生物和寄生虫。病原微生物包括病毒、衣原体、立克次体、支原体、细菌、真菌、螺旋体、朊病毒等，寄生虫包括原虫和蠕虫等。有些微生物和寄生虫与人体宿主之间达到了相互适应、互不损害的共生状态。但当某些因素导致机体免疫功能受损或机械损伤使寄生物异位寄生时，则可引起宿主的损伤，称为机会性感染。

　　（二）分类

　　根据病原体感染的次数、时间先后和种数，感染可分为四种。

　　1.首发感染（primary infection）　即初次感染某种病原体。

　　2.重复感染（re-infection）　在感染某种病原体基础上再次感染同一病原体。

　　3.混合感染（co-infection）　人体同时感染两种或两种以上的病原体。

　　4.重叠感染（super infection）　在感染某种病原体基础上又被其他病原体感染。原发感染后出现的病原体感染称继发性感染（secondary infection）。

要点二　感染过程的表现

　　病原体经过不同途径进入人体就开始了感染过程。感染是否导致疾病取决于病原体的致病力和人体的抗病能力。在感染过程中出现的各种不同表现称为感染谱（infection spectrum），有五种表现形式。

1. 病原体被清除　由于正常情况下人体具有强大的防御体系，病原体在入侵部位即被消灭，或从鼻咽部、肠道、尿道及汗腺等通道排出体外，不出现病理损害和疾病的临床表现。主要方式有：①非特异性免疫屏障作用，如胃酸的杀菌作用。②特异性免疫清除，如从母体获得的特异性抗体、人工注射的抗体和通过预防接种或感染后获得的特异性免疫。

2. 隐性感染　又称亚临床感染，病原体只引起特异性免疫应答，不引起或只引起轻微的组织损伤，无临床症状，只能通过免疫学检查发现。

3. 显性感染　又称临床感染，即传染病发病。感染后不但引起机体免疫应答，还导致组织损伤，引起病理改变和临床表现。

4. 病原携带状态　病原体侵入机体后，存在于机体的一定部位，并生长、繁殖，虽可有轻度的病理损害，但不出现疾病的临床症状。携带者所具有的共性是不出现临床症状而能排出病原体。病原携带状态包括带病毒者、带菌者和带虫者。携带病原体超过 3 个月者为慢性携带者，发生于显性感染之后为恢复期携带者，发生于显性感染临床症状出现之前为潜伏期携带者。

5. 潜伏性感染　是指病原体侵入人体某些部位后，机体免疫系统将病原体局限化，但又不能清除病原体，机体免疫功能下降时潜伏的病原体才引起显性感染。

一般隐性感染者最多见，病原携带者次之，显性感染者比率最低，但一旦出现最易识别。仅少数传染病存在潜伏性感染者。

［常考考点］感染的五种形式及特点。

要点三　感染过程中病原体的作用

病原体侵入人体后能否引起疾病，取决于病原体的致病作用、宿主的免疫功能和外环境三个因素。病原体的致病作用包括以下四个方面：

1. 侵袭力　是指病原体侵入机体并在机体内生长、繁殖的能力。有些病原体可直接侵入人体，如钩端螺旋体、钩虫丝状蚴和血吸虫尾蚴等。有些病原体则需经消化道或呼吸道进入人体，先黏附于肠或支气管黏膜表面，再进一步侵入组织细胞，产生毒素，引起病变，如志贺菌、结核分枝杆菌等。病毒性病原体常通过与细胞表面的受体结合再进入细胞内。有些细菌的表面成分（如伤寒沙门菌的 Vi 抗原）有抑制吞噬作用的能力而促进病原体的扩散。引起腹泻的大肠埃希菌能表达受体和小肠细胞结合，称为定植因子（colonization factor）。有些病原体的侵袭力较弱，需经伤口进入人体，如破伤风杆菌、狂犬病病毒等。

2. 毒力　毒力是指病原体释放毒素和毒力因子的能力。毒素包括外毒素（exotoxin）和内毒素（endotoxin）。外毒素由革兰阳性菌产生，通过靶细胞上的受体而起作用。内毒素为革兰阴性菌的脂多糖，通过激活单核 – 吞噬细胞系统释放细胞因子，导致炎症和免疫损伤致病。其他毒力因子中，有些具穿透能力（如钩虫丝状蚴）、侵袭力（如痢疾杆菌）、溶组织能力（如溶组织内阿米巴）。一些细菌还能分泌抑制其他细菌生长的细菌素（bacteriocin），也是一种毒力因子。

3. 数量　相同病原体感染，致病力与病原体数量（quantity）成正比，但不同病原体最低致病量有很大的差别。如引起疾病的最低病原体数量，伤寒是 10 万个，而细菌性痢疾只需要 10 个就能致病。

4. 变异性　病原体在与宿主斗争过程中，通过抗原基因的变异、遗传信息的交换、耐药性的形成，逃避免疫系统的攻击，使机体对病原体的清除作用减低或消失，从而使疾病继续或慢性化。在人工培养多次传代的环境下，可使病原体的致病力减弱，如卡介苗；在宿主之间传播可使致病力增强，如肺鼠疫。

［常考考点］与病原体的致病力有关的因素：侵袭力、毒力、数量、变异性。

要点四　感染过程中免疫应答的作用

机体的防御机能和免疫反应在感染的发生与转归过程中起着重要作用。免疫反应分保护性免疫反应和变态反应，前者有利于机体抵抗病原体入侵与破坏，后者能促进病理生理过程和组织损伤。保护性免疫反应又可分为非特异性免疫与特异性免疫。变态反应都属特异性免疫。

（一）保护性免疫

1. 非特异性免疫 是机体对进入人体内的异物的一种清除机制，是生物个体先天遗传而来，对多种病原体均可引起的一种免疫反应，又称先天性免疫或自然免疫。其特点是不牵涉对抗原的识别，不存在二次免疫应答。对机体而言病原体也是一种异物，因而也属于非特异性免疫清除范围。

（1）天然屏障：①外部屏障包括皮肤和黏膜及其分泌物脂肪酸、汗腺分泌的乳酸、唾液中的溶菌酶、附属于气管黏膜的纤毛等。②内部屏障包括血脑屏障和胎盘屏障等。

（2）吞噬作用：主要由单核－吞噬细胞系统和粒细胞（特别是中性粒细胞）完成。当病原体突破皮肤或黏膜屏障进入组织、体液或血流中，被吞噬细胞吞噬，吞噬细胞内含大量溶酶体，可杀灭并消化被吞噬的病原体。

（3）体液因子：存在于体液中的补体、溶菌酶、纤维连接蛋白和各种细胞因子可直接或通过免疫调节作用清除病原体。细胞因子主要是单核－吞噬细胞系统和淋巴细胞激活后释放的一类有生物活性的肽类物质，如白细胞介素、肿瘤坏死因子、干扰素、粒细胞－巨噬细胞集落刺激因子等。细胞因子有利于病原体清除，也可以导致组织器官的炎症损伤。

2. 特异性免疫（specific immunity） 指宿主对抗原具有特异性识别能力并产生免疫应答反应，具有特异性及二次免疫应答，但不能遗传。包括<u>细胞免疫（cell-mediated immunity）和体液免疫（humoral immunity）</u>。

（1）细胞免疫：由 T 淋巴细胞介导。致敏 T 细胞与相应抗原再次相遇时，通过细胞毒性淋巴细胞和淋巴因子来杀伤、清除病原体及其所寄生的细胞。细胞内寄生的病原体主要依赖细胞免疫清除。T 细胞还具有调节体液免疫功能。

（2）体液免疫：由 B 淋巴细胞介导。致敏的 B 淋巴细胞受抗原刺激后，转化为浆细胞，并产生能与相应抗原结合的抗体，即免疫球蛋白（immunoglobulin, Ig）。由于不同抗体产生不同免疫应答，抗体又可分为抗毒素、抗菌性抗体、中和抗体、调理素等。抗体主要作用于细胞外的微生物，在化学结构上抗体可分为 IgG、IgA、IgM、IgD 和 IgE 五类，各具不同功能。<u>IgM 抗体最先出现，是近期感染的标志，持续时间不长；IgG 为恢复期抗体，持续时间长，多用于回顾性诊断和流行病学调查；IgA 主要是在呼吸道、消化道局部产生的抗体；IgE 主要作用于原虫和蠕虫；IgD 的功能尚不十分明确。</u>抗体与相应的抗原在体外结合发生反应，称血清免疫学反应，如凝集试验、沉淀反应和补体结合试验等。

（二）变态反应

病原体在侵入人体过程中，可引起机体出现异常免疫应答，表现出对人体不利的一面，即<u>变态反应，是机体对某些抗原初次应答后，再次接受相同抗原刺激时，发生的一种以机体生理功能紊乱或组织细胞损伤为主的特异性免疫应答。变态反应有 Ⅰ 型变态反应（速发型）、Ⅱ 型变态反应（细胞溶解型）、Ⅲ 型变态反应（免疫复合物型）、Ⅳ 型变态反应（迟发型）四型。其中 Ⅰ 型变态反应（速发型）是临床最常见的一种，</u>可见于寄生虫感染时的过敏反应。Ⅳ 型变态反应可见于细胞内细菌感染性疾病，如结核病、布鲁菌病等。

［常考考点］病原体侵入机体后能否引起疾病取决于病原体的致病力与机体的免疫功能。

要点五　感染病的发病机制

（一）传染病的发生与发展

1. 入侵部位 只有入侵部位适当，病原体才能定植、生长、繁殖及引起病变。

2. 机体内定位 不同的病原体在机体内定位不同，各种传染病都有自己的规律性。病原体入侵人体后，或在入侵部位直接引起病变（如菌痢）；或在入侵部位繁殖并分泌毒素，在机体其他部位引起病变（如白喉）；或经血液循环，再定位某一靶器官，引起病变（如流脑）；或经过一系列生长阶段后定居于某一脏器（如蠕虫病）。

3. 排出途径 不同传染病的病原体排出途径不同，有的单一，有的多个。如痢疾杆菌只通过粪便排出，脊髓灰质炎病毒既通过粪便又通过飞沫排出。有些病原体存在于血液中，当有合适媒介时才传播，如当蚊子叮咬时才可传播疟疾、乙脑等。病原体排出体外的持续时间长短不一，不同的传染病有不同的传染期。

（二）组织损伤的发生机制

1. 直接损伤　病原体可借助机械运动及分泌的酶（如阿米巴病）直接破坏组织，或通过细胞病变使细胞溶解（如脊髓灰质炎），还可通过诱发炎症过程引起组织坏死（如鼠疫）。

2. 毒素作用　病原体能分泌毒力很强的外毒素，可选择性损伤靶器官或引起功能紊乱。如霍乱弧菌分泌霍乱肠毒素引起剧烈腹泻；肉毒杆菌分泌神经毒素选择性损害神经系统；革兰阴性杆菌裂解后释放内毒素，导致发热、微循环障碍及 DIC 等。

3. 免疫机制（immune mechanism）　病原体侵入机体，通过病原体本身或其代谢产物诱发机体免疫反应，引起组织损伤。有些病原体能抑制细胞免疫（如麻疹）或直接破坏 T 细胞（如 AIDS），更多的病原体通过变态反应导致组织损伤，以Ⅲ型（免疫复合物）反应（如流行性出血热）及Ⅳ型（细胞介导）反应（如结核病、血吸虫病）最为常见。

（三）重要病理生理变化

病原体侵入人体后，在与机体互相斗争过程中，导致多种病理生理变化，常见的主要有发热、代谢、内分泌改变等。

［常考考点］组织损伤的发生机制包括直接损伤、毒素作用和免疫机制。

细目二　传染病的流行过程

【考点突破攻略】

要点一　流行过程的基本条件

传染病的流行过程就是传染病在人群中发生、发展和转归的过程。流行过程的构成需要有三个基本条件，包括传染源、传播途径和易感人群。同时流行过程又受到社会因素和自然因素的影响。

（一）传染源

传染源（source of infection）指体内有病原体生长、繁殖并能排出体外的人和动物。传染源通过分泌物、体液、血液等排出病原体，引起病原体的传播。传染源包括下列 4 个方面。

1. 患者　急性患者通过咳嗽、呕吐、腹泻等传播病原体；轻型患者易被忽视，作为传染源的意义重大；慢性患者长期排出病原体，是重要的传染源。有些传染病，如麻疹、天花、水痘等，患者是唯一的传染源。

2. 隐性感染者　隐性感染者数量多，且不易被发现。对于某些传染病，如肠道病毒（脊髓灰质炎病毒、柯萨奇病毒、埃可病毒等）感染，隐性感染者是主要传染源。

3. 病原携带者　包括慢性病原携带者、恢复期病原携带者、潜伏期携带者等。病原携带者无临床症状而排出病原体，是重要的传染源。

4. 受感染的动物　传播疾病的动物为动物传染源。动物作为传染源传播的疾病，称为动物源性传染病，如狂犬病、布鲁菌病等。野生动物为传染源的传染病，称为自然疫源性传染病，如鼠疫、钩端螺旋体病、流行性出血热等。

［常考考点］常见的传染源。

（二）传播途径

病原体离开传染源到达另一个易感者所经过的途径称传播途径（route of transmission）。有些传染病只有单一传播途径（如伤寒），有些传染病有多种传播途径（如疟疾）。

1. 呼吸道传播　因吸入含有病原体的空气、飞沫或尘埃引起，如肺结核、麻疹、传染性非典型肺炎、流行性脑脊髓膜炎、白喉等。

2. 消化道传播　被病原体污染的食物、水源或食具，在易患者进食时获得感染，如霍乱、伤寒、细菌性痢疾和一些寄生虫病（钩虫病、蛔虫病等）。食物传播可造成流行，水源传播可形成暴发或流行。

3. 接触传播　包括直接接触传播和间接接触传播。直接接触传播指传染源与易感者接触而未经任何外界因素所造成的传播，如性病、狂犬病、鼠咬热等；间接接触传播也称日常生活接触传播，是指易感者接触了被传染源的排泄物或分泌物污染的日常生活用品而造成的传播。例如，被污染了的手接触食品可传播痢疾、伤寒、霍乱、甲型肝炎；被污染的衣服、被褥可传播疥疮、癣等；儿童玩具可传播白喉、猩红热；用被污染的毛巾洗脸可传播沙眼、急性出血性结膜炎；动物的皮毛可传播炭疽、布鲁菌病等。

4. 虫媒传播　①经节肢动物机械携带传播：苍蝇、蟑螂携带肠道传染病病原体，当它们接触食物、反吐或随其粪便将病原体排出体外时，使食物污染，人们吃了这种被污染的食物或使用这些食具时而感染。②经吸血节肢动物传播：吸血节肢动物叮咬于菌血症、立克次体血症、病毒血症、原虫症的宿主，使病原体随宿主的血液进入节肢动物肠腔或体腔内，经过发育及（或）繁殖后，才能感染易感者。病原体在节肢动物体内有的经过繁殖，如乙脑病毒在蚊体内；有的经过发育，如丝虫病的微丝蚴在蚊体内数量上不增加，但需经过一定的发育阶段；有的既经发育又经繁殖，如疟原虫在按蚊体内。

5. 血液和体液传播　存在于血液或体液中的病原体通过输血、使用血制品、分娩、性交而传播，如疟疾、乙型病毒性肝炎、丙型病毒性肝炎、艾滋病、梅毒等。

6. 母婴传播　由母亲传给胎儿或婴儿，称母婴传播。母婴传播属于垂直传播（vertical transmission），其他途径称为水平传播（horizontal transmission）。出生前在宫内获得的感染称先天性感染，如梅毒等。母婴传播包括：①经胎盘传播：如风疹、AIDS、乙型肝炎、腮腺炎、麻疹、水痘、巨细胞病毒感染及虫媒病毒感染、梅毒等。②上行性传播：病原体经孕妇阴道通过子宫颈口到达绒毛膜或胎盘引起胎儿感染，称为上行性传播，如葡萄球菌、链球菌、大肠杆菌、肺炎球菌及白色念珠菌等。③分娩引起的传播：胎儿从无菌的羊膜腔穿出而暴露于母亲严重污染的产道内，经胎儿的皮肤、呼吸道、肠道感染，如孕妇产道存在淋球菌、结膜炎包涵体、乙肝病毒及疱疹病毒等，可能导致相应的感染。④哺乳传播：有些传染病的病原体可通过乳汁排出感染婴儿，如AIDS、乙型肝炎等。

7. 土壤传播　土壤被病原体污染（如人粪肥使肠道传染病病原体或寄生虫虫卵污染土壤，如钩虫卵、蛔虫卵等；某些细菌的芽孢可以长期在土壤中生存，如破伤风、炭疽、气性坏疽等若遇皮肤破损，可以引起感染。

8. 医源性感染　指在医疗工作中人为造成的某些传染病的传播。一类是指易感者在接受治疗、预防、检验措施时，由于所用器械受医护人员或其他工作人员的手污染而引起的传播，如乙型肝炎、丙型肝炎、艾滋病等；另一类是药品或生物制品受污染而引起的传播，如输注因子Ⅶ引起的艾滋病。

［常考考点］常见的传播途径。

（三）易感人群

对某一传染病缺乏特异性免疫力的人为易感者（susceptible person）。人群易感性（susceptibility of the crowd）指人群对某种传染病病原体的易感程度或免疫水平。

1. 人群易感性增高的因素　①新生儿初生6个月以上未经人工免疫者、非流行区居民迁入流行区、免疫人群减少等。②许多传染病（包括隐性感染）流行或人工免疫后经一段时间，其免疫力逐渐降低，其患者又成为易感人群，因此传染病的流行常有周期性。③新的传染病出现或传入，如SARS、艾滋病，则人群普遍缺乏免疫力。

2. 降低人群易感性的因素　①对易感人群按免疫程序实施计划免疫及必要时强化免疫接种，是降低人群易感性最重要的措施。人工自动免疫干预，可以阻止传染病的周期性流行，甚至可以消灭该传染病（如天花）。②传染病流行或隐性感染后免疫人口增加，在传染病流行后的一段时间内，人群对该病易感性降低。

［常考考点］传染病流行过程的基本条件：传染源、传播途径、易感染群。

要点二　影响流行过程的因素

1. 自然因素　自然环境的各种因素，包括地理、气象、生态环境等，对传染病的发生与发展影响极大。传染病的发生与季节性、区域性等自然因素有密切关系。如在夏季流行菌痢等肠道传染病、疟疾、流行性乙型脑炎；冬春季流行流脑等呼吸道感染性疾病；长江中下游地区有血吸虫病流行；我国北方有黑热病地方性流行区；洪涝灾害后由于水源和食物污染，肠道传染病发病率上升；全球气候变暖可带来更多的自然灾害和生物种群的改变，有利于某些病原体扩散和流行区域扩大。在一定自然生态环境下，某些传染病可在动物间传播，如鼠疫、钩端螺旋体病等，人类进入该地区易被感染，这类疾病称自然疫源性传染病或人畜共患病（zoonosis）。寄生虫病和虫媒传染病对自然环境的依赖更为显著。

2. 社会因素 社会制度、经济与生活条件、文化水平、人口密度等对传染病的流行过程有决定性影响。

3. 个人行为因素 人类自身不文明、不科学的行为和生活习惯，也有可能造成传染病的发生与传播，这些行为和习惯往往体现在旅游、打猎、集会、日常生活、豢养宠物等过程中。因此，个人旅游应有的防病准备、公共场合的卫生防范、居家卫生措施、自身健康教育均显示其重要性。

［常考考点］影响传染病流行的重要因素包括自然因素、社会因素和个人行为因素。

细目三　传染病的特征

【考点突破攻略】

要点一　基本特征

1. 病原体 每一种传染病都是由特异性病原体（pathogen）所引起的。病原体包括微生物与寄生虫。许多传染病都是先认识其临床表现和流行规律，而后才认识其病原体的。随着科学技术的发展，一些新的病原体还会不断被发现。病原学检查是传染病的确诊依据。

2. 传染性 传染性（infectivity）是传染病与非传染性疾病的最主要区别。传染性是指病原体能够通过特定途径感染给他人。不同传染病的传染性有很大差别，传染病患者有传染性的时期称为传染期。每一种传染病都有相对固定的传染期，是确定传染病患者隔离期的主要依据。

3. 流行病学特征 主要指传染病的流行性、季节性和地方性，还包括在不同人群（年龄、性别、职业等）中的分布特点。

（1）流行性：传染病在人群中连续发生造成不同程度蔓延的特性。①散发：某种传染病在某一地区的近几年发病率处于常年发病率的一般水平。②流行：某种传染病在某一地区的发病率高于一般水平。③大流行：某传染病流行范围广，甚至超过国界或洲界。④暴发：某种传染病病例的发病在某一地区或单位时间分布高度集中于一个短时间之内，多是同一传染源或传播途径导致的。

（2）季节性：传染病发病率在时间上的分布特点，如流行性乙型脑炎在夏秋季节流行。季节性的发病率变化与气温、湿度、传播媒介、人群流动等因素有关。

（3）地方性：传染病发病率在空间（地区分布）中的分布特点。某些传染病和寄生虫病只限于一定地区和范围内发生，自然疫源性疾病也只限于一定地区内发生，此等传染病因有其地区特征，又称为地方性传染病。

（4）外来性：是指在国内或地区内原来不存在，而从国外或外地通过外来人口或物品传入的传染病，如霍乱。

4. 感染后免疫 人体感染病原体后能产生不同程度的特异性免疫。不同传染病和不同个体，感染后获得的保护性免疫力水平不同，持续的时间长短也有很大差别。一些病毒性传染病（如麻疹、乙型脑炎等），感染后可获得持久的免疫力；一些细菌性传染病（如戊型肝炎、细菌性痢疾等），感染后保护性免疫仅为数月至数年；也有的感染后不产生保护性免疫或仅产生有限的保护性免疫，容易重复感染，如血吸虫病、蛔虫病等。

［常考考点］流行病学特征：传染性、流行性、季节性和地方性。

要点二　临床特征

（一）病程发展的阶段性

急性传染病的发生、发展和转归具有一定的阶段性，通常分为四期。

1. 潜伏期（incubation period） 是指从病原体侵入机体至开始出现临床症状为止的时期。传染病的潜伏期是相对固定的，是检疫工作者和传染病医师诊断、追溯传染源、确定检疫期、选择免疫方式的重要依据。潜伏期的长短与病原体种类、数量、毒力、免疫力有关。

2. 前驱期（prodromal period） 是从起病至症状明显开始为止的时期。前驱期的临床表现通常是非特异性的，如头痛、发热、乏力、肌肉及关节痛等，为很多传染病所共有，持续 1 ~ 3 日，起病急骤者前驱期可很短暂或无。

3. 症状明显期 在此期间患者表现出该传染病所特有的症状和体征，如特征性的皮疹、肝脾大和脑膜刺激征、黄疸、器官功能障碍或衰竭等。有些传染病（如乙型脑炎等）患者经过前驱期后，大多数患者很快进入恢复期，仅有少部分患者进入症状明显期；而有些传染病（如麻疹等）则大部分患者进入症状明显期。

4. 恢复期 机体免疫力增长到一定程度，体内病理生理过程基本终止，患者的症状及体征基本消失，临床上称为恢复期（convalescent period）。此期体内可能有残余病原体，病理改变和生化改变尚未完全恢复。一些患者还有传染性，血清中抗体效价逐渐升高，直至达到最高水平。

5. 复发与再燃 有些传染病患者进入恢复期后，已稳定退热一段时间，由于潜伏于组织内的病原体再度繁殖至一定程度，使发热等初发症状再度出现，称为复发。有些患者在恢复期，体温未稳定下降至正常，又再度升高，此为再燃。

6. 后遗症 在恢复期结束后机体功能仍长期不能恢复正常。

［常考考点］潜伏期是从病原体进入人体起，至开始出现临床症状为止的时期。最长潜伏期是确定检疫期的重要依据。

（二）常见的症状与体征

1. 发热 传染病的发热过程可分为三个阶段，即体温上升期、极期和体温下降期。以口腔温度为标准，根据发热程度将发热分为低热（37.3 ~ 37.9℃）、中度发热（38 ~ 38.9℃）、高热（39℃ ~ 40.9℃）和超高热（41℃及以上）。热型是传染病的重要特征之一，具有鉴别诊断意义。常见热型有：①稽留热（sustained fever）：指体温升高达39℃以上，24 小时变化不超过1℃，如伤寒和斑疹伤寒症状明显期。②弛张热（remittent fever）：24 小时体温相差超过2℃，但最低温度未达正常水平，如败血症、流行性出血热等。③间歇热（intermittent fever）：24 小时之内体温波动于高热与正常体温之间，如疟疾和败血症。④回归热（relapsing fever）：高热骤起，持续数日后自行消退数日，后又再次出现，如回归热螺旋体所致回归热。登革热也可以见到类似发热。⑤波状热（undulant fever）：发热逐渐上升，达高峰后逐渐下降至低热或正常，此后又多次重复，可持续数月，如布鲁菌病。⑥不规则热（irregular fever）：指发热患者体温曲线没有规律，可见于败血症、流行性感冒等。

2. 发疹 许多传染病在病程中有皮疹出现，称为发疹性传染病。发疹包括皮疹（exanthem，外疹）和黏膜疹（enanthem，内疹）两大类。麻疹的口腔黏膜斑（科氏斑，Koplik spot）为常见的黏膜疹。

（1）皮疹的类型：①斑疹、丘疹、斑丘疹：斑疹（macula）局部皮肤发红，与皮肤表面相平，见于麻疹初起、斑疹伤寒等；丘疹（papule）略高于皮肤，可以孤立存在或相互融合，见于麻疹、猩红热等；斑丘疹（maculopapule）为在丘疹周围合并皮肤发红的皮疹，见于风疹、猩红热等。②出血疹（petechia）：亦称瘀点，为散在或相互融合成片（瘀斑）的皮下出血。多见于流行性出血热、登革热、流行性脑脊髓膜炎、流行性斑疹伤寒等。③疱疹（vesicle）：指表面隆起，内含浆液或脓液的皮疹。水痘、带状疱疹、单纯疱疹、金黄色葡萄球菌败血症、立克次体痘等在病程中可见疱疹。疱疹并发细菌感染可成为脓疱疹（pustule），已被消灭的天花可见脓疱疹。④荨麻疹（urticaria）：为不规则的片块状丘疹，见于血吸虫病、蠕虫移行症、丝虫病和血清病。

黏膜疹指体内黏膜的出疹现象，如麻疹的科氏斑。黏膜疹发生在体腔内，不易被发现。

（2）皮疹的意义：皮疹出现的时间、分布部位和先后顺序有一定的规律性，对诊断和鉴别诊断具有重要意义。如麻疹先见于耳后、面部，然后向躯干、四肢蔓延，直到手足心。水痘集中于躯干，呈向心性分布。伤寒玫瑰疹数量少，主要见于胸腹部。水痘、风疹多在病程的第 1 日出疹，猩红热于第 2 日、天花于第 3 日、麻疹于第 4 日、斑疹伤寒于第 5 日、伤寒于第 6 日出疹。

3. 毒血症状 病原体的代谢产物和毒素可引起全身中毒症状，如寒战、高热、乏力、全身酸痛、厌食、头痛、肌肉痛、关节骨骼疼痛，严重者可出现精神神经症状，有时还可引起肝、肾损害和多器官功能衰竭。

4. 单核 – 吞噬细胞系统反应 在病原体及其代谢产物的作用下，单核 – 吞噬细胞系统可出现充血、增生等反应，表现为肝、脾和淋巴结的肿大。

（三）临床类型

根据传染病临床过程的长短，可分为急性、亚急性和慢性传染病；根据病情的轻重，可分为轻型、中型、重型及暴发型传染病；根据临床特征，可分为典型和非典型传染病。典型相当于中型或普通型，是传染病中最常见的一型。

［常考考点］传染病的病程分期及常见临床症状。

细目四　传染病的诊断

【考点突破攻略】

要点一　流行病学资料

流行病学资料在传染病的诊断中占重要地位，包括：①传染病的地区分布：有些传染病局限在一定的地区范围，如黑热病、血吸虫病；有些传染病可由一些特定的动物为传染源或传播媒介，在一定条件下才能传染给人或家畜。②传染病的时间分布：不少传染病的发生有较强的季节性和周期性，如流行性乙型脑炎好发于夏、秋季。③传染病的人群分布：许多传染病的发生与年龄、性别、职业有密切关系，如百日咳和猩红热多发于 1～5 岁儿童，林业工人易被蚊虫叮咬而感染虫媒传播传染病（如森林脑炎、莱姆病等）。此外，了解传染病的接触史、预防接种史，也有助于建立诊断。

要点二　临床资料

1. 病史及症状 要全面准确了解患者病史，特别注意起病方式、特有的症状和体征，如潜伏期长短、起病的缓急与诱发因素、发热与皮疹的特点、中毒症状、特殊症状等，它们具有疾病鉴别意义。其中特殊症状意义重大，如菌痢的里急后重、脓血便，脊髓灰质炎的肢体弛缓性瘫痪，流行性出血热的"三痛"症等。

2. 体格检查 应认真检查，不要有遗漏，特殊体征应特别关注，如猩红热的红斑疹、麻疹的科氏斑（Koplik spot）、百日咳的痉咳、白喉的假膜、流行性脑脊髓膜炎的皮肤瘀斑、伤寒的玫瑰疹、狂犬病的"恐水"征等。

要点三　实验室检查及其他检查

（一）实验室检查

实验室检查对传染病的诊断具有特殊的意义，病原体的检出可直接确定诊断，而免疫学检查亦可为诊断提供重要根据。对许多传染病来说，一般实验室检查有助于诊断与判断病情变化及严重程度。

1. 常规检查 包括血、尿、粪常规检查和生化检查。血常规检查中白细胞计数与分类应用最广。

白细胞计数增高见于大多数细菌感染，尤其是球菌感染（如流行性脑脊髓膜炎、猩红热、金黄色葡萄球菌感染等）和少数病毒感染性传染病（如流行性乙型脑炎、狂犬病、流行性出血热、传染性单核细胞增多症等）。

外周血白细胞计数正常或减低主要见于：部分革兰阴性杆菌感染，如布鲁菌病、结核病、伤寒与副伤寒；多数病毒感染，如流行性感冒、传染性非典型肺炎、高致病性禽流感病毒感染、登革热等；原虫感染，如疟疾、黑热病等。

嗜酸性粒细胞增多见于蠕虫感染，如血吸虫病、钩虫病、并殖吸虫病等，而嗜酸性粒细胞减少则见于伤寒等。

尿常规检查有助于流行性出血热、钩端螺旋体病的诊断。大便常规检查有助于蠕虫感染和感染性腹泻的诊断。

2. 病原学检查

（1）病原体的直接检出或分离培养：<u>病原体的直接检出或分离培养出病原体是传染病病原学诊断的"金指标"</u>。一些病原体可采用患者的体液、组织、分泌物与排泄物直接检出，如血片或骨髓片找疟原虫或微丝蚴，涂片染色法检查各种细菌，大便检测寄生虫卵，直接免疫荧光法检测白喉杆菌和军团杆菌等。一些病原体可采用血液、尿液、粪便、脑脊液、痰、骨髓和皮疹内含物进行人工分离培养检出，如细菌、螺旋体、真菌采用人工培养基培养，立克次体采用动物接种或组织培养，病毒的分离采用细胞培养等。

（2）分子生物学检测：是传染病病原学诊断发展的方向。

①分子杂交技术：可用 DNA 印迹法（southern blot）、RNA 印迹法（northern blot）分别检测样品中病原体的 DNA 或 RNA，用原位杂交法检测组织中病原体核酸。

②聚合酶链反应（PCR）：用于检测病原体的 RNA 或 DNA。本方法有很高的特异性，在体外可大量扩增病原体核酸，增加了检测敏感性，但要防止标本污染。

3. 免疫学检测 应用已知的抗原、抗体检测患者血清或体液中相应的抗体或抗原，是最常用的免疫学检测方法。常用的方法有各种凝集试验、补体结合试验、酶联免疫吸附试验（ELISA）、放射免疫法（RIA）、荧光抗体技术（FAT）等。

（1）特异性抗原检测：一般在感染早期（相应抗体出现之前）或慢性感染状态下出现，特异性抗原是病原体存在的证据。如乙型肝炎病毒的表面抗原（HBsAg）、血吸虫循环抗原等。检测特异性抗原比特异性抗体更为可靠，但抗原大多容易被抗体中和；或慢性感染期抗原量少，达不到检测试剂的最低检测量，是抗原检测试剂研究的难点。

（2）特异性抗体检测：是临床常用的诊断方法。特异性 IgM 型抗体的检出有助于现存或近期感染的诊断。特异性 IgG 型抗体的检出，尤其是急性期和恢复期双份血清抗体效价增加 4 倍以上，才有助于诊断。

（二）其他检查

1. 内镜检查

（1）纤维胃镜、纤维结肠镜：常用于诊断消化系统传染病，如伤寒、阿米巴痢疾等。

（2）纤维支气管镜：常用于诊断支气管淋巴结核病、艾滋病合并肺孢子菌病。

2. 影像学检查 包括 B 型超声波检查，常用于肝炎、肝硬化、肝脓肿等的诊断或鉴别诊断；计算机断层扫描（CT）、磁共振成像（MRI），常用于诊断脑脓肿、脑囊虫病；X 线胸片，常用于诊断肺结核、肺吸虫病。

3. 活体组织检查 常用于各型肝炎、肝硬化、肺结核、艾滋病和各种寄生虫病的诊断与鉴别诊断。

［常考考点］病原体的直接检出或分离培养是传染病病原学诊断的"金指标"。

细目五 传染病的治疗

【考点突破攻略】

要点一 治疗原则

1. 综合治疗的原则 即治疗、护理与隔离、消毒并重，一般治疗、对症治疗与特效治疗结合。
2. 中医中药的治疗原则 积极参与。

要点二 治疗方法

（一）一般治疗

一般治疗（general treatment）包括隔离、护理、饮食及心理治疗等。患者的隔离按其传播途径和病原体排出方式及时间而异。如保持病房及居室良好的卫生环境，做好口腔、皮肤护理，防止并发症的出现，密切观察患者的血压、呼吸、脉搏及一般情况，确保各项诊疗措施得以正确实施。医务人员良好的服务态度、工作作风可以增强患者战胜疾病的信心，对患者的恢复有着重要作用。

一般治疗还包括支持治疗。如保持足够的热量、足量维生素摄入，维持水、电解质平衡和酸碱平衡，必要时应用各种血液和免疫制品，这些均可增强患者体质和免疫功能。

（二）对症治疗

对症治疗（symptomatic treatment）包括降温、镇静、强心、改善微循环、纠正水电解质失衡及电解质紊乱、应用糖皮质激素以及血液透析和血浆置换等。对症治疗是一些传染病极期的常用治疗方法，能减轻病者的痛苦，减少机体的消耗，减轻重要脏器的负担，改善和稳定内环境，使机体的损伤降至最低，从而安全度过危险期。

（三）病原治疗

1.抗菌治疗　抗菌药物治疗发展较快，临床应用广泛，且新的药物不断出现。主要用于细菌、立克次体、支原体、真菌、螺旋体等感染的治疗。应用抗菌药物应遵守以下原则：①严格掌握适应证，使用针对性强的药物。②病毒感染性疾病不宜使用抗菌药物。③不明原因发热患者，如果用多种抗菌药物治疗无效，应停用或改用适合的抗菌药物，避免继续使用带来的菌群失调和毒副反应。④应用抗菌药物前最好做病原体培养，按药敏试验结果用药。⑤预防性应用抗菌药物应有明确的目的。⑥对于免疫功能低下的患者和疑似细菌感染的患者，可试用抗菌药物治疗。

2.抗寄生虫治疗　主要用于蠕虫病和原虫病的治疗。如吡喹酮治疗血吸虫病、并殖吸虫病和华支睾吸虫病，甲硝唑治疗阿米巴病，氯喹、奎宁治疗疟疾，锑剂治疗黑热病等。

3.抗病毒治疗　目前有效的抗病毒药物尚不多，按病毒类型可分为三类：

（1）广谱抗病毒药物：如利巴韦林，可用于病毒性呼吸道感染、疱疹性角膜炎、肾综合征出血热以及丙型肝炎的治疗。

（2）抗 RNA 病毒药物：如奥司他韦（达菲），对甲型 H5N1 及 H1N1 流感病毒感染均有效。近年推出的直接抗病毒药物（Direct-acting antiviral agent，DAA）具有直接抑制病毒蛋白酶或其他位点的作用，可持续抑制病毒复制，使彻底治愈丙型病毒性肝炎成为可能。

（3）抗 DNA 病毒药物：如阿昔洛韦常用于疱疹病毒感染，更昔洛韦对巨细胞病毒感染有效；核苷（酸）类药物（如恩替卡韦、替诺福韦等）抑制病毒反转录酶活性，是目前常用的抗乙型肝炎病毒药物。

4.血清免疫制剂治疗　有直接中和毒素和清除病原体的作用。如白喉和破伤风抗毒素、乙型肝炎免疫球蛋白、抗狂犬病血清、人丙种球蛋白等。使用抗毒素前必须做过敏试验，对过敏者应采用脱敏法注射。

（四）康复治疗

某些传染病（如脊髓灰质炎、脑炎和脑膜炎）可有肢体瘫痪和语言障碍等后遗症，需进行针灸治疗、理疗等康复治疗（rehabilitation therapy），以促进机体康复。

（五）中医药治疗

中医药（traditional Chinese medicine）在传染性疾病防治方面，尤其是病毒性疾病防治方面已显示出较好的疗效。中医药在减轻症状、缓解病情进展方面有一定的作用，如治疗传染性非典型肺炎疗效得到了世界卫生组织的承认，其精华为辨证论治。但对细菌感染和寄生虫病的病原体直接清除作用不理想，中医药宝库还有待进一步去探索和发掘，为世界医学的发展做出贡献。

［常考考点］传染病的常用治疗方法。

细目六　传染病的预防

【考点突破攻略】

要点一　管理传染源

1.《中华人民共和国传染病防治法》把传染病分为甲类、乙类和丙类，实行分类管理。甲类为强制管理传染病，包括鼠疫和霍乱两种；<u>乙类为严格管理传染病</u>，包括传染性非典型肺炎、艾滋病、病毒性肝炎、脊髓灰质炎、人感染高致病性禽流感、人感染 H7N9 禽流感、麻疹、流行性出血热、狂犬病、流行性乙型脑炎、登革热、炭疽、细菌性和阿米巴性痢疾、伤寒和副伤寒、流行性脑脊髓膜炎、百日咳、白喉、猩红热、布氏菌病、淋病、梅毒、钩端螺旋体病、疟疾、肺结核、新生儿破伤风、血吸虫病，<u>共26种</u>；<u>丙类属监测管理传染病</u>，包括流行性感冒、流行性腮腺炎、风疹、急性出血性结膜炎、麻风病、流行性和地方性斑疹伤寒、黑热病、包虫病、丝虫病，除霍乱、细菌性和阿米巴性痢疾、伤寒和副伤寒以外的感染性腹泻病、手足口病等，<u>共 11 种</u>。

2. 甲类传染病属强制管理传染病，根据国务院卫生行政部门的规定，<u>乙类传染病中传染性非典型肺炎、肺炭疽和脊髓灰质炎等按甲类传染病报告和管理</u>。

3. 传染病报告制度是预防、控制传染病的重要措施，必须严格遵守。疾病预防控制机构、医疗机构和采供血机构及其执行职务的人员发现法定的传染病疫情或者其他传染病暴发、流行以及突发原因不明的传染病时，应当遵循疫情报告属地管理原则，按照国务院规定的或者国务院卫生行政部门规定的内容、程序、方式和时限报告。所有公民均为义务报告人。

4. 对患者做到早发现、早诊断、早报告、早隔离、早治疗；对传染源的密切接触者，进行检疫、医学观察、药物预防和应急接种；对病原携带者应随访、治疗、管理、观察并适当调整工作；对患者或带病原体的动物给予隔离治疗、检疫，对有害动物（如鼠类、病犬等）则坚决捕杀。

［常考考点］甲、乙、丙三类传染病病种；乙类传染病中的传染性非典型肺炎（SARS）、肺炭疽和人感染高致病性禽流感按甲类传染病管理。

要点二 切断传播途径

对于各种传染病，尤其是消化道传染病、虫媒传染病和寄生虫病，切断传播途径通常是起主导作用的预防措施。<u>其主要措施包括隔离和消毒。</u>

（一）隔离

隔离是指将患者或病原携带者妥善地安排在指定的隔离单位，暂时与人群隔离，积极进行治疗、护理，并对具有传染性的分泌物、排泄物、用具等进行必要的消毒处理，防止病原体向外扩散的医疗措施。要特别重视医院内的标准预防。隔离的种类有以下几种：

1. 严密隔离 对传染性强、病死率高的传染病，如霍乱、鼠疫、狂犬病等，应住单人病房，严密隔离。

2. 呼吸道隔离 对由患者的飞沫和鼻咽分泌物经呼吸道传播的疾病，如传染性非典型肺炎、流感、流脑、麻疹、白喉、百日咳、肺结核等，应作呼吸道隔离。

3. 消化道隔离 对由患者的排泄物直接或间接污染食物、食具而传播的传染病，如伤寒、菌痢、甲型肝炎、戊型肝炎、阿米巴病等，最好能在一个病房中只收治一个病种，否则应特别注意加强床边隔离。

4. 血液－体液隔离 对于直接或间接接触感染的血液及体液而发生的传染病，如乙型肝炎、丙型肝炎、艾滋病、钩端螺旋体病等，在一个病房中只住由同种病原体感染的患者。

5. 接触隔离 对病原体经体表或感染部位排出，他人直接或间接与破损皮肤或黏膜接触感染引起的传染病，如破伤风、炭疽、梅毒、淋病和皮肤的真菌感染等，应作接触隔离。

6. 昆虫隔离 对以昆虫作为媒介传播的传染病，如乙脑、疟疾、斑疹伤寒、回归热、丝虫病等，应作昆虫隔离。病室应有纱窗、纱门，做到防蚊、防蝇、防螨、防虱和防鼠等。

7. 保护性隔离 对抵抗力特别低的易感者，如长期大量应用免疫抑制剂者、严重烧伤患者、早产婴儿和器官移植患者等，应作保护性隔离。在诊断、治疗和护理工作中，尤其应注意避免医源性感染。

（二）消毒

消毒是切断传播途径的重要措施。狭义的消毒是指消灭污染环境的病原体，广义的消毒则包括消灭传播媒介在内。消毒有疫源地消毒（包括随时消毒和终末消毒）及预防性消毒两大类。消毒方法包括物理消毒法和化学消毒法等，可根据不同的传染病选择采用。

[常考考点] 隔离的种类和相关疾病。

要点三 保护易感人群

1. 提高非特异性免疫力 改善营养、锻炼身体等。在流行期间应避免同易感人群接触，必要时可进行潜伏期预防性服药。

2. 提高特异性免疫力 接种疫苗、菌苗、类毒素等可提高人群的主动性特异性免疫，接种抗毒素、丙种球蛋白或高效价免疫球蛋白可使机体获得被动特异性免疫。儿童计划免疫对传染病预防起关键性的作用。

[常考考点] 主动性特异性免疫包括：接种疫苗、菌苗、类毒素。

【例题实战模拟】

A1 型题

1. 潜伏期是指
   A. 自病原体侵入机体至典型症状出现　　　　B. 自病原体侵入机体至排出体外
   C. 自病原体侵入机体至临床症状开始出现　　D. 自接触传染源至患者开始出现症状
   E. 自接触传染源至典型症状出现

2. 传染病的基本特征为
   A. 有传染性、免疫性和病原体　　　　　　B. 有传染性、流行性、地方性和季节性
   C. 有传染性、病原体、免疫性和流行性　　D. 有传染性、传播途径和免疫性
   E. 有传染性、免疫性和流行性

3. 下列不属于传染源的是
   A. 患者　　B. 病原携带者　　C. 隐性感染者　　D. 易感者　　E. 受感染的动物

4. 传染病流行过程的基本条件是
   A. 散发、流行、暴发流行　　　　B. 病原体、人体、外环境　　　　C. 自然因素、社会因素
   D. 传染源、传播途径、易感人群　　E. 患者、病原携带者、受感染的动物

5. 病原体侵入人体后，寄生在机体的某些部位，机体免疫功能使病原体局限化，但不足以将病原体清除，待机体免疫功能下降时，才引起疾病。此种表现属于
   A. 病原携带状态　　B. 潜伏性感染　　C. 隐性感染　　D. 显性感染　　E. 机会性感染

6. 病原体侵入人体后能否引起疾病，主要取决于
   A. 机体的保护性免疫　　　　B. 机体的天然屏障作用　　　　C. 病原体的毒力与数量
   D. 病原体的侵入途径与特异性定位　　E. 病原体的致病力与机体的免疫功能

7. 下列感染中，没有传染性的是
   A. 隐性感染　　　　　　B. 显性感染潜伏期　　　　　C. 显性感染症状明显期
   D. 病原携带状态　　　　E. 潜伏性感染

8. 下列制剂不属于主动免疫的是
   A. 接种菌苗　　B. 接种灭活死疫苗　　C. 接种减毒活疫苗　　D. 接种类毒素　　E. 接种抗毒素

9. 对于肠道传染病起主导作用的预防措施是
   A. 隔离患者　　B. 治疗带菌者　　C. 预防性服药　　D. 预防接种　　E. 切断传播途径

10. 检疫期确定是根据该传染病的
    A. 隔离期　　B. 传染期　　C. 最长潜伏期　　D. 最短潜伏期　　E. 平均潜伏期

11. 病原体侵入机体后，引起机体发生免疫应答，同时通过病原体本身的作用或机体的变态反应，导致组织损伤，引起病理改变与临床表现。此种表现属于
    A. 隐性感染　　B. 显性感染　　C. 重复感染　　D. 潜伏性感染　　E. 机会性感染

12. 病原体侵入人体后，仅引起机体发生特异性的免疫应答，而不引起或只引起轻微的组织损伤，临床上不显出任何症状、体征与生化改变，只能通过免疫学检查才能发现。此种表现属于

A. 病原体被清除　　　B. 隐性感染　　　C. 显性感染　　　D. 病原携带状态　　　E. 潜伏性感染

【参考答案】

1.C　2.C　3.D　4.D　5.B　6.E　7.E　8.E　9.E　10.C　11.B　12.B

第二单元　病毒感染

细目一　病毒性肝炎

【考点突破攻略】

病毒性肝炎（viral hepatitis）是由肝炎病毒引起的以肝脏炎性损害为主的一组传染病。肝炎病毒是指侵入机体后主要感染肝脏并以引发肝脏炎性损害为主的病毒。目前已知的肝炎病毒有甲、乙、丙、丁、戊五型。其他如巨细胞病毒、EB 病毒、柯萨奇病毒、疱疹病毒等多种病毒有时也可引起肝脏炎性损害，但肝脏受累是其全身表现的一部分，故不属于肝炎病毒。

要点一　病原学

（一）甲型肝炎病毒

甲型肝炎病毒（hepatitis A virus，HAV）简称甲肝病毒，<u>属微小 RNA 病毒科，人类嗜肝 RNA 病毒属</u>。为直径 27～32nm 的正 20 面体球形颗粒，内含线型单股 RNA。HAV 基因组大约有 7478 个核苷酸，开放读码框架（open reading frame，ORF）分为 P1、P2 及 P3 3 个区，P1 编码衣壳蛋白，即 VP1、VP2、VP3 和 VP4，P2、P3 编码非结构蛋白。根据对其基因组的分析，目前认为 HAV 至少可以分为 7 个基因型，人类 HAV 为 I 、II 、III和VII型。各基因型亚型之间约有 7.5% 的碱基差异。<u>HAV 的抗原性较稳定，仅有一个血清型</u>。

HAV 对外环境抵抗力较强，含有 HAV 的粪便 25℃放置 1 个月后仍有传染性。对有机溶剂如乙醚等有抵抗力，耐酸、耐碱。60℃ 1 小时不能完全灭活，<u>100℃ 1 分钟可完全灭活</u>，–20～70℃数年后仍有感染力。对紫外线照射、过氧乙酸、甲醛及氯类等消毒剂敏感。

（二）乙型肝炎病毒

乙型肝炎病毒（hepatitis B virus，HBV）简称乙肝病毒，<u>属嗜肝 DNA 病毒</u>。<u>完整的乙肝病毒又称为Dane 颗粒</u>，直径 42nm，球形。外壳含有乙肝病毒表面抗原（hepatitis B surface antigen，HBsAg），核心内含有 HBV DNA 和 DNA 聚合酶（DNA polymerase，DNAP），核壳含有乙肝病毒核心抗原（hepatitis B core antigen，HBcAg）。HBV 感染者血清内除含有 Dane 颗粒外，电镜下还可见到直径 22nm 的小球形颗粒及长度不一的线状颗粒，后者经乙醚处理后可分散为小球形颗粒，它们只含有 HBsAg 成分而无核心成分，是 HBV 复制过程中产生的过剩病毒外壳。

HBV 核酸为双股不完全环状 DNA，长链（负链）约含 3200 个核苷酸。长度固定，缺口处为DNAP，短链（正链）的长度不定。长链含有 4 个开放读码框架，可编码全部的病毒物质，分别为 S、C、P 及 X 区。S 区分为前 S_1、前 S_2 和 S 基因，分别编码产生前 S_1、前 S_2 和 S 三种抗原；C 区分为前 C 和C 基因，编码产生 e 抗原（hepatitis B e antigen，HBeAg）和 HBcAg；P 基因编码参与 HBV 的复制；X基因的产物是 x 抗原（hepatitis B x antigen，HBxAg）。HBV 复制时，HBV DNA 被修复为共价闭合环状DNA（covalently closed circular DNA，cccDNA），并以此为模板进行 HBV 的转录与复制。

HBV 基因组易突变，大部分突变为沉默突变，无生物学意义。S 基因突变可引起 HBsAg 亚型改变或 HBsAg 阴性乙型肝炎。HBsAg "a" 决定簇（aa124–aa147）可出现多种变异，其中出现频率最高的是 aa145R 变异株，对乙型肝炎疫苗的预防效果有一定影响。$PreS_2$ 区 5′端的缺失变异株，使病毒形态发生明显改变，Pre-S 区起始密码子变异株造成 M 蛋白缺失可能与疾病加重有关；前 C 区及 C 区启动子变异可引起 HBeAg 阴性 / 抗 –HBe 阳性乙型肝炎，Pre–C 区 1896 位核苷酸是最常发生变异的位点之一。乙型肝炎病毒基本核心启动子（BCP）变异可使前基因组 RNA 转录增强，病毒复制能力增加。C 区突变可导致抗 –HBc 阴性乙型肝炎。P 区突变可导致复制缺陷或复制水平的降低；同时，在核苷类药物治疗患者中，P 区突变株与耐药出现有密切关系。P 基因突变有两类：一类为 YMDD 基因序列中的甲硫氨酸密码子（M）突变为缬氨酸（U），简称 YMDD（rtM204V）变异；另一类为甲硫氨酸密码子（M）突变为异亮氨酸（I），简称 YIDD（rtM204I）变异。HBV 基因组变异除了影响血清学指标的检测外，还可能与疫苗接种失败、肝炎慢性化、抗病毒药物耐药、重型肝炎和肝细胞癌的发生等有关。

在 HBV 复制过程中，病毒 DNA 进入宿主细胞核，在 DNA 聚合酶的作用下，两条链的缺口均被补齐，形成超螺旋的共价、闭合、环状 DNA 分子（covalently closed circular DNA，cccDNA）。cccDNA 是乙肝病毒前基因组复制的原始模板，虽然基因含量较少，每个肝细胞内 5 ～ 50 个拷贝，但其存在对病毒复制以及感染状态的建立十分重要，cccDNA 从肝细胞核的清除，意味着 HBV 感染状态的中止。

1. HBsAg 与抗 –HBs　成人感染 HBV 后最早 1 ～ 2 周，最迟 11 ～ 12 周血中首先出现 HBsAg。急性自限性 HBV 感染时血中 HBsAg 大多持续 1 ～ 6 周，最长可达 20 周。无症状携带者和慢性患者 HBsAg 可持续存在多年，甚至终身携带。HBsAg 本身只有抗原性，无传染性。抗 –HBs 是一种保护性抗体，在急性感染后期，HBsAg 转阴后一段时间开始出现，在 6 ～ 12 个月内逐步上升至高峰，可持续多年，但滴度会逐步下降。约半数病例抗 –HBs 在 HBsAg 转阴后数月才可检出；少部分病例 HBsAg 转阴后始终不产生抗 –HBs。抗 –HBs 阳性表示对 HBV 有免疫力，见于乙型肝炎恢复期、既往感染及乙肝疫苗接种后。

2. HBeAg 与抗 –HBe　HBeAg 是一种可溶性蛋白，一般仅见于 HBsAg 阳性血清。急性 HBV 感染时 HBeAg 的出现时间略晚于 HBsAg。HBeAg 的存在表示患者处于高感染低应答期。HBeAg 消失而抗 –HBe 产生称为 e 抗原血清转换（e antigen seroconversion）。每年约有 10% 的病例发生自发性血清转换。抗 –HBe 阳转后，病毒复制多处于静止状态，传染性降低。部分患者仍有病毒复制，肝炎活动。

3. HBcAg 与抗 –HBc　血液中 HBcAg 主要存在于 Dane 颗粒的核心，游离的 HBcAg 极少，故较少于临床常规检测。肝组织中 HBcAg 主要存在于受感染的肝细胞核内。HBcAg 有很强的免疫原性，HBV 感染者几乎均可检出抗 –HBc，除非 HBV 基因序列出现极少见的变异或感染者有免疫缺陷。抗 –HBc IgM 是 HBV 感染后较早出现的抗体，绝大多数出现在发病第 1 周，多数在 6 个月内消失，抗 –HBc IgM 阳性提示处于乙型肝炎急性期或慢性肝炎急性发作。抗 –HBc IgG 出现较迟，但可保持多年甚至终身存在。

HBV 对外环境抵抗力很强，在干燥或冰冻环境下能生存数月至数年，加热 60℃ 10 小时、100℃ 10 分钟、高压蒸汽消毒等可被灭活，0.2% 新洁尔灭及过氧乙酸等消毒剂敏感，对乙醇、紫外线不敏感。

（三）丙型肝炎病毒

丙型肝炎病毒（hepatitis C virus，HCV）简称丙肝病毒，属 RNA 病毒，黄病毒属，为含有脂质包膜的球形颗粒，直径 30 ～ 60nm。HCV 的基因编码区可分为结构区与非结构区两部分，编码区从 5′端依次为核心蛋白区（C 区）、包膜蛋白区（E 区）E1，E2/NS1 和非结构区（NS 区），后者又分为 NS1 ～ 5 等区。非结构区易发生变异。基因组 5′端由 241 ～ 324 个核苷酸组成，十分稳定，极少变异，临床上常据此区的基因序列设计 PCR 引物，检测 HCV RNA，检出率较高。

HCV 通过与肝细胞表面上的特异性受体结合进入肝细胞。肝细胞是 HCV 复制的主要场所，但也可在外周血单个核细胞内复制及存储。

HCV 基因易变异，可以产生不同的基因型、亚型和准种。核苷酸同源性小于 70% 的归于不同基因型，70% ～ 85% 归于基因亚型，大于 85% 归为统一株，即准种。基因型的命名按发现的先后用阿拉伯数字表示，目前有 6 型。亚型在基因型后用小写英文字母表示，如 1a、1b、1c、3a 等。HCV 基因型分布存在明显的地区差别，我国 1b 及 2a 基因型常见，多为 1b 基因型，个别地区存在 1a、2b 和 3b 基因型。基因型与病情的严重程度及干扰素治疗应答等有一定的相关性，也可用于流行病学调查。

1. HCAg 与抗 –HCV　血清中 HCAg 含量很低，检出率不高。抗 –HCV 不是保护性抗体，是 HCV 感染的标志。抗 –HCV 又分为 IgM 型和 IgG 型。抗 –HCV IgM 在发病后即可检测到，一般持续 1 ～ 3

月。如果抗 –HCV IgM 持续阳性，提示病毒持续复制，易转为慢性。

2. HCV RNA 感染 HCV 后第 1 周即可从血液或肝组织中用 RT–PCR 法检出 HCV RNA。HCV RNA 阳性是病毒感染和复制的直接标志。HCV RNA 定量测定有助于了解病毒复制程度、抗病毒治疗选择及疗效评估等。HCV RNA 基因分型在流行病学和抗病毒治疗方面有很大意义。

3. 基因分型 HCV1b 和 2a 基因型在我国较为常见，其中以 1b 型为主（56.8%），其次为 2 型（24.1%）和 3 型（9.1%），未见基因 4 型和 5 型的报告，6 型相对较少（6.3%）；在西部和南部地区，基因 1 型比例低于全国平均比例，西部基因 2 型和 3 型比例高于全国平均比例，南部（包括中国香港和澳门地区）和西部地区基因 3 型和 6 型比例高于全国平均比例。混合基因型少见（约21%），多为基因 1 型混合 2 型。

HCV 对氯仿等有机溶剂敏感，100℃ 10 分钟或 60℃ 10 小时或 37℃ 96 小时或 1∶1000 甲醛可被灭活。

（四）丁型肝炎病毒

丁型肝炎病毒（hepatitis D virus，HDV）简称丁肝病毒，是一种缺陷的负链 RNA 病毒，其生活周期需要 HBV 等嗜肝 DNA 病毒的帮助，为其提供外壳及在病毒侵入肝细胞、包装、成熟及释放等方面提供帮助。在临床上 HBV 与 HDV 可同时感染机体，即同时感染（co-infection），或在慢性 HBV 感染的基础上感染 HDV，即重叠感染（super-infection）。成熟的 HDV 颗粒为球形，电镜下直径为 35 ～ 37nm，外壳由 HBV 外壳蛋白组成，内含 HDV RNA 和丁肝病毒抗原（hepatitis D antigen，HDAg）。目前将 HDV 归类于代尔塔病毒属，该属暂不归属于任何科。

血清或肝组织中检出 HDV RNA 是诊断 HDV 感染的直接依据。

HDV 比较耐热，但对各种灭活剂（如甲醛溶液、脂溶剂氯仿）较敏感。

（五）戊型肝炎病毒

戊型肝炎病毒（hepatitis E virus，HEV）简称戊肝病毒，病毒颗粒呈二十面对称圆球形，直径为 27 ～ 34nm，无包膜，类似于杯状病毒，具有突起的表面结构。2005 年国际病毒分类委员会将 HEV 单独归类于肝炎病毒科（Hepaviridae）肝炎病毒属（*Hepavirus*）。

HEV 的基因组为单股正链 RNA，基因组分为结构区和非结构区，含有 3 个部分重叠的开放读码框架（ORF），ORF–1 编码非结构蛋白，ORF–2 编码结构蛋白，ORF–3 位于结构区的 ORF–1 与 ORF–2 之间，与它们均有部分重叠，编码部分核壳蛋白，为具有特异性的抗原蛋白——戊肝病毒抗原（hepatitis E antigen，HEAg）。

根据同源性可将 HEV 分为至少 4 个基因型，基因 1 型和 2 型只感染人。基因 1 型主要来自卫生条件较差的中亚、东南亚、中东等地区，包括我国新疆 HEV 流行株，可引起水源性流行，主要感染男性青壮年，孕妇感染后病死率高达 20%。基因 2 型分布于墨西哥及少数非洲国家。基因 3 型和 4 型既可感染人，也可感染多种动物，可在人和动物之间传播，引起的戊型肝炎，已被认为是一种人兽共患病。其中基因 3 型广泛分布于欧美和日本。基因 4 型流行于亚洲，是我国人群及饲养的猪散发 HEV 感染的优势基因型，容易感染老年及免疫力低下的人群。

HEV 不稳定，在 4℃以下保存易被破坏，反复冻融也易使病毒降解，在高浓度盐溶液中不稳定，在碱性环境条件下较稳定，在镁和锰离子存在的情况下易于保持其完整性。HEV 对常用消毒剂如过氧乙酸、氯类等敏感。

［常考考点］Dane 颗粒是乙型肝炎病毒。甲型肝炎病毒的特点是只有一个血清型和一个抗原系统。

要点二　流行病学

（一）传染源

甲、戊型肝炎的传染源主要是急性期患者和亚临床感染者。病毒主要通过粪便排出体外，发病前 2 周至发病后 2 ～ 3 周内具有传染性，少数患者可延长至病后 30 天，而以发病前后各 1 周的传染性最强。

乙、丙、丁型肝炎的传染源是相应的急、慢性患者及病毒携带者。病毒存在于患者的血液及各种体液（阴道分泌物、精液、羊水、唾液、乳汁等）中。急性期患者自发病前 2 ～ 3 个月即有传染性，并持续于整个急性期。慢性感染者均具有传染性。

（二）传播途径

甲、戊型肝炎主要经粪－口途径传播。粪便中排出的病毒通过污染手、水、食物等经口感染。散发病例以日常生活接触传播为主要方式，如水源或食物（如贝类海产品等）被污染可引起局部暴发或流行。甲、戊型肝炎在潜伏期末及发病早期有短暂的病毒血症期，在极罕见的情况下也可通过输血或血制品等传播。

乙、丙、丁型肝炎病毒可通过传染源的各种体液排出体外，通过皮肤或黏膜的破损口（显性或隐性）进入易感者的体内而传播。传播途径包括：①输血及血制品以及使用污染的注射器或针刺器具等传播。②母婴传播（主要通过分娩时吸入羊水、接触产道血液等传播，也可经哺乳及密切接触传播，或通过胎盘造成宫内感染）。③性接触传播。④其他，如日常生活密切接触传播。

（三）易感人群

人类对各型肝炎普遍易感，各年龄组均可发病。

感染甲肝病毒后机体可产生持久的免疫力。感染 HBV 后如产生抗－HBs，一般不会再次感染，但有部分感染者可演变为慢性。感染年龄越小演变为慢性的概率越高，新生儿感染后 90% 以上演变为慢性，成年人感染后演变为慢性者不足 10%。丙型肝炎的发病以成人多见，常与输血或使用血制品、药瘾注射、血液透析等有关，感染后 75%～85% 演变为慢性。丁型肝炎的易感者为 HBsAg 阳性的急、慢性肝炎或无症状携带者。戊型肝炎发病以成年人为主，感染后可产生一定的免疫力。各型肝炎之间无交叉免疫，可重叠感染或先后感染。

（四）流行特征

病毒性肝炎遍及全世界，但在不同地区各型肝炎的感染率有较大差别。

1. 甲型肝炎 世界各地均有发生。在高发地区常呈周期性流行。全年均可发病，而以冬春季为发病高峰。在托幼机构、小学及部队中发病率较高，且可发生大的流行。如水源被污染或生吃污染水中养殖的贝壳类等食品，可在人群中引起暴发。

2. 乙型肝炎 ①有地区性差异：按流行的严重程度分为低、中、高度三种流行地区。低度流行区 HBsAg 携带率 0.2%～0.5%，以北美、西欧、澳大利亚为代表。中度流行区 HBsAg 携带率 2%～7%，以东欧、地中海、日本、俄罗斯为代表。高度流行区 HBsAg 携带率 8%～20%，以热带非洲、东南亚和中国为代表。②有性别差异：男性高于女性，男女比例约为 1.4∶1。③无明显季节性。④以散发为主。⑤有家庭聚集现象，此现象与母婴传播及日常生活接触传播有关。⑥婴幼儿感染多见。

3. 丙型肝炎 见于世界各国，主要为散发，多见于成人，尤以输血与使用血制品者、静脉药瘾者、血液透析者、肾移植者、同性恋者等为多见，发病无季节性，易转为慢性。

4. 丁型肝炎 在世界各地均有发现，但感染率差异较大。主要聚集于意大利南部、南美北部、非洲部分地区、中东阿拉伯国家等。我国属 HDV 低地方性流行区，在 HBsAg 阳性人群中的流行率为 1.2%。

5. 戊型肝炎 存在流行和散发两种形式。病例主要来自流行区的移民或去过流行区的旅游者。在我国成人急性病毒性肝炎中，多数地区戊型肝炎已占首位，尤其是老年人戊型肝炎所占比例更高。戊型肝炎发病与饮水习惯及粪便管理有关。常以水媒流行形式出现，多发生于雨季或洪水泛滥之后。由水源一次污染者流行期较短（约持续数周），如水源长期污染，或通过污染环境或直接接触传播则持续时间较长；散发病例一年四季均可发生。发病者以青壮年为主，儿童多为亚临床型。男性发病多于女性，但孕妇感染后病情较重，病死率较高。

［常考考点］各型肝炎的流行病学特征。

【知识纵横比较】

各型肝炎的流行病学特征

肝炎类型	传染源	传播途径	易感人群
甲型肝炎	急性期患者和亚临床感染者	粪－口途径传播	儿童感染 HAV 已减少，成人感染 HAV 相对增多

续表

肝炎类型	传染源	传播途径	易感人群
乙型肝炎	急、慢性患者及病毒携带者	①输血及血制品，以及使用污染的注射器或针刺器具等传播；②母婴传播；③性接触传播；④密切接触传播	低发区高峰年龄为20～40岁；高发区高峰年龄为4～8岁
丙型肝炎	急、慢性患者及病毒携带者	同乙肝	成年人
丁型肝炎	急、慢性患者及病毒携带者	同乙肝	HBsAg阳性的急、慢性肝炎或无症状携带者
戊型肝炎	急性期患者和亚临床感染者	同甲肝	成年人为主

要点三　发病机制与病理

（一）发病机制

病毒性肝炎的发病机制目前未能充分阐明。

1. 甲型肝炎　HAV经口进入体内后，由肠道进入血流，引起短暂的病毒血症，约1周后进入肝细胞内复制，2周后由胆汁排出体外。HAV引起肝细胞损伤的机制尚未完全明了，目前认为在感染早期，由于HAV大量增殖，使肝细胞轻微破坏。随后细胞免疫起了重要作用，由于HAV抗原性较强，容易激活特异性CD_8^+T淋巴细胞，通过直接作用和分泌细胞因子（如γ干扰素）使肝细胞变性、坏死。在感染后期体液免疫亦参与其中，抗–HAV产生后可能通过免疫复合物机制使肝细胞破坏。

2. 乙型肝炎　HBV感染自然史：HBV感染的自然病程是复杂和多变的，同时受到很多因素的影响，包括感染的年龄、病毒因素（HBV基因型、病毒变异和病毒复制水平）、宿主因素（性别、年龄和免疫状态）和其他外源性因素（如同时感染其他嗜肝病毒和嗜酒等）。慢性HBV感染的自然病程一般可分为四个阶段。第一阶段为免疫耐受期：其特点是HBV复制活跃，血清HBsAg和HBeAg阳性，HBV DNA滴度水平通常＞200000IU/mL，血清丙氨酸氨基转移酶（ALT）水平正常或轻度升高，无或仅有缓慢肝纤维化进展。第二阶段为免疫清除期：表现为HBV DNA载量＞2000IU/mL，ALT持续或间接升高和肝组织学有中度或严重坏死炎症等表现，肝纤维化可快速进展，部分可发展为肝硬化或肝衰竭。第三阶段为低（非）复制期：这一阶段表现为HBeAg阴性，抗–HBe阳性，HBV DNA低或检测不到（＜2000IU/mL），ALT正常，肝细胞炎症轻微。第四阶段为再活跃期：低（非）复制期可持续终生，但也有部分患者可能随后出现自发的或免疫抑制等导致HBV DNA复制，伴或不伴HBeAg血清转换，HBV DNA载量升高，ALT持续或反复异常。并非所有HBV感染者都经过以上四个阶段，青少年或成年人感染HBV，多无免疫耐受期而直接进入免疫清除期。

乙型肝炎的发病机制目前尚未完全明了。HBV侵入人体后，未被单核–吞噬细胞系统清除的病毒到达肝脏或肝外组织，如胰腺、胆管、脾、肾、淋巴结、骨髓等。HBV通过肝细胞膜上的受体（目前尚未确定，候选受体很多，其中肝脏胆汁酸转运体——Na^+–牛磺胆酸共转运多肽为可能受体之一）进入肝细胞后即开始其复制过程。HBV DNA进入细胞核形成共价闭合环状DNA（covalently closed circular DNA，cccDNA），以cccDNA为模板合成前基因组mRNA，前基因组mRNA进入胞质作为模板合成负链DNA，再以负链DNA为模板合成正链DNA，两者形成完整的HBV DNA。其一是HBV复制过程非常特殊：细胞核内有稳定的cccDNA存在；其二是有一个HBV mRNA反转录为HBV DNA的步骤。肝细胞病变主要取决于机体的免疫应答，尤其是细胞免疫应答。免疫应答既可清除病毒，亦可导致肝细胞损伤，甚至诱导病毒变异。各种原因导致HBV复制增加均可启动机体免疫对HBV的应答反应。机体免疫反应不同，导致临床表现各异。当机体处于免疫耐受状态，不发生免疫应答，多成为无症状携带者；当机体免疫功能正常时，多表现为急性肝炎，成年感染HBV者常属于这种情况，大部分患者可彻底清除病毒。当机体免疫功能低下、不完全免疫耐受、自身免疫反应产生、HBV基因突变逃避免疫清除等情况下，可导致慢性肝炎。重症肝炎（肝衰竭）的发生是基于机体处于超敏反应，大量抗原抗体复合物产生并激活补体系统，以及在肿瘤坏死因子（TNF）、IL-1、IL-6等参与下形成的炎症风暴，使肝细胞遭受强烈免疫损伤打击（第一重打击），导致大片肝细胞坏死，发生重型肝炎。继之由炎症致肝细胞肿胀，血管改变导致肝细胞缺血、缺氧，形成二次打击。大量肝细胞变性、坏死，导致肝脏解毒功能下降，肠道菌异位，形成腹腔、胆道系统及肺部等感染，内毒素释放，引起第三重打击。免疫损伤、缺血、缺氧及内毒素损伤等"三重打击"是导致 HBV 所致肝衰竭的主要机制。

乙型肝炎的肝外损伤主要由免疫复合物引起。急性乙型肝炎早期偶尔出现的血清病样表现很可能是循环免疫复合物沉积在血管壁和关节腔滑膜并激活补体所致，此时血清补体滴度通常显著下降。慢性乙型肝炎时循环免疫复合物可沉积在血管壁，导致膜性肾小球肾炎伴发肾病综合征，在肾小球基底膜上可检出 HBsAg、免疫球蛋白和补体 3。免疫复合物也可导致结节性多动脉炎。

3. 丙型肝炎　丙型肝炎的慢性化率为 60%～85%。一旦慢性丙型肝炎发生后，HCV RNA 滴度开始稳定，自发痊愈的病例很少见。除非进行有效的抗病毒治疗，否则 HCV RNA 很少发生自发清除。女性 HCV 感染者慢性化率低，特别是年轻女性。在感染 17～20 年后，只有 2%～4% 发展为肝硬化。HCV 相关性肝细胞癌发生率在感染 30 年后平均为 1%～3%，主要见于肝硬化和进展性肝纤维化患者。一旦发展成为肝硬化，肝癌的年发生率为 1%～7%。

HCV 进入体内后，首先引起病毒血症，且病毒血症间断地出现于整个病程。第 1 周即可从血液或肝组织中用 PCR 法检出 HCV RNA。第 2 周开始，可检出抗–HCV。少部分病例感染 3 个月后才检测到抗–HCV。目前认为 HCV 致肝细胞损伤有下列因素的参与：①HCV 直接杀伤作用：HCV 在肝细胞内复制干扰细胞内大分子的合成，增加溶酶体膜的通透性，引起细胞病变。另外，HCV 表达产物（蛋白）对肝细胞有毒性作用。②宿主免疫因素：肝组织内存在 HCV 特异性细胞毒性 T 淋巴细胞（CD$_8$T 细胞），可攻击 HCV 感染的肝细胞。另外，CD$_4^+$T 细胞被致敏后分泌的细胞因子，在协助清除 HCV 的同时，也导致了免疫损伤。③自身免疫：HCV 感染者常伴有自身免疫改变，如胆管病理损伤，与自身免疫性肝炎相似。此外，常合并自身免疫性疾病，血清中可检出多种自身抗体，如抗核抗体、抗平滑肌抗体、抗单链 DNA 抗体、抗线粒体抗体等，均提示自身免疫机制的参与。④细胞凋亡：正常人肝组织无 Fas 分子的表达，HCV 感染肝细胞内有较大量 Fas 表达，同时，HCV 可激活 CTL 表达 FasL。Fas 和 FasL 是一对诱导细胞凋亡的膜蛋白分子，二者结合可导致细胞凋亡。

4. 丁型肝炎　HDV 的复制效率高，感染的肝细胞内含大量 HDV。丁型肝炎的发病机制还未完全阐明，目前认为 HDV 本身及其表达产物对肝细胞有直接作用，但尚缺乏确切证据。

5. 戊型肝炎　发病机制尚不清楚，可能与甲型肝炎相似。细胞免疫是引起肝细胞损伤的主要原因。HEV 经消化道侵入人体后，在肝脏复制，从潜伏期后半段开始，HEV 开始在胆汁中出现，随粪便排出体外，并持续至起病后 1 周左右，同时病毒进入血流导致病毒血症。

各型病毒性肝炎之间无交叉免疫。HDV 与 HBV 同时感染或重叠感染可加重病情，易发展为重型肝炎。HAV 或 HBV 重叠感染也可使病情加重，甚至可发展为重型肝炎。

（二）病理

各型肝炎的肝脏病理改变基本相似，常有以下改变：①肝细胞变性和坏死：肝细胞肿胀、胞质疏松和水样变、气球样变、嗜酸性变、嗜酸小体形成、点状和桥接坏死等。②炎症渗出反应：淋巴细胞、单核细胞等浸润，库普弗细胞（Kupffer cell）增生。③肝细胞再生。④纤维组织增生。各临床类型的病理改变如下。

1. 急性肝炎（acute hepatitis）　肝脏肿大，肝细胞气球样变和嗜酸性变，形成点、灶状坏死，汇管区炎症细胞浸润，坏死区肝细胞增生，网状支架和胆小管结构正常。黄疸型病变较非黄疸型重，有明显的肝细胞内胆汁淤积。急性肝炎如出现碎屑状坏死，提示极可能转为慢性。甲型和戊型肝炎，在汇管区可见较多的浆细胞；乙型肝炎汇管区炎症不明显；丙型肝炎有滤泡样淋巴细胞聚集和较明显的脂肪变性。

2. 慢性肝炎

（1）基本病变：小叶内除有不同程度肝细胞变性和坏死外，汇管区及汇管区周围炎症常较明显，常伴不同程度的纤维化，主要病变为：①炎症坏死：常见点、灶状坏死，融合坏死，碎屑坏死（piecemeal necrosis，PN）及桥接坏死（bridging necrosis，BN）。后两者与预后关系密切，是判断炎症活动度的重要形态学指标。②纤维化：肝内胶原形成与降解失衡而致纤维过多沉积。轻者仅汇管区、汇管区周围纤维化和局限窦周纤维化或小叶内纤维瘢痕，不影响小叶结构的完整性。重者肝实质广泛破坏，弥漫性纤维增生，被分隔的肝细胞团呈不同程度的再生及假小叶形成而出现早期肝硬化。

（2）病变的分级、分期：根据慢性肝炎肝组织炎症程度分为 1 ~ 4 级（Grade，G），根据肝纤维化程度分为 1 ~ 4 期（Stage，S）（见下表）。

慢性肝炎炎症活动度分级与纤维化程度分期标准

炎症活动度（G）			纤维化程度（S）	
级	汇管区级周围	小叶内	期	纤维化程度
0	无炎症	无炎症	0	无
1	汇管区炎症	变性及少数点、灶状坏死灶	1	汇管区扩大、纤维化、窦周及小叶内纤维化
2	轻度 PN	变性，点、灶状坏死，或嗜酸小体	2	汇管区周围纤维化，纤维间隔形成，小叶结构完整
3	中度 PN	变性、融合坏死重或见 BN	3	纤维间隔形成，小叶结构紊乱，无肝硬化
4	重度 PN	BN 范围广，累及多个小叶（多小叶坏死）	4	早期肝硬化

3. 重型肝炎

（1）急性重型肝炎：发病初肝脏无明显缩小，约 1 周后肝细胞大块坏死或亚大块坏死或桥接坏死，坏死肝细胞占 2/3 以上，周围有中性粒细胞浸润，无纤维组织增生，亦无明显的肝细胞再生。肉眼观肝体积明显缩小，由于坏死区充满大量红细胞而呈红色，残余肝组织淤胆而呈黄绿色，故称为红色或黄色肝萎缩。

（2）亚急性重型肝炎：肝细胞呈亚大块坏死，坏死面积小于 1/2。肝小叶周边可见肝细胞再生，形成再生结节，周围被增生胶原纤维包绕，伴小胆管增生，淤胆明显。肉眼肝脏表面见大小不等的小结节。

（3）慢加急性 / 慢性重型肝炎：在慢性肝炎或肝硬化病变基础上出现亚大块或大块坏死，大部分病例尚可见桥接及碎屑状坏死。

4. 淤胆型肝炎　有轻度急性肝炎的组织学改变，伴以明显的肝内淤胆现象：毛细胆管及小胆管内有胆栓形成，肝细胞浆内亦可见到胆色素淤滞。小胆管周围有明显的炎性细胞浸润。

5. 肝炎肝硬化　①活动性肝硬化：肝硬化（弥漫性纤维组织增生及假小叶形成）伴明显炎症，包括纤维间隔内炎症，假小叶周围碎屑坏死及再生结节内炎症病变。②静止性肝硬化：假小叶周围边界清楚，间隔内炎性细胞少，结节内炎症轻。

［常考考点］各型肝炎的常见病理变化。

要点四　临床表现

各型肝炎的潜伏期长短不一，甲型肝炎为 2 ~ 6 周（平均 4 周），乙型肝炎为 4 ~ 24 周（平均 3 个月），丙型肝炎为 2 ~ 26 周（平均 7.4 周），丁型肝炎为 4 ~ 20 周，戊型肝炎为 2 ~ 9 周（平均 6 周）。

（一）急性肝炎

总病程一般为 2 ~ 4 个月，临床上根据有无黄疸分为以下两型。

1. 急性黄疸型肝炎　可分为 3 期。

（1）黄疸前期：多以发热起病，热型多为弛张热，可有恶寒。本期突出的症状是全身乏力及食欲不振、厌油、恶心、呕吐、上腹不适、腹胀、便溏等消化系统症状。本期末尿色逐渐加深，似浓茶色；肝功能检查示 ALT、AST 升高；体征可有右上腹叩击痛。本期持续数日至 2 周，平均 1 周。

（2）黄疸期：继尿色加深之后，巩膜首先出现黄染，继及皮肤，多于数日至 2 周达高峰，随后逐渐下降。黄疸初现时，发热很快消退，但乏力、胃肠道症状等可短期增剧，继而迅速缓解。黄疸多为肝细胞性，部分患者可短时表现为胆汁淤积性黄疸，如皮肤瘙痒、大便色浅等。体征除皮肤及巩膜黄染外，尚有肝大、触痛及肝区叩击痛，脾可轻度增大。本期持续 2 ~ 6 周。

（3）恢复期：黄疸消退，症状消失，肝功能正常，肿大的肝脏、脾脏逐渐恢复正常。本期约需数周至 4 个月，平均 1 个月。

2. 急性无黄疸型肝炎　此型较多见，约占全部急性肝炎的 70% ～ 90%。起病缓慢，临床症状较轻，主要表现为乏力，食欲不振，腹胀，肝区疼痛，有的患者可有恶心、呕吐、便溏或低热。体征可有肝大、压痛，脾也可轻度肿大。

甲、戊型肝炎以黄疸型多见；急性丙型肝炎临床表现较轻，以无黄疸型多见。部分患者无症状，仅有肝功能异常，为亚临床型感染。

［常考考点］急性黄疸型肝炎的临床分期及表现。

（二）慢性肝炎

慢性肝炎是指急性肝炎病程超过半年，或原有慢性乙型、丙型、丁型肝炎或慢性肝炎病毒携带史，本次又因同一病原再次出现肝炎症状、体征及肝功能异常者。发病日期不明或虽无肝炎病史，但肝组织病理学检查符合慢性肝炎改变，或根据症状、体征、实验室检查及影像学检查综合分析，亦可做出相应诊断。

为区分病情严重程度，临床上将慢性肝炎分为：

1. 轻度　临床症状、体征轻微或缺如，肝功能指标仅 1 或 2 项轻度异常。

2. 中度　症状、体征、实验室检查居于轻度和重度之间。

3. 重度　有明显或持续的肝炎症状，如乏力、食欲不振、腹胀、尿黄、便溏等，有肝病面容、肝掌、蜘蛛痣、脾大等体征，且无门脉高压表现者。实验室检查血清丙氨酸氨基转移酶（ALT）和（或）天门冬氨酸氨基转移酶（AST）反复或持续升高、白蛋白降低或 A/G 比值异常，丙种球蛋白明显升高，如发生 ALT 和 AST 大幅升高，胆红素超出正常值，提示重症化反向，可迅速向肝衰竭发展。

［常考考点］慢性肝炎的病情分度。

（三）重型肝炎

重型肝炎（肝衰竭）病因及诱因复杂，包括重叠感染（如乙型肝炎重叠其他肝炎病毒感染）、机体免疫状况、妊娠、HBV 前 C 区突变、过度疲劳、精神刺激、饮酒、应用肝损伤药物、合并细菌感染、有其他合并症（如甲状腺功能亢进症、糖尿病）等。表现为一系列肝衰竭综合征：极度乏力，严重消化道症状，神经、精神症状（嗜睡、性格改变、烦躁不安、昏迷等），有明显出血现象，凝血酶原时间显著延长（常用国际标准化比值 INR > 1.5）及凝血酶原活动度（PTA）< 40%。黄疸进行性加深，胆红素上升大于正常值的 10 倍，可出现中毒性鼓肠、肝臭、肝肾综合征等，可见扑翼样震颤及病理反射，肝浊音界进行性缩小，胆酶分离，血氨升高等。

1. 急性重型肝炎（急性肝衰竭，acute liver failure，ALF）　又称暴发型肝炎（fulminant hepatitis），特征是起病急，发病 2 周内出现以 Ⅱ 度以上肝性脑病为特征的肝衰竭综合征。发病多有诱因。本型病死率高，病程不超过 3 周。

2. 亚急性肝衰竭　起病较急，2 ～ 26 周出现以下表现者：①极度乏力，有明显的消化道症状；②黄疸迅速加深，血清 TBil > 10×ULN 或每日上升 ≥ 17.1μmol/L；③伴或不伴肝性脑病；④有出血表现，PTA ≤ 40%（或 INR ≥ 1.5）并排除其他原因者。

3. 慢加急性（亚急性）重型肝炎［慢加急性（亚急性）肝衰竭，acute-on-chronic liver failure，ACLF］　是在慢性肝病基础上出现的急性或亚急性肝功能失代偿。

4. 慢性重型肝炎（慢性肝衰竭，chronic liver failure，CLF）　是在肝硬化基础上，肝功能进行性减退导致的以腹水或门脉高压、凝血功能障碍和肝性脑病等为主要表现的慢性肝功能失代偿。

根据病情的严重程度，各种类型的重型肝炎（肝衰竭）可分为早、中、晚三期。

（1）早期：患者有重型肝炎的表现，如严重乏力及消化道症状，黄疸迅速加深。血清胆红素大于正常值上限 10 倍或每日上升 ≥ 17.1μmol/L，30% < PTA ≤ 40%，或经病理学证实。但未发生明显的脑病，亦未出现腹水。

（2）中期：有 Ⅱ 度肝性脑病和（或）明显腹水或出血倾向（出血点或瘀斑），20% < PTA ≤ 30%。

（3）晚期：有难治性并发症如肝肾综合征、消化道大出血、严重出血倾向（注射部位瘀斑等）、严重感染、难以纠正的电解质紊乱或 Ⅲ 度以上肝性脑病、脑水肿，PTA ≤ 20%。

[常考考点] 重型肝炎的分型及分期。

（四）淤胆型肝炎

以肝内胆汁淤积为主要表现的一种特殊类型。起病类似急性黄疸型肝炎，但自觉症状常较轻，皮肤瘙痒，大便灰白，常有明显肝脏肿大，肝功能检查血清胆红素明显升高，以直接胆红素为主，PTA > 60% 或应用维生素 K 肌内注射后 1 周可升至 60% 以上，血清胆汁酸、γ- 谷氨酰转肽酶、碱性磷酸酶、胆固醇可明显升高，黄疸常持续 3 周以上，并除外其他原因引起的肝内外梗阻性黄疸者，可诊断为急性淤胆型肝炎。在慢性肝炎或肝硬化基础上发生前述临床表现者，可诊断为慢性淤胆型肝炎，预后差。

（五）肝炎肝硬化

早期肝硬化临床上常无特异性表现，很难确诊，须依靠病理诊断，B 超、CT 或 MRI 及腹腔镜等检查有辅助诊断意义。

凡慢性肝炎患者具有肯定的门静脉高压证据（如腹壁及食管静脉曲张、腹水），影像学检查肝脏缩小、脾脏增大、门静脉增宽，且除外其他引起门静脉高压原因者，均可诊断为肝炎肝硬化。

1. 肝炎肝纤维化　主要根据组织病理学检查结果诊断，B 超检查结果可供参考。肝纤维化的瞬时弹性扫描及血清学指标如透明质酸（HA）、Ⅲ 型前胶原（PC-Ⅲ）、Ⅳ 型胶原（Ⅳ-C）、层连蛋白（LN）等指标与肝纤维化有一定相关性，但不能代表肝组织纤维沉积的量，更不能代替肝穿刺活组织学检查。

2. 肝炎肝硬化　是慢性肝炎的发展结果，肝组织病理学表现为弥漫性肝纤维化及假小叶形成。

（1）代偿性肝硬化：指早期肝硬化，一般属 Child-Pugh A 级。虽可有轻度乏力、食欲减退或腹胀症状，但无明显肝功能衰竭表现。血清白蛋白降低，但仍 ≥ 35g/L，胆红素 ≤ 35μmol/L，PTA > 60%。血清 ALT 和 AST 轻度升高，AST 可高于 ALT，γ- 谷氨酰转肽酶可轻度升高。可有门脉高压症，如轻度食管静脉曲张，但无腹水、肝性脑病或上消化道出血。

（2）失代偿性肝硬化：指中晚期肝硬化，一般属 Child-Pugh B、C 级。有明显肝功能异常及失代偿征象，如血清白蛋白 < 35g/L，A/G < 1.0，黄疸明显，胆红素 > 35μmol/L，ALT 和 AST 升高，凝血酶原活动度 < 60%。患者可出现腹水、肝性脑病及门脉高压引起的食管、胃底静脉明显曲张或破裂出血。

根据肝脏炎症活动情况，可将肝硬化分为：①活动性肝硬化：慢性肝炎的临床表现依然存在，特别是 ALT 明显升高，黄疸，白蛋白水平下降，肝质地变硬，脾进行性增大，并伴有门脉高压症。②静止性肝硬化：无明显肝脏炎症活动的表现，肝质地硬，脾大，伴有门脉高压症，血清白蛋白水平低。

肝硬化的影像学表现：B 超检查可见肝脏缩小，肝表面明显凹凸不平，呈锯齿状或波浪状，肝边缘变钝，肝实质回声不均、增强，呈结节状，门静脉和脾静脉内径增宽，肝静脉变细、扭曲，粗细不均，腹腔内可见液性暗区。

（六）隐匿性慢性乙型肝炎

血清 HBsAg 阴性，但血清和（或）肝组织中 HBV DNA 阳性，并可有慢性肝炎的临床表现。除 HBV DNA 阳性外，患者可有血清抗 -HBs、抗 -HBe 和（或）抗 -HBc 阳性，但约 20% 隐匿性慢性乙型肝炎患者的血清学标志均为阴性。诊断需排除其他病毒及非病毒因素引起的肝损伤。

（七）HBV 携带者

1. 慢性 HBV 携带者　多为处于免疫耐受期的慢性 HBV 感染者。血清 HBsAg 和 HBV DNA 阳性，HBeAg 或抗 -HBe 阳性，1 年内连续随访 3 次以上，血清 ALT 和 AST 均在正常范围，肝组织学检查无明显异常。

2. 非活动性 HBsAg 携带者　血清 HBsAg 阳性、HBeAg 阴性、抗 -HBe 阳性或阴性，HBV DNA（PCR）低于最低检测限，1 年内连续随访 3 次以上，ALT 均在正常范围，肝组织学检查病变轻微。

要点五　实验室检查与其他检查

（一）血常规

急性肝炎早期血白细胞正常或略高，黄疸期至恢复期白细胞正常或略低。急性重型肝炎白细胞和多个核细胞均可增加。慢性重型肝炎、肝炎肝硬化、脾大及脾功能亢进时可有不同程度的血小板、白细胞及红细胞减少。

（二）尿常规

出现黄疸的患者尿胆素及尿胆原常阳性，且有助于黄疸的鉴别。

（三）肝功能

1. 血清转氨酶 临床用于肝病诊断的转氨酶主要有两种，一是丙氨酸氨基转移酶（ALT），另一种是天门冬氨酸氨基转移酶（AST）。AST 存在于体内多种组织（如肝脏、心肌、骨骼肌、肾脏等）细胞中，心肌细胞含量最高，其次为肝细胞。这些组织受到损伤，大量的转氨酶逸出进入血液，引起血清转氨酶升高。在肝细胞中，ALT 主要存在于肝细胞浆中，易于释出，而 AST 在胞浆中仅占 20%，80% 存在于肝细胞线粒体内，因此在急性肝炎时 ALT 常常高于 AST。

肝病时转氨酶测定实际上是反映肝细胞损伤情况，且较敏感，ALT 为目前诊断肝炎最有价值的酶活力测定。急性肝炎在潜伏期末 ALT 即有升高，出现临床症状后即明显升高，于病程的 4 ～ 6 周可降至正常。如病程超过 3 个月转氨酶仍高，常提示有慢性化倾向。慢性肝炎、肝硬化时转氨酶的升高幅度常较急性肝炎低。ALT 升高幅度不能区别急性肝炎与重型肝炎。ALT 半寿期较短，当重型肝炎肝细胞大量坏死时，随着病程的延长，ALT 从高水平逐渐下降，与之相反，血清胆红素却不断上升，因而在病程的某一时期形成特有的"酶胆分离"现象。按病程估计，此现象于肝细胞大量坏死 10 日后较显著。AST/ALT 比值正常为 0.6 左右，急性肝炎时多 < 1，重型肝炎时由于线粒体损害严重，AST 大量逸出，使 AST/ALT > 1，提示病情危重。

［常考考点］转氨酶（ALT 和 AST）测定能反映肝细胞损伤情况，且较敏感。ALT 为目前诊断肝炎最有价值的酶活力测定。

2. 血清胆红素（Bil） 肝脏可产生和排泌胆汁，肝细胞损伤时，胆汁可进入血液，引起血清胆红素升高。因此，肝脏疾患如血清胆红素明显升高常表示肝脏损伤严重或有胆汁淤积。如急性肝炎患者胆红素长期持续异常则有慢性化可能，如胆红素在短期内剧增则提示病情恶化。

3. 蛋白质 白蛋白由肝脏产生，如肝脏损伤严重（中度、重度慢性肝炎，重型肝炎，肝硬化等）则白蛋白常减少，球蛋白常增加，A/G 比值下降或倒置。

4. 凝血酶原时间（PT）和凝血酶原活动度（PTA） 肝脏为多种凝血因子合成的场所，如果肝实质广泛而严重损伤时，凝血因子缺乏，PT 明显延长，PTA 下降。PTA ≤ 40% 为肝细胞大量坏死的肯定界限，为重型肝炎诊断及判断预后的重要指标，如 PTA < 20% 则预后不良。现有采用国际标准化比值（international normal ratio，INR）表示此指标，INR 升高与 PTA 下降意义相同，INR > 1.2 为异常。

［常考考点］PTA ≤ 40% 为肝细胞大量坏死的肯定界限，为重型肝炎诊断及判断预后的重要指标。

5. 血胆固醇（Ch） 血中的胆固醇 60% ～ 80% 来自肝脏，严重肝损伤时，肝脏合成胆固醇减少，故而血胆固醇明显减少常提示肝病病情严重。淤胆型肝炎、胆道梗阻时胆固醇常有升高。

6. 转肽酶（γ-GT，GGT） 此酶灵敏度高，特异性差。肝炎时常增高，持续增高者提示可能迁延不愈；在慢性肝炎中 γ-GT 上升幅度与病情严重程度有一定关系；淤胆型肝炎时常明显升高；肝癌、阻塞性黄疸、心肌梗死、胰腺炎、酗酒等患者也可增高或明显增高。

7. 碱性磷酸酶（ALP/AKP） 骨骼疾患及肝胆疾患如淤胆型肝炎、肝内胆汁淤积及肝外阻塞性黄疸者可明显增高。肝细胞性黄疸时仅轻度增高。生长发育期儿童亦明显增高。

8. 甲胎蛋白（AFP） 是胚胎期肝细胞和卵黄囊产生的一种蛋白，出生后 1 周即消失，当肝细胞癌变后又可获得合成此蛋白的能力（称返祖现象）。孕妇、新生儿、部分睾丸或卵巢胚胎性癌及部分慢性肝损伤、肝硬化患者可轻度升高。AFP 明显升高或进行性升高提示有肝细胞癌（HCC）发生。重型肝炎有大量肝细胞坏死后的肝细胞再生，AFP 也常升高，则与预后相关。临床上应注意观察 AFP 升高的幅度、持续时间、动态变化、与转氨酶的关系，并需结合患者临床表现、影像学检查结果等进行综合分析。

（四）病原学检查

1. HAV

（1）抗 –HAV IgM：是新近感染的证据，出现较早，一般在病后 1 周黄疸出现时即可测出，2 周时达高峰，1 ～ 2 个月滴度开始下降，3 ～ 6 个月转阴，为甲型肝炎早期诊断最常用而简便的可靠指标。

（2）抗 –HAV IgG：在急性肝炎后期和恢复早期出现（IgM 开始下降时），于 2～3 个月达到高峰可在体内长期存在。如恢复期抗体滴度比急性期增高 4 倍以上有诊断意义，常用于测定人群免疫水平。

（3）其他检测：潜伏末期及急性初期患者粪便标本中的 HAV RNA、HAAg、HAV 颗粒等，阳性可确诊为 HAV 感染。一般不用于临床，主要用于研究。

2. HBV

（1）血清 HBV 标志物检测：HBV 的抗原复杂，其外壳中有表面抗原，核心成分中有核心抗原和 e 抗原，感染后可诱发机体产生相应的抗体。

①HBsAg：是感染 HBV 后最早出现的血清学标志，感染后 2 周血清中开始出现，而后出现 ALT 升高及症状、体征等。HBsAg 是 HBV 现症感染指标之一，可见于急性乙型肝炎潜伏期、急性期患者以及各种慢性 HBV 感染者（慢性 HBV 携带者、非活动性慢性 HBsAg 携带者、慢性乙型肝炎患者和与 HBV 感染相关的肝硬化及肝癌患者）。

②抗 –HBs：是感染 HBV 后机体产生的唯一保护性抗体，对 HBV 具有中和作用。一般在 HBsAg 消失后隔一段时间才出现，这段时间称为空窗期，此时 HBsAg 及抗 –HBs 均阴性。抗 –HBs 阳性一般是 HBV 感染恢复的标志，见于乙肝恢复期、HBV 既往感染者和乙肝疫苗接种后。

③HBcAg：HBcAg 为 HBV 核心蛋白的组成部分，血液中一般无游离的 HBcAg。只有用去垢剂处理 Dane 颗粒后，方可释放出 HBcAg，所以临床上一般不检测 HBcAg。如血清 HBcAg 阳性表示血液内含有 HBV，患者传染性强，HBV 复制活跃。

④抗 –HBc：此为 HBcAg 刺激机体产生的，为感染 HBV 后最早出现的抗体，属非中和性抗体，可持续存在多年。故抗 –HBc 是 HBV 感染的标志，可能为现症感染或既往感染。抗 –HBc 包括抗 –HBc IgM 和抗 –HBc IgG。感染 HBV 后先是抗 –HBc IgM 阳性（6 个月内），随后出现抗 –HBc IgG。高滴度的抗 –HBc IgM 阳性或抗 –HBc IgM 阳性而抗 –HBc IgG 阴性为 HBV 急性或近期感染的标志。在部分慢性乙型肝炎、肝硬化、肝癌、慢性 HBV 携带者中抗 –HBc IgM 也可出现低滴度阳性，而抗 –HBc IgG 高滴度阳性，表示体内有 HBV 复制且传染性强。

⑤HBeAg 和抗 –HBe：感染 HBV 后，HBeAg 可与 HBsAg 同时或稍后出现于血清中，其消失则稍早于 HBsAg。HBeAg 与 HBV DNA 有着良好的相关性，是病毒复制活跃、传染性强的标志。急性乙型肝炎患者若 HBeAg 持续阳性 10 周以上，可能转为慢性感染。抗 –HBe 的出现预示着病毒复制减少或终止，传染性减弱。HBeAg 消失前 / 后出现抗 –HBe，这一时期称为（e 抗原）血清转换期，其标志是 HBV 感染者 HBeAg 和抗 –HBe 同时阳性或同时阴性。HBV 前 C 区变异的慢性乙型肝炎患者 HBeAg 阴性，抗 –HBe 阳性或阴性，但 HBV DNA 阳性。

（2）HBV DNA：常采用 PCR 检测，是 HBV 存在和复制最可靠的直接证据，反映病毒复制程度及传染性强弱，也常用来监测抗病毒药物的疗效。

3. HCV

（1）抗 –HCV：抗 –HCV 阳性可诊断为 HCV 感染。一般认为抗 –HCV 是感染的标志（包括既往感染和现症感染）。抗 –HCV IgM 阳性更多见于现症感染者。抗 –HCV 在 HCV 感染后 4～6 周或更久出现，慢性患者抗 –HCV 可持续阳性。

（2）HCV RNA：HCV RNA 的出现较抗 –HCV 早，阳性表示体内有 HCV 复制，有传染性，可用于 HCV 感染的早期诊断及疗效评估。HCV 的基因分型检测对流行病学研究及指导慢性丙型肝炎治疗有重要意义。

4. HDV

（1）HDAg：感染 HDV 后 HDAg 较早在血清中出现，且持续时间短（1～2 周）。HDAg 阳性是急性 HDV 感染的直接证据。

（2）抗 –HDV：抗 –HDV IgM 阳性是 HDV 现症感染的标志。急性 HDV 感染者抗 –HDV IgM 一过性升高；慢性 HDV 感染者抗 –HDV IgM 升高多为持续性，并有高滴度的抗 –HDV IgG 阳性。持续性高滴度抗 –HDV 或抗 –HDV IgG 是慢性 HDV 感染的证据。

（3）HDV RNA：血清或肝组织中 HDV RNA 是 HDV 现症感染的直接证据，急性 HDV 感染一过性阳性，慢性 HDV 感染则持续阳性。

5. HEV

（1）抗 –HEV：发病 1～2 周后抗 –HEV 转阳性，3～5 周后达高峰，然后逐渐下降。<u>抗 –HEV 转阳性或滴度由低到高，或抗 –HEV 滴度＞ 1：20，或抗 –HEV IgM 阳性对急性戊型肝炎有诊断意义。</u>

（2）其他：血清和（或）粪便 HEAg 或 HEV RNA 阳性或粪便标本中找到 HEV 颗粒可明确诊断。

（五）肝穿刺活组织学检查

肝活检对病毒性肝炎的诊断和分型十分重要，可依据一般的病理形态进行诊断及鉴别诊断，了解炎症活动度及纤维化分期，估计预后，随访其演变及评估疗效。近年来应用电镜、免疫电镜、免疫组化、核酸分子杂交等技术，可进一步研究发病机制、确定病因、确定病毒复制状态及指导治疗。

（六）影像学检查

1. 超声波检查　急性肝炎时行此检查的目的是排除肝脏的其他病变，如肝占位性病变、梗阻性病变等。B 型超声检查对肝硬化、肝大块坏死、肝癌、脂肪肝等有一定的诊断意义。

2. 电子计算机断层扫描（CT）及磁共振成像（MRI）检查　对出血坏死、脂肪变化及鉴别肝占位性病变优于超声检查。

［常考考点］各型肝炎的病原学检测结果。

要点六　诊断与鉴别诊断

（一）诊断

1. 急性肝炎　起病较急，常有畏寒、发热、乏力、食欲缺乏、恶心、呕吐等急性感染症状。肝大，质偏软，ALT 显著升高。黄疸型肝炎血清胆红素正常或＞ 17.1μmol/L，尿胆红素阳性。黄疸型肝炎可有黄疸前期、黄疸期、恢复期三期经过，病程不超过 6 个月。

2. 慢性肝炎　病程超过半年或发病日期不明确而有慢性肝炎症状、体征、实验室检查改变者。常有乏力、厌油、肝区不适等症状，可有肝病面容、肝掌、蜘蛛痣、胸前毛细血管扩张、肝大质偏硬、脾大等体征。根据病情轻重及实验室指标改变等可综合评定为轻、中、重三度。

3. 重型肝炎（肝衰竭）　主要有肝衰竭综合征表现。急性黄疸型肝炎病情迅速恶化，2 周内出现 Ⅱ 度以上肝性脑病或其他重型肝炎表现者，为急性肝衰竭；15 天至 26 周出现上述表现者为亚急性肝衰竭；在慢性肝病基础上出现的急性肝功能失代偿为慢加急性（亚急性）肝衰竭。在肝硬化基础上出现的重型肝炎为慢性肝衰竭。

4. 淤胆型肝炎　起病类似急性黄疸型肝炎，黄疸持续时间长，症状轻，有肝内梗阻的表现。

5. 肝炎肝硬化　多有慢性肝炎病史。有乏力、腹胀、尿少、肝掌、蜘蛛痣、脾大、腹水、双下肢水肿、胃底 – 食管下段静脉曲张、白蛋白下降、A/G 倒置等肝功能受损和门脉高压表现。

（二）鉴别诊断

1. 各型病毒性肝炎之间的鉴别　主要根据流行病学、临床表现（甲、戊型肝炎为急性，黄疸型较多见；乙、丙、丁型肝炎可演变为慢性，无黄疸型多见）及实验室检查进行鉴别。确诊有赖于病原学检查结果。

2. 传染性单核细胞增多症　系 EB 病毒感染，可有肝脾大、黄疸、肝功能异常。但消化道症状轻，常有咽炎、淋巴结肿大、血白细胞增多、异常淋巴细胞 10% 以上、嗜异凝集反应阳性、抗 EB 病毒抗体 IgM 早期阳性（4～8 周）等。

3. 药物性或中毒性肝炎　有服用损害肝脏药物或接触有毒物质史，病毒性肝炎病原学检查常阴性。

4. 酒精性肝炎　有长期嗜酒史，病毒性肝炎病原学检查常阴性。

5. 非酒精性脂肪性肝炎（NASH）　患者形体肥胖，体重指数常超标，血生化检查甘油三酯多增高，B 超检查有相应改变，病毒性肝炎病原学检查常阴性。

6. 自身免疫性肝病　主要有自身免疫性肝炎（autoimmune hepatitis，AIH）、原发性胆汁性胆管炎（primary biliary cirrhosis，PBC）、原发性硬化性胆管炎（primary sclerosing cholangitis，PSC）及自身免疫性胆管炎（autoimmune cholangitis，AIC）等。常有肝脏炎性损害或胆汁淤积的表现，血清 IgG 或 γ

球蛋白明显升高，相应的自身抗体阳性，而病毒性肝炎病原学检查常阴性。

要点七　治疗

病毒性肝炎临床类型复杂，表现多样，治疗要根据不同的病原、临床类型及组织学改变区别对待。

（一）急性肝炎

1. 休息　早期应住院卧床休息，症状和黄疸消退后可起床活动，并随着病情的好转逐渐增加活动量，一般以不感到疲劳为度。

2. 饮食　应进食易消化、富含维生素的清淡饮食。如果食欲明显下降且有呕吐者，可静脉注射10%～20%葡萄糖注射液和维生素C等。避免其他对肝脏不利的因素，避免使用肝毒性药物，禁止饮酒。

3. 药物治疗　恶心呕吐者可予以胃动力药；黄疸持续不退者可考虑中医中药治疗，或用门冬氨酸钾镁溶液等。保肝药物种类繁多，可酌情选用1～2种，不可滥用，以防加重肝脏负担。

急性病毒性肝炎多为自限性，一般不需抗病毒治疗。但急性丙型肝炎若发现HCV RNA阳性，尽快开始抗病毒治疗可治愈。

（二）慢性肝炎

慢性病毒性肝炎的治疗应根据患者的具体情况采用综合性治疗方案，主要包括一般及对症治疗、抗病毒、免疫调节、保肝、抗肝纤维化等治疗措施。<u>抗病毒治疗是慢性乙型肝炎和丙型肝炎的关键治疗</u>，只要有适应证，且条件允许，就应进行规范的抗病毒治疗。

1. 休息　应适当休息。病情活动时应卧床休息；病情稳定时应注意锻炼身体，以活动后不感到疲乏为度。

2. 饮食　宜进蛋白质及维生素含量丰富的饮食，以维持平衡为宜，防止发生脂肪肝、糖尿病等。忌酒。

3. 抗病毒治疗　目的是清除或持续抑制体内的肝炎病毒，减轻肝细胞炎症坏死及肝纤维化，延缓和阻止疾病进展，减缓和防止肝脏失代偿、肝硬化、HCC及其并发症的发生，从而改善生活质量和延长存活时间。

（1）慢性乙型肝炎：<u>抗病毒治疗的适应证</u>：血清HBV DNA阳性的慢性HBV感染者，若其ALT持续异常（＞ULN）且排除其他原因导致的ALT升高，均应考虑开始抗病毒治疗；存在肝硬化的客观依据，不论ALT和HBeAg状态，只要可检测到HBV DNA，均建议进行积极的抗病毒治疗；对于失代偿期肝硬化者，若HBV DNA检测不到，但HBsAg阳性，建议行抗病毒治疗。

血清HBV DNA阳性、ALT正常的患者，如有以下情形之一，则疾病进展风险较大，建议行抗病毒治疗：①肝组织学存在明显的肝脏炎症（G≥2）或纤维化（S≥2）；②ALT持续正常（每3个月检查1次，持续12个月），但有肝硬化或肝癌家族史且年龄＞30岁；③ALT持续正常（每3个月检查1次，持续12个月），无肝硬化或肝癌家族史，但年龄＞30岁，建议行肝纤维化无创诊断技术检查或肝组织学检查，发现存在明显肝脏炎症或纤维化；④ALT持续正常（每3个月检查1次，持续12个月），有HBV相关的肝外表现（肾小球肾炎、血管炎、结节性多动脉炎、周围神经病变等）。

目前常用的抗HBV药物有两大类：<u>核苷酸类似物（NAs）、干扰素（IFN）。</u>

<u>HBeAg阳性慢性感染者采用恩替卡韦、TDF或TAF治疗</u>：治疗1年若HBV DNA低于检测下限、ALT复常和HBeAg血清学转换后，再巩固治疗至少3年（每隔6个月复查1次）仍保持不变，可考虑停药，延长疗程可减少复发。

<u>HBeAg阳性CHB患者采用Peg-IFN-α抗病毒治疗</u>：治疗24周时，若HBV DNA下降＜2lg IU/mL且HBsAg定量＞20000IU/mL，建议停用Peg-IFN-α治疗，改为NAs治疗。有效患者治疗疗程为48周，可以根据病情需要延长疗程，但不宜超过96周。

<u>HBeAg阴性慢性感染者采用恩替卡韦、TDF或TAF治疗</u>：<u>建议HBsAg消失且HBV DNA检测不到后停药随访。</u>

<u>HBeAg阴性CHB患者采用Peg-IFN-α抗病毒治疗</u>：治疗12周时，若HBV DNA下降＜2lg IU/

mL，或 HBsAg 定量下降＜ 1lg IU/mL，建议停用 Peg-IFN-α 治疗，改为 NAs 治疗。有效患者治疗疗程为 48 周，可以根据病情需要延长疗程，但不宜超过 96 周。

对于代偿期乙型肝炎肝硬化患者，推荐采用恩替卡韦、TDF 或 TAF 进行长期抗病毒治疗，或采用 Peg-IFN-α 治疗，但需密切监测相关不良反应。

对于失代偿期乙型肝炎硬化患者，推荐采用恩替卡韦或 TDF 长期治疗，禁用 IFN 治疗，若必要可以应用 TAF 治疗。

Peg-IFN-α 治疗的禁忌证：①绝对禁忌证：妊娠或短期内有妊娠计划、精神病史（具有精神分裂症或严重抑郁症等病史）、未能控制的癫痫、失代偿期肝硬化、未控制的自身免疫病、严重感染、视网膜疾病、心力衰竭、慢性阻塞性肺疾病等基础疾病。②相对禁忌证：甲状腺疾病，既往抑郁症史，未控制的糖尿病、高血压、心脏病。

（2）丙型肝炎：所有慢性丙型肝炎患者即使血清 ALT 正常或轻度升高，HCV RNA 阳性者均应考虑抗病毒治疗，HCV RNA 阳性的急性丙型肝炎一经确诊也应开始抗病毒治疗，以防转为慢性。在临床具体应用时，还应考虑患者肝组织损伤程度、有无肝功能失代偿、产生应答的可能性、有无合并症存在、潜在的严重不良反应等因素的影响。

①干扰素 + 利巴韦林（PR）：PR 治疗的适应证：在 DAA 上市之前，PR 方案是我国 HBV 感染者接受抗病毒治疗的主要方案，可应用于所有基因型 HBV 现症感染，同时无治疗禁忌证的患者。

②首选泛基因型 DAA 方案：自从首个泛基因型直接抗病毒药物（DAA）——索磷布韦 / 维帕他韦在 2018 年 5 月 23 日上市以来，我国在丙型肝炎治疗领域也紧随国际步伐迈入了泛基因治疗时代。结合国内外的循证医学证据，最新发布的中国指南将泛基因型 DAA 作为治疗丙肝的首选方案。

临床常用泛基因型直接抗病毒药物

类别	药品	规格	使用剂量
NS5A 抑制剂	达拉他韦	30mg 或 60mg，片剂	1 片，每日 1 次（早上服用）
NS5B 聚合酶核苷类似物抑制剂	索磷布韦	400mg，片剂	1 片，每日 1 次（早上服用）
NS5B 聚合酶核苷类似物抑制剂 / NS5A 抑制剂	索磷布韦 + 维帕他韦	400mg 索磷布韦和 100mg 维帕他韦，片剂	1 片，每日 1 次
NS3/4A 蛋白酶抑制剂 /NS5A 抑制剂	格卡瑞韦 + 哌仑他韦	100mg 格卡瑞韦和 40mg 哌仑他韦，片剂	3 片，每日 1 次（随食物服用）

4. 调节免疫疗法 对不能耐受或不愿接受 IFN 或核苷（酸）类药物治疗的慢性乙型肝炎患者，如有条件，可试用胸腺肽 α$_1$。

5. 抗肝纤维化治疗 抗病毒治疗是抗纤维化治疗的基础。γ 干扰素及中药冬虫夏草、丹参、桃仁等制剂有一定的抗肝纤维化作用。

（三）重型肝炎

目前的治疗原则是在密切观察病情、早期诊断的基础上，以支持和对症疗法为主，同时进行多环节阻断肝细胞坏死、促进肝细胞再生，积极防治各种并发症，必要时可采用人工肝支持系统，争取进行肝移植。

1. 一般治疗及支持治疗 患者应绝对卧床休息，进行重症监护，密切观察病情变化，控制蛋白质的摄入，减少肠道氨的来源，补足每日必需的热量、液体、维生素等，适当补充新鲜血浆、白蛋白、免疫球蛋白、富含支链氨基酸的多种氨基酸，纠正水、电解质及酸碱平衡紊乱等。酌情应用免疫调节剂胸腺肽 α$_1$ 等。禁用对肝、肾有害的药物。注意隔离，防止发生医院感染。

2. 病因治疗 由 HBV 引起的重型肝炎应及早给予核苷类似物抗病毒治疗，以减轻或阻止免疫病理损伤。不宜使用干扰素。

3. 促进肝细胞再生 常用的治疗措施有：①促肝细胞生长因子（HGF）。②前列腺素 E$_1$（PGE$_1$）。③

还原型谷胱甘肽等。

4. 抗内毒素血症　间歇应用广谱抗菌药物，抑制肠道菌内毒素释放；口服乳果糖等，促进肠道内毒素排泄。

5. 防治并发症　积极防治肝性脑病、脑水肿、上消化道出血、继发感染、肝肾综合征、代谢紊乱等并发症。

6. 人工肝支持系统和肝细胞移植　有条件者可采用人工肝支持系统以清除血中有毒物质，补充生物活性物质，降低胆红素，升高 PTA，可为晚期患者争取时间进行肝移植。肝细胞移植既是一种支持疗法，也可起到肝移植的桥梁作用。

7. 肝移植　可显著提高终末期肝病患者生存率。

［常考考点］乙肝和丙肝抗病毒治疗的适应证及常用药物。

要点八　预防

（一）管理传染源

病毒性肝炎属我国法定管理传染病种中的乙类传染病，发现后应及时做好疫情报告并隔离患者。急性甲型及戊型肝炎自发病之日起隔离 3 周。乙型及丙型肝炎隔离至病情稳定后可以出院。各型肝炎应分室住院治疗，对患者的分泌物、排泄物、血液以及污染的医疗器械、物品等均应进行消毒处理。对急性甲型或戊型肝炎患者的接触者可进行医学观察 45 日。肝功能异常或 HBsAg 阳性或抗 –HCV 阳性者不得献血、组织或器官。HBsAg 携带者不得献血，可照常工作和学习，但要定期随访，注意个人卫生、经期卫生以及行业卫生，防止血液及其他体液污染并感染他人；不共用食具、刮刀、修面用具、洗漱用品等。

对 HBV 感染育龄期及妊娠期妇女的管理：

1. 有生育要求的 CHB 患者，若有治疗适应证，应尽量在孕前应用 IFN 或 NAs 治疗。如意外怀孕，应用 IFN–α 者应终止妊娠；应用 NAs 者，应选择替诺福韦（TDF）或替比夫定（LdT）抗病毒治疗。

2. 妊娠中、后期如果患者 HBV DNA 载量 $> 2 \times 10^6 IU/mL$，在与患者充分沟通、知情同意的基础上，于妊娠 24 ～ 28 周开始予 TDF、LdT 抗病毒治疗，产后停药，可母乳喂养。应用 TDF 时，母乳喂养不是禁忌证。

3. 男性育龄期患者应用 IFN–α 治疗应在停药后 6 个月方可生育，应用 NAs 治疗对生育的影响及传播意义尚无证据表明利弊。

（二）切断传播途径

提高个人卫生水平，加强饮食卫生管理、水源保护、环境卫生管理以及粪便无害化处理。加强托幼机构、各服务业卫生管理。

各级医疗卫生单位应加强消毒及防护措施。各种医疗及预防注射应实行一人一针一管，各种医疗器械及用具应实行一人一用一消毒（如针灸针、手术器械、探针、各种内镜以及口腔科钻头等），尤其应严格对带血污染物的消毒处理。对血液透析病房应加强卫生管理。

（三）保护易感人群

1. 甲型肝炎　甲肝减毒活疫苗或灭活疫苗均有较好的预防效果，高危易感人群应接种；人血丙种球蛋白及甲肝疫苗于 HAV 暴露后 2 周内注射均有一定程度的保护作用。

2. 乙型肝炎

（1）乙肝免疫球蛋白（HBIG）：主要用于阻断 HBV 的母婴传播及意外暴露的被动免疫，应在出生后或暴露后的 24 小时内（时间越早越好）注射。

（2）乙型肝炎疫苗：主要用于新生儿和高危人群的乙肝预防。对 HBsAg 阳性产妇所生婴儿，与乙肝免疫球蛋白联合使用可提高保护率。

［常考考点］甲肝减毒活疫苗或灭活疫苗、乙肝免疫球蛋白及乙型肝炎疫苗的适用人群。

【例题实战模拟】

A1 型题

1. Dane 颗粒是

    A. 丁型肝炎病毒　　　　　　　　B. 乙型肝炎病毒　　　　　　　　C. 甲型肝炎病毒

    D. 戊型肝炎病毒　　　　　　　　E. 丙型肝炎病毒

2. 下列属于甲型肝炎病毒特点的是

    A. 脱氧核糖核酸（DNA）病毒　　　　　　B. 黑猩猩和绒猴易感，但不能传代

    C. 甲型肝炎病毒感染后易成慢性携带者　　D. 在细胞培养中 HAV 引起细胞病变

    E. 只有一个血清型和一个抗原抗体系统

3. 甲型肝炎病程中，传染性最强的阶段是

    A. 潜伏期　　　B. 黄疸前期　　　C. 黄疸期　　　D. 恢复期　　　E. 慢性期

4. 下列乙肝病毒标记物中反映 HBV 有活动性复制和传染性的是

    A. 表面抗原（HBsAg）　　　B. 表面抗体（抗 –HBs）　　　C. e 抗原（HBeAg）

    D. e 抗体（抗 –HBe）　　　E. 核心抗体（抗 –HBc）

5. 对乙肝病毒感染具有保护作用的是

    A. 抗 –HBe　　　B. 抗 –HBs　　　C. DNA 聚合酶　　　D. 抗核抗体　　　E. 抗 –HBc

6. 血清中常规检查检测不到的 HBV 标志物是

    A. HBsAg　　　B. HBeAg　　　C. HBcAg　　　D. 抗 –HBe　　　E. 抗 –HBc

7. 下列关于急性甲型肝炎的治疗，最主要的是

    A. 休息　　　B. 保肝　　　C. 降酶　　　D. 抗病毒　　　E. 调节免疫

8. 下列指标对诊断重型病毒性肝炎最有意义的是

    A. 血清胆红素明显升高　　　B. 酶胆分离　　　C. 凝血酶原活动度明显降低

    D. A/G 比值倒置　　　E. 血清转肽酶活性明显升高

9. 有明显出血倾向的肝炎是

    A. 急性黄疸型肝炎　　　B. 急性无黄疸型肝炎　　　C. 淤胆型肝炎　　　D. 重型肝炎　　　E. 慢性肝炎

10. 甲型肝炎最有效的预防措施是

    A. 隔离患者　　　　　　　　B. 搞好"三管一灭"　　　　　　　　C. 注射甲肝疫苗

    D. 注射丙种球蛋白　　　　　E. 流行期间服用板蓝根

11. 下列有关重型肝炎的描述，正确的是

    A. 重型肝炎的病死率一般不高

    B. 急性重型肝炎的病程一般不超过 14 天

    C. 急性重型肝炎和亚急性重型肝炎的主要区别是后者肝性脑病出现较早

    D. 慢性重型肝炎是指重型肝炎的病程超过 24 周

    E. 在我国以 HBV 感染所致重型肝炎最常见

12. 下列有关丙型肝炎的叙述，正确的是

    A. 丙型肝炎病毒只能通过输血传播

    B. 抗 –HCV 属于保护性抗体

    C. 丙型肝炎黄疸发生率较高

    D. 丙型肝炎极易演变为慢性

    E. 急性丙型肝炎的治疗不应使用干扰素

13. 对病毒性肝炎的临床分型最有意义的依据是

    A. 病程的长短　　　B. 病情的轻重　　　C. 血清转氨酶检查　　　D. 病原学检查　　　E. 肝穿刺

14. 下列有关肝炎病毒血清学标志物的描述，不正确的是

    A. 慢性 HBV 感染抗 –HBc IgM 也可阳性　　　B. 抗 –HAV IgM 阳性可诊断为急性 HAV 感染

　　C. HBsAg 阳性表明患者有传染性　　　　　　D. 抗 –HCV 阳性为 HCV 既往感染

　　E. 抗 –HBs 是保护性抗体

15. 诊断病毒性肝炎最可靠的根据是

　　A. 发病季节　　　B. 起病方式　　　C. 症状及体征　　　D. 接触史　　　E. 病原学及肝功检查

16. 预防 HBeAg 阳性母亲所生的新生儿 HBV 感染最有效的措施是

　　A. 丙种球蛋白　　　B. 高效价乙肝免疫球蛋白　　　C. 乙肝疫苗

　　D. 高效价乙肝免疫球蛋白 + 乙肝疫苗　　　E. 乙肝疫苗 + 丙种球蛋白

A2 型题

17. 患者，男，20 岁。一次体检中发现 HBsAg 阳性，当时无症状及体征，肝功正常。次年 5 月，因突然乏力、恶心、厌食、尿黄而入院。化验：ALT 500U/L，血清总胆红素 85μmol/L，抗 –HAV IgM（＋）。该患者诊断为

　　A. 乙型肝炎，慢性迁延型，既往感染过甲型肝炎

　　B. 乙型肝炎，慢性活动型，既往感染过甲型肝炎

　　C. 急性甲型黄疸型肝炎，乙型肝炎病毒携带者

　　D. 急性乙型肝炎合并甲型肝炎

　　E. 急性黄疸型肝炎，甲、乙型肝炎病毒混合感染

【参考答案】

1.B　2.E　3.B　4.E　5.B　6.C　7.A　8.C　9.D　10.C　11.E　12.D　13.E　14.D　15.E

16.D　17.C

细目二　流行性感冒

【考点突破攻略】

　　流行性感冒（influenza）简称流感，是由流感病毒引起的急性呼吸道传染病，主要通过飞沫传播，潜伏期短，传染性强，传播迅速。主要临床特点为起病急，高热、头痛、乏力、全身酸痛和轻微的呼吸道症状。已多次引起世界范围的大流行，造成数十亿人发病，数千万人死亡。

要点一　病原学

　　流感病毒属正黏病毒科，直径 80 ～ 120nm，呈球形或丝状，由核心和包膜组成。核心由分节段的单股负链 RNA、与其结合的核蛋白（nucleoprotein，NP）和 RNA 多聚酶组成，流感病毒核酸分节段的结构特点使其具有较高的基因重配频率，因而其抗原性容易发生变异，并导致新亚型病毒的出现。包膜分为两层，包膜内层为基质蛋白 1（matrix protein，M1），包膜外层主要来自宿主细胞的脂质双层膜，表面分布着两种刺突——血凝素（hemagglutinin，HA）和神经氨酸酶（neuraminidase，NA），成分为糖蛋白，具有亚型和株的特异性。此外，病毒包膜外层上还分布有基质蛋白 2（M2），数量少，属于离子通道蛋白，有助于病毒进入感染细胞。针对 HA 的抗体为中和抗体，可预防流感的传染，抗 NA 抗体能在一定程度上限制病毒的复制，但不能中和流感病毒。

　　根据病毒 NP 和 M1 抗原性的不同，流感病毒分为甲（A）、乙（B）和丙（C）三型，甲型流感病毒再根据 HA 和 NA 的抗原性不同分为若干亚型，HA 可分为 H1 ～ H18 亚型，NA 可分为 N1 ～ N11 亚型，人类流感主要与 H1、H2、H3 和 N1、N2 亚型有关。甲型流感病毒宿主广泛，易发生变异，曾多次引起世界性大流行；乙型流感病毒变异较少，通常只引起局部暴发；丙型流感病毒稳定，多为散发，主要侵犯婴幼儿和免疫力低下的人群；乙型、丙型相对较少，主要感染人类。

　　流感病毒容易发生变异，最常发生于甲型，主要形式有两种：①抗原漂移（antigen drift），变异幅度小，属于量变，不会引起流感的大规模流行，出现频率较高，且有逐渐积累效应。②抗原转换（antigen shift），变异幅度大，属于质变，形成新的病毒亚型，由于人群对抗原转换后出现的新亚型缺少

免疫力，往往会引起流感的全球性大流行，发生频率较低，且缓慢。

流感病毒不耐热，100℃ 1分钟或56℃ 30分钟灭活，对常用消毒剂（甲醛、过氧乙酸、含氯消毒剂等）、紫外线敏感，耐低温和干燥，真空干燥或 –20℃ 以下仍可存活。

［常考考点］流感病毒分为甲、乙、丙三型的依据是 NP 和 M1 抗原性的不同。

要点二 流行病学

1. 传染源 主要为流感患者和隐性感染者。潜伏期即有传染性，发病 3 日内传染性最强。动物可能为重要储存宿主和中间宿主。

2. 传播途径 经呼吸道 – 空气飞沫传播，也可通过直接接触或病毒污染物品间接接触传播。

3. 易感人群 普遍易感，感染后获得对同亚型病毒免疫力，但维持时间短，各型及亚型之间无交叉免疫。

4. 流行特征 流感病毒具较强的传染性，加之呼吸道飞沫传播，易引起流行和大流行。一般散发，多发于冬春季，我国北方每年流感活动高峰一般发生在当年 11 月底至次年的 2 月底，而南方除冬春季外，还有一个活动高峰（5 ~ 8 月份），大流行可发生于任何季节。根据世界上已发生的 4 次大流行情况分析，一般 10 ~ 15 年发生一次大流行。流感在流行病学上最显著的特点为：突然暴发，迅速蔓延，波及面广，具有一定的季节性，一般流行 6 ~ 8 周后会自然停止（世界性大流行通常有 2 ~ 3 个流行波），流感后人群获得一定的免疫力，流感于每次流行后，在人群中总要造成不同数量的死亡，死者多为年迈体衰、年幼体弱或合并有慢性疾病的患者。甲型流感常引起暴发流行，乙型流感呈局部流行或散发，亦可大流行，丙型以散发为主。

［常考考点］流感的传染源、传播途径、易感人群和流行特征。

要点三 发病机制与病理

1. 发病机制 流感病毒经呼吸道吸入后，通过血凝素与呼吸道表面纤毛柱状上皮细胞的唾液酸受体结合而进入细胞，在细胞内进行复制，引起上呼吸道症状，并在上皮细胞变性坏死后排出较多量的病毒，随呼吸道分泌物排出引起传播，上皮细胞变性、坏死、溶解或脱落后，产生炎症反应，从而产生发热、头痛、肌痛等全身症状。单纯流感病变主要损害呼吸道上部和中部黏膜，一般不破坏呼吸道基底膜，不引起病毒血症。若病毒不局限，侵袭全部呼吸道，可致流感病毒性肺炎，易继发细菌性肺炎，老年人、婴幼儿、慢性病患者及免疫力低下者较易发生。

2. 病理 单纯型流感病变主要发生在上、中呼吸道，表现为纤毛柱状上皮细胞的变性、坏死和脱落，黏膜充血、水肿和单核细胞浸润。流感病毒性肺炎的病理特征为肺充血、水肿，支气管黏膜坏死，气道内有血性分泌物，黏膜下层灶性出血，肺泡内含有渗出液，严重时有肺透明膜形成。

要点四 临床表现

潜伏期通常为 1 ~ 3 日，最短数小时。起病多急骤，主要以全身中毒症状为主，呼吸道症状轻微或不明显。发热通常持续 3 ~ 4 日。

1. 单纯型流感 最常见，骤起畏寒、发热，体温可达 39 ~ 40℃，头痛、全身酸痛、咽干、乏力及食欲减退等全身症状明显；咳嗽、流涕、鼻塞、咽痛等呼吸道症状较轻；少数患者有恶心、呕吐、腹泻、腹痛等消化道症状。

2. 肺炎型流感 较少见，可以由单纯型转为肺炎型，或直接表现为肺炎型，多发生在 2 岁以下的小儿、老人、孕妇或原有慢性基础疾病者。特点是在发病后 24 小时内出现高热、烦躁、呼吸困难、咳血痰和明显发绀，可进行性加重，应用抗菌药物无效，可因呼吸循环衰竭在 5 ~ 10 日内死亡。两肺可有呼吸音减低、湿啰音或哮鸣音，但无肺实变体征。X 线胸片可见双肺广泛小结节性浸润，近肺门较多，肺周围较少。婴儿流感的临床症状往往不典型，可见高热、惊厥。部分患儿表现为喉、气管、支气管炎症，严重者出现气道梗阻现象。新生儿流感虽少见，但一旦发生常呈败血症表现，如嗜睡、拒奶、呼吸暂停等，常伴有肺炎，病死率高。

3. 其他类型 较少见。中毒型主要表现为高热、循环障碍、血压下降、休克及 DIC 等；胃肠型主要表现为恶心、呕吐、腹痛、腹泻；脑炎型主要表现为谵妄、惊厥、意识障碍、脑膜刺激征。

4. 并发症 呼吸道并发症：细菌性气管炎、细菌性支气管炎、细菌性肺炎；肺外并发症、瑞氏（Reye）综合征、中毒性休克、骨骼肌溶解、心肌炎、心包炎。

本病预后一般良好，常于短期内自愈。婴幼儿、老年人和合并有慢性基础疾病者，预后较差。

［常考考点］流感的典型临床表现及常见并发症。

要点五　实验室检查与其他检查

1. 血液检查 在发病最初数日<u>白细胞计数大多减少，中性粒细胞显著减少，淋巴细胞相对增加</u>。重症患者多有白细胞计数及淋巴细胞下降。合并细菌感染时白细胞和中性粒细胞可增多，重者可有乳酸脱氢酶（LDH）、肌酸磷酸激酶（CK）等增高。

2. 病毒分离 将起病 3 日内患者的含漱液或上呼吸道分泌物接种于鸡胚或组织培养，进行病毒分离。灵敏度高，但实验要求高、费时。

3. 血清学检查 急性期（发病后 7 日内采集）和恢复期（间隔 2～3 周采集）双份血清进行补体结合试验或血凝抑制试验，<u>后者抗体滴度与前者相比有 4 倍或以上升高，有助于确诊（回顾性诊断）</u>。灵敏度、特异性均较差。

4. 病毒特异抗原及其核酸检查 取患者呼吸道标本或肺标本，采用免疫荧光或酶联免疫法检测<u>甲、乙型流感病毒型特异的核蛋白（NP）或基质蛋白（M1）及亚型特异的血凝素蛋白</u>。还可用 RT-PCR 检测编码上述蛋白的特异基因片段。

5. 快速诊断法 取患者鼻黏膜压片染色找到包涵体，免疫荧光检测抗原。

6. 胸部影像学检查 重症患者胸部 X 线检查可显示单侧或双侧肺炎，少数可伴有胸腔积液等。

［常考考点］流感的血清学检测和病毒特异抗原及其核酸检查的阳性结果。

要点六　诊断与鉴别诊断

（一）诊断

一般冬春季节，在同一地区，短时间之内出现大量流感样病例，应考虑流感。诊断分为两类：

1. 疑似病例 流行病学史、临床表现。

2. 确诊病例 流行病学史、临床表现、实验室病原学检查。

（二）鉴别诊断

1. 普通感冒 多为散发，起病较慢，可由多种呼吸道病毒感染引起。除流行病学资料外，<u>通常流感全身症状比普通感冒重，而普通感冒呼吸道局部症状更突出</u>。

2. 传染性非典型肺炎（SARS） 是由 SARS 冠状病毒引起的一种具有明显传染性，可累及多个脏器、系统的特殊肺炎。<u>临床上以发热、乏力、头痛、肌肉关节疼痛等全身症状和干咳、胸闷、呼吸困难等呼吸道症状为主要表现，配合 SARS 病原学检测阳性，可做出 SARS 的诊断</u>。

3. 其他 钩端螺旋体病、流行性脑膜炎、急性细菌性扁桃体炎、链球菌性咽炎、肺炎支原体肺炎等，确诊需依据实验室检查，如病原体分离、血清学检查和核酸检测。

［常考考点］流感与普通感冒、SARS 的鉴别。

要点七　治疗

（一）治疗原则

1. 隔离患者 流行期间对公共场所加强通风和空气消毒。

2. 及早应用抗流感病毒药物治疗 只有早期（起病 1～2 日内）使用才能取得最佳疗效。

3. 加强支持治疗和防治并发症 卧床休息，多饮水，饮食要易于消化。密切观察和监测并发症，抗菌药物仅在明确或有充分的证据提示有继发细菌感染时才考虑应用。

4. 合理应用对症治疗药物 应用解热药、缓解鼻黏膜充血药物、止咳祛痰药物等对症治疗。儿童忌用阿司匹林或含阿司匹林药物,以免诱发致命的瑞氏(Reye)综合征。

(二)抗流感病毒药物治疗

1. 离子通道 M2 阻滞剂 金刚烷胺和甲基金刚烷胺。可阻断病毒吸附于宿主细胞,抑制病毒复制,早期应用可减少病毒的排毒量,缩短排毒期,但只对甲型流感病毒有效。推荐用量为成人每日 200mg,老年人每日 100mg,小儿每日 4～5mg/kg,分两次口服,疗程 3～4 日。在过去的十几年内流感病毒对此类药物的耐药性已普遍存在。

2. 神经氨酸酶抑制剂 奥司他韦(oseltamivir)是目前最为理想的抗病毒药物,发病初期使用,能特异性抑制甲、乙型流感病毒的神经氨酸酶,从而抑制病毒的释放。推荐口服剂量是,成人每次 75mg,每日 2 次,连用 5 日。儿童体重 15kg 者推荐剂量 30mg,15～23kg 为 45mg,24～40kg 为 60mg,大于 40kg 者可用 75mg,1 岁以下儿童不推荐使用。扎那米韦(zanamivir)通过抑制流感病毒的神经氨酸酶发挥作用,适用于成年患者和 12 岁以上的青少年患者,治疗甲型和乙型流感,对金刚烷胺、金刚乙胺耐药的病毒株也起抑制剂作用。推荐用量为每日 20mg,间隔 12 小时,分两次吸入,连用 5 日。

[常考考点]抗流感病毒药物治疗常用神经氨酸酶抑制剂——奥司他韦。

要点八 预防

(一)控制传染源

早发现、早报告、早隔离、早治疗,隔离时间为 1 周或热退后 2 日。

(二)切断传播途径

流感流行期间,尽量少去公共场所,注意通风,加强对公共场所进行消毒。医务人员在工作期间戴口罩,勤洗手,防止交叉感染。流感患者的用品要彻底消毒。

(三)保护易感人群

1. 接种流感疫苗 在流感好发季节,给易感的高危人群和医务人员接种疫苗。高危人群包括:年龄超过 65 岁;有慢性肺或心血管系统疾病(包括哮喘)的成人和 6 个月以上的儿童;肾功能障碍者;免疫功能抑制(包括药物性)者;妊娠中期以上孕妇等。接种时间为每年流感流行季节前,每年接种 1 次,约 2 周可产生有效抗体。用法为皮下注射,成人 1mL,学龄前儿童 0.2mL,学龄儿童 0.5mL。主要有以下几种:减毒活疫苗、细胞培养的流感疫苗、DNA 疫苗、通用疫苗。减毒活疫苗主要采用鼻腔喷雾接种,两侧鼻腔各喷 0.25mL。

2. 应用抗流感病毒药物预防 明确或怀疑某部门流感暴发时,对所有非流感者和未进行疫苗接种的医务人员给予金刚烷胺、金刚乙胺或奥司他韦进行预防性治疗。

【例题实战练习】

A1 型题

1. 下列关于流行性感冒的叙述,错误的是
    A. 甲型流感病毒易发生变异　　　　B. 由流行性感冒病毒引起
    C. 临床表现以上呼吸道症状较重　　D. 发热及全身中毒症状较重
    E. 少数患者有恶心、呕吐、腹痛、腹泻等消化道症状
2. 下列关于流行性感冒的叙述,正确的是
    A. 流行性感冒病毒属副黏病毒　　　B. 分甲、乙、丙三型　　　C. 甲型不变异
    D. 乙型及丙型可感染人类及多种动物　　　E. 丙型主要侵犯婴幼儿和免疫力低下的人群
3. 流行性感冒确诊的主要依据是
    A. 发病季节　　　B. 呼吸道症状轻微而全身中毒症状重　　　C. 病毒分离
    D. 血凝抑制试验　　　E. 发热、咳嗽、流涕、鼻塞等呼吸道症状
4. 下列有关流行性感冒的叙述,错误的是
    A. 全身中毒症状　　　B. 上呼吸道卡他症状较轻或不明显　　　C. 肺炎型流感较少见
    D. 年老患者或免疫力低下的患者感染流感,病情可持续发展　　　E. 肺外合并症多见

5. 下列有关流感的预防措施，错误的是
    A. 对流感患者进行隔离及治疗
    B. 流感流行前，给所有易感人群使用金刚烷胺进行药物预防
    C. 流感流行前接种流感疫苗
    D. 减少公众集会活动
    E. 流感患者的用品要彻底消毒
6. 下列关于流行性感冒流行病学特征的叙述，错误的是
    A. 流感患者及隐性感染者为主要传染源   B. 动物亦可能为主要的储存宿主和中间宿主
    C. 呼吸道经空气飞沫传播   D. 丙型以散发为主   E. 乙型流感均为散发
7. 将流行性感冒病毒分为甲、乙、丙三型的依据是
    A. 所致疾病的临床特征   B. 流行特征   C. 病毒 NP 和 M1 抗原性的不同
    D. 表面抗原血凝素   E. 流感病毒的变异
8. 下列有关流行性感冒治疗的叙述，错误的是
    A. 早期应用抗流感病毒药物治疗   B. 加强支持治疗和防治并发症
    C. 合理应用对症治疗药物   D. 抗菌药物仅在有继发细菌感染时才考虑应用
    E. 儿童及早应用阿司匹林制剂

【参考答案】
1.C 2.B 3.C 4.E 5.B 6.E 7.C 8.E

细目三　人感染高致病性禽流感

【考点突破攻略】

人感染高致病性禽流感（highly pathogenic avian influenza）简称人禽流感，是由甲型禽流感病毒引起的人、禽、畜共患的急性呼吸道传染病。目前有 H5、H7、H9 及 H10 亚型病毒中的一些毒株感染人类的报道。人禽流感的主要表现有高热、咳嗽、呼吸困难，严重者可出现休克、多脏器功能衰竭等表现。

要点一　病原学

禽流感病毒属于正黏病毒科，属甲型流感病毒，包括其全部亚型。根据其致病性，禽流感病毒可分为高致病性、低致病性和非致病性三大类，其中 H5 和 H7 亚型为高致病型，又以 H5N1 致病性最强。目前感染人类的禽流感病毒亚型主要有 H5N1、H9N2、H7N7、H7N2、H7N3 等。其中感染 H5N1 亚型患者病情重，死亡率高，可感染人、禽和其他哺乳类动物如猪。1997 年 5 月，香港 1 例 3 岁儿童死于不明原因的多器官功能衰竭，经美国疾病控制中心及 WHO 鉴定为禽甲型流感病毒 H5H1 引起的，是世界上首次证实禽甲型流感病毒 H5H1 感染人类。

禽流感病毒容易被稀酸、乙醚等有机溶剂和碘剂、含氯石灰灭活。禽流感病毒没有超常的稳定性，病毒可在加热、极端的 pH、非等渗和干燥的条件下灭活，对低温抵抗力强，在有甘油保护的情况下可保持活性 1 年以上。在野外条件下，禽流感病毒常从病禽的鼻腔分泌物和粪便中排出，病毒受到这些有机物的保护极大地增加了抗灭活能力。此外，禽流感病毒可以在自然环境中，特别是凉爽和潮湿的条件下存活很长时间。粪便中病毒的传染性在 4℃条件下可以保持 30 ~ 50 日，20℃时为 7 日。

［常考考点］人禽流感属于乙类传染病，按甲类传染病管理。

要点二　流行病学

1. 传染源　主要为病禽、带毒的禽。野禽在自然传播中发挥了重要作用，特别是感染 H5N1 亚型病毒的鸡、鸭。病毒污染的羽毛和粪便是重要传染物，其病毒含量高而且存活时间长。其他禽类和野禽也有可能成为传染源。

2. 传播途径　主要经呼吸道传播，通过密切接触感染的禽类及其分泌物、排泄物，受污染的水及直

接接触病毒株感染。目前尚无人与人之间直接传播的确切证据。

3. 易感人群 人类对禽流感病毒普遍不易感，缺乏免疫力。发病与年龄、性别无关，12岁以下的儿童病情重。

4. 发病季节 禽流感一年四季均可发生，但冬、春季节多暴发流行。夏季发病较少，多呈散发，症状也较轻。

［常考考点］人禽流感的传染源、传播途径。

要点三　发病机制与病理

（一）发病机制

1. 禽流感病毒的致病性 ①大多流感暴发与病毒株亚型H5和H7有关。目前仅发现H5N1、H9N2和H7N7能直接感染人，H5N1具有高致病性。②家禽体内一些酶类也可增加流感病毒的毒力。

2. 致病性的分子生物学基础 ①病毒的基因及其产物，如血凝素、神经氨酸酶和多聚酶是决定毒力的关键。②血凝素蛋白重链和轻链连接肽及附近糖基化的位点也影响其毒力。

3. 禽流感病毒可触发免疫"风暴" 人一旦感染了H5N1流感病毒，其支气管和肺泡上皮的促炎细胞因子和趋化因子水平明显增高，造成"细胞因子风暴"，可引起反应性噬血细胞综合征（reactive hemophagocytic syndrome），导致各器官严重的病理损伤。

（二）病理

病理改变以肺部最明显，可见到肺泡和支气管黏膜损伤严重，肺实质出血和坏死，肺泡内大量淋巴细胞浸润，肺泡内有透明膜形成，有严重的弥漫性损伤，并伴有间隔纤维形成。少数病例发现广泛肝小叶中心坏死、急性肾小管坏死、淋巴细胞功能衰竭。

要点四　临床表现

潜伏期一般为1～7日，通常为2～4日。

急性起病，早期表现类似流感。主要为发热，体温大多持续在39℃以上，热程1～7日，一般为3～4日，可伴有眼结膜炎、流涕、鼻塞、咳嗽、咽痛、头痛和全身不适。部分患者可有恶心、腹痛、腹泻、稀水样便等消化道症状。重症患者病情发展迅速，可出现肺炎、急性呼吸窘迫综合征（ARDS）、肺出血、胸腔积液、全血细胞减少、肾衰竭、败血症、休克及Reye综合征等多种并发症，严重者可致死亡，且病死率高达50%。体征可见眼结膜轻度充血，咽部充血，肺部有干啰音等，半数患者有肺部实变体征。H7亚型感染者症状较轻，H9N2和H10N7感染者仅出现一过性流感症状。

［常考考点］人禽流感的典型临床表现。

要点五　实验室检查与其他检查

（一）血常规检查

多数患者外周血白细胞、淋巴细胞和血小板不同程度减少。

（二）骨髓穿刺检查

骨髓穿刺检查示细胞增生活跃，见反应性组织细胞增生伴出血性吞噬现象。

（三）血生化检查

部分患者肝功能异常，表现为ALT、AST升高，亦可出现BUN的升高。

（四）病原及血清学检查

1. 病毒抗原及基因检测 取患者呼吸道标本，采用免疫荧光法（或酶联免疫法）检测甲型流感病毒核蛋白抗原（NP）及禽流感病毒H亚型抗原。还可用快速核酸模板等温扩增技术（NASBA）或RT-PCR检测禽流感病毒亚型特异性H抗原基因。

2. 病毒分离 从患者呼吸道标本（如鼻咽分泌物、口腔含漱液、气管吸出物或呼吸道上皮细胞）中分离禽流感病毒。

3. 血清学检查 以微粒中和法或H5特异的酶联免疫吸附试验（ELISA）检测抗体，发病初期和恢复期双份血清抗禽流感病毒抗体滴度有 4 倍或以上升高，有助于回顾性诊断。

（五）其他检查

重症患者胸部 X 线检查可显示单侧或双侧肺炎，严重者呈"白肺"，少数可伴有胸腔积液等。

［常考考点］人禽流感的病原及血清学检测。

要点六　诊断与鉴别诊断

（一）诊断

根据流行病学资料、临床症状和病原分离而确诊。

1. 医学观察病例　1 周内有流行病学接触史者，出现流感样症状，对其进行 7 日医学观察。

2. 疑似病例　有流行病学史和临床表现，患者呼吸道分泌物标本采用甲型流感病毒和 H5 型单克隆抗体抗原检测阳性者。

3. 临床诊断病例　被诊断为疑似病例，且与其有共同暴露史的人被诊断为确诊病例者。

4. 确诊病例　临床诊断病例呼吸道分泌物标本中分离出特定病毒或采用 RT–PCR 检测到禽流感病毒基因，且发病初期和恢复期双份血清抗禽流感病毒抗体滴度 4 倍或以上升高。

（二）鉴别诊断

注意与流感、普通感冒、细菌性肺炎、传染性非典型肺炎（SARS）、传染性单核细胞增多症、巨细胞病毒感染、衣原体肺炎、支原体肺炎等疾病进行鉴别诊断。确诊需依据实验室检查，如病原体分离、血清学检查和核酸检测。

要点七　治疗

（一）一般治疗

对疑似和确诊患者应进行隔离治疗。加强支持治疗，预防并发症。注意休息，多饮水，加强营养，饮食易消化。

（二）对症治疗

可应用解热药、缓解鼻黏膜充血药、止咳祛痰药等。儿童忌用阿司匹林或含阿司匹林的药物，避免引起儿童 Reye 综合征。

（三）抗流感病毒治疗

应在发病 48 小时内试用抗流感病毒药物。

1. 神经氨酸酶抑制剂　试验研究表明，奥司他韦（oseltamivir）对禽流感病毒 H5N1 和 H9N2 有抑制作用。成人每日 150mg，儿童每日 3mg/kg，分 2 次口服，5 日为一疗程。WHO 在 2006 年颁布的《关于人感染禽流感病毒（H5N1）的药物学管理的快速建议指南》中认为，对确诊或高度怀疑的患者给予奥司他韦治疗，具有较高的预防疾病恶化的价值。扎那米韦（zanamivir）是第一个新型抗流感病毒的神经氨酸酶抑制剂，对病毒的各种变异株均有作用，是一种雾化吸入剂，每次 10mg，每日 2 次。现已批准用于治疗无并发症的、年龄满 7 岁的急性流感患者。

2. 离子通道 M2 阻滞剂　金刚烷胺（amantadine）和金刚乙胺（rimantadine）可抑制禽流感病毒株的复制，早期应用可阻止病情发展，减轻病情，改善预后。金刚烷胺成人每日 100 ～ 200mg，儿童每日 5mg/kg，分 2 次口服，5 日为一疗程。治疗过程中应注意中枢神经系统和胃肠道副作用。肾功能受损者酌减剂量。有癫痫病史者忌用。

（四）抗生素治疗

在明确或有充分证据提示继发细菌感染时使用，可选用氟喹诺酮类或大环内酯类抗生素。

（五）重症患者的治疗

对出现呼吸障碍者给予吸氧及其他呼吸支持，防治继发细菌感染，必要时进行免疫调节治疗，如糖皮质激素、胸腺肽、干扰素、丙种球蛋白等。

［常考考点］抗流感病毒治疗要求在 48 小时内使用神经氨酸酶抑制剂（奥司他韦）或离子通道 M2阻滞剂（金刚烷胺或金刚乙胺）。

要点八 预防

（一）管理传染源

加强禽类疾病的监测，一旦发现禽流感疫情，动物防疫部门应立即按有关规定进行处理。加强对密切接触禽类人员的监测。当接触禽类人员中出现流感样症状时，应立即进行流行病学调查，采集患者标本并送至指定实验室检测，以进一步明确病原，同时采取相应的防治措施。

（二）切断传播途径

一旦发生疫情，对病禽群进行严格隔离、封锁、捕杀、销毁。接触人禽流感患者应戴口罩、戴手套、穿隔离衣。接触后应洗手。要加强检测标本和实验室禽流感病毒毒株的管理，严格执行操作规范，防止医院感染和实验室的感染及传播。

（三）保护易感人群

注意饮食卫生，不喝生水，不吃未熟的肉类及蛋类等；勤洗手，养成良好的个人卫生习惯。目前尚无人用 H5N1 疫苗。对密切接触者必要时可试用抗流感病毒药物或按中医理论辨证施防。

【知识纵横比较】

流感和人禽流感的鉴别

	流行性感冒	人感染高致病性禽流感
传染源	流感患者和隐性感染者	患禽流感或携带禽流感病毒的鸡、鸭、鹅等家禽
传播途径	经呼吸道–空气飞沫传播，也可通过直接接触或病毒污染物品间接接触传播	呼吸道传播，也可通过密切接触感染的禽类及其分泌物、排泄物，日常接触受病毒污染的物品和水，以及实验室直接接触病毒毒株被感染
易感人群	普遍易感	人对禽流感病毒不易感。高危人群：12 岁以下儿童、与家禽（尤其是病死禽）密切接触人群、与病人密切接触者（包括医务人员）
流行特征	发病率高和流行过程短，无明显季节性，散发于冬春季	四季均可发生，但冬春季节多暴发流行。夏季发病较少，多呈散发
临床表现	潜伏期通常为 1～3 日，最短数小时。起病多急骤，主要以全身中毒症状为主，呼吸道症状轻微或不明显。可分为单纯型流感和肺炎型流感	潜伏期一般为 1～7 日，通常在 2～4 日以内。早期类似普通感冒，可伴消化道症状，重症患者高热不退，病情发展迅速。可出现急性肺损伤、急性呼吸窘迫综合征（ARDS）、肺出血、胸腔积液、全血细胞减少、多脏器功能衰竭、休克和瑞氏（Reye）综合征等多种严重并发症，病死率高达 50%。体征可见眼结膜充血、咽部充血、肺部干啰音，半数患者有肺部实变体征
抗病毒治疗	离子通道 M2 阻滞剂金刚烷胺、甲基金刚烷胺，或神经氨酸酶抑制剂奥司他韦	神经氨酸酶抑制剂奥司他韦，或离子通道 M2 阻滞剂金刚烷胺、金刚乙胺

【例题实战模拟】

A1 型题

1. 人感染高致病性禽流感的主要传播途径是

　　A. 消化道　　B. 呼吸道　　C. 皮肤　　D. 血液　　E. 接触感染的禽类及其分泌物

2. 下列有关人感染高致病性禽流感的表述中，正确的是

　　A. 属于乙类传染病，按甲类传染病管理　　B. 属于乙类传染病，按乙类传染病管理

　　C. 属于甲类传染病，按甲类传染病管理　　D. 属于丙类传染病，按乙类传染病管理

　　E. 属于丙类传染病，按甲类传染病管理

3. 不属于人感染高致病性禽流感患者应用抗病毒药物的目的是

　　A. 预防再次感染　　B. 抑制病毒复制　　C. 减轻病情　　D. 缩短病程　　E 改善预后

4. 人感染高致病性禽流感多暴发流行的季节是

　　A. 春夏　　B. 夏秋　　C. 冬春　　D. 秋冬　　E 全年

　　5. 目前感染人类的禽流感病毒亚型中，感染后病情重、死亡率高的亚型是

　　　　A. H5N1　　B. H9N2　　C. H7N7　　D. H7N3　　E. H7N2

　　6. 下列人感染高致病性禽流感的临床表现中，叙述不正确的是

　　　　A. 早期表现类似流感　　B. 可伴有眼结膜炎　　C. 可有恶心、腹痛、腹泻等消化道症状

　　　　D. 发热、鼻塞、咳嗽　　E. 无肺炎表现

　　7. 禽流感的传染源主要是病禽、健康带毒的禽，特别是

　　　　A. 鸡　　B. 鸭　　C. 鹅　　D. 野禽　　E. 其他禽类

【参考答案】

1.B　2.A　3.A　4.C　5.A　6.E　7.A

细目四　艾滋病

【考点突破攻略】

　　艾滋病是获得性免疫缺陷综合征（acquired immunodeficiency syndrome，AIDS）的简称，是由人免疫缺陷病毒（Human immunodeficiency virus，HIV）引起的以侵犯辅助性 T 淋巴细胞（CD_4^+T lymphocytes，Th）为主，造成细胞免疫功能缺损为基本特征的传染性疾病，最后继发各种严重机会性感染（opportunistic infection）和恶性肿瘤。

要点一　病原学

　　HIV 分为 HIV-1 型和 HIV-2 型，两者均为 RNA 病毒，属于反转录病毒科（retroviridae）慢病毒属（*Lentivirus*）。HIV 呈球形，直径 100 ～ 120nm，由包膜和核心组成。包膜表面有糖蛋白棘突，其中嵌有糖蛋白 gp120 和 gp41，内含多种宿主蛋白。核心包括两条单股正链 RNA、反转录酶、整合酶和蛋白酶等。核心与膜之间由基质蛋白 p17 构成。

　　根据包膜蛋白基因（env）核酸排列的不同，HIV-1 分为 M、O、N 3 个亚型组 13 个亚型：M 亚型组包括 A、B、C、D、E、F、G、H、I、J 和 K 共 11 个亚型，N 亚型组只有 N 亚型，O 亚型组只有 O 亚型。HIV-2 有 A、B、C、D、E、F、G 共 7 个亚型。HIV-1 是引起艾滋病的主要毒株，中国已发现的有 A、B（欧美 B）、B'（泰国 B）、C、D、E、F 和 G 共 8 个亚型。HIV-2 主要在西非和西欧流行。

　　HIV 的基因组包括 9 个可识别基因，分为三类：一类为结构基因，包括组特异性抗原基因（gag）、多聚酶基因（pol）和包膜蛋白基因（env）。另一类为调节基因，包括反式激活基因（tat）、病毒蛋白调节因子（rev）。第三类为辅助基因，包括病毒颗粒感染因子（vif）、负调节因子（nrf）、病毒蛋白 R 基因（vpr）。HIV-1 与 HIV-2 两型病毒的核苷酸序列差异超过 40%。HIV 的反转录酶无校正功能导致 HIV 基因频繁变异。

　　HIV 进入人体后可刺激机体产生抗体，但中和抗体少，作用极弱。血清同时存在抗体和病毒时仍有传染性。HIV 主要感染 CD_4^+T 细胞，也感染单核 - 吞噬细胞、小神经胶质细胞和骨髓干细胞等，有嗜淋巴细胞性和嗜神经性。

　　HIV 对热敏感，对甲醛、紫外线和 γ 射线不敏感。56℃ 30 分钟能使 HIV 在体外对人的 T 淋巴细胞失去感染性；100℃ 20 分钟能使 HIV 完全灭活；75% 乙醇、0.2% 次氯酸钠、2% 戊二醛及 0.1% 漂白粉 5 ～ 10 分钟能使 HIV 灭活。

　　[常考考点]HIV 为 RNA 病毒。HIV-1 是引起艾滋病的主要毒株。HIV 基因频繁变异。HIV 对热敏感，对甲醛、紫外线和 γ 射线不敏感。

要点二　流行病学

（一）传染源

　　艾滋病患者和无症状 HIV 感染者是本病的传染源，尤其后者。

（二）传播途径

1. 性接触传播 是本病主要传播途径。

2. 血源传播 通过输血、器官移植、药瘾者共用针具等方式传播。

3. 母婴传播 感染 HIV 的孕妇可以通过胎盘、产程中及产后血性分泌物、哺乳等传给婴儿。HIV 阳性孕妇中 11%～60% 会发生母婴传播。

4. 其他途径 接受 HIV 感染者的人工授精，医务人员被 HIV 污染的针头刺伤或皮肤破损处受污染等。目前尚无证据证明一般日常生活接触、食物、水、昆虫能够传播本病。

（三）易感人群

人群普遍易感。儿童和妇女感染率逐年上升。静脉注射吸毒者、性工作者、同性恋、性乱者、血友患者、多次接受输血或血制品者是感染的高危人群。

（四）流行特征

1981 年美国首次报道艾滋病。联合国艾滋病规划署估计，截至 2017 年底，全球现存活 HIV/AIDS 患者 3690 万例，当年新发 HIV 感染者 180 万例，有 2170 万例正在接受高效联合抗反转录病毒治疗（highly active antiretroviral therapy，HAART，俗称"鸡尾酒疗法"，又称抗反转录病毒治疗）。在继续推行综合、强化的干预措施基础上，提出"90-90-90 策略"，即存活的 HIV/AIDS 患者 90% 被检测出，诊断的 HIV/AIDS 患者 90% 接受规范的 HAART，治疗的 HIV/AIDS 患者 90% 达到病毒被抑制。并规划到 2020 年，将年新发感染人数控制在 50 万以下。截至 2017 年底，我国报告的现存活 HIV/AIDS 患者 758610 例，当年新发现 HIV/AIDS 患者 134512 例（其中 95% 以上均是通过性途径感染），当年报告死亡 30718 例。

［常考考点］艾滋病的传染源、传播途径、易感人群和流行特征。

要点三 发病机制与病理

（一）发病机制

艾滋病的发病机制主要是 HIV 侵犯和破坏 CD_4^+T 淋巴细胞，因为此类细胞表面表达 HIV 的受体 CD_4 分子及辅助受体 CCR5 与 CXCR4 趋化因子，其他免疫细胞也不同程度地受损，最终并发各种机会性感染和恶性肿瘤。

1. HIV 在人体细胞内的感染复制过程 HIV 借助 gp120 与靶细胞的 CD_4 受体结合，gp120 构象改变与 gp41 分离，与宿主细胞膜融合进入细胞。病毒 RNA 在反转录酶作用下，形成负链 DNA，在 DNA 聚合酶（DNAP）作用下形成双股 DNA，在整合酶的作用下，新形成的非共价结合的双链 DNA 整合入宿主细胞染色体 DNA 中。这种整合的病毒双链 DNA 即前病毒 DNA，可被激活，转录和翻译成新 HIV RNA 和病毒蛋白质，在细胞膜装配成新 HIV 后芽生释出，再感染并破坏其他细胞。HIV 感染宿主免疫细胞后以每日产生 10^9～10^{10} 个病毒颗粒的速度复制，并直接使 CD_4^+T 细胞破坏。

2. 机体免疫细胞数量减少和功能障碍 HIV 在 CD_4^+T 淋巴细胞内大量复制，导致 CD_4^+T 淋巴细胞溶解和破坏。T 细胞数量减少和功能丧失，导致免疫功能缺陷，使 AIDS 患者易发生各种感染。

单核 - 吞噬细胞表面也有 CD_4 分子和辅助受体等，单核 - 吞噬细胞可成为 HIV 贮存场所，并可携带 HIV 透过血 - 脑脊液屏障，进一步感染小神经胶质细胞和脑部巨噬细胞，引起神经细胞损伤，导致痴呆等中枢神经系统症状。B 淋巴细胞表面也存在低水平 CD_4 分子表达，可被 HIV 感染。另外，HIV 感染者早期即有自然杀伤细胞（NK 细胞）数量减少，HIV 同时能抑制 NK 细胞的监视功能。

（二）病理

艾滋病累及全身多系统器官，病理变化复杂。淋巴结可出现反应性病变，如滤泡增生性淋巴结肿。胸腺可有萎缩、退行性或炎性病变。中枢神经系统有神经胶质细胞灶性坏死、血管周围炎及脱髓鞘等。

要点四 临床表现

（一）急性 HIV 感染期

少数急性感染（感染后平均 2～4 周）者有临床症状，通常持续数日到数周后自然消失，平均为

1～2周，以发热最为常见，可伴有头痛、咽痛、恶心、呕吐、腹泻、皮疹、关节痛、淋巴结肿大以及神经系统症状。一般只有在对高危人群，如静脉吸毒或同性恋者的随访中才能发现，随后进入长期无症状感染期。

（二）无症状感染期

无症状感染，可由原发感染或急性感染症状消失后延伸而来，持续时间一般为6～8年，短可数月，长可达15年。临床无明显症状，但血中可检出病毒及抗体，有传染性。

（三）艾滋病期

为感染HIV后的最终阶段。患者CD_4^+T淋巴细胞计数明显下降，多少于$200/\mu L$。HIV血浆病毒载量明显升高。此期主要表现为持续1个月以上的发热、盗汗、腹泻，体重减轻10%以上。部分患者可表现为神经精神症状，如记忆力减退、精神淡漠、性格改变、头痛、癫痫及痴呆等，另外还可出现持续性全身性淋巴结肿大。

（四）并发症

艾滋病期可并发各系统的各种机会性感染及恶性肿瘤。

1.呼吸系统　肺孢子菌肺炎（pneumocystis pneumonia，PCP）最为常见。该病起病隐匿或呈亚急性，干咳，气短，活动后加重，可有发热、发绀，严重者出现呼吸窘迫，动脉血氧分压（PaO_2）降低。肺部阳性体征少，或可闻及少量散在的干湿啰音。胸部X线检查显示间质性肺炎。确诊依靠病原学检查。此外，巨细胞病毒、结核杆菌、鸟分枝杆菌、念珠菌及隐球菌等常引起肺部感染。

2.中枢神经系统　如隐球菌脑膜炎、结核性脑膜炎、弓形体脑病、各种病毒性脑膜脑炎等。

3.消化系统　念珠菌（假丝酵母菌）食管炎，巨细胞病毒性食管炎、肠炎，沙门菌、痢疾杆菌、空肠弯曲菌及隐孢子虫性肠炎。其中肠道隐孢子虫感染较为常见，表现为慢性持续性腹泻，水样便可达数月之久；隐孢子虫、巨细胞病毒、鸟分枝杆菌、结核杆菌及药物等可引起肉芽肿性肝炎，急、慢性肝炎，脂肪肝及肝硬化，同性恋患者常见肛周疱疹病毒感染和疱疹性直肠炎，大便检查和内镜检查有助于诊断。

4.口腔　可见鹅口疮、舌毛状白斑、复发性口腔溃疡、牙龈炎等。

5.皮肤　可见带状疱疹、传染性软疣、尖锐湿疣、真菌性皮炎和甲癣。

6.眼部　可见巨细胞病毒性和弓形体性视网膜炎，表现为快速视力下降，眼底絮状白斑。

7.肿瘤　可见恶性淋巴瘤、卡波西肉瘤等。卡波西肉瘤是艾滋病患者最常见的肿瘤，由人疱疹病毒8型感染所致，病变不仅累及皮肤，而且累及内脏，依次为肺、淋巴结、胃肠道、肝、泌尿生殖系统，甚至少数累及肾上腺、心和脾。皮肤卡波西肉瘤呈红色或紫红色，早期为平坦的斑点，进而发展为隆起的斑块，最终形成结节，并可发生糜烂、溃疡。

［常考考点］艾滋病的分期及各期的临床表现和常见并发症。

要点五　实验室检查与其他检查

（一）常规检查

不同程度的贫血和白细胞计数降低。尿蛋白常阳性。血清转氨酶、肌酐、尿素氮可升高。

（二）免疫学检查

T淋巴细胞绝对计数下降；CD_4^+T淋巴细胞减少，$CD_4^+/CD_8^+<1.0$；链激酶、植物血凝素等迟发型变态反应性皮试常阴性。

（三）病原学检测

1.抗体检测　包括筛查试验和确认试验。HIV抗体筛查检测方法包括酶联免疫试验（ELISA）、快速检测（快速试纸条和明胶颗粒凝集试验）等，其阳性率可达99%。HIV抗体确认试验常用的方法是蛋白质印迹法（Western blotting，WB）。

2.抗原检测　用ELISA法测血清p24抗原，采用流式细胞技术（flow cytometry，FCM）检测血或体液中HIV特异性抗原。

3.病毒载量测定　病毒载量测定常用方法有RT-PCR、核酸序列依赖性扩增法（NASBA）、支链

DNA（bDNA）信号放大系统。

4. 蛋白质芯片 能同时检测 HIV、HBV、HCV 联合感染者血中 HIV 和相应的抗体，应用前景较好。

（四）其他检查

X 线检查有助于了解肺部并发肺孢子菌、真菌、结核杆菌感染及卡波西肉瘤等情况。

要点六　诊断与鉴别诊断

（一）诊断标准

1. 急性期 患者近期内有流行病学史和临床表现，结合实验室 HIV 抗体由阴性转为阳性即可诊断，或仅实验室检查 HIV 抗体由阴性转为阳性即可诊断。

2. 无症状期 有流行病学史，HIV 抗体阳性即可诊断，或仅实验室检查 HIV 抗体阳性即可诊断。

3. 艾滋病期 有流行病学史，实验室检查 HIV 抗体阳性，加下述各项中的任何一项即可诊断：

（1）原因不明的不规则发热，体温高于 38℃ 持续 1 个月以上。

（2）慢性腹泻（每日 > 3 次）持续 1 个月以上。

（3）体重在 6 个月内下降 10% 以上。

（4）反复发作的口腔念珠菌感染。

（5）反复发作的单纯疱疹病毒、带状疱疹病毒感染。

（6）卡氏肺孢子菌肺炎。

（7）反复发生的细菌性肺炎。

（8）活动性结核或非结核分枝杆菌病。

（9）深部真菌感染。

（10）中枢神经系统占位性病变。

（11）中青年人出现痴呆。

（12）活动性巨细胞病毒感染。

（13）弓形体病。

（14）马尔尼菲青霉菌感染。

（15）反复发生的败血症。

（16）皮肤黏膜或内脏的卡波西肉瘤、淋巴瘤。另外，CD_4^+T 淋巴细胞计数 < 200/μL 也可帮助诊断。

［常考考点］艾滋病各期的诊断标准。

（二）鉴别诊断

艾滋病急性期应与传染性单核细胞增多症相鉴别，淋巴结肿大要注意与血液系统疾病相鉴别，还要注意和原发性 CD_4^+T 淋巴细胞减少症、继发性 CD_4^+T 淋巴细胞减少相鉴别。除流行病学史外，病原学检查是主要鉴别方法。

要点七　预防

（一）管理传染源

做好疫情报告工作，积极开展抗艾滋病病毒治疗，对高危人群进行普查，患者的血、排泄物和分泌物应进行消毒，加强国境检疫。

（二）切断传播途径

加强宣传教育，加强血液制品管理。推广使用一次性注射器。严格消毒医疗器械。提倡高危人群使用安全套。注意对 HIV 感染孕妇的产科干预防治。不共用牙具、剃须刀等。

（三）保护易感人群

目前尚无成功应用于易感者的疫苗。

【例题实战模拟】

A1 型题

1. 艾滋病患者肺部机会性感染最常见的病原体是
   A. 白色念珠菌　　B. 结核杆菌　　C. 疱疹病毒　　D. 巨细胞病毒　　E. 肺孢子虫

2. 下列有关 HIV 病原学特点的描述，不正确的是
   A. 有 HIV-1、HIV-2 两型　　　　B. 为 RNA 病毒　　　C. 属反转录病毒科
   D. 主要侵犯 CD_8^+T 淋巴细胞　　E. 慢病毒亚科

3. 下列有关 CD_4^+T 淋巴细胞受损方式及表现的描述，不正确的是
   A. HIV 在细胞内复制直接使细胞破裂
   B. 已受感染 CD_4^+T 淋巴细胞与未感染的形成融合细胞引起破坏
   C. 游离的 gp120 与未感染 CD_4^+T 细胞结合成为靶细胞，遭受免疫损伤
   D. HIV 感染骨髓干细胞，使 CD_4^+T 细胞产生减少
   E. CD_4^+T 细胞可被巨噬细胞吞噬

4. 下列不符合艾滋病 4 期叙述的是
   A. 急性感染期　　　　　　B. 前驱期　　　　　　C. 无症状感染期
   D. 持续性全身淋巴结肿大综合征　　E. 艾滋病期

5. 下列有关艾滋病高危人群的描述，错误的是
   A. 体重下降 10% 以上　　B. 慢性咳嗽或腹泻 1 个月以上　　C. 间歇或持续发热 1 个月以上
   D. 双侧腹股沟淋巴结肿大　　E. 反复出现疱疹或慢性播散性单纯疱疹感染

6. 下述不属于艾滋病的主要传播途径的是
   A. 性接触　　B. 注射及输血和血制品　　C. 母婴传播　　D. 器官移植　　E. 消化道传播

7. 下列消毒措施对 HIV 不敏感的是
   A. 高压蒸气消毒法　　B. 75% 乙醇　　C. 0.2% 次氯酸钠　　D. 焚烧　　E. 紫外线

A2 型题

8. 患者，男，40 岁。因反复机会性感染入院，检查发现患者伴发卡波西肉瘤。诊断应首先考虑
   A. 先天性胸腺发育不全　　B. 腺苷脱氨酶缺乏症　　C. X-连锁低丙种球蛋白血症
   D. 艾滋病　　　　　　　　E. 选择性 IgA 缺乏症

【参考答案】

1.E　2.D　3.E　4.B　5.D　6.E　7.E　8.D

细目五　流行性出血热

【考点突破攻略】

流行性出血热（epidemic hemorrhagic fever，EHF）又称肾综合征出血热（hemorrhagic fever with renal syndrome，HFRS），是由汉坦病毒（Hantavirus，HV）引起的一种自然疫源性急性传染病。临床上以发热、低血压休克和肾损害为主要表现。

要点一　病原学

汉坦病毒属于布尼亚病毒科汉坦病毒属（Hantavirus，HV），为单股负链 RNA 病毒，圆形或卵圆形，直径平均为 122nm（70 ～ 210nm）。有双层包膜，外膜上有微突。其基因组分为大（L）、中（M）、小（S）三个不同片段。S 基因编码核蛋白，M 基因编码膜蛋白（G_1、G_2），L 基因编码聚合酶。核蛋白是病毒主要结构蛋白之一，G_1 和 G_2 糖蛋白构成病毒的包膜。汉坦病毒的核蛋白有较强的免疫原性和稳定的抗原决定簇。核蛋白中含补体结合抗原，不含中和抗原。膜蛋白中含中和抗原和血凝抗原，膜蛋白具有

血凝活性，对病毒颗粒黏附于受染宿主的细胞表面及随后病毒脱衣壳进入胞浆起重要作用。

由于抗原结构的差异，汉坦病毒目前至少有23个以上血清型，WHO认定的有Ⅰ～Ⅳ型。由于病毒型别不同，对人类的致病性亦不同。Ⅰ型汉滩病毒（野鼠型）引起的病情较重；Ⅱ型汉城病毒（家鼠型）病情中等；Ⅲ型普马拉病毒（PUUV）主要宿主是欧洲棕背鼠，病情较轻；Ⅳ型希望山病毒（田鼠型）迄今未见致病；Ⅴ型辛诺柏病毒（鹿鼠型）为汉坦病毒肺综合征（Hantavirus pulmonary syndrome，HPS）的病原，又称为HPS病毒。在我国流行的主要是Ⅰ型、Ⅱ型，近年来发现有Ⅲ型。

汉坦病毒对乙醚、氯仿、丙酮等脂溶剂和去氧胆酸盐敏感，不耐热和不耐酸，高于37℃及pH5.0以下易被灭活，56℃30分钟或100℃1分钟可被灭活。对紫外线、乙醇和碘酒等消毒剂敏感。

要点二 流行病学

（一）传染源

汉坦病毒具有多宿主性和动物源性，其中以鼠类为主要传染源，在我国是黑线姬鼠（野鼠型）、褐家鼠（家鼠型）等。虽然患者早期的血、尿中携带病毒，但人不是主要的传染源。

（二）传播途径

病毒通过鼠等宿主动物的血及唾液、尿、粪便等排出，主要传播途径有：

1. 呼吸道传播 含出血热病毒的鼠排泄物污染尘埃后形成的气溶胶颗粒经呼吸道吸入感染。

2. 消化道传播 进食被染毒鼠排泄物污染的食物后感染。

3. 接触传播 被鼠类咬伤或破损伤口接触带病毒的鼠类排泄物或血液而感染。

4. 垂直传播 孕妇患病后可经胎盘感染胎儿。

5. 虫媒传播 寄生于鼠类身上的革螨或恙螨可通过叮咬人而传播。

（三）易感人群

人群普遍易感。感染后多显性发病，隐性感染率较低，野鼠型为3%～4%，家鼠型隐性感染率稍高，为5%～16%。青壮年发病率高。病后可获持久免疫。

（四）流行特征

1. 地区性 本病流行广泛，主要分布在欧亚两大洲，我国疫情最重，发病人数占全球的90%。本病好发于我国海拔500米以下的地区，主要分布在丰水带、多水带和过渡带的农业区。我国于20世纪30年代初开始流行于黑龙江下游两岸，以后逐渐向南、向西蔓延，近年来几乎遍及全国各地。

2. 季节性和周期性 全年均有散发，但有明显的季节高峰。野鼠型发病以秋冬季为多，高峰在11月份～次年1月份，部分地区5～7月份有小高峰。家鼠型发病以春夏季为多，高峰在3～5月份。

3. 人群分布 各年龄组均可发病，发病的多少与接触传染源的机会多少有关。发病以青壮年为主，儿童极少见，男性多于女性，野外工作人员及农民发病率高。

［常考考点］流行性出血热的传染源、传播途径、易感人群和流行特征。

要点三 发病机制与病理

（一）发病机制

发病机制尚未完全阐明，一般认为病毒感染是发病的始动环节，一方面导致受感染的细胞功能和结构损害，另一方面诱发机体的异常免疫反应引起组织损伤。

1. 病毒直接作用 在病毒血症期，几乎所有的脏器组织中均可检出汉坦病毒抗原。病毒对人体呈泛嗜性感染，侵入人体后可随血流侵袭全身的小血管、毛细血管内皮细胞及血小板、单核细胞，并在其中繁殖，造成小血管和毛细血管的损伤，导致多器官病理损害和功能障碍。

2. 免疫损伤作用 病毒释放的抗原与机体产生的特异性抗体结合形成大量的免疫复合物，沉积于肾、血管壁等处，在补体的参与下引起相应器官和组织的炎症和损伤；细胞因子和介质（IL-1、TNF、前列腺素、内皮素等）也可引起组织损伤。

病程的3～7日，由于全身小血管和毛细血管广泛受损，通透性增加，血浆大量外渗使血容量下降引起的低血压休克，称原发性休克。以后在肾衰竭期间，因水盐平衡失调，继发感染和内脏大出血等，可引起继发性休克。HFRS 患者出血的原因在不同时期有不同因素，发热期出血是由于毛细血管损伤、血小板减少和功能异常所致。低血压休克期至多尿期，主要是弥散性血管内凝血（DIC）导致凝血机制异常。此外，血小板减少和功能障碍、肝素类物质增加和尿毒症等亦能导致出血。本病的肾脏损害与肾血流量不足、免疫复合物沉积、肾间质水肿致使肾小管被压受阻、肾素、血管紧张素 II 的激活等因素有关，致使肾小球滤过率下降，肾小管重吸收功能受损。

（二）病理

流行性出血热的基本病理变化为全身小血管和毛细血管变性、坏死。以肾脏病变最明显，其次是心、肝、脑等脏器。由于广泛性小血管病变和血浆外渗，使周围组织水肿、出血，引起各重要脏器实质损害和功能障碍，其中以肾髓质、右心房内膜、脑垂体和肾上腺皮质最明显。

［常考考点］流行性出血热早期休克的主要原因是血浆外渗。流行性出血热早期出血的原因主要为血管脆性增加及血小板减少。

要点四 临床表现

本病潜伏期为 4～46 日，一般为 7～14 日。

典型患者的临床经过可分为发热期、低血压休克期、少尿期、多尿期及恢复期五期。非典型和轻型病例可出现越期或不典型表现，而重症患者则可出现发热期、休克期和少尿期之间的重叠。

1. 发热期 主要表现为感染中毒症状、毛细血管损伤和肾脏损害。

起病急骤，突然畏寒、发热，体温在 1～2 日内可达 39～40℃，热型多为弛张热或稽留热，一般持续 3～7 日。同时出现全身中毒症状，高度乏力，周身酸痛，常有典型的"三痛"（头痛、腰痛、眼眶痛），常伴较突出的胃肠道症状。

毛细血管损伤主要表现为"三红"征：颜面、颈部及上胸部呈弥漫性潮红，酒醉貌。颜面和眼睑浮肿，眼结膜充血，球结膜水肿。发病 2～3 日软腭充血明显，两腋下、上胸部、颈及肩部等皮肤有散在、簇状或搔抓样、条索状出血点，束臂试验常阳性，少数患者有鼻出血、咯血、黑便等。如皮肤迅速出现大片瘀斑或腔道出血，表示病情严重，可能并发 DIC。

发病 1～2 日即可出现肾脏损害，表现为蛋白尿、血尿和少尿倾向，有时尿中可见膜状物。

2. 低血压休克期 主要为低血容量休克的表现。一般发生于病程第 4～6 日，迟者可于 8～9 日出现。热退后病情反而加重是本期的特点。体温开始下降或退热后不久，患者出现低血压，重者发生休克。可引起 DIC、心力衰竭、水及电解质平衡失调、脑水肿、呼吸窘迫综合征、急性肾衰竭（多脏衰）等。本期多不超过 24 小时，时间越长，病情越重。

3. 少尿期 少尿期与低血压休克期常无明显界限，两者经常重叠或接踵而至，也可由发热期直接进入少尿期。少尿期多发生于病程第 5～8 日，持续时间一般为 2～5 日。24 小时尿量少于 400mL 为少尿，少于 50mL 为无尿。可引起尿毒症、酸中毒和水电解质紊乱，重者可出现高血容量综合征和肺水肿。可并发内脏出血或原有出血加重、感染等。患者常有厌食、恶心、呕吐、腹胀、腹泻、头晕、头痛、烦躁不安、嗜睡、抽搐、甚至昏迷等表现。

4. 多尿期 多尿期一般出现在病程第 9～14 日，持续时间一般为 7～14 日，短者 1 日，长者可达数月之久。本期肾脏损害逐渐修复，肾小球滤过功能恢复，但由于肾小管重吸收功能尚未完全恢复，加上尿素氮等代谢产物潴留引起高渗性利尿作用，以致尿量显著增多。在本期水电解质紊乱达到高峰，常见低钠血症、低钾血症，甚至可再次引发休克。

5. 恢复期 一般在病程的 3～4 周开始，随着肾功能的恢复，每日尿量逐渐恢复至 2000mL 以内。症状逐渐消失，精神及食欲好转，完全康复尚需 1～3 个月。

临床分型：根据发热高低、中毒症状轻重和出血、休克、肾功能损害严重程度的不同，临床上可分为 5 型：①轻型：体温 39℃ 以下，中毒症状轻，除出血点外无其他出血现象，肾损害轻，无休克和少尿。②中型：体温 39～40℃，中毒症状较重，有明显球结膜水肿，病程中收缩压低于 90mmHg 或脉压小于 30mmHg，有明显出血和少尿期，尿蛋白（+++）。③重型：体温＞40℃，中毒症状及渗出体征严重，可出现中毒性精神症状，并出现休克，有皮肤瘀斑和腔道出血，休克和肾损害严重，少尿持续 5 天以内或无尿 2 天以内。④危重型：在重型基础上合并出现以下情况之一者：难治性休克；有重要脏器出血；少尿超过 5 天或无尿 2 天以上，BUN 超出 42.84mmol/L（120mg/dL）；出现心力衰竭、肺水肿；出现脑水肿、脑出血或脑疝等中枢神经合并症；严重继发感染。⑤非典型：发热 38℃以下，皮肤黏膜可有散在出血点，尿蛋白（±），血、尿特异性抗原或抗体阳性者。

[常考考点] 流行性出血的临床分期及各期的特点。

要点五　实验室检查与其他检查

（一）一般检查

1. 血常规

（1）白细胞计数：第 3 病日后逐渐升高，可达（15～30）×10⁹/L，少数重症患者可达（50～100）×10⁹/L。

（1）白细胞计数：第 3 病日后逐渐升高，可达（$15 \sim 30$）$\times 10^9$/L，少数重症患者可达（$50 \sim 100$）$\times 10^9$/L。

（2）白细胞分类：发病早期中性粒细胞增多，核左移，有中毒颗粒。重症患者可见幼稚细胞，呈类白血病反应。第 1～2 病日后出现异型淋巴细胞，4～6 病日达高峰。

（3）血红蛋白和红细胞：发热后期至低血压休克期血红蛋白和红细胞数升高，可达 150g/L 和 5.0×10^{12}/L 以上。

（4）血小板：从第 2 病日起开始减少，一般在（$50 \sim 80$）$\times 10^9$/L 左右，休克期与少尿期最低，并可见异型血小板。

2. 尿常规

（1）尿蛋白：第 2 病日即可出现，第 4～6 病日尿蛋白常达（+++）或（++++），如突然出现大量尿蛋白则有助于诊断。部分病例尿中出现膜状物，这是大量尿蛋白与红细胞和脱落上皮细胞相混合的凝聚物。

（2）显微镜检：可见红细胞、白细胞和管型。此外尿沉渣中可发现巨大的融合细胞，其中可检出流行性出血热病毒抗原。

3. 血液生化检查

（1）血尿素氮及肌酐：多数患者在低血压休克期，少数患者在发热后期，尿素氮和肌酐开始升高，多尿移行期末达高峰，多尿后期开始下降。

（2）血酸碱度：发热期血气分析以呼吸性碱中毒多见，休克期和少尿期以代谢性酸中毒为主。

（3）电解质：血钠、氯、钙在本病各期中多数降低；血磷、镁等则增高；血钾在少尿期多升高，其他期多降低。

（4）肝功能：约 50% 的患者血清转氨酶升高，少数患者血清胆红素升高。

4. 凝血功能检查　发热期开始血小板减少及功能异常。若出现 DIC，血小板常减少至 50×10^9/L 以下。DIC 的高凝期出现凝血时间缩短，消耗性低凝血期则纤维蛋白原降低、凝血酶原时间延长和凝血酶时间延长，进入纤溶亢进期则出现纤维蛋白降解物（FDP）升高。

5. 其他检查

（1）心电图：可出现窦性心动过缓或过速、传导阻滞等心律失常和心肌受损表现。高血钾时出现 T 波高尖，低血钾时出现 U 波等。

（2）眼压和眼底：部分患者眼压增高，眼压明显增高者常预示为重症。脑水肿患者可见视乳头水肿。

（3）胸部 X 线：约 30% 的患者有肺水肿、淤血表现，约 20% 的患者出现胸腔积液和胸膜反应。

（二）血清学检查

特异性抗体检测：发病第 2 日即能检出特异性 IgM 抗体 1∶20 为阳性，为临床常用的早期诊断依据。IgG 抗体 1∶40 为阳性或 1 周后两次抗体滴度上升 4 倍或以上有诊断意义。发病早期血清、白细胞内可检出病毒抗原，有诊断意义。

（三）病原学检查

应用 RT-PCR 检测汉坦病毒 RNA，敏感性高，有早期诊断价值。

要点六　诊断与鉴别诊断

（一）诊断

1.流行病学资料　在流行地区、流行季节，最长潜伏期内有疫区逗留史或直接、间接与鼠类或其粪便有接触史。

2.临床表现　包括发热、出血、肾损害三大主症，"三红"，"三痛"，热退病情反而加重，有临床五期经过等。

3.实验室检查　外周血 WBC 增多，早期出现异型淋巴细胞（＞7%）与血小板减少；尿蛋白于短期内急剧增加，如见膜状物及包涵体更有助于诊断。血清特异性 IgM 抗体阳性，血或尿标本病毒抗原或病毒 RNA 阳性可确定诊断。

（二）鉴别诊断

发热期应与上呼吸道感染、流感、流行性脑脊髓膜炎、钩端螺旋体病、败血症等疾病相鉴别；低血压休克期应与中毒性菌痢、休克型肺炎等相鉴别；少尿期应与急性肾小球肾炎及其他原因引起的急性肾衰竭相鉴别；出血明显者需与消化性溃疡出血、血小板减少性紫癜及其他原因所致 DIC 等鉴别；腹痛为主要表现者应与外科急腹症相鉴别。

要点七　治疗

早发现，早休息，早治疗和少搬动（"三早一少"）是关键。治疗以综合疗法为主，早期可应用抗病毒治疗。治疗中要注意防治休克、出血、肾衰竭和继发感染。

（一）发热期

1.抗病毒　发病 3 日内可给予利巴韦林，每日 1g，静脉滴注，疗程 3～5 日，可抑制病毒，减轻病情和缩短病程。

2.减轻外渗　应早期卧床休息。为降低血管通透性，可给予芦丁、维生素 C、输注平衡盐液等。发热后期给予 20% 甘露醇 125～250mL，以提高血浆渗透压，减轻外渗和组织水肿。

3.改善中毒症状　高热以物理降温为主，慎用发汗退热药，以防大汗进一步丧失血容量；中毒症状重者可给予地塞米松 5～10mg，静脉注射；呕吐频繁者给予甲氧氯普胺 10mg，肌内注射。

4.预防 DIC　给予低分子右旋糖酐或丹参注射液静脉滴注，以降低血液黏滞度。

（二）低血压休克期

主要是抗休克，力争稳定血压，预防重要脏器衰竭。

1.补充血容量　宜早期、快速和适量。争取 4 小时内稳定血压，但要适量，以防引起肺水肿、心衰。液体应晶胶结合，以平衡盐液为主。对休克较重者，可用双渗平衡盐液（即每升各种电解质含量加一倍）以达到快速补充血容量的目的。常用的胶体溶液有低分子右旋糖酐、甘露醇、血浆和白蛋白等。

2.纠正酸中毒　休克引起组织器官血液灌注不足，无氧酵解增加，乳酸生成增多，导致代谢性酸中毒，且易诱发 DIC，降低心肌收缩力和血管对血管活性物质的反应性，不利于休克的纠正。常用 5% 碳酸氢钠，可根据血气分析或 CO_2CP 结果分次给予，或根据病情，每次 60～80mL，每日 1～4 次。由于 5% 碳酸氢钠注射液渗透压为血浆的 4 倍，故既能纠酸，亦有扩容作用。

3.使用血管活性药　经补液、纠酸后，升高的血红蛋白已恢复正常，但血压仍不升高或不稳定者，可应用血管活性药物如多巴胺、间羟胺等，多巴胺 100～200mg/L 静脉滴注，具有扩张内脏血管和增强心肌收缩作用。山莨菪碱具有扩张微血管，解除血管痉挛作用，可应用 0.3～0.5mg/kg，静脉滴注。

4.应用糖皮质激素　糖皮质激素具有降低毛细血管通透性、减少外渗、降低外周血管阻力、改善微循环作用，还可稳定细胞膜及溶酶体膜，减轻休克时器官实质细胞损害，常用地塞米松 10～20mg 静脉滴注。

5.强心　有心衰者可给予强心剂。

（三）少尿期

治疗以稳定机体内环境，促进利尿，导泻和透析治疗为主。

1. 稳定机体内环境

（1）维持水、电解质、酸碱平衡：由于部分患者少尿期与休克期重叠，因此少尿早期需与休克所致的肾前性少尿相鉴别。肾性少尿应严格控制输入量，每日补液量为前 1 日的出量加 500 ～ 700mL。此期极易出现高血钾，应注意监测血钾和心电图。

（2）减少蛋白分解，控制氮质血症：给予高糖、高维生素和低蛋白饮食。不能进食者，每日静脉输入高渗葡萄糖 200 ～ 300g，并加入适量胰岛素。

（3）维持酸碱平衡：患者常有代谢性酸中毒，可根据血气分析结果或 CO_2CP 检测结果，用 5% 碳酸氢钠溶液纠正。

2. 促进利尿 少尿的原因之一是肾间质水肿压迫肾小管，少尿初期可应用 20% 甘露醇 125mL 静脉注射，以减轻肾间质水肿。用后若利尿效果明显可重复应用 1 次，但不宜大量应用。常用利尿剂为呋塞米，从小量开始，可逐步加大每次 100 ～ 300mg，4 ～ 6 小时重复静脉滴注。亦可试用血管扩张剂如酚妥拉明或山莨菪碱等。

3. 导泻和放血疗法 为预防高血容量综合征和高血钾，无消化道出血者可进行导泻，以通过肠道排出体内多余的水分和钾离子等。常用甘露醇 25g，2 ～ 3 次 / 日，口服。亦可用 50% 硫酸镁溶液 40mL 或中药口服。患者如出现高血容量综合征可紧急放血。

4. 透析疗法 目前常用腹膜透析和血液透析，以血液透析效果更佳。透析指征为少尿持续 4 日以上或无尿 24 小时以上，并存在以下情况之一者：①尿素氮＞ 28.56mmol/L。②高分解状态，尿素氮每日升高＞ 7.14mmol/L。③血钾＞ 6mmol/L，心电图有 T 波高耸等高血钾表现。④高血容量综合征或伴肺水肿者。⑤极度烦躁不安或伴脑水肿者。根据血尿素氮情况，每 2 ～ 3 日透析一次，每次 5 ～ 6 小时。如尿量达每日 2000mL 以上，尿素氮下降，高血容量综合征或脑水肿好转后，可以停止透析。

（四）多尿期

移行期和多尿早期的治疗同少尿期。多尿后期主要是维持水和电解质平衡，防治继发感染。

1. 维持水与电解质平衡 给予半流质和富含钾的食物。补充水分以口服为主，不能进食者可以静脉补液。

2. 防治继发感染 由于免疫功能下降，本期极易发生呼吸道和尿路感染，因此需注意口腔卫生，必要时对室内空气进行消毒。应及时发现和治疗继发感染，禁用肾毒性药物。

（五）恢复期

应注意补充营养，适当休息，逐步恢复活动量。出院后仍应休息 1 ～ 2 个月。定期复查肾功能、血压和垂体功能。

（六）积极防治并发症

病程中应积极防治腔道大出血、心衰、肺水肿、急性呼吸窘迫综合征及各种继发感染等。

［常考考点］流行性出血热各期的治疗原则和措施。

要点八　预防

1. 控制传染源 防鼠、灭鼠是预防本病的关键措施。

2. 切断传播途径 注意食品卫生，防止食品被鼠类污染；注意个人防护，不用手接触鼠及其排泄物；注意灭螨。

3. 保护易感人群 疫区内高危人群可接种疫苗。

【例题实战模拟】

A1 型题

1. 肾综合征出血热的"三大"主症是

    A. 发热、休克、少尿　　　　B. 出血、休克、肾损害　　　C. 发热、出血、肾损害

    D. 发热、出血、"三痛"　　E. 休克、少尿、"三痛"

2. 肾综合征出血热早期休克的主要原因是

　　A. 病毒血症　　B. 血浆外渗　　C. 心肌损害　　D. 微血管痉挛　　E. 电解质紊乱

3. 肾综合征出血热早期出血的原因主要是

　　A. 弥散性血管内凝血　　　　　　B. 尿毒症所致的凝血障碍　　C. 肝素类物质增加

　　D. 血管脆性增加及血小板减少　　E. 凝血因子不足

4. 下列不属于肾综合征出血热早期外周血象改变的是

　　A. 白细胞计数增高　　　　　　　B. 类白血病样反　　　　　　C. 嗜酸性粒细胞减少以至消失

　　D. 异型淋巴细胞增多　　　　　　E. 血小板减少

5. 肾综合征出血热休克期，不宜首先使用的药物是

　　A. 平衡盐　　B. 碳酸氢钠　　C. 低分子右旋糖酐　　D. 血管活性药物　　E. 高渗葡萄糖

6. 有关肾综合征出血热少尿期的治疗原则，描述错误的是

　　A. 稳定内环境　　B. 高蛋白饮食　　C. 促进利尿　　D. 导泻和放血　　E. 透析

A2 型题

7. 患者，男，29 岁，农民。突起发热，伴头痛，眼眶痛，腰痛。病程第 4 日就诊时热已退，血压偏低，球结膜水肿、出血，胸背部见条索点状瘀点，前日 24 小时尿量 300mL。该病例最可能的诊断是

　　A. 败血症　　B. 血小板减少性紫癜　　C. 肾综合征出血热　　D. 钩端螺旋体病　　E. 流行性感冒

8. 患者，女，27 岁。突起寒战，高热，恶心，呕吐，腰痛已 6 天。体检：重病容，眼睑浮肿，球结膜及胸部皮肤充血，腋下见少许点状出血点，血压 75/55mmHg，怀疑肾综合征出血热。本例必须首先考虑的治疗措施是

　　A. 慎用升压药　　　　　　　　　B. 补充血容量　　　　　　　C. 纠正酸中毒

　　D. 小剂量肝素抗 DIC　　　　　　E. 选用抗病毒治疗

【参考答案】

1.C　2.B　3.D　4.C　5.D　6.B　7.C　8.B

细目六　狂犬病

【考点突破攻略】

　　狂犬病（rabies）又称恐水病（hydrophobia），是由狂犬病毒（Rabies virus）引起的以侵犯中枢神经系统为主的人畜共患急性传染病。人多因被病兽咬伤而感染。临床表现为恐水、怕风、狂躁、恐惧不安、流涎和咽肌痉挛，最终发生瘫痪而危及生命。病死率几乎 100%。

要点一　病原学

　　狂犬病毒属弹状病毒科拉沙病毒属。病毒形似子弹，由核衣壳和包膜组成。核衣壳是由单股负链 RNA 及其外面包裹的 N 蛋白构成。狂犬病毒有两种主要抗原。一种为病毒外膜上的糖蛋白，能与乙酰胆碱受体结合，使病毒具有神经毒性，并使体内产生中和抗体及血凝抑制抗体。另一种为内层的核蛋白，可使体内产生补体结合抗体和沉淀素，无保护作用。从患者和病兽体内所分离的病毒称野毒株或街毒株（street virus），其特点是毒力强，经多次兔脑连续传代后成为固定株（fixed virus）。固定株毒力降低，对人和犬失去致病力，但仍然保持其免疫原性，可供制作疫苗。

　　狂犬病毒易被紫外线、甲醛、70% 乙醇、汞和季胺类化合物（如苯扎溴铵）等灭活。不耐热，100℃加热 2 分钟可灭活。在冰冻干燥条件下可保存数年。

要点二　流行病学

（一）传染源

　　带狂犬病毒的动物是本病的传染源。我国由病犬传播的狂犬病占 80% ～ 90%，其次为猫、猪、牛、马等家畜和狼。发达国家野生动物（如狐狸、蝙蝠、臭鼬和浣熊等）逐渐成为重要传染源。患病动物唾

液中含有大量的病毒，于发病前数日即具有传染性。隐性感染的犬、猫等兽类亦有传染性。一般来说狂犬病的患者不是传染源，因其唾液所含病毒量较少。

（二）传播途径

本病主要通过被患病动物咬伤传播。黏膜和发肤也是病毒的重要侵入门户，少数可在宰杀病犬过程中被传染。此外，亦有经呼吸道及角膜移植传播的报道。

（三）易感人群

人群普遍易感。被病兽咬伤后是否发病与下列因素有关：①咬伤部位：头、面、颈、手指处被咬伤后发病机会多。②咬伤的严重性：创口深而大者发病率高。③局部处理情况：咬伤后迅速彻底清洗者发病机会少。④及时、全程、足量注射狂犬疫苗和免疫球蛋白者发病率低。⑤被咬伤者免疫功能低下或免疫缺陷者发病机会多。

［常考考点］狂犬病的主要传染源是病犬，主要传播途径是被患病动物咬伤。

要点三 发病机制与病理

1. 发病机制　狂犬病病毒经皮肤或黏膜破损处进入机体后，对神经组织有很强的亲和力，沿末梢神经和神经周围间隙的体液进入与咬伤部位相当的背根节和脊髓段，然后沿脊髓上行至脑，并在脑组织中繁殖。发病机制分为三个阶段：①局部组织内小量繁殖期。病毒自咬伤部位入侵后，在伤口附近肌细胞内缓慢繁殖，在4～6日内侵入周围神经，此时患者可无任何自觉症状。②侵入中枢神经期。病毒沿周围传入神经迅速上行，到达背根神经节后大量繁殖，然后侵入脊髓和中枢神经系统，主要侵犯脑干及小脑等处的神经元，亦可在扩散过程中终止于某部位，形成特殊的临床表现。③从中枢神经向各器官扩散期。病毒自中枢神经再沿传出神经侵入各组织与器官，如唾液腺和舌浆液腺等。由于迷走神经核、舌咽神经核和舌下神经核受损，可以发生呼吸肌、吞咽肌痉挛，出现恐水、呼吸困难、吞咽困难等症状。交感神经受刺激，使唾液分泌和出汗增多。迷走神经节、交感神经节和心脏神经节受损时，可发生心血管系统功能紊乱或猝死。

2. 病理　病理变化主要为急性播散性脑脊髓炎，脑膜多正常，脑实质和脊髓充血、水肿及微小出血灶。病毒从受伤部位传入神经，经背根神经节、脊髓入脑，故咬伤部位相应的背根神经节、脊髓段病变一般比较严重，延髓、海马、脑桥、小脑等处受损也较显著。镜下：在肿胀或变性的神经细胞浆中可见到一至数个圆形或卵圆形直径3～10nm的嗜酸性包涵体，即内氏小体（Negri body），HE染色后呈樱桃红色，常见于海马及小脑浦肯野等细胞中。内氏小体为病毒集落，是本病特异且具有诊断价值的病变。

［常考考点］内氏小体是狂犬病特异且具有诊断价值的病变。

要点四 临床表现

潜伏期长短不一，短的5日，最长可达10年以上，一般1～3个月。儿童、头面部咬伤、伤口深者潜伏期短。此外，与入侵病毒的数量、毒力及宿主的免疫力也有关。典型病例临床表现分为三期。

（一）前驱期

常有发热、头痛、乏力、纳差、恶心、周身不适等症状。对痛、声、风、光等刺激开始敏感，并有咽喉紧缩感。50%～80%患者伤口部位及其附近有麻木、发痒、刺痛或虫爬、蚁走感，由于病毒刺激周围神经元引起。本期持续2～4日。

（二）兴奋期

患者高度兴奋，表现为极度恐惧、恐水、恐风。恐水是本病的特殊症状，但不一定每例都出现，典型表现在饮水、见水、听流水声或谈及饮水时，可引起严重咽喉肌痉挛。患者渴极而怕饮水，饮而不能下咽，常伴有声嘶和脱水。因声带痉挛，吐字不清，声音嘶哑，甚至失音。怕风亦是本病常见的症状，微风、吹风、穿堂风等可引起咽肌痉挛。

由于自主神经功能亢进，患者出现大汗流涎，体温可达40℃以上，心率快，血压升高，瞳孔扩大，但患者神志大多清醒，部分患者可出现精神失常、定向力障碍、幻觉、谵妄等。病程进展很快，多在发作中死于呼吸或循环衰竭。本期持续1～3日。

（三）麻痹期

痉挛减少或停止，患者逐渐安静，出现弛缓性瘫痪，尤以肢体软瘫为多见。呼吸变慢及不整，心搏微弱，神志不清，最终因呼吸麻痹和循环衰竭而死亡。本期持续 6 ～ 18 小时。

本病全程一般不超过 6 日。除上述狂躁型外，尚有以脊髓或延髓病变为主的麻痹型（静型），但较为少见，临床上无兴奋期、无恐水。常见高热、头痛、呕吐、肢体软瘫、腱反射消失、共济失调和大小便失禁，呈横断性脊髓炎或上行性麻痹等症状，最终因瘫痪死亡。

［常考考点］狂犬病的临床分期及各期典型的临床表现。

要点五　实验室检查

（一）血、尿常规和脑脊液检查

白细胞计数（10 ～ 20）×10⁹/L 不等，中性粒细胞多在 80% 以上。尿常规可发现轻度蛋白尿，偶见透明管型。脑脊液压力正常或轻度升高，蛋白稍升高，细胞数低于 200×10⁶/L，以淋巴细胞为主，糖和氯化物正常。

（二）病原学检查

抗原检查，可取患者的脑脊液或唾液直接涂片、角膜印片，或咬伤部位皮肤组织或脑组织通过免疫荧光法检测抗原，阳性率可达 98%。此外，还可使用快速狂犬病酶联免疫吸附法检测抗原。

用患者唾液、脑脊液或死后脑组织混悬液接种动物，分离病毒；用死者脑组织印压涂片或做病理切片，用染色镜检及直接免疫荧光法检查内氏小体，阳性率为 70% ～ 80%；用 RT-PCR 检测狂犬病毒核酸；取角膜印片或有神经元纤维的皮肤切片，用免疫荧光抗体染色检查狂犬病毒抗原。以上任何一项阳性时可确诊。

（三）病毒抗体检测

可采用间接免疫荧光法进行检测，缺少早期诊断价值，主要用于流行病学调查或证实狂犬病诊断。

要点六　诊断与鉴别诊断

（一）诊断

根据患者过去被病兽或可疑病兽咬伤、抓伤史及典型的临床症状，如恐水、恐风、咽喉肌痉挛等，即可做出临床诊断。但在疾病早期，儿童及咬伤不明确者易误诊。确诊有赖于病原学检测或尸检发现脑组织内氏小体。

（二）鉴别诊断

本病应与病毒性脑炎、破伤风、吉兰－巴雷综合征、脊髓灰质炎等疾病相鉴别，流行病学资料和特殊症状是鉴别要点。

要点七　治疗

狂犬病是所有传染病中最凶险的疾病，一旦发病，预后极差。目前无特效治疗方法，强调在咬伤后及时预防性治疗，对发病后患者以对症综合治疗为主。包括：严格隔离患者，防止唾液等污染；病室要避光、安静，没有噪音和流水声；注意营养、水及电解质的平衡；对狂躁者可用镇静剂，如苯巴比妥或地西泮；有心动过速、高血压时，可用 β 受体阻滞剂；有脑水肿时给予脱水治疗；采取一切措施维护患者心血管系统和呼吸系统功能。呼吸衰竭是死亡的主要原因，必要时采用气管切开、人工呼吸机等措施维持呼吸，纠正呼吸衰竭。

［常考考点］强调在咬伤后及时预防性治疗。对发病后患者以对症综合治疗为主。

要点八　预防

目前狂犬病尚无有效的治疗方法，病死率接近 100%，必须加强预防工作。

1. 控制传染源　家养的犬，应进行登记，定期进行预防接种。发现野犬、狂犬立即捕杀，尸体应深埋，不准食用。对疑似狂犬者，应设法捕获，并隔离观察 10 日。如死亡或出现症状，应取脑组织检查，深埋或焚毁。

2. 伤口的处理 对刚被咬伤者，要及时治疗。在咬伤的当时，先局部挤压、针刺使其尽量出血，再用20%肥皂水充分冲洗创口，后用5%碘酊反复涂拭。除非伤及大血管需紧急止血外，伤口一般不予缝合或包扎，以便排血引流。如有抗狂犬病免疫球蛋白或免疫血清，则在伤口底部和周围行局部浸润注射。此外，要注意预防破伤风及细菌感染。

［常考考点］狂犬咬伤的伤口处理方法。

3. 预防接种

（1）疫苗接种：可用于暴露后预防，也可用于暴露前预防。我国是狂犬病流行地区，凡是被犬咬伤或被其他动物咬伤、抓伤者或医务人员的皮肤破损处被狂犬病患者唾液沾染时，均需作暴露后预防接种。暴露前预防主要用于高危人群，即兽医、山洞探险者、从事狂犬病毒的研究人员和动物管理人员。国内主要采用 VERO 细胞疫苗和地鼠肾细胞疫苗，暴露后预防：共接种 5 次，每次 2mL 肌注，在 0、3、7、14、28 日各注射 1 次。严重咬伤者，可于 0～6 日，每日注射疫苗 1 针，以后分别于 10、14、30、90 日各注射 1 次，常可取得防治效果。暴露前预防：共接种 3 次，每次 2mL 肌注，于 0、7、28 日进行，1～3 年加强注射一次。

（2）免疫球蛋白注射：常用马或人源性抗狂犬病毒免疫球蛋白和免疫血清，以人狂犬免疫球蛋白（HRIG）为佳，按照 20U/kg 计算，特别严重的可加倍计算，总量的一半在创伤处作浸润性注射，剩余剂量在臀部作肌内注射。过敏者可以脱敏注射。

［常考考点］狂犬病的疫苗预防接种方法。

【例题实战模拟】

A1 型题

1. 狂犬病的主要传染源是

　　A. 病犬　　B. 猫　　C. 狼　　D. 狐狸　　E. 蝙蝠

2. 狂犬病的主要传播途径是

　　A. 黏膜侵入　　B. 呼吸道吸入　　C. 角膜移植　　D. 被患病动物咬伤　　E. 眼结膜接触病兽唾液

3. 裸露的皮肤被轻咬，出现无出血的轻微抓伤，正确的处置方法是

　　A. 无须处理伤口，立即接种狂犬病疫苗　　B. 无须进行处置　　C. 立即消毒被抓伤的部位即可

　　D. 处理伤口，立即接种狂犬病疫苗　　E. 注射消炎药物

4. 狂犬病病理变化中特异的且具有诊断价值的病变为

　　A. 急性播散性脑脊髓炎　　　　B. 脑膜多正常　　　　　　C. 脑实质和脊髓充血水肿

　　D. 内氏小体　　　　　　　　　E. 脊髓段病变一般比较严重

5. 右耳被咬破，且致伤动物不能确定健康时，正确的处置方法是

　　A. 消毒后，立即接种狂犬病疫苗即可

　　B. 立即注射消炎药物，不处理伤口

　　C. 立即处理伤口，注射狂犬病被动免疫制剂，并接种狂犬病疫苗

　　D. 立即处理伤口，并注射狂犬病被动免疫制剂即可

　　E. 处理伤口，并立即注射消炎药物

6. 左小腿部被咬破，且致伤动物不能确定健康时，下列处置错误的是

　　A. 用 20% 的肥皂水和一定压力的流动清水交替彻底清洗、冲洗伤处至少 15 分钟

　　B. 彻底冲洗后用 2%～3% 碘酒、碘伏或者 75% 酒精涂擦伤口

　　C. 彻底冲洗后用 75% 酒精涂擦伤口

　　D. 就诊时如伤口已结痂也应对伤口进行处理

　　E. 在伤口局部行浸润注射抗狂犬病免疫球蛋白即可

7. 下列关于狂犬病疫苗接种的描述，错误的是

　　A. 上臂三角肌肌内注射或臀部注射

  B. 2 岁以下婴幼儿可在大腿前外侧肌内注射

  C. 首次暴露后的狂犬病疫苗接种应当越早越好

  D. 可用于暴露后预防

  E. 也可用于暴露前预防

8. 关于狂犬病疫苗接种程序的描述，正确的是

  A. 一般咬伤者于 0、3、7、14 和 28 日各注射狂犬病疫苗 1 个剂量

  B. 注射当天剂量加倍，第 3、7、14 和 28 日各注射狂犬病疫苗 1 个剂量

  C. 于 0、4、8、16 和 28 日各注射狂犬病疫苗 1 个剂量

  D. 2 岁以下的儿童每针次均接种 0.5 个剂量

  E. 暴露前预防适用于所有人群

9. 狂犬病典型病例临床表现分为三期，下列正确的是

  A. 前驱期、兴奋期、麻痹期 B. 潜伏期、前驱期、兴奋期 C. 前驱期、兴奋期、恢复期

  D. 兴奋期、麻痹期、恢复期 E. 潜伏期、前驱期、麻痹期

10. 狂犬病最具特征性的临床表现是

  A. 发热、头痛、乏力、周身不适

  B. 咽喉紧缩感

  C. 伤口部位及周围有麻木、发痒、刺痛感

  D. 恐水、恐风

  E. 弛缓性瘫痪

【参考答案】

1.A 2.D 3.D 4.D 5.C 6.D 7.A 8.A 9.A 10.D

细目七 流行性乙型脑炎

【考点突破攻略】

  流行性乙型脑炎（epidemic encephalitis B）亦称日本脑炎（Japanese encephalitis），简称乙脑，是经蚊虫传播乙型脑炎病毒而引起的以脑实质炎症为主要病变的中枢神经系统急性传染病。临床上以高热、意识障碍、抽搐、病理反射及脑膜刺激征为特征。重症患者常出现呼吸衰竭，病死率高，部分可留有严重后遗症。

要点一 病原学

  乙型脑炎病毒（encephalitis B virus）属虫媒病毒乙组的黄病毒科，直径 40 ～ 50nm，球形，核心为单股正链 RNA，包被有单股多肽的核衣壳蛋白，外层为脂质包膜，镶嵌有糖基化蛋白（E 蛋白）和非糖基化蛋白（M 蛋白）。E 蛋白是病毒的主要抗原成分，可诱导机体产生中和抗体和血凝抑制抗体，有助于临床诊断和流行病学调查。

  乙脑病毒对热、乙醚和酸等常用消毒剂敏感，100℃ 2 分钟、56℃ 30 分钟即可灭活，但耐低温和干燥，用冰冻干燥法在 4℃冰箱中可保存数年。在蚊虫体内繁殖的适宜温度为 25 ～ 30℃。

要点二 流行病学

（一）传染源

  乙脑是人畜共患的自然疫源性疾病，人和动物感染乙脑病毒后可发生病毒血症，成为传染源。人感染后病毒血症期短暂，血中病毒含量少，不是主要的传染源。家畜、家禽和鸟类均可感染乙脑病毒。猪的感染率高，感染后血中病毒含量多，病毒血症期长，且猪的饲养范围广，更新快，是本病主要的传染源。蝙蝠可作为本病的长期储存宿主和传染源。一般在人类乙脑流行前 1 ～ 2 个月，先在家禽、家畜中

流行，故检测猪的乙脑病毒感染率可预测当年在人群中的流行趋势。

（二）传播途径

乙脑主要通过蚊虫叮咬而传播。在国内传播乙脑病毒的蚊种有26种，三带喙库蚊是主要的传播媒介，其次是东方伊蚊和中华按蚊。蚊虫叮咬感染乙脑病毒的动物后，乙脑病毒先在蚊虫肠内增殖，然后移行至唾液腺，在唾液中保持较高浓度，并通过叮咬将病毒传给人或其他动物，再由动物感染更多蚊虫，形成蚊-动物（猪）-蚊循环。蚊虫亦是乙脑病毒的长期储存宿主，可带病毒越冬，并通过蚊卵传代。被感染的候鸟、蝙蝠等也可作为乙脑病毒的越冬宿主。

（三）易感人群

人群对乙脑病毒普遍易感。感染乙脑病毒后多为隐性感染，显性或隐性感染之比为1:（300～2000）。感染后可获得持久的免疫力。母亲传递的抗体对婴儿具有保护作用。

四、流行特征

东南亚和西太平洋地区是乙脑的主要流行区，我国除东北北部、青海、新疆、西藏外均有乙脑流行。热带地区全年均可发病，温带和亚热带地区主要集中在7～9月份，这主要与蚊虫繁殖、气温、雨量及人口流动（如大学新生入学、新兵入伍）、交通状况、卫生措施（防蚊灭蚊）等因素有关。发病人群以10岁以下儿童为主，尤以2～6岁儿童发病率为高。近年由于儿童和青少年广泛接种疫苗，发病率已明显下降，成人和老年人的发病率相对增加。由于感染病毒后绝大多数为隐性感染或亚临床型，乙脑呈高度散发性，家庭成员中多人同时发病少见。

［常考考点］乙脑的病原体、传染源、传播途径和易感人群。

要点三　发病机制与病理

（一）发病机制

人被带有乙脑病毒的蚊虫叮咬后，乙脑病毒进入体内，经淋巴管或毛细血管侵入单核-吞噬细胞内繁殖，达一定量后进入血流，引起病毒血症。病毒可通过血-脑屏障进入中枢神经系统，引起脑实质病变。乙脑病毒进入机体后是否发病以及病情的严重程度，一方面与感染病毒的数量与毒力有关，另一方面则取决于机体的免疫力。如机体免疫功能强时，感染后只发生短暂的病毒血症，病毒迅速被清除，不侵入中枢神经系统，仅表现为隐性感染或轻型病例，并可获得持久免疫力。若机体免疫功能低下，侵入机体的病毒数量多且毒力强时，则乙脑病毒可侵入中枢神经系统引起脑实质损害。脑寄生虫感染（如脑囊虫病）、癫痫、高血压、脑外伤及脑血管病等可使乙脑病毒较易侵入中枢神经系统。

乙脑患者脑组织损伤主要与乙脑病毒对神经组织的直接侵袭有关，可致神经细胞坏死、胶质细胞增生及炎性细胞浸润。此外，乙脑病毒可诱发机体产生免疫攻击，导致小血管和毛细血管损伤，可引起脑组织循环障碍及坏死。

（二）病理

本病为全身性感染，但主要病变在中枢神经系统。乙脑患者的脑组织病变范围较广，以大脑皮质、间脑和中脑病变最为严重，可累及脊髓。部位越低，损伤越轻。主要病理变化包括神经细胞肿胀、变性及坏死，可液化形成镂空筛网状软化灶；脑实质淋巴细胞和单核细胞浸润，胶质细胞弥漫性增生；脑实质及脑膜血管充血扩张，大量浆液渗出，形成脑水肿。

［常考考点］乙脑病变最严重的部位是大脑皮质、脑干及基底核。

要点四　临床表现

乙脑潜伏期为4～21日，一般为10～14日。人感染乙脑病毒后，大多数患者不产生任何临床症状，部分患者仅出现发热、头痛，少数患者表现出高热、头痛、呕吐、颈项强直、惊厥、意识障碍、呼吸衰竭等典型乙型脑炎表现。典型患者可分为4期。

（一）初期

病程的1～3日。起病急骤，发热，体温在1～2日内达到39～40℃，伴头痛、食欲不振、呕吐，多有嗜睡和精神倦息。少数患者可有颈项强直。头痛是乙脑最常见和最早出现的症状，疼痛部位不定。

（二）极期

病程的 4～10 日，具有诊断意义的症候多在此期出现，多为脑实质损害的表现。

1. 高热 　此期发热达顶点，可达 40℃以上，一般持续 7～10 日，重者可达 3 周。病情与体温成正比，发热越高，持续时间越长，病情越重。

2. 意识障碍 　表现可轻可重，可见嗜睡、谵妄、昏迷或定向力障碍等。意识障碍最早可见于病程的 1～2 日，以 3～8 日多见，一般持续 1 周左右，重者可长达 1 个月以上。昏迷的深浅、持续时间的长短与病情的严重性和预后有关。

3. 惊厥或抽搐 　多于病程第 2～5 日出现，发生率 40%～60%，是病情严重的表现。可由脑实质炎症、脑缺氧、脑水肿及高热等原因引起。可见局部或全身性、阵发性或强直性抽搐，历时数分钟或数十分钟不等，可反复发生，并伴有意识障碍，重者伴有呼吸暂停、发绀、痰鸣声。

4. 呼吸衰竭 　为本病最严重的表现之一，也是最主要的死亡原因（占 70%～80%），多见于深度昏迷的患者。主要为中枢性呼吸衰竭。由于脑实质炎症、缺氧、脑水肿、颅内高压、脑疝和低血钠脑病等所致，其中以脑实质病变，尤其延脑呼吸中枢病变为主要原因。表现为呼吸浅表、节律不整、双吸气、叹息样呼吸、潮式呼吸、下颌呼吸，甚至呼吸停止。脑疝引起的呼衰多发生于第 5～6 病日内，发展很快，可迅速出现呼吸停止，同时伴有瞳孔变化、血压升高、肌张力增强。有时可出现周围性呼吸衰竭，多由脊髓病变导致膈肌或肋间肌麻痹或呼吸道痰阻、肺部感染等所致，表现为呼吸困难、呼吸先快后慢，胸式或腹式呼吸减弱，发绀，但呼吸节律基本整齐。一般以中枢性呼吸衰竭为主，或两者皆有之。

5. 颅内高压及脑膜刺激征 　患者多有不同程度的颅内压增高，表现为剧烈的头痛、喷射性呕吐、血压增高、脉搏变慢。同时可伴有脑膜刺激征，如颈项强直、凯尔尼格征和布鲁津斯基征阳性。婴幼儿囟门未闭常表现为前囟隆起而脑膜刺激征缺如。重者可出现脑疝，以颞叶疝（小脑幕切迹疝）较多见，表现为昏迷突然加深，呼吸节律异常，疝侧瞳孔散大和上睑下垂，对侧肢体瘫痪和锥体束征阳性。双侧瞳孔不等大是脑水肿所致钩回疝的早期表现。由于脑水肿和钩回疝使脑干错位，进一步可发生小脑扁桃体疝（枕骨大孔疝），表现为极度躁动、面色苍白、眼球固定、瞳孔散大或对光反射消失、呼吸节律异常，或血压下降、呼吸骤停而死亡。

6. 其他神经系统症状和体征 　乙脑的神经系统表现多在病程 10 天内出现，第 2 周后较少出现新的神经症状和体征。常有浅反射先减弱后消失，膝、跟腱反射等深反射先亢进后消失，锥体束征阳性。昏迷时，除浅反射消失外，可有肢体强直性瘫痪、偏瘫或全瘫，伴肌张力增高，还可伴膀胱和直肠麻痹（大、小便失禁或尿潴留）。此外，根据病变部位不同，可出现颅神经损伤或自主神经功能紊乱的表现。

高热、抽搐和呼吸衰竭是乙脑极期的严重表现，三者相互影响，互为因果。

（三）恢复期

病程的 8～12 日，患者体温逐渐下降，于 2～5 日内降至正常，神经系统症状和体征逐日好转，一般于 2 周左右可完全恢复。重症患者可留有神志迟钝、痴呆、失语、多汗、吞咽困难、颜面瘫痪、四肢强直性瘫痪或扭转痉挛等。经积极治疗后大多数患者可于 6 个月内恢复。

（四）后遗症期

发病半年后，5%～20% 重症患者仍有意识障碍、痴呆、失语、肢体瘫痪、扭转痉挛和精神失常等，称为后遗症。经积极治疗及耐心的护理可有不同程度的恢复。癫痫后遗症可持续终生。

（五）并发症

以支气管肺炎最常见，多因昏迷患者呼吸道分泌物不易咳出，或应用人工呼吸器后引起。其次为肺不张、败血症、尿路感染、褥疮等。重型患者可因应激性溃疡致上消化道大出血。

（六）临床分型

1. 轻型 　体温 39℃以下，神志始终清楚，有轻度头痛、恶心呕吐、嗜睡等，无抽搐，脑膜刺激征不明显。病程 5～7 日。

2. 普通型 　体温 39～40℃，嗜睡或浅昏迷，偶有抽搐及病理反射阳性，脑膜刺激征明显。病程 7～14 日，多无后遗症。

3. 重型 　体温 40℃以上，昏迷，反复或持性续抽搐，病理反射阳性，浅反射先消失，深反射先亢进后消失。可有肢体瘫痪或呼吸衰竭。病程多在 2 周以上，恢复期常有精神异常、瘫痪、失语等，部分患者留有不同程度后遗症。

4. 极重型（暴发型） 起病急骤，体温于 1 ～ 2 日内升至 40℃ 以上，常反复或持续性抽搐，深度昏迷，迅速出现脑疝及中枢性呼吸衰竭等。多于 3 ～ 5 日内死亡，幸存者多有严重后遗症。

流行期间以轻型和普通型多见。

［常考考点］乙脑的临床分期及极期的临床表现。

要点五　实验室检查

（一）血象

白细胞计数增高，多为（10 ～ 20）×10^9/L，中性粒细胞 80% 以上，嗜酸性粒细胞常减少。部分患者血象始终正常。

（二）脑脊液

脑脊液压力增高，外观清或微混，白细胞计数多为（50 ～ 500）×10^9/L，个别可达 1000×10^9/L 以上，分类早期以中性粒细胞稍多，以后以单核细胞为主，糖及氯化物正常，蛋白质轻度升高。部分病例于病初脑脊液检查正常。

（三）血清学检查

1. 特异性 IgM 抗体测定 目前多用此法进行早期诊断。一般在病后 3 ～ 4 天即可出现，脑脊液中最早在病程第 2 天测到，两周达高峰。检测方法有酶联免疫吸附试验（ELISA）、间接免疫荧光法、2- 巯基乙醇（2–ME）耐性试验。

2. 血凝抑制试验 血凝抑制抗体出现较早，一般在病后 4 ～ 5 天出现，2 周达高峰，抗体水平维持数年，可用于临床诊断及流行病学调查。

3. 补体结合试验 为 IgG 抗体，多在发病后 2 周出现，5 ～ 6 周达高峰，1 年后消失。主要用于回顾性诊断或流行病学调查。

［常考考点］特异性 IgM 抗体对乙脑有早期诊断价值。

（四）病原学检查

1. 病毒分离 病程第 1 周内死亡病例的脑组织中可分离到病毒（一般采用小白鼠脑内接种法），但脑脊液和血中不易分离到病毒。

2. 病毒抗原或核酸检测 在组织、血液或其他体液中采用直接免疫荧光或 RT–PCR 法检测。

要点六　诊断与鉴别诊断

（一）诊断

1. 流行病学资料 严格的季节性（7 ～ 9 月），10 岁以下儿童多见。但近年来成人病例有增加趋势。

2. 临床特征 起病急、高热、头痛、呕吐、意识障碍、抽搐、病理征及脑膜刺激征阳性等。

3. 实验室检查 外周血白细胞及中性粒细胞均增高；脑脊液压力高，细胞数轻度增高，蛋白稍高，糖及氯化物正常；血清特异性 IgM 抗体或脑脊液抗原检测阳性可作出早期诊断；根据血凝抑制试验或补体结合试验可作出回顾性诊断。

［常考考点］乙脑的诊断依据。

（二）鉴别诊断

1. 中毒性菌痢 本病与乙脑均多发生于夏秋季，10 岁以下儿童多见，但起病较乙脑更急，常在发病 24 小时内迅速出现高热、抽搐、意识障碍和循环衰竭。脑膜刺激征常阴性，脑脊液多正常。肛拭子取便或生理盐水灌肠镜检，可见大量白细胞或脓细胞。

2. 结核性脑膜炎 发病无季节性，多有结核病史或接触史。起病缓慢，病程长，脑膜刺激征明显。脑脊液检查呈毛玻璃样，氯化物与糖降低，蛋白增高明显，放置后可见网状物及薄膜产生，其薄膜涂片或培养可见抗酸杆菌。胸部 X 片、眼底及结核菌素试验等有助于诊断。

3. 化脓性脑膜炎 患者脑膜刺激征显著，脑脊液外观混浊，细胞数常在 1000×10^9/L 以上，中性粒细胞占90%以上，蛋白明显升高，糖明显降低，脑脊液及血液细菌学检查可找到相应的病原菌。脑膜炎球菌所致者，多发生于冬春季，皮肤黏膜常有瘀点、瘀斑。其他化脓菌所致者多可找到原发病灶。

4. 其他病毒性脑炎　如单纯疱疹病毒、腮腺炎病毒、肠道病毒等均可引起脑炎，临床表现与乙脑相似，鉴别困难。确诊有赖于血清学检查或病毒分离。

[常考考点] 乙脑与中毒性菌痢、结核性脑膜炎、化脓性脑膜炎的鉴别。

要点七　治疗

目前在病原学治疗方面尚无特效的抗病毒药物，早期可试用利巴韦林、干扰素等。主要是采取积极对症治疗、支持治疗和护理。重点处理好高热、抽搐和呼吸衰竭等危重症候，降低病死率和防止后遗症的发生。

（一）一般治疗

患者应住院隔离于有防蚊和降温设备的病室，控制室温在30℃以下。昏迷患者要注意口腔及皮肤清洁，定时翻身、拍背、吸痰，防止继发肺部感染和褥疮发生。注意保护角膜。昏迷及抽搐患者应设床栏以防坠床，并防止舌被咬伤。注意水及电解质平衡，重症患者应输液，成人每日1500～2000mL，小儿每日50～80mL/kg，并酌情补充钾盐，纠正酸中毒，但输液量不宜过多，以防脑水肿。昏迷者可予鼻饲。

（二）对症治疗

高热、抽搐及呼吸衰竭是危及患者生命的三大症候，且可互为因果，形成恶性循环，必须及时处理。

1. 降温　以物理降温为主，药物降温为辅，同时降低室温，使肛温控制在38℃左右。

（1）物理降温：可用冰敷额、枕部和体表大血管部位（腋下、颈部及腹股沟等），酒精擦浴，冷盐水灌肠等。

（2）药物降温：幼儿或年老体弱者可用50%安乃近滴鼻，防止过量退热药物致大量出汗而引起虚脱。

（3）亚冬眠疗法：适于高热伴抽搐者，以氯丙嗪和异丙嗪每次各0.5～1mg/kg肌内注射，每4～6小时1次，并配合物理降温。疗程3～5天。用药过程要密切观察患者生命体征变化，注意保持呼吸道通畅。

2. 止痉　包括去除病因及镇静解痉。①高热所致者以降温为主。②脑水肿所致者以脱水降低颅内压为主，可用20%甘露醇快速静脉滴注或推注（20～30分钟内），每次1～2g/kg，根据病情可每4～6小时重复应用一次，同时可合用糖皮质激素、呋塞米、50%高渗葡萄糖注射液等。③因脑实质病变引起的抽搐，可使用镇静剂，首选地西泮，成人每次10～20mg，小儿每次0.1～0.3mg/kg（每次不超过10mg），肌内注射或缓慢静脉注射；水合氯醛鼻饲或灌肠，成人每次1～2g，小儿每次60～80mg/kg（每次不超过1g）。巴比妥钠可用于预防抽搐，成人每次0.1～0.2g，小儿每次5～8mg/kg，肌内注射。

3. 防治呼吸衰竭　积极降温、控制颅内压以防止呼吸衰竭的发生。根据引起呼吸衰竭的原因给予相应的治疗：①氧疗。可选用鼻导管或面罩给氧，纠正患者缺氧状态。②由脑水肿所致者应用脱水剂。③中枢性呼吸衰竭有呼吸表浅、节律不整或发绀时，可用呼吸兴奋剂，首选山梗菜碱，成人每次3～9mg，小儿每次0.5～0.2mg/kg，静脉注射或静脉滴注，亦可用尼可刹米、山梗菜碱、二甲弗林等交替使用。若缺氧明显时，可经鼻导管使用高频呼吸器治疗（送氧压力0.4～0.8kg/cm^2，频率80～120次/分）。④呼吸道分泌物梗阻所致者，吸痰和加强翻身引流。若痰液黏稠，可雾化吸入α糜蛋白酶5mg，伴支气管痉挛可用0.25%～0.5%异丙肾上腺素雾化吸入，并适当用抗菌药物防治细菌感染。为保持呼吸道通畅，必要时可行气管插管或气管切开。⑤改善微循环，减轻脑水肿，可用血管扩张剂，如东莨菪碱，成人每次0.3～0.5mg，小儿每次0.02～0.03mg/kg，稀释于葡萄糖注射液中静注或静滴，15～30分钟重复使用一次，时间1～5天。此外，尚可用酚妥拉明、山莨菪碱等。

[常考考点] 乙脑的对症治疗措施。

（三）糖皮质激素的应用

目前对糖皮质激素应用意见不一。有学者认为其有抗炎、退热、降低毛细血管通透性和渗出、减轻脑水肿等作用。也有学者认为其有抑制免疫功能，增加继发感染机会，且疗效不明显，不主张使用。对于重症患者，可早期、短程应用。

（四）恢复期及后遗症处理

细心护理，防止褥疮和感染的发生；进行功能训练，包括吞咽、语言和肢体功能锻炼；理疗、针灸、按摩、体疗、高压氧、中药治疗等对智力、语言和运动功能的恢复有一定疗效。

要点八　预防

以防蚊、灭蚊及预防接种为预防乙脑的关键。

1. 控制传染源　隔离患者和疑似患者至体温正常。本病主要传染源是家畜，尤其是未经流行季节的幼猪，故应加强对家畜的管理，搞好饲养场所的环境卫生，人畜居地分开。流行季节前可对幼猪进行疫苗接种，减少猪群的病毒血症，能有效控制人群乙脑的流行。

2. 切断传播途径　防蚊、灭蚊为主要措施，包括灭越冬蚊和早春蚊，消灭蚊虫孳生地。可用蚊帐、驱蚊剂等防蚊。

3. 保护易感人群　预防接种是保护易感人群的关键措施。目前我国使用的是地鼠肾细胞灭活疫苗和减毒活疫苗，接种后抗体阳转率达 85% ～ 98%。接种对象以 6 ～ 12 个月的婴幼儿为主，初种两次，每次 0.5mL，两次间隔 1 ～ 2 周，接种后 2 年和 6 ～ 10 周岁时分别加强注射一次。对于初次进入流行区的人员，可按初种方法，接种两次。疫苗接种应在乙脑开始流行前一个月完成。应注意不能与伤寒三联菌苗同时注射，有中枢神经系统疾患和慢性酒精中毒者禁用。

［常考考点］以防蚊、灭蚊及预防接种为预防乙脑的关键。

【例题实战模拟】

A1 型题

1. 乙脑与流脑的临床鉴别，最重要的是
　　A. 意识障碍的出现与程度　　　B. 生理反射异常及出现病理反射　　　C. 抽搐发作的程度
　　D. 皮肤瘀点及瘀斑　　　　　　E. 颅内压升高程度，呼吸衰竭的出现

2. 乙脑病程中最早出现的抗体是
　　A. 中和抗体　　　B. 血凝抑制抗体　　　C. 补体结合抗体　　　D. 特异性 IgM 抗体　　　E. Vi 抗体

3. 乙型脑炎三大严重症状是
　　A. 高热、抽搐和昏迷　　　　　B. 高热、昏迷和呼吸衰竭　　　　C. 高热、脑膜刺激征和呼吸衰竭
　　D. 高热、抽搐和呼吸衰竭　　　E. 高热、失语和呼吸衰竭

4. 鉴别中毒性菌痢与乙型脑炎的重要依据是
　　A. 高热、昏迷、惊厥　　B. 季节性　　C. 肠道症状　　D. 脑脊液常规　　E. 传染性

5. 下列不是乙脑的常见后遗症的是
　　A. 失语　　B. 强直性瘫痪　　C. 弛缓性瘫痪　　D. 扭转痉挛　　E. 精神失常

6. 下列不属于乙脑极期的临床表现特点的是
　　A. 高热惊厥　　　　　　　　　　B. 意识障碍如嗜睡、昏睡、昏迷
　　C. 颅高压表现及呼吸衰竭　　　　D. 瘫痪多不对称，肢体松弛，肌张力减退，腱反射消失
　　E. 脑膜刺激征及病理征阳性

7. 下列不是乙脑病理特征的是
　　A. 中枢神经系统小血管内皮细胞肿胀、坏死、脱落
　　B. 神经细胞变性与坏死
　　C. 胶质细胞增生和炎症细胞浸润
　　D. 神经组织出现局灶性坏死，形成软化灶

E. 大脑两半球表面及颅底的软脑膜充血，浆液性及纤维蛋白性渗出

8. 下列不属于流行性乙型脑炎的流行特征的是

A. 乙脑主要分布于亚洲

B. 温、热带地区流行高峰常在 7～9 月，与本地区蚊虫密度高峰相一致

C. 气温在 35℃以上，雨量多便可出现流行

D. 呈高度散发，家庭成员中很少多人同时发病

E. 发病以 10 岁以下儿童居多，以 2～6 岁最常见

9. 下列不属于乙脑中枢性呼吸衰竭的原因的是

A. 延髓呼吸中枢损害   B. 脑水肿   C. 低血钠性脑病

D. 脑疝形成   E. 脊髓前角细胞病变致呼吸肌麻痹

10. 乙脑病变最严重的部分是

A. 大脑皮质   B. 脊髓   C. 间脑   D. 中脑   E. 大脑皮质、间脑和中脑

A2 型题

11. 患者，男，8 岁。确诊为乙脑，住院第 3 日血压明显升高，瞳孔大小不等，颈强直，有呼吸暂停。应首先采取的急救措施是

A. 糖皮质激素   B. 镇静，镇痉   C. 呋塞米   D. 吸氧   E.20% 甘露醇降颅压

12. 某地区近年来每逢夏季就有一种传染病流行，且多发生于儿童，主要表现为发热、头痛、呕吐，第 3～4 天出现意识障碍，严重者伴抽搐及呼吸异常，经治疗后多数人于病程 2 周后痊愈，5%～20% 的重症病人留有神经系统后遗症，病死率为 3%～10%。为预防该病再度流行，在其综合性预防措施中，应以下列哪项为主

A. 控制和管理好病人   B. 控制和管理好病猪   C. 防蚊和灭蚊

D. 注射丙种球蛋白   E. 防蚊灭蚊和预防接种

【参考答案】

1.D   2.D   3.D   4.D   5.C   6.D   7.E   8.C   9.E   10.E   11.E   12.E

第三单元　细菌感染

细目一　流行性脑脊髓膜炎

【考点突破攻略】

流行性脑脊髓膜炎（epidemic cerebrospinal meningitis）简称流脑，是由脑膜炎奈瑟菌（Neisseria meningitidis）引起的一种急性化脓性脑膜炎，以突发高热、头痛、呕吐、皮肤黏膜瘀点和脑膜刺激征为主要临床表现。本病经呼吸道传播，冬春季多见，全球分布，呈散发或流行，儿童易患。部分患者暴发起病，可迅速致死。

要点一　病原学

脑膜炎奈瑟菌属奈瑟菌属，革兰染色阴性双球菌，呈肾形或卵圆形，有荚膜，无芽孢。依据表面特异性荚膜多糖抗原的不同，目前将本菌分为 A、B、C、D、X、Y、Z、29E、W135、H、I、K、L 共 13 个菌群，其中以 A、B、C 三群最常见。在我国长期流行的菌群 90% 以上为 A 群，B 群和 C 群散发，但随着 A 群菌苗的广泛预防接种，近年 B 群在有些地区有上升趋势，C 群流行也增多，毒力较强，可致暴发型流脑。该菌仅存在于人体，可从带菌者鼻咽部及患者的血液、脑脊液、皮肤瘀点中检出，专性需氧，对营养要求较高。细菌裂解后可释放内毒素，具有强烈致病性，是重要的致病因子。

该菌在体外能形成自溶酶，易死亡，对寒冷、干燥、阳光、紫外线及一般消毒剂均敏感。

要点二　流行病学

1. 传染源　<u>患者和带菌者是本病的传染源</u>，流行期间人群带菌率高达 50%，感染后细菌寄生于正常人鼻咽部，人是唯一宿主，患者易于被发现和隔离，而带菌者不易被发现，<u>因此带菌者作为传染源的意义更重要</u>。流行期间以 A 群为主，B 和 C 群以散发为主。

2. 传播途径　<u>病原菌主要通过咳嗽、喷嚏、说话等由飞沫借空气经呼吸道传播</u>。因病原菌在体外的生活能力极弱，间接传播机会很少，但密切接触，如同睡、怀抱、喂乳、亲吻等对 2 岁以下婴幼儿造成传播。

3. 人群易感性　<u>人群普遍易感</u>。但新生儿有来自母体的特异性抗体，成人则从多次流行过程中隐性感染获得免疫，故发病以 15 岁以下少年儿童多见，尤以 6 个月至 2 岁的婴幼儿高发。人群感染后60% ～ 70% 呈无症状带菌者，绝大多数不治而愈，发病者仅占 1%。感染后对同种菌群可获持久免疫力，非同种菌群间有一定交叉免疫，但不持久。

4. 流行特征　本病遍及全世界，我国各地区均有病例发生。本病全年散发，但以冬春季高发，一般发病集中在 11 月至来年 5 月，3、4 月份为高峰。我国曾先后发生多次全国性大流行，流行菌株以 A 群为主，带菌率达 50% 以上。自 1985 年开展 A 群疫苗接种以来，发病率持续下降，未再出现全国性大流行。近几年有上升趋势，尤其是 B 群和 C 群有增多的趋势，在个别省份先后发生了 C 群的局部流行。

［常考考点］流脑的传染源、传播途径、易感人群。

要点三　发病机制与病理

（一）发病机制

病原菌自鼻咽部侵入人体。脑膜炎奈瑟菌不同菌株的侵袭力不同，最终是否发病以及病情的轻重取决于细菌和宿主间的相互作用。

内毒素是重要的致病因素，内毒素通过刺激内皮细胞、吞噬细胞等释放大量细胞因子，导致血管痉挛、内皮细胞损伤，引起局部出血、坏死、细胞浸润及栓塞，还可致微循环障碍，有效循环血量减少，引起感染性休克。严重败血症时，可引发 DIC 和继发纤溶亢进，导致内脏广泛出血，造成多脏器功能衰竭。

一旦病原菌随血流突破血脑屏障，进入脑脊液，即引起脑膜和脊髓膜化脓性炎症，严重者还可延及脑实质，引起颅内压增高。严重脑水肿时脑疝形成，患者可因呼吸衰竭而迅速死亡。

（二）病理

<u>败血症期，主要病变为血管内皮损害，血管壁炎症、坏死和血栓形成及血管周围出血</u>。皮肤、皮下组织、黏膜和浆膜等可出现局灶性出血，肺、心、胃肠道和肾上腺亦可有广泛出血。

<u>脑膜炎期的病变在软脑膜和蛛网膜</u>。早期主要以血管充血、少量浆液性渗出及局灶性小出血多见，进一步发展则见大量纤维蛋白、中性粒细胞及血浆外渗，脑脊液混浊，呈化脓性改变。颅底由于化脓性炎症的直接侵袭和炎症后粘连，可引起视神经、展神经、动眼神经、面神经、听神经等颅神经损害。暴发型脑膜脑炎型的病变主要在脑实质，脑细胞有明显充血和水肿。颅内压明显增高者易形成枕骨大孔疝和天幕裂孔疝。少数慢性患者由于脑室孔阻塞和脑脊液循环障碍而发生脑积水。

要点四　临床表现

潜伏期 1 ～ 7 日，一般为 2 ～ 3 日。

（一）普通型

约占全部病例的 90%。可分为以下各期：

1. 前驱期（上呼吸道感染期）　多数患者无症状，少数患者有低热、咽痛、轻咳、鼻咽分泌物增多等上呼吸道感染症状，持续 1 ～ 2 天。<u>此期传染性最强</u>。

2. 败血症期　<u>多数患者起病后迅速出现寒战、高热、头痛、呕吐、全身乏力、肌肉酸痛及精神萎靡</u>

等症状。幼儿则见哭闹拒乳、烦躁不安、皮肤感觉过敏及惊厥等。此期重要的体征是皮疹，约70%的患者可有皮肤黏膜的瘀点、瘀斑。病情严重者瘀点、瘀斑可迅速扩大，甚至可因血栓形成而发生皮肤大片坏死。此外，约10%的患者可出现唇周及其他部位单纯疱疹，少数患者伴脾脏肿大，关节疼痛。多数患者于1～2日内发展为脑膜炎期。

3. 脑膜炎期 此期患者高热及毒血症持续，中枢神经系统症状加重。患者头痛欲裂，喷射性呕吐，血压增高，脉搏减慢，烦躁或谵妄，脑膜刺激征阳性；严重者可出现呼吸或循环衰竭。婴儿脑膜刺激征可缺如，前囟隆起有助诊断。此期持续2～5日。

4. 恢复期 此期患者体温渐降至正常，症状好转，瘀斑、瘀点消失，神经系统检查正常，一般1～3周痊愈。

［常考考点］流脑普通型的分期及各期的临床表现。

（二）暴发型

此型病势凶险，病死率高，如不及时抢救，常于24小时内危及生命，儿童高发。

1. 休克型 急骤起病，寒战高热。严重者体温上升，头痛呕吐，精神萎靡，常于短期（12小时）内出现遍及全身的瘀点、瘀斑，且迅速扩大融合成片，伴中央坏死。继而出现面色苍灰，唇指发绀，皮肤花斑，肢端厥冷，呼吸急促，尿少，脉搏细速，血压下降等急性循环衰竭的症状，易发生DIC。脑膜刺激征大多缺如，脑脊液大多澄清，细胞数正常或轻度增加，血培养多为阳性。

2. 脑膜脑炎型 主要以中枢神经系统症状为主。患者除高热、剧烈头痛、喷射样呕吐外，意识障碍加深，且迅速陷入昏迷，频繁惊厥，锥体束征阳性，血压可持续升高，视盘可见水肿，严重者可发生脑疝而致呼吸衰竭。

3. 混合型 兼有上述两型的临床表现，是本病最严重的一型，病死率最高。

［常考考点］流脑暴发型的分型。

（三）轻型

多发生于本病流行后期。病变轻微，热势不高，可有轻度头痛、咽痛等，皮肤黏膜可见少数出血点。

（四）慢性型

极少见，多为成人，以间歇发热、皮疹及关节疼痛为特征，诊断主要依据发热期反复多次的血培养阳性。

要点五　实验室检查

（一）血象

白细胞明显增加，一般在$20×10^9/L$左右，中性粒细胞比例为80%～90%。

（二）脑脊液检查

明确诊断的重要方法，初起或休克型患者脑脊液多无改变。其他型可见脑脊液压力升高，外观混浊，白细胞明显增高，蛋白质增高，而糖及氯化物明显降低。但流脑初期或经抗菌药物治疗后，脑脊液改变可以不典型。

（三）细菌学检查

1. 涂片 刺破皮肤瘀点，挤出少量组织液，或脑脊液沉淀涂片，革兰染色后查找病原体，阳性率可达60%～80%，因此为早期诊断本病的重要方法。

2. 细菌培养 取患者血液、瘀斑组织液、脑脊液、骨髓等做病原菌培养，阳性者可确诊，但阳性率低。应在使用抗菌药物前采集标本。

（四）血清学检查

1. 特异性抗原检测 应用对流免疫电泳法、乳胶凝集试验、酶联免疫吸附试验、放射免疫法等，检测血、脑脊液中的脑膜炎奈瑟菌抗原，具有灵敏度高、特异性强、快捷等优点。主要用于早期诊断，阳性率90%以上。

2. 特异性抗体检测 应用间接血凝法、杀菌抗体测定等。如恢复期血清效价大于急性期4倍以上，则有诊断价值，阳性率可达 70%。但因抗体多在发病 1 周后才开始升高，故无早期诊断价值。

（五）分子生物学检查

应用 PCR 技术检测血清和脑脊液中的脑膜炎奈瑟菌 DNA，敏感性、特异性高。

［常考考点］流脑的实验室（脑脊液、血清学、细菌学）阳性检查结果。

要点六　诊断与鉴别诊断

（一）诊断

1. 流行病学资料　冬春季发病，当地有本病发生或流行，或与患者密切接触。

2. 临床表现　突起高热、头痛、呕吐，皮肤黏膜瘀点、瘀斑，脑膜刺激征。

3. 实验室检查　白细胞及中性粒细胞明显升高，脑脊液呈化脓性改变，尤其是细菌学培养阳性及流脑特异性血清免疫检测阳性为确诊的主要依据。

［常考考点］流脑的诊断依据。

（二）鉴别诊断

1. 其他化脓性脑膜炎　常继发于其他感染、颅脑外伤、手术等，例如肺炎、中耳炎、皮肤疖肿、颅脑手术、腰穿、麻醉、手术造影等。无季节性，确诊有赖于细菌学检测。

2. 流行性乙型脑炎　有严格季节性，在 7～9 月间流行。无皮肤黏膜瘀点，脑脊液澄清，白细胞数很少超过 $1.0 \times 10^9/L$，以淋巴细胞为主，糖和氯化物正常。血清或脑脊液特异性 IgM 抗体检测有诊断价值。

3. 结核性脑膜炎　起病缓，病程长，有结核病史或密切接触史，有低热、盗汗、消瘦等结核常见症状，无皮肤瘀点，无季节性。脑脊液呈毛玻璃样，白细胞在 $0.5 \times 10^9/L$ 以下，以淋巴细胞为主。脑脊液涂片可检出抗酸杆菌。

4. 虚性脑膜炎　败血症、伤寒、肺炎等全身性感染常因有高毒血症而发生脑膜刺激征。脑脊液除压力增高外，其余一般正常。

5. 中毒型细菌性痢疾　夏秋季高发，脑脊液检查阴性，粪便常规检查及细菌培养有助于鉴别。

［常考考点］流脑与乙脑和结脑的鉴别。

要点七　治疗

（一）普通型流脑的治疗

1. 一般治疗　早诊断、早隔离，保证液体量、热量及电解质供应。密切观察病情变化，加强护理，防止褥疮、呼吸道感染及其他并发症。

2. 病原治疗　一旦高度怀疑流脑，应在 30 分钟内给予抗菌治疗。

（1）青霉素：为首选药，较大剂量青霉素能使脑脊液内药物达到有效浓度，从而获得满意疗效。每日剂量：成人 20 万 U/kg，儿童 20 万～40 万 U/kg。

（2）头孢菌素类：第三代头孢菌素对脑膜炎奈瑟菌抗菌活性高，易通过血脑屏障。C 群菌株可作为首选。头孢噻肟，成人 2g，儿童 50mg/kg，每 6 小时 1 次。头孢曲松，成人每日 2～4g，儿童 50～100mg/kg，一次静脉滴注。

（3）氯霉素：对脑膜炎奈瑟菌敏感，脑脊液中药物浓度高。因其有骨髓抑制作用，故不作首选。每日剂量：成人 2～3g，儿童 50～75mg/kg，根据病情分次加入葡萄糖溶液内静脉滴注。

（4）磺胺类药：磺胺嘧啶或复方磺胺甲噁唑脑脊液中药物浓度高，但因其副作用多、耐药菌株增多，故已较少选用。

以上各种抗菌药物的疗程均为 5～7 日。用药 1～2 日病情不见缓解或加重者，应调整抗菌治疗方案。

3. 对症治疗　高热时可用物理及药物降温；惊厥时可用地西泮；颅内高压时应予脱水剂。

［常考考点］流脑的病原治疗首选青霉素，其次为第三代头孢菌素。

（二）暴发型流脑的治疗

1. 休克型

（1）病原治疗：<u>首选第三代头孢菌素或青霉素</u>，用法同前。还可联合用药。

（2）抗休克治疗：①扩充血容量及纠正酸中毒治疗：最初 1 小时内成年人 1000mL，儿童 10～20mL/kg，快速静脉滴注。输注液体为 5% 碳酸氢钠液 5mL/kg 和低分子右旋糖酐液。此后酌情使用晶体液和胶体液，24 小时输入液量为 2000～3000mL，儿童为 50～80mL/kg，其中含钠液体应占 1/2 左右，补液量应视具体情况而定，原则为"先盐后糖、先快后慢"。用 5% 碳酸氢钠纠正酸中毒。②血管活性药物应用：在扩充血容量和纠正酸中毒基础上，使用血管活性药物。常用药物为莨菪类，首选不良反应较小的山莨菪碱（654-2），每次 0.3～0.5mg/kg，重者可用 1mg/kg，隔 10～15 分钟静脉注射 1次，见面色转红、四肢温暖、血压上升后，减少剂量，延长给药时间，一般需维持 6 小时，待病情稳定后逐渐停药。阿托品可替代山莨菪碱。

（3）DIC 的治疗：<u>高度怀疑有 DIC 宜尽早应用肝素</u>，剂量为 0.5～1.0mg/kg，以后可 4～6 小时重复给药一次。应用肝素时，用凝血时间监测，要求凝血时间维持在正常值的 2.5～3 倍为宜。多数患者应用 1～2 次即可见效而停用。高凝状态纠正后，应输入新鲜血液、血浆及应用维生素 K，以补充血容量。

（4）肾上腺皮质激素的使用：<u>适应证为毒血症症状明显的患者</u>。<u>地塞米松</u>，成人每天 10～20mg，儿童 0.2～0.5mg/（kg·d），分 1～2 次静脉滴注；或用<u>氢化可的松</u>，成人每天 300～500mg，儿童 8～10mg/（kg·d）静脉滴注，一般不超过 3 天。

（5）保护重要脏器功能：注意心、肾功能，根据情况对症治疗。

2. 脑膜炎型

（1）病原治疗：同休克型。

（2）脑水肿治疗：<u>用 20% 甘露醇及时脱水可以减轻脑水肿</u>，剂量每次 1～2g/kg，静脉推注或快速滴注，每 4～6 小时一次；重症患者可用高渗葡萄糖与甘露醇交替应用，直至颅内高压症状好转为止。亦可同时应用糖皮质激素。

（3）呼吸衰竭的处理：及时吸氧、吸痰，保持呼吸道通畅。<u>给予呼吸兴奋剂洛贝林、尼可刹米交替静脉注射</u>，并视病情做气管插管，并进行心肺监护。

（4）对症治疗：高热及惊厥者应予物理及药物降温，必要时行亚冬眠疗法。

［常考考点］休克型流脑的抗休克治疗。脑膜炎型脑水肿和呼吸衰竭的处理。

（三）慢性型的治疗

本型主要以病原治疗为主。

要点八　预防

（一）控制传染源

早发现、早隔离、早治疗。患者一般隔离至症状消失后 3 日，密切接触者应医学观察 7 日。

（二）切断传播途径

搞好环境卫生，注意室内通风，流行期间避免到拥挤的公共场所，外出应戴口罩。

（三）保护易感人群

1. 菌苗注射　最佳免疫方案是在预测区域流行到来之前，对易感人群进行一次普种，要求覆盖率达 85% 以上，对 6 个月～2 岁的婴幼儿隔年再加强免疫一次，共两次。我国多年来应用 A 群多糖菌苗，接种后保护率达 90% 左右。但近年 C 群流行增多，我国已开始接种 A+C 结合菌苗，也有较好的免疫效果。

2. 药物预防　对密切接触者可用复方磺胺甲噁唑预防，成人每日 2g，儿童每日 50～100mg/kg，分 2 次口服，连服 3 日。另外，头孢曲松、氧氟沙星等也能起到良好的预防作用。

［常考考点］流脑预防的主要措施是菌苗的普种。

【例题实战模拟】

A1 型题

1. 确诊流行性脑脊髓膜炎最可靠的根据是
    A. 高热、头痛、呕吐　　　　B. 皮肤有瘀点及瘀斑　　　　C. 脑膜刺激征阳性
    D. 脑脊液符合化脓性脑膜炎改变　　E. 血或脑脊液中的脑膜炎奈瑟菌抗原阳性

2. 下列有关暴发型流脑休克型的治疗，错误的是
    A. 控制感染　　B. 控制 DIC　　C. 纠正休克　　D. 冬眠疗法　　E. 禁用肾上腺皮质激素

3. 下列有关流脑休克型的治疗中，不妥当的是
    A. 积极扩容治疗　　　　B. 纠正酸中毒　　　　C. 及时治疗 DIC
    D. 大剂量抗生素控制感染　　E. 积极用脱水剂预防脑疝

4. 下列不属于暴发型流脑（休克型）的典型表现的是
    A. 高热，中毒症状重　　B. 迅速扩大的全身瘀点、瘀斑　　C. 脑脊液"米汤样"，糖、氯减少
    D. 脑膜刺激征　　　　E. 血培养脑膜炎双球菌阳性

A2 型题

5. 男性，8 岁。发热、头痛 3 天，伴神志不清 6 小时，入院。既往体健。体检：体温 39.9℃，血压 110/70mmHg，浅昏迷，双侧瞳孔等大正圆，球结膜水肿，四肢可见散在的瘀点，颈抵抗（＋），克氏征（＋）。血 WBC 20×10⁹/L，中性粒细胞 92%，淋巴细胞 8%，Hb 157g/L。腰穿脑脊液检查：压力 250mmH₂O，WBC 2600×10⁶/L，多核细胞 88%，单核细胞 12%，蛋白 3.3g/L，糖 0.8mmol/L，氯化物 91mmol/L。最可能的诊断是
    A. 败血症　　　　　　B. 中毒性菌痢　　　　　C. 肾综合征出血热
    D. 流行性乙型脑炎　　E. 流行性脑脊髓膜炎

【参考答案】

1.E　2.E　3.E　4.C　5.E

细目二　伤寒

【考点突破攻略】

伤寒（typhoid fever）是由伤寒沙门菌（Salmonella typhi）经消化道传播引起的急性肠道传染病。临床特征为持续发热、表情淡漠、相对缓脉、玫瑰皮疹、肝脾肿大和白细胞少等，有时可出现肠出血、肠穿孔等严重并发症。

要点一　病原学

伤寒沙门菌属沙门菌属 D 群，革兰染色阴性，大小（2～3.0）μm×（0.6～1.0）μm，短杆状，有鞭毛，能活动，不产生芽孢和荚膜。含有菌体 O、鞭毛 H、表面 Vi 抗原。O 抗原和 H 抗原的抗原性较强，可刺激机体产生相应的特异性、非保护性 IgM 和 IgG 抗体，临床可用于血清凝集试验（肥达反应）。Vi 抗原的抗原性较弱，随伤寒沙门菌的清除其抗体也随之消失，可用于慢性带菌者的调查及疗效评价。伤寒沙门菌产生内毒素，对伤寒的发病起着较重要作用。伤寒沙门菌能在普通培养基上生长，在含有胆汁的培养基上生长更好。

伤寒沙门菌在自然界中的生存力较强，在自然水中可存活 2～3 周，在粪便中能存活 1～2 个月，在肉、蛋、牛奶中如温度适宜还可繁殖。耐低温，在冰冻环境中可存活数月。对光、热、干燥的抵抗力较弱。加热 60℃ 15 分钟或煮沸后即刻死亡。对常用化学消毒剂敏感。

要点二 流行病学

（一）传染源

患者和带菌者是本病唯一传染源。患者自潜伏期开始即从粪便中排菌，发病后 2～4 周排菌量最多，传染性最强。少数患者病后可成为长期带菌者，持续带菌超过 3 个月者称为慢性带菌者。

（二）传播途径

主要经粪－口途径传播。病菌常随被粪便污染的食物和水进入体内，可引起暴发性流行，在发展中国家的地方性流行中，水源污染常起关键性作用，卫生条件差的地区还可通过污染的手、苍蝇或其他昆虫（如蟑螂等）传播。散发流行多经日常生活接触传播。

（三）易感人群

人对伤寒普遍易感，病后可获得持久免疫力。预防接种可获得一定的免疫力，使发病机会减少，病情减轻。

（四）流行特征

世界各地均有发病，亚热带、热带地区及卫生条件较差的地区多见，我国发病率已明显下降。但在 2004—2014 年平均每年报告 10 起暴发疫情。全年均可有散发，夏秋季高发。发病以学龄儿童和青年多见。

［常考考点］伤寒的传染源、传播途径和易感人群。

要点三 发病机制与病理

（一）发病机制

人体摄入伤寒沙门菌后是否发病取决于所摄入细菌的数量、致病性以及宿主的防御能力。例如，当胃酸的 pH 值小于 2 时伤寒沙门菌很快被杀灭。伤寒沙门菌摄入量达 10^5 以上才能引起发病，超过 10^7 或更多时将引起伤寒的典型疾病。而非特异性防御机制异常，如胃内胃酸减少和原先有幽门螺杆菌感染等有利于伤寒沙门菌的定位和繁殖，此时引起发病的伤寒沙门菌数量也相应降低。

未被胃酸杀灭的部分伤寒沙门菌将到达回肠下段，穿过黏膜上皮屏障，侵入回肠集合淋巴结（Peyer's Patches）的单核－吞噬细胞内繁殖形成初发病灶，进一步侵犯肠系膜淋巴结经胸导管进入血液循环，形成第一次菌血症。此时，临床上处于潜伏期。伤寒沙门菌被单核－巨噬细胞系统吞噬、繁殖后再次进入血液循环，形成第二次菌血症。伤寒沙门菌向肝、脾、胆、骨髓、肾和皮肤等器官组织播散，肠壁淋巴结出现髓样肿胀、增生、坏死，临床上处于初期和极期（相当于病程的第 1～3 周）。在胆道系统内大量繁殖的伤寒沙门菌随胆汁排到肠道，一部分随粪便排出体外；另一部分经肠道黏膜再次侵入肠壁淋巴结，使原先致敏的淋巴组织发生更严重的炎症反应，可引起溃疡形成，临床上处于缓解期（相当于病程的第 3～4 周）。在极期和缓解期，当坏死或溃疡病变累及血管时，可引起肠出血（intestinal bleeding）；当溃疡侵犯小肠的肌层和浆膜层时，可引起肠穿孔（enteric perforation）。随着机体免疫力的增强，伤寒沙门菌在血液和各个脏器中被清除，肠壁溃疡愈合，临床上处于恢复期。伤寒沙门菌释放脂多糖内毒素可激活单核－吞噬细胞释放白细胞介素－1 和肿瘤坏死因子等细胞因子，引起持续发热、表情淡漠、相对缓脉、休克和白细胞减少等表现。

（二）病理

伤寒的病理改变主要为全身单核－吞噬细胞系统的炎性增生反应，镜下见以巨噬细胞为主的细胞浸润，吞噬细胞内可见被吞噬的淋巴细胞、红细胞、伤寒沙门菌及坏死组织碎屑，称为"伤寒细胞"，是本病的特征性病变。若伤寒细胞聚积成团，则称为"伤寒结节"。主要病变部位在回肠末段肠壁的集合淋巴结和孤立淋巴滤泡。病程第一周，淋巴组织增生、肿胀，呈纽扣样突起，第二周淋巴组织坏死，第三周坏死组织开始脱落，形成溃疡，第四周以后溃疡组织逐渐愈合，一般不留瘢痕。若病灶波及血管，可引起肠出血，若溃疡深达浆膜层，可导致肠穿孔。

肠系膜淋巴结也有类似病变，脾脏充血肿大，镜下可见红髓明显充血，也可见到灶性坏死。肝脏肿大，肝细胞局灶性坏死，镜下可见肝细胞混浊肿胀、变性，吞噬细胞聚集，形成伤寒结节。部分重症可引起肾脏、心肌、支气管、肺、胆囊等组织器官病变。

[常考考点]"伤寒细胞",是本病的特征性病变。主要病变部位在回肠末段肠壁的集合淋巴结和孤立淋巴滤泡。

要点四　临床表现

潜伏期3～60日,通常1～2周。

(一)典型伤寒

1. 初期(侵袭期)　病程第1周。缓慢起病,发热是最早出现的症状,体温呈弛张热,逐渐上升,于3～7日内达39℃或以上。常伴有头痛、全身不适、乏力、食欲减退、腹部不适等症。部分患者出现便秘或腹泻。病程第一周末肝脾可及。

2. 极期　病程第2～3周。

(1)高热:持续性高热达39～40℃,<u>多为稽留热</u>,少数为弛张热或不规则热型,一般持续10～14日,免疫功能低下者可持续2～3个月之久。

(2)消化系统表现:食欲不振,腹部隐痛、便秘或腹泻,可有便血,腹部压痛,以右下腹明显。

(3)神经系统表现:神经系统表现的轻重与病情轻重成正比。<u>呈特殊的中毒面容,表情淡漠、反应迟钝、听力减退</u>,重者可有谵妄、抓空、昏迷或出现脑膜刺激征(虚性脑膜炎),儿童可出现抽搐。

(4)循环系统表现:可有相对缓脉、重脉,并发中毒性心肌炎时,相对缓脉不明显。病情严重者可有脉搏细速、血压下降、循环衰竭等表现。

(5)肝脾大:多数患者于起病1周左右可有脾大,质软或有轻压痛。部分患者肝脏亦大,重者可出现黄疸、肝功能异常,提示有中毒性肝炎存在。

(6)皮疹:部分患者于病程第7～14日皮肤出现暗红色小斑丘疹,称为玫瑰疹,散在分布于前胸和上腹部,2～4mm大小,压之褪色,数目不多,6～10个,分批出现,多在2～4日内消失。

<u>此期极易出现肠出血和肠穿孔等并发症。</u>

3. 缓解期　相当于病程第4周。人体对伤寒沙门菌的抵抗力逐渐增强,病情开始好转,体温波动性下降,食欲逐渐好转,腹胀逐渐消失。本期仍有肠出血或肠穿孔的危险。

4. 恢复期　病程第5周。体温已恢复正常,症状和体征消失,食欲好转,常有饥饿感。约需1个月左右康复。

[常考考点]典型伤寒的分期以及极期的表现和常见并发症(肠出血和肠穿孔)。

(二)不典型伤寒

近年来由于预防注射和抗菌药物的广泛应用,典型的伤寒病例逐渐减少,不典型或轻型患者增多。

1. 轻型　症状较轻,体温多在38℃左右,病程短,1～2周即可痊愈。多见于儿童,或早期接受抗菌药物治疗,或已接受过伤寒菌苗注射者。目前临床上较多见,易漏诊或误诊。

2. 暴发型　起病急,进展迅速,病情重。表现为突发超高热或体温不升,中毒症状重,血压下降,常并发中毒性脑病、中毒性心肌炎、中毒性肝炎、休克、DIC、肠麻痹等,<u>皮疹多显著</u>。预后凶险。

3. 迁延型　起病与典型伤寒相同,由于机体免疫功能低下,发热持续时间长,热程可达5周以上。常见于合并有慢性血吸虫病和慢性肝炎等患者,患者热程可达数月之久。

4. 逍遥型　发热及毒血症症状轻微,可照常工作。部分患者以肠出血或肠穿孔就医始被发现。

5. 小儿伤寒　不同的年龄阶段发病特点不同,年龄越小,临床表现越不典型。学龄儿童多为轻型,表现与成人相近。婴幼儿的临床表现不典型,起病急,中毒症状重,发热多呈不规则热型,腹痛、腹泻、呕吐等胃肠道症状明显,肝脾大常见,玫瑰疹和相对缓脉少见,白细胞计数常增多。儿童患者病情较轻,病程短,易并发支气管肺炎,较少并发肠出血、肠穿孔,病死率低。

6. 老年人伤寒　临床表现常不典型。发热不很高,但持续时间长,<u>虚弱明显</u>,常并发支气管肺炎、中毒性心肌炎或心力衰竭、持续性胃肠功能紊乱,病程长,恢复慢,病死率高。

(三)再燃与复发

伤寒缓解期患者,体温开始下降,但尚未达到正常时,又再度升高,持续5～7日后退热,称再燃。患者进入恢复期，体温正常 1 ～ 3 周后，发热等临床症状再度出现，称为复发。不论是再燃还是复发，都是病灶内伤寒沙门菌未被完全消灭，当机体免疫力不足时再度繁殖并侵入血流，此时血培养也可阳性。多见于抗菌疗程过短的患者。

（四）慢性带菌者

常在伤寒患者随访时发现，但也有无伤寒病史者，可能当时症状较轻，未引起注意。成年女性多见，儿童少见。多为胆囊带菌，胆囊造影可发现胆石或胆囊功能障碍，有时可发展为急性胆囊炎。慢性泌尿道带菌者少见。

（五）并发症

由于抗菌药物的应用，病变可得到及时控制，所以伤寒并发症已明显减少，但由于临床表现不典型，延误诊断，致肠出血、肠穿孔才确诊者也不少见。常见的并发症有肠出血、肠穿孔、中毒性肝炎、中毒性心肌炎、肺炎、胆囊炎、骨髓炎、肾盂肾炎等。

［常考考点］伤寒的常见并发症。

要点五　实验室检查

（一）常规检查

1.血液　白细胞计数减少或正常，中性粒细胞减少；嗜酸粒细胞计数减少或消失，此有助于诊断和判断病情；血小板也可减少。

2.尿液　可有少量蛋白尿或管型。

3.粪便　可有便血或粪便隐血试验阳性。当病变侵及结肠黏膜时，患者可有黏液便，甚或脓血便。

（二）血清学检查

伤寒血清凝集试验又称为肥达反应（Widal reaction）。对可疑伤寒或副伤寒患者用已知的菌体抗原及鞭毛抗原检测患者血清中相应抗体的凝集效价。菌体抗原 "O" 为伤寒沙门菌、副伤寒甲、乙杆菌的共同抗原，可刺激机体产生抗体 IgM，出现早，但维持时间短。鞭毛抗原刺激机体产生的抗体为 IgG，出现晚，但维持时间长。检测时所用的抗原有伤寒沙门菌菌体 "O" 抗原，鞭毛 "H" 抗原、副伤寒甲、乙、丙鞭毛抗原 5 种。对伤寒有辅助诊断价值，常在病程第 1 周末出现阳性，第 3 ～ 4 周阳性率可达 90%，其效价随病程的演变而递增，第 4 ～ 5 周达高峰，至恢复期应有 4 倍以上升高。

肥达反应的临床意义：

（1）正常人血清中可能有低效价凝集抗体存在，通常 "O" 效价 ≥ 1∶80，"H" 效价 ≥ 1∶160，或者 "O" 抗体效价有 4 倍以上升高，才有诊断价值。

（2）每周检查 1 次，如凝集效价逐次递增，则更具诊断意义。

（3）只有 "O" 抗体效价的升高，可能是疾病的早期。

（4）仅有 "H" 抗体效价增高，而 "O" 抗体效价不高，可能是患过伤寒，或接种过伤寒、副伤寒菌苗的回忆反应。

（5）"O" 抗体效价增高只能推断为伤寒类感染，不能区别伤寒或副伤寒，诊断时需依鞭毛抗体凝集效价而定。

（6）若肥达反应阴性，不能排除伤寒。有少数伤寒患者肥达反应始终呈阴性，其原因可能有：①感染轻，特异性抗体产生少。②早期应用有效抗菌药物或接受糖皮质激素治疗者，特异性抗体的形成受到影响。③患者过于衰弱，免疫反应低下，或患丙种球蛋白缺乏症，不能产生特异性抗体。

［常考考点］肥达反应的临床意义。

（三）病原学检查

细菌培养是确诊伤寒的主要手段。

1.血培养　病程第 1 周阳性率最高，可达 80% ～ 90%，以后阳性率逐渐下降，至第 4 周常转为阴性，复发或再燃时可又呈阳性。

2.骨髓培养　阳性率较血培养为高，可达 90%。阳性率受病程及应用抗菌药的影响小，已开始抗菌治疗者仍可获阳性结果。

3. 粪便培养 整个病程中均可阳性，第 3 ～ 4 周阳性率最高，可达 75%。粪便培养阳性表示大便排菌，有传染性，除外慢性胆囊带菌者，对伤寒有诊断意义。

4. 尿培养 早期常为阴性，病程 3 ～ 4 周阳性率约 25%。

［常考考点］细菌培养（血、骨髓、尿、粪便）是确诊伤寒的主要手段。

要点六　诊断与鉴别诊断

（一）诊断

1. 流行病学资料 流行季节，当地有伤寒流行，与伤寒患者有密切接触史等。

2. 临床表现 持续性发热 1 周以上、特殊中毒面容、相对缓脉、玫瑰疹、肝脾大等典型表现，出现肠出血和肠穿孔等并发症，均高度提示伤寒的可能。

3. 实验室检查 外周血白细胞减少、嗜酸粒细胞减少或消失，肥达反应阳性。确诊有赖于血或骨髓培养检出伤寒沙门菌。

［常考考点］伤寒的诊断要点。

（二）鉴别诊断

1. 病毒感染 上呼吸道和消化道病毒感染均可出现较长时间的发热、腹部不适、白细胞减少等类似于伤寒的表现。但病毒感染起病较急，常伴有明显上呼吸道症状或肠道症状，多无特殊中毒面容、玫瑰疹、相对缓脉等伤寒特征性表现，肥达反应及细菌培养均阴性。

2. 斑疹伤寒 流行性斑疹伤寒多见于冬春季，地方性斑疹伤寒多见于夏秋季。一般起病较急，脉搏快，多有明显头痛。第 5 ～ 6 病日出现皮疹，数量多，且可有出血性皮疹。外斐反应阳性。治疗后退热快。

3. 败血症 部分革兰阴性杆菌败血症白细胞计数不高，可与伤寒混淆。败血症患者常有胆道、泌尿道、肠道等处原发感染病灶，热型多不规则或为弛张热，中性粒细胞常增高及核左移，血培养可分离出相应致病菌。

4. 急性血行播散性肺结核 患者多有结核病史，常伴盗汗、脉搏快，胸部 X 线检查可见两肺分布均匀的粟粒样病灶。

5. 钩端螺旋体病 钩端螺旋体病的流感伤寒型在夏秋季流行期间常见，发热与伤寒相似，但有疫水接触史，起病急，伴畏寒，眼结膜充血，全身酸痛，尤以腓肠肌疼痛与压痛为著，见腹股沟淋巴结肿大等。外周血白细胞增高。病原学、血清学检查可确诊。

6. 恶性组织细胞增生病 有不规则发热、进行性贫血和出血、肝脾大明显、淋巴结肿大，病情进展迅速，抗菌治疗无效。全血细胞减少，骨髓穿刺可发现恶性组织细胞。

［常考考点］伤寒与病毒感染和斑疹伤寒的鉴别。

要点七　治疗

（一）一般治疗

1. 隔离与休息 给予消化道隔离，临床症状消失后每周 1 次，连续 2 次粪便培养阴性方可解除隔离。发热期患者必须卧床休息。

2. 护理 注意皮肤及口腔的护理，密切观察体温、脉搏、血压、腹部、大便等变化。

3. 饮食 给予高热量、高维生素、易消化、低糖、低脂肪的无渣饮食。退热后，食欲增强时，仍应继续进食一段时间无渣饮食，以防诱发肠出血和肠穿孔。注意维持水、电解质平衡。

（二）对症治疗

1. 高热 适当应用物理降温，慎用解热镇痛类药，以免虚脱。

2. 便秘 可用开塞露或用生理盐水低压灌肠，禁用泻剂和高压灌肠。

3. 腹泻 可用收敛药，忌用鸦片制剂。

4. 腹胀 可用松节油腹部热敷及肛管排气，禁用新斯的明类药物。

5. 激素的应用 对毒血症症状明显和高热患者，如无禁忌，可在足量有效抗菌治疗下短期使用糖皮质激素，疗程 1～3 日。

（三）病原治疗

1. 氟喹诺酮类　是治疗伤寒的首选药物。抗菌谱广，杀菌作用强，能抑制细菌 DNA 旋转酶，阻碍 DNA 复制，口服吸收完全，体内分布广，胆囊浓度高，副作用少，不易产生耐药。目前常用的药物有氧氟沙星、左氧氟沙星、环丙沙星等。疗程 14 日。孕妇、儿童、哺乳期妇女慎用。

2. 头孢菌素类　第三代头孢菌素在体外对伤寒沙门菌有强大抗菌活性，体内分布广，胆汁浓度高，不良反应少，尤其适用于孕妇、儿童、哺乳期妇女等患者。常用的有头孢曲松、头孢噻肟、头孢哌酮等，疗程 14 日。

3. 氯霉素　耐药率及复发率高，且毒副作用大，现已很少使用。

4. 其他抗菌药　有氨苄西林或阿莫西林、复方磺胺甲噁唑等也可酌情选用。

［常考考点］氟喹诺酮类是治疗伤寒的首选药物。

（四）带菌者的治疗

成人带菌者可用氨苄西林、阿莫西林、氧氟沙星、环丙沙星等治疗，疗程 4～6 周。伴有胆囊炎或胆石症者，可行胆囊切除术，术前术后均需抗菌治疗。

（五）并发症的治疗

1. 肠出血　绝对卧床休息，禁食，密切观察血压、脉搏、神志变化及粪便情况；如患者烦躁不安，可给予镇静剂；禁用泻剂及灌肠。注意水电解质的补充，应用止血药，必要时酌情输血。经积极内科治疗仍出血不止者，应考虑手术治疗。

2. 肠穿孔　禁食，胃肠减压，静脉补充液体，保证热量供给和水电解质平衡。加强抗菌特别是抗革兰阴性菌及厌氧菌的抗菌药。必要时可考虑外科手术治疗。

3. 中毒性心肌炎　卧床休息，注意输液量和速度，营养心肌治疗。必要时应用糖皮质激素。有心衰者，可酌情使用小剂量毛花苷 C 等强心剂。

［常考考点］肠出血和肠穿孔的处理措施。

要点八　预防

1. 控制传染源　患者应及早隔离治疗，体温正常 15 日后，大便培养每周 1 次，连续 2 次阴性方可解除隔离。患者及带菌者的排泄物、用具等应严格消毒。

2. 切断传播途径　是预防伤寒的关键措施。搞好"三管一灭"（管理饮食、水源、粪便，消灭苍蝇），养成良好的个人卫生习惯。

3. 保护易感人群　对高危人群可进行预防接种。常用伤寒、副伤寒甲、乙三联疫苗，也可口服伤寒沙门菌 Ty21a 活菌苗。以上疫苗仅有部分免疫作用。

［常考考点］切断传播途径是预防伤寒的关键措施。搞好"三管一灭"（管理饮食、水源、粪便，消灭苍蝇）。

【例题实战模拟】

A1 型题

1. 能使伤寒不断传播或流行的传染源是

　　A. 伤寒的极期病人　　　　B. 潜伏期末的病人　　　　C. 恢复期带菌者

　　D. 缓解期带菌者　　　　　E. 慢性带菌者

2. 伤寒病理学的主要特点是

　　A. 小血管内皮细胞肿胀　　B. 心肌坏死　　　　　　　C. 骨髓受抑制

　　D. 全身单核 – 巨噬细胞系统的增生性反应　　　　　　E. 肝细胞广泛坏死

3. 伤寒最具特征性的病变部位在

　　A. 肝、胆囊　　　　　　　B. 肠系膜淋巴结　　　　　C. 结肠

　　D. 回肠下段集合淋巴结与孤立淋巴滤泡　　　　　　　E. 乙状结肠

4. 伤寒患者肥达反应阳性常开始于病程的

    A. 第 1 周   B. 第 2 周   C. 第 3 周   D. 第 4 周   E. 第 5 周

5. 确诊伤寒最可靠的依据是

    A. 发热、中毒症状、白细胞减少   B. 血培养阳性   C. 粪便培养阳性

    D. 胆汁培养阳性   E. 肥达反应阳性

6. 伤寒最严重的并发症是

    A. 肠出血   B. 肠穿孔   C. 中毒性心肌炎   D. 血栓性静脉炎   E. 肺炎

7. 下列关于伤寒的描述，不正确的是

    A. 起病急，开始以高热为表现   B. 病程第 2～4 周传染性大

    C. 复发时症状轻，并发症少   D. 肥达反应在病程第 4～5 周阳性率最高

    E. 再燃时症状加重

A2 型题

8. 患者，男，29 岁。发热 7 天，食欲减退，乏力，腹泻，腹胀。起病后曾先后自服氨苄西林及氟喹诺酮类药，发热仍不退。体检：腹部胀气，脾肋下 1cm。血白细胞 $2.6×10^9$/L。高度怀疑伤寒，为进一步确诊应检查

    A. 血培养   B. 骨髓培养   C. 粪便培养   D. 尿培养   E. 肥达反应

【参考答案】

1.E 2.D 3.D 4.B 5.B 6.B 7.A 8.B

细目三　细菌性痢疾

【考点突破攻略】

细菌性痢疾（bacillary dysentery）简称菌痢，是由志贺菌感染引起的肠道传染病。菌痢主要通过消化道传播，终年散发，夏秋季可引起流行。其主要病理变化为直肠、乙状结肠的炎症与溃疡。主要表现为腹痛、腹泻、排黏液脓血便以及里急后重等，可伴有发热及全身毒血症状，严重者可出现感染性休克和（或）中毒性脑病。由于志贺菌各组及各血清型之间无交叉免疫，且病后免疫力差，故可反复感染。一般为急性，少数迁延成慢性。

要点一　病原学

志贺菌属于肠杆菌科，为革兰阴性杆菌，菌体短小，无荚膜和芽孢，有菌毛，为兼性厌氧菌，在有氧和无氧条件下均能生长。最适生长温度为 37℃，最适 pH 为 7.2～7.4。在普通培养基上生长良好。根据生化反应和菌体 O 抗原不同，可将志贺菌分为 A、B、C、D 四群，分别相当于痢疾志贺菌、福氏志贺菌、鲍氏志贺菌、宋内志贺菌，共有 40 个血清型（其中 A 群 15 个，B 群 6 个，C 群 18 个，D 群 1个）及多个亚型。痢疾志贺菌感染病情较重，福氏志贺菌感染易转为慢性，宋内志贺菌感染病情轻，多不典型。我国的优势血清型为福氏 2a、宋内、痢疾 I 型，其他血清型相对比较少见。宋内志贺菌抵抗力最强，福氏志贺菌次之，痢疾志贺菌最弱。

志贺菌可产生内毒素及外毒素。内毒素可引起全身反应，如发热、毒血症及休克等。外毒素，即志贺毒素（shiga toxin），有肠毒性、神经毒性和细胞毒性，甚至可使部分患者发生溶血性尿毒综合征等严重表现。痢疾志贺菌产生外毒素的能力最强。

志贺菌存在于患者和带菌者的粪便中，抵抗力弱，加热 60℃ 10 分钟可被杀死，对酸和一般消毒剂敏感。在粪便中数小时内死亡，在污染物品及瓜果、蔬菜上可存活 10～20 日。

要点二 流行病学

（一）传染源

主要是急、慢性菌痢患者和带菌者。非典型患者、慢性患者及带菌者容易误诊或漏诊，且难于管理，在流行病学中具有重要意义。

（二）传播途径

主要经粪－口途径传播。志贺菌随感染者粪便排出后，通过污染食物、水、手及生活用品等经口感染，也可经苍蝇或其他昆虫（如蟑螂等）媒介传播。食物或饮用水被污染可引起暴发或流行。

（三）人群易感性

人群普遍易感。病后可获得一定的免疫力，但持续时间短，且不同菌群及血清型间无交叉免疫，故易反复或重复感染。

（四）流行特征

菌痢主要集中发生在发展中国家，尤其是医疗条件差且水源不安全的地区。全球每年志贺菌感染人次估计为 1.67 亿，其中绝大部分在发展中国家。2015 年的数据表明，志贺菌感染是全世界腹泻死亡的第二大原因，是 5 岁以下儿童腹泻死亡的第三大原因。我国目前菌痢的发病率仍显著高于发达国家，但总体看发病率有逐年下降的趋势。各地菌痢发生率差异不大，终年散发，有明显的季节性。本病夏秋季发病率高可能和降雨量多、苍蝇密度高以及进食生冷瓜果食品机会有关。

［常考考点］菌痢的传染源、传播途径、易感人群。

要点三 发病机制与病理

（一）发病机制

志贺菌进入机体后是否发病，取决于三个要素：细菌数量、致病力和人体抵抗力。志贺菌进入消化道后，大部分被胃酸杀死，少数进入下消化道的细菌也可因正常菌群的拮抗作用、肠道分泌型 IgA 的阻断作用而不能致病。致病力强的志贺菌即使 10 ～ 100 个细菌进入人体也可引起发病。当人体抵抗力下降时，少量细菌也可致病。

志贺菌经口进入体内，在结肠黏膜上皮细胞和固有层中繁殖、释放毒素，引起炎症反应和小血管循环障碍，致肠黏膜炎症、坏死及溃疡，出现腹痛、腹泻，黏液脓血便等。

志贺菌的主要致病物质是内毒素。内毒素吸收入血后，不但可以引起发热和毒血症，还可直接作用于肾上腺髓质、交感神经系统和单核－吞噬细胞系统，释放各种血管活性物质，引起微循环障碍，进而引起感染性休克、DIC 及重要脏器功能衰竭，临床上表现为中毒性菌痢。

志贺菌的外毒素具有细胞毒性，可导致肠黏膜上皮细胞损伤，神经毒性可引起神经系统症状，肠毒素类似霍乱肠毒素，可导致水样泻，甚至可引起出血性结肠炎和溶血性尿毒综合征。

［常考考点］志贺菌进入机体后是否发病，取决于三个要素：细菌数量、致病力和人体抵抗力。

（二）病理

菌痢的主要病变部位是乙状结肠和直肠，严重者可以波及整个结肠甚至回肠末端。急性期肠黏膜的基本病理变化是弥漫性纤维蛋白渗出性炎症，典型病变过程为初期的急性卡他性炎症，随后出现特征性假膜性炎症和浅溃疡形成，经 1 周病变逐渐愈合，不留瘢痕。

急性中毒性菌痢肠道病变轻微，多数仅见充血水肿，个别病例结肠有浅表溃疡，突出的病理改变为大脑及脑干水肿，神经细胞可有变性。部分病例肾上腺充血，皮质萎缩。

慢性菌痢肠黏膜水肿和肠壁增厚，肠黏膜溃疡不断形成和修复，可有瘢痕和息肉形成，少数病例甚至发生肠腔狭窄。

［常考考点］细菌性痢疾的主要病变部位是乙状结肠和直肠。

要点四 临床表现

潜伏期一般为 1 ～ 4 日，短者可为数小时，长者可达 7 日。

临床表现因志贺菌的型别、感染的轻重、机体的状态、病变的范围及程度而各异。根据病程长短和病情严重程度可以分为 2 期 6 型。

（一）急性菌痢

根据毒血症及肠道症状轻重，可分为 3 型。

1. 典型菌痢 起病急，有发热（体温可达 39℃或更高）、腹痛、腹泻、里急后重、黏液或脓血便，并有头痛、乏力、食欲减退等全身中毒症状。腹泻多先为稀水样便，1 ～ 2 日转为黏液样脓血便，每日十余次至数十次，粪便量少，伴有里急后重。体征有肠鸣音亢进，左下腹压痛等。自然病程为 10 ～ 14日，少数转为慢性。

2. 轻型菌痢 全身中毒症状轻微，可无发热或有低热。腹泻水样或稀糊便，每日 10 次以内，可有黏液，但无脓血，腹痛较轻，可有左下腹压痛，里急后重较轻或缺如，易被误诊为肠炎。病程 3 ～ 7 日，少数也可转为慢性。

3. 重型菌痢 多见于老年、体弱和营养不良的患者。急起发热，腹泻每天 30 次以上，为稀水脓血便，偶尔排出片状假膜，甚至大便失禁，腹痛、里急后重明显。后期可出现严重腹胀及中毒性肠麻痹，常伴呕吐，严重失水可引起外周循环衰竭。部分病例以中毒性休克为突出表现者，则体温不升，常有酸中毒和水、电解质平衡紊乱。少数患者可出现心、肾功能不全。

4. 中毒性菌痢 多见于 2 ～ 7 岁儿童，成人偶有发生。起病急骤、发展快、病势凶险。突起畏寒、高热，全身中毒症状重，可有烦躁、嗜睡、昏迷或抽搐等，数小时内可迅速发生循环衰竭和呼吸衰竭。肠道症状不明显或缺如。按临床表现不同可分为下列 3 型。

（1）休克型（周围循环衰竭型）：较为常见，以感染性休克为主要表现。面色苍白、四肢厥冷、皮肤出现花斑、发绀、脉搏细速等，血压下降，救治不及时可出现心、肾功能不全和意识障碍。

（2）脑型（呼吸衰竭型）：以中枢神经系统表现为主。由于脑血管痉挛，脑缺血、缺氧，出现脑水肿、颅内压增高甚至脑疝。患者表现为剧烈头痛、频繁呕吐、烦躁、惊厥、昏迷、瞳孔不等大、对光反射减弱或消失等，严重者可出现中枢性呼吸衰竭。此型病情严重，病死率高。

（3）混合型：兼有上述两型的表现，病情最为凶险，病死率最高（90% 以上）。该型实质上包括循环系统、呼吸系统及中枢神经系统等多脏器功能损害与衰竭。

［常考考点］典型菌痢的临床表现以及中毒性菌痢的特点。

（二）慢性菌痢

急性菌痢反复发作或迁延不愈达 2 个月以上者即为慢性菌痢。菌痢慢性化的原因有：原有营养不良、胃肠道慢性疾病、肠道分泌型 IgA 减少等机体抵抗力低下，或急性期治疗不当；福氏志贺菌感染；耐药菌株感染等。根据临床表现不同，慢性菌痢可分为 3 型。

1. 慢性迁延型 急性菌痢病情迁延不愈，时轻时重，反复出现腹痛、腹泻，大便常有黏液及脓血。长期腹泻可致营养不良、贫血等。

2. 急性发作型 有慢性菌痢史，常因进食生冷食物或受凉、劳累等因素诱发，出现急性发作，表现类似急性菌痢，但发热等中毒症状较轻。

3. 慢性隐匿型 有急性菌痢史，无明显症状，但粪便培养可检出志贺菌，结肠镜检可发现黏膜有炎症或溃疡等病变。

慢性菌痢中以慢性迁延型最为多见，慢性隐匿型最少。

［常考考点］慢性菌痢中以慢性迁延型最为多见。

要点五　实验室检查与其他检查

1. 大便常规 粪便外观为黏液、脓血便，镜检可见白细胞（≥ 15 个 / 高倍视野）、脓细胞和少数红细胞，如见到吞噬细胞则更有助于诊断。

2. 血常规 急性菌痢白细胞计数增多，可达（10 ～ 20）×10⁹/L，以中性粒细胞为主。慢性患者可有贫血。

3. 细菌培养 粪便培养出志贺菌是确诊的主要依据。应在使用抗菌药物前采集新鲜标本，取脓血部分及时送检，早期多次送检有助于提高阳性率。

4. 特异性核酸检测 采用核酸杂交或PCR可直接检查粪便中的志贺菌核酸，具有灵敏度高、特异性强、对标本要求低等优点。

5. X线钡灌肠 慢性期可见肠道痉挛，动力改变，结肠袋消失，肠腔狭窄，肠黏膜增厚等。

6. 结肠镜检查 慢性患者可发现肠壁病变，病变部位刮取分泌物培养可提高志贺菌检出率，且有助于鉴别诊断。

［常考考点］粪便培养出志贺菌是确诊的主要依据。

要点六 诊断与鉴别诊断

（一）诊断

细菌性痢疾应依据流行病学资料、临床表现及实验室检查等进行综合诊断，确诊需依据病原学检查结果。

1. 流行病学资料 夏秋季有不洁饮食或与菌痢患者有接触史。

2. 临床表现 急性期表现有发热、腹痛、腹泻、黏液或脓血便、里急后重。慢性菌痢患者常有急性菌痢史，病程超过2个月。中毒性菌痢以儿童多见，有高热、惊厥、意识障碍，以及呼吸、循环衰竭，起病时肠道症状轻微或无，常需盐水灌肠或肛拭子取便行粪便检查方可诊断。

3. 实验室检查 粪便镜检有大量白细胞或脓细胞（≥15个/高倍视野），可见红细胞。确诊需粪便培养志贺菌阳性。

［常考考点］菌痢的诊断要点。

（二）鉴别诊断

菌痢应与各种腹泻类疾病相鉴别。

1. 急性菌痢的鉴别诊断

（1）急性阿米巴痢疾：鉴别要点见下表。

细菌性痢疾与阿米巴痢疾的鉴别

鉴别要点	急性细菌性痢疾	阿米巴痢疾
病原	志贺菌	溶组织内阿米巴原虫
流行方式	散发或流行或暴发	散发
潜伏期	1～7日	数周至数月
全身症状	起病急，全身中毒症状重，多有发热	起病缓，全身中毒症状轻或无，多无发热
腹部表现	腹痛、腹泻明显，便次频繁，左下腹压痛	腹痛轻，便次少，右下腹轻度压痛
里急后重	明显	不明显
粪便检查	量少，黏液或脓血便，镜检可见大量白细胞、少量红细胞及吞噬细胞，粪培养志贺菌阳性	量多，呈暗红色果酱样，有腥臭味，红细胞多于白细胞，可见夏科-雷登结晶，可找到溶组织内阿米巴滋养体或包囊
结肠镜检查	病变以乙状结肠及直肠为主，肠黏膜弥漫性充血、水肿、浅表溃疡	病变主要在结肠回盲部及升结肠，见散发潜行溃疡，周围红晕，溃疡间肠黏膜正常

（2）其他细菌性肠道感染：大肠埃希菌、空肠弯曲菌、气单胞菌等细菌引起的肠道感染也可出现痢疾样表现，鉴别有赖于粪便病原菌的培养检出。

（3）细菌性食物中毒：因进食被沙门菌、金黄色葡萄球菌、副溶血弧菌、大肠埃希菌等病菌或毒素污染的食物引起。有共同进食者集体发病，大便镜检白细胞常不超过5个/高倍视野。确诊有赖于从可疑食物及患者呕吐物或粪便中检出同一致病菌或毒素。

（4）其他：还需与急性肠套叠、急性坏死出血性小肠炎等相鉴别。

［常考考点］细菌性痢疾与阿米巴痢疾的鉴别。

2. 中毒性菌痢的鉴别诊断 流行性乙型脑炎（乙脑）多发生于夏秋季，常有高热、惊厥、昏迷等表现，需与中毒性菌痢相鉴别。乙脑起病与进展相对缓慢，循环衰竭少见，意识障碍及脑膜刺激征明显，脑脊液可有蛋白及白细胞增高，粪便检查多无异常，乙脑病毒特异性抗体 IgM 阳性可资鉴别。

3. 慢性菌痢的鉴别诊断 慢性菌痢需与直结肠癌、慢性血吸虫病及非特异性溃疡性结肠炎等疾病相鉴别，特异性病原学检查、病理和结肠镜检可资鉴别。

［常考考点］中毒性菌痢与乙脑的鉴别。

要点七 治疗

急性期以抗菌治疗为主，慢性期除抗菌治疗外还应改善肠道功能，中毒性菌痢应及时针对病情采取综合性措施救治。

（一）急性菌痢

1. 一般治疗及对症治疗 隔离至消化道症状消失，大便培养连续两次阴性。中毒症状重者应卧床休息。饮食以流质易消化饮食为主，忌食多渣、生冷、油腻及刺激性食物。腹泻明显可予口服补液盐（ORS），必要时可同时静脉补液，以维持水、电解质及酸碱平衡。高热者以物理降温为主，必要时适当使用退热药；腹痛剧烈者可予颠茄片或阿托品解痉止痛。

2. 病因治疗 抗菌治疗可缩短病程、减轻病情和缩短排菌期，防止转为慢性或带菌者。志贺菌对抗菌药物的耐药率逐年增长，并呈多重耐药，因此，应根据当地志贺菌耐药情况、个体差异、大便培养及药敏试验结果选择敏感抗菌药物，避免滥用。疗程为 3～5 日。

（1）氟喹诺酮类药物：为首选，但儿童、孕妇及哺乳期患者应慎用。常用的有环丙沙星、左氧氟沙星、加替沙星等，不能口服者也可静脉滴注。

（2）二线药物：主要为第三代头孢菌素。可选用匹美西林（pivmecillinam）、头孢曲松（ceftriaxone）及头孢哌酮等，也可用阿奇霉素（azithromycin）。二线药物只有在志贺菌株对环丙沙星等耐药时才考虑应用。给予有效抗菌治疗 48 小时内症状会有改善，否则提示有耐药可能。

（3）小檗碱（黄连素）：有减少肠道分泌的作用，在使用抗菌药物的同时使用，每次 0.1～0.3g，每日 3 次，7 日为一疗程。

［常考考点］急性菌痢病因治疗首选氟喹诺酮类药物。

（二）中毒性菌痢

中毒性菌痢病情凶险，应及时采取以对症治疗为主的综合救治措施。

1. 对症治疗

（1）降温止惊：高热可致惊厥，加重脑缺氧及脑水肿，应积极给予物理降温，必要时给予退热药，将体温降至 38.5℃以下；高热伴烦躁、惊厥者，可采用亚冬眠疗法，予氯丙嗪和异丙嗪各 1～2mg/kg 肌注；反复惊厥者，可用地西泮、苯巴比妥钠等肌注后，再用水合氯醛灌肠。

（2）休克型：①迅速扩充血容量及纠正酸中毒。快速给予低分子右旋糖酐、葡萄糖生理盐水及 5% 碳酸氢钠等液体，补液量及成分视脱水情况而定，休克好转后则应继续静脉输液维持。②由于属低排高阻型休克，可予抗胆碱类药物改善微循环障碍，如山莨菪碱，成人每次 10～20mg，儿童 0.3～0.5mg/kg，根据病情每 10～30 分钟静脉注射 1 次，直至面色红润、皮肤转暖、尿量增多及血压回升可减量渐停。疗效不佳者，可改用酚妥拉明、多巴胺或间羟胺等，以改善重要脏器血流灌注。③短期使用糖皮质激素。④保护心、脑、肾等重要脏器功能。⑤有早期 DIC 者可予肝素抗凝治疗。

（3）脑型：①减轻脑水肿，可给予 20% 甘露醇，每次 1～2g/kg，快速静脉滴注，每 4～6 小时一次。应用血管活性药物以改善脑组织微循环，给予糖皮质激素有助于改善病情。②防治呼吸衰竭，保持呼吸道通畅，及时吸痰、吸氧。如出现呼吸衰竭可使用呼吸兴奋剂，必要时应用人工辅助呼吸。

2. 抗菌治疗 药物选择基本与急性菌痢相同，但宜采用静脉给药，成人可用环丙沙星、左旋氧氟沙星等氟喹诺酮类或第三代头孢菌素。儿童首选头孢曲松等第三代头孢菌素。

［常考考点］中毒性菌痢的治疗措施。

（三）慢性菌痢

由于慢性菌痢病情复杂，应采取以抗菌治疗为主的综合性措施。

1. 一般治疗　注意生活规律，进食易消化的食物，忌食生冷、油腻及刺激性食物，积极治疗肠道寄生虫病及其他慢性消化道疾患。

2. 病原治疗　根据病原菌药敏试验结果选用有效抗菌药物，通常联合或交替使用两种不同类型的抗菌药物，延长疗程，必要时可多疗程治疗。也可用 0.3% 小檗碱液、5% 大蒜素液、2% 磺胺嘧啶银悬液等灌肠液保留灌肠，每次 100～200mL，每晚一次，10～14 日为一疗程。灌肠液中可添加小剂量糖皮质激素以提高疗效。

3. 对症治疗　有肠道功能紊乱者可采用镇静或解痉药物。有菌群失调者可予微生态制剂。

要点八　预防

菌痢的预防应采用以切断传播途径为主的综合预防措施。

1. 管理传染源　急、慢性患者和带菌者应隔离或定期进行随访，并给予彻底治疗，直至大便培养阴性。对餐饮人员、水源管理人员、托幼人员等应定期粪检，发现患者或带菌者应立即调离原工作岗位，并给予彻底治疗。

2. 切断传播途径　做好"三管一灭"，养成良好的个人卫生习惯。

3. 保护易感人群　目前尚无获准生产的可有效预防志贺菌感染的疫苗。我国采用口服活菌苗，如 F2a 型"依链"株可刺激肠道产生分泌型 IgA 等，有一定的保护作用，而对其他类型菌痢的流行可能无保护作用，免疫期可维持 6～12 个月。

【例题实战模拟】

A1 型题

1. 痢疾杆菌的致病性主要取决于

　　A. 内毒素　　　B. 外毒素　　　C. 能对抗肠黏膜局部免疫力，分泌性 IgA

　　D. 对肠黏膜上皮细胞具有侵袭力　　　E. 有对抗肠黏膜正常菌群的能力

2. 中毒性菌痢的发病原理可能是

　　A. 细菌侵入量多　　　B. 细菌毒力强　　　C. 细菌侵入数量多且毒力强

　　D. 特异性体质对细菌毒素呈强烈过敏反应　　　E. 特异性体质对细菌的强烈过敏反应

3. 细菌性痢疾的病变部位主要是

　　A. 乙状结肠、直肠　　　B. 空肠　　　C. 回肠　　　D. 十二指肠　　　E. 盲肠

A2 型题

4. 患者，女，33 岁。昨晚吃街边烧烤后，于今晨 3 时突然畏寒、高热、呕吐、腹痛、腹泻，腹泻共 4 次，开始为稀水样便，继之便中带有黏液和脓血。在未做实验室检查的情况下，该患者可能的诊断是

　　A. 轻型菌痢　　　　　B. 典型菌痢　　　　　C. 中毒性菌痢

　　D. 慢性菌痢急性发作　　　E. 慢性迁延型菌痢急性发作

5. 患者，男性，10 岁。因发热，伴惊厥 1 天，于 8 月 1 日入院。发病当天曾到小摊买饮料。既往体健。体检：T 35℃，BP 110/75mmHg，神志清楚，球结膜水肿，四肢抽搐，心肺（-），腹软，脐周压痛（+），反跳痛（-），颈无抵抗，布氏征（-）。化验：血 WBC 27×10⁹/L，中性粒细胞 90%，淋巴细胞 10%。其最可能的诊断是

　　A. 败血症　　　　　B. 中毒性菌痢脑型　　　　　C. 中毒性菌痢休克型

　　D. 流行性乙型脑炎　　　E. 流行性脑脊髓膜炎

【参考答案】

　1.D　2.D　3.A　4.B　5.B

细目四　霍乱

【考点突破攻略】

霍乱（cholera）是由霍乱弧菌（vibrio cholerae）引起的烈性肠道传染病，为我国甲类传染病，也是国际检疫传染病。通过污染的水或食物传染。在亚洲、非洲、拉丁美洲等地为高发的感染性腹泻病因之一。霍乱患者典型的临床表现为：起病急，腹泻剧，多伴呕吐，并可由此导致脱水、肌肉痉挛，严重者可发生循环衰竭和急性肾衰竭。

要点一　病原学

（一）分类

根据霍乱弧菌 O 抗原的特异性和致病性不同将其分为三群：

1. O_1 群霍乱弧菌　为霍乱的主要致病菌。依其生物学性状可分为古典生物型（classical biotype）和埃尔托生物型（El-Tor biotype）。据 O 抗原的 A、B、C 抗原成分不同，O_1 群霍乱弧菌又可分为 3 个血清型，即稻叶型（原型，含 A、C 抗原）、小川型（异型，含 A、B 抗原）和彦岛型（中间型，含 A、B、C 三种抗原）。目前我国流行的霍乱弧菌以埃尔托生物型、异型为主。

2. 不典型 O_1 群霍乱弧菌　可被多价 O_1 群血清凝集，但不产生肠毒素，无致病性。

3. 非 O_1 群霍乱弧菌　不能被 O_1 群霍乱弧菌多价血清凝集，统称为不凝集弧菌。血清型从 O_2 编排至 O_{220} 以上，一般无致病性。但其中的 O_{139} 群霍乱弧菌可产生霍乱肠毒素，能引起流行性腹泻，与 O_1 群无交叉免疫。WHO 要求将 O_{139} 群霍乱弧菌引起的腹泻与 O_1 群霍乱同等对待。

（二）形态

霍乱弧菌属弧菌科弧菌属，菌体短小稍弯曲，呈弧形或逗点状，革兰染色阴性，无芽孢和荚膜（O_{139} 群霍乱弧菌有荚膜），长 1.5～3.0μm，宽 0.3～0.4μm。菌体的一端有一较长的鞭毛，运动极活泼。粪便涂片普通显微镜下呈鱼群样排列，暗视野显微镜下悬滴检查宛如夜空中的流星一闪而过。

（三）抗原结构

霍乱弧菌具有耐热的菌体 O 抗原和不耐热的鞭毛 H 抗原。各群霍乱弧菌 H 抗原相同，而 O 抗原不同。O 抗原有群特异性和型特异性两种抗原，是霍乱弧菌分群和分型的基础。

（四）毒素

霍乱弧菌可产生内毒素和外毒素。内毒素为多糖体，可诱发机体免疫反应，是制作菌苗产生抗菌免疫的主要成分。霍乱外毒素即霍乱肠毒素（cholera toxin，CT），是霍乱的主要致病物质。霍乱肠毒素有抗原性，可刺激机体产生中和抗体。

（五）培养特性

霍乱弧菌属兼性厌氧菌，在普通培养基中生长良好，耐碱不耐酸，在 pH 8.4～8.6 碱性蛋白胨水或碱性琼脂平板上生长良好。

（六）抵抗力

古典生物型对外环境抵抗力较弱，埃尔托生物型抵抗力较强，在水体中可存活 1～3 周，在藻类、贝壳类食物上存活 1 年以上。霍乱弧菌对热、干燥、日光、化学消毒剂和酸等均很敏感，耐低温、耐碱。湿热 55℃ 15 分钟，100℃ 即刻，水中加 0.5ppm 氯 15 分钟可被杀死。在正常胃酸中能存活 4 分钟。

要点二　流行病学

自 1817 年以来，全球共发生了七次世界性霍乱大流行。一般认为前六次是由古典生物型霍乱弧菌引起的。第七次大流行始于 1961 年，是由埃尔托生物型所致，至今已流行 50 余年。

1992 年印度和孟加拉国等地先后发生了 O_{139} 群霍乱的暴发流行，专家预测，如果其成为今后霍乱流行的主要病原菌，则预示第八次世界霍乱大流行已经开始，但目前尚难下此结论。

1820年霍乱传入我国，历次世界大流行我国均被波及。新中国成立后，古典生物型霍乱得到了有效控制。1961年第七次世界霍乱大流行开始时埃尔托生物型便传入我国沿海地区，目前除西藏无病例报告外，其余各省（市、区）均有疫情发生。1993年开始，O_{139}群霍乱在我国部分地区也相继发生了局部暴发与流行。目前霍乱在我国呈多菌群（型）混合流行的局面。

（一）传染源

<u>患者和带菌者是传染源</u>。典型患者频繁泻吐，发病期一般可连续排菌5天，也有2周以上者，是重要传染源。轻型患者及带菌者不易被发现，作为传染源的意义更大。

（二）传播途径

<u>主要通过粪–口途径传播</u>。患者吐泻物和带菌者粪便污染水源及食物，特别是水源被污染后易引起局部暴发。日常生活接触和苍蝇等媒介传播也是重要的传播途径。

（三）易感人群

<u>人群普遍易感</u>。感染后肠道局部免疫和体液免疫的联合作用可产生一定的免疫力，但持续时间短（至少3年），可再次感染。

（四）流行季节与地区

<u>在我国霍乱流行季节为夏秋季，以7～10月为多</u>。流行地区主要是沿海一带，如广东、广西、浙江、江苏、上海等省市为多。

（五）O_{139}群霍乱的流行特征

病例无家庭聚集性，发病以成人为主，男性多于女性，主要经水和食物传播。O_{139}群是首次发现的新流行株，人群普遍易感。在霍乱地方性流行区，人群对O_1群霍乱弧菌有免疫力，但不能保护免受O_{139}群霍乱弧菌的感染。现有的霍乱菌苗对O_{139}群霍乱无保护作用。

［常考考点］霍乱的病原体、传染源、传播途径和易感人群。O_{139}群霍乱的流行特征。

要点三 发病机制与病理

（一）发病机制

霍乱弧菌经口进入体内，是否发病取决于机体的免疫力及弧菌的致病性。正常胃酸可杀灭霍乱弧菌。只有在一次食入大量霍乱弧菌（如超过$10^{8～9}$个）时才会发病。但胃大部切除后、胃酸缺乏或被稀释均降低对霍乱弧菌的抵抗力。肠道的分泌型IgA以及血清中特异性凝集抗体、杀弧菌抗体及抗毒素抗体等也有一定的免疫保护作用。

霍乱弧菌到达肠道后，穿过肠黏膜表面的黏液层，<u>黏附于小肠上段黏膜上皮细胞刷状缘并大量繁殖，在局部产生大量霍乱肠毒素导致发病</u>。

霍乱肠毒素有A、B两个亚单位。A亚单位具有毒素活性。B亚单位可与肠黏膜上皮细胞刷状缘细胞膜的受体（神经节苷脂，GM_1）结合，介导A亚单位进入细胞内，激活腺苷酸环化酶，促使三磷酸腺苷（ATP）变成环磷酸腺苷（cAMP）。大量的环磷酸腺苷积聚在肠黏膜上皮细胞内，刺激隐窝细胞过度分泌水、氯化物和碳酸盐等，同时抑制绒毛细胞对氯和钠等离子的吸收。由于肠黏膜分泌增强，吸收减少，大量肠液聚集在肠腔内，<u>形成霍乱特征性的剧烈水样腹泻</u>。

霍乱肠毒素还能促使肠黏膜杯状细胞分泌黏液增加，使腹泻的水样便中含有大量黏液。腹泻导致的失水使胆汁分泌减少，<u>所以腹泻物呈"米泔水"样</u>。

（二）病理

<u>剧烈腹泻和呕吐，导致体内水和电解质大量丢失，迅速出现脱水、电解质和酸碱平衡紊乱，严重者可出现循环衰竭</u>。若不及时纠正，由循环衰竭造成的肾缺血，以及低钾和毒素对肾脏的直接作用，可引起急性肾衰竭。

<u>本病病理特点主要是严重脱水导致的一系列改变，而组织器官器质性损害轻微</u>。

［常考考点］霍乱患者吐泻的原因是霍乱肠毒素。

要点四　临床表现

潜伏期 1～3 日，短者数小时，长者 7 日。突然起病，少数在发病前 1～2 日有头昏、疲乏、腹胀、轻度腹泻等前驱症状。古典生物型与 O_{139} 群霍乱弧菌引起者症状较重，埃尔托型所致者多为轻型或无症状者。

（一）典型表现

典型病例病程分为 3 期：

1. 泻吐期　多以剧烈腹泻开始，<u>病初大便尚有粪质，迅速成为黄色水样便或米泔水样便</u>，无粪臭，每日可达数十次，甚至失禁。一般无发热和腹痛（O_{139} 群除外），无里急后重。<u>呕吐多在腹泻数次后出现，常呈喷射状</u>。呕吐物初为胃内容物，后为水样，严重者亦可为米泔水样，轻者可无呕吐。本期持续数小时至 2～3 日。

O_{139} 型霍乱的特征为发热、腹痛较常见（达 40%～50%），且可并发菌血症等肠道外感染。

2. 脱水期　<u>由于频繁的腹泻和呕吐，大量水和电解质丧失</u>，患者迅速出现脱水和循环衰竭。表情淡漠，或烦躁不安，甚至昏迷。声音嘶哑、眼窝凹陷、口唇干燥、皮肤弹性差或消失、手指皱瘪，脉搏细速或不能触及，血压低甚至休克，少尿或无尿。酸中毒者呼吸增快，甚至呈<u>深大呼吸（Kussmaul 呼吸）</u>。低钠可引起肌肉痉挛，多见于腓肠肌和腹直肌。低血钾可致肌张力减弱，腱反射减弱或消失，肠胀气，心律失常等。此期一般为数小时至 1～2 日。

3. 恢复期或反应期　患者脱水如能得到及时纠正，多数症状迅速消失。少数患者有反应性发热，可能为循环改善后毒素吸收增加所致，一般持续 1～3 日后可自行消退。

［常考考点］霍乱的临床分期和各期的临床表现。

（二）临床分型

根据脱水程度，临床上可分为轻、中、重 3 型。具体见下表。

霍乱临床分型

临床表现	轻型	中型	重型
脱水程度（体重 %）	小于 5%	5%～10%	10% 以上
每日腹泻次数	小于 10 次	10～20 次	大于 20 次
精神状态	正常	呆滞或不安	轻度烦躁或静卧不动，甚至昏迷
音哑	无	轻度	音哑失声
皮肤	正常或略干，弹性略差	干燥，缺乏弹性	弹性消失
发绀	无	可有	明显
口唇	正常或稍干	干燥	极度干裂
眼窝、囟门凹陷	无或略陷	明显下陷	深凹，闭目不紧
指腹	正常	皱瘪	干瘪
腓肠肌痉挛	无	有	严重
脉搏	正常	细速	微弱而速或无
收缩压	正常	70～90mmHg	70mmHg 以下或测不出
每日尿量	正常或略减少	小于 500mL	小于 50mL
血浆比重	1.025～1.030	1.030～1.040	大于 1.040

另外，还有一型称为暴发型，亦称中毒型或干性霍乱，非常罕见。此型起病急骤，进展迅速，不待出现泻吐症状即可因循环衰竭而亡。

［常考考点］霍乱的临床分型及各型的临床表现。

（三）并发症

1. 肾衰竭 是霍乱最常见的严重并发症，也是常见的死因。表现为尿量减少和氮质血症，严重者可因尿毒症而死亡。多发生于病后 7～9 天。

2. 急性肺水肿 代谢性酸中毒可导致肺循环高压，后者又因补充大量不含碱的盐水而加重。

3. 其他 如低钾综合征、心律失常等。

［常考考点］肾衰竭是霍乱最常见的严重并发症，也是常见的死因。

要点五　实验室检查与其他检查

（一）一般检查

1. 血液检查 脱水致血液浓缩，外周血红细胞、白细胞和血红蛋白均增高；血清尿素氮、肌酐升高；钠、氯化物和碳酸氢盐降低，血 pH 下降；当酸中毒纠正后，钾离子移入细胞内，可出现血清钾明显降低。

2. 尿液检查 部分患者尿中可有少量蛋白、红白细胞及管型。

3. 粪便常规 可见黏液或少许红、白细胞。

（二）血清学检查

抗菌抗体中的抗凝集素抗体在病后第 5 日出现，1～3 周达高峰。若双份血清抗凝集素抗体滴度增长 4 倍以上，有诊断意义。主要用于流行病学调查、回顾性诊断或粪便培养阴性可疑患者的诊断。

（三）病原学检查

1. 粪便涂片染色 取粪便或早期培养物涂片做革兰染色镜检，可见革兰阴性、稍弯曲的弧菌。

2. 悬滴检查 将新鲜粪便做悬滴暗视野显微镜检查，可见运动活泼呈穿梭状的弧菌，此为动力试验阳性。加入 O_1 群抗血清后，若运动停止，或凝集成块，为制动试验阳性，表示标本中含有 O_1 群霍乱弧菌；如细菌仍活动，还应加 O_{139} 群血清做制动试验。此检查可用于快速诊断。

3. 增菌培养 所有疑为霍乱的患者，除做粪便显微镜检外，均应进行增菌培养。一般用 pH 8.4 的碱性蛋白胨水，36～37℃增菌培养 6～8 小时后表面可形成菌膜。此时应进一步用庆大霉素（对大肠杆菌有明显的抑菌作用）琼脂平皿或碱性琼脂平板分离培养 18～24 小时，对可疑菌落进行悬滴检查，可提高检出率和早期诊断。

4. PCR 可快速诊断及进行群与型的鉴别。

5. 快速辅助检测 目前使用较多的是霍乱弧菌胶体金快速检测法。该方法主要用于检测 O_1 群和 O_{139} 群霍乱弧菌的抗原成分，操作简单。应用纯化的弧菌外膜蛋白抗血清，采用 ELISA 方法，可快速检测粪便中的弧菌抗原，用于快速诊断。

［常考考点］霍乱的检测方法。

要点六　诊断与鉴别诊断

（一）诊断

1. 疑似霍乱诊断标准 具有下列两项之一者诊断为疑似霍乱。

（1）凡有典型临床症状，如剧烈腹泻，水样便（黄水样、清水样、米泔样或血水样），伴有呕吐，迅速出现脱水，循环衰竭及肌肉痉挛（特别是腓肠肌）的首发病例，在病原学检查尚未肯定前，应诊断为疑似霍乱。

（2）霍乱流行期间有明确接触史（如同餐、同住或护理者等），并发生泻吐症状，而无其他原因可查者。

疑似病例未确诊之前按霍乱处理，大便培养每日 1 次，连续 2 次阴性可否定诊断。

2. 临床诊断 霍乱流行期间的疫区内，凡有霍乱典型症状，粪便培养 O_1 群及 O_{139} 群霍乱弧菌阴性，但无其他原因可查者。

3. 确定诊断 具有下列三项之一者可诊断为霍乱。

（1）凡有腹泻症状，粪便培养 O_1 群或 O_{139} 群霍乱弧菌阳性。

（2）在流行期间的疫区内有腹泻症状，做双份血清抗体效价测定，如血清凝集试验呈 4 倍以上或杀弧菌抗体呈 8 倍以上增长者。

（3）在疫源检查中，首次粪便培养检出 O_1 群或 O_{139} 群霍乱弧菌，前 5 日内有腹泻症状者。

4. 带菌者 指无腹泻或呕吐等临床症状，但粪便中检出 O_1 群或（和）O_{139} 群霍乱弧菌。

［常考考点］霍乱的诊断依据。

（二）鉴别诊断

本病应与其他病原体所引起的腹泻相鉴别，如其他弧菌（非 O_1 群及非 O_{139} 群）感染性腹泻、急性细菌性痢疾、大肠埃希菌性肠炎、空肠弯曲菌肠炎、细菌性食物中毒和病毒性胃肠炎等，确诊有赖于病原学检查结果。

要点七　治疗

本病的处理原则是严格隔离，迅速补充水及电解质，以纠正脱水、电解质平衡紊乱和酸中毒，辅以抗菌治疗及对症治疗。

（一）一般治疗

可给予流质饮食，但剧烈呕吐者应禁食，恢复期逐渐增加饮食，重症患者应注意保暖、给氧、监测生命体征。

（二）补液治疗

及时足量补液是治疗本病的关键。补液的原则是早期、快速、足量，先盐后糖，先快后慢，纠酸补钙，见尿补钾。

1. 静脉补液 多采用与患者丧失液体电解质浓度相似的 5：4：1 溶液，即每升液体含氯化钠 5g、碳酸氢钠 4g、氯化钾 1g，另加 50% 葡萄糖注射液 20mL 以防止低血糖。小儿由于肾脏排钠功能较差，其比例调整为每升液体含氯化钠 2.65g，碳酸氢钠 3.75g，氯化钾 1g，葡萄糖 10g。

补液量与速度应根据患者的失水程度、血压、脉搏、尿量和血浆比重等决定，最初 24 小时总入量按临床分型的轻、中、重分别给 3000 ～ 4000mL、4000 ～ 8000mL、8000 ～ 12000mL。儿童补液量按年龄或体重计算，一般轻度脱水 120 ～ 150mL/kg，中度脱水 150 ～ 200mL/kg，重度脱水 200 ～ 250mL/kg。24 小时后的补液量及速度依据病情调整。快速补液过程中应注意防止发生心功能不全和肺水肿，还应给液体适当加温，并监测血钾的变化。

2. 口服补液 轻、中型脱水的患者可予口服补液。口服补液可减少静脉补液量，预防静脉补液的副作用及医源性电解质紊乱，故也可用于重型患者。WHO 推荐使用口服补液盐（Oral Rehydration Salts，ORS），其配方为葡萄糖 20g（可用蔗糖 40g 或米粉 40 ～ 60g 代替）、氯化钠 3.5g、枸橼酸钠 2.9g（或碳酸氢钠 2.5g）和氯化钾 1.5g，溶于 1000mL 可饮用水内，配方中各电解质浓度均与患者排泄液的浓度相似。新的低渗口服补液盐（口服补液盐Ⅲ）尤适用于儿童，其组成成分为：每包含氯化钠为 0.65g，枸橼酸钠 0.725g，氯化钾 0.375g，无水葡萄糖 3.375g，溶于 250mL 温开水中口服。

成人轻、中型脱水在最初 6 小时内每小时服 750mL，体重不足 20kg 的儿童每小时服 250mL，然后依泻吐量调整，一般按排出量的 1.5 倍计算补液量。呕吐不一定是口服补液的禁忌，只是速度要慢一些，呕吐量也要计入补液量。

（三）抗菌治疗

早期应用抗菌药物有助于缩短腹泻和排菌时间，减少腹泻次数及排泄量，降低病后带菌率等，但不能代替补液。目前常用药物为氟喹诺酮类，如环丙沙星，成人每次 250 ～ 500mg，每日 2 次口服，或每日 400mg 静脉滴注；或多西环素，成人每次 100mg，每日 2 次口服。疗程均为 3 日。也可采用四环素、氨苄西林、红霉素或阿奇霉素、复方磺胺甲噁唑等。

（四）对症治疗

重症患者在补足液体后，若血压仍较低，提示可能存在中毒性休克，可给予糖皮质激素和血管活性药物。出现心衰、肺水肿者应调整输液速度，酌情使用利尿剂及强心剂。在补液过程中如出现低钾综合征，可口服氯化钾或静脉滴注氯化钾。急性肾衰竭患者应及时纠正酸中毒，维持水、电解质平衡，必要时实施血液透析。小檗碱有抗肠毒等作用，临床应用可减轻腹泻。

　　[常考考点] 霍乱的补液治疗和抗菌治疗。

要点八　预防

1. 控制传染源　建立健全腹泻病门诊，及时检出患者，按甲类传染病予以隔离治疗，直至症状消失。停用抗菌药物后大便培养每日一次，连续3次阴性方可解除隔离。对密切接触者应严密检疫5日，并进行粪便悬滴检查及培养和服药预防。做好国境卫生检疫和国内交通检疫。

2. 切断传播途径　改善环境卫生，加强饮水和食品管理。养成良好的个人卫生习惯。对患者和带菌者的排泄物进行彻底消毒。消灭苍蝇、蟑螂等传播媒介。

3. 保护易感人群　国内、外学者对霍乱疫苗的研究工作已经开展100多年了。随着对其致病机制以及对人群免疫反应的研究深入，现已认识到肠道黏膜免疫在霍乱免疫保护中起主要作用，霍乱疫苗的研制已转向口服疫苗方向。口服菌苗可使肠道产生特异性IgM、IgG和IgA抗体，亦能阻止弧菌黏附于肠壁而免于发病。目前，此类疫苗主要用于保护地方性流行区的高危人群。2017年10月，由50多个联合国机构、学术和非政府组织等组成的多元化的技术合作网络——全球霍乱控制任务小组（Global Task Force on Cholera Control）发布《结束霍乱：2030年全球路线图》（Ending Cholera-A Global Roadmap to 2030），制定了在未来10年让霍乱致死人数减少90%的目标，将帮助多达20个国家在相同的时间框架内根除霍乱传播。

【例题实战模拟】

A1型题

1.引起霍乱泻吐的原因是
　　A.内毒素　　　B.肠毒素　　　C.细菌的侵袭力　　　D.菌群失调　　E.细菌的直接作用

2.霍乱的典型临床表现是
　　A.先泻后吐　　B.先吐后泻　　C.只泻不吐　　　D.腹泻伴腹痛　　E.吐泻同时发生

3.下列临床检查对判断霍乱脱水程度最有意义的是
　　A.皮肤黏膜弹性　　B.血压　　C.血细胞比容　　　D.血钠　　E.血浆比重

4.霍乱大流行最重要的传播形式是
　　A.食物污染　　B.苍蝇传播　　C.接触患者　　　D.水源污染　　E.接触带菌者

5.治疗霍乱首选的抗菌药物是
　　A.青霉素　　B.黄连素　　C.诺氟沙星　　D.复方磺胺甲噁唑　　E.庆大霉素

6.重型霍乱患者治疗的关键是
　　A.大量口服补液　　B.有效抗菌治疗　　C.短期应用糖皮质激素　　D.禁食　　E.快速静脉补液

7.下列关于霍乱弧菌的描述，正确的是
　　A.革兰染色阳性，有芽孢、荚膜和鞭毛　　B.革兰染色阴性，有鞭毛，运动极为活跃
　　C.需氧，耐酸，不耐碱　　　　　　　　D.古典生物型比埃尔托生物型的抵抗力强
　　E.产生的内毒素是重要的致病因子

8.霍乱最主要的病理生理改变是
　　A.急性肾功能衰竭　　　　　B.微循环障碍　　　　　　C.急性心功能不全
　　D.脑功能障碍　　　　　　　E.大量水分及电解质丧失

9.霍乱患者静脉补液，不适宜的是
　　A.早期、快速、足量　　B.先盐后糖　　C.先快后慢　　D.积极补钾　　E.及时补碱

【参考答案】

1.B　2.A　3.E　4.D　5.C　6.E　7.B　8.E　9.D

细目五　结核病

【考点突破攻略】

结核病（tuberculosis）是结核分枝杆菌（Mycobacterium tuberculosis）引起的慢性感染性疾病，可累及全身多个脏器，以肺结核（pulmonary tuberculosis）最为常见，占各器官结核病总数的 80% ～ 90%，是最主要的结核病类型。痰中排菌者称为传染性肺结核病，除少数可急起发病外，临床上多呈慢性过程。

要点一　病原学

结核分枝杆菌在分类学上属于放线菌目（Actinomycete）、分枝杆菌科、分枝杆菌属（Mycobacterium）。分枝杆菌属包含结核分枝杆菌、非结核分枝杆菌和麻风分枝杆菌。分枝杆菌所致感染中，结核分枝杆菌感染的占 90%。结核分枝杆菌再分为人结核分枝杆菌、牛结核分枝杆菌、非洲分枝杆菌和田鼠分枝杆菌等类型。其中人结核分枝杆菌为人类结核病的病原体，而免疫接种常用的卡介苗（bacillus Calmette-Guérin vaccine，BCG vaccine）则来源于牛结核分枝杆菌，利用人结核分枝杆菌与牛结核分枝杆菌的抗原交叉免疫原性提供免疫保护。

结核分枝杆菌细长面稍弯，约 0.4μm×40μm，两端微钝，不能运动，无鞭毛或芽孢。不易染色，但经品红加热染色后不能被酸性乙醇脱色，故称抗酸杆菌。

结核分枝杆菌是专性需氧菌，最适宜生长的温度为 37℃。结核分枝杆菌对营养要求较高，在特殊的培养基中才能生长，常用的培养基为罗氏培养基。结核分枝杆菌培养生长缓慢，增殖周期为 15 ～ 20 小时，至少需要 2 ～ 4 周才有可见菌落。培养是确诊结核病的重要手段，但往往耗时过长，给临床工作带来了较大影响。

结核分枝杆菌细胞的结构十分复杂，它含有许多结合成大分子复合物的不同蛋白质、糖类和脂类。结核分枝杆菌的脂质成分中磷脂、索状因子、蜡质 D 和硫酸脑苷脂与感染疾病特点密切相关。除脂质外，荚膜和蛋白质亦是致病性物质。

要点二　流行病学

（一）传染源

开放性肺结核患者的排菌是结核传播的主要来源。

（二）传播途径

1. 呼吸道传播　主要为患者与健康人之间经空气传播。患者咳嗽排出结核分枝杆菌悬浮在飞沫中，当被人吸入后即可引起感染。

2. 消化道传播　饮用带菌生奶经消化道感染。

3. 垂直传播　患病孕妇经胎盘引起母婴间传播。

4. 其他途径传播　经皮肤伤口感染和上呼吸道直接接种。

2、3、4 传播途径均极罕见。

（三）易感人群

生活贫困、居住拥挤、营养不良等因素是社会经济落后地区人群结核病高发的原因。免疫抑制状态患者尤其好发结核病。

（四）流行特征

世界卫生组织《2017 年全球结核病报告》指出：目前罹患结核病的人数不断下降，但全球的结核病负担仍然很重，2016 年全年新发病例 1040 万，167 万人死于结核病，估计仍有 40% 的患病者未获得诊断和治疗。艾滋病与结核病共感染以及耐药结核病是目前威胁全球结核病防控的两大主要问题。

据世界卫生组织估计，目前我国结核病的年发患者约为 90 万，占全球年发病患者病例数的 8.6%，仅次于印度和印度尼西亚，居世界第三位。我国每年新发生的耐药结核病患者数仅次于印度，高耐药率是我国结核病难以控制的原因之一。我国虽不属于艾滋病高发地区，但耐多药结核（MDR-TB）问题日益严重。2016年我国新发肺结核患者中 MDR-TB 比例为 7.1%，而复治肺结核患者中 MDR-TB 比例高达 24%。

［常考考点］结核病的传染源、传播途径、易感人群。

要点三　发病机制与病理

（一）发病机制

吸入肺泡的结核分枝杆菌可被吞噬细胞吞噬和杀灭。巨噬细胞与树突状细胞吞噬结核分枝杆菌后可以提呈结核抗原，并且释放细胞因子，引起局部免疫反应。结核分枝杆菌可以继续感染新的吞噬细胞并逐渐深入肺泡上皮。此后炎症细胞被募集至病灶处，巨噬细胞逐渐分化并最终形成分层结构的结核结节或结核肉芽肿（tuberculous granuloma）。随着肉芽肿外周的纤维致密化，进入肉芽肿的血管消失，加剧了巨噬细胞的泡沫化，形成干酪样坏死（caseous necrosis），大部分感染者体内的结核分枝杆菌可以处于静止状态持续存活，处于结核潜伏感染状态。

结核感染的发病机制中，由 T 细胞介导的细胞免疫（cell mediated immunity，CMI）对结核病发病、演变及转归产生决定性影响。迟发性变态反应（delay type hypersensitivity，DTH）则是宿主对结核分枝杆菌形成免疫应答的标志。DTH 是德国微生物学家 Robot Koch 在 1830 年观察到的重要现象，故而称为 Koch 现象。

（二）病理

结核病是一种慢性病变，其基本病变包括：

1. 渗出型病变　常常是病变组织内菌量多、致敏淋巴细胞活力高和变态反应强的反映。

2. 增生型病变　当病灶内菌量少而致敏淋巴细胞数量多，则形成结核病的特征性病变——结核结节。中央为巨噬细胞衍生而来的朗汉斯巨细胞，周围由巨噬细胞转化来的类上皮细胞成层排列包绕。增生型病变的另一种表现是结核性肉芽肿，是一种弥漫性增生型病变。

3. 干酪样坏死　为病变进展的表现。坏死区域逐渐出现肉芽组织增生，最后成为纤维包裹的纤维干酪性病灶。

上述三种基本病理改变可以相互转化、交错存在，很少有单一病变独立存在，而以某一种病理改变为主。

［常考考点］结核病的基本病理变化是渗出、增生和干酪样坏死。

要点四　临床表现

原发性结核感染后结核分枝杆菌可向全身传播，可累及肺脏、胸膜以及肺外器官。免疫功能正常的宿主往往将病灶局限在肺脏或其他单一的脏器，而免疫功能较弱的宿主往往造成播散性结核病或者多脏器受累。除结核病患者外，一般人群中的结核病约 80% 的病例表现为肺结核，15% 表现为肺外结核，而 5% 则两者均可累及。

（一）肺结核的症状和体征

1. 全身症状　发热为肺结核最常见的全身中毒性症状，多数为长期低热，每于午后或傍晚开始，次晨降至正常，可伴有倦怠、乏力、夜间盗汗，或无明显自觉不适。有的患者表现为体温不稳定，于轻微劳动后体温略见升高，虽经休息半小时以上仍难平复。妇女于月经期前体温增高，月经后亦不能迅速恢复正常。当病灶急剧进展扩散时则出现高热，呈稽留热或弛张热，可有恶寒，但很少有寒战。

2. 呼吸系统症状　浸润性病灶患者咳嗽轻微，干咳或仅有少量黏液痰。有空洞形成时痰量增加，若伴继发感染，则痰呈脓性。合并支气管结核则咳嗽加剧，可出现刺激性呛咳，伴局限性哮鸣或喘鸣。1/3～1/2 患者在不同病期内有咯血。此外，重度毒血症状和高热可引起气急，广泛肺组织破坏、胸膜增厚和肺气肿时也常发生气急，严重者可并发肺心病和心肺功能不全。

3. 体征　取决于病变性质、部位、范围或程度。粟粒性肺结核偶可并发急性呼吸窘迫综合征，表现为严重呼吸困难和顽固性低氧血症。病灶以渗出型病变为主的肺实变，且范围较广或为干酪性肺炎时，叩诊呈浊音，听诊闻及支气管呼吸音和细湿啰音。继发性肺结核好发于上叶尖后段，故听诊于肩胛间区闻及细湿啰音，有较大提示性诊断价值。空洞性肺结核病变位置浅表而引流支气管通畅时有支气管呼吸音或伴湿啰音；巨大空洞可闻及带金属调的空瓮音。慢性纤维空洞性肺结核的体征有患侧胸廓塌陷、气管和纵隔移位、叩诊音浊、听诊呼吸音降低或闻及湿啰音，以及肺气肿征象。支气管结核患者可闻及局限性哮鸣音，于呼气或咳嗽末较为明显。

（二）肺外结核的临床类型和表现

肺结核是结核病的主要类型，其他如淋巴结结核、骨关节结核、消化系统结核、泌尿系统结核病、生殖系统结核以及中枢神经系统结核构成整个结核病的疾病谱。腹腔内结核病变，包括肠结核、肠系膜淋巴结结核及输卵管结核等，在发展过程中往往涉及其邻近腹膜而导致局限性腹膜炎。肾结核（Renal tuberculosis）占肺外结核的15%，系结核分枝杆菌由肺部等原发病处经血行播散至肾脏所引起，起病较为隐匿，多在原发性结核感染后5～20年才发病，多见于成年人，儿童少见。女性生殖系统结核则可在出现不明原因的月经异常、不孕等情况下发现。结核性脑膜炎则可表现为头痛、喷射性呕吐、意识障碍等中枢神经系统感染症状。总之，结核病是一个全身性的疾病，肺结核仍是结核病的主要类型，但其他系统的结核病亦不能忽视。

［常考考点］肺结核的典型临床表现。

要点五　实验室检查与其他检查

（一）细菌学检查

痰结核分枝杆菌检查是确诊肺结核最特异性的方法。

1.涂片抗酸染色镜检　快速简便。在我国非结核分枝杆菌尚属少数，因此抗酸杆菌阳性则肺结核诊断基本成立。

2.细菌培养　在未治疗的胸结核患者痰菌培养的敏感性和特异性均高于涂片检查，涂片阴性或诊断有疑时培养尤其重要。

3.分子生物学检测　聚合酶链反应（PCR）技术可以将标本中微量的结核菌DNA加以扩增。结核病近年来出现了突破，其标志就是以Xpert MTB/RIF为代表的盒式诊断技术。该技术可直接从患者新鲜痰液或冻存痰液中检测结核分枝杆菌并判定其对利福平的耐药性，全程约2小时即科获得结果。由于95%以上的利福平耐药菌株有基因rpoB突变，而大部分利福平耐药菌株同时对异烟肼耐药，因此Xpert MTB/RIF不仅可鉴定是否为利福平耐药菌株，又可在一定程度上判断是否为MDR-TB菌株。Xpert MTB/RIF的灵敏度为92.2%，特异度为99.2%。

（二）影像学检查

X线影像表现取决于病变类型和性质。原发性肺结核的典型表现为肺内原发灶、淋巴管炎和肿大的肺门或纵隔淋巴结组成的哑铃状病灶。急性血行播散型肺结核在X线胸片上表现为散布于两肺野、分布较均匀、密度和大小相近的粟粒状阴影。继发性肺结核的X线表现复杂多变，成云絮片状，或斑点（片）结节状。干酪样病变密度偏高而不均匀，常有透亮区或空洞形成。胸部CT有助于发现隐蔽区病灶和孤性结节的鉴别诊断。X线影像学检查对于诊断肠道结核、泌尿系统结核、生殖系统结核以及骨关节结核亦具重要价值。

（三）免疫学检查

1.结核菌素试验（TST）　目前我国推广的方法系国际通用的结核菌素纯蛋白衍化物（purified protein derivative，PPD）皮内注射法。将PPD 5IU（0.1mL）注入左前臂内侧上、中1/3交界处皮内，使局部形成皮丘。48～96小时（一般为72小时）观察反应，结果判断以局部硬结直径为依据：<5mm阴性反应，5～9mm一般阳性反应，10～19mm中度阳性反应，≥22mm或不足20mm，但有水疱或坏死为强阳性反应。然而，即使PPD与卡介苗（BCG）存在交叉反应，在接种卡介苗的人群中无结核感染亦可出现PPD皮试阳性，因此特异性低。

2.特异性结核抗原　近年来，在临床上应用更多的是以T细胞为基础的γ干扰素释放试验

（interferon-γ release assays），比结核菌素试验有更高的敏感性与特异性，可以反映机体是否存在结核感染。试验阳性反应患者体内存在结核分枝杆菌特异的效应 T 细胞，结合临床上是否存在结核感染的症状和病灶，可辅助诊断潜伏性结核感染或活动性结核感染。

［常考考点］痰结核分枝杆菌检查是确诊肺结核最特异的方法。

要点六　诊断与鉴别诊断

（一）诊断

1.病史和临床表现　凡遇下列情况者应高度警惕结核病的可能性：①反复发作或迁延不愈的咳嗽咳痰，或呼吸道感染经抗感染治疗 3 ～ 4 周仍无改善。②痰中带血或咯血。③长期低热或所谓"发热待查"。④体检肩胛间区有湿啰音或局限性哮鸣音。⑤有结核病诱因或好发因素，尤其是糖尿病、免疫功能低下疾病或接受胰岛素和免疫抑制剂治疗者。⑥关节疼痛和皮肤结节性红斑等变态反应性表现。⑦有渗出性胸膜炎、肛瘘、长期淋巴结肿大、既往史以及有家庭开放性肺结核密切接触史者。

2.潜伏性结核感染（LTBI）的诊断　潜伏性结核感染是宿主感染结核分枝杆菌后尚未发病的一种特殊状态，以皮肤结核菌素试验或 γ 干扰素释放试验阳性而无活动性结核的临床表现和影像学改变为特征。

3.活动性结核的诊断　肺结核分确诊病例、临床诊断病例和疑似病例。

（1）确诊病例：包括干酪样坏死、仅培养阳性肺结核和仅病理学提示为结核病变者三类。其中涂阳肺结核病例需符合下列三项之一：①2 份痰标本直接涂片抗酸杆菌镜检阳性。②1 份痰标本直接涂片抗酸杆菌镜检阳性加肺部影像学检查符合活动性肺结核影像学表现。③1 份痰标本直接涂片抗酸杆菌镜检阳性加 1 份痰标本结核分枝杆菌培养阳性。培养阳性肺结核需同时符合下列两项：①痰涂片阴性。②肺部影像学检查符合活动性肺结核影像学表现加 1 份痰标本结核分枝杆菌培养阳性。

（2）临床诊断病例：亦称为涂阴肺结核，即三次痰涂片阴性，同时需符合下列条件之一者：①胸部影像学检查显示与活动性肺结核相符的病变且伴有咳嗽、咳痰、咯血等肺结核可疑症状。②肺部影像学检查显示与活动性肺结核相符的病变且结核菌素试验强阳性或 γ 干扰素释放试验阳性。③胸部影像学检查显示与活动性肺结核相符，且肺外病灶的组织病理学检查提示为结核病变者。④三次痰涂片阴性的疑似肺结核病例经诊断性治疗或随访观察可排除其他肺部疾病者。

（3）疑似病例：以下两种情况属于疑似病例：①5 岁以下儿童，有肺结核可疑症状同时有与涂阳肺结核患者密切接触史。②仅胸部影像学检查显示与活动性肺结核相符的病变。

4.肺外结核的诊断　肺外结核累及的系统、脏器、部位及病变类型多样，确诊需要病变部位的浆膜腔积液及活检标本中获得细菌学证据，因上述标本获取过程困难，同时结核分枝杆菌阳性率较痰标本低，因此肺外结核较难实现病原学确诊。为提高早期诊断率，通常需结合病史、临床表现、实验室及其他检查、诊断性抗结核治疗效果综合诊断。

5.结核病的诊断分类　在诊断中应同时确定类型和按记录程序正确书写。目前我国肺结核分类法（按病变部位）见下表。

中国肺结核分类法（按病变部位）分类

分类	分类标准
原发性肺结核（代号：Ⅰ型）	为原发结核感染所致的临床病症，包括原发复合征及胸内淋巴结结核
血行播散型肺结核（代号：Ⅱ型）	包括急性血行播散型肺结核（急性粟粒型肺结核）及亚急性、慢性血行播散型肺结核
继发性肺结核（代号：Ⅲ型）	肺结核中的一个主要类型，包括浸润性、纤维空洞性及干酪性肺炎等
气管、支气管结核（代号：Ⅳ型）	包括气管、支气管黏膜及黏膜下层的结核病
结核性胸膜炎（代号：Ⅴ型）	临床上已排除其他原因引起的胸膜炎，包括结核性干性胸膜炎、结核性渗出性胸膜炎、结核性脓胸

（二）鉴别诊断

1.肺癌　中央型肺癌常有痰中带血，肺门附近有阴影，与肺门淋巴结结核相似。周围型肺癌可呈球状、分叶状阴影，需与结核球鉴别。肺癌多见于 40 岁以上男性，多有刺激性咳嗽、胸痛和进行性消瘦。胸片上结核球周围可有卫星灶、钙化，而肺癌病灶边缘常有切迹、毛刺。胸部 CT 对鉴别有帮助。结合痰结核菌、脱落细胞检查及纤维支气管镜检查和活检等能及时鉴别。肺癌和肺结核可有并存，需注意发现。

2. 肺炎 肺门淋巴结结核不明显或原发灶周围存在大片渗出，病变波及整个肺叶并将肺门掩盖时，以及继发性肺结核主要表现为渗出性病变或干酪性肺炎时，需与细菌性肺炎鉴别。细菌性肺炎起病急，伴高热、寒战、胸痛、气急，X 线片上病变常局限于一个肺叶或肺段，血白细胞计数、中性粒细胞增多，抗生素治疗有效可协助鉴别。肺结核还须与其他病原体肺炎鉴别，如肺炎支原体肺炎，关键是病原学检测是重要的鉴别证据。

3. 肺脓肿 空洞多见于肺下叶，脓肿周围的炎症浸润较严重，空洞内常有液平面。肺结核空洞则多发生在肺上叶，空洞壁较薄，洞内很少有液平面或仅见浅液平。此外，肺脓肿起病急，高热，大量痰，痰中无结核杆菌，但有多种其他细菌，血白细胞计数和中性粒细胞数增高，抗菌药物治疗有效。慢性纤维空洞合并感染时易与慢性肺脓肿混淆，后者痰结核菌试验阴性，鉴别不难。

4. 支气管扩张 有慢性咳嗽、咳脓痰及反复咯血史，需与继发性肺结核鉴别。X 线胸片多无异常发现或仅见局部肺纹理增粗或卷发状阴影，CT 有助于确诊。应当警惕化脓性支气管扩张症可引发结核感染，细菌学检测时应考虑到结核感染的可能。

5. 非结核分枝杆菌肺病 非结核分枝杆菌（nontuberculous mycobacteria，NTM）指结核和麻风分枝杆菌以外的所有分枝杆菌，其中 NTM 肺病临床和 X 线表现类似肺结核。鉴别诊断依据菌种鉴定。

6. 其他疾病 伤寒、白血病、纵隔淋巴瘤等与结核病有诸多相似之处，具体需要结合患者临床表现、体征及辅助检查加以鉴别。

［常考考点］肺结核与肺癌和肺炎的鉴别。

要点七 预防

1. 建立防治系统 根据我国结核病疫情，为搞好防治工作，仍须强调建立、健全和稳定各级防痨机构，负责组织施治、管、防、查的系统和全程管理，按本地区疫情和流行病学特点，制订防治规划，并开展防痨宣传，教育群众养成良好的文明卫生习惯，培训防痨业务技术人员，推动社会力量参与和支持防痨事业。

2. 早期发现和彻底治疗患者 从当地疫情实际出发，对服务性行业、学校、托幼机构及儿童玩具工作人员等定期健康检查 1～2 年 1 次。在疫情已经控制的地区可开展重点线索调查，而主要应该是门诊因症就诊病例的发现和诊断，避免漏诊和误诊。查出必治，治必彻底，只有彻底治疗患者，大幅度降低传染源密度，才能有效降低感染率和减少发病。

3. 疫苗 结核是慢性感染性疾病，化学治疗很难治愈而不复发，因此采用疫苗预防是最好的策略。但目前尚无理想的结核病疫苗。广泛使用的疫苗是卡介苗，是一种无毒牛结核分枝杆菌活菌疫苗，自 1921 年用于预防结核病以来，虽被积极推荐和推广，但迄今对它的作用和价值仍有争论。目前比较普遍的看法是 BCG 尚不足以预防感染，但可以显著降低儿童发病及其严重性，特别是结核性脑膜炎等严重结核病减少，并可减少此后内源性恶化的可能性。WHO 已将 BCG 列入儿童扩大免疫计划。我国结核病感染率和发病率仍高，推行 BCG 接种仍有现实意义。由于疫苗的预防价值有限，根据我国结核病疫情，建立完善的防治系统至关重要。各级防治系统着眼于早期发现和彻底治疗患者，查出必治，治必彻底，及时正确治疗，防止耐药慢性病例的形成和积累，不仅是临床治疗的目标，亦是预防工作的中心环节。

【例题实战模拟】

A1 型题

1. 继发性肺结核常见临床表现不包括
　　A. 咳嗽、咳痰　　B. 咯血　　C. 胸痛　　D. 高热　　E. 呼吸困难

2. 继发性肺结核的好发部位是

    A. 右中叶   B. 右下叶   C. 上叶尖后段   D. 左舌叶   E. 上叶

3. 判断肺结核有传染性最主要的依据是

    A. 结核菌素试验阳性   B. 痰结核分枝杆菌检查阳性   C. 血沉增快

    D. 胸部 X 线检查发现空洞   E. 反复咯血

4. 结核菌的主要传播途径为

    A. 呼吸道   B. 消化道   C. 泌尿道   D. 生殖道   E. 破损的皮肤、黏膜

5. 为预防肺结核的发生和流行，下列措施中最为关键的一环是

    A. 自出生后开始定期接种卡介苗   B. 隔离排菌结核患者   C. 合理化疗治愈排菌患者

    D. 加强营养，锻炼身体，增强抵抗力   E. 为易感者及密切接触者预防性投药

A2 型题

6. 患者，男，25 岁。乏力、咳嗽、低热月余，胸片示右上肺后段炎性阴影，其中可见透光区，血沉 35mm/h。其最可能的诊断是

    A. 肺脓肿   B. 浸润型肺结核   C. 慢性纤维空洞型肺结核   D. 葡萄球菌肺炎   E. 肺癌

【参考答案】

1.C 2.C 3.B 4.A 5.A 6.B

细目六　布鲁菌病

【考点突破攻略】

布鲁菌病（brucellosis）又称波状热，是布鲁菌（Brucella）感染引起的自然疫源性疾病。临床上以长期发热、多汗、乏力、肌肉和关节疼痛，肝、脾及淋巴结肿大为主要特点。

要点一　病原学

布鲁菌属是一组革兰阴性短小杆菌，兼性细胞内寄生，没有鞭毛，不形成芽孢或荚膜。根据储存宿主、生化、代谢和免疫学的差异分类，布鲁菌属至少包括 6 个种 19 个生物型：牛种（流产布鲁菌，B.abortus）、猪种（B.suis）、羊种（马耳他布鲁菌，B.melitensis）、犬种（B.canis）、绵羊附睾种（B.ovis）及沙林鼠种（B.neotomae）。其中前四种对人类致病，其致病力有所差异，近年来不断发现新的生物种。

布鲁菌含 20 余种蛋白抗原和脂多糖，其中脂多糖在致病中起重要作用。该菌在自然环境中生存力较强，在乳及乳制品、皮毛中能生存数月，在病畜的分泌物、排泄物及死畜的脏器中能生存 4 个月左右。对常用的物理消毒方法和化学消毒剂敏感，湿热 60℃或紫外线照射 20 分钟即死亡。

要点二　流行病学

（一）传染源

目前已知有 60 多种家畜、家禽、野生动物是布鲁菌的宿主。与人类有关的传染源主要是羊、牛及猪，其次是犬、鹿、马、骆驼等。布鲁菌病首先在染菌动物间传播，造成带菌或发病，然后波及人类。

（二）传播途径

1. 经皮肤及黏膜接触传染　直接接触病畜或其排泄物、阴道分泌物、娩出物。在饲养、挤奶、剪毛、屠宰以及加工皮、毛、肉等过程中没有注意防护，可经受损的皮肤或眼结膜感染；也可间接接触病畜污染的环境及物品而感染。

2. 经消化道传染　食用含菌的乳类、水和食物而受到感染。

3. 经呼吸道传染　病菌污染环境后形成气溶胶，可经呼吸道感染。

4. 其他　如苍蝇携带、蜱虫叮咬也可传播本病。人与人之间罕有传播。

（三）易感人群

人群普遍易感，病后可获较强免疫力，因此再次感染者很少。疫区居民可因隐性感染而获免疫。

（四）流行特征

该病为全球性疾病，来自100多个国家每年上报WHO的布鲁菌病超过50万例，实际发病数远高于上报数。我国于20世纪60年代至70年代曾进行了大规模的动物布鲁菌感染的防治，使发病率显著降低，但自20世纪90年代中期起疫情持续快速上升，布鲁菌病成为报告发病率上升速度最快的传染病之一。2016年报告47139例，主要流行于西北、东北、青藏高原及内蒙古等牧区。变化趋势体现为由牧区向半牧半农区甚至农区转变，聚集暴发向散在发病转变。每年该病发病高峰位于春夏之间，与动物产仔季节有关。我国以牛种菌和羊种菌为主要的病原体。

［常考考点］布鲁菌病的传染源、传播途径和易感人群。

要点三　发病机制与病理

本病的发病机制较为复杂，细菌、毒素以及变态反应均不同程度地参与疾病的发生和发展过程。

布鲁菌自皮肤或黏膜侵入人体，随淋巴液到达淋巴结，细菌在胞内生长繁殖，形成局部原发病灶。细菌在吞噬细胞内大量繁殖导致吞噬细胞破裂，随之大量细菌进入淋巴液和血液循环形成菌血症。在血液里细菌又被血流中的单核细胞吞噬，并随血流带至全身，在肝、脾、淋巴结、骨髓等处的单核-吞噬细胞系统内繁殖，形成多发性病灶。在机体各因素的作用下，病原菌释放出内毒素及菌体其他成分，可造成临床上的菌血症、毒血症和败血症。内毒素在病理损伤、临床症状方面起着重要作用。机体免疫功能正常，通过细胞免疫及体液免疫清除病菌而获痊愈。如果免疫功能不健全，或感染的菌量大、毒力强，则部分细菌被吞噬细胞吞噬带入各组织器官形成新感染灶，感染灶的细菌生长繁殖再次入血，导致疾病复发，如此反复成为慢性感染。此外，变态反应可引起病理损伤。

本病的病理变化极为广泛，几乎所有组织器官均可被侵犯，其中以单核-吞噬细胞系统最为常见。在急性期常有弥漫性细胞增生；慢性期则可出现由上皮细胞、巨噬细胞、浆细胞及淋巴细胞组成的肉芽肿。其他如心血管系统、运动系统、生殖系统、神经系统等均常有轻重不等的病变。

要点四　临床表现

潜伏期一般为1～3周，平均2周，也可长至数月甚至1年以上。临床上可分为急性感染和慢性感染，病程6个月以内为急性感染，超过6个月则为慢性感染。

（一）急性感染

多缓慢起病，主要症状为发热、多汗、乏力、肌肉和关节疼痛、睾丸肿痛等。发热多为不规则热，仅有5%～20%的患者出现典型波状热。波状热的热型特点为：发热2～3周后，间歇数天至2周，发热再起，反复多次，故本病又被称为"波状热"。多汗亦为本病突出的症状之一，常于夜间或凌晨热退时大汗淋漓。几乎全部病例都有乏力症状。肌肉和关节痛常较剧烈，为全身肌肉和多发性、游走性大关节疼痛，也可表现为滑膜炎、腱鞘炎、关节周围炎。部分患者脊柱受累，以腰椎为主，主要表现为腰痛。另外，布鲁菌病可累及泌尿生殖系统，男性表现为睾丸炎及附睾炎。女性可为卵巢炎。睾丸肿痛具特征性，占男性患者的20%～40%，多为单侧。肝、脾、淋巴结肿大常见。其他尚可有头痛、神经痛、皮疹等。

（二）慢性感染

可由急性期发展而来，也可无急性期病史而直接表现为慢性。本期表现更是多种多样，基本上可分两类：一类是全身性非特异性症状，类似神经症和慢性疲劳综合征；另一类是器质性损害，其中以骨骼-肌肉系统最为常见，如大关节损害、肌腱挛缩等。神经系统病变也较常见，如周围神经炎、脑膜炎等。泌尿生殖系统病变也可见到，如睾丸炎、附睾炎、卵巢炎等。此外，布鲁菌病可以局限在几乎所有的器官，最常局限在骨、关节、中枢神经系统，表现为相应的临床症状和体征，如脊柱炎、肝脓肿、脾脓肿、肺炎、肾小球肾炎、胸膜炎等，胸腔积液的改变类似结核性胸膜炎。

（三）并发症和后遗症

1. 血液系统　可见贫血、白细胞和血小板减少、血小板减少性紫癜、再生障碍性贫血以及噬血细胞综合征。

2. 眼睛　可见<u>葡萄膜炎、视神经炎、视神经盘水肿及角膜损害</u>，多见于慢性布鲁菌病。

3. 神经及精神系统　3%～5%的患者可出现<u>脑膜炎、脑膜脑炎、脊髓炎、多发性神经根神经病</u>等神经系统并发症。部分患者还可出现精神症状。

4. 心血管系统　主要为<u>心内膜炎</u>，病死率较高。此外，偶可见<u>心肌炎、心包炎、主动脉炎</u>等。

5. 运动系统　部分患者表现为<u>关节疼痛、畸形和功能障碍</u>等，骨骼肌肉持续不定的钝痛，反反复复，迁延不愈，有的发展成为关节强直、肌肉挛缩、畸形和瘫痪等。

6. 其他　妊娠妇女罹患布鲁菌病如不进行抗菌治疗，流产、早产、死产均可发生。

［常考考点］布鲁菌病的典型临床表现及并发症。

要点五　实验室检查及其他检查

（一）外周血象

<u>白细胞计数正常或偏低</u>。淋巴细胞相对或绝对增加，可出现少数异型淋巴细胞。红细胞沉降率在急性期加快，慢性期则正常或偏高，持续增高提示有活动性。

（二）病原学检查

取血液、骨髓、组织、脑脊液等<u>做细菌培养，急性期培养阳性率高</u>。

（三）免疫学检查

1. 平板凝集试验　虎红平板凝集试验（RBPT）或平板凝集试验（PAT）结果为阳性，用于初筛。

2. 试管凝集试验（SAT）　滴度为 1:100（++）及以上；或病程 1 年以上，滴度 1:50（++）及以上；或半年内有布鲁菌疫苗接种史，滴度达 1:100（++）及以上者为阳性。

3. 补体结合试验（CFT）　滴度 1:10（++）及以上为阳性。

4. 抗人球蛋白试验　滴度 1:400（++）及以上为阳性。

5. 酶联免疫吸附试验（ELISA）　<u>1:320 为阳性</u>，可分别定量检测特异性 IgG、IgM 和 IgA 型抗体水平，灵敏性和特异性均较好。

（四）特殊检查

并发骨关节损害者可行 X 线、CT、MRI 等影像学检查。有心脏损害可查心电图和心肌酶。有肝损伤可做肝功能检查。对于肿大的淋巴结必要时可做淋巴结活检。有脑膜或脑实质病变者可做脑脊液及脑电图检查。脑膜炎时脑脊液的变化类似结核性脑膜炎：脑脊液中淋巴细胞增多，蛋白质增多，葡萄糖轻度减少，细菌培养及抗体检测均可出现阳性。

要点六　诊断与鉴别诊断

（一）诊断

急性感染可通过流行病学史、临床表现和实验室检查诊断：

<u>①流行病学接触史：有传染源密切接触史或疫区生活接触史。</u>

<u>②具有该病临床症状和体征并排除其他疑似疾病。</u>

<u>③实验室检查：病原分离、试管凝集试验、ELISA 等检查阳性。</u>

<u>凡具备①、②项和第③项中的任何一项检查阳性即可确诊为布鲁菌病。</u>慢性感染者和局灶性感染者诊断有时相当困难，获得细菌培养结果最为可靠。

［常考考点］布鲁菌病的诊断标准。

（二）鉴别诊断

本病急性感染应与长期发热性疾病进行鉴别，特别是同时有多汗、关节疼痛、肝脾肿大者，如伤寒、结核、类风湿关节炎、淋巴瘤、胶原病等。慢性感染则需与慢性骨关节病、神经症、慢性疲劳综合征等进行鉴别。

要点七 治疗

（一）急性感染

1. 对症和一般治疗 注意休息，在补充营养的基础上，给予对症治疗。高热者可用物理方法降温，持续不退者可用退热剂；合并睾丸炎者，可短期加用小剂量糖皮质激素；合并脑膜炎者需给予脱水治疗。

2. 病原治疗 应选择能进入细胞内的抗菌药物，并且治疗原则为早期、联合、规律、适量、全程，必要时延长疗程，防止复发和慢性化，减少并发症的发生。

（1）成人及8岁以上儿童：WHO推荐首选多西环素（又称强力霉素）（每次100mg，每天2次，口服6周）联合利福平（每次600～900mg，每天1次，口服6周）；或多西环素（每次100mg，每天2次，口服6周）联合链霉素（每次1000mg，每天1次，肌内注射2～3周）。如果不能使用上述的药物或效果不佳，可采用多西环素联合复方新诺明治疗，也可采用利福平联合氟喹诺酮类药物。

（2）8岁以下儿童：可采用利福平联合复方新诺明治疗，也可采用利福平联合氨基糖苷类药物治疗。

（3）孕妇：可采用利福平联合复方新诺明治疗。如果在妊娠2周内发生布鲁菌病，选用三代头孢菌素类药物联合复方新诺明治疗，可减少妊娠中断的发生。药物治疗对孕妇存在潜在危险性，应权衡利弊使用。

（4）并发症：存在并发症者一般可考虑应用三联或三联以上药物治疗，并需适当延长疗程。合并中枢神经系统并发症者，需采用易于透过血-脑屏障的药物，可应用多西环素、利福平联合复方新诺明或头孢曲松治疗；合并心内膜炎，也可采用上述治疗方案，但常需同时采取瓣膜置换术，疗程也应适当延长；合并脊柱炎，可采用多西环素、利福平联合链霉素（2～3周）或庆大霉素（1周），总疗程至少3个月或以上，必要时需外科手术治疗。

（二）慢性感染

治疗较为复杂，包括病原治疗、脱敏治疗及对症治疗。

1. 病原治疗 与急性感染的治疗相同，必要时需要重复治疗几个疗程。

2. 脱敏治疗 采用少量多次注射布鲁菌抗原的方式，避免引起剧烈的组织损伤，又可起到一定的脱敏作用。

3. 对症治疗 根据患者的具体情况采取相应的治疗方法。

［常考考点］布鲁菌病的治疗原则。

要点八 预防

对疫区的传染源进行检疫，治疗或捕杀病畜，加强畜产品的消毒和卫生监督，做好高危职业人群的劳动防护和菌苗接种。对流行区家畜普遍进行菌苗接种可防止本病流行。必要时可用药物预防。

【例题实战模拟】

A1型题

1. 对于布鲁菌病人群易感性的描述，正确的是
　　A. 老人和儿童　　B. 青壮年　　C. 男性　　D. 女性　　E. 人群普遍易感

2. 对于布鲁菌病的传播途径描述，错误的是
　　A. 可通过呼吸道吸入传播　　B. 可通过消化道食入传播　　C. 可以通过体表皮肤黏膜接触传播
　　D. 人与人之间传播　　E. 蚊虫叮咬传播

3. 布鲁菌病诊断的"金标准"是
　　A. 试管凝集试验　　B. 平板凝集试验　　C. 荧光定量PCR
　　D. 分离培养布鲁菌　　E. 补体结合试验

4. 关于布鲁菌病临床特征的描述，正确的是
　　A. 发热并伴有寒战　　B. 血压升高　　C. 关节、肌肉疼痛

D. 乏力，多汗，疲劳不堪　　　E. 咳嗽

5. 关于布鲁菌病治疗原则的描述，正确的是

A. 中药对布鲁菌病几乎没有作用　　B. 早期用药，彻底治疗　　C. 合理选用药物及用药途径

D. 采用综合疗法　　　　　　　　　E. 对症治疗

【参考答案】

1.E　2.D　3.D　4.C　5.B

第四单元　消毒与隔离

细目一　消毒

【考点突破攻略】

要点一　消毒的概念

消毒（disinfection）是指用物理、化学、生物学的方法清除或杀灭体外环境中的病原微生物，使其达到无害化程度的过程。传染病消毒是用物理或化学方法消灭停留在不同传播媒介物上的病原体，借以切断传播途径，阻止和控制传染的发生。如患者使用过的各种检查或治疗器械及各种被污染的物品，用物理和化学方法进行处理，杀死或灭活病原体，避免再感染和交叉感染。用于消毒的药物称为消毒剂。灭菌是一个绝对的概念，是指用物理或化学方法除去或杀灭全部微生物的过程，包括致病微生物和非致病微生物，也包括细菌芽孢和真菌孢子，灭菌后的物品必须是完全无菌的。达到灭菌效果的消毒方法是最彻底的消毒法。

要点二　消毒的目的

在医疗过程中常可遇到各种类型传染病患者，包括未明确诊断的传染病患者。传染病病原体大多极易从患者体内排出而传播，如肺结核患者的痰液，伤寒和菌痢患者的粪便等。一些病原体（如性病、狂犬病等）可通过与传染源直接接触而传播。被病原体污染的用品、食物等也是传播病原体的媒介。为了防止传染病的传播，避免患者被其他病原体感染，防止并发症，发生交叉感染，保护医护等人员免受感染，必须严格执行消毒制度。杀灭由传染源排到外界环境中的病原体，可防止传染病的发生和蔓延。

仅靠消毒措施还不足以达到以上目的。须同时进行必要的隔离措施和工作中的无菌操作，才能达到控制传染的目的。

不同的传播机制引起的传染病，消毒的效果有所不同。消化道传染病，病原体随排泄物或呕吐物排出体外，污染范围较为局限，如能及时正确地进行消毒，切断传播途径，中断传播的效果较好。呼吸道传染病，病原体随呼吸、咳嗽、喷嚏等排出，再通过飞沫和尘埃播散，污染范围不确切，消毒效果难以掌控。须同时采取空间隔离，才能中断传染。虫媒传染病则需采取杀虫灭鼠等方法。

要点三　消毒的种类

（一）预防性消毒

预防性消毒指未发现传染源的情况下，对可能受病原体污染的场所、物品和人体进行的消毒措施。如日常卫生消毒、饮水消毒、餐具消毒、粪便垃圾无害化处理、饭前便后的洗手、公共场所消毒、运输工具消毒等。医院中手术室消毒，免疫缺陷患者（如骨髓移植患者）层流病房属预防性消毒。预防性消毒能控制或减少未被发现或未被管理的传染源污染所引起的传染病传播。

（二）疫源地消毒

疫源地消毒指对有传染源存在的地区进行消毒。可分为终末消毒与随时消毒。

1. 随时消毒　指在传染源仍然存在的疫源地内，对传染源的排泄物、分泌物及其污染过的物品进行的及时性消毒处理。如患者住院时的卫生处理（沐浴、更衣等）；对患者呕吐物、痰液、尿液、粪便及卫生敷料的消毒处理；对病室空气、地面、家具的消毒和接触患者或其污染物品脱手套后的洗手等。不同的传染病，由于病原体的排出途径不同，随时消毒的范围、对象与采用的方法也不同。如肠道传染病应及时对排出的粪便消毒，还要定时对可能被粪便或被手污染的衣服、床单、日用品、门把手、家具等消毒。随时消毒是防止交叉感染的重要措施之一。

2. 终末消毒　指传染源离开疫源地（如转送、痊愈出院或死亡后），对其曾经产生的含有病原体的排泄物、分泌物以及排泄物、分泌物所污染的物品及场所进行的最后一次彻底消毒。终末消毒包括患者的终末处理和原居住地或病室单位的终末处理。

（1）患者的终末处理：患者转科或出院前应进行沐浴，更换清洁衣服，个人用品须消毒后方能带离隔离区。死亡患者应用消毒液浸湿的棉球塞住口、鼻、肛门及阴道，尸体用消毒液浸湿的尸单包裹，放入有"传染"标记字样的不透水袋子内送火葬。

（2）病室单位的终末处理：被服放入污物袋，消毒后再清洗；将棉被展开，床垫、枕芯竖放，打开抽屉、柜门，紧闭门窗，然后用紫外线灯或消毒剂熏蒸消毒。消毒后打开门窗通风，用消毒液擦拭家具、墙面及地面。

终末消毒的目的是完全杀灭和清除患者所播散遗留的病原体。终末消毒应在患者离开后立即进行。

要点四　消毒方法

（一）消毒方法的分类

根据消毒杀灭微生物的种类和强弱，<u>将各种物理和化学消毒方法分为灭菌法和高、中、低效消毒法四大类</u>。

1. 灭菌法　可以杀灭包括细菌芽孢的一切微生物。该类消毒方法有热力、电离辐射、微波等物理方法和甲醛、戊二醛、过氧乙酸、环氧乙烷等化学灭菌剂。

2. 高效消毒法　能杀灭一切细菌繁殖体（包括分枝杆菌）、病毒、真菌及其孢子，并对细菌芽孢有显著杀灭作用。主要有紫外线消毒法和臭氧、含氯消毒剂、过氧化氢等。

3. 中效消毒法　能杀灭除细菌芽孢以外的各种微生物。主要有超声波消毒法和中效消毒剂如醇类、碘类、酚类消毒剂等。

4. 低效消毒法　只能消灭细菌繁殖体、部分真菌和亲脂性病毒。物理低效消毒方法有通风换气、冲洗和洗手等；化学低效消毒剂有氯己定（洗必泰）、苯扎溴铵（新洁尔灭）等。

（二）物理消毒法

物理消毒法是利用物理因素作用于病原微生物，将之清除或杀灭。常用的有热力、光照、微波、辐射、过滤除菌等方法。

1. 热力消毒法　利用热力破坏微生物的蛋白质、核酸、细胞壁和细胞膜，从而导致其死亡，是应用最早、效果可靠、使用最广泛的方法。

（1）干热消毒灭菌法：①燃烧法。②干烤法。

（2）湿热消毒灭菌：①煮沸消毒法。②压力蒸汽灭菌法。③巴氏消毒法。④流动蒸汽消毒法。

2. 光照消毒法　又称辐射消毒法，主要利用紫外线的杀菌作用，使菌体蛋白质发生光解、变性而致细菌死亡。此法穿透力差，对真菌孢子、细菌芽孢效果差，对 HIV 等无效，可以造成对人体的损伤，如皮肤红斑、紫外线眼炎和臭氧中毒等。包括：①日光暴晒法。②紫外线灯管消毒法。③臭氧灭菌灯消毒法。

3. 电离辐射灭菌法　利用放射性核素 ^{60}Co 发射高能 γ 射线或电子加速器产生的高能电子束进行辐射灭菌。适用于不耐热的物品灭菌。其设备昂贵，对人及物品有一定的损害。

4. 微波消毒灭菌法　靠微波产热灭菌。常用于食物及餐具的消毒、医疗药品及耐热非金属材料器械的消毒灭菌。

5. 过滤除菌　医院内常用过滤除菌来清除空气及液体中的微生物。如空气过滤是通过三级空气过滤器，选用合理的气流方式，除掉空气中 0.5 ～ 5μm 的尘埃，达到洁净空气的目的。

（三）化学消毒法

化学消毒法是采用各种化学消毒剂清除或杀灭微生物的方法。化学消毒剂种类繁多，分为灭菌剂和高、中、低效消毒剂（参见前述消毒方法的分类）。常用的化学消毒剂有：醇类（75% 乙醇、异丙醇等）、含碘化合物（碘酊、碘伏等）、含氯化合物（漂白粉、次氯酸钠、84 消毒液、健之素片剂等）、醛类（甲醛、戊二醛）、杂环类气体（环氧乙烷、环氧丙烷等）、过氧化物类（过氧乙酸、过氧化氢等）、酚类（苯酚、来苏等）、季铵盐类（新洁尔灭、消毒净等）和氯己定等。

［常考考点］消毒的分类和常用的消毒方法。

要点五　消毒方法的监测

消毒效果是评价消毒方法是否合理、可靠的最重要指标。常用的消毒效果监测方法有：

1. 物理测试法　通过仪表来测试消毒时的温度、压力及强度等。

2. 化学指示剂测试法　利用其颜色变化指示灭菌时所达到的温度。

3. 生物指示剂测试法　利用非致病菌芽孢作为指示菌以测定灭菌效果。

4. 自然菌采样测定法　用于表面消毒效果检测。

5. 无菌检查法　检测样品中的需氧菌、厌氧菌和真菌，除阳性对照外，其他均不得有菌生长。

细目二　隔离

【考点突破攻略】

要点一　隔离的概念

隔离（isolation）是将传染期内的传染病患者或病原携带者置于不能传染给他人的条件之下，暂时避免与周围人群接触，防止病原体扩散，便于管理和消毒，同时也使患者得到及时的治疗。对于不明原因的突发传染病，有效的隔离措施对控制其播散往往起决定性作用。根据不同的传染病病原学和流行病学特点，采取的隔离措施和隔离检疫期限也有所不同。

患者在隔离期间，应严格遵守传染病医院或隔离病房的消毒隔离制度，自觉地接受医护人员的管理。患者应在规定的场所内活动，不能随意离开隔离范围；不能随意会客；不能将使用的物品或剩余食品到处乱丢；应在指定的厕所大小便或消毒处理排泄物等。

要点二　隔离的种类

根据传播途径不同，隔离分为以下几种：

（一）严密隔离（strict isolation）

适用于经飞沫、分泌物、排泄物直接或间接传播的烈性传染病及传播途径不明的传染病，如鼠疫（肺鼠疫）、肺炭疽、传染性非典型肺炎、霍乱等的隔离。凡传染性强、病死率高的传染病均需采取严密隔离。

（二）呼吸道隔离（respiratory isolation）

适用于以空气中的飞沫传播为主的传染病，如肺结核、流脑、百日咳、麻疹、腮腺炎等的隔离。

（三）肠道隔离（enteric precaution）

适用于以粪 – 口途径传播为主的传染病，如伤寒、细菌性痢疾、甲型和戊型肝炎、肠道病毒感染（如脑炎、脑膜炎、心肌炎、脊髓灰质炎等）、感染性腹泻或胃肠炎（大肠杆菌、沙门菌、空肠弯曲菌、阿米巴原虫、耶尔森菌、轮状病毒等）等的隔离。通过隔离可切断粪 – 口传播途径。

（四）接触隔离（contact isolation）

适用于经体表或伤口直接或间接接触而感染的疾病，如破伤风、气性坏疽、金黄色葡萄球菌感染、A 群链球菌肺炎、狂犬病等的隔离。

（五）血液－体液隔离（blood body fluid precaution）

主要用于预防直接或间接接触传染性血液或体液的传染性疾病，如乙型肝炎、丙型肝炎、艾滋病、弓形体感染、梅毒、疟疾、钩端螺旋体病、回归热、登革热、黑热病等的预防。

（六）虫媒隔离（arthropods isolation）

适用于以昆虫为媒介而传播的疾病，如乙型脑炎、流行性出血热、疟疾、斑疹伤寒、回归热等的隔离。

（七）保护性隔离（protection isolation）

适用于抵抗力低或极易感染的患者，如严重烧伤、早产儿、白血病、脏器移植及免疫缺陷患者等的隔离。

［常考考点］隔离的种类和适用病种。

要点三　隔离的期限

隔离期是根据传染病的最长传染期而确定的，同时应根据临床表现和微生物检验结果来决定是否可以解除隔离。某些传染病患者出院后尚应追踪观察。

［常考考点］根据传染病的最长传染期确定隔离期。

细目三　医院感染

【考点突破攻略】

要点一　医院感染的概念

（一）定义

WHO 1978 年对医院感染的定义为："凡是患者因住院、陪诊或医院工作人员因医疗、护理工作而被感染所引起的任何临床显示症状的微生物性疾病，不管受害的对象在医院期间是否发病，均属医院感染。"

医院感染（healthcare associated infection）有广义和狭义之分。广义医院感染是指任何人员在医院活动期间遭受病原体侵袭而引起的感染。广义医院感染的内涵：①明确了医院感染必须发生在医院范围内，包括在医院内感染出院后发病的，但不包括在入院时处于感染潜伏期者。②感染与发病是在不同阶段产生的，其顺序是感染→潜伏期→发病。因此潜伏期是判断感染发生时间与地点的重要依据。③感染对象包括一切在医院内活动的人群，即患者（住院、门诊）、医院工作人员、访客、陪客和探视者等。

由于就诊患者、访客、陪客和探视者在医院的时间短暂，获得感染的因素多而复杂，常难以确定感染是否来自医院，故实际上医院感染的对象主要是住院患者和医院工作人员，即狭义的医院感染，也就是我们通常所指的医院感染。

医院感染是指住院患者在医院内获得的感染，包括在住院期间发生的感染和在医院内获得出院后发生的感染，但不包括入院前已开始或者入院时已处于潜伏期的感染。医院工作人员在医院内获得的感染也属医院感染。

（二）诊断标准

依据 2001 年卫生部《医院感染诊断标准（试行）》，下列情况属于医院感染：

1. 无明确潜伏期的感染，规定入院 48 小时后发生的感染为医院感染；有明确潜伏期的感染，自入院起超过平均潜伏期后发生的感染为医院感染。

2. 本次感染直接与上次住院有关。

3. 在原有感染基础上出现其他部位新的感染（除外脓毒血症迁徙灶），或在原感染已知病原体基础上又分离出新的病原体（排除污染和原来的混合感染）的感染。

4. 新生儿在分娩过程中和产后获得的感染。

5. 由于诊疗措施激活的潜在性感染，如疱疹病毒、结核杆菌等的感染。

6. 医务人员在医院工作期间获得的感染。

下列情况不属于医院感染：

1. 皮肤黏膜开放性伤口只有细菌定殖而无炎症表现。

2. 由于创伤或非生物性因子刺激而产生的炎症表现。

3. 新生儿经胎盘获得（出生后 48 小时内发病）的感染，如单纯疱疹、弓形体、水痘等。

4. 患者原有的慢性感染在医院内急性发作。

5. 潜在感染激活（如带状疱疹、梅毒、结核）。

［常考考点］医院感染的诊断标准。

（三）临床常见的医院感染

虽然医院感染发生的部位不同，病原体亦有多种，但严重影响患者医疗安全、有措施可以控制的常见医院感染主要包括四种：①中心导管相关血流感染（central line associated blood stream infection，CLABSI）；②呼吸机相关肺炎（ventilator associated pneumonia，VAP）；③尿管相关尿路感染（catheter associated urinary tract infection，CAUTI）；④手术部位感染（surgical site infection，SSI）。此处主要介绍 CLABSI、VAP、CAUTL、SSI 四个重点部位医院感染的诊断标准。

1. 中心导管相关血流 感染血流感染包括原发血流感染和继发血流感染。原发血流感染指有细菌学证据的血流感染，而没有明确的其他部位感染。CLABSI 特指留置中心导管大于 2 天，留置期间或拔除导管 48 小时内发生的原发血流感染。

原发血流感染的诊断标准：

标准 1：患者有 1 个或多个血培养检出致病菌，且与其他部位感染无关。

标准 2：患者具备以下症状或体征之一：发热（> 38℃）、寒战、低血压，且上述症状、体征以及实验室阳性结果与其他部位感染无关，并具备以下标准之一：不同时间（48 小时内）采集的 2 次或以上血培养发现常见皮肤污染菌，如类白喉杆菌、芽孢杆菌、丙酸杆菌属、凝固酶阴性葡萄球菌（包括表皮葡萄球菌）、草绿色链球菌、气球菌属、微球菌属。

2. 呼吸机相关肺炎 呼吸道感染一直占我国医院感染的首位，但呼吸机相关肺炎（VAP）的具体发病率尚不清楚。由于机械通气显著增加了患者发生肺炎的机会，因此欧美等国家对 VAP 进行了主动监测。美国国家医疗安全网络（National Health care Safety Network，NHSN）报告，2012 年共监测到 VAP 3957 例，感染率为 0.0 ~ 4.4/ 千置管日，且多数病原菌为耐药细菌。因此，临床对 VAP 应高度重视。

肺炎的诊断依赖于影像学、临床和实验室检查结果。VAP 特指气管插管患者机械通气超过 2 天，患者插管期间或拔除插管 48 小时内发生的肺炎。呼吸机相关肺炎的诊断标准：

（1）症状、体征、实验室证据：至少符合下列之一：①发热（> 38℃），无其他已知的原因；②白细胞增多（> 12×10^9/L）或白细胞减少（< 4×10^9/L）；③年龄 ≥ 70 岁者，精神状态改变，无其他已知的原因。且至少具备以下 2 项：①新出现的脓痰，或痰的性质改变，呼吸道分泌物增加，或吸痰增加；②新发或加重的咳嗽、呼吸困难、呼吸急促；③啰音或支气管呼吸音；④换气恶化（如氧饱和度降低、需氧量增加或通气需求增加）。

（2）影像学证据：2 套或多套胸片，至少符合下列之一：①新发或进行性或持续性浸润、实变、空洞形成；②若患者无心肺基础疾病（如呼吸窘迫综合征、肺水肿、慢性阻塞性肺疾病），一次确定的胸片即可。

3. 尿管相关尿路感染 尿管相关尿路感染是常见的医院感染之一，尿路感染处理不及时，常导致膀胱炎、肾盂肾炎、革兰阴性菌血症、前列腺炎、附睾炎、睾丸炎等并发症。因此，我们必须充分重视尿管相关尿路感染，特别是有尿路操作时，应采取有效措施，预防感染发生。

4. 手术部位感染 手术部位感染是指发生在切口或手术深部器官或腔隙的感染，如切口感染、器官脓肿、腹膜炎等，不包括术后与手术操作无关的感染，如术后肺炎、尿路感染等。手术部位感染分为表浅切口感染、深部切口感染和器官 / 腔隙感染。手术部位感染是外科常见的并发症，美国 NHSN2014 年监测数据显示，SSI 总体感染率为 0.743%，我国学者报道的感染率因手术部位不同而呈现显著不同。虽然手术室空气层流技术、灭菌技术、保护屏障、手术技巧、围术期抗菌药物使用等控制措施不断改善，但 SSI 依然是重要的医院感染，造成的发病率、病死率仍是外科面临的难题。

[常考考点] 临床常见医院感染的诊断标准。

要点二 医院感染的防护原则

为保障医疗安全，做好医院感染的防控，要求所有医务人员在工作中必须采取标准预防（Standard Precautions），即医院所有的患者均被视为具有潜在传染的患者，即认定患者的血液、体液、分泌物（不包括汗液）、排泄物等均具有传染性，须进行隔离。不论是否有明显的血迹污染或是否接触非完整的皮肤与黏膜，接触上述物质者，必须采取防护措施。根据传播途径采取空气、飞沫、接触隔离。这是预防医院感染的有效措施。标准预防是针对医院所有患者和医务人员采取的一组预防医院感染措施，包括手卫生，根据预期可能的暴露选用手套、隔离衣、口罩、护目镜或防护面屏，以及安全注射，也包括穿戴合适的防护用品处理患者环境中污染的物品与医疗器械等。

（一）标准预防基本特点

1. 强调双向防护，既要防止疾病从患者传至医护人员，又要防止疾病从医护人员传至患者。

2. 既要防止血源性疾病的传播，也要防止非血源性疾病的传播。

3. 根据疾病的主要传播途径，采取相应的隔离措施，包括接触隔离、空气隔离和飞沫隔离。

（二）标准预防操作原则

1. 标准预防针对所有为患者实施诊断、治疗、护理等操作的全过程。不论患者是否为传染病患者，都要采取标准预防。

2. 标准预防技术包括洗手、戴手套、穿隔离衣、戴防护眼镜和面罩等基本措施。

3. 医务人员进行有可能接触患者体液、血液的诊疗和护理操作时必须戴手套。操作完毕，脱去手套后应立即洗手，必要时进行手消毒。

4. 在诊疗、护理操作过程中，有可能发生血液、体液飞溅到医务人员面部时，医务人员应当戴具有防渗透性能的口罩、防护眼镜；有可能发生血液、体液大面积飞溅或者有可能污染医务人员身体时，还应当穿戴具有防渗透性能的隔离衣或者围裙。

5. 医务人员手部皮肤发生破损，在进行有可能接触患者血液、体液的诊疗和护理操作时必须戴双层手套。戴手套操作过程中，要避免已经污染的手套触摸清洁区域或物品。

6. 医务人员在进行侵袭性诊疗、护理操作过程中，要保证充足的光线，并特别注意防止被针头、缝合针、刀片等锐器刺伤或划伤。

7. 使用后的锐器应当直接放入耐刺、防渗漏的锐器盒，或者利用针头处理设备进行安全处置，也可以使用具有安全性能的注射器、输液器等医用锐器，以防刺伤。

8. 立即清洁污染的环境。

9. 禁止将使用后的一次性针头重新套上针头套。禁止用手直接接触使用后的针头、刀片等锐器。

10. 保证废弃物的正确处理。要求运输废弃物的人必须戴厚质乳胶清洁手套，处理体液废弃物必须戴防护眼镜。

（三）隔离措施

由于标准预防的基本措施中不能有效预防经由空气、飞沫、接触途径传播的感染性疾病。因此，还需要根据疾病的传播途径采取相应的接触隔离、空气隔离和飞沫隔离措施。

1. 接触隔离 接触传播指病原微生物通过手、媒介物直接或间接接触导致的传播，是医院感染主要而常见的传播途径，包括直接接触传播和间接接触传播。

已诊断或怀疑是接触传播的疾病或因患者环境中有接触传播的严重疾病，除实施标准预防之外，还要实施接触隔离。接触隔离技术主要有：

（1）设置隔离单元。

（2）洗手和手套。

（3）隔离衣。

（4）对患者和探视者进行隔离规定宣教，使之配合遵守。

（5）必须转运患者时，患者及运送人员都要防护。

（6）可重复使用的物品，应彻底清洁和适当地消毒灭菌。

（7）正确处置医疗废物。

（8）使用隔离标识等。

2. 空气隔离 空气传播是指病原微生物（如 SARS-CoV）经由悬浮在空气中的微粒-气溶胶（微粒直径 ≤ 5μm）携带通过空气流动导致的传播。这种微粒能在空气中悬浮时间长，并可随气流漂浮到远处，可造成多人感染，甚至导致医院感染暴发。

已诊断或怀疑由空气传播的疾病除实施标准预防的基本措施之外，还要实施空气隔离。空气隔离技术主要有：

（1）单人房间、专门的空气处理系统和通风设备以防止空气传播。

（2）医务人员和进入该环境的人员应使用呼吸道保护装置、帽子、防护服。

（3）如病情容许，患者应戴外科口罩并定期更换。

3. 飞沫隔离 飞沫传播又称微粒传播，是指经由带有病原微生物的较大飞沫微粒（微粒直径＞5μm）在空气中短距离移动而发生的传播。飞沫微粒在空气中悬浮的时间不长，喷射的距离一般不超过1米。

已诊断或怀疑是由飞沫传播的疾病除实施标准预防之外，还应实施飞沫隔离。飞沫隔离技术主要有：

（1）最好将患者安置在单独隔离室。

（2）相同病原体感染的患者同用一隔离室时，每床间距应不少于1米，不需要专用的空气处理设备，房间门可以保持开放。

（3）在近距离（1米之内）接触患者时应戴口罩。

（4）限制患者的活动和外出；如果必须外出，患者必须戴口罩。

【例题实战模拟】

A1 型题

1. 下列有关标准预防，叙述错误的是

    A. 既要防止血源性疾病的传播，也要防止非血源性疾病的传播

    B. 强调双向防护

    C. 所有的患者均被视为潜在感染者

    D. 要根据疾病的主要传播途径采取相应的隔离措施

    E. 脱去手套后可以不洗手

2. 下列有关隔离的描述，错误的是

    A. 是控制传染病流行的重要措施

    B. 便于管理传染源

    C. 可防止病原体向外扩散给他人

    D. 根据传染病的平均传染期来确定隔离期限

    E. 某些传染病患者解除隔离后尚应进行追踪观察

3. 下列有关消毒的叙述，正确的是

    A. 消毒是针对有确定传染源存在的场所进行的

    B. 对传染病死亡患者的尸体按规定处理也属消毒

    C. 对传染病住院患者污染过的物品可待其出院后集中消毒

    D. 对有病原体携带者（没有发病）存在的场所可以不消毒

    E. 饭前便后的洗手不属消毒的范畴

4. 下列有关消毒的描述，错误的是

    A. 是切断传播途径，防止传染发生的重要措施

　　B. 可保护医护人员免受感染

　　C. 可防止患者再被其他病原体感染

　　D. 即使有了强有力的消毒措施，医护人员也必须采取防护措施

　　E. 对不同的传染病消毒效果相似

5. 下列哪项不属于医院感染

　　A. 无明显潜伏期的感染，在入院 48 小时后发生的感染

　　B. 本次感染直接与上次住院有关

　　C. 有明确潜伏期的感染，自入院时算起没有超过其平均潜伏期的感染

　　D. 新生儿经产道时获得的感染

　　E. 肿瘤患者住院化疗期间出现带状疱疹

6. 下列有关医院感染的概念，错误的是

　　A. 指在医院内获得的感染

　　B. 出院之后的感染有可能是医院感染

　　C. 与上次住院有关的感染是医院感染

　　D. 入院时处于潜伏期的感染一定不是医院感染

　　E. 婴幼儿经胎盘获得的感染属医院感染

【参考答案】

1.E　2.D　3.B　4.E　5.C　6.E

医学人文

医学伦理学

【本章通关攻略】

医学伦理学在中西医结合执业助理医师资格考试中权重较小，平均每年出题 5～7 道，占 6 分左右（综合笔试总分 300 分）。其题型多样，要点分散，涵盖面广，但试题较简单，与实际工作生活联系密切。常识性知识可在应试中发挥重要作用。

学习本科目应在全面复习的基础上重点掌握医学伦理学的基本观念、医学道德的基本原则和规范体系、医患关系道德、临床科研道德要求及医学道德评价等重点内容。学习中力求联系实际，重在理解；观其大略，不需精确；运用多样记忆，重视解题技巧。

第一单元 医学伦理学与医学目的、医学模式

细目一 医学伦理学

【考点突破攻略】

要点一 伦理学、医学伦理学、医学道德

1.伦理学 亦称道德哲学，是关于道德现象及其理论的学科。道德是人们在社会生活实践中形成，由经济基础决定，用善恶标准评价，以社会舆论、内心信念和传统习俗来调节的人与人、人与社会、人与自然之间关系的原则和规范的总和。

2.医学伦理学 是伦理学与医学相互交融的一门学科，是应用伦理学的理论、方法研究医学活动中的道德的科学。医学伦理学的主要目的，是为医疗实践及其相关领域的活动，提供价值标准和行为规范。

3.医学道德 是医务人员的职业道德，简称医德，是医务人员处理与患者、与社会关系的原则和规范。医务人员的道德品质对人民健康和医疗质量具有保障作用，对医疗卫生事业具有促进作用，对社会文明具有推动作用。

要点二 医学伦理学的研究对象、研究内容

1.医学伦理学的研究对象 是医学活动中的道德现象和道德关系。医学活动中的道德现象包括：医德意识现象、医德规范现象和医德活动现象。医学活动中的道德关系包括：医务人员与患者、患者家属的关系，医务人员之间的关系，医务人员与社会的关系，医务人员与医学发展的关系。

2.医学伦理学的研究内容 是医学道德理论、医学道德规范体系、医学道德实践。医学道德理论包括：医学道德的起源、本质、特点、发生发展规律、社会作用；医学历史中的医学道德；医学伦理学的基本理论，医学伦理学的发展趋势。医学道德规范体系包括：医德的原则、规范、范畴。医学道德实践包括：医学道德教育和修养，医德评价的标准和方法，医学临床、卫生保健、医学研究、医学发展中问题的道德研究。

细目二 医学目的、医学模式

【考点突破攻略】

要点一 医学目的的内涵

1. 医学目的是为满足社会需求而确定的目标，体现了对医务人员的理想和愿望。医学的目的激励着医务人员的行为，引领着医学技术的发展方向。

2. 自医学产生之日起，人们就将医学的目的确定为"救死扶伤""克服疾病""延长生命""避免死亡"。这一崇高的目标激励着一代代的医学工作者不断努力。随着社会和医学的发展，医学目的也在完善。现代医学目的是，致力于预防疾病，减少发病率，促进和维护健康；治疗疾病，解除由疾病引起的痛苦；照料患者，维护患者尊严，延长寿命，追求安详死亡；提高生命质量，优化生存环境，增进身心健康。

［常考考点］医学的目的。

要点二 医学模式的类型

1. 神灵主义医学模式 原始的与巫术交织的医学模式，将人的生命和健康看作是神灵所赐，将疾病归因为天谴神罚或鬼魂附体，维护健康和治疗疾病依靠求神问卜、祈祷神灵。

2. 自然哲学医学模式 以古代朴素的唯物论和辩证法为指导，根据经验、直觉或思辨推理进行医疗活动的医学模式。中国传统医学中的阴阳五行学说和"六淫""七情"病因学说，古希腊医学家希波克拉底的"四体液"学说，都是这一模式的典型代表。它结束了在原始医学中长期巫医不分的状态，驱逐了医学中的鬼神成分，开始将零散的医学知识综合和条理化。

3. 机械论医学模式 在西方经验哲学和现代物理学的影响下发展起来的医学模式。16—17世纪，欧洲文艺复兴运动带来了工业革命，推动了科学进步，也影响了医学。把人比作机器，用机械观解释一切人体现象，把疾病看作人体某部分零件失灵。这种医学模式忽视了生命的生物复杂性和社会复杂性。

4. 生物医学模式 以19世纪以来细菌学、生理学、病理学、免疫学、遗传学等生物学科发展为基础的医学模式，认为疾病的机制是外界特定的生物或理化因素，作用于人体的细胞、组织或器官上，导致形态学或化学上的变化和功能障碍，这种变化可以测量，治疗疾病就是消除和调整这些特定的生物或理化因素。

生物医学模式通过实验观察认识生命现象、疾病过程和原因，使医学彻底摆脱了宗教神学和唯心主义观念的束缚，对人体的形态结构、生理病理、发病原因机制进行深入的研究，形成了比较完整的科学体系，奠定了现代医学的基础。这种医学模式的缺点是忽视了社会环境、个体行为、生活方式、心理因素等对人体健康和疾病的影响。

5. 生物－心理－社会医学模式 1977年，美国罗彻斯特大学精神病学和内科学教授恩格尔提出，强调个体心理、生活方式、生物遗传、社会环境等因素对疾病和健康的重要影响。认为人的心理与生理、精神与躯体、机体内外环境相互作用，心理、社会因素与疾病的发生、发展、转化有着密切的联系。认识人类的健康和疾病，既要考虑生物学因素，又要重视心理、社会因素的影响。维护人的健康、治疗人的疾病需应用生物、心理、社会诸多学科、技术的方法。

生物－心理－社会医学模式是对生物医学模式的发展和完善，使医学从自然科学、技术科学发展到自然科学与社会科学、人文科学结合、交叉，对医疗卫生事业的各个领域都产生重大而深远的影响，在医学实践中落实生物－心理－社会医学模式是医务工作者的任务。

［常考考点］医学模式的5种类型。

【例题实战模拟】

A1 型题

1. 医学伦理学是一门
    A. 研究人与人之间关系的科学
    B. 研究人与社会之间关系的科学
    C. 研究医学活动中道德关系和道德现象的科学
    D. 研究道德的形成、本质及其发展规律的科学
    E. 道德科学或道德哲学
2. 医学伦理学主要研究医学领域中的
    A. 医疗行为　　　B. 医学道德　　　C. 科研方法　　　D. 法律规范　　　E. 行为方式
3. 医学道德的作用不包括
    A. 对医院人际关系的调节作用　　　B. 对经济效益的保障作用　　　C. 对医疗质量的保证作用
    D. 对医学科学的促进作用　　　　　E. 对社会文明的推动作用
4. 下列不属于现代医学目的的是
    A. 治疗疾病，解除由疾病引起的疼痛和疾苦　　　B. 治疗和照料患者，照料那些不能治愈的人
    C. 追求长命百岁，塑造不死之身　　　　　　　　D. 优化生存环境，增进身心健康
    E. 预防疾病，减少发病率，促进和维护健康
5. 未来医学模式的发展方向是
    A. 神灵主义医学模式　　　B. 自然哲学医学模式　　　C. 机械论医学模式
    D. 生物医学模式　　　　　E. 生物 – 心理 – 社会医学模式

【参考答案】

1. C　2. B　3. B　4. C　5. E

第二单元　中国医学的道德传统

细目一　中国古代医学家的道德境界

【考点突破攻略】

一、张仲景

汉代著名医学家。生活在社会动乱之际，豪强混战，烧杀抢掠，烈性传染病到处流行，百姓死亡无数。他以"救人活命"为己任，用高超的医术为百姓解除痛苦。他反对"孜孜汲汲，惟名利是务"的不良风气，救治病人不分贵贱贫富，"上以疗君亲之疾，下以救贫贱之厄"。他任长沙太守时，仍不忘为百姓诊治疾病。鉴于当时朝廷规定，太守不能进入民众屋舍，不能外出给百姓看病，他便每逢初一、十五大开衙门，不问政事，而让患病的百姓入堂，在公堂上为患者诊治疾病，被尊称为"坐堂大夫"。

二、孙思邈

唐代著名医学家，视病人如亲人，无欲无求，普同一等，先发大慈恻隐之心，不管昼夜寒暑，饥渴疲劳，一心救助。在《备急千金要方》中，他设专篇论述医德与医术的关系，对医生在为患者诊治疾病中的道德要求做出了详细说明。如"论大医习业""论大医精诚"提出的医德原则和医德规范成为中国传统医德的重要内容，成为后世医家行为的规范，成为激励后世医家践行医德的精神力量。

［常考考点］中国古代医学家张仲景和孙思邈的道德境界。

细目二　中国现代医学家的道德境界

【考点突破攻略】

一、张孝骞

被尊为"医圣"、"协和"泰斗、"湘雅"轩辕，对患者极端负责，以诊治疑难病症闻名内科学界。他说："每一个病例都是一个研究课题。"他格外重视搜集、分析临床第一手资料，有用记录本记录疑难病例的习惯，其中详细记录着患疑难疾病患者的姓名、年龄、病案号、病情、各种检查、初步诊断、医学界有关文献和逐步确诊的过程。协和医院的图书馆就保存着他诊治疑难病症写下的56本记录。他将"戒、慎、恐、惧"作为自己的座右铭，教导学生："我们诊治病人就要有'如临深渊，如履薄冰'的态度，一定要认真仔细，避免误诊漏诊、延误病情。病人以性命相托，我们怎能不诚惶诚恐？"他的临床思维和诊治模式是"和病人在一起"，他说："在患者面前，我们永远是个小学生。"

二、林巧稚

著名妇产科专家。她看病的最大特点是：不论患者是高级干部还是贫苦农民，都同样认真，同样负责，一丝不苟。她将一件件善事，做在一位位患者身上。她深入农村，针对妇女的疾病进行调查研究，组织全国性的滴虫阴道炎的防治和大规模的宫颈癌的普查工作。她一生没有结婚，却亲自接生了50 000多个婴儿，被尊称为"万婴之母"。她说："生平最爱听的声音，就是婴儿出生后的第一声啼哭。"1984年，逝世前，她留下遗嘱，将毕生积蓄3万元人民币捐给协和医院托儿所。

［常考考点］中国现代医学家张孝骞和林巧稚的道德境界。

细目三　中国当代医学家的道德境界

【考点突破攻略】

一、屠呦呦

共和国勋章、诺贝尔生理学或医学奖、联合国教科文组织生命科学研究金奖等许多殊荣获得者，为人类健康事业做出了巨大贡献。她六十多年潜心中医药科技创新，勇于克服困难，在研究发现青蒿素的过程中经历了190次失败。在动物实验成功后的关键环节，她和助手在自己身上做试验，成为青蒿素人体试验的首批志愿者。青蒿素应用于临床，挽救了千百万人的生命。她说："这是中医中药走向世界的一项荣誉，它属于科研团队中的每一个人，属于中国科学家群体。"已年近90岁高龄的屠呦呦仍不懈努力，解决了青蒿素药物治疗疟疾中出现的耐药难题，并探索出了青蒿素药物新的适应证。

二、钟南山

我国"公共卫生事件应急体系建设的重要推动者"。2003年初春，传染性非典型性肺炎疫情严峻，在广州专门接纳"非典"患者的医院不堪重负的情况下，钟南山带领呼吸病研究所的医务人员挺身而出，要求"把重病人都送到我这里来"。他亲临一线，直接面对"非典"患者，率先摸索出一套有效防治"非典"的方案，使广东卫生行政部门及时制定救治方案提供了决策依据，使广东成为全球"非典"患者治愈率最高、死亡率最低的地区之一。这一方案被世界卫生组织认为对全世界抗击"非典"有指导意义，成为通用的救治方案。如今82岁的钟南山院士，仍坚守在临床一线，参与门诊、会诊、查房工作。

［常考考点］中国当代医学家屠呦呦和钟南山的道德境界。

【例题实战模拟】

A1 型题

1.将"戒、慎、恐、惧"作为自己的座右铭的医家是

　　A. 张仲景　　B. 孙思邈　　　C. 张孝骞　　　D. 林巧稚　　　E. 屠呦呦

B1 型题

　　A. 张仲景　　　B. 孙思邈　　　C. 张孝骞　　　D. 林巧稚　　　E. 屠呦呦

2.主张"上以疗君亲之疾，下以救贫贱之厄"的医家是

3.撰写"论大医习业"和"论大医精诚"专篇的医家是

　　A. 钟南山　　　B. 孙思邈　　　C. 张孝骞　　　D. 林巧稚　　　E. 屠呦呦

4.发现青蒿素，获得诺贝尔生理学或医学奖的医学家是

5.抗击非典，被誉为"公共卫生事件应急体系建设的重要推动者"的医学家是

【参考答案】

1. C　2. A　3. B　4. E　5. A

第三单元　医学伦理学的理论基础

细目一　生命论

【考点突破攻略】

要点一　生命神圣论

是指人的生命至高无上，神圣不可侵犯。

要点二　生命质量论

1. 生命质量的标准　包括主要质量（个体的身体或智力状态）、根本质量（生命的意义和目的，与其他人在社会和道德上的相互作用）和操作质量（如智商，用来测知智能方面的质量）。

2. 生命质量论的意义　有利于提高人口素质；有利于控制人口增长；有利于人类自我认识的飞跃。为医务人员对某些不同生命质量的病人，采取相应的治疗原则、方法和手段提供了理论依据，对于合理、公正地分配卫生资源也具有重要的意义。

要点三　生命价值论

1. 生命价值论　是生命神圣与生命质量统一的理论。判断生命价值高低或大小，主要有两个因素：一是生命的内在价值，即体力和智力，是生命价值判断的前提和基础；二是生命的外在价值，即对他人、社会的贡献，是生命价值的目的和归宿。

2. 生命价值论的意义　生命价值论将生命的内在价值和外在价值统一起来，可以避免就个体生命的某一阶段或某个时期来判断生命的价值。

［常考考点］生命论包括生命神圣论、生命质量论、生命价值论。

细目二　人道论

【考点突破攻略】

要点一　医学人道主义的含义

医学人道主义是人道主义思想在医学领域中的具体体现，是将人道主义的标准和准则贯彻在医学实践领域所产生的医学价值标准和行动准则。

医学人道主义的内涵包括：在关于人的价值标准问题上，认为人的生命是宝贵的，人的生命和尊严具有最高的价值，应当受到尊重。在如何行动的问题上，医学人道主义要求医务人员应当同情、关心、尊重和爱护患者，努力为患者免除疾病的痛苦，维护患者的身体健康。

要点二　医学人道主义的核心内容

1. 尊重病人的生命。
2. 尊重病人的人格。
3. 尊重病人的权利。

［常考考点］医学人道主义的内涵及核心内容。

细目三　美德论

【考点突破攻略】

要点一　美德论

美德论，是研究和探讨人应该具有什么样的美德和品格的理论。

要点二　医德品质

医德品质是指医务人员在长期的职业行为中形成和表现出来的稳定的医学道德气质、习惯和特征。医德品质是医德认识、医德情感和医德意志的统一。

医德品质的内容是：

1. 仁爱　以人道主义的精神关心爱护患者，尊重患者的各项权利，同情患者的痛苦，全身心地为患者服务。

2. 严谨　严肃认真的工作作风，表里如一的做人准则，精勤不倦的科学精神。

3. 诚挚　忠诚医学科学，潜心医学事业，对患者要讲诚信，具有宽厚、诚挚的人格品德。

4. 公正　对待患者一视同仁，在医疗资源分配等问题上公平公正。

5. 奉献　以患者和社会的利益为重。为维护患者和社会利益，敢于牺牲自身利益。

［常考考点］医德品质的内容。

细目四　功利论

【考点突破攻略】

要点一　功利论的含义

功利论，是以"功利"作为道德标准的学说。功利论继承发展了历史上幸福论和快乐主义的伦理传统，认为人的本性就是追求快乐和幸福。由于利益是幸福和快乐的基础，所以追求利益就成为了道德的标准。

要点二 医德功利的特征

1. 在疾病的预防、诊断、治疗、康复上建功立业；对病人所患疾病的做出正确的诊断和有效的治疗，使病人尽早康复。

2. 具有明确的为病人解除病痛的动机，做出正确的诊断，达到显著的治疗效果。

细目五 道义论

【考点突破攻略】

要点一 道义论的含义

强调人的责任、义务。人与人之间的相互尊重、关心、帮助成为社会道义。

要点二 医学道义论

强调医务人员的责任和义务。尊重病人，理解病人的疾苦，为病人提供及时有效的诊治是医务人员应承担的社会道义。

【例题实战模拟】

1. 生命价值论是（ ）统一的理论
   A. 生命神圣与人道论　　　B. 生命神圣与生命质量　　　C. 美德论与义务论
   D. 生命质量与生命价值　　　E. 义务论与公益论

2. 下列有关医德品质的叙述，不正确的是
   A. 仁爱　　B. 严谨　　C. 诚挚　　D. 公正　　E. 幸福

3. 下列不属于生命质量论意义的是
   A. 有利于提高人口素质
   B. 有利于控制人口增长
   C. 有利于人类自我认识的飞跃
   D. 有利于合理、公正地分配卫生资源
   E. 有利于区别对待不同生命质量的病人

4. 下列有关医学人道主义的叙述，错误的是
   A. 认为人的生命是宝贵的
   B. 人的名誉和尊严具有最高的价值
   C. 医务人员应当同情、关心、尊重和爱护病人
   D. 努力为病人免除疾病的痛苦，维护病人的身体健康
   E. 尊重病人的人格、生命和权利

【参考答案】
1. B　2. E　3. E　4. B

第四单元 医学道德的规范体系

细目一 医学道德原则

【考点突破攻略】

要点一 尊重

在医疗活动中，同情、关心、体贴患者，尊重患者的人格，尊重患者的自主决定权，尊重患者的隐私，尊重患者家属。

要点二 无伤

从患者的利益出发，为患者提供最佳的诊治、护理，努力避免对患者造成不应有的伤害，不做过度检查，不做过度治疗。

要点三 公正

在医疗服务中一视同仁，公平对待每一位患者，公正分配医疗卫生资源，公正对待患者，有利于患者心理平衡，有利于医患关系和谐，有利于提高医疗效果，有利于社会公正环境的形成。

［常考考点］医学道德的原则是尊重、无伤和公正。

细目二 医学道德规范

【考点突破攻略】

要点一 医学道德规范的含义

医学道德规范是医务人员在各种医学活动中应遵守的行为准则，是医学道德基本原则的具体体现。

要点二 医学道德规范的内容

1988年，国家卫生部颁布了《医务人员医德规范及其实施办法》，将医学道德规范概括为：救死扶伤，忠于医业；钻研医术，精益求精；一视同仁，平等待患；慎言守密，礼貌待人；廉洁奉公，遵纪守法；互学互尊，团结协作。

［常考考点］医学道德规范的内容。

细目三 医学道德范畴

【考点突破攻略】

要点一 权利与义务

1. 患者权利是指患者在患病就医期间所拥有的权利和应该享受的利益，也称患者权益。患者权利包括：平等享有医疗的权利，获得自己所患疾病真实情况、共同参与诊断和医疗方案的制订和实施等知情同意的权利，监督医疗过程的权利，对个人隐私保密的权利，拒绝治疗、拒绝参加临床试验的权利。

2. 医务人员权利是维护、保证患者普遍、平等的医疗权利的实现，促进患者的身心健康，是以履行义务为前提的。在有利于患者疾病诊治的前提下，医务人员的权利具有一定的自主性。<u>自主性包括：有权对患者的疾病做出判断，采取必要的治疗措施；有权根据病情的需要开具诊断证明；有权要求患者或患者家属配合诊治。</u>在特殊情况下，医师还享有<u>干涉权</u>。如<u>患者的自主选择意向违背社会利益、他人利益、自身根本利益时，医师可干涉患者的权利，使患者的自主选择无效。</u>

3. <u>医务人员义务和责任</u>是一致的，包括：为患者诊治疾病，尽最大努力为患者服务；为患者解除躯体痛苦和精神上的痛苦；向患者、患者家属说明病情、诊断、治疗和预后；面对疫情和重大自然灾害，进入疫区、灾区抢救伤员，保护群众健康。

[常考考点] 医生和患者的权力。

要点二 情感与良心

1. 医学道德情感 医学道德情感是医务人员对患者、对医疗卫生工作的职业态度和内心体验，是建立在对患者的生命和健康高度负责基础上的。<u>医务人员的情感有三个特点：医学职业的特殊性、理智性、纯洁性。</u>

医务人员情感的内容包括：<u>①同情感：</u>见到患者的遭遇和不幸，在自己的情感上产生怜悯之情，产生愿为其解除病痛的感觉；<u>②责任感；③事业感。</u>

2. 医学道德良心 医学道德良心是医务人员道德情感的深化，是医务人员在履行义务的过程中形成的道德责任感和自我评价能力。<u>医德良心的特点：</u>存在于医务人员意识之中的对患者和社会负责的强烈的道德责任，在内心深处进行自我评价的能力。<u>医德良心的作用：医疗行为前的选择作用，医疗行为中的监督作用，医疗行为后的评价作用。</u>

[常考考点] 医务人员情感的特点及内容。医德良心的作用。

要点三 审慎与保密

1. 审慎 审慎即周密谨慎，指医务人员在医疗行为之前的周密思考和医疗过程中的谨慎认真，是医务人员在世代相袭的职业传统中形成的稳定的职业心理和习惯。坚持审慎的医疗作风，才能提高医疗质量，防止医疗差错、误诊和医疗事故。审慎的道德要求：医务人员在医疗实践的各个环节，自觉地做到认真负责、谨慎小心、一丝不苟；不断提高业务水平，在技术上做到精益求精。

2. 保密 保密的道德要求：询问病史、查体从诊断疾病的需要出发，不有意询问患者的隐私；对在诊疗中知晓的患者隐私，为患者保守秘密；对于某些可能给患者带来沉重精神打击的诊断和预后，积极与患者家属、亲友配合，避免泄露患者的危重病情。

要点四 荣誉与幸福

1. 医务人员的荣誉 是履行了对患者、对社会的责任、义务后，得到赞许、表扬、奖励，是个人荣誉与集体荣誉的统一。

2. 医务人员的幸福 是物质生活和精神生活的统一，既包含物质生活的改善和提高，又包含精神生活的充实。医务人员只有为患者精心治疗，使患者恢复健康，才能获得幸福感。

【例题实战模拟】

A1 型题

1. 下列有关医务人员情感的叙述，错误的是
　　A. 医学职业的特殊性、理智性、纯洁性　　B. 同情感　　C. 责任感　　D. 事业感　　E. 荣誉感
2. 下列不属于医学道德规范内容的是
　　A. 救死扶伤，忠于医业　　B. 钻研医术，精益求精　　C. 了解患者，考虑贫富
　　D. 慎言守密，礼貌待人　　E. 廉洁奉公，遵纪守法
3. 下列不属于医师义务和权利的是
　　A. 保证治疗效果　　B. 保证病人平等医疗权　　C. 保证病人医疗权的实现

D. 保证病人身心健康　　E. 履行自己的义务

4. 下列不属于患者权力的是

A. 平等享有医疗的权利

B. 获得自己所患疾病真实情况、共同参与诊断和医疗方案的制订和实施等知情同意的权利

C. 监督医疗过程的权利

D. 有要求对个人隐私保密的权利

E. 患者的自主选择意向违背他人利益时，应该尊重患者的权力

5. 患者的权利不包括

A. 平等的医疗权　　　　　B. 病人的经济免责权　　　　C. 知情同意权

D. 诉讼权与获得赔偿权　　E. 要求保护隐私权和免除一定社会责任权

【参考答案】

1. E　2. C　3. A　4. E　5. B

第五单元　处理与患者关系的道德要求

细目一　医患关系的特点

【考点突破攻略】

要点一　医患关系

医患关系是医疗活动中首要的关系，是医学伦理学的核心问题和主要研究对象。狭义的医患关系是指行医者与患者的关系。广义的医患关系是指以医务人员为一方的群体与以患者及其家属等为一方的群体之间的医疗人际关系。

医患关系的内容可分为技术方面的关系和非技术方面的关系两部分。

1. 医患间技术方面的关系　是指医患间因诊疗方案、措施的制定和实施而产生的关系。

2. 医患间非技术方面的关系　是指医患交往过程中在社会、法律、道德、心理、经济等方面建立起来的人际关系，如医患间的道德关系、经济关系、价值关系、法律关系等。

［常考考点］医患之间技术方面和非技术方面的关系。

要点二　医患关系的模式

主动—被动型，指导—合作型，共同参与型。

要点三　影响医患关系的主要因素

影响医患关系的因素主要存在于医务人员、患者及其家属、管理和社会方面。

1. 医生方面　医生的医疗观、道德修养、服务态度和责任感等。

2. 病人方面　是否遵守就医道德、对医务人员是否信任等。

3. 管理、社会方面　医院管理制度是否科学完备、卫生法规是否健全、社会风气的影响。

［常考考点］影响医患关系的因素。

要点四　处理与患者关系的道德原则

1. 以患者利益为本。

2. 尊重患者权利。

3. 一视同仁。

细目二 与患者沟通的道德要求

【考点突破攻略】

医务人员与患者沟通是处理医患关系基本的、重要的方法。医务人员在医患沟通中起主导作用。医务人员应确立与患者沟通的理念，坚持与患者沟通的基本原则，掌握与患者沟通的方法。

要点一 与患者沟通的原则、方法

1. 与患者沟通的原则

（1）尊重原则：尊重患者是与患者沟通的前提。只有尊重患者，才能得到患者所患疾病的信息，进而对患者的疾病做出正确的诊断、治疗。医务人员应和蔼地与患者打招呼，不可生硬地直呼其名，更不可用门诊号、床位号呼叫患者，对年长者应用尊称。同情是尊重的基础，理解是尊重的前提。医务人员之间的相互尊重是与患者沟通的重要保障。医务人员上下级之间，同级医务人员之间，不同科室、部门之间，院内、院外医务人员之间都要相互尊重。

（2）自律原则：医务人员严格自律是与患者沟通的基础。温柔典雅，谦虚恭逊，举止合乎礼节，动作文明轻柔，不装腔作势，不妄自尊大。

（3）科学原则：与患者沟通的目的是正确诊断、及时治疗，必须严谨、规范、有序。明代名医张景岳的"十问歌"就是与患者科学沟通的坚实载体。

2. 与患者沟通的方法

（1）认真、仔细地倾听：对门诊初诊患者，要通过全面沟通，对患者病情做出准确的判断、制定治疗方案；对复诊患者要重点沟通治疗效果，掌握病情变化，及时调整治疗方案；对住院患者要在系统检查中深入沟通；患者出院，要以叮嘱的方式沟通；回访患者，要以关切的问候方式沟通；对重症患者更要细致沟通，及时对患者家属讲清危险，研究、协商救治方案；对急症患者要快沟通，忙而不乱，快速把握疾病的症状和性质。

（2）有针对性地说明：与患者沟通要从诊断、治疗的实际出发，针对患者、患者家属受教育程度、认知水平、工作情况、年龄差异，做出认真、客观、通俗地说明。老年患者感官能力降低，思维不够敏捷，言语迟缓，医务人员尤其要耐心、细致。对婴幼儿的诊治要与监护人沟通。与需要手术治疗的患者家属沟通，要充分说明手术的意义、风险，既要有语言的沟通，还要以签署手术知情同意书的方式确认沟通的结果。在与患预后不良疾病患者的沟通中，要认真考虑患者的心理承受水平，要与其家属沟通决定怎样告知患者病情。

（3）在沟通中深入分析、及时判断：与患者沟通，不仅要听和说，而且要分析，在对沟通中获得的信息做出全面深入分析的基础上，对患者疾病做出正确判断。与患者沟通的过程，就是医务人员将患者、患者家属的诉说条理化，与医学知识、医生经验比照，形成对患者所患疾病判断的过程。与患者沟通的本质是分析，是由此及彼、由表及里、去粗取精、去伪存真，切忌主观先入、以偏概全。

［常考考点］与患者沟通的原则和方法。

要点二 医患冲突的防范

1. 理解患者、患者家属的紧张焦虑心情，避免误解。

2. 发现矛盾，及时沟通化解。

3. 出现纠纷，尽快向上级和有关部门报告，有效处置。

【例题实战模拟】

A1 型题

1. 下列除哪项外，均属于影响医患关系的因素

    A. 医生的医疗观、道德修养   B. 医生的服务态度和责任感   C. 患者对医务人员是否信任

D. 医院管理制度是否科学完备　　　E. 患者是否遵纪守法

2. 医患关系的模式包括

A. 主动 - 被动型　　　B. 指导 - 合作型　　　C. 共同参与型　　　D. 以上都是　　　E. 以上都不是

3. 医患之间非技术方面的关系是

A. 同事关系　　　B. 道德关系　　　C. 上下级关系　　　D. 陌生人关系　　　E. 竞争关系

4. 医患之间非技术关系，不包括

A. 道德关系　　　B. 经济关系　　　C. 价值关系　　　D. 法律关系　　　E. 合作关系

5. 下列有关医患沟通的叙述，错误的是

A. 医患沟通应遵循尊重原则　　　B. 医患沟通应遵循自律原则

C. 医患沟通应遵循科学原则　　　D. 医患沟通中要听取重点，不可浪费过多时间

E. 医患沟通要有针对性地说明

【参考答案】

1. E　3. D　3. B　4. E　5. D

第六单元　处理医务人员之间关系的道德要求

细目一　正确处理医务人员之间关系的意义

【考点突破攻略】

要点一　有利于提高医疗服务水平

现代医疗服务是一个系统，各个岗位上的医务人员互相配合、共同努力才能完成诊断、治疗等工作。良好的医务人员之间关系可以提高诊断、治疗水平。医务人员之间关系不和谐会贻误患者疾病的诊治，甚至造成不可挽回的后果。

要点二　有利于医务人员成才

青年医务人员职业素养、知识技能的提高离不开高年资医务人员的悉心指导，传帮带。

细目二　正确处理医务人员之间关系的道德原则

【考点突破攻略】

要点一　互相尊重

医务人员之间虽然在职务上有上级和下级之别，在专业分工上有差异，但为患者服务的目标是一致的，在政治地位、民主权利、人格尊严上是平等的。

要点二　互相支持

分工明确、相互依赖是现代医疗活动的鲜明特点。医务人员只有互相支持，形成合力，才能实现正确诊断、有效治疗。

要点三　互相监督

在医疗活动中，任何疏忽、差错，都会危及患者的健康和生命。医务人员互相监督，可以避免疏忽，防范差错和事故。

要点四　互相学习

医务人员的资历、专业、技能、经验不尽相同，虚心向他人学习，取他人之长补己之短，是医学职业的美德。

［常考考点］正确处理医务人员之间关系的道德原则。

【例题实战模拟】

A1 型题

下列不属于正确处理医务人员之间关系的道德原则的是

　　A. 互相学习　　　B. 互相防范　　　C. 互相监督　　　D. 互相支持　　　E. 互相尊重

【参考答案】

B

第七单元　临床诊疗的道德要求

细目一　临床诊疗的道德原则

【考点突破攻略】

要点一　临床诊疗的道德内涵

临床诊疗道德是指医务人员在诊疗过程中处理好各种关系的行为准则和特殊医德要求，是医德原则、规范在临床医疗实践中的具体运用。

要点二　临床诊疗的道德原则

1. 最优化原则　在临床诊疗中，以最小的代价获得最大效益的决策原则，也叫最佳方案原则。其内容为：疗效最佳，安全无害，痛苦最小，耗费最少。最优化原则是最普通、最基本的治疗原则。

2. 知情同意原则　患者或者患者家属有权知晓患者的病情，有权对医务人员采取的诊治措施决定取舍。知情同意原则是临床诊疗工作中基本的伦理准则之一。

3. 保密原则　医务人员在防病、治病中应当保守医疗秘密，不得随意泄露病人的疾病情况等个人隐私，以防对病人造成伤害。

4. 生命价值原则　尊重人的生命，注重人的生命质量。生命价值原则是医疗行为选择的重要伦理依据。

［常考考点］临床诊疗的道德原则。

细目二　临床诊断的道德要求

【考点突破攻略】

要点一　中医四诊的道德要求

1. 安神定志　《素问·征四失论》指出"精神不专，志意不理"是医生失误的重要原因之一。为了排除医生主观因素的干扰，中医诊断疾病非常强调安神定志。

2. 实事求是　是忠实反映症状的客观真实性。四诊所获得的症状是否客观，直接影响到辨病、辨证的正确与否。对四诊收集的资料进行综合分析，得到关于疾病的特点、规律的概括和对疾病当前阶段病位病性的正确认识，进而影响到治法的正确与否。

要点二　体格检查的道德要求

1. 全面系统，认真细致。
2. 关心体贴，减少痛苦。
3. 尊重病人，心正无私。

要点三　辅助检查的道德要求

1. 目的明确，诊治需要。
2. 知情同意，尽职尽责。
3. 综合分析，切忌片面。
4. 密切联系，加强协作。

［常考考点］辅助检查的道德要求。

细目三　临床治疗的道德要求

【考点突破攻略】

要点一　诊治急症病人的道德要求

1. 诊治急症患者，随机性强，时间性强，协作性强。
2. 争分夺秒，全力抢救，及时与家属沟通，敢于承担风险，与相关科室医务人员密切配合。

要点二　中医治疗的道德要求

1. 帮助患者建立对中医治疗的认知。治疗前，讲解中医治疗的目的、方法，会出现的感觉，征得患者同意后，方可实施治疗。
2. 中医治疗大多是一位医生为一位患者服务，医生要尊重患者的隐私。
3. 尽量减轻患者痛苦。由于针灸、推拿、刮痧、刺络、拔罐均在非麻醉条件下进行，而患者对中医治疗的认知、对疼痛的耐受存在个体差异，医生在操作中态度要和蔼、手法要精准、动作要轻。
4. 确保安全。对饥饿、疲劳、精神高度紧张的患者，应在其进食、休息、解除紧张心理后再施行针灸、刮痧、刺络、拔罐等治疗。当个别患者出现"晕针""晕血"的反应时，切忌慌乱，应及时采取有效措施，最大限度地解除患者的不良反应。

要点三　药物治疗的道德要求

1. 对症下药，剂量安全　首先明确疾病的诊断和药物的性能、适应证和禁忌证，然后选择治本或标本兼治的药物。剂量要因人而异，既要看到近期效果，也要注意远期效果、不良影响。

2. 合理配伍，细致观察　要掌握药物的配伍禁忌。在用药过程中，不管是联合还是单独用药，都应细致观察，了解药物的疗效和毒副作用，并随着病情的变化调整药物种类、剂量，以取得较好的治疗效果和防止药源性疾病的发生。

3. 节约费用，公正分配　在确保疗效的前提下尽量节约患者的费用。进口药、贵重药的使用要根据病情的轻重缓急等进行全面考虑，做到公正分配，秉公处方。

［常考考点］药物治疗的道德要求。

要点四　手术治疗的道德要求

1. 手术前，严格掌握手术指征，征得病人知情同意，认真做好术前准备。

2.手术中，关心病人，体贴入微；态度严肃，作风严谨；精诚团结，密切协作。

3.手术后，严密观察，精心护理，减轻患者痛苦，促进患者康复。

［常考考点］手术治疗的道德要求。

要点五　心理治疗的道德要求

1.掌握和运用心理治疗的知识、技巧，给病人以心理支持。

2.以健康、稳定的心理状态去影响和帮助病人。

3.为病人的隐私保密。

要点六　康复治疗的道德要求

1.理解病人，热爱康复工作。康复不仅是临床治疗的延续和扩展，而且是防止疾病复发的重要方法。

2.躯体康复与心理康复并重。重视康复期病人的躯体痛苦与心理创伤。针对病人的情况，制定躯体与心理共同康复的综合康复治疗方案。对有自卑、焦虑、悲观情绪的病人进行心理疏导。

3.密切合作。康复医生、护理、技术人员密切合作；与病人家属配合；与社会工作者、特殊教育人员协作。

要点七　临终关怀的道德要求

1.尊重患者的人格、权利。

2.照护为主，缓解患者的疼痛。

3.给患者以心理支持。

4.给患者家属以安慰。

［常考考点］临终关怀的道德要求。

细目四　新技术临床应用的道德要求

【考点突破攻略】

要点一　实施人类辅助生殖技术的伦理原则

1.有利于患者的原则。

2.夫妻双方自愿和知情同意的原则。

3.确保后代健康的原则。

4.维护社会公益的原则。

5.互盲和保密的原则。

6.严防精子、卵子商品化的原则。

7.伦理监督原则。

［常考考点］实施人类辅助生殖技术的伦理原则。

要点二　人体器官移植的伦理原则

1.知情同意原则　器官捐献者和器官接受者都出于自愿，必须做到知情同意。

2.尊重原则　从事人体器官移植的医疗机构及其医务人员应当履行对捐献者知情同意、不会损害活体器官捐献人其他正常的生理功能、尊重死亡捐献者的尊严；对摘取器官完毕的尸体，应当进行符合伦理原则的医学处理，除用于移植的器官以外，履行恢复尸体原貌等道德义务。

3.效用原则　应恪守不伤害原则，使接受治疗者所获的利益必须远远大于风险，获得新生的机会。

4.禁止商业化原则　任何组织或者个人不得以任何形式买卖人体器官，不得从事与买卖人体器官有关的活动。

5. 保密原则 从事人体器官移植的医务人员应当对人体器官捐献人、接受人和申请人体器官移植手术患者的个人资料保密。

6. 伦理审查原则。

［常考考点］人体器官移植的伦理原则。

要点三 人类胚胎干细胞研究和应用的伦理原则

1. 尊重原则 珍惜、尊重胚胎，只允许对 14 天内的人体胚胎开展研究。

2. 知情同意原则 只允许使用自愿捐献的生殖细胞或辅助生殖多余的胚胎；供者必须是自愿捐献，知情同意。

3. 安全和有效原则 在使用人类胚胎干细胞治疗疾病时，必须经动物实验有效，并设法避免给病人带来伤害。不允许将捐献胚胎重新植入妇女子宫，不允许将人类配子与动物配子相结合。

4.防止商品化原则 禁止买卖人体胚胎，并避免妇女故意制造胚胎。

［常考考点］人类胚胎干细胞研究和应用的伦理原则。

要点四 基因诊断和基因治疗的伦理原则

1. 尊重与平等原则 无论携带有何种基因都应受到尊重，都应得到公正对待。反对基因决定论，防止基因歧视。

2.知情同意原则 对人体进行的基因检测和基因治疗，都必须遵守知情同意的原则，尊重患者的自主权，不能因为经济的、政治的、宗教的及情感的因素使患者做出违背其本人真实意愿的决定。

3.保护隐私原则 基因诊断的结果属于个人所有，其所获得的信息应该得到保密，应禁止任何人以任何不适当理由公布他人的基因信息。

4. 以治疗为目的原则 基因治疗的研究和应用只能是为了更有效地预防和治疗疾病，挽救人类生命，维护和增进人类健康。

［常考考点］基因诊断和基因治疗的伦理原则。

【例题实战模拟】

A1 型题

1.下列有关临床诊疗的道德原则，错误的是
  A. 最优化原则 　　　　　　　B. 利益最大化原则 　　　　　C. 知情同意原则
  D. 保密原则 　　　　　　　　E. 生命价值原则
2.下列有关辅助检查的道德要求，错误的是
  A. 目的明确，诊治需要 　　　B. 知情同意，尽职尽责 　　　C.综合分析，切忌片面
  D. 密切联系，加强协作 　　　E. 全面系统，认真细致
3.下列不属于人体器官移植的伦理原则的是
  A. 伦理审查原则 　　　　　　B. 保密原则 　　　　　　　　C. 确保后代健康的原则
  D. 尊重原则 　　　　　　　　E. 知情同意原则
4.下列不属于人类胚胎干细胞研究和应用的伦理原则的是
  A. 伦理审查原则 　　　　　　B. 安全和有效原则 　　　　　C. 防止商品化原则
  D. 尊重原则 　　　　　　　　E. 知情同意原则
5.下列有关基因诊断和基因治疗的伦理原则，错误的是
  A. 尊重与平等原则 　　　　　B. 知情同意原则 　　　　　　C. 保护隐私原则
  D. 以治疗为目的原则 　　　　E. 伦理审查原则

【参考答案】

1. B 　2. E 　3. C 　4. A 　5. E

第八单元　医学研究的道德要求

细目一　医学科研工作的基本道德要求

【考点突破攻略】

要点　医学研究的基本道德要求

1. 道德准则　实事求是，真诚协作。
2. 工作作风　严肃的治学态度，严格的工作作风，严密的科学手段。

细目二　人体试验的道德要求

【考点突破攻略】

要点一　人体试验

人体试验是以健康人或患者为受试者，用人为的试验手段有控制地对受试者进行观察和研究，以判断相关假说的真理性的过程。

要点二　人体试验的道德原则

1. 知情同意原则　受试者本人或家属知晓研究的目的、过程、可能承担的风险后同意参加试验是人体试验的必要前提。《中华人民共和国执业医师法》第37条第八款规定：未经患者或其家属同意，对患者进行实验性临床医疗的，要承担法律责任。

2. 维护病人利益原则　人体试验必须以维护病人利益为前提，不能只顾及医学研究而牺牲病人的根本利益。受试者利益第一，医学利益第二。

3. 医学目的原则　人体试验的目的只能是为了提高医疗水平，改进预防、诊断、治疗、康复措施，加深对发病机理的了解，更好地为维护、增进人类健康。

4. 伦理审查与科学审查统一原则　保障受试者安全，维护受试者权益，必须注重对研究内容科学性的审查，强化对研究项目创新点、技术路线、试验设计的审查。在中医药研究伦理审查中，要注重审查项目的临床基础，注重对项目落实整体观念、辨证论治的审查，要在伦理审查中弘扬中医药文化。

[常考考点] 人体试验的道德原则。

【例题实战模拟】

A1 型题

1. 下列不属于医学研究的基本道德要求的是
　　A. 实事求是　　　　　　　B. 真诚协作　　　　　　　C. 严肃的治学态度
　　D. 严格的工作作风　　　　E. 严密的设计方案

2. 知情同意的内容不包括
　　A. 如实向受试者讲明试验的目标、方法
　　B. 向受试者讲明预期好处、潜在危险及试验中的不适
　　C. 受试者无权退出试验
　　D. 受试者可以随时退出试验

E. 退出试验后不影响合理的治疗

3. 一位眼科医生，因急于为患者进行角膜移植，但一时找不到角膜供体，所以私自到太平间盗用死者的角膜，后被死者的家属发现。该医生的做法

A. 符合医德的要求　　　　B. 违反医德原则　　　　C. 说不清楚，动机好，效果差

D. 符合维护病人利益原则　E. 符合医学目的原则

4. 人体试验必须坚持的原则中，不正确的是

A. 知情同意原则　　　　　B. 经济利益原则　　　　C. 伦理审查与科学审查统一原则

D. 医学目的原则　　　　　E. 维护病人利益原则

【参考答案】

1. E　2. C　3. B　4. B

第九单元　医学道德的评价与良好医德的养成

细目一　医学道德评价

【考点突破攻略】

要点一　医学道德评价的标准

1. 疗效标准　医疗行为是否有利于病人疾病的缓解、痊愈和保障生命的安全。这是评价和衡量医务人员医疗行为是否符合道德及道德水平高低的重要标志。

2. 社会标准　医疗行为是否有利于人类生存环境的保护和改善。

3. 科学标准　医疗行为是否有利于促进医学科学的发展和社会的进步。

要点二　医学道德评价的依据

1. 动机与效果统一　既从效果上去检验动机，又要从动机上去看待效果，对医务人员的行为做具体分析。

2. 目的和手段统一　目的决定手段，手段服从目的。同时，没有一定的手段相助，目的也是无法实现的。在评价医务人员的医德行为时，不仅要看其目的是否正确，还要看其是否选择了恰当的手段。

要点三　医学道德评价的方式

1. 内心信念　内心信念是指医务人员发自内心地对道德义务的深刻认识、真诚信仰和强烈的责任感，是医务人员对自己行为进行善恶评价的内在动力，是医德品质构成的基本要素，也是医德评价的重要方式。内心信念是通过职业良心发挥作用的，一个具有高尚医德品质的医务工作者，能通过内心自律调整自己的医疗行为，能自觉地正确对待来自社会的评价和监督。

2. 社会舆论　社会舆论是指公众对某种社会现象、行为和事件的看法和态度，即公众的认识。社会舆论可以形成一种强大的精神力量，调整人们的行为，指导人们的道德生活，是医德评价中最普遍、最具有影响力的方式，在医德评价中起着重要作用。

3. 传统习俗　传统习俗是指人们在长期的社会生活中逐步积累和形成的一种普遍的、稳定的、世代相传的行为方式、行为规范和道德风尚。传统习俗被社会广泛承认，并根深蒂固地存在于人们的观念之中。医德传统是传统习俗的一个组成部分，体现着医学职业特点的价值观。

[常考考点] 医学道德评价的标准、依据和方式。

细目二　医学道德教育

【考点突破攻略】

要点一　医学道德教育的意义

1. 有助于形成医务人员的内在品质，把医学道德原则和规范转化为内心信念。
2. 有助于医务人员对病人的尊重、理解、关爱，形成良好的医德医风。
3. 有助于医疗服务水平的提高，促进卫生健康事业发展。

要点二　医学道德教育的方法

1. 提高医德认识。
2. 培养医德情感。
3. 养成医德行为和习惯。

［常考考点］医学道德教育的方法。

细目三　医学道德修养

【考点突破攻略】

要点一　医学道德修养的意义

医德修养是指医务人员在医德品质、情感、意志、习惯等方面按照一定的医德原则和规范进行自我学习、自我锻炼、自我培养的过程和要达到的医德境界。医德修养通过医务人员的情操、举止、语言、品行表现。良好的医德修养是医务人员的职业特征，是社会对医务人员的期望，是医疗卫生事业发展的保障。

要点二　医学道德修养的途径

医德修养是在学习医学和医疗活动中确立、巩固、提高的。
1. 以历史上的现实医疗活动优秀医师为榜样，确立医德修养。
2. 在医疗活动中不断反思自己的言行，巩固医德修养。
3. 伴随着医学的发展，在提高医疗水平的过程中提高医德修养。

【例题实战模拟】

A1 型题

1. 下列有关医学道德评价，说法错误的是
　　A. 医学道德评价应遵循疗效标准　　　B. 医学道德评价应遵循效益标准
　　C. 医学道德评价应遵循科学标准　　　D. 医学道德评价要做到动机与效果的统一
　　E. 医学道德评价要做到目的与手段的统一

2. 医学道德评价的方式有
　　A. 内心信念　　B. 社会舆论　　C. 传统习俗　　D. 以上都是　　E. 以上都不是

3. 下列不属于医学道德教育方法的是
　　A. 提高医德认识　　　　　　B. 培养医德情感　　　　　　C. 养成医德行为
　　D. 养成医德习惯　　　　　　E. 培养公德意识

【参考答案】

1. B　2. D　3. E

第十单元　医学伦理学文献

细目一　国外文献

【考点突破攻略】

要点一　《赫尔辛基宣言》（涉及人类受试者医学研究的伦理准则）（2000 年修订）

①必须保护受试者准则。②必须符合医学目的准则。③必须经受试者知情同意准则。④必须接受伦理审查准则。

要点二　生命伦理学《吉汉宣言》（2000 年）

主张科技必须考虑公共利益。意识到生物学与医学的巨大进展，保证人权的迫切需要，滥用这个进展可能给人权带来的危险。

要点三　《国际性研究中的伦理与政策问题：发展中国家的临床试验》（2001 年）

①对临床试验伦理行动的基本要求。②提供已确定的有效治疗作为对照。③公平对待和尊重参加者。④获得试验后利益。⑤在国际性临床试验中确保保护研究参加者。

要点四　国际人类基因组组织（HUGO）伦理委员会关于人类基因组数据库的声明（2002 年）

建议：①人类基因组数据库是全球的公共财产。②个人、家庭、社群、商业实体、机构和政府应促进这项公共财产。③应该鼓励数据的自由流动以及从使用数据库研究中所获利益的公平和公正的分配。④应尊重个人、家庭与社群的选择和隐私。⑤应保护个人、家庭与社群，防止歧视和侮辱。⑥研究人员、机构与商业实体有权为数据库做出智力和财政贡献而获得公平回报。

要点五　国际医学科学组织委员会《人体生物医学研究国际道德指南》（2002 年 8 月修订）

本指南由 21 条指导原则组成，旨在规范各国的人体生物医学研究政策，根据各地情况应用伦理标准，以及确立和完善伦理审查机制。

细目二　国内文献

【考点突破攻略】

要点一　《突发公共卫生事件应急条例》（2003 年 5 月 9 日国务院 375 号令）

包括：①总则。②预防与应急准备。③报告与信息发布。④应急处理。⑤法律责任。⑥附则。

要点二　中华人民共和国卫生部《人类辅助生殖技术和人类精子库伦理原则》（2003 年）

包括：①有利于患者的原则。②知情同意的原则。③保护后代的原则。④社会公益原则。⑤保密原则。⑥严防商业化的原则。⑦伦理监督的原则。

要点三　中华人民共和国科技部、卫生部《人胚胎干细胞研究伦理指导原则》（2003 年）

该文件明确了人胚胎干细胞的来源定义、获得方式、研究行为规范等，并再次申明中国禁止进行生殖性克隆人的任何研究，禁止买卖人类配子、受精卵、胚胎或胎儿组织。

要点四　中华人民共和国国家中医药管理局《中医药临床研究伦理审查管理规范》（2010）

该文件对开展中医药临床研究的医疗机构、科研院所、高等院校的伦理委员会建设作出了规定，对在中药临床研究中受试者安全作出了具体要求。

要点五　中华人民共和国卫生与计划生育委员会《涉及人的生物医学研究伦理审查办法》（2016）

该文件进一步明确了医疗卫生伦理委员会的职责和任务，补充了伦理审查的原则、规程、标准和跟踪审查的相关内容，进一步阐述了知情同意的基本内容和操作规程。

【例题实战模拟】

A1 型题

下列不属于《赫尔辛基宣言》中人类受试者医学研究的伦理准则的是

  A. 必须保护受试者准则　　　B. 必须符合医学目的准则　　　C. 必须经受试者知情同意准则

  D. 必须接受伦理审查准则　　　E. 必须达到效益最大化准则

【参考答案】

E

卫生法规

【本章通关攻略】

卫生法规在中西医结合执业助理医师资格考试中权重较小，平均每年出题约5道。其题型多样，要点分散，涵盖面广，但试题较简单，最易拿分。所考内容主要是一些常用的法条、法规，法条有的内容就是要点，法条没有的内容就是错误选项。

历年重点分值分布在《执业医师法》《传染病防治法》《药品管理法》《突发公共卫生事件应急条例》《医疗纠纷预防和处理条例》等章节。学习本科目应力求联系实际，重在理解；观其大略，不需精确；运用多样记忆，重视解题技巧。

第一单元　卫生法概述

细目一　卫生法的概念和渊源

【考点突破攻略】

要点一　卫生法的概念

卫生法是由国家制定或认可的，并以国家强制力保证实施的，调整在卫生活动过程中所发生的社会关系的法律规范的总称。

要点二　卫生法的渊源

卫生法的渊源是指卫生法的各种具体表现形式。

1.《宪法》《宪法》是国家的根本大法，是法律的母法，是国家最高权力机关——全国人民代表大会依照法定程序制定的具有最高法律效力的规范性法律文件，是各部门法的立法依据和基准。我国《宪法》中有关保护公民生命健康的医疗卫生方面的条款，就是我国卫生法的渊源之一，<u>是制定卫生法的重要依据</u>，并在卫生法律体系中具有最高的法律效力。

《宪法》第二十一条规定，国家发展医疗卫生事业，发展现代医药和我国传统医药，鼓励和支持农村集体经济组织、国家企业事业组织和街道组织举办各种医疗卫生设施，开展群众性的卫生活动，保护人民健康。

2.法律　法律作为卫生法的渊源，包括由全国人民代表大会制定的基本法律和由全国人民代表大会常务委员会制定的非基本法律，<u>其法律效力仅次于《宪法》</u>。

目前我国还没有专门的卫生基本法律。现行的由全国人民代表大会常务委员会制定的卫生非基本法律有十多部：《食品安全法》《药品管理法》《执业医师法》《国境卫生检疫法》《传染病防治法》《红十字会法》《母婴保健法》《献血法》《职业病防治法》《人口与计划生育法》等。

3.卫生行政法规　卫生方面的行政法规发布有两种形式，一种是由国务院直接发布，另一种是经国务院批准，由国务院卫生行政部门单独或者与有关部门联合发布。如《医疗机构管理条例》《麻醉药品和精神药品管理条例》《中华人民共和国中医药条例》等。<u>卫生行政法规的法律效力低于法律而高于地方性法规</u>。

4. 地方性卫生法规 地方性卫生法规在卫生法法源中也占有重要地位。它是由省、直辖市、自治区人民代表大会及其常务委员会制定的规范性文件。<u>这些规范性文件只能在制定机关管辖范围内有效</u>。

5. 自治条例、单行条例 根据《宪法》规定，民族自治地方的人民代表大会有权依照当地民族的政治、经济、文化特点，制定自治条例、单行条例。自治条例、单行条例作为卫生法法源，<u>只限于民族自治地方使用</u>。

6. 卫生规章 国务院卫生行政部门单独或者与国务院有关部门联合制定发布的规范性文件，称为卫生规章。如《医疗机构管理条例实施细则》《医师资格考试暂行办法》《抗菌药物临床应用管理办法》《中医诊所备案管理暂行办法》等。<u>规章不得与《宪法》、法律、行政法规相抵触</u>。

7. 卫生标准 卫生标准是指以技术标准形式发布的与卫生相关的规范性文件。由于卫生法具有技术控制和法律控制的双重性质，因此卫生标准、卫生技术规范和操作规程就成为卫生法渊源的重要组成部分。

8. 卫生国际条约 卫生国际条约是指我国与外国缔结或者我国加入并生效的国际法规性文件，是卫生法的一种特殊法源。如《国际卫生条例》《麻醉品单一公约》《精神药物公约》等。一旦生效，除声明保留的条款外，<u>一律适用于我国的国家机关和公民</u>。

［常考考点］卫生法的 8 种渊源。

细目二　卫生法的基本原则和作用

【考点突破攻略】

要点一　卫生法的基本原则

卫生法的基本原则是指反映卫生法立法精神、适用于卫生法律关系的基本原则。主要有以下五个方面：

1. 卫生保护原则 卫生保护原则有两方面的内容：第一，人人有获得卫生保护的权利。第二，人人有获得有质量的卫生保护的权利。卫生法在制定和实施过程中，都必须时刻将保护公民生命健康权益放在首位。

2. 预防为主原则 预防为主是我国卫生工作的基本方针和政策，也是卫生法必须遵循的基本原则。实行预防为主原则是由卫生工作的性质和我国经济发展所决定的。

3. 公平原则 公平原则就是以利益均衡作为价值判断标准来配置卫生资源，协调卫生保健活动，以便每个社会成员普遍能得到卫生保健。

4. 保护社会健康原则 保护社会健康原则，本质上是协调个人利益与社会健康利益的关系，它是世界各国卫生法公认的目标。

5. 患者自主原则 患者自主原则是指患者经过深思熟虑就有关自己疾病的医疗问题作出合理的、理智的并负责的自我决定权。维护患者权利、尊重患者自主意识也是卫生法的基本原则之一。

［常考考点］卫生法的基本原则。

要点二　卫生法的作用

我国卫生法的作用概括为三个方面：

1. 维护社会卫生秩序。

2. 保障公共卫生利益。

3. 规范卫生行政行为。

【例题实战模拟】

1. 以下不属于卫生法概念的内容的是
    A. 由国家制定或认可的　　　　B. 由国家强制力保证实施的　　　C. 由全国人大及其常委会制定的
    D. 由全国人大授权的国家机关制定的　　　E. 由全国政协提案的
2. 卫生法的最高宗旨和卫生工作的最终目的是
    A. 预防为主　　　　　B. 中西医并重　　　C. 保护公民健康
    D. 动员全社会参与　　　E. 卫生工作法制化
3. 以下不是由全国人大常委会制定的专门卫生法律的是
    A.《医疗事故处理条例》　　B.《食品安全法》　　　C.《药品管理法》
    D.《献血法》　　　　　　E.《执业医师法》
4. 我国卫生法律是由哪一级机构制定和颁布的
    A. 卫生部　　　B. 国务院　　　C. 最高人民法院　　　D. 全国人大常委会　　　E. 地方人民政府
5.《医疗机构管理条例》《医疗事故处理条例》等规范性文件，在我国卫生法律体系属
    A. 卫生行政法规　　　B. 卫生专门法律　　　C. 卫生法律　　　D. 基本法律　　　E. 卫生部门
6. 我国卫生法的基本原则，不包括
    A. 保护公民身体健康　　　B. 患者自主　　　C. 预防为主
    D. 兼顾经济与社会效益　　　E. 公平原则
7. 下列不属于我国卫生法律体系范畴的是
    A. 宪法　　　B. 卫生法律、规章　　　C. 技术性法规　　　D. 卫生国际条约　　　E. 卫生行政法规

【参考答案】
1. E　2. C　3. A　4. D　5. A　6. D　7. D

第二单元　卫生法律责任

卫生法中的法律责任可分为卫生民事责任、卫生行政责任和卫生刑事责任3种。

细目一　卫生民事责任

【考点突破攻略】

要点一　卫生民事责任的概念及其特征

1. 卫生民事责任的概念　卫生法中的民事责任主要是指医疗机构和卫生工作人员或从事与卫生事业有关的机构违反法律规定侵害公民的健康权利时，应向受害人承担损害赔偿责任。

2. 卫生民事责任的特征
（1）主要是财产责任；
（2）是一方当事人对另一方的责任；
（3）是补偿当事人的损失；
（4）在法律允许的条件下，民事责任可以由当事人协商解决。

要点二　卫生民事责任的构成

构成损害赔偿的民事责任，要同时具备下列四个条件：
1. 损害的事实存在；

2. 行为的违法性；

3. 行为人有过错；

4. 损害事实与行为人的过错有直接的因果关系。

要点三　卫生民事责任的承担方式

《民法通则》规定承担民事责任的方式有：停止侵害；排除妨碍；消除危险；返还财产；恢复原状；修理、重作、更换；赔偿损失；支付违约金；消除影响、恢复名誉；赔礼道歉。

<u>卫生法所涉及的民事责任以"赔偿损失"为主要形式。</u>

［常考考点］卫生法所涉及的民事责任以"赔偿损失"为主要形式。

细目二　卫生行政责任

【考点突破攻略】

要点一　卫生行政责任的概念及其种类

卫生行政责任是指卫生行政法律关系主体违反卫生行政法律规范，尚未构成犯罪所应承担的法律后果。

根据我国现行卫生行政管理法规的规定，卫生行政责任主要包括行政处罚和行政处分两种。

要点二　卫生行政处罚的概念及其种类

卫生行政处罚是指卫生行政机关或者法律法规授权组织在职权范围内对违反卫生行政管理秩序而尚未构成犯罪的公民、法人和其他组织实施的一种卫生行政制裁。

<u>行政处罚的种类主要有警告、罚款、没收非法财物、没收违法所得、责令停产停业、暂扣或吊销有关许可证等。</u>

要点三　卫生行政处分的概念及其种类

卫生行政处分是指有管辖权的国家机关或企事业单位的行政领导对所属一般违法失职人员给予的一种行政制裁。

<u>行政处分的种类主要有警告、记过、记大过、降级、降职、撤职、留用察看、开除等形式。</u>

［常考考点］卫生行政处罚和行政处分的种类。

细目三　卫生刑事责任

【考点突破攻略】

要点一　卫生刑事责任的概念

卫生刑事责任是指违反卫生法的行为侵害了《刑法》所保护的社会关系，构成犯罪所应承担的法律后果。

要点二　实现刑事责任的方式

根据我国《刑法》规定，<u>实现刑事责任的方式是刑罚</u>。刑罚包括主刑和附加刑。<u>主刑有管制、拘役、有期徒刑、无期徒刑、死刑。它们只能单独适用。附加刑有罚金、剥夺政治权利、没收财产。附加刑是补充主刑适用的刑罚方法，既可以独立适用，也可以附加适用。</u>

要点三　违反卫生法的刑事责任

我国《刑法》规定了十余个与违反卫生法有关的罪名。

1. 生产、销售假药、劣药罪；
2. 生产、销售不符合安全标准的食品罪；
3. 生产、销售不符合保障人体健康标准的医疗器械、医用卫生材料罪；
4. 非法行医罪。未取得医师执业资格的人非法行医。
5. 妨害传染病防治罪。违反《传染病防治法》的规定，引起甲类传染病传播或者有传播严重危险；
6. 非法采集、供应血液罪或者制作、供应血液制品罪；
7. 妨害国境卫生检疫罪。违反国境卫生检疫规定，引起检疫传染病传播或有传播严重危险；
8. 传染病菌种、毒种扩散罪；
9. 医疗事故罪。医务人员由于严重不负责任，造成就诊人死亡或严重损害就诊人身体健康。

另外，法律还规定了玩忽职守的犯罪、危害环境的犯罪等。

[常考考点] 卫生刑事责任的形式是刑罚。主刑和附加刑的内容及适用情况。

【例题实战模拟】

1. 根据违法行为的性质和危害程度的不同，卫生法中的法律责任分为
   A. 赔偿责任、补偿责任、刑事责任　　　　B. 经济责任、民事责任、刑事责任
   C. 行政处分、经济补偿、刑事责任　　　　D. 行政处罚、经济赔偿、刑事责任
   E. 民事责任、行政责任、刑事责任
2. 我国卫生法相关规定中民事责任的主要承担方式是
   A. 恢复原状　　B. 赔偿损失　　C. 停止侵害　　D. 消除危险　　E. 支付违约金
3. 下列各项中属于我国刑罚种类的是
   A. 罚款　　B. 罚金　　C. 撤职　　D. 没收非法财物　　E. 赔偿损失
4. 下列不属于刑事责任的是
   A. 管制　　B. 拘役　　C. 有期徒刑　　D. 死刑　　E. 没收违法所得
5. 行政责任追究机关的行政行为
   A. 具有强制性　　B. 具有讨论性　　C. 具有义务性
   D. 可以协商解决　　E. 可以剥夺人身自由
6. 下列属于行政处罚的是
   A. 赔礼道歉　　B. 降级　　C. 撤职　　D. 罚款　　E. 赔偿损失

【参考答案】

1. E　2. B　3. B　4. E　5. A　6. D

第三单元　《中华人民共和国执业医师法》

细目一　执业医师的概念及职责

【考点突破攻略】

要点一　执业医师的概念

医师是指依法取得执业医师资格或者执业助理医师资格，经注册在医疗、预防、保健机构中执业的

专业医务人员。

要点二　执业医师的职责

医师应当具备良好的职业道德和医疗执业水平，发扬人道主义精神，履行防病治病、救死扶伤、保护人民健康的神圣职责。

细目二　医师资格考试制度

【考点突破攻略】

要点一　执业医师资格考试的条件

具有下列条件之一的，可以参加执业医师资格考试：

1. 具有高等学校医学专业本科以上学历，在执业医师指导下，在医疗、预防、保健机构中试用期满一年的。

2. 取得执业助理医师执业证书后，具有高等学校医学专科学历，在医疗、预防、保健机构中工作满二年的。

3. 具有中等专业学校医学专业学历，在医疗、预防、保健机构中工作满五年的。

4. 以师承方式学习传统医学满三年或者经多年实践医术确有专长的，经县级以上人民政府卫生行政部门确定的传统医学专业组织或者医疗、预防、保健机构考核合格并推荐。

要点二　执业助理医师资格考试的条件

1. 具有高等学校医学专科学历或者中等专业学校医学专科学历，在执业医师指导下，在医疗、预防、保健机构中试用期满一年的，可以参加执业助理医师资格考试。

2. 以师承方式学习传统医学满三年或者经多年实践医术确有专长的，经县级以上人民政府卫生行政部门确定的传统医学专业组织或者医疗、预防、保健机构考核合格并推荐。

［常考考点］执业（助理）医师资格考试的条件。

细目三　医师执业注册制度

【考点突破攻略】

要点一　执业医师注册的条件及办理

取得医师资格的，可以向所在地县级以上人民政府卫生行政部门申请注册。

受理申请的卫生行政部门应当自收到申请之日起三十日内准予注册，并发给由国务院卫生行政部门统一印制的医师执业证书。

医疗、预防、保健机构可以为本机构中的医师集体办理注册手续。

医师经注册后，可以在医疗、预防、保健机构中按照注册的执业地点、执业类别、执业范围执业，从事相应的医疗、预防、保健业务。

未经医师注册取得执业证书，不得从事医师执业活动。

［常考考点］执业医师注册的办理机构。

要点二　不予注册的情形

有下列情形之一的，不予注册：

1. 不具有完全民事行为能力的；

2. 因受刑事处罚，自刑罚执行完毕之日起至申请注册之日止不满二年的；

3.受吊销医师执业证书行政处罚，自处罚决定之日起至申请注册之日止不满二年的；

4.有国务院卫生行政部门规定不宜从事医疗、预防、保健业务的其他情形的。

受理申请的卫生行政部门对不符合条件不予注册的，应当自收到申请之日起三十日内书面通知申请人，并说明理由。申请人有异议的，可以自收到通知之日起十五日内，依法申请复议或者向人民法院提起诉讼。

[常考考点] 执业医师不予注册的常见情形。

细目四　执业医师的权利、义务和执业规则

【考点突破攻略】

要点一　执业医师的权利

1.在注册的执业范围内，进行医学诊查、疾病调查、医学处置、出具相应的医学证明文件，选择合理的医疗、预防、保健方案；

2.按照国务院卫生行政部门规定的标准，获得与本人执业活动相当的医疗设备基本条件；

3.从事医学研究、学术交流，参加专业学术团体；

4.参加专业培训，接受继续教育；

5.在执业活动中，人格尊严、人身安全不受侵犯；

6.获取工资报酬和津贴，享受国家规定的福利待遇；

7.对所在机构的医疗、预防、保健工作和卫生行政部门的工作提出意见和建议，依法参与所在机构的民主管理。

要点二　执业医师的义务

1.遵守法律、法规，遵守技术操作规范；

2.树立敬业精神，遵守职业道德，履行医师职责，尽职尽责为患者服务；

3.关心、爱护、尊重患者，保护患者的隐私；

4.努力钻研业务，更新知识，提高专业技术水平；

5.宣传卫生保健知识，对患者进行健康教育。

要点三　医师执业规则

1.医师实施医疗、预防、保健措施，签署有关医学证明文件，必须亲自诊查、调查，并按照规定及时填写医学文书，不得隐匿、伪造或者销毁医学文书及有关资料。医师不得出具与自己执业范围无关或者与执业类别不相符的医学证明文件。

2.对急危患者，医师应当采取紧急措施及时进行诊治，不得拒绝急救处置。

3.医师应当使用经国家有关部门批准使用的药品、消毒药剂和医疗器械。除正当治疗外，不得使用麻醉药品、医疗用毒性药品、精神药品和放射性药品。

4.医师应当如实向患者或者其家属介绍病情，但应注意避免对患者产生不利后果。医师进行实验性临床医疗，应当经医院批准并征得患者本人或者其家属同意。

5.医师不得利用职务之便，索取、非法收受患者财物或者牟取其他不正当利益。

6.遇有自然灾害、传染病流行、突发重大伤亡事故及其他严重威胁人民生命健康的紧急情况时，医师应当服从县级以上人民政府卫生行政部门的调遣。

7.医师发生医疗事故或者发现传染病疫情时，应当依照有关规定及时向所在地机构或者卫生行政部门报告。医师发现患者涉嫌伤害事件或者非正常死亡时，应当按照有关规定向有关部门报告。

8.执业助理医师应当在执业医师的指导下，在医疗、预防、保健机构中按照其执业类别执业。在乡、民族乡、镇的医疗、预防、保健机构中工作的执业助理医师，可以根据医疗诊治的情况和需要，独

立从事一般的执业活动。

［常考考点］执业医师的权利和义务。

细目五 《执业医师法》规定的法律责任

【考点突破攻略】

要点一 民事责任

医师在医疗、预防、保健工作中造成事故的，依照法律或者国家有关规定处理。未经批准擅自开办医疗机构行医或者非医师行医的，除按规定承担行政责任外，给患者造成损害的，依法承担赔偿责任。

要点二 行政责任

1. 以不正当手段取得医师执业证书的，由发给证书的卫生行政部门吊销执业证书；对负有直接责任的主管人员和其他直接责任人，依法给予行政处分。

2. 医师在执业活动中有下列行为之一的，由县级以上人民政府卫生行政部门给予警告或者责令暂停六个月以上一年以下执业活动；情节严重的，吊销其医师执业证书：

（1）违反卫生行政规章制度或者技术操作规范，造成严重后果的；

（2）由于不负责任延误急危病重患者的抢救和诊治，造成严重后果的；

（3）造成医疗责任事故的；

（4）未经亲自诊查、调查，签署诊断、治疗、流行病学等证明文件或者有关出生、死亡等证明文件的；

（5）隐匿、伪造或者擅自销毁医学文书及有关资料的；

（6）使用未经批准使用的药品、消毒药剂和医疗器械的；

（7）不按照规定使用麻醉药品、医疗用毒性药品、精神药品和放射性药品的；

（8）未经患者或者其家属同意，对患者进行实验性临床医疗的；

（9）泄露患者隐私，造成严重后果的；

（10）利用职务之便，索取、非法收受患者财物或者牟取其他不正当利益的；

（11）发生自然灾害、传染病流行、突发重大伤亡事故以及其他严重威胁人民生命健康的紧急情况时，不服从卫生行政部门调遣的；

（12）发生医疗事故或者发现传染病疫情，患者涉嫌伤害事件或者非正常死亡，不按照规定报告的。

3. 未经批准擅自开办医疗机构行医或者非医师行医的，由县级以上人民政府卫生行政部门予以取缔，没收其违法所得及其药品、器械，并处十万元以下的罚款；对医师吊销其执业证书。

4. 卫生行政部门工作人员或者医疗、预防、保健机构工作人员违反本法有关规定，弄虚作假、玩忽职守、滥用职权、徇私舞弊，尚不构成犯罪的，依法给予行政处分。

要点三 刑事责任

1. 违反《执业医师法》规定，有第三十七条规定所列12项违法行为之一，情节严重，造成严重后果，构成犯罪的，依照《刑法》第335条、第383条、第385条追究刑事责任。

2. 未经批准擅自开办医疗机构或者非医师行医，构成犯罪的，依照《刑法》第336条追究刑事责任。

3. 卫生工作人员严重不负责任，弄虚作假、玩忽职守、滥用职权、徇私舞弊，构成犯罪的，依照《刑法》第397条、第409条追究刑事责任。

4. 在执业活动中，违反《药品管理法》规定，构成犯罪的，依法追究刑事责任。

［常考考点］执业医师的行政责任和刑事责任。

【例题实战模拟】

A1 型题

1. 下列属于执业医师必须具备的完整条件的是
    A. 依法取得执业医师资格
    B. 依法取得执业医师资格或者执业助理医师资格的专业医务人员
    C. 依法取得执业医师资格或者执业助理医师资格，在医疗机构中执业的专业医务人员
    D. 依法取得执业医师资格或者执业助理医师资格，在医疗、预防、保健机构中执业的专业医务人员
    E. 依法取得执业医师资格或者执业助理医师资格，经注册在医疗、预防、保健机构中执业的专业医务人员

2. 准备从事诊疗活动的人员，经国家医师资格考试合格后，还需
    A. 执业准入　　B. 执业证书　　C. 执业注册　　D. 执业医师　　E. 执业资格

3. 具有高等学校医学专业本科以上学历，如申请参加执业医师资格考试，需满足在医疗、预防、保健机构中的试用期限是
    A. 满 6 个月　　B. 满 18 个月　　C. 满 1 年　　D. 满 2 年　　E. 满 3 年

4. 在《执业医师法》颁布之日前已获得医学专业技术职称和职务的人员，需报请哪一个行政部门认定才可取得相应的医师资格
    A. 县级以上人民政府劳动人事部门　　B. 县级以上人民政府工商行政部门
    C. 县级以上人民政府卫生行政部门　　D. 各级医师协会　　E. 各级政府

5. 医疗机构执业医师违反卫生行政管理的法律、法规应承担的行政责任中不属于"行政处罚"的是
    A. 警告　　B. 罚款　　C. 降职　　D. 吊销执业医师证书　　E. 没收违法所得

6. 除下列哪项外，医师在执业活动中，有下列行为之一的，予以警告或责令暂停 6 个月以上 1 年以下执业活动，情节严重的，吊销其执业证书，构成犯罪的，追究其刑事责任
    A. 发生医疗纠纷的
    B. 未经病人或者其家属同意，对病人进行实验性临床医疗的
    C. 泄露病人隐私，造成严重后果的
    D. 利用职务之便，索取、非法收受病人财物或者牟取其他不正当利益的
    E. 发生自然灾害、突发重大伤亡事故等紧急情况时，不服从卫生行政部门调遣的

7. 除下列哪项外，未经批准擅自开办医疗机构行医的，承担以下法律责任
    A. 警告　　　　　　　　B. 没收其违法所得及其药品、器械，并处十万元以下罚款
    C. 对医师吊销其执业证书　　D. 给病人造成损害的，承担赔偿责任
    E. 构成犯罪的，追究刑事责任

8. 非医师行医的，除由县级以上卫生行政部门予以取缔外，还应
    A. 停产停业整顿　　　　B. 吊销执业证书　　　　C. 给予行政处分
    D. 没收违法所得并罚款　　E. 追究刑事责任

A2 型题

9. 林某，医学专科学校毕业，2000 年取得执业助理医师执业证书。他要参加执业医师资格考试，根据《执业医师法》规定，应在取得执业助理医师执业证书后，在医疗机构中工作满
    A. 6 年　　B. 5 年　　C. 4 年　　D. 3 年　　E. 2 年

10. 王某，2009 年 7 月 1 日，向卫生行政部门申请医师执业注册。该卫生行政部门最迟应于何日作出准予注册或不予注册的书面答复
    A. 7 月 11 日　　B. 7 月 16 日　　C. 7 月 31 日　　D. 8 月 1 日　　E. 8 月 15 日

11. 某医科大学医学专业本科生王某，1999 年 7 月毕业后被分配到三级医院从事临床工作，同年 8 月其开设个体诊所独立行医。依照《执业医师法》的规定，其行为属于

A. 未取得医师资格非法行医　　B. 执业医师行医　　C. 执业助理医师行医

D. 个体行医　　　　　　　　　E. 未办理审批手续非法行医

【参考答案】

1. E　2. C　3. C　4. C　5. A　6. A　7. A　8. D　9. E　10. C　11. A

第四单元 《中华人民共和国药品管理法》

细目一　概述

【考点突破攻略】

要点一　《药品管理法》的立法目的

为加强药品监督管理，保证药品质量，保障公众用药安全和合法权益，保护和促进公众健康，特制定本法。

要点二　药品的法定含义

药品是指用于预防、治疗、诊断人的疾病，有目的地调节人的生理机能并规定有适应证或者功能主治、用法和用量的物质，包括中药、化学药和生物制品等。

要点三　药品必须符合法定要求

1. 必须是《中华人民共和国药品管理法》（以下简称《药品管理法》）明确规定的药品含义中所包括的内容。

2. 必须符合《药品管理法》有关规定要求：

（1）药品生产、经营的主体具有合法资质。从事药品生产活动，应当经所在地省、自治区、直辖市人民政府药品监督管理部门批准，取得药品生产许可证，无药品生产许可证的，不得生产药品。从事药品批发活动，应当经所在地省、自治区、直辖市人民政府药品监督管理部门批准，取得药品经营许可证。从事药品零售活动，应当经所在地县级以上地方人民政府药品监督管理部门批准，取得药品经营许可证。无药品经营许可证的，不得经营药品。

（2）在中国境内上市的药品，应当经国务院药品监督管理部门批准，取得药品注册证书。

（3）药品必须符合国家药品标准。国务院药品监督管理部门颁布的《中华人民共和国药典》和药品标准为国家药品标准。

细目二　禁止生产（包括配制）、销售假药与劣药

【考点突破攻略】

要点一　禁止生产（包括配制）、销售假药

有下列情形之一的，为假药：

1. 药品所含成分与国家药品标准规定的成分不符；

2. 以非药品冒充药品或者以他种药品冒充此种药品；

3. 变质的药品；

4. 药品所标明的适应证或者功能主治超出规定范围。

要点二 禁止生产（包括配制）、销售劣药

有下列情形之一的，为劣药：

1. 药品成分的含量不符合国家药品标准；

2. 被污染的药品；

3. 未标明或者更改有效期的药品；

4. 未注明或者更改产品批号的药品；

5. 超过有效期的药品；

6. 擅自添加防腐剂、辅料的药品；

7. 其他不符合药品标准的药品。

［常考考点］属于假/劣药的情形。

细目三 特殊药品的管理

【考点突破攻略】

要点一 特殊药品的分类

特殊药品包括麻醉药品、精神药品、医疗用毒性药品、放射性药品。国家对这四类药品实行特殊管理。

［常考考点］特殊药品包括麻醉药品、精神药品、医疗用毒性药品、放射性药品。

要点二 麻醉药品和精神药品管理的相关规定

1.《麻醉药品和精神药品管理条例》的相关规定 《麻醉药品和精神药品管理条例》第四条规定：国家对麻醉药品药用原植物以及麻醉药品和精神药品实行管制。

第三十条规定：麻醉药品和第一类精神药品不得零售。禁止使用现金进行麻醉药品和精神药品交易，但是个人合法购买麻醉药品和精神药品的除外。

第三十二条规定：第二类精神药品零售企业应当凭执业医师出具的处方，按规定剂量销售，并将处方保存2年备查；禁止超剂量或者无处方销售第二类精神药品，不得向未成年人销售第二类精神药品。

2.《处方管理办法》的相关规定 《处方管理办法》第二十三条规定：为门（急）诊患者开具的麻醉药品注射剂，每张处方为一次常用量；控缓释制剂，每张处方不得超过7日常用量；其他剂型，每张处方不得超过3日常用量。

第一类精神药品注射剂，每张处方为一次常用量；控缓释制剂，每张处方不得超过7日常用量；其他剂型，每张处方不得超过3日常用量。哌甲酯用于治疗儿童多动症时，每张处方不得超过15日常用量。

第二类精神药品一般每张处方不得超过7日常用量；对于慢性病或某些特殊情况的患者，处方用量可以适当延长，医师应当注明理由。

第二十四条规定：为门（急）诊癌症疼痛患者和中、重度慢性疼痛患者开具的麻醉药品、第一类精神药品注射剂，每张处方不得超过3日常用量；控缓释制剂，每张处方不得超过15日常用量；其他剂型，每张处方不得超过7日常用量。

第二十六条规定：对于需要特别加强管制的麻醉药品，盐酸二氢埃托啡处方为一次常用量，仅限于二级以上医院内使用；盐酸哌替啶处方为一次常用量，仅限于医疗机构内使用。

第五十条规定：处方由调剂处方药品的医疗机构妥善保存。普通处方、急诊处方、儿科处方保存期限为1年，医疗用毒性药品、第二类精神药品处方保存期限为2年，麻醉药品和第一类精神药品处方保存期限为3年。

［常考考点］麻醉药品和精神药品管理的相关规定。

要点三 《医疗用毒性药品管理办法》的相关规定

《医疗用毒性药品管理办法》第九条规定：医疗单位供应和调配毒性药品，凭医师签名的正式处方，每次处方剂量不得超过 2 日极量。

[常考考点] 医疗用毒性药品的管理规定。

细目四 《药品管理法》及相关法规、规章对医疗机构及其人员的有关规定

【考点突破攻略】

要点一 医疗机构药品使用的管理规定

医疗机构购进药品，应当建立并执行进货检查验收制度，验明药品合格证明和其他标识，不符合规定要求的，不得购进和使用。

医疗机构应当坚持安全有效、经济合理的用药原则，遵循药品临床应用指导原则、临床诊疗指南和药品说明书等合理用药，对医师处方、用药医嘱的适宜性进行审核。

依法经过资格认定的药师或者其他药学技术人员调配处方，应当进行核对，对处方所列药品不得擅自更改或者代用。对有配伍禁忌或者超剂量的处方，应当拒绝调配；必要时，经处方医师更正或者重新签字，方可调配。

医疗机构配制的制剂，应当是本单位临床需要而市场上没有供应的品种，并应当经所在地省、自治区、直辖市人民政府药品监督管理部门批准。但是，法律对配制中药制剂另有规定的除外。医疗机构配制的制剂应当按照规定进行质量检验；合格的，凭医师处方在本单位使用。经国务院药品监督管理部门或者省、自治区、直辖市人民政府药品监督管理部门批准，医疗机构配制的制剂可以在指定的医疗机构之间调剂使用。

医疗机构配制的制剂不得在市场上销售。

要点二 处方的管理规定

《处方管理办法》第二条规定：处方是指由注册的执业医师和执业助理医师（以下简称医师）在诊疗活动中为患者开具的、由取得药学专业技术职务任职资格的药学专业技术人员（以下简称药师）审核、调配、核对，并作为患者用药凭证的医疗文书。处方包括医疗机构病区用药医嘱单。

第四条规定：医师开具处方和药师调剂处方应当遵循安全、有效、经济的原则。处方药应当凭医师处方销售、调剂和使用。

第十七条规定：医师开具处方应当使用经药品监督管理部门批准并公布的药品通用名称、新活性化合物的专利药品名称和复方制剂药品名称。医师开具院内制剂处方时应当使用经省级卫生行政部门审核、药品监督管理部门批准的名称。医师可以使用由卫生部公布的药品习惯名称开具处方。

第十九条规定：处方一般不得超过 7 日用量。急诊处方一般不得超过 3 日用量。对于某些慢性病、老年病或特殊情况，处方用量可适当延长，但医师应当注明理由。

第三十七条规定：药师调剂处方时必须做到"四查十对"：查处方，对科别、姓名、年龄；查药品，对药名、剂型、规格、数量；查配伍禁忌，对药品性状、用法用量；查用药合理性，对临床诊断。

要点三 关于禁止药品购销中账外暗中给予、收受回扣或者其他利益的规定

《药品管理法》第八十八条规定：禁止药品上市许可持有人、药品生产企业、药品经营企业和医疗机构在药品购销中给予、收受回扣或者其他不正当利益；禁止药品上市许可持有人、药品生产企业、药品经营企业或者代理人以任何名义给予使用其药品的医疗机构的负责人、药品采购人员、医师、药师等有关人员财物或者其他不正当利益。禁止医疗机构的负责人、药品采购人员、医师、药师等有关人员以

任何名义收受药品上市许可持有人、药品生产企业、药品经营企业或者代理人给予的财物或者其他不正当利益。

[常考考点] 处方一般不得超过7日用量。急诊处方一般不得超过3日用量。

细目五 《药品管理法》规定的法律责任

【考点突破攻略】

要点一 民事责任

1. 药品上市许可持有人、药品生产企业、药品经营企业或者医疗机构违反本法规定，给用药者造成损害的，依法承担赔偿责任。

2. 因药品质量问题受到损害的，受害人可以向药品上市许可持有人、药品生产企业请求赔偿损失，也可以向药品经营企业、医疗机构请求赔偿损失。接到受害人赔偿请求的，应当实行首负责任制，先行赔付；先行赔付后，可以依法追偿。

3. 生产假药、劣药或者明知是假药、劣药仍然销售、使用的，受害人或者其近亲属除请求赔偿损失外，还可以请求支付价款十倍或者损失三倍的赔偿金。增加赔偿的金额不足一千元的，为一千元。

要点二 行政责任

1. 生产、销售假药的，没收违法生产、销售的药品和违法所得，责令停产停业整顿，吊销药品批准证明文件，并处违法生产、销售的药品货值金额十五倍以上三十倍以下的罚款；货值金额不足十万元的，按十万元计算。情节严重的，吊销药品生产许可证、药品经营许可证或者医疗机构制剂许可证，十年内不受理其相应申请。药品上市许可持有人为境外企业的，十年内禁止其药品进口。

2. 生产、销售劣药的，没收违法生产、销售的药品和违法所得，并处违法生产、销售的药品货值金额十倍以上二十倍以下的罚款。违法生产、批发的药品货值金额不足十万元的，按十万元计算。违法零售的药品货值金额不足一万元的，按一万元计算。情节严重的，责令停产停业整顿直至吊销药品批准证明文件、药品生产许可证、药品经营许可证或者医疗机构制剂许可证。生产、销售的中药饮片不符合药品标准，尚不影响安全性、有效性的，责令限期改正，给予警告，可以处十万元以上五十万元以下的罚款。

3. 药品使用单位使用假药、劣药的，按照销售假药、零售劣药的规定处罚，情节严重的，法定代表人、主要负责人、直接负责的主管人员和其他责任人员有医疗卫生人员执业证书的，还应当吊销执业证书。

4. 医疗机构违反本法规定，将其配制的制剂在市场上销售的，责令改正，没收违法销售的制剂和违法所得，并处违法销售制剂货值金额二倍以上五倍以下的罚款；情节严重的，并处货值金额五倍以上十五倍以下的罚款；货值金额不足五万元的，按五万元计算。

要点三 刑事责任

违反本法规定，构成犯罪的，依法追究刑事责任。

要点四 有关单位或者个人在药品购销中违法给予、收受回扣应承担的法律责任

医疗机构的负责人、药品采购人员、医师、药师等有关人员收受药品上市许可持有人、药品生产企业、药品经营企业或者代理人给予的财物或者其他不正当利益的，由卫生健康主管部门或者本单位给予处分，没收违法所得；情节严重的，还应当吊销其执业证书。

[常考考点] 《药品管理法》规定的法律责任。

【例题实战模拟】

A1 型题

1.《药品管理法》是具体规定药品研制、生产、经营、使用、监督检验规范的法律总和，其监督管理的核心是

　　A. 药品配置技术　　　B. 药品生产工艺　　　C. 药品经营过程

　　D. 药品使用情况　　　E. 药品质量

2. 下列不属于药品范畴的是

　　A. 生化药　　　B. 诊断药品　　　C. 中药饮片　　　D. 运动药　　　E. 中药材

3. 下列除哪项外，均被视为假药

　　A. 超过有效期的药品　　　　　　B. 药品所含成分的名称不符合国家药品标准

　　C. 未取得批准文号生产的药品　　D. 变质不能药用的　　　E. 以非药品冒充药品

4. 根据《药品管理法》的规定，如果某药品所含成分的名称与国家药品标准或者省、自治区、直辖市药品标准规定不符合，则称此药品为

　　A. 劣药　　　B. 假药　　　C. 特殊药品　　　D. 保健药品　　　E. 非处方用药

5. 生产、销售假药、劣药的，可作以下行政处罚，除了

　　A. 没收违法所得　　　B. 承担损害赔偿责任　　　C. 罚款

　　D. 责令停产、停业　　　E. 吊销生产、经营许可证

【参考答案】

1. E　2. D　3. A　4. B　5. B

第五单元　《中华人民共和国传染病防治法》

细目一　概述

【考点突破攻略】

要点一　《传染病防治法》的立法目的

为了预防、控制和消除传染病的发生与流行，保障人体健康和公共卫生，制定本法。

要点二　我国对传染病防治实行的方针

国家对传染病防治实行预防为主的方针，防治结合、分类管理、依靠科学、依靠群众。

要点三　法定传染病的分类

《传染病防治法》将 37 种急、慢性传染病列为法定管理的传染病，并根据其传播方式、速度及对人类危害程度的不同，分为甲类、乙类和丙类三类。

甲类传染病是指：鼠疫、霍乱。

乙类传染病是指：传染性非典型肺炎、艾滋病、病毒性肝炎、脊髓灰质炎、人感染高致病性禽流感、麻疹、流行性出血热、狂犬病、流行性乙型脑炎、登革热、炭疽、细菌性和阿米巴性痢疾、肺结核、伤寒和副伤寒、流行性脑脊髓膜炎、百日咳、白喉、新生儿破伤风、猩红热、布鲁菌病、淋病、梅毒、钩端螺旋体病、血吸虫病、疟疾。

丙类传染病是指：流行性感冒、流行性腮腺炎、风疹、急性出血性结膜炎、麻风病、流行性和地方

性斑疹伤寒、黑热病、包虫病、丝虫病。除霍乱、细菌性和阿米巴性痢疾、伤寒和副伤寒以外的感染性腹泻病。

上述规定以外的其他传染病，根据其暴发、流行情况和危害程度，需要列入乙类、丙类传染病的，由国务院卫生行政部门决定并予以公布。

对乙类传染病中传染性非典型肺炎、炭疽中的肺炭疽和人感染高致病性禽流感，采取本法所称甲类传染病的预防、控制措施。其他乙类传染病和突发原因不明的传染病需要采取本法所称甲类传染病的预防、控制措施的，由国务院卫生行政部门及时报经国务院批准后予以公布、实施。

省、自治区、直辖市人民政府对本行政区域内常见、多发的其他地方性传染病，可以根据情况决定按照乙类或者丙类传染病管理并予以公布，报国务院卫生行政部门备案。

［常考考点］甲、乙、丙三类传染病的病种及管理规定。

细目二　传染病预防与疫情报告

【考点突破攻略】

要点一　国家建立传染病预防的相关制度

1. 国家实行有计划的预防接种制度。国务院卫生行政部门和省、自治区、直辖市人民政府卫生行政部门，根据传染病预防、控制的需要，制定传染病预防接种规划并组织实施。用于预防接种的疫苗必须符合国家质量标准。

国家对儿童实行预防接种证制度。国家免疫规划项目的预防接种实行免费。医疗机构、疾病预防控制机构与儿童的监护人应当相互配合，保证儿童及时接受预防接种，具体办法由国务院制定。

2. 国家建立传染病监测制度。国务院卫生行政部门制定国家传染病监测规划和方案，省、自治区、直辖市人民政府卫生行政部门根据国家传染病监测规划和方案，制定本行政区域的传染病监测计划和工作方案。各级疾病预防控制机构对传染病的发生、流行以及影响其发生、流行的因素进行监测；对国外发生、国内尚未发生的传染病或者国内新发生的传染病，进行监测。

3. 国家建立传染病预警制度。国务院卫生行政部门和省、自治区、直辖市人民政府根据传染病发生、流行趋势的预测，及时发出传染病预警，根据情况予以公布。

县级以上地方人民政府应当制定传染病预防控制预案，报上一级人民政府备案。

地方人民政府和疾病预防控制机构接到国务院卫生行政部门或者省、自治区、直辖市人民政府发出的传染病预警后，应当按照传染病预防、控制预案，采取相应的预防、控制措施。

4. 国家建立传染病菌种、毒种库，对可能导致甲类传染病传播的以及国务院卫生行政部门规定的菌种、毒种和传染病检测样本，确需采集、保藏、携带、运输和使用的，须经省级以上人民政府卫生行政部门批准。

要点二　各级医疗机构和疾病预防控制机构在传染病预防控制中的职责

1. 各级医疗机构必须严格执行国务院卫生行政部门规定的管理制度、操作规范，防止传染病的医源性感染和医院感染。应当确定专门的部门或者人员，承担传染病疫情报告、本单位的传染病预防、控制以及责任区域内的传染病预防工作；承担医疗活动中与医院感染有关的危险因素监测、安全防护、消毒、隔离和医疗废物处置工作。

疾病预防控制机构应当指定专门人员负责对医疗机构内传染病预防工作进行指导、考核，开展流行病学调查。

2. 各级疾病预防控制机构在传染病预防控制中履行下列职责：

①实施传染病预防控制规划、计划和方案；

②收集、分析和报告传染病监测信息，预测传染病的发生、流行趋势；

③开展对传染病疫情和突发公共卫生事件的流行病学调查、现场处理及其效果评价；

④开展传染病实验室检测、诊断、病原学鉴定；

⑤实施免疫规划，负责预防性生物制品的使用管理；

⑥开展健康教育、咨询，普及传染病防治知识；

⑦指导、培训下级疾病预防控制机构及其工作人员开展传染病监测工作；

⑧开展传染病防治应用性研究和卫生评价，提供技术咨询；

国家、省级疾病预防控制机构负责对传染病发生、流行以及分布进行监测，对重大传染病流行趋势进行预测，提出预防控制对策，参与并指导对暴发的疫情进行调查处理，开展传染病病原学鉴定，建立检测质量控制体系，开展应用性研究和卫生评价。

设区的市和县级疾病预防控制机构负责传染病预防控制规划、方案的落实，组织实施免疫、消毒、控制病媒生物的危害，普及传染病防治知识，负责本地区疫情和突发公共卫生事件监测、报告，开展流行病学调查和常见病原微生物检测。

3.疾病预防控制机构、医疗机构的实验室和从事病原微生物实验的单位，应当符合国家规定的条件和技术标准，建立严格的监督管理制度，对传染病病原体样本按照规定的措施实行严格监督管理，严防传染病病原体的实验室感染和病原微生物的扩散。

4.疾病预防控制机构、医疗机构使用血液和血液制品，必须遵守国家有关规定，防止因输入血液、使用血液制品引起经血液传播疾病的发生。

要点三　传染病疫情报告

疾病预防控制机构、医疗机构和采供血机构及其执行职务的人员发现本法规定的传染病疫情或者发现其他传染病暴发、流行以及突发原因不明的传染病时，应当遵循疫情报告属地管理原则，按照国务院规定的或者国务院卫生行政部门规定的内容、程序、方式和时限报告。

任何单位和个人发现传染病病人或者疑似传染病病人时，应当及时向附近的疾病预防控制机构或者医疗机构报告。

要点四　传染病疫情的通报和公布

《传染病防治法》第三十四条规定：县级以上地方人民政府卫生行政部门应当及时向本行政区域内的疾病预防控制机构和医疗机构通报传染病疫情以及监测、预警的相关信息。接到通报的疾病预防控制机构和医疗机构应当及时告知本单位的有关人员。动物防疫机构和疾病预防控制机构，应当及时互相通报动物间和人间发生的人畜共患传染病的疫情以及相关信息。

《传染病防治法》第三十八条规定：国家建立传染病疫情信息公布制度。国务院卫生行政部门定期公布全国传染病疫情信息。省、自治区、直辖市人民政府卫生行政部门定期公布本行政区域的传染病疫情信息。

传染病暴发、流行时，国务院卫生行政部门负责向社会公布传染病疫情信息，并可以授权省、自治区、直辖市人民政府卫生行政部门向社会公布本行政区域的传染病疫情信息。

公布传染病疫情信息应当及时、准确。

细目三　传染病疫情控制措施及医疗救治

【考点突破攻略】

要点一　医疗机构发现传染病时应采取的措施

1.医疗机构发现甲类传染病时，应当及时采取下列措施：

（1）对病人、病原携带者，予以隔离治疗，隔离期限根据医学检查结果确定；

（2）对疑似病人，确诊前在指定场所单独隔离治疗；

（3）对医疗机构内的病人、病原携带者、疑似病人的密切接触者，在指定场所进行医学观察和采取其他必要的预防措施。

拒绝隔离治疗或者隔离期未满擅自脱离隔离治疗的，可以由公安机关协助医疗机构采取强制隔离治疗措施。

2.医疗机构发现乙类或者丙类传染病病人，应当根据病情采取必要的治疗和控制传播措施。

3.医疗机构对本单位内被传染病病原体污染的场所、物品以及医疗废物，必须依照法律、法规的规定实施消毒和无害化处置。

［常考考点］医疗机构发现传染病时应采取的措施。

要点二　疾病预防控制机构发现或接到传染病疫情时应采取的措施

1.对传染病疫情进行流行病学调查，根据调查情况提出划定疫点、疫区的建议，对被污染的场所进行卫生处理，对密切接触者，在指定场所进行医学观察和采取其他必要的预防措施，并向卫生行政部门提出疫情控制方案。

2.传染病暴发、流行时，对疫点、疫区进行卫生处理，向卫生行政部门提出疫情控制方案，并按照卫生行政部门的要求采取措施。

3.指导下级疾病预防控制机构实施传染病预防、控制措施，组织、指导有关单位对传染病疫情的处理。

［常考考点］疾病预防控制机构发现或接到传染病疫情时应采取的措施。

要点三　各级政府部门在传染病发生时应采取的紧急措施

1.传染病暴发、流行时，县级以上地方人民政府应当立即组织力量，按照预防、控制预案进行防治，切断传染病的传播途径。必要时，报经上一级人民政府决定。可以采取下列紧急措施并予以公告：

（1）限制或者停止集市、影剧院演出或者其他人群聚集的活动；

（2）停工、停业、停课；

（3）封闭或者封存被传染病病原体污染的公共饮用水源、食品以及相关物品；

（4）控制或者扑杀染疫野生动物、家畜家禽；

（5）封闭可能造成传染病扩散的场所。

上级人民政府接到下级人民政府关于采取前款所列紧急措施的报告时，应当即时作出决定。

紧急措施的解除，由原决定机关决定并宣布。

2.甲类、乙类传染病暴发、流行时，县级以上地方人民政府报经上一级人民政府决定，可以宣布本行政区域部分或者全部为疫区；国务院可以决定并宣布跨省、自治区、直辖市的疫区；省、自治区、直辖市人民政府可以决定对本行政区域内的甲类传染病疫区实施封锁。但是，封锁大、中城市的疫区或者封锁跨省、自治区、直辖市的疫区，以及封锁疫区导致中断干线交通或者封锁国境的，由国务院决定。疫区封锁的解除，由原决定机关决定并宣布。

［常考考点］各级政府部门在传染病发生时应采取的紧急措施。

要点四　医疗救治

医疗机构应当对传染病病人或者疑似传染病病人提供医疗救护、现场救援和接诊治疗，实行传染病预检、分诊制度；对传染病病人、疑似传染病病人，应当引导至相对隔离的分诊点进行初诊；书写病历记录以及其他有关资料，并妥善保管。

医疗机构不具备相应救治能力的，应当将患者及其病历记录复印件一并转至具备相应救治能力的医疗机构。

细目四 相关机构及其人员违反《传染病防治法》有关规定应承担的法律责任

【考点突破攻略】

要点一 民事责任

《传染病防治法》规定：单位和个人违反本法，导致传染病传播、流行，给他人人身、财产造成损害的，应依法承担民事责任。

要点二 行政责任

医疗机构违反本法规定的下列情形之一的，由县级以上人民政府卫生行政部门责令改正，通报批评，给予警告；造成传染病传播、流行或者其他严重后果的，对负有责任的主管人员和其他直接责任人员，依法给予降级、撤职、开除的处分，并可以依法吊销有关责任人员的执业证书；构成犯罪的，依法追究刑事责任。

1. 未按照规定承担本单位的传染病预防、控制工作，医院感染控制任务和责任区域内的传染病预防工作的；

2. 未按照规定报告传染病疫情，或者隐瞒、谎报、缓报传染病疫情的；

3. 发现传染病疫情时，未按照规定对传染病病人、疑似传染病病人提供医疗救护、现场救援、接诊、转诊的，或者拒绝接受转诊的；

4. 未按照规定对本单位内被传染病病原体污染的场所、物品以及医疗废物实施消毒或者无害化处置的；

5. 未按照规定对医疗器械进行消毒，或者对按照规定一次使用的医疗器具未予销毁，再次使用的；

6. 在医疗救治过程中未按照规定保管医学记录资料的；

7. 故意泄露传染病病人、病原携带者、疑似传染病病人、密切接触者涉及个人隐私的有关信息、资料的。

疾病预防控制机构违反本法规定，有下列情形之一的，由县级以上人民政府卫生行政部门责令限期改正，通报批评，给予警告；对负有责任的主管人员和其他直接责任人员，依法给予降级、撤职、开除的处分，并可以依法吊销有关责任人员的执业证书；构成犯罪的，依法追究刑事责任：

1. 未依法履行传染病监测职责的；

2. 未依法履行传染病疫情报告、通报职责，或者隐瞒、谎报、缓报传染病疫情的；

3. 未主动收集传染病疫情信息，或者对传染病疫情信息和疫情报告未及时进行分析、调查、核实的；

4. 发现传染病疫情时，未依据职责及时采取本法规定的措施的；

5. 故意泄露传染病病人、病原携带者、疑似传染病病人、密切接触者涉及个人隐私的有关信息、资料的。

要点三 刑事责任

单位和个人违反本法，构成犯罪的，依法追究刑事责任。

［常考考点］违反《传染病防治法》应承担的行政责任。

【例题实战模拟】

A1 型题

1. 医疗机构及其人员违反《中华人民共和国传染病防治法》规定的情形，由其所在单位对直接责任人员

    A. 追究民事责任   B. 追究刑事责任   C. 吊销执业证书

D. 给予行政处分　　E. 给予行政处罚

2. 医疗机构发现甲类传染病时，对病源携带者、疑似病人的密切接触者，应依法及时采取的措施是

A. 在指定场所进行医学观察　　B. 进行医学观察　　C. 采取预防措施

D. 予以隔离治疗　　　　　　　E. 确诊前在指定场所进行单独隔离治疗

3. 根据《传染病防治法》规定，传染病暴发、流行时，当地政府应首先采取的措施是

A. 立即组织力量进行防治，切断传染病的传播途径　　B. 限制或者停止集市、集会

C. 停业、停工、停课　　D. 临时征用房屋、交通工具　　E. 宣布疫区

4. 《中华人民共和国传染病防治法》明确规定的传染病防治方针是

A. 防治结合　　B. 预防为主　　C. 依靠科学　　D. 分类管理　　E. 控制为主

5. 国家实行预防接种制度的对象是

A. 儿童　　B. 在校学生　　C. 未成年人　　D. 成年人　　E. 全体社会公民

6. 下列乙类传染病中应依法采取甲类传染病的预防控制措施的是

A. 病毒性肝炎　　　B. 伤寒和副伤寒　　C. 淋病、梅毒

D. 淋病、艾滋病　　E. 肺炭疽、传染性非典型性肺炎

7. 单位和个人违反《中华人民共和国传染病防治法》，导致传染病传播、流行，给他人人身造成损害的，应依法

A. 恢复原状　　B. 进行治疗　　C. 承担社会责任　　D. 承担民事责任　　E. 承担道德责任

8. 对传染病实施医疗救治活动，医疗机构应当实行传染病

A. 检疫制度　　B. 预警制度　　C. 监测制度　　D. 情况通报制度　　E. 预检、分诊制度

9. 由县级以上人民政府报经上一级政府决定可以在传染病流行时采取的紧急措施是

A. 隔离治疗　　　　　B. 强制隔离　　C. 在指定场所进行医学观察

D. 停工、停业、停课　　E. 实施交通检疫

10. 对已经发生甲类传染病病例的场所，所在地的县级以上地方人民政府可以

A. 采取强制隔离措施　　B. 实施消毒和无害化处理　　C. 采取必要的预防措施

D. 予以隔离治疗　　　　E. 在指定场所进行医学观察

11. 《中华人民共和国传染病防治法》规定，国家建立传染病疫情

A. 预防接种制度　　　　B. 全民预防措施　　C. 信息公布制度

D. 菌种运输管理制度　　E. 鉴定制度

12. 《中华人民共和国传染病防治法》的立法目的是为了预防、控制和消除传染病的发生与流行

A. 保证社会发展　　　　　B. 保障人体健康　　C. 保证正常的社会秩序

D. 保障人体健康和公共卫生　　E. 保障公共卫生秩序

【参考答案】

1. D　2. A　3. A　4. B　5. A　6. E　7. D　8. E　9. D　10. B　11. C　12. D

第六单元　《突发公共卫生事件应急条例》

细目一　概述

【考点突破攻略】

要点一　突发公共卫生事件的概念

本条例所称突发公共卫生事件（以下简称突发事件），是指突然发生，造成或者可能造成社会公众

健康严重损害的重大传染病疫情、群体性不明原因疾病、重大食物和职业中毒以及其他严重影响公众健康的事件。

要点二 突发公共卫生事件应急工作的方针及原则

突发事件应急工作，应当遵循预防为主、常备不懈的方针，贯彻统一领导、分级负责、反应及时、措施果断、依靠科学、加强合作的原则。

［常考考点］突发公共卫生事件应急工作方针与原则。

细目二 突发公共卫生事件的预防与应急准备

【考点突破攻略】

要点一 突发公共卫生事件应急预案制定与预案的主要内容

1.突发事件应急预案的制定：国务院卫生行政主管部门按照分类指导、快速反应的要求，制定全国突发事件应急预案，报请国务院批准。

省、自治区、直辖市人民政府根据全国突发事件应急预案，结合本地实际情况，制定本行政区域的突发事件应急预案。

2.全国突发事件应急预案应包括的主要内容：

（1）突发事件应急处理指挥部的组成和相关部门的职责；

（2）突发事件的监测与预警；

（3）突发事件信息的收集、分析、报告、通报制度；

（4）突发事件应急处理技术和监测机构及其任务；

（5）突发事件的分级和应急处理工作方案；

（6）突发事件预防、现场控制，应急设施、设备、救治药品和医疗器械以及其他物资和技术的储备与调度；

（7）突发事件应急处理专业队伍的建设和培训。

要点二 突发公共卫生事件预防控制体系

1.国家建立统一的突发事件预防控制体系。

2.县级以上人民政府建立和完善突发事件监测与预警系统。

3.县级以上人民政府卫生行政主管部门指定机构负责开展突发事件的日常监测。

4.县级以上地方人民政府卫生行政主管部门，应当定期对医疗卫生机构和人员开展突发事件应急处理相关知识、技能的培训，定期组织医疗卫生机构进行突发事件应急演练，推广最新知识和先进技术。

［常考考点］突发公共卫生事件的日常监测工作由县级以上人民政府卫生行政主管部门指定机构负责。

细目三 突发公共卫生事件的报告与信息发布

【考点突破攻略】

要点一 突发公共卫生事件应急报告制度与报告情形

1.国家建立突发事件应急报告制度 国务院卫生行政主管部门制定突发事件应急报告规范，建立重大、紧急疫情信息报告系统。

2.突发事件的报告情形和报告时限要求 突发事件监测机构、医疗卫生机构和有关单位发现有下列情形之一的，应当在 <u>2 小时</u>内向所在地县级人民政府卫生行政主管部门报告。接到报告的卫生行政主管部门应当在 <u>2 小时</u>内向本级人民政府报告，并同时向上级人民政府卫生行政主管部门和国务院卫生行政主管部门报告。县级人民政府应当在接到报告后 <u>2 小时</u>内向设区的市级人民政府或者上一级人民政府报告。设区的市级人民政府应当在接到报告后 <u>2 小时</u>内向省、自治区、直辖市人民政府报告。省、自治区、直辖市人民政府应当在接到报告 <u>1 小时</u>内，向国务院卫生行政主管部门报告：

（1）发生或者可能发生传染病暴发、流行的；

（2）发生或者发现不明原因的群体性疾病的；

（3）发生传染病菌种、毒种丢失的；

（4）发生或者可能发生重大食物和职业中毒事件的。

国务院卫生行政主管部门对可能造成重大社会影响的突发事件，应当立即向国务院报告。

任何单位和个人对突发事件不得隐瞒、缓报、谎报或者授意他人隐瞒、缓报、谎报。

[常考考点] 突发公共卫生事件的报告情形和报告时限要求。

要点二　突发公共卫生事件的信息发布

国家建立突发事件的信息发布制度。国务院卫生行政主管部门负责向社会发布突发事件的信息。必要时，可以授权省、自治区、直辖市人民政府卫生行政主管部门向社会发布本行政区域内突发事件的信息。

信息发布应当及时、准确、全面。

细目四　突发公共卫生事件的应急处理

【考点突破攻略】

要点一　应急预案的启动

突发事件发生后，卫生行政主管部门应当组织专家对突发事件进行综合评估，初步判断突发事件的类型，提出是否启动突发事件应急预案的建议。在全国范围内或者跨省、自治区、直辖市范围内启动全国突发事件应急预案，由国务院卫生行政主管部门报国务院批准后实施。省、自治区、直辖市启动突发事件应急预案，由省、自治区、直辖市人民政府决定，并向国务院报告。

要点二　应急预案的实施

1. 医疗卫生机构、监测机构和科学研究机构，应当服从突发事件应急处理指挥部的统一指挥，相互配合、协作，集中力量开展相关的科学研究工作。

2. 根据突发事件应急处理的需要，突发事件应急处理指挥部有权紧急调集人员、储备的物资、交通工具以及相关设施、设备。必要时，对人员进行疏散或者隔离，并可以依法对传染病疫区实行封锁。

3. 参加突发事件应急处理的工作人员，应当按照预案的规定，采取卫生防护措施，并在专业人员的指导下进行工作。

4. 医疗卫生机构应采取的措施。医疗卫生机构应当对因突发事件致病的人员提供医疗救护和现场救援；对就诊病人必须接诊治疗，并书写详细、完整的病历记录；对需要转送的病人，应当按照规定将病人及其病历记录的复印件转送至接诊的或者指定的医疗机构。

医疗卫生机构内应当采取卫生防护措施，防止交叉感染和污染。

医疗卫生机构应当对传染病病人密切接触者采取医学观察措施。

医疗机构收治传染病病人、疑似传染病病人，应当依法报告所在地的疾病预防控制机构。

5. 有关部门、医疗卫生机构应当对传染病做到早发现、早报告、早隔离、早治疗，切断传播途径，防止扩散。

6. 在突发事件中需要接受隔离治疗、医学观察措施的病人、疑似病人和传染病病人密切接触者在卫生行政主管部门或者有关机构采取医学措施时应当予以配合；拒绝配合的，由公安机关依法协助强制执行。

细目五　《突发公共卫生事件应急条例》规定的法律责任

【考点突破攻略】

要点一　医疗机构违反《突发公共卫生事件应急条例》规定应追究的法律责任

医疗卫生机构有下列行为之一的，由卫生行政主管部门责令改正、通报批评、给予警告；情节严重的，吊销医疗机构执业许可证，对主要负责人、负有责任的主管人员和其他直接责任人员依法给予降级或者撤职的纪律处分；造成传染病传播、流行或者对社会公众健康造成其他严重危害后果，构成犯罪的，依法追究刑事责任：

1. 未依照本条例的规定履行报告职责，隐瞒、缓报或者谎报的；
2. 未依照本条例的规定及时采取控制措施的；
3. 未依照本条例的规定履行突发事件监测职责的；
4. 拒绝接诊病人的；
5. 拒不服从突发事件应急处理指挥部调度的。

要点二　在突发事件处理工作中有关单位和个人未履行职责应承担的法律责任

在突发事件应急处理工作中，有关单位和个人未依照本条例的规定履行报告职责，隐瞒、缓报或者谎报，阻碍突发事件应急处理工作人员执行职务，拒绝国务院卫生行政主管部门或者其他有关部门指定的专业技术机构进入突发事件现场，或者不配合调查、采样、技术分析和检验的，对有关责任人员依法给予行政处分或者纪律处分；触犯《中华人民共和国治安管理处罚条例》构成违反治安管理行为的，由公安机关依法予以处罚；构成犯罪的，依法追究刑事责任。

要点三　在突发事件发生期间扰乱公共秩序应追究的法律责任

在突发事件发生期间，散布谣言、哄抬物价、欺骗消费者，扰乱社会秩序、市场秩序的，由公安机关或者工商行政管理部门依法给予行政处罚；构成犯罪的，依法追究刑事责任。

【例题实战模拟】

A1 型题

1. 下列属于《突发公共卫生事件应急条例》规定的突发事件工作应遵循的方针的是
　　A. 完善并建立监测与预警手段　　B. 预防为主，常备不懈　　C. 积极预防，认真报告
　　D. 及时调查，认真处理　　E. 监测分析，综合评价

2. 突发公共卫生事件的工作原则，不包括
　　A. 统一领导　　B. 分级负责　　C. 措施果断　　D. 依靠科学　　E. 加强分工

3. 全国突发事件应急预案内容，不包括
　　A. 突发事件的监测与预警
　　B. 突发事件信息的收集、分析、报告、通报制度
　　C. 突发事件的分级和应急处理工作方案
　　D. 突发事件应急处理指挥部的组成和相关部门的职责
　　E. 突发事件的持续时间

4. 承担突发公共卫生事件日常监测工作的机关或机构是
　　A. 国务院卫生行政部门　　　　　　　　　　B. 省、自治区、直辖市人民政府
　　C. 省、自治区、直辖市人民政府卫生行政部门　　D. 县级人民政府

E. 县级以上人民政府卫生行政部门指定的机构

5. 对流动人口中的传染性非典型肺炎病人、疑似病人处理的原则是

  A. 就地控制、就地治疗、就地康复   B. 就地隔离、就地治疗、就地康复

  C. 就地控制、就地观察、就地治疗   D. 就地隔离、就地观察、就地治疗

  E. 就地观察、就地治疗、就地康复

【参考答案】

1. B 2. E 3. E 4. E 5. D

第七单元 《医疗纠纷预防和处理条例》

细目一 概述

【考点突破攻略】

要点一 医疗纠纷的概念

本条例所称医疗纠纷，是指医患双方因诊疗活动引发的争议。

要点二 医疗纠纷的处理原则

处理医疗纠纷，应当遵循公平、公正、及时的原则，实事求是，依法处理。

［常考考点］医疗纠纷的处理原则是公平、公正、及时。

要点三 医疗纠纷的合作共治中的部门责任

县级以上人民政府应当加强对医疗纠纷预防和处理工作的领导、协调，将其纳入社会治安综合治理体系，建立部门分工协作机制，督促部门依法履行职责。

卫生主管部门负责指导、监督医疗机构做好医疗纠纷的预防和处理工作，引导医患双方依法解决医疗纠纷。

司法行政部门负责指导医疗纠纷人民调解工作。

公安机关依法维护医疗机构治安秩序，查处、打击侵害患者和医务人员合法权益以及扰乱医疗秩序等违法犯罪行为。

财政、民政、保险监督管理等部门和机构按照各自职责做好医疗纠纷预防和处理的有关工作。

［常考考点］医疗纠纷的处理原则及各部门的责任。

细目二 医疗纠纷的预防

【考点突破攻略】

要点一 预防医疗纠纷的原则

国家建立医疗质量安全管理体系，深化医药卫生体制改革，规范诊疗活动，改善医疗服务，提高医疗质量，预防、减少医疗纠纷。在诊疗活动中，医患双方应当互相尊重，维护自身权益，应当遵守有关法律、法规的规定。

医疗机构及其医务人员在诊疗活动中应当以患者为中心，加强人文关怀，严格遵守医疗卫生法律、法规、规章和诊疗相关规范、常规，恪守职业道德。

要点二　医疗机构的职责

医疗机构应当对其医务人员进行医疗卫生法律、法规、规章和诊疗相关规范、常规的培训，并加强职业道德教育。

医疗机构应当加强医疗风险管理，完善医疗风险的识别、评估和防控措施，定期检查措施落实情况，及时消除隐患。

医疗机构应当制定并实施医疗质量安全管理制度，设置医疗服务质量监控部门或者配备专（兼）职人员，加强对诊断、治疗、护理、药事、检查等工作的规范化管理，优化服务流程，提高服务水平。

医疗机构应当按照国务院卫生主管部门制定的医疗技术临床应用管理规定，开展与其技术能力相适应的医疗技术服务，保障临床应用安全，降低医疗风险；采用医疗新技术的，应当开展技术评估和伦理审查，确保安全有效、符合伦理。开展手术、特殊检查、特殊治疗等具有较高医疗风险的诊疗活动，医疗机构应当提前预备应对方案，主动防范突发风险。

医疗机构应当依照有关法律、法规的规定，严格执行药品、医疗器械、消毒药剂、血液等的进货查验、保管等制度。禁止使用无合格证明文件、过期等不合格的药品、医疗器械、消毒药剂、血液等。

医疗机构应当建立健全医患沟通机制，对患者在诊疗过程中提出的咨询、意见和建议，应当耐心解释、说明，并按照规定进行处理；对患者就诊疗行为提出的疑问，应当及时予以核实、自查，并指定有关人员与患者或者其近亲属沟通，如实说明情况。

医疗机构应当建立健全投诉接待制度，设置统一的投诉管理部门或者配备专（兼）职人员，在医疗机构显著位置公布医疗纠纷解决途径、程序和联系方式等，方便患者投诉或者咨询。

［常考考点］医疗结构的职责。

要点三　医务人员的责任

医务人员在诊疗活动中应当向患者说明病情和医疗措施。需要实施手术，或者开展临床试验等存在一定危险性、可能产生不良后果的特殊检查、特殊治疗的，医务人员应当及时向患者说明医疗风险、替代医疗方案等情况，并取得其书面同意；在患者处于昏迷等无法自主作出决定的状态或者病情不宜向患者说明等情形下，应当向患者的近亲属说明，并取得其书面同意。紧急情况下不能取得患者或者其近亲属意见的，经医疗机构负责人或者授权的负责人批准，可以立即实施相应的医疗措施。

医疗机构及其医务人员应当按照国务院卫生主管部门的规定，填写并妥善保管病历资料。因紧急抢救未能及时填写病历的，医务人员应当在抢救结束后 6 小时内据实补记，并加以注明。任何单位和个人不得篡改、伪造、隐匿、毁灭或者抢夺病历资料。

［常考考点］医务人员的职责。

要点四　患者的权利与义务

患者有权查阅、复制其门诊病历、住院志、体温单、医嘱单、化验单（检验报告）、医学影像检查资料、特殊检查同意书、手术同意书、手术及麻醉记录、病理资料、护理记录、医疗费用以及国务院卫生主管部门规定的其他属于病历的全部资料。

患者要求复制病历资料的，医疗机构应当提供复制服务，并在复制的病历资料上加盖证明印记。复制病历资料时，应当有患者或者其近亲属在场。医疗机构应患者的要求为其复制病历资料，可以收取工本费，收费标准应当公开。

患者死亡的，其近亲属可以依照规定，查阅、复制病历资料。

患者应当遵守医疗秩序和医疗机构有关就诊、治疗、检查的规定，如实提供与病情有关的信息，配合医务人员开展诊疗活动。

细目三　医疗纠纷的处理

【考点突破攻略】

要点一　医疗纠纷的处理途径

发生医疗纠纷，医患双方可以通过下列途径解决：

1. 双方自愿协商；
2. 申请人民调解；
3. 申请行政调解；
4. 向人民法院提起诉讼；
5. 法律、法规规定的其他途径。

［常考考点］医疗纠纷的处理途径。

要点二　医疗纠纷中患者的权利

发生医疗纠纷，医疗机构应当告知患者或者其近亲属下列事项：

1. 解决医疗纠纷的合法途径；
2. 有关病历资料、现场实物封存和启封的规定；
3. 有关病历资料查阅、复制的规定；

患者死亡的，还应当告知其近亲属有关尸检的规定。

要点三　病历资料、现场实物等的封存与处理

发生医疗纠纷需要封存、启封病历资料的，应当在医患双方在场的情况下进行。封存的病历资料可以是原件，也可以是复制件，由医疗机构保管。病历尚未完成需要封存的，对已完成病历先行封存；病历按照规定完成后，再对后续完成部分进行封存。医疗机构应当对封存的病历开列封存清单，由医患双方签字或者盖章，各执一份。病历资料封存后医疗纠纷已经解决，或者患者在病历资料封存满 3 年未再提出解决医疗纠纷要求的，医疗机构可以自行启封。

疑似输液、输血、注射、用药等引起不良后果的，医患双方应当共同对现场实物进行封存、启封，封存的现场实物由医疗机构保管。需要检验的，应当由双方共同委托依法具有检验资格的检验机构进行检验；双方无法共同委托的，由医疗机构所在地县级人民政府卫生主管部门指定。疑似输血引起不良后果，需要对血液进行封存保留的，医疗机构应当通知提供该血液的血站派员到场。现场实物封存后医疗纠纷已经解决，或者患者在现场实物封存满 3 年未再提出解决医疗纠纷要求的，医疗机构可以自行启封。

患者死亡，医患双方对死因有异议的，应当在患者死亡后<u>48 小时</u>内进行尸检；具备尸体冻存条件的，可以<u>延长至 7 日</u>。尸检应当经死者近亲属同意并签字，拒绝签字的，视为死者近亲属不同意进行尸检。不同意或者拖延尸检，超过规定时间，影响对死因判定的，由不同意或者拖延的一方承担责任。尸检应当由按照国家有关规定取得相应资格的机构和专业技术人员进行。医患双方可以委派代表观察尸检过程。

［常考考点］病历资料、现场实物等的封存、处理及时限要求。

要点四　医疗纠纷的人民调解

申请医疗纠纷人民调解的，由医患双方共同向医疗纠纷人民调解委员会提出申请；一方申请调解的，医疗纠纷人民调解委员会在征得另一方同意后进行调解。申请人可以以书面或者口头形式申请调解。书面申请的，申请书应当载明申请人的基本情况、申请调解的争议事项和理由等；口头申请的，医疗纠纷人民调解员应当当场记录申请人的基本情况、申请调解的争议事项和理由等，并经申请人签字

确认。

医疗纠纷人民调解委员会获悉医疗机构内发生重大医疗纠纷，可以主动开展工作，引导医患双方申请调解。医疗纠纷人民调解委员会调解医疗纠纷，不得收取费用。

当事人已经向人民法院提起诉讼并且已被受理，或者已经申请卫生主管部门调解并且已被受理的，医疗纠纷人民调解委员会不予受理；已经受理的，终止调解。

医疗纠纷人民调解委员会应当自受理之日起30个工作日内完成调解。需要鉴定的，鉴定时间不计入调解期限。因特殊情况需要延长调解期限的，医疗纠纷人民调解委员会和医患双方可以约定延长调解期限。超过调解期限未达成调解协议的，视为调解不成。

医患双方经人民调解达成一致的，医疗纠纷人民调解委员会应当制作调解协议书。调解协议书经医患双方签字或者盖章，人民调解员签字并加盖医疗纠纷人民调解委员会印章后生效。达成调解协议的，医疗纠纷人民调解委员会应当告知医患双方可以依法向人民法院申请司法确认。

要点五　医疗损害鉴定

医疗纠纷人民调解委员会、卫生主管部门调解医疗纠纷，需要进行医疗损害鉴定以明确责任的，由医患双方共同委托医学会或者司法鉴定机构进行鉴定，也可以经医患双方同意，由医疗纠纷人民调解委员会、卫生主管部门委托鉴定。

医学会或者司法鉴定机构接受委托从事医疗损害鉴定，应当由鉴定事项所涉专业的临床医学、法医学等专业人员进行鉴定；医学会或者司法鉴定机构没有相关专业人员的，应当从规定的医疗损害鉴定专家库中抽取相关专业专家进行鉴定。

医疗损害鉴定专家库由设区的市级以上人民政府卫生、司法行政部门共同设立。专家库应当包含医学、法学、法医学等领域的专家。

鉴定费预先向医患双方收取，最终按照责任比例承担。

医学会或者司法鉴定机构开展医疗损害鉴定，应当执行规定的标准和程序，尊重科学，恪守职业道德，对出具的医疗损害鉴定意见负责，不得出具虚假鉴定意见。

要点六　医疗纠纷的行政调解

医患双方申请医疗纠纷行政调解的，应当参照人民调解的规定向医疗纠纷发生地县级人民政府卫生主管部门提出申请。

卫生主管部门应当自收到申请之日起5个工作日内作出是否受理的决定。当事人已经向人民法院提起诉讼并且已被受理的，或者已经申请医疗纠纷人民调解委员会调解并且已被受理的，卫生主管部门不予受理；已经受理的，终止调解。

卫生主管部门应当自受理之日起30个工作日内完成调解。需要鉴定的，鉴定时间不计入调解期限。超过调解期限未达成调解协议的，视为调解不成。

医患双方经卫生主管部门调解达成一致的，应当签署调解协议书。

细目四　法律责任

【考点突破攻略】

要点一　医疗机构的法律责任

医疗机构篡改、伪造、隐匿、毁灭病历资料的，对直接负责的主管人员和其他直接责任人员，由县级以上人民政府卫生主管部门给予或者责令给予降低岗位等级或者撤职的处分，对有关医务人员责令暂停6个月以上1年以下执业活动；造成严重后果的，对直接负责的主管人员和其他直接责任人员给予或者责令给予开除的处分，对有关医务人员由原发证部门吊销执业证书；构成犯罪的，依法追究刑事责任。

医疗机构及其医务人员有下列情形之一的，由县级以上人民政府卫生主管部门责令改正，给予警告，并处 1 万元以上 5 万元以下罚款；情节严重的，对直接负责的主管人员和其他直接责任人员给予或者责令给予降低岗位等级或者撤职的处分，对有关医务人员可以责令暂停 1 个月以上 6 个月以下执业活动；构成犯罪的，依法追究刑事责任：

1. 未按规定制定和实施医疗质量安全管理制度；
2. 未按规定告知患者病情、医疗措施、医疗风险、替代医疗方案等；
3. 开展具有较高医疗风险的诊疗活动，未提前预备应对方案防范突发风险；
4. 未按规定填写、保管病历资料，或者未按规定补记抢救病历；
5. 拒绝为患者提供查阅、复制病历资料服务；
6. 未建立投诉接待制度、设置统一投诉管理部门或者配备专（兼）职人员；
7. 未按规定封存、保管、启封病历资料和现场实物；
8. 未按规定向卫生主管部门报告重大医疗纠纷；
9. 其他未履行本条例规定义务的情形。

［常考考点］医疗机构的法律责任。

要点二　医务人员的法律责任

参见"要点一医疗机构的法律责任"。

要点三　鉴定机构、尸检机构的法律责任

医学会、司法鉴定机构出具虚假医疗损害鉴定意见的，由县级以上人民政府卫生、司法行政部门依据职责没收违法所得，并处 5 万元以上 10 万元以下罚款，对该医学会、司法鉴定机构和有关鉴定人员责令暂停 3 个月以上 1 年以下医疗损害鉴定业务，对直接负责的主管人员和其他直接责任人员给予或者责令给予降低岗位等级或者撤职的处分；情节严重的，该医学会、司法鉴定机构和有关鉴定人员 5 年内不得从事医疗损害鉴定业务或者撤销登记，对直接负责的主管人员和其他直接责任人员给予或者责令给予开除的处分；构成犯罪的，依法追究刑事责任。

尸检机构出具虚假尸检报告的，由县级以上人民政府卫生、司法行政部门依据职责没收违法所得，并处 5 万元以上 10 万元以下罚款，对该尸检机构和有关尸检专业技术人员责令暂停 3 个月以上 1 年以下尸检业务，对直接负责的主管人员和其他直接责任人员给予或者责令给予降低岗位等级或者撤职的处分；情节严重的，撤销该尸检机构和有关尸检专业技术人员的尸检资格，对直接负责的主管人员和其他直接责任人员给予或者责令给予开除的处分；构成犯罪的，依法追究刑事责任。

［常考考点］鉴定机构、尸检机构的法律责任。

要点四　医疗纠纷人民调解员的法律责任

医疗纠纷人民调解员有下列行为之一的，由医疗纠纷人民调解委员会给予批评教育、责令改正；情节严重的，依法予以解聘：

1. 偏袒一方当事人；
2. 侮辱当事人；
3. 索取、收受财物或者牟取其他不正当利益；
4. 泄露医患双方个人隐私等事项。

要点五　卫生行政机关及人员的法律责任

县级以上人民政府卫生主管部门和其他有关部门及其工作人员在医疗纠纷预防和处理工作中，不履行职责或者滥用职权、玩忽职守、徇私舞弊的，由上级人民政府卫生等有关部门或者监察机关责令改正；依法对直接负责的主管人员和其他直接责任人员给予处分；构成犯罪的，依法追究刑事责任。

【例题实战模拟】

A1 型题

1. 医疗纠纷的处理原则是
    A. 公开、公平、公正 　　 B. 公平、公正、及时 　　 C. 公开、公正、及时
    D. 公开、公平、及时 　　 E. 公平、公开、按时

2. 在医疗纠纷处理中，县级以上人民政府的责任是
    A. 领导、协调 　　　　　　 B. 指导、监督 　　　　 C. 指导纠纷调解
    D. 依法维护医疗机构治安秩序 　　 E. 打击违法犯罪行为

3. 下列有关医疗机构职责的叙述，错误的是
    A. 应当对其医务人员加强职业道德教育
    B. 加强医疗风险管理，完善医疗风险的识别、评估和防控措施
    C. 应当制定并实施医疗质量安全管理制度
    D. 严格执行药品、医疗器械、消毒药剂、血液等的进货查验、保管等制度
    E. 对于投诉的处理，无需设置统一的投诉管理部门

4. 下列不属于医疗纠纷处理途径的是
    A. 双方自愿协商 　　 B. 申请人民调解 　　 C. 通过哭闹等手段对院方施压
    D. 申请行政调解 　　 E. 向人民法院提起诉讼

5. 患者死亡，医患双方对死因有异议的，进行尸检的时间是
    A. 应当在患者死亡后 48 小时内 　　 B. 应当在患者死亡后 72 小时内
    C. 应当在患者死亡后 2 天内 　　　　 D. 应当在患者死亡后 3 天内
    E. 应当在患者死亡后 7 天内

6. 下列除哪项外，均是医学会、司法鉴定机构出具虚假医疗损害鉴定意见应负的法律责任
    A. 没收违法所得
    B. 处 5 万元以上 10 万元以下罚款
    C. 责令暂停 3 个月以上 1 年以下医疗损害鉴定业务
    D. 对直接负责的主管人员和其他直接责任人员给予或者责令给予降低岗位等级或者撤职的处分
    E. 该医学会、司法鉴定机构和有关鉴定人员 3 年内不得从事医疗损害鉴定业务或者撤销登记

【参考答案】

1. B 　2. A 　3. E 　4. C 　5. A 　6. E

第八单元 《中华人民共和国中医药法》

细目一 概述

【考点突破攻略】

要点一 《中医药法》制定目的、适用范围

1. 制定目的 继承和弘扬中医药，保障和促进中医药事业发展，保护人民健康。

2. 适用范围 适用的对象范围：本法所称中医药，是包括汉族和少数民族医药在内的我国各民族医药的统称，是反映中华民族对生命、健康和疾病的认识，具有悠久历史传统和独特理论及技术方法的医药学体系。适用的时间范围：自 2017 年 7 月 1 日起施行。

要点二 发展中医药事业的原则、方针

中医药事业是我国医药卫生事业的重要组成部分。国家大力发展中医药事业，实行中西医并重的方针，建立符合中医药特点的管理制度，充分发挥中医药在我国医药卫生事业中的作用。

特别强调发展中医药事业应当遵循中医药发展规律，坚持继承和创新相结合，保持和发挥中医药特色和优势，运用现代科学技术，促进中医药理论和实践的发展。鼓励中医、西医相互学习，相互补充，协调发展，发挥各自优势，促进中西医结合。

［常考考点］发展中医药事业的方针是中西医并重。

细目二 中医药服务

【考点突破攻略】

要点一 中医药服务体系和能力建设

县级以上人民政府应当将中医医疗机构建设纳入医疗机构设置规划，举办规模适宜的中医医疗机构，扶持有中医药特色和优势的医疗机构发展。合并、撤销政府举办的中医医疗机构或者改变其中医医疗性质，应当征求上一级人民政府中医药主管部门的意见。

政府举办的综合医院、妇幼保健机构和有条件的专科医院、社区卫生服务中心、乡镇卫生院，应当设置中医药科室。

县级以上人民政府应当采取措施，增强社区卫生服务站和村卫生室提供中医药服务的能力。

国家支持社会力量举办中医医疗机构。社会力量举办的中医医疗机构在准入、执业、基本医疗保险、科研教学、医务人员职称评定等方面享有与政府举办的中医医疗机构同等的权利。

要点二 中医诊所、中医医师的准入管理制度

举办中医医疗机构应当按照国家有关医疗机构管理的规定办理审批手续，并遵守医疗机构管理的有关规定。

举办中医诊所的，将诊所的名称、地址、诊疗范围、人员配备情况等报所在地县级人民政府中医药主管部门备案后即可开展执业活动。中医诊所应当将本诊所的诊疗范围、中医医师的姓名及其执业范围在诊所的明显位置公示，不得超出备案范围开展医疗活动。

从事中医医疗活动的人员应当依照《中华人民共和国执业医师法》的规定，通过中医医师资格考试取得中医医师资格，并进行执业注册。中医医师资格考试的内容应当体现中医药特点。

以师承方式学习中医或者经多年实践，医术确有专长的人员，由至少两名中医医师推荐，经省、自治区、直辖市人民政府中医药主管部门组织实践技能和效果考核合格后，即可取得中医医师资格，按照考核内容进行执业注册后，即可在注册的执业范围内，以个人开业的方式或者在医疗机构内从事中医医疗活动。国务院中医药主管部门应当根据中医药技术方法的安全风险拟订本款规定人员的分类考核办法，报国务院卫生行政部门审核、发布。

［常考考点］中医诊所、中医医师的准入管理制度。

要点三 保持中医药服务的特色

开展中医药服务，应当以中医药理论为指导，运用中医药技术方法，并符合国务院中医药主管部门制定的中医药服务基本要求。

中医医疗机构配备医务人员应当以中医药专业技术人员为主，主要提供中医药服务。经考试取得医师资格的中医医师按照国家有关规定，经培训、考核合格后，可以在执业活动中采用与其专业相关的现代科学技术方法。在医疗活动中采用现代科学技术方法的，应当有利于保持和发挥中医药特色和优势。

社区卫生服务中心、乡镇卫生院、社区卫生服务站以及有条件的村卫生室应当合理配备中医药专业

技术人员，并运用和推广适宜的中医药技术方法。

要点四　中医药服务的政策支持、保障

县级以上人民政府应当发展中医药预防、保健服务，并按照国家有关规定将其纳入基本公共卫生服务项目统筹实施。

县级以上人民政府应当发挥中医药在突发公共卫生事件应急工作中的作用，加强中医药应急物资、设备、设施、技术与人才资源储备。

医疗卫生机构应当在疾病预防与控制中积极运用中医药理论和技术方法。

要点五　中医医疗广告管理

医疗机构发布中医医疗广告，应当经所在地省、自治区、直辖市人民政府中医药主管部门审查批准；未经审查批准，不得发布。发布的中医医疗广告内容应当与经审查批准的内容相符合，并符合《中华人民共和国广告法》的有关规定。

要点六　中医药服务的监督

县级以上人民政府中医药主管部门应当加强对中医药服务的监督检查，并将下列事项作为监督检查的重点：

1. 中医医疗机构、中医医师是否超出规定的范围开展医疗活动；
2. 开展中医药服务是否符合国务院中医药主管部门制定的中医药服务基本要求；
3. 中医医疗广告发布行为是否符合本法的规定。

中医药主管部门依法开展监督检查，有关单位和个人应当予以配合，不得拒绝或者阻挠。

细目三　中药保护与发展

【考点突破攻略】

要点一　中药材质量管理制度

国家制定中药材种植养殖、采集、贮存和初加工的技术规范、标准，加强对中药材生产流通全过程的质量监督管理，保障中药材质量安全。

国家鼓励发展中药材规范化种植养殖，严格管理农药、肥料等农业投入品的使用，禁止在中药材种植过程中使用剧毒、高毒农药，支持中药材良种繁育，提高中药材质量。

国家建立道地中药材评价体系，支持道地中药材品种选育，扶持道地中药材生产基地建设，加强道地中药材生产基地生态环境保护，鼓励采取地理标志产品保护等措施保护道地中药材。

国务院药品监督管理部门应当组织并加强对中药材质量的监测，定期向社会公布监测结果。国务院有关部门应当协助做好中药材质量监测有关工作。

采集、贮存中药材以及对中药材进行初加工，应当符合国家有关技术规范、标准和管理规定。

国家鼓励发展中药材现代流通体系，提高中药材包装、仓储等技术水平，建立中药材流通追溯体系。药品生产企业购进中药材应当建立进货查验记录制度。中药材经营者应当建立进货查验和购销记录制度，并标明中药材产地。

要点二　中药饮片管理制度

国家保护中药饮片传统炮制技术和工艺，支持应用传统工艺炮制中药饮片，鼓励运用现代科学技术开展中药饮片炮制技术研究。

对市场上没有供应的中药饮片，医疗机构可以根据本医疗机构医师处方的需要，在本医疗机构内炮制、使用。医疗机构应当遵守中药饮片炮制的有关规定，对其炮制的中药饮片的质量负责，保证药品安

全。医疗机构炮制中药饮片，应当向所在地设区的市级人民政府药品监督管理部门备案。

根据临床用药需要，医疗机构可以凭本医疗机构医师的处方对中药饮片进行再加工。

要点三　促进中药制剂发展管理制度

生产符合国家规定条件的来源于古代经典名方的中药复方制剂，在申请药品批准文号时，可以仅提供非临床安全性研究资料。具体管理办法由国务院药品监督管理部门会同中医药主管部门制定。古代经典名方，是指至今仍广泛应用、疗效确切、具有明显特色与优势的古代中医典籍所记载的方剂。具体目录由国务院中医药主管部门会同药品监督管理部门制定。

国家鼓励医疗机构根据本医疗机构临床用药需要配制和使用中药制剂，支持应用传统工艺配制中药制剂，支持以中药制剂为基础研制中药新药。

医疗机构配制中药制剂，应当依照《中华人民共和国药品管理法》的规定取得医疗机构制剂许可证，或者委托取得药品生产许可证的药品生产企业、取得医疗机构制剂许可证的其他医疗机构配制中药制剂。委托配制中药制剂，应当向委托方所在地省、自治区、直辖市人民政府药品监督管理部门备案。医疗机构对其配制的中药制剂的质量负责；委托配制中药制剂的，委托方和受托方对所配制的中药制剂的质量分别承担相应责任。

医疗机构配制的中药制剂品种，应当依法取得制剂批准文号。但是，仅应用传统工艺配制的中药制剂品种，向医疗机构所在地省、自治区、直辖市人民政府药品监督管理部门备案后即可配制，不需要取得制剂批准文号。

细目四　中医药人才培养与科学研究、中医药传承与文化传播

【考点突破攻略】

要点一　完善学历教育

国家完善中医药学校教育体系，支持专门实施中医药教育的高等学校、中等职业学校和其他教育机构的发展。中医药学校教育的培养目标、修业年限、教学形式、教学内容、教学评价及学术水平评价标准等，应当体现中医药学科特色，符合中医药学科发展规律。

要点二　增强人才培养的针对性

中医药教育应当遵循中医药人才成长规律，以中医药内容为主，体现中医药文化特色，注重中医药经典理论和中医药临床实践、现代教育方式和传统教育方式相结合。

要点三　鼓励中医药师承教育

国家发展中医药师承教育，支持有丰富临床经验和技术专长的中医医师、中药专业技术人员在执业、业务活动中带徒授业，传授中医药理论和技术方法，培养中医药专业技术人员。

要点四　鼓励中医药科学研究

国家鼓励科研机构、高等学校、医疗机构和药品生产企业等，运用现代科学技术和传统中医药研究方法，开展中医药科学研究，加强中西医结合研究，促进中医药理论和技术方法的继承和创新。

国家采取措施支持对中医药古籍文献、著名中医药专家的学术思想和诊疗经验以及民间中医药技术方法的整理、研究和利用。国家鼓励组织和个人捐献有科学研究和临床应用价值的中医药文献、秘方、验方、诊疗方法和技术。

国家采取措施，加强对中医药基础理论和辨证论治方法，常见病、多发病、慢性病和重大疑难疾病、重大传染病的中医药防治，以及其他对中医药理论和实践发展有重大促进作用的项目的科学研究。

要点五 中医药传承

对具有重要学术价值的中医药理论和技术方法，省级以上人民政府中医药主管部门应当组织遴选本行政区域内的中医药学术传承项目和传承人，并为传承活动提供必要的条件。传承人应当开展传承活动，培养后继人才，收集整理并妥善保存相关的学术资料。属于非物质文化遗产代表性项目的，依照《中华人民共和国非物质文化遗产法》的有关规定开展传承活动。

国家建立中医药传统知识保护数据库、保护名录和保护制度。中医药传统知识持有人对其持有的中医药传统知识享有传承使用的权利，对他人获取、利用其持有的中医药传统知识享有知情同意和利益分享等权利。

要点六 中医药文化传播

县级以上人民政府应当加强中医药文化宣传，普及中医药知识，鼓励组织和个人创作中医药文化和科普作品。

开展中医药文化宣传和知识普及活动，应当遵守国家有关规定。任何组织或者个人不得对中医药作虚假、夸大宣传，不得冒用中医药名义牟取不正当利益。

广播、电视、报刊、互联网等媒体开展中医药知识宣传，应当聘请中医药专业技术人员进行。

细目五 保障措施与法律责任

【考点突破攻略】

要点一 中医药事业发展的政策支持与条件保障

县级以上人民政府应当为中医药事业发展提供政策支持和条件保障，将中医药事业发展经费纳入本级财政预算。

县级以上人民政府及其有关部门制定基本医疗保险支付政策、药物政策等医药卫生政策，应当有中医药主管部门参加，注重发挥中医药的优势，支持提供和利用中医药服务。

县级以上人民政府及其有关部门应当按照法定价格管理权限，合理确定中医医疗服务的收费项目和标准，体现中医医疗服务成本和专业技术价值。

县级以上地方人民政府有关部门应当按照国家规定，将符合条件的中医医疗机构纳入基本医疗保险定点医疗机构范围，将符合条件的中医诊疗项目、中药饮片、中成药和医疗机构中药制剂纳入基本医疗保险基金支付范围。

要点二 中医药标准体系

国家加强中医药标准体系建设，根据中医药特点对需要统一的技术要求制定标准并及时修订。中医药国家标准、行业标准由国务院有关部门依据职责制定或者修订，并在其网站上公布，供公众免费查阅。

要点三 中医药行政部门的法律责任

县级以上人民政府中医药主管部门及其他有关部门未履行本法规定的职责的，由本级人民政府或者上级人民政府有关部门责令改正；情节严重的，对直接负责的主管人员和其他直接责任人员，依法给予处分。

要点四 中医医疗机构的法律责任

违反本法规定，中医诊所超出备案范围开展医疗活动的，由所在地县级人民政府中医药主管部门责令改正，没收违法所得，并处一万元以上三万元以下罚款；情节严重的，责令停止执业活动。

中医诊所被责令停止执业活动的，其直接负责的主管人员自处罚决定作出之日起五年内不得在医疗机构内从事管理工作。医疗机构聘用上述不得从事管理工作的人员从事管理工作的，由原发证部门吊销执业许可证或者由原备案部门责令停止执业活动。

要点五　中医医师（考核取得）的法律责任

违反本法规定，经考核取得医师资格的<u>中医医师超出注册的执业范围从事医疗活动的，由县级以上人民政府中医药主管部门责令暂停六个月以上一年以下执业活动，并处一万元以上三万元以下罚款；情节严重的，吊销执业证书</u>。

［常考考点］中医医师的法律责任。

【例题实战模拟】

A1 型题

1.举办中医诊所，应该报备的主管部门是
   A.国务院中医药主管部门　　　B.省、自治区、直辖市中医药主管部门
   C.县级人民政府中医药主管部门　　D.省政府　　E.镇政府

2.下列对中医药制剂的管理规定，说法错误的是
   A.医疗机构配制的全部中药制剂品种，均应当依法取得制剂批准文号
   B.委托配制的中药制剂，应当向委托方所在地省、自治区、直辖市人民政府药品监督管理部门备案
   C.医疗机构配制中药制剂，应当依照《中华人民共和国药品管理法》的规定取得医疗机构制剂许可证
   D.医疗机构可以委托取得药品生产许可证的药品生产企业配制中药制剂
   E.医疗机构可以委托取得医疗机构制剂许可证的其他医疗机构配制中药制剂

3.下列属于中医医师超出注册的执业范围从事医疗活动应负的法律责任的是
   A.县级以上人民政府中医药主管部门责令暂停三个月以上六个月以下执业活动
   B.处三万元以上十万元以下罚款
   C.吊销执业证书
   D.没收非法所得
   E.情节最严重，应负刑事责任

【参考答案】

1. C　2. A　3. C

第九单元　《医疗机构从业人员行为规范》

【考点突破攻略】

要点一　总则

第一条　为规范医疗机构从业人员行为，根据医疗卫生有关法律法规、规章制度，结合医疗机构实际，制定本规范。

第二条　本规范适用于各级各类医疗机构内所有从业人员，包括：

（一）管理人员。指在医疗机构及其内设部门、科室从事计划、组织、协调、控制、决策等管理工作的人员。

（二）医师。指依法取得执业医师资格或执业助理医师资格，经注册在医疗机构从事医疗、预防、

保健及临床、科研、教学等工作的人员。

（三）护士。指经执业注册取得护士执业证书，依法在医疗机构从事护理工作的人员。

（四）医技人员。指医疗技术人员，主要包括医疗机构内各种检验检查科室技术人员、口腔技师、康复理疗师、医学物理工程师和医疗器械检验、维护人员等。

（五）药学技术人员。指依法取得药学专业技术职称，在医疗机构从事药学工作的药师及技术人员。

（六）其他人员。指除以上五类人员外，在医疗机构从业的其他人员，主要包括物资、总务、设备、信息、统计、财务、基本建设、后勤等部门工作人员。

第三条 医疗机构从业人员，既要遵守本文件所列基本行为规范，又要遵守与职业相对应的分类行为规范。

［常考考点］《医疗机构从业人员行为规范》适用于管理人员、医师、护士、医技人员、药学技术人员等。

要点二 医疗机构从业人员基本行为规范

第四条 以人为本，践行宗旨。坚持救死扶伤、防病治病的宗旨，以病人为中心，全心全意为人民健康服务。

第五条 遵纪守法，依法执业。自觉遵守国家法律法规，遵守医疗卫生行业规章和纪律，严格执行所在医疗机构各项制度规定。

第六条 尊重患者，关爱生命。遵守医学伦理道德，尊重患者的知情同意权和隐私权，为患者保守医疗秘密，维护患者合法权益；尊重患者被救治的权利，不因种族、宗教、地域、贫富、地位、残疾、疾病等歧视患者。

第七条 优质服务，医患和谐。言语文明，举止端庄，认真践行医疗服务承诺，加强与患者的交流与沟通，自觉维护行业形象。

第八条 廉洁自律，恪守医德。弘扬高尚医德，严格自律，不索取和非法收受患者财物，不利用执业之便谋取不正当利益；不收受医疗器械、药品、试剂等生产、销售企业或人员以各种名义、形式给予的回扣、提成，不参与其提供的各类娱乐活动；不违规参与医疗广告宣传和药品医疗器械促销，不倒卖号源。

第九条 严谨求实，精益求精。热爱学习，钻研业务，努力提高专业素养，抵制学术不端行为。

第十条 爱岗敬业，团结协作。忠诚职业，尽职尽责，正确处理同行同事间关系，互相尊重，互相配合，和谐共事。

第十一条 乐于奉献，热心公益。积极参加上级安排的指令性医疗任务和社会公益性的扶贫、义诊、助残、支农、援外等活动，主动开展公众健康教育。

［常考考点］医疗机构从业人员基本行为规范。

要点三 管理人员行为规范

第十二条 牢固树立科学的发展观和正确的业绩观，坚持医疗机构的社会公益性，加强制度建设和文化建设，与时俱进，创新进取，努力提升医疗质量、保障医疗安全、提高服务水平。

第十三条 认真履行管理职责，努力提高管理能力，依法承担管理责任，不断改进工作作风，切实服务临床一线。

第十四条 坚持依法、科学、民主决策，正确行使权力，遵守决策程序，推进院务公开，自觉接受监督，尊重员工民主权利。

第十五条 遵循公平、公正、公开原则，严格人事招录、评审、聘任制度，不在人事工作中谋取不正当利益。

第十六条 严格落实医疗机构各项内控制度，加强财物管理，合理调配资源，遵守国家采购政策，不违反规定干预和插手药品、医疗器械采购和基本建设等工作。

第十七条 加强医疗质量管理，建立健全医疗风险管理机制。

第十八条 尊重人才，鼓励公平竞争和学术创新，建立完善科学的人员考核、激励、惩戒制度，不从事或包庇学术造假等违规违纪行为。

第十九条 恪尽职守，勤勉高效，严格自律，发挥表率作用。

要点四 医师行为规范

第二十条 遵循医学科学规律，不断更新医学理念和知识，保证医疗技术应用的科学性、合理性。

第二十一条 规范行医，严格遵循临床诊疗规范和技术操作规范，使用适宜诊疗技术和药物，因病施治，合理医疗，不隐瞒、误导或夸大病情，不过度医疗。

第二十二条 认真执行医疗文书制度，规范书写、妥善保存病历材料，不隐匿、伪造或违规涂改、销毁医学文书及有关资料，不违规签署医学证明文件。

第二十三条 按规定履行医疗事故、传染病疫情和涉嫌伤害事件或非正常死亡报告职责。

第二十四条 认真履行医师职责，强化责任安全意识，积极防范和控制医疗责任差错事件。

第二十五条 开展医疗新技术时，保障患者及家属在充分知情条件下对诊疗决策的决定权，不违规进行试验性医疗。

要点五 护士行为规范

第二十六条 提高综合素质，尊重关心爱护患者，为患者提供专业医学照顾，注重沟通，体现人文关怀。

第二十七条 全面履行护理职责，正确执行疾病护理常规和临床护理技术规范，严格落实各项规章制度，为患者提供优质的护理服务。

第二十八条 竭诚协助医生诊治，密切观察患者病情。发现患者病情危急，应立即通知医师；在紧急情况下为抢救垂危患者生命，应及时实施必要的紧急救护。

第二十九条 严格执行医嘱，发现医嘱违反法律、法规、规章或者诊疗技术规范，应及时与医师沟通。

第三十条 按照《病历书写基本规范》要求，及时准确、完整规范书写护理病历，认真管理，不伪造、隐匿或违规涂改、销毁护理病历。

要点六 医技人员行为规范

第三十一条 爱护仪器设备，遵守各类操作规范，发现患者的检查项目不符合医学常规的，应及时与医师沟通。

第三十二条 正确运用医学术语，及时、准确出具检查、检验报告，不谎报数据，不伪造报告。发现检查检验结果达到危急值时，应及时提示医师注意。

第三十三条 指导和帮助患者配合检查，耐心帮助患者查询结果，对接触传染性物质或放射性物质的相关人员，进行告知并给予必要的防护。

第三十四条 合理采集、使用、保护、处置标本，不得违规买卖标本，谋取不正当利益。

要点七 药学技术人员行为规范

第三十五条 严格执行药品管理法律法规，科学指导用药，保障用药合理、安全。

第三十六条 认真履行处方审核调配职责，坚持查对制度，不得对处方所列药品擅自更改或代用。

第三十七条 配合医师做好患者用药使用禁忌、不良反应、注意事项和使用方法的解释说明，详尽解答用药疑问。

第三十八条 严格执行药品采购、验收、保管、供应等各项制度规定，不得私自销售、使用非正常途径采购的药品。

第三十九条 加强药品不良反应监测，自觉执行药品不良反应报告制度。

要点八　其他人员行为规范

第四十条　热爱本职工作，认真履行岗位职责，增强为临床服务的意识，保障医疗机构正常运营。

第四十一条　刻苦学习，钻研技术，熟练掌握本职业务技能，认真执行各项具体工作制度和技术操作常规。

第四十二条　严格执行财务、物资、采购等管理制度，认真做好设备和物资的计划、采购、保管、报废等工作，廉洁奉公，不谋私利。

第四十三条　严格执行医疗废物处理规定，不得随意丢弃、倾倒、堆放、使用、买卖医疗废物。

第四十四条　严格执行信息安全和医疗数据保密制度，不得随意泄露、买卖医学信息。

第四十五条　勤俭节约，爱护公物，保持环境卫生，为患者提供清洁整齐、舒适便捷、秩序良好的就医环境。

要点九　实施与监督

第四十六条　医疗机构行政领导班子负责本规范的贯彻实施。主要责任人要以身作则，模范遵守本规范，同时抓好本单位的贯彻实施。

第四十七条　医疗机构相关职能部门协助行政领导班子抓好本规范的落实，纪检监察纠风部门负责对实施情况进行监督检查。

第四十八条　各级卫生行政部门要加强对辖区内各级各类医疗机构及其从业人员贯彻执行本规范的监督检查。

第四十九条　医疗机构及其从业人员实施和执行本规范的情况，应列入医疗机构校验管理和医务人员年度考核、定期考核和医德考评的重要内容，作为医疗机构等级评审、医务人员职称晋升、评先评优的重要依据。

第五十条　医疗机构从业人员违反本规范的，由所在单位视情节轻重，给予批评教育、通报批评、取消当年评优评职资格或缓聘、解职待聘、解聘。其中需要追究党纪、政纪责任的，由有关纪检监察部门按照党纪政纪案件的调查处理程序办理；需要给予行政处罚的，由有关卫生行政部门依法给予警告、暂停执业或吊销执业证书。涉嫌犯罪的，移送司法机关依法处理。

【例题实战模拟】

A1 型题

1. 根据医疗卫生有关法律法规、规章制度，结合医疗机构实际所制定的规范是
　　A. 药品管理规定　　　　B. 实施医师资格考试　　　C. 进行医师技术考核
　　D. 医药卫生体制改革　　E. 医疗机构从业人员行为规范

2. 下列不属于医疗机构从业人员行为规范的是
　　A. 为病人保守医疗秘密　　　B. 尊重病人的权利与人格　　　C. 减少病人的经济负担
　　D. 以病人为中心　　　　　　E. 遵守医学伦理道德

3.《医疗机构从业人员行为规范》适用于
　　A. 管理人员　　B. 医师、护士　　C. 药学技术人员　　D. 医技人员　　E. 以上都有

4. 下列不属于医师行为规范要求的是
　　A. 遵循医学科学规律　　　　　　　B. 不隐瞒、误导或夸大病情，不过度医疗
　　C. 积极防范和控制医疗责任差错　　D. 不违规进行试验性医疗
　　E. 为满足病人需求签署医学证明文件

【参考答案】

1. E　2. C　3. E　4. E

执业医师资格考试相关图书推荐

执业医师资格考试通关全攻略丛书
中医执业医师资格考试通关全攻略
中医执业助理医师资格考试通关全攻略
中西医结合执业医师资格考试通关全攻略
中西医结合执业助理医师资格考试通关全攻略

执业医师实践技能考试考点速记突破胜经丛书
中医执业医师实践技能考试考点速记突破胜经
中医执业助理医师实践技能考试考点速记突破胜经
中西医结合执业医师实践技能考试考点速记突破胜经
中西医结合执业助理医师实践技能考试考点速记突破胜经

国家医师资格考试实践技能考试实战模考密卷丛书
中医执业医师实践技能考试实战模考密卷
中医执业助理医师实践技能考试实战模考密卷
中西医结合执业医师实践技能考试实战模考密卷
中西医结合执业助理医师实践技能考试实战模考密卷

执业医师资格考试考点速记突破胜经丛书
中医执业医师资格考试考点速记突破胜经
中医执业助理医师资格考试考点速记突破胜经
中西医结合执业医师资格考试考点速记突破胜经
中西医结合执业助理医师资格考试考点速记突破胜经

执业医师资格考试最后成功四套胜卷丛书
中医执业医师资格考试最后成功四套胜卷（附解析）
中医执业助理医师资格考试最后成功四套胜卷（附解析）
中西医结合执业医师资格考试最后成功四套胜卷（附解析）
中西医结合执业助理医师资格考试最后成功四套胜卷（附解析）